AME 科研时间系列医学图书 1B045

耳鼻咽喉头颈肿瘤学
理论与实践

主 编 周梁 董频 王胜资

U0332170

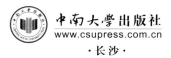

www.csupress.com.cn

·长沙·

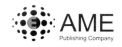

图书在版编目（CIP）数据

　　耳鼻咽喉头颈肿瘤学理论与实践/周梁，董频，王胜资主编.—长沙：中南大学出版社，2020.4
　　（AME科研时间系列医学图书）
　　ISBN 978 - 7 - 5487 - 3683 - 7

　　Ⅰ.①耳　Ⅱ.①周…　②董…　③王…　Ⅲ.①耳鼻咽喉病—肿瘤学②头颈部肿瘤—肿瘤学　Ⅳ.①R739.6②R739.91

　　中国版本图书馆CIP数据核字(2019)第147219号

AME 科研时间系列医学图书 1B045

耳鼻咽喉头颈肿瘤学理论与实践

ERBI YANHOU TOUJING ZHONGLIUXUE LILUN YU SHIJIAN

周梁　董频　王胜资　主编

□丛书策划	郑　杰　汪道远
□项目编辑	陈海波　廖莉莉
□责任编辑	孙娟娟　陈海波　江苇妍
□责任校对	石曼婷
□责任印制	易红卫　潘飘飘
□版式设计	林子钰　胡晓艳
□出版发行	中南大学出版社
	社址：长沙市麓山南路　　邮编：410083
	发行科电话：0731-88876770　传真：0731-88710482
□策　划　方	AME Publishing Company 易研出版公司
	地址：香港沙田石门京瑞广场一期，16 楼 C
	网址：www.amegroups.com
□印　　装	天意有福科技股份有限公司

□开　　本	710×1000　1/16　□印张 49.25　□字数 802 千字　□插页 2	
□版　　次	2020 年 4 月第 1 版　□ 2020 年 4 月第 1 次印刷	
□书　　号	ISBN 978 - 7 - 5487 - 3683 - 7	
□定　　价	385.00 元	

主编介绍

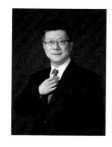

周梁　复旦大学附属眼耳鼻喉科医院

　　1982年毕业于上海第二医学院，1989年9月毕业于法国波尔多第二大学医学院获耳鼻喉科临床博士。现为复旦大学附属眼耳鼻喉科医院头颈外科主任，教授，主任医师，博士生导师，复旦大学上海医学院耳鼻喉科系主任。曾任中华医学会耳鼻咽喉头颈外科分会副主任委员、上海医学会耳鼻咽喉头颈外科专业委员会主任委员、《中华耳鼻咽喉头颈外科杂志》副主编、中国抗癌协会头颈肿瘤专业委员会副主任委员。任现《中国眼耳鼻喉科杂志》副主编，《临床耳鼻咽喉头颈外科杂志》《听力学及言语疾病杂志》《肿瘤》《复旦学报》医学版、Acta Oto-Laryngologica、Ear Nose & Throat Journal等杂志编委。

　　从事耳鼻咽喉头颈外科临床和基础研究工作35年。擅长喉癌、下咽癌、口咽癌、甲状腺肿瘤、腮腺肿瘤、鼻腔鼻窦肿瘤以及颈部各种良恶性肿瘤的诊断与治疗。作为副主编和主编参加了第1～3版全国高等医药院校8年制及7年制临床医学专业教材《耳鼻咽喉头颈外科学》的编写工作。先后主持并完成国家级和省部级课题二十余项。在国内外专业杂志上发表论文160余篇，其中SCI论文50余篇。曾获省部级以上科研成果奖8项。

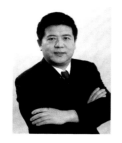

董频　上海交通大学附属第一人民医院

　　董频，1964年1月生于山东新泰，1990年获医学博士学位。上海交通大学附属第一人民医院耳鼻喉科中心主任、学科带头人，教研室主任、主任医师、教授、博士生导师。

　　主要从事耳鼻咽喉-头颈肿瘤的临床及科研工作，具有熟练的手术技能及疑难病症诊断技巧，从事咽喉肿瘤的临床与基础研究、鼾症和嗓音疾病的诊断与治疗。承担国家自然科学基金、市科委重点项目，参与国家重点研发项目十余项，获中华医学会、上海市科技进步奖等省部级奖励4项。指导41名博士后及博士、硕士研究生，2010年获上海市第一人民医院优秀博士生指导教师。

近5年来发表80余篇论文，其中被SCI收录的论文35篇、参编教材16本。担任《山东大学耳鼻喉眼学报》副主编，《中国中西医结合学会耳鼻喉科杂志》副主编，《中华耳鼻咽喉-头颈外科杂志》等八本杂志编委；中华耳鼻咽喉-头颈外科学会第8、9、10届委员、上海市耳鼻喉学会副主任委员、全国眩晕医学专科联盟副主席、中国艺术医学协会嗓音医学专业委员会副主任委员、中国中西医结合学会耳鼻喉科分会常委、上海副主委、中国抗癌协会头颈肿瘤委员会常委、上海副主任委员，中国医师协会耳鼻喉分会常委等职务。

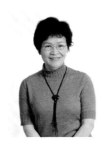

王胜资　复旦大学附属眼耳鼻喉科医院

1960年生，1983年毕业于上海医科大学医疗系（现复旦大学医学院），1991年获临床医学博士学位。1994年4月至1995年5月期间赴美国Jefferson大学肿瘤中心学习，2004年5月至8月在美国Temple 大学肿瘤中心和Fox Chase肿瘤中心学习。现任复旦大学附属眼耳鼻喉科医院放疗科主任，主任医师、教授、博士研究生导师。担任中华医学会肿瘤放射治疗专业委员会及中国抗癌协会肿瘤放射治疗专业委员会全国委员，中国抗癌协会鼻咽癌专业委员会委员，上海医学会肿瘤放射治疗专业第5、6、7届委员会副主任委员，上海市抗癌协会头颈肿瘤专业委员会副主任委员，国际肿瘤放射治疗协会（ASTRO）会员，上海市医疗事故鉴定专家组成员，《中国眼耳鼻喉科杂志》《中华肿瘤防治杂志》和《实用肿瘤杂志》编委，《肿瘤》杂志和British Journal of Radiology杂志审稿人。以第一作者和通信作者在国内外期刊发表专业论文79篇，参编著作8部，主编著作1部。

从事临床一线工作30年余，主攻头颈部肿瘤放射治疗，尤其对鼻咽癌、鼻腔鼻窦癌、喉癌、喉咽癌、耳部肿瘤、眼部肿瘤等的治疗具有丰富的临床经验。专注于头颈部肿瘤放射治疗中正常组织损伤和保护研究，在根治肿瘤的同时注重患者疗后生活质量，开展了多项正常组织和器官功能保护的临床研究。曾荣获上海市表扬青年医师、上海市高校优秀青年教师、复旦大学"三八"红旗手、上海市抗癌协会"为抗癌事业作出贡献的优秀专家"二等奖等荣誉称号。

编　委

主编：

周　梁　复旦大学附属眼耳鼻喉科医院头颈外科
董　频　上海交通大学附属第一人民医院耳鼻咽喉–头颈外科
王胜资　复旦大学附属眼耳鼻喉科医院放疗科

编写者（按姓氏首字母为序）

程　磊　复旦大学附属眼耳鼻喉科医院咽喉科
戴春富　复旦大学附属眼耳鼻喉科医院耳科中心
丁　浩　复旦大学附属眼耳鼻喉科医院放疗科
董　频　上海交通大学附属第一人民医院耳鼻咽喉–头颈外科
何培杰　复旦大学附属眼耳鼻喉科医院咽喉科
沙　炎　复旦大学附属眼耳鼻喉科医院放射科
施　勇　复旦大学附属眼耳鼻喉科医院头颈外科
陶　磊　复旦大学附属眼耳鼻喉科医院头颈外科
王德辉　复旦大学附属眼耳鼻喉科医院鼻科
王胜资　复旦大学附属眼耳鼻喉科医院放疗科
王纾宜　复旦大学附属眼耳鼻喉科医院病理科
吴海涛　复旦大学附属眼耳鼻喉科医院咽喉科
席淑新　复旦大学附属眼耳鼻喉科医院护理部
谢　明　复旦大学附属眼耳鼻喉科医院头颈外科
张　明　复旦大学附属眼耳鼻喉科医院头颈外科
周　梁　复旦大学附属眼耳鼻喉科医院头颈外科

编写秘书

张　明　复旦大学附属眼耳鼻喉科医院头颈外科
龚洪立　复旦大学附属眼耳鼻喉科医院头颈外科

内容提要

    本书由长期从事头颈肿瘤诊治工作的专家编写，共三个部分十九章。第一部分"诊断学"共三章，对耳鼻咽喉头颈肿瘤的临床诊断、影像学诊断和病理学诊断作了全面而详细的论述。第二部分"预后、治疗与管理"共三章，对耳鼻咽喉头颈肿瘤的预后、治疗原则、治疗与管理进行了详细介绍。第三部分"疾病分论"共十三章，对耳部及侧颅底肿瘤、鼻腔鼻窦肿瘤、鼻咽肿瘤、口咽肿瘤、下咽肿瘤、颈段食管肿瘤、喉部肿瘤、涎腺肿瘤、甲状腺肿瘤及甲状旁腺肿瘤、颈部先天性疾病及良性肿瘤、颈淋巴结转移癌、头颈部淋巴瘤、其他头颈部肿瘤作了详尽的描述。本书取材广泛，内容丰富，图文并茂，具有很强的实用性和可读性，较全面地反映了近年来头颈肿瘤诊断和治疗的发展趋势，对从事头颈肿瘤诊治工作的临床医生来说是一本不可多得的、实用的学习参考书。

丛书介绍

很高兴，由AME出版社、中南大学出版社联合出品的"AME科研时间系列医学图书"，如期与大家见面！

虽然学了4年零3个月医科，但是，仅仅做了3个月实习医生，就选择弃医了，不务正业，直到现在在做医学学术出版和传播这份工作。2015年，毕业10周年。想当医生的那份情结依旧有那么一点，有时候不经意间会触动到心底深处……

2011年4月，我和丁香园的创始人李天天一起去美国费城出差，参观了一家医学博物馆——马特博物馆（The Mütter Museum）。该博物馆隶属于费城医学院，创建于1858年，如今这里已经成为一个展出各种疾病、伤势、畸形案例，以及古代医疗器械和生物学发展的大展厅，展品逾20 000件，其中包括战争中伤者的照片、连体人的遗体、侏儒的骸骨以及人体病变结肠等。此外还有世界上独一无二的收藏，比如一个酷似肥皂的女性尸体、一个长有两个脑袋的儿童的颅骨等。该博物馆号称"Birthplace of American Medicine"。走进一个礼堂，博物馆的解说员介绍宾夕法尼亚大学医学院开学典礼都会在这个礼堂举行。当时，我忍不住问了李天天一个问题：如果当初你学医的时候，开学典礼在这样的礼堂召开的话，你会放弃做医生吗？他的回答是：不会。

2013年5月，参加英国医学杂志（BMJ）的一个会议，会议之后，有一个晚宴，BMJ为英国一些优秀的医疗团队颁奖，BMJ的主编和BBC电台的著名节目主持人共同主持这个年度颁奖晚宴。令我惊讶的是，BMJ给每个获奖团队的颁奖词，从未提及该团队过去几年在什么大牛杂志上发表过什么大牛论文，而是关注这些团队在某个领域提高医疗服务质量，减轻病患痛苦，降低医疗费用等方面所作出的贡献。

很多朋友好奇地问我，AME是什么意思？

AME的意思就是，Academic Made Easy, Excellent and Enthusiastic。2014年9月3日，我在朋友圈贴出3张图片，请大家帮忙一起从3个版本的

AME宣传彩页中选出一个喜欢的。最后，上海中山医院胸外科的沈亚星医生竟然给出一个AME的"神翻译"：欲穷千里目，快乐搞学术。

　　AME是一个年轻的公司，拥有自己的梦想。我们的核心价值观第一条是：Patients Come First！以"科研（Research）"为主线。于是，2014年4月24日，我们的微信公众号上线，取名为"科研时间"。"爱临床，爱科研，也爱听故事。我是科研时间，这里提供最新科研资讯，一线报道学术活动，分享科研背后的故事。用国际化视野，共同关注临床科研，相约科研时间。"希望我们的AME平台，能够推动医学学术向前进步，哪怕是一小步！

　　如果说酒品如人品，那么，书品更似人品。希望我们"AME科研时间系列医学图书"丛书能将临床、科研、人文三者有机结合到一起，像西餐一样，烹调出丰富的味道，搭配出一道精美的佳肴，一一呈现给各位。

汪道远

AME出版社社长

序

　　头颈肿瘤外科起源于20世纪20~30年代，美国分别在1954年以普外科医生为主体和在1958年以耳鼻喉科医生为主体成立了两个头颈外科学会，并于1998年合并成为美国头颈学会（American Head & Neck Society），这标志着耳鼻喉科学与头颈科学的有机融合。我国的头颈外科建立于20世纪50年代，20世纪70年代末期得到普及，通过几代头颈外科专家的辛勤努力，我国的头颈外科学蓬勃发展，人才辈出，硕果累累。头颈肿瘤学的内容涵盖了耳鼻咽喉、口腔颌面、唾液腺、甲状腺、颈段食管、颅底肿瘤、颈胸交界部肿瘤的临床与基础研究，形成了不同于其他学科的专科特色。尤其在肿瘤的治疗方面，经历了早期以根治和扩大根治为主的阶段，目前则强调在根治肿瘤的前提下，注重保留功能治疗。随着对头颈肿瘤局部生长特点、肿瘤生物学行为、基因变异等基础认知的不断深入，治疗方式趋向多样化，多学科团队（MDT）参与的诊疗模式为头颈部恶性肿瘤患者提供了更为有效和合理的治疗选择，头颈肿瘤治疗观念也在悄然地发生着深刻的变化。

　　由周梁教授、董频教授和王胜资教授三位共同主编，以复旦大学附属眼耳鼻喉科医院和上海交通大学附属第一人民医院耳鼻咽喉头颈外科为依托，组织编撰的这部《耳鼻咽喉头颈肿瘤学理论与实践》，参编人员均为活跃在临床第一线、年富力强的头颈肿瘤专家。内容不仅反映了耳鼻咽喉头颈肿瘤领域的最新进展，而且较为全面地阐述了各类头颈肿瘤综合治疗的新动向。全书博采众长，汇集了头颈肿瘤治疗相关学科的精华，论述了恶性肿瘤综合治疗需要多学科的协同作战、多种手段的联合运用。全书文词流畅易懂、插图形象清晰，图文并茂、深入浅出，在内容和形式上都进行了有益的尝试，可以说是耳鼻咽喉头颈外科医生案旁一部难得的专业教科书，对于对头颈肿瘤感兴趣的相关学科人员来说也是一部有益的参考书。

　　谨在本书出版之际，向本专业和相关专业的临床工作者介绍和推荐此书，并乐为此书作序。

中国科学院院士

复旦大学附属眼耳鼻喉科医院教授

2019年4月于上海

目　录

第一部分　诊断学

第一章　耳鼻咽喉头颈肿瘤的临床诊断

第一节　耳鼻咽喉及口腔检查

耳鼻咽喉及口腔等器官位于颅颌深处，腔洞狭小曲折，难以直接观察。对其检查，医生需要特殊的检查条件才能完成。检查室内，应避免强光直接照射，根据需要随时调整检查者和被检查者的位置，并需借助专门的光源、额镜、内镜等特殊器械及设备以清晰地观察受检部位。

一、耳科学检查

（一）耳的一般检查

耳的一般检查主要检查耳郭及外耳道的形态。耳郭的检查以望诊和触诊为主，观察耳郭有无形态学改变，如畸形、肿块、皲裂及溃疡等。耳郭有无牵拉痛，耳屏有无压痛，乳突部有无压痛、隆起、波动感等。外耳道及鼓膜可采用徒手检查、耳镜检查和耳内镜检查，主要观察外耳道有无红肿、分泌物，观察鼓膜的色泽、形态、穿孔的部位，通过鼓膜穿孔，可观察鼓室黏膜充血、水肿、肉芽、钙化灶、息肉或胆脂瘤等情况。颈静脉球体瘤可破坏中耳底壁、外耳道底，中耳腔底可见由下往上的蓝色隆起肿块，可表现为蓝鼓膜。

（二）咽鼓管功能检查

咽鼓管可经口咽部用间接鼻咽镜、经鼻腔用鼻内镜或纤维内镜观察咽鼓管咽口和隆凸的结构及形态。正常咽鼓管位于鼻咽部侧壁，咽口被隆凸包围，色淡红。除了形态检查外，尚可采用吞咽试验法、波利策法（Politzer method）、导管吹张法、鼓室滴药法、咽鼓管造影术、鼓室压力图测试及咽鼓管声测法来评估咽鼓管的功能。

（三）听功能检查

临床听力检查分为主观测听法和客观测听法两大类。主观测听的结果是依据受试者对刺激声信号作出的主观判断记录，又称行为测听，检测结果反映了受试者的实际听功能水平。由于受到受试者主观意识、情绪、年龄、文化程度和反应能力及行为配合的影响，故在某些情况下（如非器质性聋、精神发育迟缓者、婴幼儿、反应迟钝者等）会有一定的误差。主观测听法包括语音检查法、音叉试验、纯音听阈检查、阈上听功能测试、Békésy自描测听、言语测听等。客观测听法无需受试者的行为配合，不受其主观意识的影响，但结论判断的正确性与操作者的经验、水平有关。临床上常用的有声导抗测试、电反应测听、耳声发射检查等。电反应测听法是用于检测声波经耳蜗毛细胞换能、听神经和听觉通路到听觉皮质传递过程中产生的各种生物电位（听觉诱发电位）的客观测听法。

通过分析听功能检查结果，可判断有无病变及病变位置。纯音听力计临床上最为常用，用于测试听觉范围内不同频率的听敏度，判断有无听觉障碍，估计听觉损害的程度，对耳聋的类型和病变部位作出初步判断。临床检测以骨导听阈代表内耳的功能，气导听阈代表中耳的传音功能。阈上听功能测试有助于鉴别耳聋的性质是蜗性病变还是蜗后病变，包括重振试验、短增量敏感指数试验、听觉疲劳和病理性适应现象测试等。耳声发射反映耳蜗外毛细胞的功能状态，耳声发射正常而听觉脑干反应异常的耳聋提示听神经通路疾病，如听神经病、听神经瘤早期。临床上听性脑干反应采用最稳定的Ⅰ、Ⅲ、Ⅴ波潜伏期，Ⅰ~Ⅲ、Ⅲ~Ⅴ、Ⅰ~Ⅴ波的峰间期，以及两耳Ⅴ波峰潜伏期和Ⅰ~Ⅴ波峰间期差，来判断听觉和脑干功能，并用Ⅴ波阈值判断中高频听阈。听性脑干反应可以为诊断桥小脑角占位性病变、评估脑干功能、术中监测脑干功能以及判定脑死亡等提供有价值的客观资料。

二、鼻科学检查

（一）外鼻及鼻腔检查

　　外鼻检查可观察外鼻的形态（如有无外鼻畸形，鼻前孔是否狭窄，有无肿块等）、颜色（如早期酒渣鼻时皮肤潮红等）、活动（如面神经瘫痪时鼻翼塌陷及鼻唇沟变浅）等。有时需要配合必要的触诊（如鼻骨骨折时鼻骨的下陷、移位等，鼻窦炎时的压痛点、鼻窦囊肿时的乒乓球样弹性感）。鼻旁的面颊部隆起常是上颌窦恶性肿瘤的症状之一，同时需观察眼球是否有位移或活动受限。额镜下检查鼻腔可观察腔内各解剖结构，让患者头部上下倾斜可依次观察上鼻甲、中鼻甲、下鼻甲及相应鼻道，让患者头部轻微左、右转动可观察鼻腔中隔面或外侧壁，需注意鼻腔内是否有异物、息肉、肿瘤、黏膜溃疡、出血点等病变。

（二）鼻腔及鼻窦内镜检查

1. 硬性鼻内镜检查法

　　一套完整的鼻内镜检查系统包括0°和侧斜30°、70°及120°的4种视角镜，镜长20~23 cm，外径为2.7 mm（儿童）和4.0 mm（成人），同时配有冲洗及吸引系统、视频编辑系统、微型电动切割器。使用时先用1%丁卡因及麻黄碱收敛麻醉鼻黏膜，按顺序逐一进行检查。

　　通常使用0°内镜从鼻底和下鼻道进镜，从前向后逐步观察下鼻甲、下鼻道和鼻中隔。更换使用0°、30°或70°内镜，逐步观察中鼻甲、中鼻道、鼻咽侧壁及咽鼓管咽口、咽隐窝和蝶筛隐窝。然后使用70°内镜观察鼻咽顶、嗅裂、上鼻道和上鼻甲，最后观察后鼻孔。鼻内镜检查可以发现鼻腔深部出血部位及早期肿瘤，确定颅底骨折及脑脊液漏的瘘口部位，还可在直视下取活组织检查，电凝止血等。与传统的前鼻镜检查相比，鼻内镜照明好，分辨率高，视野清晰，可观察细微的结构，并且资料可以即刻显示和保存。

2. 软管鼻内镜检查法

　　纤维导光鼻内镜的管径很细，可在表面麻醉下经前鼻孔送入鼻腔，术中可随需要将内镜的末端弯曲，进入各鼻道等处，观察各鼻窦的自然开口及其附近的病变。

三、口腔及咽部的检查

（一）口咽部检查和口腔检查

1. 经额镜视诊

受检者端坐、放松、自然张口，检查者用压舌板轻压舌前2/3处，可检查口咽黏膜有无充血、溃疡或新生物；软腭有无下塌或裂开，双侧运动是否对称；悬雍垂是否过长、分叉、有无新生物；双侧扁桃体、腭弓有无充血、水肿、溃疡；扁桃体表面有无瘢痕、新生物，隐窝口是否有脓栓或干酪样物；口腔颊部有无肿物，口腔顶部硬腭有无隆起，上下齿龈有无溃疡肿块，舌体有无新生物；咽后壁有无淋巴滤泡增生、肿胀和隆起等。

2. 手指触诊

检查者右手戴手套，立于患者右侧，用右示指伸入咽部，触摸扁桃体、舌根、咽侧壁。有时还可用双合诊，用左手在外颈部推压肿块，右手示指在咽部触摸肿块，以了解咽后、咽旁肿块的范围、质地、活动度、边界、有无触痛等情况。

3. 牙齿的术前检查

术前应进行牙科检查和恰当的牙齿处理，从而为手术创造一个理想的口腔卫生环境，这一点是非常重要的。应对所有龋齿进行检查以考虑是否需要在术前或术中予以拔除，但位于瘤内或临近的牙齿，不论是否松动，均不应在术前拔除。如预计需术后放置夹板、充填体、牙托或义齿，术前应获取牙齿印模。

（二）鼻咽检查

1. 间接鼻咽镜检查

检查者左手持压舌板，右手持间接鼻咽镜，轻压受检者舌前2/3，右手将间接鼻咽镜送入软腭与咽后壁之间，镜面朝上，勿触及周围组织，以免因咽反射而妨碍检查。调整镜面角度，依次观察鼻咽各壁，包括软腭背面、鼻中隔后缘、后鼻孔、咽鼓管咽口、咽鼓管圆枕、咽隐窝及腺样体，注意鼻咽黏膜有无充血、表面粗糙、出血、溃疡、隆起及新生物等。如受检者咽反射敏感，可用1%丁卡因咽部喷雾作咽部黏膜表面麻醉后再进行检查。

2. 鼻咽内镜检查

鼻咽内镜有硬质镜和纤维镜两种。硬质镜可经口腔或鼻腔导入，纤维镜从鼻腔导入后能随意变换角度，全面检查鼻咽部。如发现新生物，在排除鼻咽纤维血管瘤和脑膜脑膨出后，可行活组织检查。

（三）喉咽检查

检查的具体方法见喉部检查。观察喉咽后壁、双侧梨状窝及环后区，注意有无肿块，表面黏膜是否光滑，梨状窝是否对称，有无积液等。

四、喉部检查

喉的检查方法包括喉的外部检查、间接喉镜检查、纤维喉镜和电子喉镜检查、直接喉镜检查、动态喉镜检查、喉的影像学检查、嗓音分析、喉肌电图等。

（一）喉的外部检查

喉的外部检查主要是视诊和触诊。观察喉前皮肤是否隆起、溃疡，甲状软骨是否位于颈正中，两侧是否对称。触诊甲状软骨、环状软骨、环甲间隙，注意是否有肿块，颈部有无肿大的淋巴结。检查者用手指捏住甲状软骨两侧，将喉体左右移动，并稍加压力使之与颈椎发生摩擦，正常时应有摩擦音，注意喉体有否固定，如摩擦音消失，提示喉咽环后区可能有肿瘤。

（二）间接喉镜检查

间接喉镜检查至今仍是喉部最常用且最简便的方法。受检者端坐、张口、伸舌，检查者坐在对面，将额镜反射光的焦点调节到受检者悬雍垂处，用纱布裹住舌前1/3，用左手拇指和中指捏住舌前部，并将其拉向前下方，示指抵住上唇以求固定。检查者将间接喉镜放入受检者口咽部，镜背将悬雍垂和软腭推向后上方，先检查舌根、会厌谷、会厌舌面、喉咽后壁及侧壁。然后嘱患者发"咿"声，使会厌抬举暴露声门，此时检查会厌喉面、杓区、杓间区、杓会厌襞、室带、声带、声门下，有时还可见到气管上段的部分气管软骨环。如果受检者咽反射敏感不能顺利完成间接喉镜检查，或因会厌卷曲窥视不清者，需选用其他方法。

（三）纤维喉镜和电子喉镜检查

纤维喉镜是用导光玻璃纤维制成的软性内镜，外径为3.2~6 mm，长度为300~600 mm，其优点是可弯曲、亮度强、视野广。检查时受检者需行鼻腔、咽喉表面麻醉，镜体从鼻腔导入，通过鼻咽、口咽到达喉咽，可对喉咽及喉部进行检查，还可进行活检、息肉摘除、异物取出等手术。

电子喉镜也是软性内镜，外形与纤维喉镜相似，但图像更清晰，并可锁定、保存图像。

（四）硬管喉镜检查

硬管喉镜的原理和构造与鼻内镜大致相同，只不过镜体更粗，视野更大。前面斜面有70°和120°两种。检查时将镜头插入口咽部，斜面向下，可在监视器上观察喉部情况，并可连接电脑、打印机保存和打印图片。

（五）直接喉镜检查

随着纤维喉镜和电子喉镜的应用及普及，直接喉镜检查日趋减少。通常在表面麻醉下进行，不能合作者可在全麻下进行。将金属管状的直接喉镜插入口咽，挑起会厌，沿中线插入，直接观察喉部和喉咽的情况，并可在支撑架固定、冷光源照明及手术显微镜的辅助下，提高检查的精确性。

（六）动态喉镜检查

动态喉镜又名频闪喉镜，能发出不同频率的闪光照在声带上，用于观察声带运动，当频闪光的频率与声带振动一致时，声带似乎静止不动，如频闪光频率和声带振动频率有差别时，声带就会出现慢动相，并可观察到声带振动引起的黏膜波，当声带黏膜某一部位出现上皮增生、小囊肿或癌变等情况，在其他检查方法还无法观察到时，动态喉镜检查可发现上述声带病变处的黏膜波消失，提示该处有病变。因此，该检查有利于发现早期病变。

（七）嗓音声学测试和喉肌电图

嗓音声学测试用于嗓音的定量分析，反映声音嘶哑的程度，在临床上对受检者嗓音进行评估。喉肌电图是用于了解喉神经及喉内肌功能的一种检查法，将记录电极插入相应的喉内肌，用肌电图仪记录其自发电位和诱发电位，用来判断喉神经及喉内肌的功能。

（张明）

第二节　颈部肿块的诊断

颈部位于头与胸部之间，呈圆筒形，连接头、躯干和上肢。颈部的正前方有呼吸道及消化道的上段，正后方有颈椎及上段胸椎，两侧有大血管及神经，颈根部有胸膜顶和肺尖，并有斜行的大血管和神经。颈部各结构之间有疏松结缔组织，形成若干层次的筋膜与筋膜间隙。

一、颈部的境界、分区和三角

（一）颈部境界

颈部的上界为下颌骨下缘、下颌角、乳突尖、枕骨上项线至枕骨外隆凸的连线，下界为胸骨上切迹、胸锁关节，锁骨、肩峰至第7颈椎棘突的连线。

（二）颈部分区和三角

颈部以斜方肌为界分为颈前外侧部和颈后部。颈前外侧部以胸锁乳突肌为界分为颈前区、胸锁乳突肌区和颈外侧区；颈前外侧部又以胸锁乳突肌、二腹肌和肩胛舌骨肌等为界，分为颏下三角、下颌下三角、颈动脉三角、肌三角、锁骨上三角和枕三角。

颏下三角位于两侧二腹肌前腹与舌骨之间；下颌下三角位于二腹肌前腹、后腹和下颌骨下缘之间；颈动脉三角位于胸锁乳突肌前缘、二腹肌后腹与肩胛舌骨肌上腹之间；肌三角位于胸锁乳突肌前缘、颈前正中线与肩胛舌骨肌上腹之间；锁骨上三角位于胸锁乳突肌后缘、肩胛舌骨肌下腹与锁骨之间；枕三角位于胸锁乳突肌后缘、肩胛舌骨肌下腹与斜方肌前缘之间。

二、颈部肿块的检查

（一）视诊

观察颈部有无活动受限；有无斜颈或强迫头尾位；双侧颈部是否对称，有无肿块隆起；有无静脉充盈及血管异常搏动；观察喉结的位置及外形，喉体有无膨大；注意皮肤有无红肿、溃疡、皮疹、瘘口、瘢痕等；观察腮腺、甲状腺、下颌下腺有否肿大。

（二）触诊

在患者完全松弛的状态下，检查颈部向前后、左右活动情况，并按顺序对每个区域进行系统触诊。

1. 颏下区及下颌下区

患者取坐位，检查者位于患者对面，左手置于患者枕部固定头部，右手手指掌面触诊该区，边触诊边可用左手转动患者头部，在不同头位进行检查，注意有无淋巴结肿大及下颌下腺肿大。

2. 颈前区

首先触诊甲状腺。患者取坐位，检查者立于患者身后，双手拇指置于患者颈后，双手示指、中指分别触摸甲状腺两侧腺叶，注意其大小、形状、质地，有无肿块及压痛，并嘱患者做吞咽运动。其次检查气管有无移位、软化等。如疑有甲状舌骨囊肿，用拇指及示指触摸囊肿，嘱患者做伸舌或吞咽动作，以观察囊肿的活动情况。喉癌患者或疑有喉体受累者，用拇指及中指轻提喉体，左右推动，注意喉体是否膨大，有无活动受限。检查会厌前间隙、喉前、气管前有无淋巴结肿大，注意肿大淋巴结的大小、质地、活动度及数目等。

3. 颈外侧区及锁骨上区

检查者站于患者对面，一手置于患者枕部，以协助转动颈部，另一手深入胸锁乳突肌深面检查颈外侧区。检查颈后三角区时，使患者头部转向检查侧并稍向后倾斜。检查锁骨上区时，检查者站在患者后方，拇指放在患者肩上，其余四指触摸锁骨上窝。注意有无颈部肿块，肿块大小、质地及活动度、数目、散在或融合、有无压痛及搏动。皮肤上有无瘘口，若发现瘘口，可用手指触诊或用探针探查瘘管的深度及方向。

三、颈部淋巴结检查及淋巴结分区

颈部淋巴结丰富，位于颈深筋膜第一层和第三层之间。颈浅淋巴结处于颈深筋膜的浅面，主要分布于颈外静脉上部及颈前静脉周围，其淋巴引流穿过颈深筋膜注于颈深淋巴结。颈深淋巴结位于颈深筋膜第三层，即椎前筋膜的表面，其后界为斜方肌的前缘。颈部淋巴结常用的分组为：枕淋巴结、耳后淋巴结、腮腺淋巴结、颌下淋巴结、颏下淋巴结、咽后淋巴结、颈内静脉淋巴结、喉气管食管淋巴结、副神经淋巴结和锁骨上淋巴结。颈部淋巴结的引流通常自上而下，循序流向颈根部，在双侧锁骨上窝颈内静脉与锁骨下静脉交角处进入血循环。熟记淋巴结的部位及引流区域，有利于判断肿瘤的淋巴结转移方向，从而进行针对性的检查治疗。

颈部淋巴结分区如下：

（一）第一区（Ⅰ区）

Ⅰ区包括颏下区和颌下区淋巴结。前者主要接受下唇中部、颏部、口底、下颌切牙和舌尖的淋巴结引流，舌癌、下唇癌易转移此区。后者主要接受颊、鼻侧、上唇、下唇外侧、牙龈、舌前部的淋巴引流，并注入颈深上淋巴结群（Ⅱ区淋巴结），上述部位的感染和肿瘤可扩散至此区。

（二）第二区（Ⅱ区）

颈内静脉淋巴结上区，位于颈内静脉上段周围，颈动脉三角的上部，胸锁乳突肌深面，即二腹肌下，相当于颅底至舌骨水平，前界为胸骨舌骨肌侧缘，后界为胸锁乳突肌后缘。鼻咽部、舌部、腭扁桃体、喉部、后鼻腔部位的淋巴引流至此区，鼻咽癌常以此区的淋巴结肿大为首发症状。

（三）第三区（Ⅲ区）

颈内静脉淋巴结中区，位于颈内静脉中段周围，从舌骨水平至肩胛舌骨肌与颈内静脉交叉处，前后界与Ⅱ区相同，该区淋巴结接受咽、喉、甲状腺部位的淋巴引流。

（四）第四区（Ⅳ区）

颈内静脉淋巴结下区，从肩胛舌骨肌到锁骨上，前后界与Ⅱ区相同。该区淋巴结接受Ⅲ区的淋巴液引流，同时组成颈淋巴干，左侧注入胸导管，右侧注入颈内静脉或右淋巴干。

（五）第五区（Ⅴ区）

Ⅴ区包括枕后三角区淋巴结及锁骨上淋巴结。前界为胸锁乳突肌后缘，后界为斜方肌前缘，下界为锁骨。该区淋巴结接受颈项、背部的淋巴引流。

（六）第六区（Ⅵ区）

中央区淋巴结或称前区，包括环甲膜淋巴结、气管周围淋巴结、甲状腺周围淋巴结。该区两侧界为颈总动脉和颈内静脉，上界为舌骨，下界为胸骨上窝。

（张明）

第三节　头颈肿瘤治疗前的评估

鉴于头颈部肿瘤复杂而又相对独立的解剖特点，系统详细的病史收集、体格检查和影像学评估对准确地诊断肿瘤、判断肿瘤的临床分期和制订治疗计划是必要的。

一、详细的病史收集

有关症状如：呼吸短促、声音嘶哑、吞咽困难、吞咽疼痛、咽部异物感、听力下降、耳胀、溢泪、牙关紧闭、肿块等出现及持续的时间。原有恶性肿瘤及其治疗史，一是原有头颈恶性肿瘤病史者有潜在第二原发肿瘤的风险，二是其他部位如乳腺、肺、肾、卵巢等恶性肿瘤可转移至头颈部。家族史，如某些头颈部肿瘤有地域性和种族性因素，较为典型的例子就是鼻咽癌，尽管世界范围内并不常见（<1/10万人），但在我国广东省发病率较高（>24/10万人）。另外，约有74%的头颈部鳞癌患者有烟酒史，南亚地区的口腔癌患者大都有长期咀嚼槟榔史，木屑、皮革粉尘等长期吸入史与鼻腔鼻窦癌有关，石棉、水泥尘、砷等接触史也是头颈肿瘤的危险因素。

由于头颈部恶性肿瘤往往影响患者的呼吸、饮食、发音、吞咽、听力等功能，并且随着疾病的进展，影响越来越大，因此接诊患者时应评估患者的基本功能状态。吞咽困难是影响预后的独立因素，接诊时评估患者的营养状态也是重要的，有利于选择后续的治疗方式。严重的吞咽困难和体重减轻的患者，需及时地营养支持，必要时需鼻饲饮食或胃造瘘。需评估患者呼吸困难的程度，及时地判断并解除呼吸道梗阻。

二、详细的体格检查

除了详细的耳、鼻、咽、喉、口腔、颈部的检查外（详见本章第一节、第二节），还应包括系统的颅神经的检查及功能评估。

三、影像学评估

影像学检查是一种特殊的"视诊"方法，借助于不同的成像手段观察人体内部器官和结构的各种影像表现，从而了解人体解剖与生理功能及病理变化，进而诊断疾病。现在医学影像学已经向损伤性更小、敏感性更高、特异性更好、功能成像的方向发展。

头颈部解剖结构复杂而特殊，颅面部骨支架结构复杂，和软组织形成多个腔道，其内含有气体与组织形成自然对比。传统X线检查虽然应用简便、低廉，对常见病变或肿瘤的诊断有一定帮助，但分辨率低，组织结构重叠掩盖，致使某些具有重要诊断价值的信息不能显示，给诊断带来困难。

CT、B超及MRI等影像技术的应用越来越广泛，尤其是在对头颈肿瘤的诊断方面，已经取代了传统X线检查。超声检查设备的多种探头、彩色多普勒的应用，显示解剖结构及其病变更加清晰，可观察病变内外血流、血供情况。B超检查对甲状腺病变敏感，在鉴别颈部肿物、结节、淋巴结及血管方面优于CT及MRI。CT和MRI对颈部软组织结构和病变的形态、组织学特点的清晰显示，已成为头颈肿瘤及疑难病变诊断的常用检查方法。多层螺旋CT的快速容积数据的采集与后处理软件的开发提高，以及多平面重建、三维重建、血管成像、支气管成像、仿真内镜等技术的应用，使得器官解剖结构、病变及病变与周围的关系显露得更加清晰，诊断水平进一步提高，目前已经成为头颈肿瘤影像诊断的首选。常规CT检查结合PET-CT扫描有助于早期病变的检出及诊断肿瘤复发和转移，而MRI由于软组织分辨率高及多轴位成像，在显示软组织间隙肿瘤、病变准确定位、显示肿瘤沿神经扩散的敏感性方面则更有优势。

（张明）

本章参考文献

[1]　Georgopoulos R，Liu JC. Examination of the patient with head and neck cancer[J]. Surg Oncol Clin N Am，2015，24(3)：409-421.

[2]　Lango MN，Egleston B，Fang C，et al. Baseline health perceptions，dysphagia，and survival in patients with head and neck cancer[J]. Cancer，2014，120(6)：840-847.

[3]　Straif K，Benbrehim-Tallaa L，Baan R，et al. A review of human carcinogens—part C：metals，arsenic，dusts，and fibres[J]. Lancet Oncol，2009，10(5)：453-454.

[4]　Paul BC，Chen S，Sridharan S，et al. Diagnostic accuracy of history，laryngoscopy，and stroboscopy[J]. Laryngoscope，2013，123(1)：215-219.

[5]　Chu EA，Kim YJ. Laryngeal cancer：diagnosis and preoperative work-up[J]. Otolaryngol Clin North Am，2008，41(4)：673-695.

第二章　耳鼻咽喉头颈肿瘤的影像学诊断

第一节　耳部及颅底肿瘤

一、外耳道乳头状瘤

外耳道乳头状瘤是耳科常见的良性肿瘤,其发生与人乳头状瘤病毒(HPV)感染有关,好发生于青壮年男性,多发生在外耳道皮肤。肿瘤呈结节状,病理上为复层鳞状上皮的乳头状增生,可恶变。临床表现可为耳部不适或听力减退,肿瘤增大时可造成耳道狭窄或堵塞,挖耳时易出血。继发感染时可有耳部流脓及疼痛,耳部检查可见外耳道内桑葚样肿物。

早期CT表现为外耳道内软组织密度结节影,轮廓清楚,肿瘤较大时充满耳道。密度大多较均匀,外耳道骨壁多无异常,少数可见骨质略有吸收,耳道轻度扩大。乳头状瘤恶变时,肿瘤快速增大,形态不规则,周围可见骨质破坏。

二、外耳癌、中耳癌

原发性外耳癌、原发性中耳癌在病理上以鳞状细胞癌最为多见,后者预后相对较差。患者多为中老年,临床表现为耳道持续性疼痛、流血或血性分泌物;常有慢性中耳炎、长期耳道流脓及听力减退病史。早期肿瘤可局限于外耳或中耳,但当外耳癌侵犯中耳腔或中耳癌累及外耳道时,常难以判断肿瘤起源于何处。然而,恶性肿瘤组织侵犯不同地方还是会出现不一样的症状,例如,颞颌关节被侵犯时可出现张口困难，面神经被侵犯时可引起面瘫，颈静脉球窝被侵犯时可出现后组颅神经受累症状，如声音嘶哑、呛咳及抬肩无力等。临床检查常可见外耳道和中耳内易出血的肿物，穿刺活检可明确诊断。

外耳癌CT扫描见外耳道壁骨质破坏及软组织肿物，形态不规则，密度不均，肿块可侵蚀破坏外耳道骨壁，进而破坏周围骨质结构；虽然中耳癌早期病变CT表现为中耳腔内软组织肿物及听小骨不规则被破坏，有时不易与中耳炎或胆脂瘤区分，但中耳癌可表现为鼓室各壁骨质被吸收、破坏，边缘不整，在这一点上其与胆脂瘤是明显不同的。周围结构破坏的程度随病变进展而明显，肿瘤可向内侵犯鼓室，致鼓室壁及听小骨等骨质遭受破坏，向前发展可破坏外耳道前壁，累及颞下颌关节；向后发展可侵犯乳突。使用增强CT扫描可轻度至中度强化肿瘤边界（图2-1A~B）。

使用MRI肿瘤侵犯颞骨可见无信号颞骨内不规则的肿块影，信号不均，T1加权像信号（T1WI）与肌肉相似，T2加权像信号（T2WI）稍高。MRI增强扫描肿块强化较明显，可清晰显示肿瘤的形态、范围及向周围结构的侵犯（图2-1C~D）。MRI对骨质破坏的影像显示不如CT，但对周围软组织及颅内侵犯的影像显示明显优于CT。

三、鼓室球体瘤和颈静脉球体瘤

鼓室球体瘤位于鼓室内，起源于鼓岬的舌咽神经鼓支，女性好发；颈静脉球体瘤位于颈静脉球窝，发生于颈静脉外膜迷走神经耳支。主要症状为搏动性耳鸣，后期可出现传导性聋、面瘫等症状。鼓室体瘤或颈静脉球体瘤侵犯鼓室后，透过鼓膜后部，可见鼓室内血管样肿物。

鼓室球体瘤好发于鼓岬区，CT表现为软组织结节，一般不伴有骨质破坏，颞骨高分辨率CT扫描技术有助于病灶的显示，其CT增强扫描检查价值不大；MRI表现为T1WI与脑组织等信号，T2WI呈稍高的信号，增强扫描肿瘤强化明显。伴有中耳乳突炎时CT常易漏诊鼓室球体瘤，而此时MRI能显示两种病灶的不同信号，中耳乳突炎或积液T2WI呈高信号，其中，鼓室球体瘤则信号稍高，增强后肿瘤明显强化，而中耳乳突炎的信号不强化。

颈静脉球体瘤CT表现为颈静脉窝扩大，边缘骨质侵蚀破坏模糊不光整。主要累及颈静脉窝血管部。肿块较大时可见软组织肿块突入

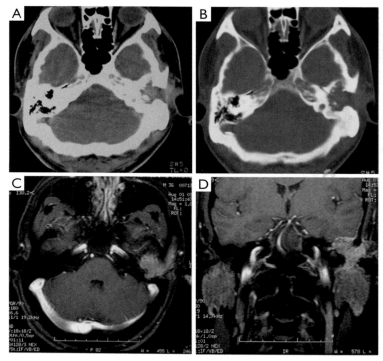

图2-1　中耳癌CT、MRI影像

（A）CT轴位增强示中耳内软组织肿块影，病灶累及外耳道及皮下软组织；（B）骨窗示鼓室、鼓窦各壁骨质遭受破坏，边缘不整，明显与胆脂瘤不同，听小骨被吸收、破坏；（C）MRI轴位增强图像显示肿瘤明显强化，并侵犯至耳前皮下软组织中；（D）冠状位显示肿瘤向上发展侵犯硬脑膜，向下发展累及腮腺上极，向外发展进入外耳道并侵犯皮下软组织。

颅后窝及颈部，CT增强扫描示肿瘤有明显强化（图2-2）。MRI表现为T1WI颈静脉球体瘤呈中等信号及血管流空影。T2WI肿瘤呈高信号内多数点状及条状血管流空影（花椒盐征），Gd-DTPA增强有明显强化，可提示本病诊断。颈静脉球体瘤需注意与正常的颈静脉球窝高位及鼓室内胆固醇肉芽肿鉴别。

四、颈静脉孔区其他肿瘤

（一）神经鞘瘤

第Ⅸ、第Ⅹ、第Ⅺ对颅神经经颈静脉孔神经部出颅，故上述神经

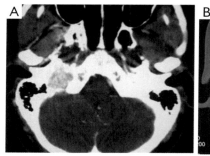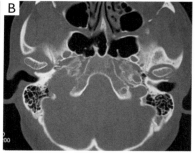

图2-2 颈静脉球体瘤轴位增强CT表现

（A）右颈静脉窝扩大，其内见明显强化的软组织影；（B）骨窗示右颈静脉窝扩大，边缘骨质侵蚀破坏模糊不光整。主要累及颈静脉窝血管部。

来源的肿瘤经颈静脉孔时，可导致颈静脉孔的扩大或破坏，但病灶的强化程度要明显低于颈静脉球体瘤；面神经垂直段神经鞘瘤若累及颈静脉球窝亦需与颈静脉球体瘤鉴别。

（二）中耳癌侵犯颈静脉孔

起源于中耳腔的鳞癌若向内后方生长，会侵犯颈静脉球窝，表现为颈静脉孔区肿块，其具有肿块累及中耳腔、骨质破坏范围较广、强化程度中等等特点，可与颈静脉球体瘤鉴别。

五、面神经鞘瘤

来源于面神经的良性肿瘤多数为面神经鞘瘤，可发生于面神经的任何一段，前膝和垂直段为好发部位。面神经瘤的主要临床表现为面神经功能障碍，典型表现是缓慢、渐进性面神经麻痹，另一种常见表现是听力下降，还可表现为耳鸣、耳痛和眩晕等症状。

面神经迷路段、膝部、鼓室段和垂直段面神经瘤的CT表现为面神经管扩大或骨质破坏以及强化的软组织肿块，边缘光整。由于颅底骨假影较多，CT显示颞骨内软组织影的真实密度和软组织影有无强化效果较差；MRI显示面神经瘤T1WI呈稍低的信号或等信号，T2WI呈稍高的信号或等信号，较大面神经瘤信号不均匀，内有囊变，T1WI呈低信号，T2WI呈很高的信号，增强后面神经瘤轻度至明显强化，MRI能直接、准确地显示面神经瘤累及哪几段面神经，但显示骨质改变欠佳。

　　肿瘤累及水平段时，鼓室内软组织肿块可压迫听小骨使之移位或破坏；发生在垂直段者若累及颈静脉球窝需与颈静脉球体瘤鉴别，此时肿瘤向内侧生长可导致颈静脉球窝骨质破坏，但颈静脉球窝的内侧半骨皮质仍保持完整，周围颈内静脉不增粗，MRI显示肿块仅呈中度强化，颈静脉球呈受压改变。

六、听神经瘤

　　听神经瘤较大时，平片可显示内耳道扩大、边缘破坏的间接征象，但阳性率极低，不能早期诊断。CT平扫不仅能显示内听道的扩大和骨质破坏而且能显示肿瘤本身，大大提高了影像诊断的敏感性和特异性。肿瘤位于桥脑小脑角（CPA），为实性或伴有囊变的软组织肿块，但CT平扫可显示其与脑组织等密度，故仅依据CT平扫来诊断很可能漏诊。较大的肿瘤压迫第四脑室向对侧移位，有助于发现异常。增强CT示肿瘤实性部分图像呈明显强化，有助于直接显示肿瘤。内耳道扩大和骨质吸收则对诊断的定性有较大帮助。故本病的CT诊断需软组织窗与高分辨CT的骨窗并用，而且需结合增强扫描（图2-3）。

　　然而CT对直径小于1 cm的肿瘤仍可能漏诊，对于内听道管内型早期听神经瘤常难以显示。目前诊断听神经瘤的最佳影像方法是MRI，

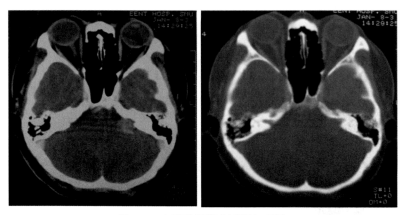

图2-3　左听神经鞘瘤增强CT影像
（A）轴位增强CT示左内听道口软组织结节影，呈中等强化，向内听道内突入；（B）骨窗示左内听道开口明显扩大。

无创伤且能显示小肿瘤。听神经瘤在T1加权像呈低信号或等信号，T2像呈等或稍高的信号，增强后T1像肿瘤实质部分图像有被明显强化呈高信号，囊变部分图像无呈强化，呈低信号。肿瘤有突起伸入内听道为本病特点。管内型小听神经瘤平片及CT均难以显示，MRI显示听神经增粗T1像呈等信号，T2像信号低于脑脊液呈充盈缺损状，增强MRI呈明显强化，可提示诊断。

七、颞骨胆脂瘤

根据发病机制有原发、继发之分，而病理改变则相同，均为脱落角化上皮之堆积，继发性多见。

CT能显示胆脂瘤本身的软组织影占据含气腔并向鼓室突入形成隆起边缘，图像不呈强化，早期表现为鼓膜嵴吸收变钝，鼓室上隐窝（蒲氏间隙，又名Prussak氏间隙）扩大，随着病变的发展CT可显示鼓室盾板、上鼓室侧壁（骨桥）破坏，鼓窦入口扩大，鼓窦扩大，岩鳞板消失，听小骨破坏移位。继发性者中耳常伴有炎症，鼓室及乳突气房透亮度低。原发性者亦称真性胆脂瘤，中耳及乳突常不伴有炎症，气房含气，仅胆脂瘤区有局限性骨质破坏，好发于岩锥，可破坏迷路，症状主要为面瘫及感音性聋。

胆脂瘤的MRI表现在T1WI信号较脑灰质低或相等，信号均匀或稍不均匀；质子密度加权像信号高于脑脊液；T2WI信号类似脑脊液，为高信号；增强后肿瘤病灶图像不呈强化（图2-4）。

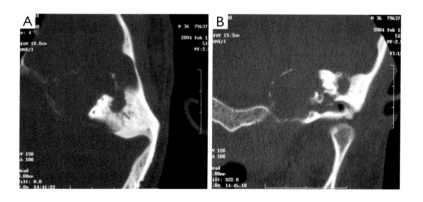

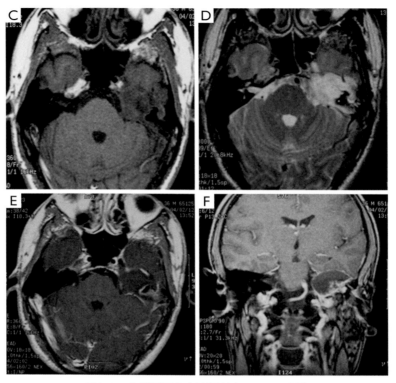

图2-4　左岩骨巨大真性胆脂瘤CT、MRI影像

（A、B）高分辨率CT轴位和冠状位示左岩锥内软组织肿块，呈膨胀性改变，岩锥边缘骨质吸收破坏变薄，脑板骨质破坏有缺损，病灶累及鼓室、鼓窦；（C）轴位MRI T1加权像左岩骨内病灶呈等、低信号；（D）T2加权像病灶呈高信号；（E、F）轴位及冠状位增强MRI示病灶图像呈低信号，不强化。

（沙炎）

第二节　鼻腔鼻窦肿瘤

一、良性肿瘤

鼻腔鼻窦良性肿瘤比较少见，但组织学种类较多，发生于鼻腔的常见良性肿瘤为乳头状瘤、血管瘤等，发生于鼻窦的则为各种囊肿和骨瘤等，其他还有骨化纤维瘤、混合瘤、神经鞘瘤、软骨瘤、脑膜瘤等。鼻腔和鼻窦良性肿瘤的共同特点为生长缓慢，预后良好。

（一）鼻腔鼻窦乳头状瘤

鼻腔鼻窦乳头状瘤是鼻腔和鼻窦较常见的良性上皮肿瘤，为上皮细胞高度增生形成，可分为外生型和内翻型，外生型主要为鳞状上皮细胞增生组成，呈疣状，有纤维组织基蒂；内翻型乳头状瘤为移行上皮细胞和柱状上皮细胞增殖形成，其特点为增生的上皮团块向基质内倒生，基底膜水肿，呈息肉样肿块，前者少见，好发于鼻前庭或鼻中隔前部，呈灰白疣状，质硬，切除后不易复发；后者较常见，以中年男性多见，好发于鼻腔侧壁，常侵入筛窦、上颌窦，切除后约半数可复发，可恶变为鳞状细胞癌。

鼻腔鼻窦乳头状瘤的CT和MRI检查有如下特点：CT行横断面薄层扫描再进行冠状面重建，两者结合可全面了解肿瘤的范围。CT平扫乳头状瘤表现为不规则结节样软组织肿块增生，边界清楚，边缘多呈乳头结节状，结节之间的空隙可呈"空泡征"，大多数为中等偏高密度，少数可为偏低密度，一般较鼻息肉密度为高，少数为相似偏低密度，有时两者难以区别，乳头状瘤的基底附着处的骨质可出现增生硬化表现，注射造影剂后乳头状瘤可呈轻—中度强化，而息肉则无呈强化。乳头状瘤可局限于鼻腔内，常经后鼻孔向鼻咽腔生长，或经上颌窦开口可侵入上颌窦内。较大者鼻腔、筛窦、上颌窦均见大的软组织肿块，伴筛窦间隔、上颌窦内侧壁等骨质吸收破坏，窦腔可扩大。鼻腔乳头状瘤可以单独发生不伴有鼻窦炎症，而鼻息肉一般均伴有同侧鼻窦炎症或息肉。乳头状瘤在T1W表现为中等信号，在T2WI表现为中等偏高信号，显影增强后可见明显强化边界，乳头状瘤的MRI信号有一定特征性表现，既在T2WI和增强T1WI扫描上可以呈现"栅栏状"或"脑回状"强化（图2-5），但并不是所有病例的MRI均有此信号特点，另外，肿瘤在DWI序列上表现为无明显扩散受限，动态增强曲线（DCE）多数呈流入型，提示良性肿瘤可能（图2-6）。

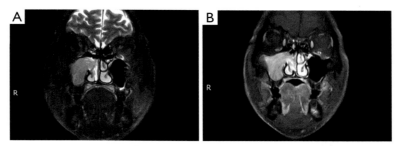

图2-5　右侧上颌窦中鼻道乳头状瘤MRI影像

（A）MRI冠状位T2WI平扫显示呈中等信号，及"脑回样"改变；（B）冠状位T1WI增强扫描显示肿块呈"脑回样"强化。

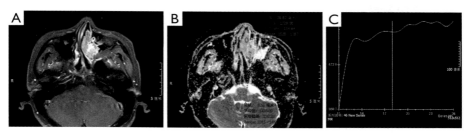

图2-6　左侧鼻腔乳头状瘤MRI影像

（A）MRI横断位增强T1WI肿块呈高信号；（B）表观扩散系数（ADC）图示肿块扩散无明显受限，ADC=1.229×10⁻³mm²/s；（C）动态增强曲线为流入型。

（二）上颌窦出血坏死性息肉

上颌窦出血坏死性息肉又称血管瘤型息肉、上颌窦机化血肿，CT典型表现为上颌窦和同侧鼻腔内软组织肿块，窦腔呈膨胀性扩大，肿块内密度不均质，肿块内出血灶表现为高密度，内、外、前壁可以出现压迫性吸收破坏，以内侧壁常见，上颌窦肿块与同侧鼻腔内肿块相连，增强扫描呈轻度不均匀强化；MRI肿块在T1WI平扫呈等信号，如果有出血灶则出现高信号，T2WI平扫呈高信号，出血灶呈低信号，信号较为混杂，增强扫描有一定特征，典型的表现为靠近上颌窦开口及中鼻道区域病灶内呈大片棉絮状不均匀明显强化，周围水肿部分无被强化，呈低信号。

（三）鼻腔鼻窦神经鞘瘤

鼻腔鼻窦神经鞘瘤较少见，主要发生于鼻腔筛窦和上颌窦，上颌窦后方的翼腭窝内有三叉神经上颌支通过和蝶腭神经节，是其相对好发部位。CT平扫呈等密度，增强扫描呈中等强化，可伴小片低密度灶，窦壁骨质首先受压变薄、移位，然后可有扩大和轻度吸收，无明显侵蚀性破坏，MRI T1WI平扫肿块呈等信号，肿瘤发生囊变坏死，或其包含的Antoni B细胞成分较多时在T2WI平扫图像上呈高信号，增强扫描呈不均匀强化，囊变坏死、出血灶、Antoni B细胞区呈不强化，动态增强曲线可呈流入型或平台型（图2-7）。

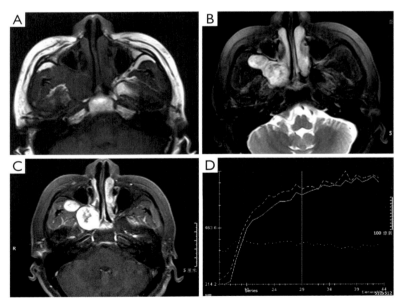

图2-7　右侧翼腭窝、颞下窝神经鞘瘤MRI影像
（A）MRI横断位T1WI平扫示肿块呈等信号；（B）横断位T2WI平扫呈等高混杂信号；（C）横断位增强T1WI扫描呈明显强化，伴低信号灶；（D）动态增强曲线呈流入型，提示良性占位可能。

（四）鼻腔鼻窦骨源性病变

鼻腔鼻窦骨源性病变常见骨化纤维瘤和骨纤维异常增殖症，骨化纤维瘤好发于筛蝶窦区，根据骨质成分和纤维成分的比例不同，分别称为骨化纤维瘤和纤维骨瘤，通常CT可以作出明确诊断，病变呈膨胀性生长，CT平扫呈致密骨性团块，纤维成分或黏液样基质较多区域呈片状低密度灶，肿块边缘常见厚薄不均的骨壳，边界较清楚，CT骨算法重建成像可以更清楚地显示致密骨质结构（图2-8），筛蝶窦区域的骨化纤维瘤常常向上累及前中颅窝内，推压额、颞叶，结合MRI可以进一步了解前中颅窝内情况。骨化纤维瘤需要与颅面部骨纤维异常增殖症（骨纤维结构不良病变）进行鉴别，骨化纤维瘤常局限于单骨；而骨纤维异常增殖症可累及多骨，常见于上颌骨、蝶骨、颞骨（图2-9），CT平扫常呈磨玻璃样密度，与正常结构的边界不如骨化纤维瘤清楚，常伴大片低密度灶，MRI T1WI、T2WI呈等、低信号，或以等、低信号为主的混杂信号，增强后呈轻度或中度强化，强化不均匀。

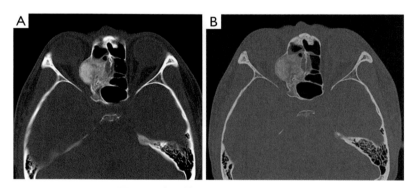

图2-8　右侧筛窦骨化纤维瘤CT影像

（A）骨窗横断面CT平扫右侧筛窦致密骨性团块；（B）CT骨算法平扫显示肿块内部骨性结构，伴低密度囊变区，肿块边界清晰。

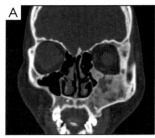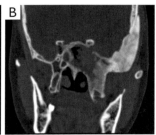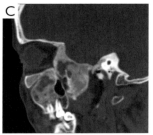

图2-9 左侧上颌骨蝶骨颞骨骨纤维异常增殖症CT影像

（A）冠状位CT平扫左侧上颌骨增生肥厚，呈磨玻璃样密度，伴低密度灶，累及眶外侧壁。冠状位CT平扫（B）和矢状位（C）同侧蝶骨和颞骨广泛增生肥厚，伴大片低密度灶，为囊变或纤维成分。

二、鼻腔鼻窦恶性肿瘤

鼻腔鼻窦恶性肿瘤在临床上比较多见，据统计，其占全身恶性肿瘤的1%~2%，占耳鼻咽喉恶性肿瘤的20%~50%。鼻腔和鼻窦的恶性肿瘤大部分为原发，转移至鼻腔和鼻窦者少见。因肿瘤易侵犯眼眶和颅底颅内，故早期诊断尤为重要。但鼻窦的解剖位置隐蔽，早期时症状少或无症状，又常常伴有炎症，使患者就诊较晚，这就是该部位恶性肿瘤不能得到早期诊疗的原因。

鼻腔内肿瘤可为临床上直接查见并获得早期诊断和治疗，而鼻窦肿瘤则需借助于影像学检查来发现。发生于鼻腔和鼻窦的恶性肿瘤包括鳞癌、腺癌、腺样囊性癌、嗅神经母细胞瘤，恶性黑色素瘤、横纹肌肉瘤、良性肿瘤的恶变；其中以鳞癌最多见，常见的肉瘤有横纹肌肉瘤、淋巴瘤、软骨肉瘤、骨肉瘤等。鼻腔鼻窦恶性肿瘤的临床表现多为鼻塞、鼻出血，无明显特征性，且可因发病部位不同而表现各异。鼻腔恶性肿瘤的症状出现早而明显，临床检查常能在鼻腔内发现新生物而及时做病理活检，从而得到及时诊断。鼻窦恶性肿瘤的症状出现较晚，并视其侵犯的部位不同而表现各异，可表现为鼻部、面部、眼部、口腔、神经受损等症状，其他还有淋巴结转移和转移表现。

影像学检查：随着CT和MRI检查的普及，X线平片检查鼻腔和鼻窦的恶性肿瘤已被CT和MRI检查所取代。CT可以清楚地显示鼻腔和鼻窦内软组织肿块的位置和范围以及骨质破坏情况，并可详细了解肿块向眶内、颅底、颅内、颞下窝等处侵犯的范围以及淋巴结的转移，协助临床进行早期诊断、肿瘤分期和制订治疗方案。CT常规用横断面平扫联合增强扫描，主要了解肿瘤向前、后和两侧扩展的情况，辅助冠状面扫描可以了解肿瘤向上、下扩展的情况，因此建议肿瘤患者均应行CT横断面和冠状面重建，可较全面地反映鼻腔和鼻窦恶性肿瘤的部位、范围和侵犯邻近结构的情况；增强后扫描可以了解肿瘤的血管丰富的情况。MRI凭借其优越的软组织分辨率和其信号的差异变化，对恶性肿瘤的软组织的定位、定性更加准确，侵及范围更为明确，对于肿瘤伴发的炎症、肿瘤所致的窦腔阻塞性炎症改变与肿瘤侵及窦腔内、术后复发或纤维瘢痕组织均能很好地区别。MRI可同时行横断面、冠状面、矢状面扫描，拥有丰富的多种序列成像扫描，不像CT扫描那样会存在对患者的电离辐射损害，这些都是MRI明显优越于CT的特点。

鼻腔恶性肿瘤原发者多见于鼻腔侧壁，其次为鼻中隔，继发者多数来自邻近的上颌窦或筛窦的恶性肿瘤的扩展，远处转移者少见。鼻腔恶性肿瘤常见有鳞状细胞癌、腺癌、腺样囊性癌，肉瘤少见。原发于鼻腔的恶性肿瘤多发生于鼻腔侧壁上，早期肿瘤CT可显示下鼻甲或中鼻甲局部有软组织增厚或鼻道内有肿块，肿块形态可呈不规则状，边缘不清，致鼻道、鼻腔狭窄。鼻甲骨质可被吸收、破坏。注射造影剂后肿块可呈中度至明显的强化。因鼻道狭窄或阻塞可伴有鼻窦阻塞性炎症，CT可显示窦腔内呈均质低密度无强化软组织病变，可伴液平。而中期、晚期鼻腔恶性肿瘤可见鼻腔内膨胀性大肿块，CT可显示鼻腔膨大变形和骨质破坏，并向周围结构浸润生长扩散，骨破坏可累及上颌窦内侧壁伴软组织侵入上颌窦内，向前可浸润发展至鼻前庭，鼻泪管可有骨吸收破坏，在横断面CT显示较清晰。原发鼻中隔肿瘤可破坏鼻中隔使其破坏中断，进而肿瘤可侵入对侧鼻腔内。肿瘤向下可侵犯破坏鼻底和硬腭，以冠状面CT扫描可很好地显示鼻底和硬腭的骨破坏和软组织浸润。鼻腔后部肿瘤可经后鼻孔侵入鼻咽部，亦可经蝶腭孔向翼腭窝扩展。鼻腔肿瘤还可侵入筛窦并破坏筛窦纸板进入眼眶，可破坏筛骨水平板和鸡冠扩展至前颅底和颅内。MRI因可多方位成像，因而能更好地表现肿瘤对邻近结构侵犯的范围和程度。恶性肿瘤的MRI图像，一般表现为在T1W上为低至中等信号（同肌肉相比），而在T2W上则为中至偏高信号，行Gd-DTPA静脉注射增强后，肿瘤组织可呈较明显的强化。MRI在显示肿瘤侵犯邻近结构的范围、边缘和轮廓上较CT更为清晰和精确，但不能直接显示骨破坏，在这一点上不如CT直接明了。MRI依据T1WI、T2WI的信号变化可区别侵犯窦腔的肿瘤组织和鼻窦内阻塞性炎症，肿瘤组织在T2WI为中等或偏高信号，而炎症组织在T2WI为明显高信号，增强扫描后炎症无呈明显的强化。

鼻窦恶性肿瘤以上颌窦最多见，其次为筛窦，而蝶窦和额窦恶性肿瘤则少见。早期鼻窦恶性肿瘤较隐蔽，临床不易查及，需借助于影像学检查。对于鼻窦恶性肿瘤CT检查应以横断面结合冠状面加增强CT扫描，从而更全面地了解肿瘤的侵犯范围，为临床制订治疗方案提供依据。与CT相比，MRI可多方位成像，对于肿瘤的软组织的侵犯边界能更清楚地显示，CT能直接清楚显示骨破坏情况，而MRI则不能直接显示，因此CT和MRI各有优点，有条件的可同时行CT和MRI检查。蝶窦恶性肿瘤不多见，CT和MRI可见蝶窦腔内不规则软组织肿块增生，肿块增大后可破坏窦腔骨壁；向前发展可侵犯后组筛窦、视神经管和眶尖；向两侧发展可侵犯海绵窦和颅内。额窦恶性肿瘤罕见，CT和MRI主要可显示肿瘤向颅内和眶内侵犯的情况。各个鼻窦的恶性肿瘤因其周围结构不同，因而其侵犯周围结构的影像学表现各异。早期恶性肿瘤局限于窦腔内的，则表现为窦腔内结节样软组织增生，无明显窦腔扩大，但有时可见局部骨质有吸收破坏，中期、晚期肿瘤则可引起窦腔骨壁浸润性破坏，并侵犯周围结构。

目前在临床上运用较多的鉴别肿瘤良恶性的功能影像技术是扩散加权成像技术（DWI）和动态增强扫描（DCE）。扩散加权成像技术反映水分子在组织中随机运动状态，目前逐步运用于良恶性肿瘤的诊断和鉴别诊断中，通常恶性肿瘤的细胞生长活跃，细胞增殖迅速，排列紧密，细胞外间隙减小，细胞外间隙水分子扩散运动受限，在DWI上表现为高信号，其表观扩散系数（ADC值）较低，以目前初步的经验来看，当ADC值低于$1.0×10^{-3}mm^2/s$时，提示恶性肿瘤可能，不同病理类型恶性肿瘤其ADC值有差异。动态增强扫描是指注射对比剂后对感兴趣层面做快速、多次的扫描，可以了解病变的强化程度随时间的变化，对病变的定性有帮助，通常动态增强曲线有三种类型，流入型、流出型和平台型，流入型多为良性肿瘤，流出型多为恶性肿瘤。

（一）鼻腔鼻窦鳞癌

鼻腔鼻窦鳞癌以上颌窦最常见，在CT平扫时表现为与肌肉等密度或偏高密度，注射造影剂后可强化边界，肿瘤呈浸润性生长，伴广泛的骨吸收破坏，部分瘤体内可见钙化灶。CT扫描显示肿瘤可向内侧经上颌窦自然开口侵及中鼻道内，或破坏上颌窦内侧壁及鼻甲侵入鼻腔内，可破坏上颌窦后外侧壁使正常上颌窦后外侧壁外的低密度脂肪带消失，为中等密度的肿瘤组织所取代，颞下窝为肿瘤侵占，肿瘤向前发展可破坏前壁，使面颊部正常脂肪和肌肉组织间隙模糊消失；向后发展可破坏翼腭窝和翼板根部。当翼腭窝内正常的低密度脂肪组织被中等密度肿瘤组织侵占时，肿瘤组织向下发展可破坏齿槽骨和硬腭；向上发展可破坏上颌窦顶壁（眶底），侵及眶内。横断面CT主要观察肿瘤向前、后、左、右方向侵犯的范围，冠状面CT用于补充观察肿瘤向上、下方向侵犯的程度。MRI扫描T1W中等信号，T2W中等偏高信号，增强扫描后可呈较明显的强化，常出现未强化区，为液化坏死灶，DWI提示扩散受限，ADC值常低于$0.8×10^{-3}$ mm^2/s。

（二）鼻腔鼻窦非涎腺型腺癌（乳头状腺癌）

鼻腔鼻窦非涎腺型腺癌好发于筛窦，其次为鼻腔、上颌窦。CT表现：与肌肉比较，肿块呈等密度或稍低密度，密度欠均匀或不均匀，部分肿块内可见到残留的致密骨性成分或钙化灶，增强扫描后肿块多数呈轻到中度强化，部分强化较明显，骨壁以侵蚀性吸收破坏为主。MRI T1WI平扫呈等及稍低信号，T2WI呈等信号或等高混杂信号，增强扫描后肿块常呈明显的强化，但强化不均匀，有时可见斑片状低信号区。

（三）鼻腔鼻窦腺样囊性癌

鼻腔鼻窦腺样囊性癌为小唾液腺来源的恶性肿瘤，最常见于上颌窦，其次是鼻腔和筛窦，其影像学表现有其特殊性，有沿着神经生长的特性，可呈跳跃性不规则条束生长，增强扫描后肿块可呈中度强化，瘤体内可见囊性低密度病灶。肿瘤早期既有骨质破坏改变，并向窦腔外扩展。CT表现为不规则软组织团块，平扫时肿块以等密度为主，其内可混杂斑点状、片状低密度灶，增强扫描后肿块呈不均匀强化，其内散在大小不等斑点状、片状囊样低密度区，肿瘤没有完整的包膜，边界不清楚，窦壁骨质即可见压迫性吸收，也可呈侵蚀性破坏，肿块内有时可以见到小片高密度残留骨组织。MRI表现：T1WI平扫呈等信号，T2WI呈等、高混杂信号，信号不均匀，病灶内可见稍低信号分隔，增强扫描后肿块呈不均匀强化，常伴有大小不等低信号囊性变，肿块可沿三叉神经上颌支向眶下裂、翼腭窝、圆孔、海绵窦区扩散，沿三叉神经眼支向眶上裂、海绵窦区扩散，MRI显示间隙内脂肪信号消失，并出现软组织信号影，还可以直接显示神经增粗和强化。腺样囊性癌的水分子扩散常表现为轻度受限，ADC值低于良性肿瘤而高于鳞癌、黑色素瘤和淋巴瘤等其他恶性肿瘤。

（四）鼻腔鼻窦嗅神经母细胞瘤

鼻腔鼻窦嗅神经母细胞瘤起源于筛板区域的鼻腔顶、侧壁，CT平扫呈等密度软组织结节影，常累及同侧筛窦，或同时累及双侧鼻腔和筛窦，肿块形态不规则，边界不清楚。当肿块增大时，内部常出现液化坏死，增强扫描后肿块呈不均匀明显强化，有时肿块内可见低密度不强化区，骨质破坏以鼻中隔上部最常见，肿块向外侧可破坏筛窦纸板侵入眼眶内，向上可破坏前颅底侵犯颅内，冠状位扫描对显示肿瘤侵犯前颅底颅内的情况较有价值（图2-10）。MRI上肿块在T1WI上呈稍低或等信号，T2WI呈稍高的信号，出现液化坏死灶时可见斑片状更高信号区，增强扫描后肿块呈中等或明显强化，伴低信号未强化区，肿块常向上突破筛板侵入前颅窝内，压迫额叶底部，侵入颅内后肿块顶部常出现大片液化灶，侵犯脑实质时T2WI可见白质区高信号水肿带，冠状位、矢状位扫描显示得更清楚和更直观。

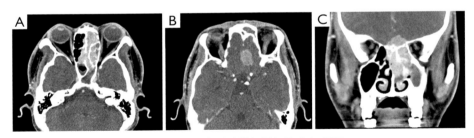

图2-10　左侧鼻腔嗅神经母细胞瘤CT影像

（A、B）CT横断面增强扫描；（C）CT冠状面显示左鼻腔嗅裂筛窦不规则软组织肿块增生，呈中等强化，向上侵犯前颅底颅内。

（五）鼻腔鼻窦恶性黑色素瘤

鼻腔鼻窦恶性黑色素瘤多起源于鼻腔，如鼻甲、嗅区、鼻中隔的黏膜，呈结节团块状，占据一侧鼻腔，以鼻腔中后段多见，常常侵犯同侧筛窦、上颌窦，肿块形态不规则，边界不清晰。CT平扫肿块呈中等密度，密度不均匀，瘤内出血可呈斑片状高密度灶，增强扫描后肿块呈中等或明显强化，强化不均匀，可伴低密度液化坏死灶，骨质的侵犯呈浸润性吸收破坏，常破坏中鼻甲、钩突、筛窦间隔、上颌窦内侧壁。MRI表现：黑色素具有顺磁性特点，可以缩短T1和T2弛豫时间，典型的黑色素瘤（少见）表现为T1WI呈高信号，T2WI呈低信号；多数肿块被发现时体积较大，其黑色素含量不等、分布不均匀，还有部分肿瘤为少色素型或无色素型，这些肿块的MRI信号不典型，T1WI呈等信号，或以等信号为主，伴稍低信号，T2WI呈稍高的信号，或以稍高的信号为主、伴等及低信号，肿块内出现液化坏死灶时T2WI呈片状更高信号，信号较混杂，增强后具有顺磁性特征的部分呈轻度强化，其他部分呈中等或明显强化。恶性黑色素瘤的DWI图呈高信号，扩散明显受限，ADC值较鼻腔鼻窦常见的鳞癌和腺癌为低，常低于$0.6×10^{-3}\,mm^2/s$。

（六）鼻腔鼻窦淋巴瘤

鼻腔鼻窦淋巴瘤是原发于鼻腔和鼻窦的淋巴瘤，属于结外淋巴瘤，以非霍奇金淋巴瘤为主，鼻腔鼻窦淋巴瘤包括外周T细胞型、B细胞型和NK/T细胞型。原发于中线附近的鼻腔和筛窦NHL绝大多数为T细胞型，原发于上颌窦NHL大部分为B细胞型，原发于蝶窦淋巴瘤不易与炎症和其他恶性肿瘤鉴别。鼻腔NK/T细胞淋巴瘤为近年提出的特殊类型淋巴瘤，此类肿瘤好发于面部中线附近，属于血管中心性免疫增生性疾病，又被称为血管中心性淋巴瘤，被认为是目前鼻腔中最常见的淋巴瘤，既往诊断为中线网状细胞增生症及多形性细胞增生症的大多数可归为此类。

CT扫描显示淋巴瘤大多数首先发生于鼻前庭及鼻腔前部，以浸润性生长多见，表现为一侧或双侧鼻前庭或鼻腔前部弥漫性软组织增厚，边界不清，淋巴瘤具有倾向于沿黏膜、皮肤和淋巴道生长的生物特性，因此常见鼻背鼻翼部软组织弥漫性肿厚，皮下脂肪间隙模糊或消失，可延及前面部，也可表现为鼻中隔软组织肿厚，以软骨段为主。肿块型病变表现为鼻前庭、鼻腔前部或鼻背鼻翼部结节、团块状软组织增生，形态不规则，边界欠清，少数混合型兼具两种表现。病变常沿鼻中隔、中下鼻甲或鼻底向后生长，可达后鼻孔，少数可至鼻咽部。虽然淋巴瘤多见于鼻前部，但亦有少数病变发生于中后鼻道。

CT平扫显示，大多数病灶呈较均匀的软组织密度，形态不规则，边界欠清，肿块在黏膜处形成的肉芽肿病灶可致黏膜萎缩及纤维化，并与鼻腔侧壁形成粘连样改变，肿瘤内坏死组织脱落排出后在软组织内形成透亮腔影，肿块内一般很少出现钙化灶，注射造影剂后多数病灶有中强化，部分NK/T细胞型可呈不均匀明显强化，低密度液化坏死区很少见。鼻腔淋巴瘤早期骨质改变轻微，多数病例无明显骨质吸收破坏，鼻腔肿块增大可致鼻中隔受压偏移，与鼻息肉、乳头状瘤等良性肿瘤易混淆。病变进展后可引起骨质改变，常见鼻中隔虫蚀样或虚线样骨质吸收，病变可经破坏处侵犯对侧鼻腔，受侵犯的鼻骨、中下鼻甲和上颌窦内侧壁均可出现骨质吸收。病变晚期可有骨质的吸收破坏，如鼻中隔穿孔、硬腭穿孔、下鼻甲及上颌窦内壁缺损等，总的来说肿块侵犯范围要大于骨质破坏的范围。

鼻窦恶性淋巴瘤可以来源于鼻腔淋巴瘤侵犯，也可以原发于鼻窦。原发于鼻窦的淋巴瘤较少见，以上颌窦和筛窦为主，其次是蝶窦。上颌窦淋巴瘤CT扫描见窦腔内软组织填塞，密度较均匀，软组织内有时出现空泡状或蜂窝状气体影，亦可见沿窦周生长软组织病灶，类似于黏膜增厚，鼻腔淋巴瘤侵犯同侧上颌窦时，见窦腔内软组织与鼻腔肿块经上颌窦开口相连，与上颌窦—鼻腔息肉易混淆，可伴有上颌窦开口扩大，内侧壁吸收破坏等表现。筛窦淋巴瘤可发生于一侧或双侧同时累及，多由鼻腔病变侵犯所致，肿块多呈弥漫性生长，伴筛窦纸板吸收破坏。蝶窦淋巴瘤易与炎症混淆，当肿瘤进一步发展引起骨壁吸收破坏时易与其他恶性肿瘤混淆。与鼻腔淋巴瘤类似，鼻窦淋巴瘤多数密度较均匀，肿块内很少出现钙化，注射造影剂后一般有轻到中度强化，部分肿瘤强化明显。

MRI表现：T1WI加权图像肿瘤多呈等或稍低的信号，T2WI加权图像呈等或稍高的信号，病变信号较均匀，注射造影剂后T1WI加权图像上肿块强化程度与肌肉相仿（图2-11），弥漫大B细胞型常呈均匀强化，NK/T细胞型可呈不均匀明显强化，伴低信号液化坏死灶。淋巴瘤表现为扩散明显受限，DWI图呈高信号，ADC值较低。

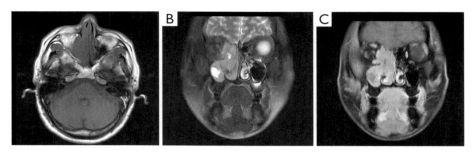

图2-11　右侧鼻腔筛窦上颌窦淋巴瘤MRI影像

（A）MRI横断位T1WI平扫肿块呈等信号；（B）冠状位T2WI平扫呈等信号；（C）冠状位T1WI增强扫描肿块呈中等强化。

（七）鼻腔鼻窦横纹肌肉瘤

鼻腔鼻窦横纹肌肉瘤原发于鼻腔鼻窦的横纹肌肉瘤以胚胎型多见，CT平扫呈等密度或稍低的密度，肿瘤进展迅速，常引起周围骨质推压和溶骨性破坏，T1WI呈等或稍低的信号，T2WI呈等或稍高的信号，肿块内可出现片状短T1长T2信号的出血灶，增强扫描肿块呈不均匀强化，肿瘤中的水分子扩散受限，ADC值较低（图2-12）。

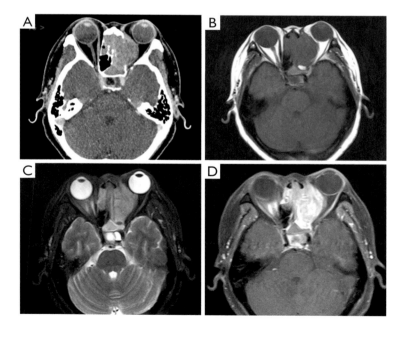

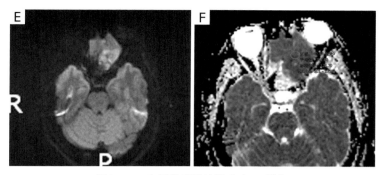

图2-12 左侧筛窦横纹肌肉瘤CT影像

（A）横断位CT增强扫描左侧筛窦软组织肿块，侵犯左眼眶鼻侧肌锥外间隙和蝶窦，骨壁侵蚀性破坏；（B）横断位T1WI平扫肿块呈等信号；（C）横断位T2WI平扫呈等信号；（D）横断位增强T1WI扫描肿块呈不均匀强化；（E）DWI图像呈扩散受限的较高的信号；（F）ADC值=0.741×10^{-3}mm^2/s。

（八）鼻腔鼻窦神经内分泌癌

头颈部神经内分泌癌好发于喉部，鼻腔鼻窦神经内分泌癌较少见，通常起源于鼻腔顶、嗅裂、筛窦和上颌窦，肿瘤范围可以局限，也可以很广泛，肿块易侵犯前中颅窝。T1WI和T2WI多数呈中等信号，信号欠均匀，增强后不均匀强化，并伴液化坏死灶，DWI提示扩散受限，侵犯前颅窝肿块常呈哑铃状，一般不累及脑实质内，需要与嗅神经母细胞瘤鉴别。

（九）鼻腔鼻窦骨肉瘤

鼻腔鼻窦骨肉瘤常继发于头颈部肿瘤放疗后，好发于上颌窦，肿块密度不均匀，常见散在斑片状致密肿瘤骨，增强后不均匀强化，伴液化坏死灶。当肿瘤骨较多时，MR信号相对偏低，当肿块内发生囊变坏死或出血后，其T2WI可呈高低混杂信号，DWI提示扩散受限，其ADC值通常低于良性肿瘤而高于上皮源性恶性肿瘤。

（黄文虎　潘宇澄）

第三节　喉部、喉咽和口咽部肿瘤

一、喉部良性肿瘤

喉部良性肿瘤病理上可分为上皮性和非上皮性两大类，以上皮来源的乳头状瘤最为常见。乳头状瘤可单发（常见于成人的声带部位）也可多发（常见于小儿喉部的任何部位），单发的肿瘤边界清楚，形态可不规则，平扫时密度与周围肌肉相比呈等密度，一般不侵犯喉旁间隙，静脉注入造影剂后肿瘤可有不同程度的强化，多发乳头状瘤可见多个单发结节状肿块，也可表现为相互融合、表面呈分叶状的不规则软组织肿块。乳头状瘤易复发，具有恶变倾向，肿瘤恶性变后同样具有喉部恶性肿瘤的影像表现。

非上皮性良性肿瘤较少见，但种类较多，常见者包括血管瘤、神经源性肿瘤、软骨瘤、多形性腺瘤、淋巴管瘤、平滑肌瘤、脂肪瘤、纤维瘤等。好发于声门上区的披裂、室带、会厌和会披皱襞等部位，肿块一般位于黏膜下，多呈局限性单发肿块，不伴有喉软骨破坏和颈部淋巴结增大。血管瘤CT平扫时密度与周围肌肉相似或偏低，可伴有高密度的静脉石（据此可明确诊断），增强扫描后，大部分血管瘤可强化且密度高于周围肌肉，部分血管瘤只有轻度或无强化。MRI检查时若出现血管流空征象，有助于明确诊断。

二、喉部恶性肿瘤

喉部恶性肿瘤中鳞状细胞癌（喉癌）约占99%，其余少见的恶性肿瘤有腺癌和肉瘤等。按肿瘤发生的喉部解剖部位喉癌可分为声门上区喉癌、声门区喉癌和声门下区喉癌三大类型，其中以声门型最为常见。

（一）CT表现

1. 声门型喉癌

声门型喉癌亦称声带癌，好发于声带中前段，较小肿瘤易漏诊。

采用发"E"相或声门区高分辨率薄层CT扫描（HRCT），有利于检出早期肿瘤，可表现为两侧声带不对称，患侧声带增宽或增厚或局限性隆起，密度偏高，声带表面欠光滑。早期肿瘤进一步发展可侵犯周围相邻结构，向前发展可侵犯前联合（厚度超过3mm）；向下发展可侵犯声门下区，表现为声门下区前壁、侧壁厚度超过2mm或出现局限性隆起或肿块；向上发展可侵犯喉室、室带或喉旁间隙；向后发展可侵犯后联合、披裂。晚期声带癌，肿瘤组织可广泛累及声门下区、声门上区和会厌前间隙、喉咽部、破坏喉软骨侵犯喉外如颈部软组织和甲状腺等。

2. 声门上型喉癌

　　声门上型喉癌以会厌癌最常见，发生于会厌喉面时肿瘤常易累及会披皱襞（梨状窝内侧壁）、室带，肿瘤位于会厌舌面时可侵犯会厌前间隙、会厌溪、舌会厌皱襞和舌根部。室带癌和喉室癌少见，早期肿瘤同样采用发"E"相或HRCT扫描，可提高肿瘤的阳性检出率。室带癌表现为室带中前段的游离缘表面不平或局部软组织突起，向前发展可侵犯会厌根部；向后发展可侵犯会披皱襞；向下发展可侵犯喉室。晚期声门上型喉癌同样可广泛侵犯声门区甚至声门下区、喉咽部、口咽部、喉软骨及喉外结构。

3. 声门下型喉癌

　　声门下型喉癌是最为少见的类型，早期肿瘤由于缺乏临床症状且部位相对隐蔽，临床难以及时发现，由于该部位存在良好的天然对比，CT检查时能够良好显示病灶，表现为声门下区内壁软组织局限性增厚或突起。该型肿瘤向前发展可侵犯环甲膜浸润颈前软组织，形成软组织肿块；向上发展可侵犯声带。

　　各型喉癌早期CT扫描时仅表现为局限性软组织增厚或隆起，CT平扫密度与周围肌肉差别不大，增强扫描后可见轻至中度强化，当肿瘤形成局限性肿块时，表现为中等密度的不规则软组织块影，密度一般均匀，肿块边界模糊不清，增强扫描后显著强化。肿块广泛、较大或晚期肿瘤常发生液化坏死，CT扫描表现为肿瘤密度不均匀，伴有低密度区，增强扫描后肿瘤不均匀明显强化，坏死区无强化。

由于声门上区和声门下区均有丰富的淋巴组织，声门上型和声门下型喉癌早期即可发生颈部淋巴结转移，相反声门区缺乏淋巴组织，早、中期声门型喉癌很少有淋巴结转移，当声门型喉癌侵犯声门上区和声门下区时可发生转移。晚期各型喉癌常可见颈部淋巴结转移性肿大。颈部淋巴结转移常见于颈静脉链周围淋巴结，转移淋巴结形态常不规则，形态较小时即可发生淋巴结内坏死和淋巴结外侵犯，具体表现为淋巴结内部低密度、边缘不完整，模糊，有不规则强化，周围脂肪间隙消失，外侵明显的LNM可侵犯周围重要结构。

由于螺旋CT的应用和普及，近年来螺旋CT三期增强扫描和多平面重建（MPR）技术得到应用，可以更全面直观地显示喉部肿瘤的部位、形态和范围，准确判断喉癌的术前分期和术后评价。动脉期肿瘤轻度强化，有助于观察肿瘤是否侵犯或包绕颈动脉；静脉期肿瘤强化达到高峰，最有利于观察肿瘤的确切范围、是否包绕喉软骨及其邻近结构，并有利于颈部淋巴结转移的检测；平衡期有利于区分肿瘤与周围正常软组织或肿瘤周围水肿及炎性病变。冠状面MPR较横断面更清楚地显示和区分真、假声带和喉室、梨状窝和喉旁间隙，直观地观察肿瘤下界与声带之间的关系，肿瘤纵向侵犯的范围、声门下区及甲状腺的受侵；矢状面MPR则直观地观察舌根部、会厌及会厌前间隙、前联合、咽后壁和食管上端受侵犯的情况。

（二）MRI表现

MRI的多方位成像，与常规CT相比，能更敏感地发现肿瘤的形态、部位及其周围结构的侵犯范围。表现为T1WI上肿瘤为中等或稍低的信号，T2WI上表现为中等或稍高的信号，有坏死时表现为以等信号为主的混杂信号，增强扫描后除坏死或囊变部分不增强外，肿瘤实质性部分呈均匀或不均匀程度的强化。由于MRI软组织分辨率高，可以较CT更准确地发现早期喉癌，尤其发生于喉室、声带和声门下区的黏膜下早期肿瘤，喉室和声门下区早期肿瘤在冠状面MRI上可直观显示，声带早期肿瘤在横断面和冠状面MRI上均可显示。MR检查不仅能够发现早期喉癌，还可以发现肿瘤对喉软骨和喉旁间隙或会厌前间隙的早期浸润，表现为正常低信号的软骨区或高信号的髓腔区被等信号的肿块阴影占据；而当喉旁间隙或会厌前间隙内高信号的脂肪组织中出现等或稍高的信号的软组织时，提示有肿瘤侵犯。喉癌发生颈部淋巴结转移时，MRI与CT同样可以作出诊断，增大淋巴结的部位、形态、表面和边界情况与CT类似，以增强+脂肪抑制技术为佳。

三、喉咽肿瘤

喉咽肿瘤以恶性肿瘤常见，即下咽癌（喉咽癌），主要病理类型为鳞状细胞癌，易早期侵犯喉部及发生颈部淋巴结转移。各种病理类型喉咽恶性肿瘤的CT与MRI表现类似，缺乏特征性。

按肿瘤发生于喉咽部的解剖部位分为梨状窝癌、喉咽后壁癌、环后癌和混合型四种类型。这种分类参照了国际抗癌联盟（UICC）1992年的分期标准，其具体分期如下所述。T1：肿瘤局限于下咽部1个解剖分区；T2：肿瘤超过1个解剖分区，但无喉内侵犯；T3：肿瘤累及2个或多个解剖分区，半喉侵犯固定；T4：肿瘤侵犯附近结构如甲状软骨或颈部组织结构。

梨状窝癌为最常见的下咽癌类型，肿瘤可位于前壁、侧壁或后壁、内壁（会披皱襞），患侧梨状窝变窄或消失，喉腔受压变形或旋转，向对侧移位，梨状窝癌易在黏膜下浸润性生长；向内侵入喉部直接侵入喉旁间隙，造成喉旁间隙增宽，密度增高；向外破坏甲状软骨扳后部或穿过环甲间隙侵犯喉外颈部软组织及甲状腺；向上可扩散侵犯舌根部；向后易在黏膜下侵犯至咽后壁，并可累及对侧梨状窝。环后癌多呈肿块状，易侵犯食管上段及环状软骨、杓状软骨。喉咽后壁癌向上可侵犯口咽甚至鼻咽后壁，向下侵犯环后区进而累及食管上段。混合型下咽癌表现为下咽部2个或多个解剖分区广泛软组织肿块，不易区分病灶的原发部位。

各型下咽癌CT平扫表现为边界不清、形态不规则的中等或稍低密度病灶，肿块较小时密度均匀，较大时常伴肿瘤液化坏死，密度可不均匀，增强扫描后，肿瘤有中度至明显强化，肿块大伴有液化坏死时，可见不强化的低密度区。喉咽癌早期易发生淋巴结转移。

肿瘤在T1WI上表现为与肌肉相似或稍低的信号，T2WI上较肌肉信号高，肿瘤坏死区，T1WI为低信号，T2WI为高信号，注入造影剂后，肿瘤实质性部位强化，坏死区不强化。增强扫描后的多方位成像可准确地对肿瘤进行T分期，有利于临床治疗方案的制订和估计预后。

当怀疑有肿瘤侵犯食管时，食管钡餐造影检查可明确肿瘤侵犯食管及其下界，表现为食管黏膜紊乱、中断或破坏，食管壁僵硬，食管不规则充盈缺损、食管腔狭窄等。

四、口咽部肿瘤

（一）软腭癌

肿瘤较小时，常规横断面CT检查易造成漏诊，冠状面优于横断面，肿瘤在CT平扫图像上为中等密度，增强扫描后伴有强化，当肿瘤中央发生坏死后，为低密度区。MRI检查对软腭癌的显示较CT明显优越，肿瘤平扫和增强后的信号特征与扁桃体癌类似。MR多轴位成像尤其是冠状面和矢状面，一方面可以早期发现较小肿瘤病灶位置，另一方面多轴位图象结合观察可明确较大肿瘤向周围组织侵犯的程度或范围，指导临床制订治疗方案。颈部淋巴结转移的CT、MRI诊断类同于扁桃体癌。

（二）扁桃体淋巴瘤

咽部淋巴瘤多数发生于韦氏环（Waldeyer环），包括鼻咽、软腭、扁桃体、口咽、舌根和咽侧壁等组成的环状淋巴组织，侵犯Waldeyer环的淋巴瘤绝大多数为非霍奇金淋巴瘤（NHL），极少数为霍奇金淋巴瘤（HL），以腭扁桃体淋巴瘤为最多见。咽部淋巴瘤CT平扫与周围肌肉相比为等密度，增强扫描后可有轻度至中度强化（图2-13），MR检查T1WI呈等或偏低信号，T2WI为均匀高信号，脂肪抑制序列呈高信号，同样增强后可有轻度至中度强化，DWI弥散受限较明显，表观扩散系数（ADC）值可低至0.4~0.5。而发生于Waldeyer环不同部位的淋巴瘤其肿块形态及生长方式在CT与MRI上又有不同表现，位于腭扁桃体的淋巴瘤表现为类圆形等密度（等信号）软组织肿块，向口咽腔突出生长，密度（或信号）均匀，肿块一般无钙化、囊变或坏死，轮廓较规则，很少向咽旁间隙和相邻结构侵犯。鼻咽和咽侧壁淋巴瘤的CT与MRI表现为不规则软组织肿块，病变范围较大，可向周围弥漫性生长。咽部淋巴瘤很容易发生颈部淋巴结浸润，浸润的颈部淋巴结多数为多发，与原发灶一样很少发生液化或坏死。

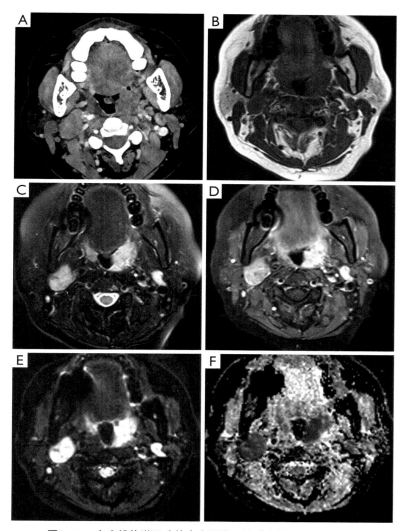

图2-13　左扁桃体淋巴瘤伴右上颈淋巴结肿大的CT、MRI影像

（A）轴位增强CT示左侧口咽扁桃体区软组织肿块及右上颈肿大淋巴结轻-中度强化；（B）T1加权像MR-T1图像示左口咽肿块及右上颈肿大淋巴结为中等信号，（C）MRI-T1加权图像为高信号，信号均匀；（D）脂肪抑制增强后病灶中等强化，无明显液化坏死；（E）MR弥散加权示病灶均为高信号，提示弥散明显受限；（F）ADC值最低处约0.45。

（三）扁桃体癌

扁桃体癌占扁桃体恶性肿瘤的90%以上，常见的有鳞状细胞癌，少见的有淋巴上皮癌、未分化癌和腺癌。CT平扫可显示，肿瘤较小时密度与肌肉相仿呈等密度，边界不清，肿瘤迅速生长增大后，中央可出现液化坏死，CT平扫表现为等密度的病灶内出现不规则的低密度区，邻近软腭、舌根部及咽旁间隙可出现肿瘤侵犯，边界模糊。增强扫描后，肿瘤实质性部分可有中度以上强化，表面不规则（图2-14），部分腺癌可出现高密度的钙化灶。MRI检查时，T1WI肿瘤呈等信号或稍低的信号，与肌肉和扁桃体组织难以区别，T2WI肿块呈不同程度的高信号，肿瘤的坏死区T1WI为低信号，T2WI为明显高信号，注入Gd-DTPA增强后肿瘤实质部分强化，坏死区不强化，DWI弥散受限，ADC值一般为0.6~0.8。MRI增强扫描更有利于显示肿瘤浸润范围，区分肿瘤浸润病灶与肿瘤周围的水肿病灶，再加以脂抑技术更清楚显示咽旁间隙及肌间隙内的肿瘤组织。颈部发生淋巴结转移时主要依靠增强CT或MRI检查，根据淋巴引流区淋巴结的大小、形态、边界、有无强化及是否发生液化坏死等判断。

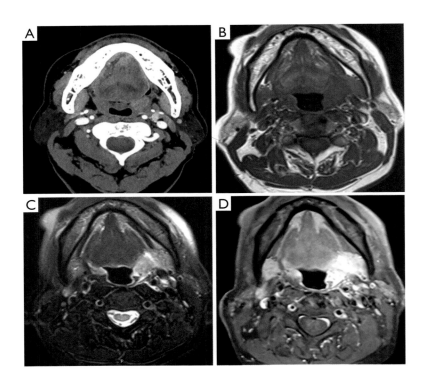

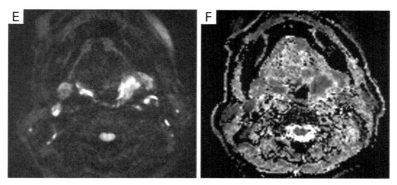

图2-14 左扁桃体癌CT、MRI影像

（A）轴位增强CT示左侧口咽扁桃体区软组织增厚肿块，边界不清；（B）T1加权像MR-T1加权图像示左口咽肿块呈中等信号；（C）MR-T1加权图像为高信号，信号欠均匀；（D）脂肪抑制增强扫描后病灶呈中等强化；（E）MR弥散加权示病灶部分高信号，提示弥散受限；（F）ADC值最低处约为0.67。

（周蓉先 沙炎）

第四节 鼻咽部肿瘤

一、鼻咽纤维血管瘤

鼻咽纤维血管瘤好发于7~21岁的青少年男性，肿瘤起源于颅底的骨膜或纤维软骨膜等，多位于鼻咽上顶部，虽属良性肿瘤但无包膜，有沿孔缝、裂隙侵袭性生长趋势，因而常发生骨质压迫性吸收、破坏。

（一）CT表现

CT平扫显示肿瘤为软组织肿块，密度均匀，与周围肌肉相比呈等密度或偏低密度。有时瘤体内可见高密度静脉石样钙化灶。增强CT可以更清楚地显示肿瘤的边界，大多数肿瘤增强扫描时表现为均匀明显强化，但当肿瘤内富含纤维组织成分时，瘤体表现为轻度强化，少数肿瘤还可发生坏死，表现为肿瘤的不均匀强化。

早期可见局限于鼻咽顶部的软组织肿块，肿瘤边界清楚。当肿瘤生长不断增大，可见鼻咽腔缩小甚至阻塞（图2-15），如肿瘤向周围组织侵犯，沿颅缝、颅孔爬行生长后，肿块可呈哑铃形、分叶形或不规则形。肿瘤向前发展可侵入鼻腔和筛窦；向后发展可累及蝶窦，

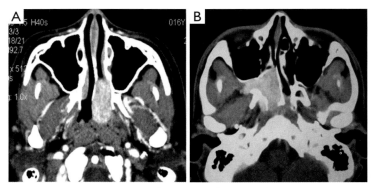

图2-15 鼻咽纤维血管瘤CT影像

（A）轴位增强CT示左鼻咽顶椭圆形软组织块影，呈明显强化，病灶局限在鼻咽后鼻孔内；（B）另一例患者，轴位增强CT示鼻咽顶偏右软组织块影，形态不规则，向外经右翼腭窝突向颞下窝，右翼腭窝扩大，病灶呈明显强化。

向外侵犯翼腭窝、颞下窝、颞窝；向上发展经眶下裂侵入眼眶，向下发展可蔓延至上颌窦腔，肿瘤甚至还可沿各种途径侵入颅内，在前颅窝、中颅窝见到由颅底向上生长的肿瘤，其密度与鼻咽部肿瘤密度相一致，临近脑组织可有受压征象，常见部位有筛板上额叶、海绵窦和鞍上池区域，这时观察CT冠状面图象较横断面更加直观。

CT对显示骨结构的改变明显优于MRI，骨吸收表现为骨质密度减低，骨皮质变薄，骨破坏时表现为骨缺损和骨连续性中断。

（二）MRI表现

肿瘤信号与周围肌肉信号相比，T1WI呈等信号，T2WI为高信号，增强扫描后肿块实质部分呈明显强化，信号均匀，血管流空影为点条状低信号区。少数也可表现为以高信号为主的混杂信号，反映了瘤体内含有血管以外的纤维组织成分（图2-16）。

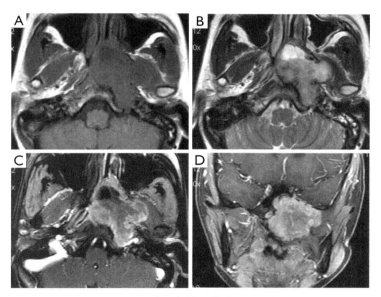

图2-16　鼻咽纤维血管瘤MRI影像

（A）T1加权像示鼻咽顶肿块呈等信号为主，前部低信号，形态不规则，累及鼻咽左侧壁，向外推移翼肌，向后累及枕骨斜坡左侧缘颅外面；（B）T2加权像肿瘤呈稍高的信号，前部有囊变高信号；（C）增强后病灶累及上述范围显示更清楚；（D）增强冠状位图像示肿瘤位于鼻咽顶及左侧壁，向上侵犯蝶窦。

　　MRI以其横断面、冠状面和矢状面各方位的成像对肿瘤定位及显示肿瘤病变范围更加准确，清楚地展示肿瘤的解剖形态、大小、立体结构及肿瘤向临近结构侵犯的状况，尤其当肿瘤侵入颅内时，MRI能够同时显示密切相连的颅内、颅底和咽部的病变。虽然MRI显示骨结构不如CT清晰，但MRI较CT能够更早地发现骨质受累，表现为骨髓高信号缺损，也能描述出骨轮廓的形态和状况。

　　动脉血管造影常用来显示肿瘤的供血动脉，对肿瘤治疗方案的制定有帮助。

二、鼻咽癌

　　鼻咽癌为咽部最常见的恶性肿瘤，临床常采用放射治疗，影像检查可以明确肿瘤部位及涉及范围、颈部及全身其他部位淋巴结转移情况，帮助临床对肿瘤进行TNM分期、制订治疗方案及估计预后。

（一）CT 表现

　　早期鼻咽癌（T1）CT平扫可见鼻咽侧壁、顶后壁软组织增厚或轻度隆起、鼻咽腔局限性软组织结节或肿块，密度中等、均匀，增强扫描后肿瘤均匀呈明显强化。肿瘤继续增大首先向邻腔生长（T2），可出现鼻咽腔变窄甚至为肿瘤充满而闭塞；后鼻孔、鼻腔肿块；咽旁间隙变窄、翼内肌—翼外肌间隙模糊，口咽受累时其侧壁软组织增厚，这时CT平扫为中等软组织密度，增强扫描后同样呈明显强化，但密度可均匀，也可不均匀。晚期鼻咽癌（T3、T4）肿瘤常侵犯颅底结构表现为不同程度颅底骨质侵蚀和溶骨性破坏，但也可表现为骨质增生硬化和破坏，如蝶窦、破裂孔、卵圆孔、棘孔、枕骨斜坡、颈动脉管、岩骨尖、翼板和眶下裂等，骨质破坏后肿瘤可进一步向远腔生长，包括副鼻窦、翼腭窝、颞下窝、喉咽部、眼眶、乳突和海绵窦等颅内结构，CT检查有利于显示骨质硬化增白和骨质破坏范围，晚期鼻咽癌往往伴有液化坏死，CT平扫时表现为肿块中央部低密度区，边界不清，增强扫后肿瘤呈不均匀强化，坏死区呈不强化。而螺旋CT薄层三维重建可以较为直观地显示颅底骨质的破坏和肿瘤的颅内侵犯途径，并可以显示肿瘤的三维图像，有利于肿瘤的放疗定位（图2-17~图2-18）。

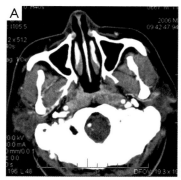 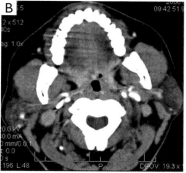

图2-17 鼻咽癌双侧咽后、上颈部淋巴结转移CT影像

（A）轴位增强CT示双侧鼻咽隐窝软组织呈稍增厚伴中等强化，双侧咽后淋巴结增大，右侧呈环形强化；（B）双侧上颈部见直径为1～1.8 cm的增大淋巴结影，呈中度均匀强化。

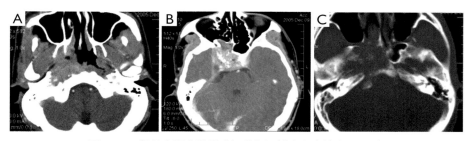

图2-18 鼻咽癌颅底骨质破坏并侵犯蝶窦和海绵窦CT影像

（A）轴位增强CT示鼻咽右侧壁软组织明显增厚，呈中度强化，右咽隐窝消失；（B）右海绵窦扩大与右碟窦软组织块影相连，呈不均匀强化；（C）骨窗示枕骨斜坡，右蝶窦底壁、蝶骨大翼、岩骨尖骨质吸收破坏，右卵圆孔扩大。

（二）MRI表现

MRI对软组织有较高的分辨率，与CT比较具有以下几个方面的优势。

1. 鼻咽黏膜下较小肿瘤（T1）

MRI可以清楚地区分肿瘤与周围肌肉、鼻咽腔表面黏膜等软组织，MRI平扫肿瘤表现为T1WI与肌肉相似呈等信号、T2WI呈相对肌肉轻度高信号，增强后T1WI为明显高信号。

2. 肿瘤累及邻腔结构（T2）

从解剖上来讲，肿瘤累及咽周间隙首先需突破咽颅底筋膜，这在CT图像上不能显示，但MRI的T1WI、T2WI图像上筋膜均表现为线状低信号，间隙内脂肪为高信号，早期受累表现为低信号线状影中断，再发展可见间隙内高信号的脂肪区伴有中等或偏高信号的肿瘤组织，增强+脂肪抑制技术后显示更清楚。因此CT上一侧咽周间隙变窄或两侧不对称也可能是肿瘤的推移作用，可认为是肿瘤侵犯咽周间隙的间接征象，MRI能显示肿瘤侵犯咽周间隙的直接征象。MRI还能够较准确区分咽部肿瘤和增生的淋巴组织，淋巴组织位于表面，T2WI呈高信号，肿瘤往往向深部浸润，T2WI显示中等信号。肿瘤向后鼻孔、鼻腔侵犯时，MRI可以区分肿瘤和水肿黏膜或其表面分泌物。

3. 晚期鼻咽癌（T3、T4）

鼻咽癌常通过破坏骨结构向远腔侵犯，虽然MRI显示骨质破坏不及CT直接，但可以显示较早期的骨质侵蚀，表现为低信号的骨皮质区或高信号的骨髓腔内出现软组织肿块。尤其当颅底骨质在CT上无异常改变或颅底自然孔道未见扩大时，MRI有明显优势，可以显示肿瘤组织沿着颅底自然孔道内神经、血管表面侵入颅内，首先侵犯脑膜，表现为脑膜增厚并被造影剂强化，当颅内形成肿块时，绝大多数病例增强后于冠状位或矢状位可见鼻咽肿块穿过颅底与颅内肿块相连的强化影，构成MRI图像上的哑铃状肿块这是明确诊断的可靠依据（图2-19）。

鼻咽癌有很高的淋巴转移率，基本遵循由上到下、由近到远发展的规律，很少发生跳跃式转移，咽后淋巴结为第一站，为鼻咽癌淋巴结转移的特征性部位，转移发生率为60%~90%不等。颈部淋巴结转移以颈深上淋巴结（Ⅱ区）最常见，CT与MRI（增强检查）检出率相当。颈淋巴结转移的诊断标准：①淋巴结增大（下颌下淋巴结最大径≥1.5 cm，咽后淋巴结最大径≥0.4 cm，其余淋巴结最大径≥1.0 cm）；②淋巴结被膜外扩展（被膜强化且边缘模糊）；③淋巴结形状常为圆形；④邻近多个淋巴结融合（≥3个、每个直径>0.8~1.5 cm）；⑤淋巴结中央坏死呈中央低密度伴有周围环形强化。

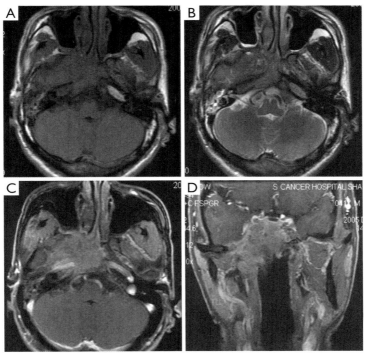

图2-19 鼻咽癌颅底骨质破坏并向颅内侵犯MRI影像

（A）T1加权像示鼻咽顶异常等信号影，形态不规则，累及枕骨斜坡、右蝶骨大翼、右岩骨尖和右翼腭窝；（B）T2加权像肿瘤呈稍高的信号，右中耳乳突内炎症呈高信号；（C）增强后病灶累及上述范围显示更清楚，颈内动脉水平段被肿瘤包绕；（D）增强冠状位图像示肿瘤位于鼻咽顶及右侧壁，向上发展可侵犯右蝶窦和海绵窦，右颞底硬脑膜受侵呈增厚强化。

（周蓉先　沙炎）

第五节　腮腺肿瘤

一、常见腮腺良性肿瘤

（一）混合瘤

混合瘤为最常见的腮腺良性肿瘤（80%），多见于50岁以上患者，肿块生长缓慢。CT、MRI示边界清楚的类圆形或分叶状肿块，强化程度因块内成份而异，钙化少见，低密度区和黏液成份有关。有实质强化、环型强化、不明显强化等表现。有文献报道螺旋CT双期扫描显示延迟强化，MR动态增强扫描，在注射对比剂后260秒内信号逐渐增高。研究者认为这是由于基质中细胞外间隙丰富，对比剂在其中停留时间较长，延迟廓清所致（图2-20A）。

（二）腺淋巴瘤（Warthin's tumor，淋巴乳头状囊腺瘤）

腺淋巴瘤占腮腺良性肿瘤的第二位（约10%），50岁以上多见，与老年人免疫改变及吸烟有关，生长缓慢。多见于白种人，东方人及其他有色人种较少见。CT检查示：肿块边界清楚，可略呈分叶状，多发或累及双侧腮腺为其特点之一，早期强化明显，无120秒后延迟强化，但廓清较慢（图2-20B）。

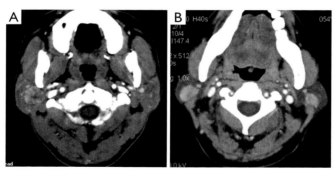

图2-20　腮腺良性肿瘤

（A）右腮腺混合瘤，轴位增强CT示右腮腺深叶内类圆形结节影，边缘光滑清楚，密度不均匀，呈中等强化。（B）另一例双侧腮腺腺淋巴瘤，患者为54岁男性，轴位增强CT示双侧腮腺浅叶内类圆形结节影，边界清楚，密度较均匀，呈明显的强化。

二、腮腺恶性肿瘤

腮腺恶性肿瘤中最常见者为黏液表皮样癌（30%）（图2-21A），其他有腺样囊腺癌（图2-21B），以及恶性混合瘤等。与良性肿瘤相比，腮腺恶性肿瘤具有肿块短期内迅速增大、质硬伴疼痛或面瘫等临床特点。

影像表现和病理分级相关，低度恶性者边界清楚，表现类似良性混合瘤；高度恶性肿瘤边界不清，浸润性生长，密度或信号常不均匀。典型腺样囊腺癌呈筛囊样结构，表现为间隔强化，肿瘤有嗜神经生长的特点，早期即有疼痛和面瘫症状，若同时出现第Ⅶ和第Ⅷ对颅神经症状则提示腮腺深叶腺样囊腺癌。恶性混合瘤肿块内可见钙化或骨化：CT表现为高密度，MRI表现为低信号且不强化。

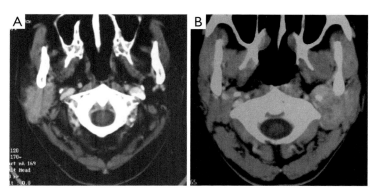

图2-21 腮腺恶性肿瘤

（A）右腮腺黏液表皮样癌，轴位增强CT示右腮腺内类圆形软组织肿块影，密度均匀接近肌肉，边缘不光滑，呈毛刺状；（B）左腮腺深叶腺样囊性癌，轴位增强CT示左侧腮腺深叶为主的肿块，呈分叶状，累及浅叶，呈中等强化，密度不均匀，内见筛囊样呈稍低密度区伴间隔强化。

（沙炎）

第六节　甲状腺肿瘤

一、甲状腺良性肿块

甲状腺良性肿块以腺瘤和结节性甲状腺肿多见。

腺瘤可发生于各个年龄段，但在妇女中更常见。甲状腺腺瘤大多是实质性的，直径小于3 cm。生长较缓慢，当其增大超过1 cm时可触及。在CT图像上，病灶主要表现为甲状腺内结节，边界较清楚，密度一般低于正常甲状腺但高于肌肉，当腺瘤出现退行性表现如囊变、出血、纤维化、及钙化时，密度可不均匀，钙化常表现为粗颗粒或蛋壳样；增强后病灶显示更清晰。均一实质性的腺瘤通常在T1加权像上是低信号，在T2加权像上是高信号，边界清晰，当甲状腺腺瘤的MRI图像上出现不规则边缘及穿透假包膜的表现则提示恶性。

结节甲状腺肿是非对称性的甲状腺增大的最主要原因，在发达国家的人群中占3%~5%。患者通常是老年女性，其恶变率大约为7.5%。CT和MRI主要表现为双侧甲状腺内较大肿块或多发结节，边界较清楚，CT密度低于正常甲状腺稍高于肌肉，常可造成气管—食管的压迫和移位，特别是胸骨后的甲状腺肿会向下到达大血管水平，钙化较少见；增强扫描后病灶显示更清晰。MRI的表现是不同的组织成分的反映，包括滤泡胶样物质（T1和T2加权像都可表现低或高信号）、纤维化（T1及T2均为低信号）、出血（T1及T2上会因血肿的分解产物不同而出现不同的信号）、钙化（无信号）。

二、甲状腺恶性肿瘤

甲状腺恶性肿瘤病理组织学分型主要有乳头状癌（60%~80%）、滤泡状癌（3%~10%）、未分化癌（4%~5%）、髓样癌（4%~5%）、淋巴瘤（5%），以及转移性甲状腺癌。CT和MRI是评价较大的甲状腺肿瘤是否有甲状腺以外的侵犯如上消化道侵犯及淋巴结转移的合适方法。

乳头状癌是最常见的甲状腺恶性肿瘤（80%），男女之比为1∶3。这种肿瘤分化较好，有较好的预后（20年生存率>90%）。

CT和MRI常表现为甲状腺内较大肿块，边界较清楚，可光滑或不规则，CT密度低于正常甲状腺稍高于肌肉，多不均匀，有时肿块内可见囊变或钙化，病理镜下所见砂样瘤状小体是钙化物质的凝结，表现在CT上呈细点状和云雾状。淋巴结的转移灶表现常类似原发灶，可为实性并富血供的、囊实性的、囊性的，并可有典型钙化表现。甲状腺恶性肿瘤最常见的淋巴结转移依次在气管旁及锁骨上区（Ⅳ区及Ⅴ区），下及中颈部颈内静脉处淋巴结（Ⅲ及Ⅱ区）。少数情况下，甲状腺癌会转移到上颈部淋巴结（Ⅱ区），咽旁及咽后间隙。淋巴结转移也许是不易察觉的甲状腺癌如乳头状癌的最早表现，这种现象占所有病例的22%；肿瘤在MRI图像上T1加权像与肌肉等信号，在T2上为中到高信号，呈强化不均匀。有出血的囊性变和较高的甲状腺球蛋白成分的病灶在T1和T2加权像上会表现为较高的信号。

（沙炎）

第七节　咽旁肿瘤

颈部的筋膜将其分隔成多个间隙，在上颈部咽旁间隙位于颈深间隙的中央，位置特别重要，周围还围绕着颈部其他间隙。原发于咽旁间隙的病变比较少见，更多见的是周围间隙的病变累及咽旁间隙，由于不同的间隙有着各自好发的病变，所以准确的定位有助于病变的鉴别诊断。

一、咽旁间隙的解剖

咽旁间隙（Parapharygeal space，PPS）为位于咽周深部以脂肪成份为主的间隙，类似倒椎体形，上至颅底下达舌骨水平。舟状窝尖构成了咽旁间隙顶部的前界，蝶骨棘为其外界，茎突为其后外界，大部分为颞骨岩部颅外面。四周由不同间隙的筋膜围成，内界为覆盖咽缩肌和腭帆张肌、腭帆提肌的筋膜（颈内筋膜脏层）；外界为覆盖咀嚼肌间隙和腮腺深叶的筋膜（颈固有筋膜浅层）；后方为颈动脉间隙和咽后间隙的前缘，部分由颈内筋膜壁层分隔，部分和咽后间隙相通。邻近间隙的感染和肿瘤均可扩散进入咽旁间隙。

二、原发咽旁间隙肿瘤的影像学表现

（一）异位唾液腺来源

肿瘤源于咽旁间隙中唾液腺组织残留。良性为多形性腺瘤（混合瘤），恶性主要包括腺样囊性癌、腺泡细胞癌、黏液表皮样癌以及多形性腺瘤恶变。虽然总体上小唾液腺肿瘤恶性稍多于良性，然而位于咽旁间隙的小唾液腺肿瘤绝大多为良性多形性腺瘤。

肿块较小时，周围可见咽旁间隙受压的脂肪层包绕，肿块较大时，咽旁间隙脂肪受压消失，但可见颈内动脉和静脉受压向后移位。CT图像上，唾液腺肿瘤多呈等密度，肿瘤较小时，呈密度均匀，轻度强化，与肌肉相似。较大时由于坏死或囊性变可呈低密度，增强扫描后呈不均匀强化。在MRI图像上，肿瘤较小时信号较均匀，较大时呈混杂信号。通常T1W为低或中等信号，T2W呈中等或高信号，瘤体内钙化或纤维灶呈低信号，较大肿瘤还可以发生瘤内出血致T1W呈高信号。

咽旁间隙恶性肿瘤肿块发展迅速，密度或信号不均匀，边界不规则是其共同特点。咽旁脂肪层面常消失，并可侵犯周围间隙。但需注意的是，部分恶性肿瘤亦可表现为边界清晰的特点。良性肿瘤周围存在炎性反应时，其表现可类似周围侵润的征象。

（二）其他组织来源

其他如神经鞘瘤、血管瘤、血管平滑肌脂肪瘤、间叶组织肉瘤等亦可见于咽旁间隙。

神经鞘瘤多来源于V_3的分支，病理上神经鞘瘤分为Antoni A型和Antoni B型，其在CT上表现也不同。前者富含鞘细胞，CT上密度稍高，近似软组织密度，后者为少细胞型，并有脂肪及黏液样变性，CT可表现为均匀低密度区，同一肿瘤常可兼有这两种成分。部分肿瘤中，CT上的低密度区为肿瘤的坏死液化形成。增强扫描后多呈不规则强化。在动态增强CT上，其时间密度曲线为逐渐上升并在70~100 HU间形成一平台期；MRI图像上肿块呈椭圆性，边界清晰；T1W多数呈稍低的信号，部分为等信号，肿瘤内囊变、坏死、钙化、出血、含铁血黄素沉着以及脂肪变性，可有相应的信号表现，T2W多呈高信号；肿瘤较大时，信号可呈不均匀，增强扫描后呈均匀或不均匀强化，肿块边缘可见强化的包膜（图2-22）。

血管瘤亦可发生于咽旁间隙，有沿间隙适形生长的特点，由于肿块质地较软，术中单靠触诊常难以发现肿瘤。CT平扫可表现为咽旁间隙内形态不规则或扁平的肿块，密度中等或稍低，增强扫描后早期强化不明显，延迟后呈轻度强化；MRI表现为T1WI等信号，T2WI高信号，增强扫描后可呈轻中度强化。

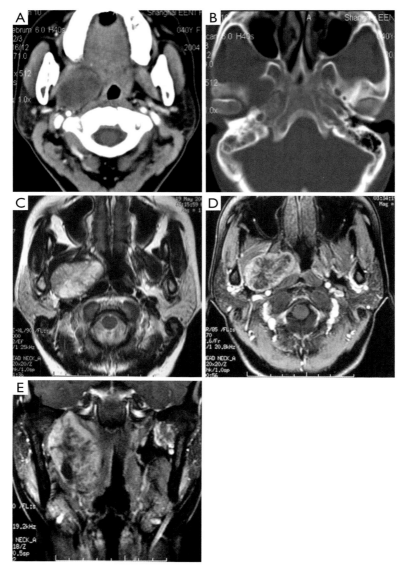

图2-22　右咽旁间隙神经鞘瘤

（A）轴位增强CT示右咽旁间隙内卵圆形肿块，边缘光滑，密度稍低，呈强化不明显；（B）经颅底层面骨窗示右卵圆孔扩大；（C）T2加权像示肿块呈略不均匀高信号，与腮腺深叶间有更高信号的咽旁脂肪影分隔；（D）增强扫描后肿块边缘强化明显，内部呈强化不均匀，（E）冠状位见病灶上极突向卵圆孔。

（三）与咽旁其他间隙肿瘤的鉴别

咽旁间隙周围与咽黏膜间隙、咀嚼肌间隙、腮腺深叶、颈动脉间隙、咽后间隙相邻。周围间隙起源的肿瘤均可累及或进入咽旁间隙，因此需与这些间隙来源的肿瘤作鉴别诊断。咽旁间隙脂肪及颈动脉鞘血管的移位方向、肿块的中心位置以及周围组织结构的形态改变是鉴别诊断的重要依据。

1. 咽黏膜间隙来源的肿瘤

咽黏膜间隙来源的肿瘤包括鼻咽癌、口咽癌、鼻咽和口咽淋巴瘤等。由于病灶起源于鼻咽或口咽侧壁，因此咽旁病灶与鼻咽或口咽侧壁相连，其间密度或信号无明显差别，亦无咽旁脂肪分隔，咽旁间隙脂肪向外推移或消失。临床检查还可以发现向鼻咽或口咽腔生长的病灶。鼻咽纤维血管瘤亦可累及咽旁间隙，其病灶有明显强化的特点且与鼻咽部病灶相连，鉴别诊断不难。

2. 咀嚼肌间隙来源的肿瘤

咀嚼肌间隙的占位常见的为感染和肉瘤。感染者，临床可有牙痛、拔牙史或其他感染病史，常表现为咀嚼肌间隙脂肪密度增高可伴有含气密度影、咬肌或翼肌肿胀、咽旁脂肪后移或消失。咀嚼肌间隙来源的肉瘤首先可累及咬肌或翼肌，临床上患者常首先出现面部麻木和张口困难等症状。咀嚼肌的累及、咽旁间隙脂肪的向后推移变形有助于病变的定位诊断。

3. 腮腺深叶肿瘤

原发于咽旁间隙（PPS）的肿瘤应注意和腮腺深叶来源的肿瘤鉴别，因为二者手术入路不同，前者常为经下颌骨或口咽入路，后者常采用经腮腺入路。如果腮腺深叶肿瘤被误诊为PPS肿瘤而采用经下颌骨或口咽入路，则极易损伤面神经。

来源于茎突下颌管外侧的腮腺深叶的肿瘤可以沿茎突下颌管向PPS扩张，由于受到茎突下颌管的限制，肿块可呈哑铃状或沙漏状。而起源于茎突下颌管内侧的腮腺深叶组织的肿瘤则呈类圆形，突入PPS，易同起源于PPS的肿瘤混淆。对于腮腺深叶与腮腺外肿瘤的鉴别，肿块较小时主要看其与腮腺深叶有没有脂肪界限，如没有则提示为腮腺深叶来源，通常情况下MRI要优于CT。但对于大于4 cm的肿瘤，脂肪间隙常难以明确显示，区分是否腮腺来源很困难。有学者认为，二腹肌后腹的移位有助于鉴别腮腺间隙及咽旁间隙来源的肿瘤，二腹肌后腹深面为咽旁间隙，浅侧属腮腺间隙。二腹肌后腹内移表示肿瘤位于腮腺间隙，二腹肌后腹外推则提示肿瘤起源于咽旁间隙。

4. 颈动脉间隙来源肿瘤

最多见的为神经鞘瘤和副神经节瘤（颈动脉体瘤、颈静脉球瘤和迷走神经体瘤）。神经鞘瘤多发生在交感链或迷走神经，前者来源常致颈内外动脉和颈内静脉一起向外或前外移位，后者来源常致颈内动静脉分离。CT表现同原发于PPS的神经鞘瘤（图2-23），详见上文所述。

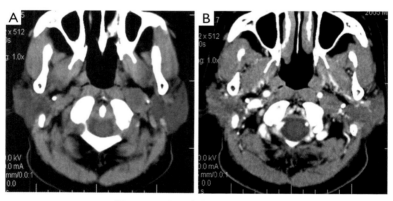

图2-23　左颈动脉间隙神经鞘瘤
（A）上颈部轴位CT平扫示左咽旁间隙后方结节影，边缘光滑，密度稍低；
（B）增强扫描后病灶呈轻中度强化，颈内动脉位于肿块内侧，颈内静脉位于其后外侧，提示肿瘤来源于迷走神经。

副神经节瘤在颈部主要有颈动脉体瘤，颈静脉球瘤以及迷走神经体瘤，均可累及PPS。颈动脉体瘤（图2-24）位于颈总动脉分叉处，其影像特征之一表现为颈内动脉和颈外动脉的夹角被瘤体撑开、增大。颈静脉球瘤发生于颈静脉球体，常沿颈静脉孔生长，影像表现为颈静

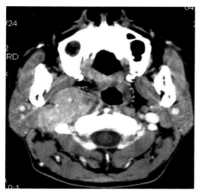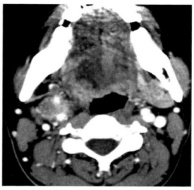

图2-24 颈动脉体瘤

（A）右侧咽旁见较大肿块影，明显强化，边界尚清楚，其内有被包绕的血管影，咽旁间隙脂肪向前推移，提示肿块来自颈动脉间隙；（B）病灶下极位于右颈动脉分叉处。

脉孔的扩大并有骨质的破坏和吸收，其分布可沿迷走神经分支从颅底到乳突，可侵及中耳、颅底及外耳道，亦可累及到PPS；迷走神经体瘤发病率较颈动脉体瘤及颈静脉球瘤为低，其沿迷走神经任何部位均可发生，但以颅外颈静脉孔附近最为多见，常突向咽旁间隙。

CT图像上副神经节瘤多呈类圆形等密度或混合密度，增强后明显强化，与邻近强化后的血管密度一致为其特点，常包绕血管生长，肿瘤较大伴有出血或坏死时强化可不均匀。

MRI图像上多呈类圆形，边界十分清楚，T1W呈中等信号，T2W呈稍高信号，特征性的表现为瘤体内可见多发的条形、迂曲的低信号血管流空影或血管断面征象即"椒盐征"。但肿瘤小于1.5 cm时，上述较为特征性的迂曲的血管流空影及椒盐征等多不明显。

5. 咽后间隙来源占位

最常见的为各种原因引起的咽后淋巴结肿大（图2-25），其中鼻咽癌咽后淋巴结转移尤应引起重视，影像表现中要特别注意肿块的位置特征。影像表现为病灶位于颈动脉间隙的内侧略偏前，颈动脉鞘血管向后外侧推移，咽旁间隙脂肪向前外推移或消失，病灶形态呈类圆形，CT上可密度均匀或中央有低密度区，MRI表现为T1WI等低信号，T2WI稍高信号或中央更高信号，增强扫描后呈实质强化

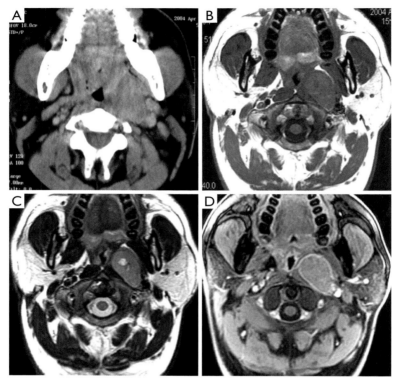

图2-25 左咽后淋巴结肿大

（A）上颈部轴位CT示左咽旁类圆形肿块影，密度均匀，咽旁间隙脂肪向前推移，呈线样低密度改变；（B）MRI T1加权像示左咽旁肿块呈等信号，边界清楚，咽旁脂肪呈高信号向前推移颈内动脉流空影位于肿块后外侧；（C）T2加权像示肿块呈较高信号，边界清楚；（D）增强扫描后肿块呈中等强化，包膜明显强化，强化的颈内动脉位于肿块的后外侧。

或环形强化，有结外侵犯时，淋巴结边缘常模糊或不光整。鼻咽部常可发现原发病灶。

（沙炎）

第三章　耳鼻咽喉头颈肿瘤的病理学诊断

第一节　耳部病变

一、组织学基础

耳是听觉、感受平衡位觉的器官，也是非常重要的人体头面部外在的组成部分，直接关系到面容和整体的形象。

在解剖学上，耳分为外耳、中耳和内耳三部分。外耳包括耳郭、外耳道和鼓膜，除了构建外表形象外，具有收集和传送声波的作用。耳郭除耳垂仅有脂肪和纤维结缔组织外，其余均由弹性软骨构成支架，表面覆有皮肤，皮下结缔组织较少，血管表浅，遇有感染等病变，缓冲的余地很小，肿胀及渗出刺激神经末梢引起剧烈疼痛；也是耳郭容易冻伤及病变处理不当极易累及耳郭软骨导致畸形的组织学基础。耳郭的下部为耳垂，该处富于脂肪和结缔组织，血管丰富，没有软骨，临床上经常会遇见穿耳洞后瘢痕形成。

耳郭的淋巴引流分三区，前上部主要引流至耳前淋巴结，少数流至腮腺浅淋巴结，后下部主要途径乳突淋巴结再流入颈深淋巴结。

（一）外耳

外耳道是管状结构，长度为2.5~3.5 cm，外1/3为软骨段，此处皮肤较厚者约为1 mm，皮下组织丰富，有毛囊、皮脂腺、耵聍腺。耵聍腺为变异的汗腺，属顶浆分泌腺体，由双层细胞组成，表层为柱状细胞或立方细胞，基底为肌上皮细胞。耵聍腺的导管与皮脂腺一起开口于皮肤的毛囊，两者的分泌物共同组成耵聍。外耳道的软骨在前下方有2~3个裂隙，称外耳道切迹（Santorini氏切迹），外耳道的炎症、肿瘤可经此切迹累及腮腺和颞颌关节，反之亦然。外耳道内2/3为骨段，皮肤较薄，仅为0.1~0.2 mm，皮肤没有毛囊和其他附件，与骨膜紧密相贴，且感觉神经末梢丰富，对刺激极为敏感，如发生外耳道炎症，因无病变的发展空间，致使患者疼痛难忍。

外耳道内段的皮肤逐渐过渡到鼓膜的表皮层，鼓膜分隔外耳和中耳鼓膜为圆形结构，呈珍珠白色，表面略有光泽，有三层结构，外层为表皮层，有浅薄的复层鳞形上皮，但无角化；中间为纤维层；内层为中耳黏膜的单层上皮。

鼓膜又分为紧张部和松弛部，松弛部是胆脂瘤的好发部位。

外耳道和鼓膜的淋巴引流至腮腺淋巴结。

外耳的常见病变有鳃裂瘘管、鳞状细胞乳头状瘤、脂溢性角化症、色素痣、骨瘤、耵聍腺腺瘤、多形性腺瘤、血管瘤、鳞状细胞癌、恶性黑色素瘤、腺样囊性癌、耵聍腺腺癌等。

（二）中耳

中耳包括乳突、鼓窦、鼓室、咽鼓管、面神经及颈静脉球。乳突、鼓窦、鼓室和咽鼓管为含气的腔道，表面覆有黏膜，咽鼓管及在鼓室开口处为鼻咽部黏膜的延续，仍为假复层纤毛柱状上皮，鼓岬处为扁平上皮，其余部分为单层柱状上皮和立方上皮。中耳的解剖位置较为特殊，上壁以鼓室盖与中颅窝相隔；下壁与颈静脉球窝相连；外侧经鼓膜与外耳道相通；内壁经卵圆窗和圆窗与内耳相通，内下方经咽鼓管与鼻咽部相通，因此中耳的疾病均可经以上各个渠道累及相应的部位。

中耳常见的疾病胆脂瘤、结核、副神经节瘤、脑膜瘤、类癌、鳞形细胞癌、神经内分泌癌、横纹肌肉瘤、恶性淋巴瘤等。

（三）内耳

内耳是源自外胚层的复杂封闭的内有腔隙的器官，又称迷路，位于颞骨岩部，外层为骨迷路，内层为膜迷路，含内淋巴液，两者之间是外淋巴液，其功能是将声音传导器机械性刺激传至内耳，螺旋器（Corti器）内听神经的感受器产生兴奋转为神经性冲动传至大脑，从而产生听觉。

骨迷路由致密骨构成，组织学上有三层结构，外层骨膜骨，色白质坚；中层软骨内成骨，稍黄，有残留的软骨细胞，也是耳硬化症的好发部位；内层骨内膜骨，淡青色，无血管。

骨迷路包括三个部分，耳蜗、前庭和半规管。

膜迷路位于骨迷路之内，包含椭圆囊、球囊、三个膜半规管、膜性蜗管、内淋巴管和内淋巴囊。

内耳的功能，除维持身体的平衡外，最主要的是将声音从外耳、中耳传入的机械性信号转为神经冲动，经过螺旋神经节和蜗神经－蜗核－上橄榄核－外侧丘系及外侧丘系核－下丘－内膝状体及听放射－皮层听区，产生听觉。

内耳的疾病主要有耳硬化症、神经鞘瘤、梅尼埃病、内淋巴囊腺癌、白血病等。

二、外耳及耳道的病变

（一）良性病变

1. 色素痣（naevus pigmentosa）

色素痣常见于耳郭、耳甲腔及外耳道的含有黑色素痣细胞的良性肿瘤，初期常不为人所知，一段时期后色素痣会突然生长旺盛，病损增大，有时伴有瘙痒，搔抓溢液后方引起重视。色素痣，临床上常表现为局部的圆形棕黑色隆起，边界清楚，可有毛发。所谓痣细胞，即表皮基底层的黑色素细胞，呈良性过度生长，痣细胞多呈立方形或圆形，胞浆较空，核小，位于细胞的中间，根据痣细胞的形态又可分为上皮样、小细胞及梭形细胞等，多数呈小团巢状，条索状及小片状，可见色素颗粒，并有异型增生。

根据痣细胞的生长位置又将色素痣分为皮内痣、交界痣和复合痣，临床上以皮内痣为多见，而交界痣最不稳定，可过渡到皮内痣。

皮内痣（intradermal naevus）（图3-1）：病变呈黑褐色或不含色素，表面圆形隆起，光滑，可有少量的毛发，皮肤局部鳞状上皮正常或增生，偶呈乳头状，皮下痣细胞积聚成巢状、条索状，痣细胞圆形

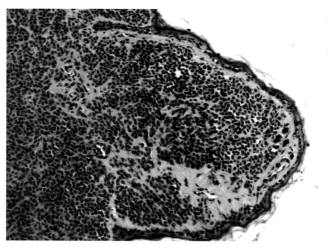

图3-1　外耳道的皮内痣病理图像

或立方形，间有多核痣细胞，其细胞核集中在细胞的中央或呈花环状排列，一般多核痣细胞仅见于分化成熟的痣内，浅层的痣细胞内常有粗大的黑色素颗粒，而靠近真皮深部的痣细胞则没有色素且细胞往往较小，痣细胞与表皮之间常有一层疏松的间质空隙。皮内痣术后预后良好。痣细胞积聚于皮下，与表皮有空隙，部分痣细胞有色素。

交界痣（junctional naevus）：常呈斑状或稍隆起表面，局限，边界清楚，少有毛发，在显微镜下，表皮的基底层，有明显的痣细胞增生成巢。交界痣是一种不稳定的状态，随着年龄的增长和痣细胞的成熟，痣细胞逐渐向真皮移行，变成稳定的皮内痣。但是如果痣细胞生长旺盛，当受到外界的刺激，反复多次的溃破、出血、结痂时，容易发生恶变。

复合痣（compound naevus）：兼有皮内痣和交界痣的形态，表面隆起，富于色素，可有毛发，如果伤及毛囊，则引起肉芽肿性炎症，临床会误认为恶性病变。

诊断色素痣，需与恶性黑色素瘤相鉴别，恶性黑色素瘤，生长迅速，边界不清，易出血、破溃，色素不均匀，在镜下，瘤细胞明显异形，可见病理核分裂相，并侵犯周围的正常组织。

2. 脂溢性角化病（seborrheic keratosis）

脂溢性角化病又称色素性基底细胞乳头状瘤、老年疣，是皮肤常见的良性肿瘤，耳甲腔、外耳道为常见部位，病变多数有黑色素，且附有少量的白色脂性鳞屑，使之看上去呈灰褐色，油腻，高出皮肤表面，可见数根毛发，基底较为宽大，不易出血、溃疡，病变边界清楚。

在显微镜下，肿瘤的特点为表皮呈乳头状或疣状生长，由基底细胞、棘细胞组成，细胞呈团块状向间质内增生，并含有数量不等的色素，但细胞无明显的异形，没有分裂相，由于表面有角化，故在细胞团之间形成很多的角化小囊，整个病变都局限于隆起部分，基底较为平坦，并与两侧的正常皮肤切缘基本处于同一水平线，而不向真皮扩展。根据细胞形态和排列的方式，脂溢性角化病又可分为三型，即角化型、腺样型和棘细胞肥厚型，三型常混合存在。

近期研究表明，脂溢性角化病属单克隆增生性病变，是真正的肿瘤，而不是皮肤的增生性改变。

3. 耵聍腺肿瘤

耵聍腺肿瘤分为耵聍腺腺瘤（adenoma of ceruminous glands）和耵聍腺腺癌（adenocarcinoma of ceruminous glands），外耳道少见的肿瘤（临床上更加多见耵聍腺腺癌），常无明显的症状，随着肿瘤的增大可出现外耳的闭塞感及听力的受阻，后期出现溃疡并累及神经而致疼痛、出血或面神经瘫痪。

检查时发现肿瘤常位于外耳道的前中段下壁或后壁，局部隆起，皮肤光滑色泽同周围正常组织，质地中等或稍偏硬。

在显微镜下耵聍腺增生。肿瘤呈腺管样结构，类似正常的耵聍腺体，有双层细胞，近管腔的是腺上皮，矮柱状或立方形，胞浆丰富，可见顶浆分泌，细胞角蛋白（CK）阳性，基底层为肌上皮细胞，呈梭形或扁平状，免疫组织化学检测除CK阳性外，波形蛋白（VIM）、S-100蛋白、肌动蛋白（ACT）也可阳性。肿瘤常无包膜，边缘可见残留的正常耵聍腺体及毛囊。

耵聍腺腺瘤术后易复发，反复多次后可发生恶变。

（二）恶性病变

腺样囊性癌（adenoid cystic carcinoma）

腺样囊性癌（图3-2）在外耳道软骨段多见，起源于耵聍腺的导管上皮或肌上皮，较耵聍腺腺癌多发，以中老年为多见，除局部疼痛外，少数患者可因肿瘤溃破而有血性或脓血性分泌物，肿瘤增大可致听力改变。诊断外耳道腺样囊性癌，首先需排除涎腺扩散及其他部位转移而来。

其组织形态多比较典型，细胞较小，核深染，大小一致，胞浆少，排列呈腺管状、条索状及筛孔状。因易侵犯血管、神经，因此手术需扩大范围，如复发，极易累及周围的腮腺、颞颌关节、耳甲腔、颈部二腹肌等。

腺样囊性癌对放射治疗不敏感，必要时可考虑术后补充放疗。

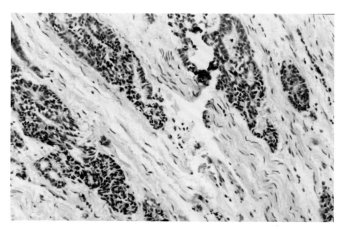

图3-2　外耳道腺样囊性癌病理图像

图中见肿瘤累及神经。

三、中耳病变

（一）良性病变

1. 胆脂瘤（cholesteatoma）

胆脂瘤又分先天性和后天性两种，先天性胆脂瘤属真性肿瘤但少见，而后者则是临床上最常见的中耳疾病，非真性肿瘤，其发生的机制较为复杂，有袋状内陷学说、上皮移行学说、中耳黏膜化生学说等，但其关键就是鳞状上皮通过不同的途径进入了中耳，并不断的进行角化、脱落、堆积、变性、腐化，随后压迫和破坏中耳黏膜、听小骨及临近的骨组织。

中耳胆脂瘤常有慢性长期的耳道流脓史，且伴有腐臭味，听力呈慢性进行性下降，中后期可出现耳痛、头痛、眩晕、发热、面瘫等。

耳道检查有恶臭的脓性分泌物，鼓膜松弛部或鼓膜紧张部的后上边缘穿孔，透过穿孔处，可见白色角化物及肉芽。

听力检查早期呈传导性耳聋，CT则提示病变的部位和侵犯的范围。

典型的胆脂瘤（图3-3）呈白色团块状，包膜下为片状层层叠叠的角化物，类似洋葱的剖面，在光镜下为无结构的嗜伊红角化脱屑，包膜为薄层的扁平鳞状上皮，该上皮细胞通常萎缩缺乏上皮脚。

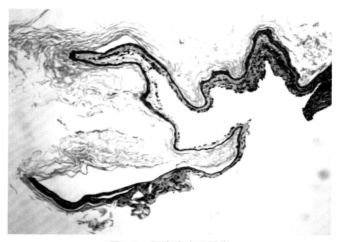

图3-3　胆脂瘤病理图像

胆脂瘤手术应尽可能将病灶清除干净并留意避免将外耳道的皮肤碎屑遗留在手术腔内，否则极易复发。

2. 副神经节瘤（paraganglioma）

副神经节瘤又称颈静脉球体瘤、化学感受器瘤、非嗜铬细胞瘤等，来源于中耳下壁的颈静脉球和中耳内壁鼓岬黏膜下的鼓室球体。主要见于中年女性，多为单发，也可双耳同时或先后发病。临床上常见的症状为耳道胀满感、搏动性耳鸣及听力下降，少数可有血性分泌物、眩晕，后期则出现面瘫等第IX、第X、第XI颅神经的麻痹症状并由早期的传导性耳聋变为混合性耳聋。

耳道检查可见鼓膜的后下方有红色的肿物，如鼓膜溃破或肿瘤突入外耳道，则呈鲜红色的息肉状组织，触之极易出血。因此，遇到此种情况不建议进行活检，否则大出血可致休克，易危及患者生命。

副神经节瘤常无包膜，组织呈红色或黄白色，肉芽状。

在显微镜下，肿瘤细胞较大，多边形，胞浆丰富，可见颗粒，细胞核圆形或椭圆形，分裂相少见，瘤细胞排列成典型的器官样结构，周围由富于毛细血管的纤维结缔组织包绕，有时血管扩张充血成血窦，瘤细胞变得很小，可误诊为血管瘤。

以往由于肿瘤生长缓慢，部位隐匿，早期不易发现此病，临床上发现时往往已有局部的浸润和破坏，加之手术出血多、难度大，预后较差，现在由于放射影像技术的发展特别是颅底显微手术的开展，不论是肿瘤的早期诊断还是手术的完整切除都成为了可能，目前术前常做颈动脉的照影栓塞，可明显减少术中的出血，因此如今的手术并发症很少而预后则明显改善。

3. 脑膜瘤（meningioma）

脑膜瘤是较为常见的中耳良性肿瘤，多为原发，主要见于中年女性，表现为听力减退，耳内闭塞感，少数患者有耳道溢液，血性分泌物等，中后期可出现头痛、眩晕、耳鸣、面瘫、小脑功能障碍等。

脑膜瘤的组织形态学：上皮下，见团巢状漩涡状排列的卵圆形细胞、短梭形细胞，部分呈合体状，细胞形态温和，无明显异型，细胞界限不清，少数可见砂粒体，中耳常见的亚型为脑膜上皮型，其他的砂粒体型、纤维母细胞型或血管母细胞型也可见到，肿瘤细胞表达VIME、MAS、100蛋白等。

中耳脑膜瘤的治疗以手术为主，完整切除后预后良好。

（二）恶性病变

1. 中耳癌

中耳癌是中耳最常见的恶性肿瘤，中老年多见，男性稍多于女性，发病前常有长期慢性的中耳炎病史，中耳癌早期不易发现，往往等到已累及到外耳道，引起溢脓血、局部疼痛、面瘫、眩晕、甚至张口困难、听力障碍、颈部淋巴结肿大时才就诊，因此中耳癌的预后往往较差，病死率较高。

中耳癌多为鳞状细胞癌，分化较好，常见为鳞癌Ⅰ~Ⅱ级，癌细胞呈巢状、条索状，细胞间桥清晰，并有角化和角化珠形成，部分患者可排列成乳头状，临床上常见肿瘤已侵犯到周围的面神经、骨组织及内耳等组织。

中耳癌的治疗较为棘手，应考虑综合治疗原则，先行放射治疗、化学治疗对肿瘤的完整切除、部分重要组织的保留及预后有一定的作用。

2. 中耳横纹肌肉瘤

中耳横纹肌肉瘤在婴幼儿多见，临床上患者常以外耳道出血、肉芽生成、面瘫而就诊，如肿瘤侵及乳突，耳后也可出现肿块。中耳横纹肌肉瘤以胚胎性横纹肌肉瘤多见，因发生在腔道中，外形呈葡萄簇状，故又称葡萄簇肉瘤或葡萄簇型横纹肌肉瘤，其恶性程度较高，发展迅速，可转移至肺、脊柱、脑，病死率高。

在显微镜下，肿瘤由原始间叶细胞和早期幼稚发育阶段的横纹肌细胞所组成，细胞小，散在分布，部分细胞圆形，似淋巴细胞，胞浆深伊红色，胞核大可见分裂相；部分细胞有突起，相互连接成网；还可见到发育较为成熟的横纹肌细胞，带状或长梭形，胞浆丰富，偶见横纹，肿瘤的间质呈黏液样基质。诊断时需与中耳息肉、炎症性肉芽等鉴别，由于免疫组织化学技术的开展，中耳胚胎性横纹肌肉瘤的诊断和鉴别诊断已较明确。

四、内耳病变

（一）良性病变

1. 听神经瘤（acoustic neuroma）

最早有文字记载的听神经瘤是1777年Sandifort在一例尸体解剖中发现的生长于听神经上的肿瘤；1853年Toynbee首先用听神经瘤这个词描述了内听道内的肿瘤；1910年Verocay将"听神经瘤"引入组织学中；1932年Masson证实这种肿瘤是一种神经鞘膜瘤。

听神经瘤是孤立的、有包膜的生长缓慢的良性肿瘤，是第Ⅷ颅神经神经膜上发生的肿瘤，又称位听神经鞘膜瘤、位听神经施万细胞瘤。多见于第Ⅷ颅神经的前庭支，此处是颅内神经胶质与外周神经鞘膜交界处，相对不稳定，容易发生肿瘤，也见有原发于耳蜗的听神经瘤的报道。男女发病率相似，或女性发病率稍高，主要累及30岁以上的中年，如早期诊断且手术完整切除肿瘤，预后良好。

听神经瘤作为一种良性肿瘤，生长缓慢，在小脑桥脑角肿瘤中居第一位，单侧居多，少数可发生双侧听神经瘤。由于耳听力－前庭功能检查的普及和完善、放射诊断技术的飞速发展和耳神经外科及颅底显微外科的日益成熟，听神经瘤的早期诊断和肿瘤的完整切除尽可能不损伤或及少地损伤邻近组织和器官已成为现实，患者的生存期和生存质量得到了很大的改观。

听神经瘤生长缓慢，平均每年增长1~10 mm，怀孕期及青年期生长较快，由于生长部位隐匿，早期常无特征性的症状和明显的体征，直至肿瘤累及周围的重要组织和器官，方引起临床医生的注意。最具典型的听神经瘤表现是单侧的渐进性感音性听力下降及语言的分辨力减低，以高频为主，少数可表现为低频或波动性耳聋，常伴有耳鸣，耳鸣可呈间断性、持续性、高频或低频，也可作为第一症状就诊；部分患者可出现眩晕、行走不稳或向一侧偏倒；中后期可出现面部感觉异常、复视、喉返神经的麻痹，甚至颅内压增高及脑干受压而危及生命。

听神经瘤的听力学—前庭检查：纯音测听听力曲线自3000 Hz起下降30 dB以上，语言分辨率下降；声阻抗镫骨肌反射阈值显著增加或消失，部分患者有重振现象；脑干诱发电位I－V波潜伏期延长；前庭功能检查包括示指指向偏斜试验、闭目直立试验、眼震电图、冷热试验等均显示前庭功能的下降。

听神经瘤的放射影像学：CT及MRI的应用使5~10 mm的肿瘤也能清楚地显现出来，并让医生对肿瘤的部位、侵及范围一目了然。

听神经瘤的解剖学：完整的肿瘤常呈球形或卵圆形，表面可呈分叶状；由于内听道的狭小和阻力，肿瘤向颞骨外的小脑桥脑角发展，形成了蘑菇型，内听道的主茎和小脑桥脑角的瘤体；有完整的包膜，肿瘤表面光滑细腻，白色或黄白色，肿瘤切面质地均匀，有光泽，晶莹透亮，可伴出血囊性变；如送验的是碎组织，组织较透亮。

听神经瘤的光镜结构（图3-4）：1920年Antoni将肿瘤的组织形态分为两种类型：Antoni A型和Antoni B型。Antoni A型（致密纤维型）：又称为束状型，结构致密，肿瘤细胞呈长梭形，胞浆丰富，杆状核，两端钝圆，染色质淡染，核仁少见，无分裂相，细胞核的长轴与细胞的长轴一致，细胞平行排列聚集在一起，成典型的栅栏状结构，或同心圆结构称为Verocay小体，细胞之间的界限不清或融合成合体细胞样；Antoni B型又称疏松网状型，肿瘤组织松散、零乱呈网状结构，细胞密度低，瘤细胞小，核位于中央，胞浆向四周呈星芒样突起，与邻近细胞的胞突连接，可有泡沫细胞伴脂肪变性和玻璃样变性。同一肿瘤中Antoni A型和Antoni B型常混合存在，以Antoni A型为主，肿瘤可有出血、坏死及囊性变。

由于肿瘤内听道的静脉受压，耳蜗及前庭的间隙常可见到颗粒状或均质的渗出。

听神经瘤的免疫组织化学：肿瘤细胞对S-100蛋白、波形蛋白（VIM）阳性，NF、laminin阳性，有一部分患者的胶质纤维酸性蛋白（GFAP）可阳性，阳性区主要集中在肿瘤的边缘区，细胞角蛋白（CK）、细胞膜蛋白（EMA）阴性。

听神经瘤的电镜超微结构：由于电子显微镜的使用，最终明确了肿瘤是来源于施万细胞。肿瘤具有大量的胞浆指状突，并互相交织，丰富的细胞器，包括内质网、微丝等，肿瘤的胶原纤维较大，可有周期的横纹。

听神经瘤的鉴别诊断：主要与胆脂瘤、脑膜瘤、副神经节瘤、面神经神经鞘瘤等鉴别，因为这些肿瘤都有各自的临床体征和不同的病理学表现，诊断并不困难。

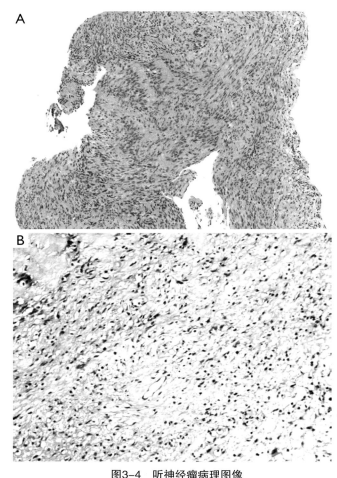

图3-4　听神经瘤病理图像
神经鞘瘤排列呈栅栏状（Antoni A区）和疏松网状（Antoni B区）。

听神经瘤的治疗首选手术切除，颅底显微外科的应用加上术中导航技术，能够使肿瘤被完整切除，并保留听神经和面神经的功能。早期诊断加成功的手术，预后佳。

2. 面神经瘤（facial nerve neuroma）

面神经瘤是发生在面神经上的外周神经来源肿瘤，发病率较听神经瘤要低得多，可发生在面神经的任何一段，如颅内段、颞骨内段、茎乳孔下段，以颞骨乳突段常见。

面神经瘤的典型症状是面瘫、听力下降、耳痛，部分患者有半面痉挛。由于面神经的组织学特性，不同部位的肿瘤症状也有所不同。原发于神经干中部者，因局部血供不足肿瘤生长较慢，相对体积小而硬，不易破坏面神经管，反而较早地影响面神经的传导功能，导致面瘫出现得早，因这一首发症状，常易误诊为贝尔面瘫（Bell's palsy），手术治疗时除了切除肿瘤，尚需行面神经移植；而原发于神经干边缘者，血供较丰富，肿瘤生长就快，体积大而软，较早破坏面神经管，对神经传导的影响就晚，面瘫常发生在疾病的中晚期或根本就不出现面瘫，对此类患者可切开包膜，完整切除肿瘤而保留面神经。

面神经瘤的组织病理学：面神经瘤包括神经鞘瘤和神经纤维瘤两种。神经鞘瘤的病理形态与听神经瘤相同，有Antoni A型区域和Antoni B型区域；而神经纤维瘤则质地较硬，切面有时呈编织状，但较普通纤维瘤细腻，光镜下肿瘤细胞狭长、纤细，部分细胞核及细胞呈扭曲状，无栅栏状结构，少数患者可见色素及组织细胞。

面神经瘤的治疗为手术切除。

（二）恶性病变

1. 内淋巴囊肿瘤（endolymphatic sac tumour）

内淋巴囊肿瘤源于内淋巴囊的低度恶性腺癌，非常罕见，生长缓慢，病史可长达18年，因为肿瘤堵塞了内淋巴系统，所以可引起内淋巴积水，临床上可出现眩晕、耳鸣等类似梅尼埃病的症状，后期肿瘤侵及岩骨、中耳等，可致共济失调、面瘫等，少数患者与von Hippel-Lindau（VHL）病有关，3号染色体短臂有突变。

放射影像学：内听道和乙状窦之间（此处为内淋巴囊的位置）的颅骨有溶骨性改变，严重者可扩展到后颅窝并侵犯中耳。

内淋巴囊肿瘤的组织病理学：肿瘤呈腺样结构，含有乳头和囊腔，细胞为单层矮柱状或立方形，胞浆丰富，细胞核位于同一水平，胞浆相对丰富，呈嗜酸性，细胞的异形性和病理分裂相不多见，富于血管，囊腔内有红染的均质状分泌物，有时肿瘤似脉络丛乳头状瘤结构或甲状腺滤泡样，少数患者的肿瘤细胞胞浆较透明，似透明细胞或前列腺癌的形态。瘤细胞可浸润间质及骨组织，可伴

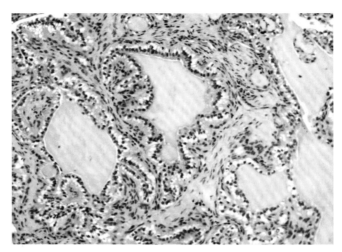

图3-5　内淋巴囊肿瘤病理图像
瘤细胞温和，规则，排列呈乳头状、腺管状及滤泡状。

有灶性坏死（图3-5）。

　　肿瘤细胞可表达细胞角蛋白（CK）、细胞膜抗原（EMA）和神经胶质纤维酸性蛋白（GFAP），S-100蛋白及Leu7、NSE、SY、GFAP可部分阳性。

　　电镜下成像：瘤细胞有丰富的微绒毛、桥粒，有基底膜，部分细胞有神经分泌颗粒，线粒体和粗面内质网较少。

　　遗传学研究：部分内淋巴囊肿瘤的VHL基因有突变，无论患者是否伴有VHL病。

　　内淋巴囊肿瘤的细胞形态较规则，但临床表现上呈局部侵袭性，因此，该瘤为低度恶性肿瘤。诊断该肿瘤，需与甲状腺乳头状癌、肺癌、肾脏透明细胞癌、中耳神经内分泌肿瘤等进行鉴别。

2. 白血病（leukaemia）

　　白血病常通过血液循环和脑脊液累及内耳，引起耳蜗和前庭的功能障碍，最常见的白血病导致内耳病理的变化是内耳出血，内、外淋巴均成血性，基底膜上的螺旋器（Corti器）和螺旋神经节变性，白血病细胞浸润。

3. 内耳自身免疫性疾病（autoimmune inner ear disease，AIED）

自身免疫性内耳病，其发病机制可用近期才提出的学说来解释。由于内耳的特殊解剖部位和精密的组织构造，临床上不可能轻易地做内耳的活检，主要依靠临床观察和动物的实验，因此内耳的自身免疫研究较身体其他部位要晚，且无论是涉及的深度和广度都很有限，但可以肯定的是内耳具有免疫应答能力，在内耳受到抗原刺激后，内耳可出现免疫活性细胞，诸如巨噬细胞、粒细胞、辅助T细胞、抑制/细胞毒T细胞及白细胞介素。

内耳的血管纹中血管其结构与脑的脉络丛及肾小球的毛细血管相似，血液流速较慢，病毒感染以及能形成免疫复合物的疾病，如全身性感染、系统性红斑狼疮、风湿性关节炎等，抗原抗体复合物沉积在血管纹上加之血清中的热休克蛋白、抗II型胶原抗体明显增高，使血管纹、内淋巴囊、基底膜下的血管上皮发生变化，导致内耳的免疫病理改变，引起内耳的损伤。

自身免疫性内耳病的组织病理变化：由于不做内耳的活检，有限的资料来自尸检和动物模型，且各个实验室的数据也不相同，归纳如下：膜迷路积水、螺旋神经节变性细胞减少、血管纹及基底膜上的血管炎、血管纹萎缩、鼓阶和内淋巴囊炎性渗出、毛细胞变性。如果是全身性自身免疫性疾病，则表现为整个内耳包括耳蜗和前庭弥漫性纤维化和骨化，膜迷路积水、鼓阶纤维素性渗出、内耳颅底小血管炎、并形成微血栓、内淋巴囊周围毛细血管管壁增厚等。

自身免疫性内耳病的临床表现：该病主要累及中年女性，单耳或双耳同时发病，除感音性耳聋、耳鸣、眩晕外，尚有面瘫，部分患者有系统性红斑狼疮、类风湿关节炎等。经仔细检查，排除内耳、桥脑小脑角肿瘤、中毒性耳聋、遗传性耳聋、迷路炎、前庭神经炎等。

相关实验室检查：血沉、血清免疫球蛋白、补体、抗O、抗核抗体、抗线粒体抗体等，这些项目对诊断无一定帮助，但却是判断治疗的效果及了解疾病预后的随访指标。

内耳特异性的免疫指标：目前较为热点的是使用免疫组化技术检测抗内耳组织抗体及抗膜迷路蛋白抗体，由于无法取到内耳活检标本，研究尚限于尸检和动物，各实验室的差异也大，因此仅局限于研究，未进入到临床。

自身免疫性内耳病的治疗：多采用免疫抑制药和类固醇激素。疗程和剂量需依据每个人的情况具体制订。

4. 柯根综合征

1945年柯根（Cogan）报道了非梅毒所致的角膜实质性炎症伴有前庭听觉障碍的病例，其病因不清，可能与自身免疫性疾病有关，也可能是胶原性疾病的局部表现，多累及青年和中年，男女无明显差别。

临床表现：眼部异物感、烧灼感、视物模糊、畏光、流泪、结膜充血，角膜外缘的深层有片状炎性渗出，眼睑痉挛；耳部表现为高频耳鸣、眩晕、恶心、呕吐、平衡障碍，并有渐进性加重的波动性感音性耳聋，双耳常同时受累，严重时可发生全聋；同时伴有全身性血管炎、胃肠道出血、脾大、高血压、主动脉闭锁不全、胸部不适、咯血、呼吸困难。病理组织学显示多发性动脉炎型的坏死性血管炎、耳蜗和半规管水肿、前庭膜移位、Corti器、螺旋神经节、前庭神经节均有变性，螺旋韧带有炎性改变，外淋巴间隙有纤维组织、和新生骨组织。诊断柯根综合征，需排除梅尼埃病、梅毒等疾病。

临床治疗：以类固醇激素治疗为主，对稳定听力有一定的作用，同时需治疗患者全身性的动脉炎等。

（王纾宜）

第二节 鼻腔鼻窦病变

一、组织学基础

鼻腔分为外鼻和鼻腔本部：外鼻又分为鼻前庭、鼻小柱、鼻翼、鼻尖等部分，表面为皮肤组织，深部为软骨、鼻骨及额骨、上颌骨的部分和肌肉，外鼻的皮肤含有较丰富的汗腺和皮脂腺，因此易诱发疖肿、囊肿、粉刺和酒糟鼻。

鼻腔通过鼻阈与鼻前庭相连，向后通过后鼻孔与鼻咽部连接。内壁为鼻中隔，外侧壁自上而下为上鼻甲、中鼻甲和下鼻甲及各自对应的上鼻道、中鼻道、下鼻道、总鼻道，鼻腔顶部由筛骨筛板构成，是鼻腔最狭窄也是最危险的区域，筛板之上即为前颅底，因此鼻腔的感染、肿瘤均可通过鼻腔顶部累及颅内；鼻腔底部则由上颌骨的腭突和腭骨的水平部构成。

鼻腔的黏膜根据组织学特征和功能分为嗅黏膜和呼吸黏膜。嗅黏膜仅占鼻腔黏膜的一小部分，鼻腔顶部、上鼻甲、中鼻甲的一部分及与之相对应的鼻中隔上部，嗅黏膜有表层的嗅细胞和支持细胞及基底层的基底细胞构成，嗅细胞有嗅毛，上皮下有成团状分布的嗅腺，嗅细胞的中枢突构成嗅神经纤维；呼吸黏膜占据鼻腔的绝大部分，由假复层纤毛柱状上皮构成，间见数量不等的杯状细胞，含有黏液，间质内有较多的浆液腺体和黏液腺体，病变时可分泌出清水样涕或黏涕，淋巴组织较少，但在慢性炎症时也可出现淋巴细胞的增生并见滤泡的形成。

鼻窦分别有四对，上颌窦、筛窦、蝶窦和额窦，左右各一，经其自然开口与鼻腔相通，因此鼻窦黏膜是鼻腔黏膜的延续，相对要较薄，腺体较少，因局部肿瘤生长空间较小，很易累及周围的骨壁和临近的组织。

鼻腔鼻窦的良性病变有乳头状瘤、息肉、血管瘤、多形性腺瘤、基底细胞腺瘤、肌上皮瘤、软骨瘤、骨瘤、垂体腺瘤、神经鞘瘤、脑膜瘤、纤维骨性病变；恶性病变有基底细胞癌、鳞癌、神经内分泌癌、恶性黑色素瘤、恶性淋巴瘤、嗅神经上皮瘤、平滑肌肉瘤、滑膜肉瘤、横纹肌肉瘤、恶性纤维组织细胞瘤等。

二、良性病变

（一）血管瘤（hemangioma）

在鼻腔、鼻窦，毛细血管瘤、海绵状血管瘤均可发生，通常位于鼻中隔、鼻甲的肉芽肿性毛细血管瘤较多见，而海绵状血管瘤则多位于鼻窦特别是筛窦和上颌窦。

毛细血管瘤（capillary hemangioma）：以肉芽肿性毛细血管瘤为多见，临床上往往以鼻出血为就诊主诉，特别是在碰撞鼻部、挖鼻时出血更明显，肿瘤增大后可出现鼻腔堵塞，嗅觉减退、头痛、眼痛、眼球突出、复视、面部隆起甚至耳闷、耳鸣、听力障碍等症状，男性发病率较高，以青年、中年及老年人多发，多发生在鼻中隔前下方，约黄豆到蚕豆大小，鲜红色，表面光滑，似肉芽，触之易出血，有蒂，也可长在下鼻甲、中鼻甲及上颌窦、筛窦，部分表面附有鼻腔分泌物和血迹。妊娠期的女性患者，鼻腔血管瘤可迅速增大、症状明显，分娩后又回复到原来的大小。

组织学上毛细血管瘤由呈簇状分布的毛细血管构成，血管内皮细胞可增生，并可见到少数核分裂相，间质内如有较多的炎性细胞浸润，毛细血管排列较松散，而非典型的簇状，可诊断为肉芽肿性毛细血管瘤，肿瘤表面常有出血、坏死和炎性渗出。

海绵状血管瘤（cavernous hemangioma）：通常发生在较深的部位，肿瘤较大，界限不清，由丰富的薄壁血管构成，血管腔面宽大、扩张，血细胞充盈，并可见血栓形成，管腔紧挨着管腔，常有出血、坏死。

鼻腔、鼻窦的血管瘤很少发生恶变，但是如果手术不彻底，可复发。

【相关知识笔记】

谈到鼻腔血管瘤，不得不提到鼻腔、上颌窦的出血坏死性息肉，出血坏死性息肉是一个非常有争议的名称，以前称为血管瘤或海绵状血管瘤，但事实上，出血坏死性息肉有其独特的方面，临床上可表现为恶性肿瘤的征象，肿瘤占据整个上颌窦及鼻腔，周围骨质破坏，侵及眼眶、翼腭窝甚至颅底。仔细查看放射影像学CT、MRI胶片，可发现肿瘤虽然呈破坏性生长，累及周围组织和器官，但肿瘤往往呈膨胀性改变，周边有一个不清晰的弧形骨性边界；而手术标本，呈大小不一的块状物，黄白色或灰黑色，质中偏韧，大部分为出血坏死组织，有机化，部分标本，组织松酥，如果将会组织进行切割，则会变为很多碎组织，仔细查找，可见到有少量水肿的黏膜及息肉；在显微镜下，黏膜疏松息肉改变，间质内血管丰富，扩张、充血，其血管壁极薄，管腔不规则，伴有大量的出血坏死组织，多数情况下，往往就见到出血坏死物，因此病理取材时，要仔细，多取组织，并查找坏死血块表面是否有透明白色覆盖的组织，这些在光镜下显示为息肉的黏膜上皮和少量的扩张血管。出血坏死性息肉是一种良性病变，手术时如能彻底清除病灶，预后良好。

（二）息肉（polyp）

息肉是鼻腔最常见的疾病，由鼻黏膜的反复感染及变态反应导致黏膜水肿并受重力影响所致。发病年龄从儿童到老人均可发生，但以青年、中年患者居多，男性比女性多。

临床上以单侧鼻塞为主，病程缓慢，鼻腔分泌物增多，息肉增大后，可影响嗅觉、头痛、眼球胀痛，因鼻腔通气受阻，导致张口呼吸，从而继发慢性咽炎；如因变态反应所致的息肉，则可出现季节性鼻痒、打喷嚏、流清涕；息肉足够大到后鼻孔并突入鼻咽部，则可出现咽鼓管闭塞中耳负压、耳鸣、耳闷及听力障碍。

组织病理学：巨体似剥皮的荔枝，透明或乳白色。显微镜下上皮下间质水肿，疏松，间有嗜酸性白细胞、多核白细胞、浆细胞、淋巴细胞等浸润，病史较长或反复手术的患者，息肉相对较实，纤维组织增生明显。

诊断息肉虽然简单，但也需与脑膜脑膨出、内翻性乳头状瘤、葡萄簇横纹肌肉瘤等鉴别。

鼻息肉的治疗首选手术，并应彻底，部分患者易复发，可结合内科治疗、开放筛窦等综合疗法。

（三）内翻性乳头状瘤（inverted papilloma）

内翻性乳头状瘤又称为Schneiderian乳头状瘤，根据细胞的形态和构成，又可分为鳞状上皮型、柱状上皮型及嗜酸细胞型，也有作者将嗜酸细胞型单列出来。内翻性乳头状瘤是耳鼻喉科最常见的肿瘤。男性多见，鼻腔侧壁、鼻窦为常发部位，鼻中隔、后鼻孔也可发生。

在临床上以单侧鼻腔堵塞为主，可出现水样清涕、脓性分泌物、血性分泌物，中后期出现嗅觉丧失、头痛、眼痛、眼球活动障碍等，肿瘤表面呈息肉状、颗粒状、桑葚状或乳头状，其手术的标本因有较多的皱褶常被描述成海蜇皮样，内翻性乳头状瘤根据上皮细胞的构成分为鳞状上皮、移行细胞和柱状上皮三种，同一患者的一次标本或术后复发标本可出现一种、两种或三种上皮，一般而言，柱状上皮相对良性，以后感染、手术的多次刺激及肿瘤本身的发展，逐步过渡到移行上皮、鳞状上皮，有资料统计鳞状上皮构成的内翻性乳头状瘤最易发生恶变。在日常工作中，也应多取材，以免将恶变的区域遗漏。

在显微镜下，黏膜上皮高度增生，且向间质内呈乳头状倒生，基底膜完整，细胞相对规则，如果初期以柱状上皮为主，后反复多次复发，细胞可逐步鳞化，并出现不典型增生甚至恶变成鳞癌，嗜酸细胞型相对少见，以表面形成微囊和微乳头为特征，胞浆嗜伊红，微囊内有黏液和较多的中性粒细胞聚集形成微脓肿，肿瘤的间质由疏松水肿的结缔组织或纤维性结缔组织构成。

临床上，因内翻性乳头状瘤容易反复复发，并侵及骨组织，发生恶变，故作为交界性肿瘤来处理，手术的范围相对良性肿瘤要更彻底，随访应更积极。

（四）血管平滑肌瘤（angioleiomyoma）

血管平滑肌瘤主要见于四肢的远端皮下组织，鼻腔内也时常可见到，其主要症状为单侧性鼻塞，分泌物增多，时有疼痛，放射影像学可见鼻腔软组织增生，但一般不破坏骨组织。

肿瘤质地中等，偶有出血，在显微镜下，肿瘤无明显包膜，但边界清楚，上皮下由血管和平滑肌两种成分，血管丰富，管腔被增生的平滑肌挤压闭塞呈裂隙状，而血管壁则极度增厚，弹力层和外膜缺失，仅见增生的平滑肌纤维，围绕血管腔呈同心圆排列，细胞无异形，无分裂相，因无血管外膜，故与管壁外的平滑肌细胞融合成一体。

诊断鼻腔血管平滑肌瘤，首先要排除活检取自下鼻甲组织，不要因为下鼻甲中后端黏膜间质内血管本身就非常丰富而误诊，仔细辨别正常的血管和肿瘤性的增生；免疫组织化学检测也有助于血管平滑肌瘤的诊断，间叶性标记波形蛋白（VIM）和平滑肌标记SMA阳性，特殊染色VG呈黄色。

鼻腔血管平滑肌瘤是良性肿瘤，但是若手术不彻底则容易复发。

（五）鼻腔鼻窦型血管外皮瘤（sinonasal hemangiopericytoma）

鼻腔鼻窦型血管外皮瘤（图3-6）又称为球血管外皮瘤，鼻腔鼻窦血管球瘤，是鼻腔鼻窦特有的交界性/潜在低度恶性的软组织肿瘤，属于血管肌周细胞性肿瘤，临床上主要累及中年老年人，性别无明显差异，表现为单侧鼻塞、鼻出血及鼻腔分泌物增多，鼻内镜检查主要呈息肉状，质软，可有出血及破溃。

在显微镜下，肿瘤细胞往往位于黏膜上皮下，局部有一层玻璃样变的纤维间隔，肿瘤细胞规则，单一，无明显异型，为卵圆形、短梭形，排列呈束状、席纹状、漩涡状或编织状，部分细胞的胞浆透明，血管丰富，即可呈裂隙状，也可扩张呈"鹿角状"血管，管壁增厚，可发生玻璃样变，偶见瘤巨细胞，间质黏液变及纤维变，并肥大细胞、嗜酸细胞浸润及外溢的红细胞。如果肿瘤巨大（直径>5 cm），有坏死，侵及骨组织，细胞明显异型，病理核分裂增多（数量>4/10HPF），细胞增殖指数>10%，就需考虑为恶性了。

免疫组化：鼻腔鼻窦型血管外皮瘤有别于软组织的血管外皮瘤，肿瘤细胞表达VIM、SMA、MSA，灶性表达CD34。

诊断鼻腔鼻窦型血管外皮瘤，尚需与孤立性纤维性肿瘤、平滑肌肿瘤、滑膜肉瘤、血管球瘤等作鉴别。

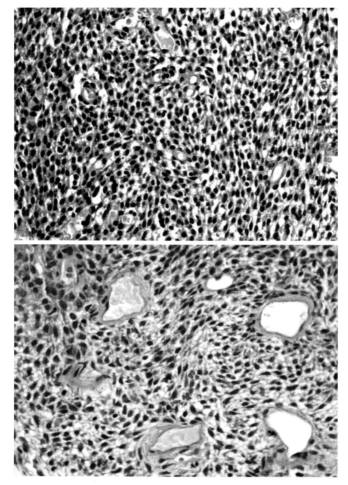

图3-6　鼻腔鼻窦型血管外皮瘤病理图像

图中见瘤细胞规则，温和，血管丰富，管壁增厚，玻璃样变。

（六）骨化性纤维瘤（包括骨纤维结构不良）（ossifying fibroma and fibrous dysplasia）

骨化性纤维瘤，其好发部位是下颌骨、上颌骨、筛骨、额骨等，由纤维组织和骨组织组成。常见于青壮年，青少年也有一定的发病率，男性多见，也有资料显示为女性多见。早期为面部无痛性隆起，或鼻腔内堵塞，鼻出血，肿瘤增大后可出现视力减退、眼球移位、面部畸形（骨性狮面）、咬合受限等。

骨化性纤维瘤在放射影像学上有较为特征性的改变，是边界清楚，密度增高的良性膨胀性占位，中间有散在的钙化斑点灶，边缘增厚，周围骨质有压迫性萎缩。手术时典型的骨化性纤维瘤呈灰白色，较一般肿瘤组织稍微结实，切面有沙砾感。

在组织病理学上，肿瘤由成片的纤维组织和散在的骨组织组成，骨组织分化较成熟，可见板层骨，骨小梁的四周围绕一层骨母细胞；纤维组织疏散，纤维细胞增生，但无异形，也无分裂相，肿瘤中可见散在的钙化灶。如果肿瘤中骨组织的成分占据大部分，则成为纤维骨瘤。

诊断骨化性纤维瘤需要与骨纤维结构不良鉴别。理论上，骨化性纤维瘤在放射影像学上境界清楚，密度增高，手术时可见完整的包膜，在显微镜下骨小梁周围排列着整齐的骨母细胞，且术后不易复发；而骨纤维结构不良，又称为骨纤维异常增殖症，主要发生在儿童和青少年，以四肢为主，在放射影像学上边界虽清晰，但密度较底，呈毛玻璃样，手术时无完整的包膜，在显微镜下，肿瘤的骨小梁周边无明显的骨母细胞，而且手术后容易复发。由此可见骨化性纤维瘤和骨纤维结构不良两者无论在临床表现、放射影像学、病理形态学及预后方面均存在不同，鉴别诊断应该不难，但是在实际临床工作中，两者有时非常难以区分，就统称为骨的纤维骨性病变，表明这是一组由骨组织和纤维组织构成的良性病变。

骨化性纤维瘤尚需与脑膜瘤鉴别，脑膜瘤常有较多的沙粒体，呈同心圆结构，有钙质沉着，但无骨小梁结构，还有脑膜上皮细胞可作鉴别。

（七）垂体腺瘤（pituitary adenoma）

垂体腺瘤以往是脑外科的肿瘤，近期由于耳鼻喉科—颅底放射影像技术的发展及鼻内镜手术的开展和日益完善，鼻腔、鼻窦及前颅底的垂体腺瘤的发病率或者是说诊断病例数逐年增多。

临床上以青年、中年为多，男性多于女性，早期无明显症状，仅出现鼻腔堵塞、鼻出血、中后期则因肿瘤压迫视交叉、视束或视神经从而出现视力受损、偏盲和视乳头水肿所致的头痛等症状，除了上述局部肿瘤所致的症状外，垂体腺瘤可能还有内分泌障碍的症状，诸如全身乏力、精神萎靡、嗜睡、毛发稀疏、皮肤苍白、脂肪堆积、性功能减退、女性患者出现闭经、分泌乳汁等，青少年因生长激素过多出现巨人症、成人则出现肢端肥大症等，一些患者可出现库欣综合征（Cushing综合征）：向心性肥胖、水牛背、满月脸、血压及尿糖增高等，也可出现肾皮质功能低下的症状，如多饮多尿、体温改变、水和电解质等代谢障碍、嗜睡、神志淡漠等。值得一提的是，通常在耳鼻喉科及脑外科，垂体腺瘤仍以无功能性的肿瘤为多见，因此临床上不可因缺乏内分泌功能障碍即排除垂体腺瘤的诊断。有资料显示，常规无选择的尸体解剖，发现约27%有垂体腺瘤，生前无任何症状，或仅有轻微的症状被患者所忽略。

在耳鼻喉科就诊的垂体腺瘤，其体积相对较小，多数无包膜，呈肉色或黄白色，质地中等，可有出血囊性变。

影像学CT及MRI显示蝶窦内及鼻腔上部软组织占位，蝶鞍底部可有或无骨质破坏。

在显微镜下，垂体腺瘤可根据染色特征分为嫌色细胞型、嗜酸细胞型、嗜碱细胞型、混合型及根据有无内分泌功能障碍分为有功能腺瘤和无功能腺瘤两种分类方法，临床上以嫌色细胞型为多见，瘤细胞小圆形，立方形，排列规则，无异形，无分裂相，弥漫性增生间有丰富的毛细血管呈窦样扩张，使之肿瘤呈良性的腺样结构，可有乳头状结构，间质内的血管周围可出现淀粉样沉积。为了明确肿瘤有无内分泌功能障碍并作为判断肿瘤的生物学行为及术后进一步激素治疗的依据，可行免疫组织化学染色，以确诊为是促生长素（GH）细胞腺瘤、促乳素（PRL）细胞腺瘤、促肾上腺皮质素（ACTH）细胞腺瘤、促甲状腺素（TSH）细胞腺瘤等或是无功能腺瘤，也可做电镜检查。

【相关知识笔记】

在临床上，我们经常遇到一种情况，垂体腺瘤在组织细胞形态上，完全为良性病变，但在生物学行为上，已呈浸润性生长，破坏周围的骨组织和临近重要组织，出现相应的临床症状，这时我们往往会诊断为侵袭性垂体腺瘤，以提醒临床医生注意，应按低度恶性肿瘤来处理，肿瘤高度恶变少见。

三、恶性肿瘤

（一）鳞癌（squamous cell carcinoma）

鳞状细胞癌（简称鳞癌），是鼻腔、鼻窦最常见的恶性肿瘤，男性中老年多见，鼻腔的肿瘤常常累及上颌窦、筛窦，而鼻窦的肿瘤也易通过窦口影响鼻腔，特别是一些对自身早期的症状、体征不太敏感的患者，等到病期已发展到中晚期时方来就诊，无法提供初始征象，此时即使放射影像学也无法判断肿瘤是原发于鼻腔还是鼻窦。鼻腔、鼻窦的鳞癌以中分化为主，低分化或未分化癌少见。

临床上表现为单侧性鼻塞，血性分泌物，肿瘤增大时发生嗅觉障碍、面颊部隆起、麻木，眼球突起，复视，顽固性头痛，如果肿瘤侵及鼻泪道则可出现眼内眦部出血，肿瘤还可影响对侧鼻腔的通气，累及腭部则出现口齿不清、牙痛等，晚期则表现为恶病质、颈淋巴结转移及肺、肾、脑转移。

临床检查发现肿瘤呈肉芽状，触之易出血，组织脆，表面常有坏死、出血及分泌物附着。活检时，操作的医生须将表面的坏死物、伪膜剔除后再咬取实质性组织；对鼻腔无新生物的上颌窦肿瘤患者，可通过下鼻道行上颌窦穿刺活检，操作简单，阳性率也相当的高。

在组织细胞学上，肿瘤由巢状、片状分布的鳞状细胞构成，有层次，瘤细胞呈多边形，异形显著，核浆比例失调，细胞内可见幼稚角化珠；细胞核圆形、卵圆形，核大染色深，病理分裂相多见，细胞之间可有细胞间桥，癌巢的中央有角化及角化珠，并可见肿瘤浸润在黏膜间质内。鼻腔、鼻窦的鳞癌诊断并不困难，分化差时需与恶性黑色素瘤、恶性淋巴瘤、嗅神经上皮瘤等鉴别。

鼻腔鼻窦鳞癌的治疗以综合性方案较为理想，先化疗、放疗再手术，近期效果较好。

（二）恶性黑色素瘤（malignant melanoma）

鼻腔恶性黑色素瘤分为有色素和无色素两种，临床上有色素、无色素的恶性黑色素瘤各占有半数，笔者曾见到有两例患者分别从足部皮肤有色素的恶性黑色素瘤和眼上睑无色素的恶性黑色素瘤转移到鼻腔和咽部的恶性黑色素瘤。

因为鼻腔为黏膜组织，又隐藏在鼻内，早期不易觉察，往往要到鼻腔出血、有堵塞感或出现头痛时方就诊，其新生物呈息肉状、肉芽状或菜花状，易出血，少数可有色素而呈灰黑色，以鼻腔侧壁、中隔、鼻顶部为多见，晚期可至鼻窦。

肿瘤往往直接在黏膜下，有成片状肿瘤细胞，瘤细胞形态多样，即可呈梭形、多边形、立方形，也可呈小圆形，通常细胞核圆形或卵圆形，核膜清楚，核浆呈嗜碱性或透明，核仁明显；如果是色素性肿瘤，细胞浆内可见粗大、颗粒状棕黑色色素，在光镜下无折光，用高锰酸钾或双氧水可将色素褪尽，肿瘤细胞的排列也各式各样，即可呈巢状、片状、乳头状、血管外皮瘤样或肉瘤样，也可呈腺样结构、弥散成片，中间可夹杂奇形怪状的大细胞。因此，恶性黑色素瘤是一种形态、结构最多样的肿瘤，如果仅对照图谱或少数的病例，就很容易漏诊、误诊。

恶性黑色素瘤需与癌、肉瘤、恶性淋巴瘤、浆细胞瘤、嗅神经母细胞瘤、横纹肌肉瘤等鉴别，免疫组织化学检测有助于明确诊断，S-100蛋白、HMB45、Melan-A、SOX-10等阳性，而细胞角蛋白（CK）、白细胞共同抗原（LCA）、肌源性标记等阴性。

鼻腔鼻窦的恶性黑色素瘤的肿瘤分期，可参照第七版美国癌症联合委员会（AJCC）的《鼻腔鼻窦肿瘤分期补充指南》，一经诊断，往往已是临床Ⅲ期或Ⅳ期了，其恶性程度较高，很容易通过血道转移至肺、肝、脑等处，也可经淋巴道转移至颌下、颈部淋巴结，病死率较高，治疗需综合性方案，必要时选择靶向治疗和免疫治疗。

（三）鼻型NK/T细胞淋巴瘤（nasal type of T/NK cell lymphoma）

鼻型NK/T细胞淋巴瘤（图3-7），好发于中年以上男性，病变主要累及鼻腔侧壁的中下甲和鼻窦，表现为鼻塞、血性涕、鼻内有异味，并伴有咽痛、吞咽受阻，早期常有发热、全身乏力；中期则表现为消瘦，同时出现全身性症状，高热不退，萎靡；后期表现为贫血、出血增多，眼球突起、红肿、全身衰竭。

病理形态特征为鼻腔正常组织结构消失，代之以淋巴细胞弥漫性增生，细胞有异型，细胞谱较广，从小到大，病理性分裂相易见；部分病例可以出现坏死的血管中心性和血管壁的瘤细胞浸润，病变间及边缘常用坏死，表面有溃疡形成和鳞状上皮假上皮瘤样增生；病变中常夹杂大量的浆细胞、中性粒细胞和正常大小的淋巴细胞、少量的嗜酸细胞等，由于大片的坏死和肉芽的增生，异型细胞有时很少，特别是小的鼻内镜活检标本，常常需要反复多次的活检以明确诊断。

免疫组化检测对诊断NK/T细胞淋巴瘤并与其他常见鼻腔肿瘤相鉴别具有很大的参考价值：肿瘤细胞表达CD3、CD43、CD45RO、

CD56，同时表达细胞毒标记，诸如perforin（穿孔素）、granzyme B（颗粒酶B），TIA-1。因NK/T细胞淋巴瘤与EB病毒感染有关，故原位杂交EBER阳性，即使少数病例CD56标记为阴性，只要肿瘤细胞表达细胞毒标记和T细胞标记，同时EBER阳性，仍可诊断NK/T细胞淋巴瘤。

　　鉴别诊断：NK/T细胞淋巴瘤与鼻腔常见的其他肿瘤的治疗原则和预后不同，因此鉴别诊断显得尤为重要，如弥漫大B细胞淋巴瘤、胚胎性或腺泡状横纹肌肉瘤、未分化小细胞癌、嗅神经母细胞瘤、无

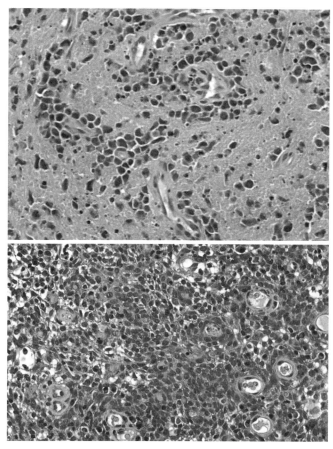

图3-7　鼻腔NK/T细胞淋巴瘤病理图像
肿瘤细胞异型显著伴坏死，被覆鳞状上皮瘤样增生，易误诊为高分化鳞癌。

色素的恶性黑色素瘤及PNET/ES等。上述肿瘤中，除了病理形态各有不同之处外，免疫组化也有其特定的一组标记，作为提示或排除，最后综合其临床表现、放射影像学、组织形态和免疫组化，必要时原位杂交和分子遗传学检测作出恰如其分的诊断，需要提醒的是，有时NK/T细胞淋巴瘤的组织表面鳞状上皮细胞向间质内呈瘤样增生，异型明显，可疑浸润，而上皮下的间质几乎未取到，这时缺乏经验的医生可能仅仅注意上皮的改变，会将其误诊为高分化鳞癌。

鼻型NK/T细胞淋巴瘤的治疗以化疗加放疗为主，近期效果良好。

2005年，WHO《头颈部肿瘤病理学及遗传学》将恶性中线网织细胞增生症、致死性中线肉芽肿、血管中心性免疫增生性病变等都归为NK/T细胞淋巴瘤。

鼻腔的NK/T细胞淋巴瘤的后期非常凶险，处理治疗不当，病死率相当高。

（四）横纹肌肉瘤（rhabdomyosarcoma）

横纹肌肉瘤发生在鼻腔内的横纹肌肉瘤以胚胎型为主，因发生在腔道内，肿瘤多呈水肿息肉样，又称葡萄簇肉瘤。该瘤除了婴幼儿多发外，中老年也可发生，男性多发。

临床上表现为鼻腔堵塞、鼻出血、面部隆起、眼球突出、眼睛固定等。检查时发现肿瘤呈息肉状、肉芽状，有蒂，表面可有出血、炎性渗出、坏死。

放射影像学显示鼻腔内软组织占位，可破坏周围骨组织浸润至筛窦、上颌窦、眶底、翼腭窝等。

在组织细胞形态上，肿瘤有黏液性的背景（间质），疏松、淡染，间见散在分布的小圆细胞，核圆，染色深，分裂相少见，胞浆丰富，染色呈嗜伊红色或透明，可有突起，偶可见到少数分化较成熟的长梭形或带状细胞，有横纹或纵纹。成人更多见于腺泡型，肿瘤细胞往往呈腺泡状，之间有纤维间隔，有较多的瘤巨细胞，预后比胚胎性的差，临床上还可见到胚胎型和腺泡型的混合，胚胎型横纹肌肉瘤有时与息肉、炎性肉芽容易混淆，而腺泡型会与副神经节瘤、腺泡状软组织肉瘤等混淆，诊断时一定要注意鉴别。免疫组织化学检测具有一定的作用，间叶性标记VIM、肌源性标记MSA、横纹肌标记desmin、 myogenin、myoD1等均可阳性，因此诊断并不困难。

横纹肌肉瘤的恶性程度较高，局部易复发，并可经淋巴、血道转移至其他部位，且对放射治疗、化学治疗敏感性又不高，因此手术应彻底，再配合综合疗法。

（五）浆细胞瘤（plasmacytoma）

浆细胞瘤（图3-8），其实是一种发生于骨髓外的恶性肿瘤，又称恶性浆细胞瘤或浆细胞肉瘤，与多发性骨髓瘤同类，好发于富于淋巴组织的上呼吸道，尤其是鼻腔、鼻窦、鼻咽部和喉部，中老年多见，男性发病率高于女性，临床上早期表现为鼻塞、鼻出血，鼻腔分泌物增多，中后期表现为眼球突出，固定，头痛。

体检时肿瘤呈肉色、光滑、水肿，触之易出血，质地较嫩。

在显微镜下，肿瘤由成片的浆细胞构成，瘤细胞一般较正常的浆细胞稍大，规则，核偏于一侧，可见核周空晕，车辐状结构多数缺如，核分裂相少见，根据细胞的分化程度可见单核浆细胞、双核浆细胞甚至三核、多核浆细胞及瘤巨细胞，少数病例肿瘤的间质可有淀粉样变性。分化性浆细胞瘤有时与炎症所致的浆细胞大量浸润很难鉴别，此时要特别仔细观察，一般感染的组织，除了有大量的浆细胞，

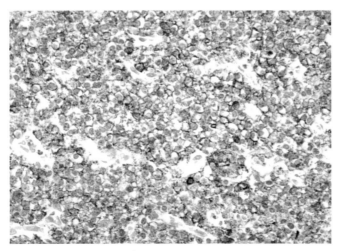

图3-8 鼻咽部浆细胞瘤病理图像
瘤细胞呈浆样，有异型，表达浆细胞的标记CD138。

或多或少还有其他的炎性细胞浸润，诸如淋巴细胞、组织细胞及嗜伊红白细胞和多核白细胞，而浆细胞瘤，则是清一色的浆细胞，肿瘤中间一般不夹杂其他细胞，细心查找，在肿瘤组织的边缘与正常组织的交界处可发现非肿瘤性浆细胞，相对肿瘤细胞要小些，核的车辐状结构也较清晰，同时可通过其他辅助手段放射影像学检查，免疫组织化学技术、DNA检测等帮助诊断。另外需要鉴别诊断的是恶性淋巴瘤中的一类，称之为淋巴细胞浆细胞型，此种肿瘤为弥散分布的淋巴细胞及浆样细胞，此种浆样淋巴细胞，是淋巴细胞的一种，部分向浆细胞分化，因此除了浆样细胞外，还有许多异形的淋巴细胞，诊断并不困难。

髓外浆细胞瘤发展缓慢，手术及放射治疗效果均不错，但易复发，并可逐步转变为多发性骨髓瘤。

（六）嗅神经上皮瘤（嗅神经母细胞瘤）（olfactory neuroepithelioma and olfactory neuroblastoma）

嗅神经母细胞瘤（图3-9）是原发于鼻腔顶部、嗅裂的嗅黏膜神经上皮的恶性肿瘤，又称为嗅感觉神经母细胞瘤等，男性发病率高于女性，青年、中年高发。

1924年，Berger和Lue 发现一例位于嗅黏膜的未分化肿瘤，其特点是内含有神经原纤维，来源于嗅黏膜的神经上皮或嗅基板的神经外胚叶成分，WHO《头颈部肿瘤学分类》支持其为嗅上皮的基底细胞发生，该肿瘤可发生在任何年龄，有2个高峰阶段：11~20岁和50~60岁，性别无明显差异；主要发生在顶部的嗅裂、筛板区：Jacobson器，蝶腭神经节、嗅基板和Loci 神经节，少见的部位是鼻腔下部、鼻窦、鼻咽部等，也可仅表现为颅内病变。临床上常误诊为鼻息肉，但是切除时极易出血，而且术后短时间内肿瘤又复发，早期表现为单侧鼻塞和涕血，嗅觉减退、消失、头痛、流泪、视力模糊，眼球突出等，中后期则因肿瘤侵及上颌窦可出现面颊肿胀、面部麻木感；侵犯颅内可表现为头痛、呕吐等颅高压症状。

肿瘤细胞成巢状，团块状或分叶状，细胞小至中等，形态较一致，胞核圆形或卵圆形，形似淋巴细胞或神经母细胞，胞浆丰富，细胞膜不清，细胞之间没有明显的膜界限，核染色质分布均匀，核仁不明显，部分病例可见菊形团结构，细胞巢的边缘可见神经原纤

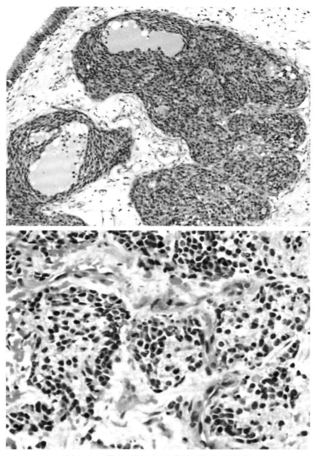

图3-9　鼻腔嗅神经母细胞瘤病理图像

肿瘤细胞成巢状，分叶状，细胞小至中等，部分可见原始神经纤维。

维，肿瘤级别的增高，细胞异型性加大，核浆比例增大，染色质变粗糙，可见核仁、病理核分裂相增多，菊形团和间质变少，并逐渐出现坏死、钙化局灶性或广泛性，间质围疏松的纤维结缔组织，富于血管，增生显著时，可误诊为血管瘤；多数表面上皮完整，少数直接生长于上皮内，即所谓原位嗅母。免疫组化：肿瘤细胞表达SY、CgA、CD56等，上皮标记多呈阴性，少数肿瘤细胞核旁高尔基体表达CK-Pan。

　　需要指出的是，嗅神经上皮瘤其组织细胞学，以往教科书上描述的肿瘤细胞排列成菊形团，在日常临床工作中，并不常见，因此不能以有无菊形团作为诊嗅神经上皮瘤的依据。

鼻腔内小圆细胞肿瘤包括恶性淋巴瘤、恶性黑色素瘤、未分化癌、胚胎性横纹肌肉瘤、原始神经外胚叶肿瘤、嗅神经上皮瘤等等，因此诊断时需要做免疫组织化学检测，一般而言，嗅神经上皮瘤对S-100蛋白、突触素（SYN）、嗜铬素（CgA）、神经元特异性烯醇化酶（NSE）反应，部分病例细胞分化较成熟，上皮性标记细胞角蛋白（CK）也可阳性。

嗅神经上皮瘤对放射治疗较为敏感，能够放疗后手术，预后相对较理想。

（七）鼻腔鼻窦畸胎癌肉瘤（sinonasal teratocarcinosarcoma）

鼻腔鼻窦畸胎癌肉瘤（图3-10~图3-11）为罕见的肿瘤，仅见于鼻腔鼻窦区域，主要累及成人及男性，组织学上以畸胎瘤、癌肉瘤、透明的鳞状细胞团及分化不等的神经上皮构成，临床上表现为鼻塞、鼻出血、鼻腔分泌物增多、嗅觉减退或丧失、眼胀、眼痛、头痛等，少数患者出现人格改变，病变主要累及鼻腔、鼻窦、鼻咽部、颅底、眼眶。

（1）鼻窥镜成像：息肉状、光滑肿块。

（2）放射影像学：占位性病变，密度均匀，信号中等或偏低，无明显强化、钙化或囊性变，骨质有或无破坏，部分鼻窦混浊。

（3）组织学特点：成分广、形态多样、结构复杂。

（4）上皮成分：透明细胞的鳞状上皮团，分化不等的呼吸道和消化道上皮。

（5）间叶成分：瘤样增生的平滑肌，分化各异的软骨和骨组织及梭形细胞肉瘤、横纹肌肉瘤。

（6）神经上皮成分：菊形团和神经母细胞及原始神经管，免疫组化检测在诊断鼻腔鼻窦畸胎癌肉瘤及其鉴别诊断中起至关重要的作用，需要注意的是，鼻腔活检因为受到取材大小及部位的影响，常常仅取到表浅部分，而诊断为嗅神经母细胞瘤，待手术全切标本，发现除了嗅神经母细胞瘤形态外，尚有其他的胚层组织及多种肿瘤成分，这是临床医生必须了解的该肿瘤的特性。

（7）预后和治疗：鼻腔鼻窦畸胎癌肉瘤属于高度恶性肿瘤，病变生长迅速，容易转移，3年存活率约为40%；其治疗为综合性治疗，外科手术根治加术后放射治疗，需要时可加用化学治疗。

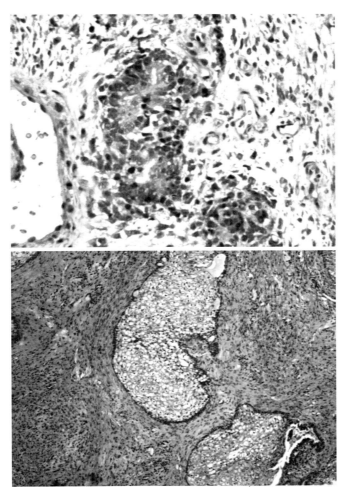

图3-10　鼻腔鼻窦畸胎癌肉瘤病理图像（1）
嗅神经母细胞瘤区域，典型的菊形团结构及胚胎样透明样鳞状细胞团。

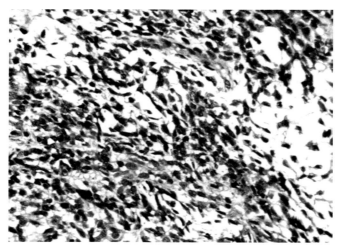

图3-11　鼻腔鼻窦畸胎癌肉瘤病理图像（2）

未分化的梭形细胞肉瘤区域。

（八）鼻腔鼻窦区域新的肿瘤病名

2017年，WHO新版《头颈部肿瘤分类》，在鼻腔鼻窦章节中，重点解读了五种新的肿瘤病名，分别是肾细胞样腺癌（renal cell-like adenocarcinoma）、SMARCB1（INI-1）缺失性鼻腔鼻窦癌[SMARCB1（INI-1）deficient sinonasal carcinoma]、具有腺样囊性结构的HPV相关性癌（HPV-related carcinoma with adenoid cystic-like features）、NUT中线癌（NUT midline carcinoma）和双表型鼻腔鼻窦肉瘤（biphenotypic sinonasal sarcoma）。

（1）肾细胞样腺癌：2002年报道了13例鼻腔鼻窦肿瘤，临床表现为鼻出血，肿瘤细胞的胞浆丰富、透亮，类似肾癌的透明细胞，排列呈巢状、滤泡状，与肾细胞癌的鉴别在于免疫组化检测，肿瘤细胞对肾细胞癌的标记PAX8和RCC为阴性，肿瘤为惰性生长，预后较好。

（2）SMARCB1（INI-1）缺失性鼻腔鼻窦肿癌：SMARCB1（INI-1）为抑癌基因，染色体22q11.2，其产物广泛存在于正常组织的细胞核内；缺失的肿瘤是中枢神经的非典型畸胎瘤样/横纹肌样瘤、肾及软组织的横纹肌样瘤、上皮样肉瘤、肾髓样癌、软组织肌上皮癌、上皮样神经鞘膜瘤、骨外黏液样软骨肉瘤等，在鼻腔鼻窦处则表现为鼻塞、头痛及眼部症状，病理上肿瘤细胞在黏膜下生长，呈巢状及基底细胞样，胞浆丰富，部分呈浆细胞样，分裂相多见，伴有坏死，肿瘤呈侵袭性生长，累及骨组织。免疫组化显示SMARCB1（INI-1）阴性，少数P16阳性，但是HPV原位杂交或PCR是阴性，该肿瘤容易复发及转移，病死率较高，治疗需综合性治疗。

（3）具有腺样囊性结构的HPV相关性癌：形态上似涎腺的腺样囊性癌，但是HPV阳性，同时周围没有涎腺组织，目前该病例较少，尚无转移的报道；NUT中线癌主要是病理形态上比较特殊，肿瘤细胞分化较差，常常没有过渡突然出现鳞化及角化，同时肿瘤细胞表达免疫标记NUT，该肿瘤恶性程度高，预后差；双表型的鼻腔鼻窦肉瘤，是一种低度恶性的梭形细胞肿瘤，表达神经和肌源性标记，鼻腔和筛窦较为多见，分子遗传学表现为t（2;4）（q35;q31.1）染色体的易位，诊断需与鼻腔鼻窦型血管外皮瘤、孤立性纤维肿瘤、滑膜肉瘤、神经鞘瘤等鉴别，约半数会复发，尚未见到转移和死亡的报道。

（王纾宜）

第三节　鼻咽部病变

一、鼻咽部解剖组织学基础

　　鼻咽部是咽部的上段，因其肿瘤高发病率故作为一个章节专门叙述。鼻咽部较为宽大，是鼻腔的延续，正对后鼻孔，下至软腭水平，与口咽部相同，吞咽时软腭紧贴咽后壁，即鼻咽与口咽分隔，防止食物、液体返流至鼻咽部、鼻腔。鼻咽部分为顶后壁、侧壁和前下壁。

　　顶后壁呈弓形，上接颅底，依次为蝶窦后下部、蝶骨底部、枕骨底部、第1和第2颈椎，此处的黏膜与骨膜之间连接比较疏松，鼻咽部的恶性肿瘤细胞可通过此咽后隙直接浸润到颅底。

　　鼻咽部的顶后壁有一个淋巴组织结构，称之为腺样体或增殖体，是咽部waldeyer环重要组成部分，在儿童较为明显，似半个倒伏的核桃，表面光滑，滋润，颜色同周边的黏膜，随着年龄的增长，腺样体逐步萎缩，少数成人仍残留。

　　侧壁：主要有咽隐窝和咽鼓管咽口。咽隐窝随年龄增大，由浅变深，咽隐窝是鼻咽癌的好发部位，其上界是颅底的破裂孔，鼻咽癌可通过破裂孔向颅内侵犯。咽鼓管咽口，淋巴组织较为丰富，肿瘤的累及可致咽鼓管闭塞，引起渗出性中耳炎；或者鼻咽癌通过咽鼓管逆行至中耳，临床上也不少见。

　　前下壁：即后鼻孔和中隔的后缘，在解剖学上属于鼻腔范畴。

　　鼻咽部黏膜被覆假复层纤毛柱状上皮，反复感染可鳞化增生，鼻咽部的上皮细胞间或上皮下间质内有大量淋巴细胞浸润，特别是EB病毒感染，易发生转化，诱发鼻咽癌、淋巴瘤。

　　鼻咽部的良性病变有乳头状瘤、基底细胞腺瘤、多形性腺瘤、骨瘤、血管纤维瘤等。

　　鼻咽部除了常见的低分化鳞癌、恶性淋巴瘤、腺样囊性癌、乳头状腺癌、黏液表皮样癌、恶性黑色素瘤、脊索瘤、神经内分泌癌、恶性神经鞘瘤、横纹肌肉瘤等均可发生。

二、良性病变

（一）血管纤维瘤（angiofibroma）

　　仅出现在鼻咽部的血管纤维瘤或纤维血管瘤是以胶原纤维及薄壁血管构成的间叶性肿瘤，主要发生于男孩、青少年及年轻的男性，故又称为男性青春期出血性鼻咽血管纤维瘤。可能与男性性激素旺盛或不协调有关，随着年龄的增大，症状逐步改善、缓解，血管纤维瘤也不再复发。

　　肿瘤多发生在鼻咽顶，有蒂或基底较宽，与鼻咽顶壁、侧壁、后壁粘连，肿瘤大小与病程长短有关，大者直径大于10 cm，乳白色或灰红色、结节状，质地结实，表面光滑，切面质韧，致密，可见散在分布的血管腔，往往有出血灶。

　　肿瘤由血管和纤维组织两种成分构成，血管壁薄，管腔不规则扩张，内皮细胞不增生，血管仅有极薄层的平滑肌组织，但缺乏弹力纤维，这也是临床上手术时大量出血的组织学基础，血管周围是增生的纤维组织，纤维细胞呈多形性，部分有异形，分裂相少见，间有数量不等的胶原纤维，排列无规则，纵横交错，将血管腔拉扯成不规则形状，可有炎症细胞浸润（图3-12）。纤维血管瘤在细胞形态上属良性表现，但是在临床上，往往呈侵袭性生长可破坏骨组织和周围的器官，可累及上颌窦、筛窦、蝶窦、前中颅底、颞下窝、眼眶等处，手术易复发，极少发生恶变。

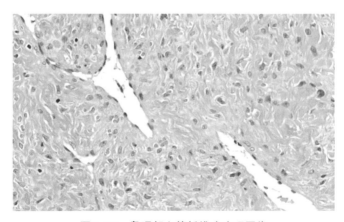

图3-12　鼻咽部血管纤维瘤病理图像

薄壁血管呈不规则扩张，无明显的平滑肌，无弹力层，纤维胶原变，间见少量散在的梭形细胞及星形细胞。

一旦临床综合患者的所有信息，怀疑是鼻腔鼻咽部血管纤维瘤时，不可取活检，直接在充分准备前提下，手术完整切除肿瘤，目前临床常选择术前血管造影栓塞疗法，可明显降低术中的出血，减少手术的风险。因肿瘤主要发生在男性青少年，因此推断肿瘤与雄性激素有关，各国科学家也做了很多的研究，并尝试用雌激素来治疗患者，该方法有一定的疗效，目前仍在研究探讨中。

（二）基底细胞腺瘤（basal cell adenoma）

鼻咽部黏膜内散在分布小涎腺组织，因此涎腺来源的肿瘤鼻咽部均可发生。

常见的是基底细胞腺瘤。多见于男性，肿瘤生长缓慢，无痛。肿瘤常较局限，边界清楚，由规则的基底细胞构成，细胞大小一致，形态单一，无异形，排列成腺管样、小梁状或实体样，部分患者基底膜有玻璃样变，使条索状的肿瘤细胞界限非常清楚，一般肿瘤内无间质，这也是涎腺基底细胞腺瘤与其他肿瘤明显不同的地方。

鼻咽部的基底细胞腺瘤手术完整切除后，很少复发。

三、恶性病变

（一）鼻咽癌（nasopharyneal carcinoma）

鼻咽癌是我国上呼吸道最常见的恶性肿瘤，中国的南方和东南亚的一些国家及地中海沿海多见。EB病毒的感染与鼻咽癌的关系已得到了确定，EB病毒是一种在非洲儿童恶性淋巴瘤患者中检测到的一种疱疹病毒，在鼻咽癌组织培养中分离出EB病毒，在电镜下也找到了典型的疱疹病毒颗粒，鼻咽癌患者的血清中存在EB病毒的各种抗体，鼻咽癌的癌组织中也检测到了各种EB病毒相关的抗原抗体。虽然测定患者的EB病毒感染情况对诊断鼻咽癌无决定作用，但是在大规模人群肿瘤的防治和普查中具有一定的临床意义。

鼻咽癌的发生除与EB病毒感染有关外，尚与遗传因素、生活习惯、环境污染、接触化学、物理、生物等致癌因素有关，最关键的是自身免疫系统的缺陷和不完善。

鼻咽癌的临床表现主要为鼻出血，特别是回缩性血涕更具有临床意义，因肿瘤堵塞咽鼓管咽口导致单侧耳鸣、耳闷、传导性耳聋；鼻塞、头痛、颈部肿块，中后期体重减轻及因肿瘤累及第Ⅲ、第Ⅴ、第Ⅵ、第Ⅸ、第Ⅹ颅神经等出现复视、斜视、外展麻痹、眼球固定、失明、头痛、声音嘶哑、吞咽困难、耳聋甚至面瘫等症状。鼻咽癌的治疗以放射治疗为首选方案，可辅助以化疗、生物免疫制剂及手术。

鼻咽癌好发于咽隐窝、顶后壁，表面呈现黏膜粗糙、增厚、菜花状、结节状、溃疡状，临床上较易遗漏的是肿瘤位于黏膜下层，向间质深部浸润，表面黏膜平整，无明显隆起，但仔细观察，会发现局部黏膜的色泽较周围的稍微苍白，无光泽。

鼻咽癌的组织病理学：根据肿瘤的形态特点，分化程度及有无角化，2005年，WHO《头颈部肿瘤病理学和遗传学》将鼻咽癌分为非角化性癌、角化性鳞状细胞癌、基底样鳞状细胞癌，其中非角化性癌，又分为分化型和未分化型，非角化性癌中，未分化型为最多见。以下我们分别进行阐述。

鼻咽部被覆柱状上皮，而发生的鼻咽癌在组织学上多为分化差的鳞状细胞癌，因此鼻咽部的上皮鳞化，不典型增生在鼻咽癌的发生中有着重要的作用，曾有国外科学家研究鼻咽部EB病毒感染时发现，EB病毒更亲睐鳞状化生的上皮。

非角化性癌，未分化型（nonkeratinizing carcinoma, undifferentiated subtype）：国人最常见的病理类型，黏膜间质内见片巢状分布的肿瘤细胞，细胞大，呈梭形、卵圆形或圆形，胞浆较淡，核膜光滑，核仁大，单个，清晰，部分表现为空泡状，称为泡状核，通常位于中央，细胞界限不清，分裂相多少不一，极少数病例组织中可见少量的鳞癌细胞及角化珠，癌巢周边为反应性淋巴组织，并有浆细胞、少量的嗜酸细胞，部分病例可见纤维组织反应性增生，或上皮样组织细胞及多核巨细胞，称之为结核样/肉芽肿性反应，或有淀粉样物质沉积（图3-13A）。

非角化性癌，分化型（nonkeratinizing carcinoma, differentiated subtype）：少见，肿瘤细胞分化较好，癌细胞界限清楚，呈铺路石状，比未分化型细胞小，核仁不明显，部分可排列呈乳头状，偶见细胞间桥或角化，通常呈条索状、丛状排列，周边有炎性细胞浸润（图3-13B）。

角化性鳞状细胞癌（keratinizing squamous cell carcinoma）：少见，有明显的鳞状细胞分化，可见细胞间桥和角化，常常呈巢状分布，周

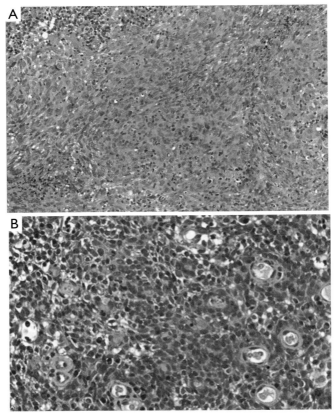

图3-13　非角化性鼻咽癌病理图像

（A）未分化型；（B）分化型。

边纤维组织反应性增生及中性粒细胞、淋巴细胞、浆细胞及少量嗜酸
细胞浸润，形态上与头颈部其他部位的鳞癌相似，部分鼻咽部非角化
性癌未分化型的病例，放疗后局部复发，肿瘤细胞可从分化差的转为
分化好的角化性鳞状细胞癌。

　　基底样鳞状细胞癌（basaloid squamous cell carcinoma）：少见，表
面的黏膜上皮常有原位癌变，同时间质内见浸润的鳞状细胞癌，癌巢
内有分化较好的鳞癌细胞，可见角化，周边肿瘤细胞较小，胞浆少，
呈基底细胞样，排列呈彩带样及不典型的筛孔状。

　　免疫组化诊断分子病理学：肿瘤细胞表达广谱角蛋白（AE1/
AE3）、高分子量角蛋白（CK5/6，34BE12），大部分表达P63，

P40，部分或灶性表达EMA，少数可表达VIM，S100等。非角化性癌，不论分化型或未分化型，均显示与EB病毒有关，目前最常用、最可靠也是最稳定的的检测方法为原位杂交技术，PCR技术及免疫组化检测LMP-1都存在不稳定、特异性不高等问题，不提倡作为常规使用。

鼻咽癌活检阳性率较高，特别是随着鼻内镜技术的开展，无论是视野、角度及医生的操作均大为改观，临床上也遇到极少数高度怀疑的患者多次活检阴性，需注意活检的部位、钳取的手法并剔除表面的炎性渗出坏死物，咬取实质性的肿瘤组织。

鼻咽癌的组织病理学诊断相对较容易，但是部分患者细胞分化较差，易与恶性淋巴瘤、恶性黑色素瘤、嗅神经上皮瘤、胚胎性横纹肌肉瘤等相混淆，诊断时需慎重，可籍助于免疫组织化学技术，判定肿瘤的组织细胞来源，以其明确诊断。

鼻咽癌的继发肿瘤：在临床我们常遇见鼻咽癌患者接受放疗后若干年，短则3年，长则10年，在原发部位或在上颌窦处又长出新的肿瘤，这并非鼻咽癌的复发，而是一个新的肿瘤，称之为放射后肉瘤，常见的是恶性纤维组织细胞瘤、骨肉瘤等。

（二）脊索瘤（chordoma）

脊索瘤是一种低度恶性肿瘤。脊索是胚胎残余的组织，在胚胎4周时出现了上端位于颅底的蝶骨和枕骨，下端位于骶尾部中央的脊索，随着胚胎的生长发育，到了第7周时脊索退化为椎间盘的髓核，少数人在颅底和骶尾部仍有脊索的残留，就可能导致肿瘤的发生。一般而言，颅底部的肿瘤，因局部解剖结构的精密，肿瘤很小，容易出现症状、体征，相对就诊时间就早，因此，颅底部的脊索瘤与骶尾部的肿瘤相比较，发病年龄较轻，肿瘤小，病程短。而骶尾部的肿瘤病程较长，瘤体巨大，就诊时的年龄也较大。颅底部的肿瘤常常表现为鼻咽部的病变，并经过鼻咽部取材，故放在鼻咽部的病变中叙述。

颅底部的脊索瘤，男性多发，以蝶鞍部和斜坡多见，小脑桥脑角、蝶骨嵴、颅中窝等处也可发生。肿瘤常常呈浸润性生长，破坏颅底骨组织并侵犯周围颅神经，出现相应的临床表现和体征，肿瘤可破坏垂体从而出现垂体功能低下的症状。瘤体质软、破碎，如手术能完整切除则呈分叶状，切面如胶冻状、半透明，肿瘤有纤维间隔，可见钙化及出血坏死、囊性变。

显微镜下，肿瘤的背景为"黏液湖"，黏液呈浅兰色，结构疏松，丝网状；间有散在分布的上皮岛，上皮细胞呈立方形、多边形或圆形，胞浆内有空泡，PAS染色阳性，瘤细胞排列成巢状、条索状、小梁状、团块状，有时仅几个细胞漂浮在黏液中，极少数病例间质呈肉瘤样，表现为去分化脊索瘤（图3-14）。

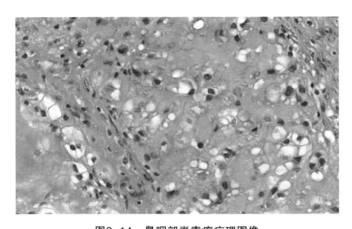

图3-14 鼻咽部脊索瘤病理图像
瘤细胞为多角形、卵圆形及不规则形，核旁见大小不一的空泡，间质黏液变。

脊索瘤易与软骨肉瘤、黏液性腺癌等混淆，诊断时需多取材，多切片，寻找脊索瘤的典型区域，并可行免疫组织化学检测，脊索瘤的上皮细胞除了CK、EMA、S-100蛋白阳性外，间叶性标记VIM也可阳性，而软骨肉瘤、腺癌等无此特点。

近期研究发现，脊索瘤的分子遗传学主要表现在1号染色体缺失和7号染色体扩增，比较基因组杂交（CGH）研究约70%的脊索瘤患者有纯合性或杂合性的CDKN2A和CDKN2B的缺失。

脊索瘤属浸润性生长肿瘤，若手术不彻底，则易复发。

（王纾宜）

第四节　喉部病变

一、组织学基础

喉位于颈前正中，为第3颈椎至第6颈椎水平，儿童和女性位置稍高些，是呼吸道和发声的主要器官，以软骨为支架，附有肌肉、韧带、纤维结缔组织膜构成管腔，表面覆盖黏膜。

喉的软骨除作为气道的支架外，有一个非常重要的作用就是阻碍喉内的肿瘤向外扩展，尤其是甲状软骨板，成了名副其实的天然屏障。喉腔的黏膜各部分其组织结构并不相同，会厌的舌面及喉面的上半部、声带、会披皱襞表面为复层鳞状上皮；而会厌喉面的下半部、室带、喉室、声门下区、披裂则覆有假复层纤毛柱状上皮，在声带腹面和背面的黏膜下纤维组织较疏松存在着潜在的腔隙，称为Reinke's间隙，小儿因感染、过敏引起喉水肿、成人因外伤、炎症导致的充血、水肿、出血、小结、息肉甚至肿瘤。

喉腔除声带外，其余黏膜下均有腺体，以黏液腺为主，会厌、披裂、喉室和室带黏膜下有少量的淋巴组织，也可出现淋巴滤泡，Rrenkel's扁桃体。

喉腔以声带为界，分为声门上区、声门区和声门下区三个解剖区域。声门上区，喉室以上的空间，包括室带、喉前庭、披裂、披会皱襞、会厌喉面；声门区，声带、前联合、后联合环绕的的区域；声门下区，声带以下至环状软骨下缘。喉腔的分区除与解剖结构的不同外，在临床上尚与肿瘤的扩散、转移及预后有重要的关系。

由于喉部组织丰富，因此肿瘤的类型种类繁多，上皮性肿瘤、间叶性肿瘤、淋巴系统性肿瘤及神经源性肿瘤。

喉部的淋巴引流分为两部分，声门上区淋巴管丰富，穿过甲状舌骨膜沿甲状腺上动脉至颈总动脉分叉处，达颈内静脉周围的颈深淋巴结，随后大部分进入肩胛舌骨肌部的淋巴结，少数进入二腹肌下的淋巴结和颈内静脉周围的颈深上淋巴结，会厌及披会皱襞的一部分淋巴管经舌骨下的淋巴结再汇入颈深淋巴结；声门下的淋巴引流分为前后两组，前组经环甲膜至喉前淋巴结及气管前淋巴结，最后汇入颈深下淋巴结，后组穿过环气管膜、气管旁淋巴结至颈深下淋巴结，少数至锁骨上淋巴结。

喉部的间隙很多，会厌前间隙、声门旁间隙、喉前间隙等，在临床病理上较有意义的是会厌前间隙和环甲膜，如果声门上区的肿瘤已侵及会厌前间隙、声门及声门下区的肿瘤已侵及甲状软骨板和环甲膜，往往肿瘤已突破了喉部防线，向喉外蔓延，常常可见喉前颈部肌肉和甲状腺的受累。

二、良性病变

（一）声带息肉（vocal cord polyp）

因声带黏膜水肿而发生的非肿瘤性病变，主要与用声不当致使声带机械损伤有关，如歌唱家、教育家、传教士以及喜欢大声尖叫者，男女发病率相似，各年龄段均可累及，既可单侧声带受累也可双侧声带均被累及，声音嘶哑是主要的临床症状，喉镜检查声带的前中段或前联合处，黏膜表皮局限性隆起，表面光滑、湿润、透明，小至芝麻、绿豆，大至花生米甚至蚕豆，部分患者有蒂，作者所在医院曾多次遇到位于前联合的直径为3 cm的超大型息肉，基底宽，水肿明显，可随着呼吸气流而上下漂浮，严重者可出现呼吸困难和喉阻塞。

声带息肉呈球形或半球形，有光泽，常为透明白、乳白、粉色，如血管丰富，管腔扩张、充血，则呈鲜红色，表面常附有黏液，部分有蒂声带息肉在光镜下，主要为黏膜下局限性水肿，间质疏松呈丝网状，间隙增宽，部分可呈团块状无结构嗜伊红物，可能是纤维素性渗出，与喉淀粉样变性不同，结晶紫和刚果红染色均呈阴性，也可发生黏液样变性、软骨化生、纤维组织增生等，根据间质内血管的多少，而分为血管型、单纯水肿型，部分患者在息肉的基础上形成小的角化囊肿，其表面被覆复层鳞状上皮，可轻度增生或向间质内增生，但不形成乳头，少数患者可出现角化及角化不全。

声带息肉的预后很好，手术后部分患者会复发。

（二）声带息肉（vocal cord polyp）及声带小结（vocal cord node）

常因用嗓过度、长期慢性刺激、感染等所致，既可单侧声带受累也有双侧声带对称性生长，多位于声带的前中1/3交界处，不论是从巨检上还是显微镜下，声带小结均与声带息肉极为相似，仅声带小结体积更小，纤维组织增生稍微显著些，因此，在临床病理诊断中，常诊断为小的声带息肉。

（三）喉淀粉样变性（amyloidosis）

喉淀粉样变性可能与慢性炎症、血循环障碍、蛋白质代谢紊乱或自身免疫缺陷等有关，除喉部常见外，口腔、鼻咽、舌根部、扁桃体、气管都易累及。

临床上表现以声音嘶哑、喉部不适为主要症状，严重者可出现呼吸困难，局部呈结节状或弥漫的组织增生，与周围的正常组织颜色相似或稍显苍白或稍充血，表面粗糙常无溃疡或坏死，易误认为喉部恶性肿瘤。

在光镜下，表面为复层鳞状上皮，无明显增生，上皮下结缔组织增生显著，伴有大量的无结构块状物沉积，围绕在小血管、腺体及纤维结缔组织周围，染成均匀的淡粉色，部分可有钙质沉着，特殊染色结晶紫和刚果红强阳性。

治疗以手术为主，术后可复发。

（四）喉结核（laryngeal tuberculosis）

喉结核的发病率较以往有明显的增高，且与过去相比有了三个明显的不同。首先以前的喉结核多继发于肺结核，而目前的喉结核大多数无其他部位的结核史；其次以前的喉结核常有发热、潮红及消耗性病容，而现在的喉结核除了有声音嘶哑、喉部不适及轻度疼痛外，无明显其他症状；第三，由于抗生素的滥用，喉结核的病理形态常常不典型，抗酸染色常为阴性，细菌培养也找不到结核分枝杆菌。

临床上，各年龄段均可发病，以青年、中年为主，男性较多，离家外出打工者及体力工作者多见，局部检查会厌、声带均可累及，黏膜增生明显，表面颗粒状，色泽较正常组织稍暗淡、灰白，部分患者可充血肿胀，肉芽增生及溃疡形成。

在光镜下，典型的结核表现为肉芽肿性病变，有成团的类上皮细胞、郎罕巨细胞和干酪样坏死，但目前多数患者自行应用抗生素，病理形态常常不典型了，表现为黏膜重度炎症，肉芽增生，少量的类上皮细胞及个别不典型的郎罕巨细胞，坏死少见或不见，因此病理诊断就相当棘手。还有需要特别提出的是，喉结核的黏膜鳞状上皮常常会因间质病变的刺激而呈瘤样增生，上皮的钉足可向间质内延伸并连缀成网，粗粗地看，像是上皮的病变，而忽略了间质的结核改变，容易误诊为喉癌，留意看，喉结核的上皮增生虽然很厉害，但关键的是细胞无异形，上皮基底膜完整，无浸润。

喉结核的治疗必须严格按照抗结核的正规治疗，且要定期随访。

三、癌前病变

声带白斑（leukoplakia）：男性好发，主要与长期慢性刺激有关，不同地区的诊断标准各不相同，有作者认为有鳞状上皮的增生和过度角化就可诊断为喉白斑，而有作者则认为必须要有鳞状上皮的不典型增生、表面过度角化及角化不全方可诊断为喉白斑，我们更倾向于后一种诊断标准。

临床上，单侧声带或双侧声带表面有片块状乳白色物覆盖，表面平整，部分患者稍显污秽，少数患者呈疣状突起，表面粗糙。

在光镜下，黏膜鳞状上皮增生，以棘细胞层及基底细胞层为主，细胞生长活跃，核浆比例改变，核大深染，可见分裂相，但基底膜完整，表面角化过度伴角化不全。

声带白斑属癌前病变，因此临床上应密切随访，同时要排除活检组织取自喉癌的边缘组织。

四、恶性病变

（一）喉癌（laryngeal carcinoma）

男性高发，与吸烟、病毒感染、空气污染、放射线及性激素有关，近期女性喉癌患者也呈增高趋势。喉癌以鳞癌为多见，且多数为分化好的鳞癌，其他少见的有腺癌、黏液表皮样癌、腺样囊性癌、恶性多形性腺瘤、神经内分泌癌及癌肉瘤。

喉癌的临床表现，最主要的症状是声音嘶哑，慢性持续性，其间经抗菌消炎可有所缓解，但总的趋势是越来越严重，位于声门上区者常有咽喉部异物感，局部疼痛及吞咽困难，到后期均会出现吸气性呼吸困难、喉阻塞。临床检查，一侧声带前中段或整个声带局部组织增生，表面粗糙，呈颗粒状、菜花状，基底宽大，可有溃疡、坏死。

根据肿瘤的发生部位将喉癌分为声门癌、声门上区癌、声门下区癌及跨声门癌。声门癌，肿瘤分化高，多局限于一侧声带，可累及前联合和对侧的声带，向下至声门下区，向深部侵犯甲杓肌和勺状软骨，导致一侧声带的固定或活动受限，声门癌，生长较为缓慢，不易转移；声门上癌，分化高或中等，会厌喉面的肿瘤可浸润至会厌软骨或通过会厌软骨间隙累及会厌舌面及会厌前间隙，室带癌易向深部侵犯梨状窝、披会皱襞，喉室在此起着保护屏障作用，阻止肿瘤向声门及声门下区扩散，经过一段时间的较量，最后肿瘤突破喉室，很快累及声门、声门下区，此时甲状软骨板、环甲膜遭到破坏，肿瘤向喉前肌肉、甲状腺浸润，声门上癌早期即出现颈部淋巴结的转移，预后较差；声门下癌，单纯的声门下区癌少见，早期不易发现，可侵犯气管环、颈前组织、甲状腺及食管；跨声门癌，往往就诊时，肿瘤范围已较大，究竟是发病当初就呈跨声门性生长，还是肿瘤中后期弥散扩展，变成了跨声门型，目前尚无定论，其临床特点是肿瘤向深部侵犯破坏甲状软骨板和环甲膜，预后较差。

喉癌的转移除颈部淋巴结外，还可通过血道转移至肺、肝、骨、脑等。

在此，需要特别指出的是，临床病理诊断一般对原位癌持非常慎重的态度，病理活检是一个样本的检测，往往不代表患者的整个病变全貌，病理形态的观察与临床医师的取材部位和手法有密切的关系，病理诊断医生看到的仅仅是非常局限的标本，如果病理诊断医生仅根据送验的组织就轻易诊断原位癌，可能会误导临床手术医生，制订出错误或不恰当的治疗原则。

（二）喉癌肉瘤（carcinosarcoma）及梭形细胞癌（spindle cell carcinoma）

这是一种非常少见的呈双相分化的喉部恶性肿瘤，其特点是发病年龄相对较喉癌轻，临床上以声音嘶哑、咽喉部异物感和吞咽不适为主要症状，局部检查一侧喉腔肿块，表面光滑，约花生米至蚕豆大小，基底小，有蒂，常附着在声带上声门下区，肿块的剖面，质地均匀，细腻，黄白色，不同于喉鳞癌，组织粗糙无光泽。在显微镜下，肿瘤的两种成分即上皮和间叶组织均发生了恶变，在鳞癌的区域，免疫组织化学检测，上皮性标记细胞角蛋白（CK）、细胞膜抗原（EMA）阳性，而间叶性标记波形蛋白（VIM）则阴性；在肉瘤的区域，肿瘤细胞对上皮性标记染色阴性，而对间叶性标记波形蛋白（VIM）阳性，诊断喉部癌肉瘤需排除上皮性肿瘤会刺激间叶组织反应性增生或间叶性病变刺激上皮呈瘤样增生，其区别是反应性增生无明显的异形，无恶变。

喉梭形细胞癌的肿瘤细胞也由上皮成分和间叶成分构成，但是梭形细胞所在的肉瘤区域，也表达上皮性标记，这是与癌肉瘤不同之处。

【相关知识笔记】

很多病理书籍和文献将这两种肿瘤归于同一种病变，但是我们在日常工作中，反复比较并进行免疫组化标记，发现梭形细胞癌和癌肉瘤在形态上还是有一些差别，我们将继续关注这两类肿瘤的形态、免疫组化及预后等情况。

其他喉部恶性肿瘤常见的有恶性淋巴瘤、恶性黑色素瘤、滑膜肉瘤、恶性纤维组织细胞瘤、横纹肌肉瘤等。

（王纾宜）

第五节　涎腺病变

一、组织学基础

涎腺由涎腺上皮和结缔组织两种成分组成，有三对大涎腺（腮腺、颌下腺和舌下腺）及口腔黏膜下的小涎腺。腮腺是最大的涎腺，为浆液性腺体，左右各一，开口于上颌第二磨牙相对的颊黏膜，面神经经腮腺后部深叶进入腮腺实质分为两大主干再分为颞支、颧支、颊支、下颌支和颈支。腮腺的淋巴引流是颈浅淋巴结和颈深上淋巴结；颌下腺是混合腺体，以浆液性腺体为主，开口于舌下肉阜。颌下腺的淋巴引流至颈深淋巴结；舌下腺为混合腺，以黏液腺为主，是三对涎腺中最小的一对，开口于舌下皱襞和舌下肉阜，舌下腺淋巴引流至颏下和颌下淋巴结，再引流至颈深淋巴结。除了三对大涎腺，还有许多位于口腔黏膜下的小涎腺，根据所在的位置来命名，如唇腺、颊腺、腭腺、舌腺、磨牙后腺等。

涎腺肿瘤中以腮腺的发病率最高，良性肿瘤高于恶性肿瘤，良性肿瘤中以多形性腺瘤为多见，恶性肿瘤中以黏液表皮样癌和腺样囊性癌为多见。

二、良性病变

（一）多形性腺瘤（pleomorphic adenoma）

多形性腺瘤是涎腺中最常见的肿瘤，可发生于任何年龄段，40岁左右较为高发，腮腺最多见，其他涎腺及小涎腺也可发生。多形性腺瘤的早期为无痛性肿块，生长缓慢，无临床症状，肿块增大后可出现异物感、坠胀感，如发生在口腔内可因磨擦刺激导致溃疡、疼痛等。

肿块为圆形或结节状，边界清楚，触之有囊性感或软骨样感觉，位于大涎腺的常有完整的包膜，小涎腺者多无包膜，剖面为灰白色，组织常不均匀，有白色致密的角化区和钙化灶，浅兰色半透明的黏液软骨区，还可出现黏液变及小灶出血。

在光镜下，肿瘤呈多形性，同一肿瘤不同的部位表现也不同，但肿瘤的成分仅有两种细胞组成，即腺上皮细胞和肌上皮细胞，腺上皮细胞排列成腺管样，导管可扩张成小囊肿，管腔内有嗜伊红物，糖原染色（PAS染色）阳性，部分腺上皮可鳞化，出现细胞间桥和角化珠甚至角化小囊肿；腺管周围为肌上皮细胞，肌上皮细胞为梭形、浆细胞样或透明状，细胞排列松散逐渐移行为星芒状的黏液细胞和空泡状的软骨样细胞。虽然肿瘤细胞形态各异，但一般不出现细胞的异形及核的病理分裂相。多形性腺瘤的间质以结缔组织为主，也可出现脂肪，皮脂腺细胞，间质可发生黏液变、玻璃样变、钙化及骨化。

多形性腺瘤的免疫组织化学，腺上皮对细胞角蛋白（CK）、细胞膜抗原（EMA）、癌胚蛋白（CEA）反应，而肌上皮细胞则呈双重表达，既表达细胞角蛋白（CK）、S-100蛋白也表达间叶性标记，如波形蛋白（VIM）、胶质纤维酸性蛋白（GFAP）。

多形性腺瘤手术时应完整剥离包膜，否则容易造成肿瘤细胞的种植，复发的原因包括：黏液样基质的外渗、包膜侵犯严重时的穿透、细胞丰富、活跃等，多次的复发，最后导致恶变。

（二）肌上皮瘤（myoepithelioma）

肌上皮瘤与多形性腺瘤极为相似，一般而言，在肿瘤的组织结构中，若导管样结构少于5%~10%，即诊断为肌上皮瘤；若多于10%，则诊断为多形性腺瘤。

在组织细胞学上，因细胞的形态又可分为梭形细胞型、浆细胞样型及透明细胞型三种。

透明细胞型注意与涎腺源性透明细胞癌，以及肾、肺、甲状腺的肿瘤作鉴别。

（三）淋巴瘤性乳头状囊腺瘤（Warthin瘤）

Warthin瘤又称淋巴乳头状囊腺瘤和腺淋巴瘤，淋巴乳头状囊腺瘤最形象的描述了肿瘤的构成和形态，但病名太长，而腺淋巴瘤则易与恶性淋巴瘤相混淆，因此，WHO建议使用Warthin瘤这一名称。

Warthin瘤男性多见，以中老年为主，腮腺为主要累及部位，并可双侧同时发病或同一个腺体有多个瘤体，肿瘤生长缓慢，常为无痛性肿块，少数出现疼痛，肿瘤呈圆形或椭圆形，边界清楚，活动不粘连，部分可囊性变。

肿块有薄的包膜，剖面有大小不等的囊腔，囊内可有黏液、胶冻或干酪样坏死物，少数患者肿块呈实性。

肿瘤在光镜下边界清楚，有包膜，主要有淋巴组织和腺上皮细胞构成。腺上皮细胞为假复层柱状上皮排列成腺管和囊腔，并形成乳头突向囊腔，囊腔内常有嗜伊红物，有时囊肿可扩大至整个肿瘤，仅在肿瘤的边缘残留少量的淋巴组织；间质淋巴组织增生显著，滤泡形成，无细胞异形及核分裂相。

Warthin瘤有时可与其他的涎腺肿瘤同时发生，主要有多形性腺瘤。

Warthin瘤手术后预后良好，极少数可发生恶变，因该瘤有两种成分，因此既可腺上皮恶变成癌，也可出现淋巴组织的恶变而成恶性淋巴瘤。

（四）基底细胞腺瘤（basal cell adenoma）

基底细胞腺瘤少见，属单形性腺瘤，肿瘤生长缓慢，可有局部疼痛史，部分可发生囊性变。肿瘤常有包膜或边界清晰，瘤细胞形态规则，大小一致，呈短柱状或立方形，排列成团块状、条索状、腺管状，周边细胞似基底细胞整齐排列成栅栏状，中央的细胞则松散，也可呈旋涡状甚至可鳞化，上皮细胞基底膜清楚完整，间质很少，可有血管壁玻璃样变。

（五）恶性肿瘤

1. 黏液表皮样癌（mucoepidermoid carcinoma）

黏液表皮样癌是涎腺最常见的恶性肿瘤，中年女性多见，除了腮腺、颌下腺外，软腭、颊黏膜、鼻腔、喉部小涎腺也有发生。根据其恶性程度可分为高分化和低分化两种，高分化黏液表皮样癌生长缓慢，呈无痛性肿块，而低分化黏液表皮样癌则生长较快，早期就出现局部疼痛，神经的麻痹、淋巴结的转移，也可发生血道转移至肺、肾、骨、脑等。

肿瘤往往无包膜，与正常组织界限不清，可有囊腔、出血及坏死灶。

光镜下肿瘤细胞由黏液细胞、表皮样细胞及中间细胞所构成，黏液细胞呈柱状或杯状，胞浆丰富，网状、泡沫状，特殊染色黏液卡红、PAS反应强阳性，胞核小，位于基底部；表皮样细胞类似鳞状细胞，可见细胞间桥和角化，排列成团块状，偶见角化珠；中间细胞类似黏膜上皮的基底细胞，浆少核中位，有时还可见透明细胞、嗜酸细胞等，肿瘤细胞分泌的黏液可形成囊腔，如黏液积聚过多，囊壁破裂而渗入间质中出现黏液湖。低分化者，黏液细胞较少，以表皮样细胞和中间细胞为主，且有异形性、病理分裂相及瘤巨细胞。

黏液表皮样癌呈浸润性生长，复发率高，可发生淋巴结转移和远处转移，预后和肿瘤的分化有关。

2. 腺样囊性癌（adenoid cystic carcinoma）

腺样囊性癌的发病率仅次于黏液表皮样癌，男女发病率相似，以中老年为主，肿瘤生长缓慢，常有疼痛、麻木感，并容易发生溃疡及组织的穿孔，肿瘤早期就出现血管、神经的浸润，肿瘤的大小往往大于手术时的肉眼所见，因此，腺样囊性癌的手术处理必须比常规的更积极、更彻底。

腺样囊性癌呈圆形或结节状，切面黄白色，病变为实质性，无包膜，常见肿瘤已侵犯周围组织，出血囊性变较为少见。

在光镜下，肿瘤由导管上皮细胞和肌上皮细胞组成，前者胞浆嗜伊红，核空泡状，核仁明显；肌上皮细胞则体积较大，胞浆空泡状，核深染，根据肿瘤细胞的排列方式。WHO将腺样囊性癌分成腺样型（筛状型）、管型及实体型三种类型：

1）腺样型，即临床上常称的筛状型，最为常见，瘤细胞呈团块状，中间有大小不等的囊腔，似筛孔，腔隙内有嗜伊红或嗜碱性黏液，间质常有玻璃样变；

2）管型，肿瘤细胞排列呈导管状，内层为腺上皮，外层为肌上皮，导管清晰；

3）实体型，瘤细胞分化较差，密集成团，间有少量的腔隙，细胞较大，可见核分裂相。

同一患者可有两种甚至三种的病理图象混合存在。腺样囊性癌生长虽慢，但侵袭性强，极易侵犯腺体、血管、神经、肌肉，甚至在临床和影像学显示之前，肿瘤已经广泛地侵及骨组织了，在病理取材时，多加留意，尽可能选取有代表性的部位。同时，该类患者近期的生存率较高，而远期的生存率则低。

3. 恶性多形性腺瘤（carcinoma expleomorphic adenoma or malignant mixed tumor）

癌在多形性腺瘤中，以腮腺多见，病史较长，但近期突然生长加快，伴局部疼痛、面神经麻痹，并与周围组织相粘连，部分患者是在多形性腺瘤反复手术多次复发后发生恶变。肿瘤常发生出血、坏死。

WHO将恶性多形性腺瘤分成四种类型：非侵袭性癌、侵袭性癌、癌肉瘤和转移性多形性腺瘤。

1）非侵袭性癌，又称原位癌，多形性腺瘤的上皮成分恶变成癌，但包膜完整，诊断此型要慎重；

2）侵袭性癌，在多形性腺瘤的基础上，一部分已恶变成腺癌、鳞癌、黏液表皮样癌、腺样囊性癌或低分化癌，并穿透包膜侵犯周围组织；

3）癌肉瘤，多形性腺瘤的两种成分均发生恶变，既有癌的成分又有肉瘤的成分，其中以软骨肉瘤最为多见；

4）转移性多形性腺瘤，原发部位的瘤体和转移的瘤体在形态上均呈良性的组织形态，但其生物学行为已成恶性肿瘤。

治疗应彻底，并行邻近淋巴结的清扫，对于范围广、累及周边组织多的肿瘤，尚需术后补充放疗。

常见的涎腺恶性肿瘤还有恶性肌上皮瘤、腺泡细胞癌、嗜酸细胞癌、基底细胞腺癌、未分化癌、恶性淋巴瘤等。

（王纾宜）

第六节　甲状腺病变

一、组织学基础

甲状腺位于喉与气管的前外侧，上至甲状软骨中部水平，下至第6气管环，峡部位于第2至第4气管环。

甲状腺是人体最大的内分泌腺体，分为左右两叶和中间的峡部，部分人有锥状叶。

甲状腺始基与咽底部中线向腹侧凸出的内胚层组织，随着胎体的增长和头颈的延伸，甲状腺自舌根部沿中线下移至颈部气管前发育成两叶的器官，在胚胎发育过程中，如果甲状腺的始基或一部分停留在舌根部，则成为舌甲状腺；如果发育下移过头，可在颈下部、前纵隔、心包、颈内静脉内侧等处发育成异位甲状腺，同样，异位的甲状腺也可发生结节性甲状腺肿和肿瘤。

甲状腺表面有完整的被膜，富含血管和淋巴管，其薄层的包膜深入腺体实质将甲状腺分割成许多小叶，如果甲状腺发生病变时，小叶结构会消失，每个小叶由20~40个滤泡组成。甲状腺滤泡由单层立方上皮组成，是甲状腺的功能单位，合成、储存和分泌甲状腺素，滤泡内有均质的嗜伊红胶质，滤泡周围有基底膜包绕滤泡间血管丰富，滤泡上皮内或滤泡间可见胞浆淡染的滤泡旁细胞（又称C细胞），与滤泡细胞功能不同，分泌降钙素。

甲状腺的淋巴引流大部分经颈内静脉淋巴结至颈深淋巴结，少数进入咽后淋巴结或经气管前、气管旁淋巴结至颈深中、颈深下淋巴结。

甲状腺肿瘤主要有结节性甲状腺肿、甲状腺腺瘤和甲状腺癌。

二、良性病变

（一）结节性甲状腺肿（nodular goiter）

结节性甲状腺肿最为常见，是甲状腺组织反复增生与复旧，伴纤维间隔和结节形成，多见于中老年，女性较男性多见，可以分为地方性和散发性两种。地方性甲状腺肿发生在缺碘地区，因甲状腺素合成不足，反馈性刺激垂体分泌促甲状腺素（TSH），致使甲状腺滤泡上皮及滤泡增生、肥大，而散发性则发生在非缺碘的城市。结节性甲状腺肿通常在体检时偶然发现，颈前部肿块，使甲状腺呈现不对称肿大，无明显的症状，大部分有一个以上的结节，巨大的多发性肿块可迫气管导致呼吸不畅；一般甲状腺功能尚正常。

在巨体标本上，甲状腺肿大，表面有大小不等的结节，无完整的包膜，病变呈致密灰白色，边界清楚，可出现出血、坏死、囊性变，并有纤维增生和钙化。部分结节有胶质潴留。

在显微镜下，结节有大小各一的滤泡组成，大滤泡中有胶质，小滤泡则呈实性状，可有乳头形成，间质纤维组织胶原化或玻璃样变并出现钙化和骨化，结节性甲状腺肿可有腺瘤形成，此时包膜完整。

（二）甲状腺腺瘤（follicular adenoma）

甲状腺腺瘤是源自甲状腺滤泡上皮的良性肿瘤，也是甲状腺最常见的肿瘤，年轻女性较为多见，腺瘤多为单发，有完整的包膜，切面境界清晰，可发生出血、坏死、囊性变，有时数个囊腔可融合使整个腺瘤变成囊肿。腺瘤由增生的滤泡上皮组成，内充满大小不等的滤泡，含有或多或少的胶质，根据滤泡的排列方式、大小和胶质的多少可分为单纯性腺瘤、胚胎性腺瘤、胎儿性腺瘤、嗜酸性腺瘤、非典型腺瘤等。

甲状腺腺瘤有时在形态上与结节性甲状腺肿很难鉴别，常见的鉴别点见表3-1。

表3-1　甲状腺腺瘤与结节性甲状腺肿鉴别

鉴别点	甲状腺腺瘤	结节性甲状腺肿
结节个数	多为单发，偶两个	多发，偶单发
包膜	包膜完整，厚	无或仅薄层纤维
滤泡结构	较均匀，可分型	不均匀，大小不一
包膜边甲状腺	呈挤压性萎缩	无挤压状
周围甲状腺组织	正常甲状腺组织	甲状腺组织呈弥漫增生

三、恶性病变

（一）甲状腺癌

在甲状腺癌患者中，女性稍多于男性，根据肿瘤的来源，可分为源自滤泡上皮的乳头状癌、滤泡癌和未分化癌以及源自滤泡旁C细胞的甲状腺髓样癌。

乳头状癌（papillary carcinoma）：甲状腺癌中最常见的类型，女性发病率明显高于男性，平均发病年龄为40岁，儿童、青少年也易受累，部分患者有头颈部放射史。肿瘤呈灰白色实性肿块，浸润性生长，无明显包膜或包膜已被侵犯，切面较粗糙，在显微镜下，正常的滤泡被乳头状结构所替代，乳头的中心为纤维血管束，也称真性乳头，乳头表面覆于单层或复层的柱状或高柱状癌性细胞，细胞排列紊乱、极性消失，细胞浆丰富，淡染，核大圆形或椭圆形，可见小核仁，染色质颗粒状，有不规则核沟和"毛玻璃状"，常见核重叠，如果胞浆陷入核内可形成假包涵体，结缔组织间质常呈透明变性，并有砂粒体。肿瘤常侵犯周围的甲状腺和临近的肌肉。

在甲状腺乳头状癌中，还有一型称为微小癌或隐灶癌，体积小于1 cm，临床上常无症状，多数是在尸检、颈部淋巴结出现转移时才引起注意，或在因其他甲状腺疾病进行手术切除的标本上偶尔发现，这类患者预后较好，也可终生不被觉察。

甲状腺乳头状癌常在腺叶内呈多灶性生长，有时癌灶很小，仅在镜下才能辨认，颈部淋巴结的转移和肿瘤周围组织的直接浸润是甲状腺乳头状癌的主要扩散途径，血道转移相对要少得多，可见肺、骨、脑等处。

甲状腺乳头状癌的预后较好，绝大多数可存活10年以上，包膜完整者预后要好，而肿瘤体积大、包膜外侵犯、有血道转移、发病年龄在40岁以上者相对预后要差。

（二）滤泡癌（follicular carcinoma）

滤泡癌少见，女性多见，发病年龄约为50岁，常呈结节状，包膜多不完整，有坏死、出血、囊性变，切面实性、肉样，质软，灰白色或棕黄色，镜下的特点为滤泡共壁、奇形及复层、实性滤泡，细胞肥大、异形明显、核分裂增多，包膜有浸润、血管受侵犯。

在诊断甲状腺滤泡癌时，须与滤泡性腺瘤作鉴别，特别是分化好的滤泡癌和不典型腺瘤有时非常难以鉴别，往往需要多处取材，反复切片，寻找肿瘤侵犯包膜和侵入血管的根据，以免漏诊。对包膜和血管的侵犯，其恶性行为的标准应严格掌握，肿瘤组织必须穿过包膜全层才有意义，侵犯包膜2/3以下或仅见细胞散在于包膜下不足于作为诊断恶性的证据；同样确定血管侵犯也必须是在较大静脉内见到紧贴管壁的瘤细胞向管腔内伸入，且瘤细胞表面常有纤维素或内皮细胞覆盖，并可使用免疫组织化学方法证实，如血管相关因子（F8）、CD31（血小板-内皮细胞粘附分子）。

血道转移是滤泡癌的主要转移途径，肺和骨是甲状腺滤泡癌转移的常见部位。

（三）髓样癌（medullary thyroid carcinoma）

髓样癌来源于分泌降钙素的滤泡旁细胞（C细胞）的恶性肿瘤，故又名C细胞癌，占甲状腺癌的5%~10%，滤泡旁细胞来自神经嵴，属APUD细胞系。甲状腺髓样癌在临床上有两种表现形式，一种是散发性，中老年常见，平均年龄为45岁，为单发性结节，无明显的临床症状，部分患者可出现顽固性腹泻；另一种是家族性，平均发病年龄为35岁，属常染色体显性遗传，癌结节为多发性，我国非常少见。

肿瘤主要位于甲状腺上2/3的C细胞集中区，癌结节境界清楚，包膜不完整，周围可见散在的卫星灶，切面灰白色或灰红色，少见出血、坏死、囊性变，容易淋巴结转移。

在光镜下，肿瘤由梭形细胞和圆形或多边形的上皮样细胞所组成，上皮样细胞胞浆丰富，核圆形或椭圆形，染色质细均匀，分裂相少见，瘤细胞排列成巢状、团块状、条索状等，而梭形细胞则呈束状或波浪状穿插在上皮细胞间，间质可出现淀粉样物质、钙质沉着及砂粒体。免疫组织化学瘤细胞对降钙素（calcitonin）强阳性表达，有时也可表达促肾上腺皮质激素（ACTH）、5-羟色胺（5-HT）、生长抑素（GH）、促性腺激素释放多肽（grp）、人绒毛膜促性腺激素（HCG）等多种肽类激素和胺类，这类患者常有颜面潮红或库欣综合征。

甲状腺髓样癌在临床上有一部分患者会出现慢性腹泻，如是家族性肿瘤常为多发，或两叶均被累及，并可伴发甲状旁腺增生或嗜铬细胞瘤。

甲状腺髓样癌的预后较乳头状癌和滤泡癌要差，特别是术后血清降钙素居高不下或缓解后又升高者，提示手术未完整切除或已复发。

常见的甲状腺恶性病变还有鳞癌、未分化癌、恶性淋巴瘤、转移癌等。

（王纾宜）

第七节 咽旁间隙病变

一、组织学基础

咽旁间隙又名咽上颌、翼咽、翼下颌及咽咬肌间隙，左、右各一，底向上，尖朝下，形如倒立的锥体。上界为颅底，下界为舌骨平面；内侧借咽侧壁与扁桃体相隔，外侧为翼内肌和腮腺鞘，后壁为椎前筋膜。此间隙由茎突舌肌和茎突咽肌穿过而分为前、后两部。茎突前间隙较小，主要为肌肉和少数淋巴结。其内侧与腭扁桃体毗邻，扁桃体炎症可扩散至此，且因翼内肌受侵，此部病变常伴有明显的牙关紧闭。茎突后间隙较大，其上部有颈内静脉、颈内动脉、颈外动脉、咽升动脉、腭升动脉、后四对颅神经和交感神经；下部与咽襞靠近，内含颈外侧深淋巴结。

二、临床表现

咽旁间隙毗邻关系复杂，故邻近结构的感染和肿瘤均可通过此间隙扩散。由于咽旁间隙上、外和后方均有骨质，所以间隙内有肿瘤生长或感染化脓时，只能向内、向下伸展。向内常将软腭、鼻咽、腭扁桃体等推向中线，向下延伸的肿块可出现于下颌角后方及颌下区，严重者上达腮腺，下沿胸锁乳突肌至锁骨上窝，致此窝消失。

咽旁间隙是个蜂窝组织间隙，且位置深在，发生肿瘤时，早期常无明显症状。随着瘤体增大，可侵犯咽腔及颈侧区，压迫周围重要器官产生咽部不适，并出现颈部无痛性肿块。若迷走神经受压，则出现声嘶和声带麻痹，吞咽困难。舌下神经受压，可使伸舌偏向病侧，该侧舌肌萎缩。副神经受压产生肩部下垂。颈交感神经受压，则出现霍纳综合征（Horner综合征）。

三、咽旁间隙病变

咽旁间隙的常见病变除了感染以外，就为肿瘤。咽旁间隙肿瘤发病率低，在头颈部肿瘤中所占比例不到0.5%。Hughes等报道，良性肿瘤占80%，恶性肿瘤占20%。根据病理类型，原发性咽旁间隙肿瘤可以分为三类：涎腺肿瘤、神经源性肿瘤及其他类型的肿瘤。

（一）涎腺源性肿瘤

咽旁间隙的涎腺源性肿瘤可来自腮腺和腮腺以外的其他小唾腺，但最常见的部位是位于茎突前间隙的腮腺深叶，其次是下颌骨后方的腮腺及其尾部。在咽旁间隙肿瘤中，涎腺源性肿瘤的发病率最高。其中，最多见的是多形性腺瘤，其他依次为基底细胞腺瘤、多形性腺瘤恶变、腺样囊性癌、肌上皮癌等。

1. 多形性腺瘤

多形性腺瘤可发生于任何年龄段，40岁左右较为高发。早期为无痛性肿块，生长缓慢，肿块增大后可出现异物感、坠胀感。肿块呈不规则结节状，边界清楚，剖面实性，灰白或黄色，可有囊腔形成，囊腔内有透明黏液，有时可见浅蓝透明的软骨样区域，肿瘤有包膜，厚薄不一，瘤细胞可突入包膜内。在光镜下，瘤细胞形态多样，组织结构复杂。但肿瘤仅有两种细胞组成，即腺上皮细胞和肌上皮细胞，排列成双层腺管样结构，内层由腺上皮围绕，外层由肌上皮组成（图3-15）。部分腺上皮可鳞化，出现细胞间桥和角化珠甚至角化小囊肿；肌上皮细胞为梭形、浆细胞样或透明状，细胞排列松散逐渐移行为星芒状的黏液细胞和空泡状的软骨样细胞。多形性腺瘤的免疫组织化学，腺上皮对细胞角蛋白（CK）、细胞膜抗原（EMA）、癌胚蛋白（CEA）反应，而肌上皮细胞则呈双重表达，既表达细胞角蛋白（CK）、S-100蛋白，也表达间叶性标记，如波形蛋白（VIM）、胶质纤维酸性蛋白（GFAP）。多形性腺瘤手术时应完整剥离包膜，否则容易造成肿瘤细胞的种植，出现多次的复发，最后导致恶变。

2. 基底细胞腺瘤

基底细胞腺瘤比较少见，属单形性腺瘤，好发于60岁以上老年人，男女比例约为1∶2。肿瘤生长缓慢，可有局部疼痛史。大体上呈圆形或类圆形，包膜完整，部分肿瘤可呈囊性。镜下由立方或矮柱状基底样细胞构成，胞浆少，核圆形或卵圆形深染，可见核仁。根据瘤

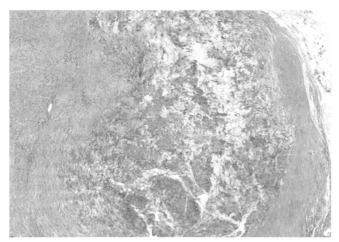

图3-15　多形性腺瘤病理图像（HE×50）

细胞的排列不同，可分为实性型、小梁型、管状型和膜性型四种。

3. 多形性腺瘤癌变

多形性腺瘤癌又称癌在多形性腺瘤中。病史较长，但近期突然生长加快，伴局部疼痛、面神经麻痹，并与周围组织相粘连，部分患者是在多形性腺瘤反复手术、多次复发后发生恶变。肿瘤剖面良性部分呈乳白色或灰白色，似瘢痕，癌变部分呈污灰色或鱼肉状，常见出血及大片坏死，界限不清，向周围浸润。多形性腺瘤的组织学背景上可见恶性成分，恶性成分中以低分化腺癌（涎腺导管癌或非特异性腺癌）或未分化癌最常见。良恶性之间存在移行区。根据恶变程度，可将多形性腺瘤癌变分为三类：非侵袭性癌、微侵袭性癌、侵袭性癌。

4. 腺样囊性癌

男女发病率大致相同，患者以中老年为主。肿瘤生长缓慢，早期常侵犯神经，出现疼痛或麻木。腺样囊性癌大体形态呈圆形或结节状，切面黄白色，病变为实质性，无包膜。在光镜下，肿瘤由导管内衬上皮细胞和肿瘤性肌上皮细胞组成。按瘤细胞排列结构不同，可分成三种类型：①腺样（筛状）型：瘤细胞排成不规则的上皮团块，其内有很多圆形或卵圆形的囊样腔隙，呈筛孔状，腔隙周围内衬肌上皮细胞，腔隙内含有PAS和Alcian blue染色阳性的黏液样物质；②管状型：肿瘤细胞形成小管状或条索状结构。管状结构的内层衬有导管细胞，外层为肿瘤性肌上皮细胞，中央为管腔，内含PAS染色强阳性黏液；③实性型：瘤细胞排列成实性团块，其内常有灶状瘤细胞变性坏死和筛孔状腔隙形成。此三型结构常同时混合存在，称此为混合型。腺样囊性癌侵袭性强，极易侵犯血管、神经。因此，腺样囊性癌的手术处理须较常规更积极更彻底。

5. 肌上皮癌

肌上皮癌也称为恶性肌上皮瘤，男女比例约为4：1。肿瘤由透明细胞、梭形细胞或浆细胞样细胞组成，瘤细胞异型性明显，可见病理性核分裂象，伴有出血、坏死。此肿瘤为低度恶性，局部浸润生长。

（二）神经源性肿瘤

发生于咽旁间隙的神经源性肿瘤多源于茎突后间隙内的颈交感链和第Ⅸ、第Ⅹ、第Ⅺ、第Ⅻ对颅神经的颅外段，发病率位居咽旁间隙肿瘤的第二位。常见的有来自施万细胞的神经鞘瘤、鞘膜层的神经纤维瘤、神经节细胞的节细胞神经瘤及副交感神经细胞的副神经节瘤。

1. 神经鞘瘤

神经鞘瘤又名施万瘤（Schwannoma）。多见于40~60岁的成年人。肉眼观察：完整的肿瘤常呈球形或卵圆形，表面分叶状，有包膜。显微镜检查：瘤组织一般表现为两种组织结构，Antoni A型和Antoni B型，Antoni A型瘤细胞束状排列，核呈栅栏状结构，显示Verocay小体。Antoni B型瘤组织疏松、含有大量噬脂细胞和扩张的血管丛。神经鞘瘤组织内常伴有出血、黏液变性和囊肿形成（图3-16）。

2. 神经纤维瘤

神经纤维瘤是一组由施万细胞和纤维母细胞构成的外周神经肿瘤。此瘤发生于咽旁间隙多为界限清楚的孤立性瘤结节。病理上瘤细胞细长梭形，核纤细深染，呈波浪状或S形，肿瘤间质疏松，水肿样，常有不同程度的黏液变性。

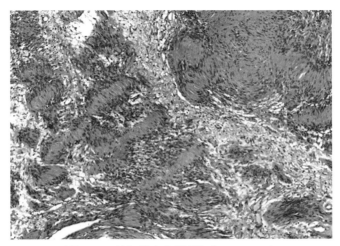

图3-16　神经鞘瘤病理图像（HE×200）

3. 节细胞神经瘤

节细胞神经瘤是一种发生于周围神经组织的、含有成熟神经元的良性肿瘤，尤以交感神经链最多见，占周围神经肿瘤的2%~3%，男性与女性发病无差别，以青年和成年人较多见。肿瘤常呈分叶、结节状，包膜完整光滑，质地较硬。镜下可见成束的神经膜细胞和成簇的神经节细胞。

4. 副神经节瘤

副神经节瘤实属神经内分泌肿瘤，起源于自主神经节相关的特殊化的神经嵴细胞。通常发生于成人。瘤体呈卵圆形，有包膜，可见有囊腔。光镜下分化好的肿瘤拟似正常的副神经节，大小和形状一致的核染色质细致的细胞形成致密的巢状（器官样zellballen）结构，围以支持细胞和纤细的血管网。免疫组化CgA和Syn阳性。大部分副神经节瘤生长缓慢，全切后可治愈。

（三）其他类型肿瘤

由于咽旁间隙组织来源的多样性，决定了肿瘤病理类型种类繁多。除了涎腺源性、神经源性肿瘤外，较为常见的包括：血管瘤、纤维血管瘤、滑膜肉瘤、胚胎性横纹肌肉瘤、低分化癌、淋巴造血系统肿瘤、软骨肉瘤、脊索瘤等。

1. 血管瘤

　　血管瘤主要由血管内皮细胞构成，是介于错构瘤性畸形和真性肿瘤之间的一种病变，通常呈局限性生长并形成肿块。镜下可见分化成熟的血管，常只衬覆单层内皮细胞（图3-17）。

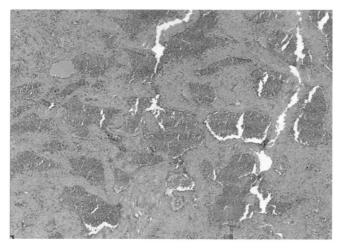

图3-17　血管瘤病理图像（HE×100）

2. 纤维血管瘤

　　关于咽旁间隙纤维血管瘤的组织发生，有报道认为来自咽旁的蝶腭纤维软骨。肿瘤多数为不规则分叶状，表面光滑，质地坚韧，切面灰白、致密，有条纹状结构，其间有数量不等的细小管腔。形态上，肿瘤由增生的纤维组织和血管两种成分构成。

3. 滑膜肉瘤

　　滑膜肉瘤是发生于咽旁间隙软组织的恶性肿瘤。青壮年好发，男女之比为3：2。其组织学特点是幼稚间叶细胞形成的肉瘤具有滑膜样分化。典型者瘤细胞具有上皮及梭形细胞两型细胞的双相分化，前者似癌，后者似纤维肉瘤。

4. 胚胎性横纹肌肉瘤

胚胎性横纹肌肉瘤大多发生于15岁以前的儿童及婴儿，也可见于成人，男性稍多。肿瘤境界不清，呈浸润性生长，常有出血、坏死及囊性变。显微镜检查可见胚胎发育不同阶段的横纹肌母细胞，特征是富于细胞的瘤细胞密集区与瘤细胞稀少呈疏松结构的黏液样区相间存在。瘤细胞多为小梭形或卵圆形，核深染，胞浆不清楚，核分裂多见，且常围绕在血管周围。

5. 低分化癌

低分化癌源自于咽旁间隙内的上皮组织。镜下观察，肿瘤细胞排列成片巢状或条索状结构，核呈椭圆形、多形性、空泡状，核仁明显，核异型性显著。

6. 淋巴造血系统肿瘤

咽淋巴环是恶性淋巴瘤的好发部位，以B细胞来源的恶性淋巴瘤多见。显微镜下可见多形性细胞组分：边缘区细胞、单核样B细胞、小淋巴细胞、浆细胞，散在免疫母细胞及中心母细胞样细胞；瘤细胞呈弥漫一致性增生，有异形。

7. 软骨肉瘤

发生于咽旁间隙的软骨肉瘤很少见。X线表现为骨质破坏，呈边界不清的分叶状透光区，其间混有不规则的斑块状钙化点。镜下由不成熟的软骨细胞组成，分化好的不易与软骨瘤鉴别，有时同一瘤体不同区域的组织结构及分化程度不同，故最后诊断须依赖术后完整肿瘤的病理学检查。

8. 脊索瘤

脊索瘤少见，多源于茎突后间隙内。属局部侵袭性或低度恶性肿瘤。肿瘤特点为分叶状结构，小叶间为纤维性间隔。可见两种主要细胞：一种细胞较小，核圆，胞浆红染，圆形或立方形，排列成柱状或索状，似上皮细胞；另一种细胞空泡状，称为液滴状细胞，细胞浆内大量黏液推挤胞核靠边，有时细胞胀大破裂形成细胞外黏液。免疫组化显示瘤细胞S-100蛋白、细胞角蛋白（CK）、细胞膜抗原（EMA）阳性。

（朱莉）

第八节　颅底肿瘤

一、颅底解剖

颅腔底部即颅窝（前、中、后颅窝），是脑组织和其他结构的支托。颅骨底部（颅腔外）是由额骨、筛骨、蝶骨和枕骨组成，前部与面骨相连接，后部和外侧部为头及颈的肌肉的附着部位。

（一）颅前窝

颅前窝最表浅，前颅底由额骨眶部、筛板、蝶骨小翼和蝶骨平板构成，前界是额窦，后界是鼻中隔后缘及后鼻孔后缘平面，外侧是颧骨组成的眼眶外侧壁。其中蝶骨小翼延伸至颅外形成额骨颧突（前颅底的最高点），位于正中矢状位的鸡冠是大脑镰游离缘附着点（前颅底中最突出的骨性标志），两侧是筛板（前颅底的最低点），嗅丝从筛板的筛孔通向鼻腔，鼻腔和筛窦顶壁即为颅前窝底，额窦后壁为颅前窝前壁，筛板外侧颅前窝的底由额骨眶板构成，又是额窦和筛窦的顶以及眶顶。

（二）颅中窝

颅中窝较颅前窝深，由蝶骨体（蝶鞍）、蝶骨小翼（内侧）、蝶骨大翼（外侧）、额骨及颞骨鳞部、蝶骨大翼的内后侧和颞骨的内、外侧（鳞部）、后侧部分（岩部的前面即颅中窝面和岩上嵴）构成。前界为蝶骨嵴，后方以颞骨岩部与后颅窝相隔，窝的中央为蝶骨体，骨体中的空穴即为蝶窦，蝶骨体中央的凹陷区为蝶鞍，垂体位于蝶鞍中央凹陷处的垂体窝内。蝶鞍前界为鞍结节，后为鞍背，两侧前外和后外分别为前、后床突。蝶鞍前方是视神经交叉沟，是颅前窝和颅中窝的分界。沟的两端（垂体窝的外侧）是视神经管，蝶鞍两侧有颈动脉沟、破裂孔（蝶骨体与颞骨岩部尖端共同围成）、海绵窦（从眶上裂内侧延伸至颞骨岩部尖端的一个空腔，位于垂体窝两旁的颈内动脉沟内）、圆孔、卵圆孔和棘孔。中颅底包括颅中窝底和蝶鞍区，位于蝶骨小翼（前）、翼点（外）及岩骨（后）之间。由双侧斜坡底（蝶骨体后和枕骨组成）、破裂孔（岩锥尖和蝶骨体组成）构成鼻咽顶部，组成中颅底的中央部分和双侧侧颅底。海绵窦位于颅中窝底，眶上裂与颞骨岩尖之间，是一对重要的硬脑膜窦，位于蝶窦和垂体的两侧，前达眶上裂内侧部，后至颞骨岩部的尖端。颞窝由颧骨、额骨、蝶骨大翼、顶骨和颞骨鳞部组成，外界为颧弓，上界及后界为顶骨的颞线，下方以颞下嵴与颞下窝相邻，前界为颧骨及额骨颧突。颞下窝是指颅中窝与颞骨岩部平面以下、上颌骨体与颧骨后方的区域。前壁为上颌骨体和颧骨，内侧壁为翼突外侧板，外侧壁为下颌支。向上通颞窝，经卵圆孔、棘孔达颅中窝；向前经眶下裂达眼眶；向内经翼上颌裂达翼腭窝。翼腭窝位于颞下窝前内侧，前界为上颌窦后壁、后界为蝶突翼突及蝶骨大翼之前面、内界为鼻腔外侧壁的腭骨垂直部；外界达翼突上颌裂、顶为蝶骨体之下面。向下经腭大管、腭大孔达口腔，借翼管至颅底外面；向外经翼上颌裂达颞下窝；向内经蝶腭孔达鼻腔；向前经眶下裂达眼眶，向后经圆孔达颅中窝。翼状间隙位于咽旁，内侧与鼻炎和口咽部相邻，外侧是下颌骨支、腮腺深叶和茎突下颌韧带，上界是颅中窝底，下界是二腹肌后腹和颌下腺。

（三）颅后窝

颅后窝最深最大，由枕骨的大部分、颞骨岩部的后面及其外侧的延伸部分，以及颅后窝中央前部（斜坡）蝶骨体的后壁组成，窝的中央最低处有枕骨大孔。前界为后床突，前外侧为岩骨，顶为天幕，下界为枕骨大孔，上后界为横窦。枕骨大孔的前上方，有斜向上方的斜坡，斜坡是从枕骨大孔前缘到鞍背的颅底中央骨质结构，其上、下份分别由蝶骨和枕骨基部发育而来。斜坡颅外的前界是咽顶、鼻咽和口咽后壁黏膜，外侧为翼状间隙。斜坡颅内外上界为岩尖、中颅窝底和小脑幕切迹，外下界是小脑脑桥角和颈静脉孔。枕骨大孔的前外侧壁上有舌下神经管的开口，颅后窝的后壁上有呈十字形的隆起，称为枕内隆凸。由此向上延伸的沟为上矢状窦沟，向两侧延伸的沟为横窦沟。横窦沟在颞骨岩部后方转向前下，改称为乙状窦沟。颈静脉孔区是位于枕骨大孔两侧枕髁外侧，枕骨和颞骨岩部之间的一个骨间孔，乙状窦沟的末端续于颈静脉孔。前界是岩骨后下缘，后界是枕骨。颅后窝的前外侧壁为颞骨岩部的后面，中央有一个较大的孔，称内耳门，为内耳道的开口，有神经及血管穿过。内听道位于颞骨岩部，内端与小脑脑桥池相接，是岩骨通向后颅窝的开口，有听神经和面神经通过。听神经在内听道内分成前庭神经（上、下和后三支）和耳蜗神经。在内听道的底部有前庭神经节。

小脑脑桥角位于后颅窝前外侧的锥形立体三角，锥交则止于岩骨尖。

二、颅底病变

颅底常见病变包括鼻神经胶质异位、脑膜脑膨出、鼻咽纤维血管瘤、异位垂体腺瘤、颅咽管瘤、脑膜瘤、神经鞘瘤（听神经瘤）、面神经瘤、副神经节瘤、软骨瘤/软骨肉瘤、脊索瘤、嗅神经母细胞瘤。另有部分病变（颞骨胆脂瘤、鼻咽癌），呈侵袭性生长，晚期可由好发部位侵及颅底至颅内。

（一）鼻胶质瘤（nasal glioma）/鼻胶质组织异位（nasal glial heterotopia）

鼻胶质瘤是异位于鼻内和鼻周的神经胶质性肿块，可能源于胚胎发育期或颅骨融合过程中成熟脑组织向前移位，膨出的脑组织与脑分离而成为孤立的肿物。同时，鼻胶质瘤不属于真性肿瘤，而属于先天畸形。以婴儿多见。大部分患者出生就存在，病变位于鼻梁附近或鼻腔内，也可见鼻窦、鼻咽、眼眶等。症状依据肿瘤位置，鼻周可致畸形、鼻内出现鼻塞。影像学均表现为光滑界限清楚的膨胀性软组织肿块。大体可见皮下或黏膜下光滑肿块，界线清楚，息肉状，质软。镜下病变无包膜，由大小不一的神经胶质组织岛和相互交错的血管纤维组织带组成。免疫组化肿瘤细胞神经胶质酸性蛋白（GFAP）、S-100、波形蛋白（vimentin，VIM）呈阳性表达。鉴别诊断方面，需与鼻腔脑膨出或脑膜脑膨出、畸胎瘤、纤维性息肉等相区别，必须无颅内肿块或颅前窝颅底骨组织的缺损，与颅内无交通方可诊断。治疗首选手术充分切除，切除不完整可复发，没有局部侵袭性行为和潜在恶性。

（二）脑膜及脑膜脑膨出（meningocele and meningoencephalocele）

脑膜及脑膜脑膨出是指颅腔内组织自颅骨缺损处突出，仅有脑膜称为脑膨出，伴有脑组织的突出，则称为脑膜脑膨出。儿童多见，常发生在中线部位，最多见于枕部。颅底部较少见，主要由鼻腔、鼻咽部、翼腭窝内或经筛板处膨出。影像学可见与颅内有交通或颅前窝底骨组织有缺失的软组织肿块。大体膨出物常呈囊性或息肉状，脑膜膨出者囊内为透明脑脊液，脑膜脑膨出者可见脑组织。镜下可见胶质细胞及其纤维，局灶性纤维化和小血管增生。脑膜为致密结缔组织，其内可见不规则的被覆扁平脑膜上皮的裂隙，脑组织可以是发育好的大脑皮层或为结构紊乱的皮质、神经胶质及纤维血管组织。免疫组化脑膜上皮VIM和EMA阳性，脑膜间神经胶质细胞GFAP、S-100、NF阳性。鉴别诊断方面，需与鼻胶质瘤相区别，前者与颅内组织相连，并有脑膜成分。治疗首选方式为手术切除。

（三）鼻咽纤维血管瘤（nasopharyngeal angiofibroma）

男性鼻咽部发生的良性肿瘤，是富含细胞和血管的间充质肿瘤。好发于10~25岁的青年男性。常见于鼻咽顶、鼻咽后壁咽腱膜和蝶骨翼板骨外膜、蝶骨翼突内板、腭骨蝶突的分叉处及枕骨粗隆部位。肿瘤可以向前侵犯鼻腔和上颌窦，最易穿过翼腭窝达颞下窝，可通过扩大之眶下裂、眶上裂进入眶尖和海绵窦，向后扩展至咽旁间隙压迫中颅底蝶骨大翼。少数颅底骨质破坏肿瘤侵入中颅窝或前颅窝。主要症状是鼻塞、鼻出血。肿瘤侵入翼腭窝、上颌窦后壁可引起面颊部隆起；压迫咽鼓管咽口可引起耳鸣和听力下降；侵入翼管可引起干眼症；侵入眼眶引起眼球运动受限等。虽然是良性肿瘤，但可破坏颅底骨质并累及相应部位产生严重并发症。影像学可显示肿瘤范围、边缘及骨质受压和破坏情况。大体肿瘤呈圆形或结节状，无包膜，表面黏膜光滑，切面条索状，质韧，灰白。镜下由纤维组织及血管形成，纤维结缔组织由丰满的梭形、多角形或星形细胞及胶原纤维构成，血管管径大小不一，薄壁、裂隙状、肌层缺如。栓塞治疗后的标本常见梗死区或血栓形成。免疫组化血管壁细胞表达VIM、SMA，间质细胞表达VIM，内皮细胞表达F8、CD34、CD31。鉴别诊断方面，需与息肉、血管外皮细胞瘤、孤立性纤维性肿瘤、纤维瘤病等相区别。治疗首选手术，术前动脉栓塞、放疗或服乙烯雌酚使肿瘤缩小，硬化剂注射减少术中出血。该肿瘤虽为良性病变，局部可呈侵袭性生长，不易彻底切除，可复发。

（四）异位垂体腺瘤（ectopic pituitary adenoma）

异位垂体腺瘤是蝶鞍外的良性垂体腺肿瘤，常独立存在，与鞍内垂体腺无关。可能是垂体前叶细胞胚胎时期以Rathke囊向上移行中发生异位残留所致或鞍内垂体腺瘤的播散或种植性转移。常发生于蝶窦、蝶骨和鼻咽。好发于成年女性。主要症状依据生长部位可出现鼻塞、鼻窦炎、鼻出血、头痛、脑脊液漏等，约50%的患者有内分泌紊乱的表现。影像学表现为蝶骨内或鼻内不规则肿块伴有骨质破坏，与垂体分界清楚。大体肿瘤呈孤立的息肉样或带蒂肿块。镜下黏膜上皮下无包膜的肿瘤，呈实性、器官样及小梁状生长，细胞巢被覆纤维血管分隔，瘤细胞呈单一圆形或椭圆形，核圆一致，胞浆丰富、颗粒状、间质富于血窦。免疫组化肿瘤细胞CK、Syn、CgA、NSE呈强阳性表达，可产生垂体激素。超微结构细胞质内有数量不等的内分泌颗粒。鉴别诊断方面，需与慢性蝶窦炎、浆细胞瘤、嗅神经母细胞瘤、类癌、尤文肉瘤/PNET、未分化癌相区别。治疗首选手术切除，辅助控制激素症状的药物及放疗。虽然该肿瘤属于良性，但由于部位特殊及激素的影响，仍有致死可能。

（五）颅咽管瘤（craniopharyngioma）

颅咽管瘤来源于Rathke囊的残余（鞍上垂体柄结节的鳞状上皮细胞巢），是胚胎期颅咽管残余组织发生在鞍区的良性上皮肿瘤，大多位于鞍膈上，也发生于蝶鞍、蝶骨体、蝶窦、鼻咽部、鼻中隔到软腭。多见于20岁以下的青少年和儿童。临床症状取决于肿瘤的部位和大小。影像学多为囊性病变。大体肿瘤有包膜，边界清楚，息肉状或分叶状，表面光滑，质地中等，多为囊性。镜下肿瘤分为两型：一是造釉细胞瘤型，组织结构与口腔造釉细胞瘤相似，常伴有囊性变和团块状角化物；二是乳头型，基本成分是鳞状上皮乳头结构。免疫组化显示CK和EMA阳性。鉴别诊断方面，主要与口腔的牙釉质瘤相区别。治疗首选手术，因为肿瘤常与周围组织粘连，手术后易导致复发，乳头状瘤型治疗效果较好，对放疗敏感。

（六）脑膜瘤（meningioma）

脑膜瘤起源于颅外神经鞘或软脑膜中蛛网膜颗粒的内皮细胞和

成纤维细胞，具有上皮和间叶组织双重特点。颅外原发性脑膜瘤有沿中线发生的倾向，提示在胚胎发育时，在中线融合过程中脑膜细胞发生移位而发生。大部分脑膜瘤发生在颅内、眶内和脊柱腔内，好发部位与蛛网膜颗粒分布相对应，包括矢状窦旁、大脑镰旁、蝶骨嵴、鞍结节、鞍旁、视神经、嗅沟、小脑桥脑角、小脑幕和侧脑室三角区、岩谷嵴、后颅窝和脑室内、斜坡（来源于覆盖斜坡上的硬膜，或斜坡与岩骨间的硬脑膜），嗅沟脑膜瘤在前颅窝肿瘤中最多见，颅底脑膜瘤以蝶脊处多见，亦可发生于中颅窝、海绵窦，也可见于鼻腔鼻窦。成年女性多见。脑膜瘤生长缓慢，常压迫周围神经组织引起相应的症状，故症状与肿瘤位置相关。头痛和癫痫为初期表现。

MRI表现为等信号脑膜肿瘤，部分钙化，增强后可强化。影像学表现不能判断肿瘤的生物学行为。大体肿瘤质韧或硬，边界清，有包膜，呈结节状，有时分叶状，切面灰白半透明，颗粒状可伴有砂粒感，可见钙化及骨化。镜下形态多样，有较多分型，常见脑膜内皮型、纤维型、过渡型、砂粒体型、血管瘤型、脊索瘤型等，可出现间变型/恶性脑膜瘤。经典的脑膜内皮型（合体细胞型），细胞分化好，出现旋涡状排列，伴典型的核内包涵体；纤维型以平行束状排列的纤维母细胞为特点；过渡型可见大量同心圆洋葱球样结构；砂粒体型有大量钙化的砂粒体和不明显的脑膜皮细胞成分；血管型大量血管之间为脑膜瘤细胞；脊索瘤型丰富黏液背景里可见嗜伊红肿瘤细胞。

免疫组化肿瘤细胞EMA、VIM呈阳性表达。电镜表现丰富的中间丝、胞突并指交叉复合物和细胞间桥粒连接是诊断特点。

鉴别诊断方面，需与神经内分泌癌、副神经节瘤、恶性黑色素瘤、胶质瘤、神经鞘瘤、星形细胞瘤、血管周细胞肿瘤、脊索瘤等相区别。

治疗首选手术完整切除，这主要取决于肿瘤的部位，周围结构以及患者的年龄。预后基于有无肿瘤残留，肿瘤附着于重要的脑内结构、增殖指数高、缺乏孕激素受体、患者年龄大等因素。

（七）听神经瘤（acoustic neuroma）

听神经瘤来源于外周神经施万细胞的良性肿瘤，特异地发生于第Ⅷ对颅神经，又称神经鞘瘤。多见于Ⅷ颅神经的前庭支鞘膜，此处接近内听道的颅后窝或在内听道内，是颅内神经胶质与外周神经鞘膜交界处，相对不稳定，容易发生肿瘤。好发于桥小脑角区和内听道，常侵蚀内听道骨质，造成岩骨内听道的扩大。成年女性多见，临床表现为进行性单侧神经性听力丧失及耳鸣，肿瘤增大压迫邻近颅神经、小脑、脑干可引起相应症状。

影像学显示肿块在T1加权像上为等密度或低密度，在T2加权像上为高密度。内耳道增宽。MRI显示边界清晰、不均匀增强病灶，可有囊性变。大体肿瘤大小不一，较大的肿瘤蒂部可在内耳道内，膨大处位于小脑脑桥角。肿瘤表面光滑、分叶状，切面灰黄，质中，可囊性变，伴出血和黏液变性。镜下肿瘤无包膜，由紧密排列的梭形细胞、伴栅栏状细胞核的细胞区（Antoni A区）和细胞较少、排列紊乱的细胞区（Antoni B区）交互形成。免疫组化肿瘤细胞弥漫、强烈表达S-100蛋白、VIM，电镜下肿瘤具有大量的胞浆指状突，并互相交织，丰富的细胞器，可确认来源于施万细胞。

鉴别诊断方面需与脑膜瘤、神经纤维瘤等相区别。治疗首选完整的手术切除，复发率低，恶变罕见，但肿瘤大小影响预后。

（八）面神经瘤（facial neuroma）

面神经瘤是发生在面神经上的神经鞘瘤，与听神经瘤同一组织病理学结构，但发病率较听神经瘤要少得多，可发生在面神经的任何一段，如颅内段、颞骨内段、茎乳孔下段，以颞骨乳突段常见。面神经瘤的典型症状是面瘫、听力下降、耳痛，部分患者有半面痉挛。由于面神经的组织学特性，不同部位的肿瘤症状也有所不同，原发于神经干中部者，因局部血供不足肿瘤生长较慢，相对体积小而硬，不易破坏面神经管，反而较早的影响面神经的传导功能，导致面瘫出现的早，因这一首发症状常易误诊为贝尔面瘫（Bell'palsy），手术治疗时除了切除肿瘤，尚需行面神经移植；而原发于神经干边缘者，血供较丰富，肿瘤生长就快，体积大而软，较早破坏面神经管，对神经传导的影响就晚，面瘫常发生在疾病的中晚期或根本就不出现面瘫，对此类患者可切开包膜，完整切除肿瘤而保留面神经。

面神经瘤的组织病理学：面神经瘤包括神经鞘瘤和神经纤维瘤两种。神经鞘瘤的病理形态与听神经瘤相同，有Antoni A型区域和Antoni B型区域；而神经纤维瘤则质地较硬，切面有时呈编织状，但较普通纤维瘤细腻，光镜下肿瘤细胞狭长，纤细，部分细胞核及细胞呈扭曲状，无栅栏状结构，少数患者可见色素及组织细胞。面神经瘤的治疗为手术切除。

（九）副神经节瘤（paraganglioma）（体瘤）

原发于胚胎期神经嵴构成的副神经节组织的肿瘤，起源于颅底和中耳散在的副神经节，可发生于鼓室内侧壁或颈静脉球窝。颈部为其常见部位，副神经节组织可见于颈静脉孔的颈静脉球的浆膜（颈静脉体）、舌咽神经鼓支和迷走神经耳后支（鼓室体瘤）。前者常破坏周围骨质侵入鼓室，甚至外耳道，向内扩张，可有颈静脉孔神经部和斜坡的骨破坏，可沿颈动脉顺岩骨颈动脉管达颅中窝，顺颞骨气房达岩尖，穿过颈静脉孔和岩下神经管达后颅窝。中年女性多见，多为单发。主要症状为耳道胀满感、搏动性耳鸣、听力下降。大体呈实性、部分有包膜，切面红褐色，均质，血管丰富。

镜下肿瘤细胞可排列成典型的器官样结构，由主细胞和支持细胞构成，瘤细胞较大，多边形，胞浆丰富，可见颗粒，核分裂少见，周围由富于毛细血管的纤维结缔组织包绕。

免疫组化主细胞表达神经内分泌标记，如CgA、Syn，支持细胞表达S-100蛋白或GFAP。

治疗首选手术切除，该肿瘤一般生长缓慢，部位隐匿，早期不易发现。临床发现时可表现为一定程度的侵袭性生长，包裹血管、神经、侵入骨组织或蔓延至颅内，手术出血多，难度大。局部肿瘤可以放疗。

（十）软骨瘤/软骨肉瘤（chondroma/chondrosarcoma）

软骨瘤/软骨肉瘤源自于胚胎残余的软骨细胞，软骨瘤是由成熟的透明软骨组成的良性肿瘤，软骨肉瘤是由不成熟的透明软骨组成的恶性肿瘤。好发于中颅窝底，尤以鞍旁、岩尖、蝶骨和斜坡的岩枕软骨结合区多见。常见于老年男性。影像学显示境界尚清的透射性区域。大体肿瘤有光泽的分叶状，切面半透明，白色或蓝灰色，可见钙化及黏液样区域。软骨瘤镜下肿瘤呈分叶状生长，细胞成分少，软骨细胞分布均匀，无异型性、无核分裂，每个软骨陷窝内有一个核。软骨肉瘤镜下肿瘤呈分叶状、被纤维间质和反应性骨分隔，肿瘤细胞较密集，分布不均匀，陷窝中有圆形或卵圆形的细胞，核出现异型性，双核细胞常见，分化较差时，基质有黏液样变，可见坏死和核分裂。依据核的大小、核染色质、细胞量和有无双核细胞分为1~3级。

鉴别诊断方面，分化好的软骨肉瘤与软骨瘤不易鉴别，还需与成软骨型骨肉瘤区别。肿瘤直径大于2 cm均应考虑潜在恶性。对于无转移的患者，治疗首选根治性的手术切除，复发取决于肿瘤分级及手术彻底程度，可采用术后放化疗控制转移和复发，复发病例需排除软骨肉瘤。软骨肉瘤预后较差，其组织学分级可作为预后判断的重要指标。

（十一）脊索瘤（chordoma）

脊索瘤起源于胚胎发育过程中残存于骨内的脊索组织，是一种低度恶性肿瘤，其上端分布于颅底的蝶骨和枕骨处，部分达颅内面，并与蝶鞍上部的硬脑膜衔接。好发于脊柱两端，骶尾部多见，其次是颅底鞍背-斜坡的蝶枕联合处，并可侵犯鼻腔、鼻窦和鼻咽。中年男性多见。临床症状与肿瘤部位及侵犯程度相关。蝶枕区的肿瘤多有慢性疼痛和颅神经压迫症状，视神经易受累。肿瘤可压迫垂体，颅内者伴有颅内高压，向下导致鼻塞、鼻出血等。

影像学显示孤立的、中间的、溶骨性和破坏性病变，外周有薄壳。大体肿瘤呈分叶状，有光泽，切面胶冻样或鱼肉状，质地嫩。镜下瘤细胞呈片巢状、条索状，常有分叶，空泡状细胞为其特征，可分为三种组织学类型：传统型、软骨样型、逆分化型。①传统型：可显示纤维组织将瘤细胞分成小叶状，瘤细胞（皂泡样细胞）呈片巢状或条索状排列，并由黏液样基质包绕，有轻度异型，胞质丰富、透明或空泡状；②软骨样型：还显示软骨样区域，好发于颅底蝶枕部，发病年龄较小；③逆分化型：可伴有梭形细胞肉瘤成分。免疫组化肿瘤细胞CK、VIM阳性表达，软骨样区域S-100阳性。

鉴别诊断方面，需与软骨肉瘤、癌肉瘤、平滑肌肉瘤等相区别。脊索瘤属于低度恶性肿瘤，缓慢侵袭性生长，易复发、转移。首选治疗方式为手术切除，但常因反复复发、转移，预后慢慢变差。

（十二）神经母细胞瘤（olfactory neuroblastoma）

嗅神经母细胞瘤起源于鼻腔顶筛骨筛板或鼻腔嗅区的嗅黏膜感觉神经受体细胞的恶性神经源性肿瘤，来自胚胎期的嗅基板细胞或嗅膜的神经上皮成分。好发于嗅黏膜区，包括鼻腔顶部、鼻中隔的中部及上鼻甲的上表面，可呈局部浸润性生长，累及邻近的副鼻窦、眼眶，晚期侵入前颅底至颅内。肿瘤生长缓慢，主要症状是持续数月、数年的单侧鼻塞、鼻出血。

影像学典型表现为哑铃型肿块，延伸穿过筛板。肿瘤组织呈灰红色、富含血管，呈息肉状，质地较软、脆、触之易出血。镜下肿瘤位于黏膜下层，分叶状或巢状，境界清楚，间隔以丰富的血管纤维间质。细胞形态学上兼具有神经上皮瘤和神经母细胞瘤的特征，典型者为大小一致的小细胞、核圆、胞浆少，核膜不清楚，细胞边界不清，周围围绕以神经原纤维基质，可见Homer-Wright型假菊形团或Flexner-Wintersteiner型真菊形团。分化好的肿瘤嗅丝多而明显。免疫组化肿瘤细胞神经内分泌标志物阳性，神经元特异性烯醇化酶（NSE）阳性是神经母细胞瘤的主要特征，阳性率可达100%，嗜铬素A（CgA），突触素（SYN）亦可阳性。超微结构可见肿瘤细胞胞质或胞质突起内可见神经内分泌颗粒。

鉴别诊断方面，主要与小圆细胞肿瘤相区别，包括横纹肌肉瘤、未分化癌、尤文肉瘤/PNET、腺样囊性癌、NK/T细胞性淋巴瘤、B细胞淋巴瘤、黑色素瘤、异位垂体腺瘤等。治疗首选手术切除联合放射治疗。患者生存率和预后与临床分期、肿瘤的组织病理学分化程度有关。

（李诗敏）

第九节　副神经节系统肿瘤

一、解剖及组织学特征

副神经节（paraganglia）源于原始神经嵴，在发育过程中形成具有神经内分泌功能的细胞团结构，肾上腺髓质为主要的神经内分泌器官，所发生的肿瘤多具有功能性。其余肾上腺外副神经节沿颅底、脊柱、主动脉旁至盆底交感神经链平行分布。位于头颈部的主要为沿鳃节和迷走神经分布的副交感神经副神经节，前者包括颈动脉体、颈静脉鼓室及分布于鼻腔、眼眶、喉、气管等处的副神经节；迷走神经内副神经节分布于迷走神经的神经束膜内，通常位于颈静脉和颅底结状神经节水平。所以，以上这些部位是容易发生肿瘤的解剖基础，80%~90%为无功能性。

正常的副神经节由主细胞和支持细胞两种细胞构成。主细胞常排列呈团巢状或腺泡状，形成特征性的器官样结构，表达神经内分泌标记（CgA、SYN、NSE），支持细胞围绕排列于主细胞周围，表达S-100标记。

二、副神经节瘤

头颈部副神经节瘤（paraganglioma）发病率仅次于腹膜后肾上腺，多数为副交感神经副神经节瘤。以颈动脉体和颈静脉鼓室副神经节瘤多见，成人多见，男女发病率相似，或女性稍多。临床表现无特异性，一般表现为生长缓慢的无痛性肿块伴相应的症状，常见耳鸣、听力下降及颅神经功能障碍。表浅部位的肿瘤多可扪及搏动性肿块。少数肿瘤呈双侧性、多发性及家族性。约4%的头颈部副神经节瘤具有生化功能。影像学检查主要为血管造影、CT及MRI检测。增强CT可显示高密度的肿块影，血管造影可清晰地显示肿瘤内的血管分布状态。因肿瘤血供丰富，影像学检查对术前诊断有一定的提示价值。

肿瘤大体上表现为具有纤维性假包膜的灰色或出血性肿块。肿瘤典型的组织学特征表现为肿瘤细胞排列成圆形或椭圆形的团巢状器官样结构（Zellballen结构），其他排列结构还有条索状、小梁状、腺泡状或血管瘤样（图3-18）。间质可呈纤维化或出血改变，大片坏死不常见。对于术前进行血管栓塞的病例，可出血继发栓塞后的血管内异物反应。肿瘤细胞的主要类型为主细胞，来源于神经内分泌细胞，周围围绕支持细胞及丰富的血管网。免疫组织化学主细胞表达神经内分泌标记（CgA、SYN、NSE）（图3-19），不表达上皮性标记（AE1/AE3、EMA），支持细胞表达S-100蛋白（图3-20）。

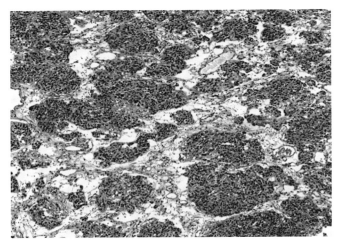

图3-18　副神经节瘤病理图像（1）

肿瘤细胞排列成圆形或椭圆形的团巢状器官样结构（HE×100）。

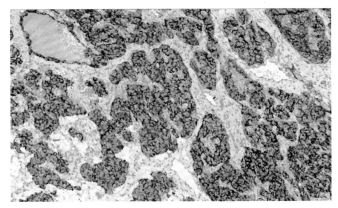

图3-19　副神经节瘤病理图像（2）

肿瘤细胞嗜铬蛋白（CHG）呈阳性表达（HE×100）。

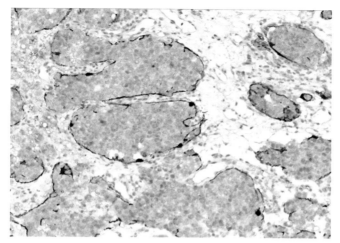

图3-19　副神经节瘤病理图像（3）
支持细胞S-100阳性表达（HE×200）。

　　副神经节瘤表现为良性的生物学行为，主要采用手术切除的治疗方法，术后需注意随访，关注肿瘤的局部复发或转移可能。对于难以切除干净的病例，可辅助放射治疗。

（一）颈动脉体副神经节瘤（carotid body paraganglioma）

　　颈动脉体副神经节瘤为头颈部最大的副神经节组织颈动脉体来源的良性肿瘤，发生在颈动脉三角分叉处，病程较长，早期无明显症状，多表现为下颌角附近生长缓慢、无痛性肿块，少数可出现疼痛、颈部不适，检查时可触及搏动感。临床上易误诊为颌下腺肿瘤、淋巴结肿大或囊肿、动脉瘤等。

　　手术时可见肿瘤呈卵圆形，表面光滑，切面质地均匀，黄白色或肉色，可见出血囊性变，如果手术不能完整切除，在肿瘤实质内剖开或在手术时发生破损，顷刻发生难以控制的大出血，其组织学基础是肿瘤的间质具有丰富的毛细血管，特殊染色嗜银网状纤维将毛细血管显现地更为清晰，这是每个临床医生要注意的地方。术前可通过肿瘤血管的栓塞，预防术中大量出血。

　　在组织病理学上，肿瘤细胞呈多边形，胞浆丰富，巢状，由排列成器官样或细胞球结构的主细胞和周围梭形的支持细胞组成，可伴有变性或坏死，器官样或细胞球结构之间为纤维血管性间质，有时可形成腺泡状结构。部分可见扩张的血管或明显的出血。

治疗上采用手术完整切除肿瘤。如肿瘤与血管无明显粘连，可作颈动脉外膜下切除肿瘤。若肿瘤与血管难以分离，就要连同血管一同切除。如果肿瘤范围广泛，难以完整切除，可以术后辅助放射治疗。多数病例临床呈良性经过，少数可发生转移而发展成为恶性。因此，对于病理检查提示细胞比较丰富、有异型及临床范围较广泛的病例，术后需要密切随访。

（二）颈静脉鼓室副神经节瘤（jugulotympanic paraganglioma）

颈静脉副神经节瘤发生于颈静脉球区域，可侵犯颞骨岩部，鼓室副神经节瘤位于中耳。为耳科手术较为常见的肿瘤之一，在头颈部副神经节瘤中居于第二位。耳部病例临床上多表现为较特征性的鼓膜下方红色肿块，可伴有搏动性耳鸣，影像学表现为以鼓室鼓窦或颈静脉孔区为中心的软组织肿块占位，可伴有骨质硬化吸收。组织学表现与颈动脉体副神经节瘤相似（详见中耳肿瘤）。但有时肿瘤内血管比较丰富，器官样结构数量少、体积小时，需注意与中耳的肉芽组织、血管瘤、有神经内分泌分化的中耳腺瘤或脑膜瘤进行鉴别，以防漏诊、误诊。肿瘤由于术前栓塞，可以出现成片的变性坏死，部分肿瘤浸润骨组织，少数侵及神经组织。绝大多数肿瘤都可以通过手术完整切除，预后较为良好，对于少数无法完整切除或术后有肿瘤残留的病例，可以考虑辅助放疗。晚期病例可浸润至邻近骨组织，并向颅内浸润，容易局部复发。

（三）迷走神经副神经节瘤（vagal paraganglioma）

迷走神经副神经节瘤好发于颈部迷走神经的边缘，是头颈部第三个好发的副神经节瘤。临床上可表现为咽旁间隙的缓慢生长的无痛性肿块。后期可出现颅神经受累引起的单侧声带麻痹、声音嘶哑、吞咽困难等。手术时常见肿瘤包裹迷走神经。组织学表现与颈动脉体副神经节瘤相似，有时瘤细胞巢较小，可以出现神经节细胞。多采用手术完整切除肿瘤，迷走神经一般较难保留。由于解剖部位位于颅底重要部位，所以要高度警惕其恶性的潜能。

（四）喉副神经节瘤（laryngeal paraganlioma）

喉部副神经节瘤起自于喉部的两对副神经节，一对位于甲状软骨水平，另一对位于甲状腺和环状软骨交界处。喉副神经节瘤较为少见，目前文献多为个例的报道。临床症状主要为声音嘶哑、吞咽困难、咯血等。患者以女性多见。肿瘤多呈结节状或哑铃状，呈棕色或棕红色，黏膜下肿块，以声门上区多见。因为活检部位的局限性，瘤组织常破碎、量少且容易受挤压，容易被误诊为有神经内分泌表达的肿瘤，特别是分化中等的神经内分泌癌，免疫组化检查有利于鉴别，后者可表达上皮性标记。治疗方法以手术切除为主，术中注意肿瘤容易出血，术后注意密切随访，文献报道复发率可达17%。完整切除肿瘤是避免术后复发和提高生存率的关键，必要时可以辅助放疗以减缓肿瘤生长。

（五）头颈部其他部位的副神经节瘤

1. 眼眶副神经节瘤

肿瘤可能源于睫神经节相关的副神经节。可发生在眼眶的任何部位或球后间隙。临床上主要表现为视力障碍，可伴有眼球突出，也可伴发颅神经功能异常。局部复发率较高，临床要注意密切随访，一般不转移。

2. 鼻腔和鼻咽副神经节瘤

肿瘤可能来源于分布在鼻咽黏膜的副神经节，非常罕见，女性多见，临床主要表现为鼻出血和鼻塞。肿瘤可呈息肉状外生型生长，如果肿瘤较小，边界清楚，可有包膜，临床有时误诊为息肉或血管瘤；肿瘤体积较大，CT或MRI提示有骨质吸收破坏，临床有时提示为中间型或低度恶性肿瘤。病理上需要与血管比较丰富的肿瘤或有神经内分泌分化的肿瘤鉴别，特别是嗅神经母细胞瘤和异位垂体腺瘤。细胞有时比较丰富，有一定的异型，临床要注意密切随访。

3. 甲状腺副神经节瘤

甲状腺副神经节瘤较为罕见，可发生于甲状腺实质或甲状腺边缘区域，需要与甲状腺髓样癌和甲状腺良性肿瘤鉴别。

头颈部其他部位的副神经节瘤还可以发生于面部、外耳、舌、气管等处。组织学上与其他部位的相似。

（六）恶性副神经节瘤（malignant paraganglioma）

恶性副神经节瘤较为少见，年龄倾向于老年人。一般肿瘤体积较大，功能性多见。肿瘤有融合性坏死及出血，可有包膜、神经或血管的浸润，细胞有明显的异型性、非典型核分裂增多，Ki-67增殖指数增高。目前还没有具重复性的可靠的恶性诊断标准，仅靠形态学的特征，如坏死、细胞的异形、核分裂像增多和血管侵犯都不是诊断恶性的依据，普遍认为恶性副神经节瘤的诊断标准主要是肿瘤的远处转移，肿瘤可以通过血道转移至肝、骨、肺等脏器，或者通过淋巴道转移至区域淋巴结。

（林岚）

第十节　眼部肿瘤

一、眼睑及眼表肿瘤

（一）皮脂腺癌（sebaceous gland carcinoma）

皮脂腺癌是眼睑第二常见的恶性肿瘤。可以起源于眼睑的睑板腺（Meibomian腺），蔡氏腺（Zeis腺）以及泪阜和眉弓部位的皮脂腺组织。与西方国家相比，亚洲人眼睑皮脂腺癌的发病率较高。

皮脂腺癌好发于中老年人，女性比男性多见。上睑的发病率是下睑的2倍，可能和上睑的皮脂腺数量是下睑的2倍有关。主要表现为眼睑皮下的结节样肿块，稍呈淡黄色，无明显疼痛，一般表面皮肤没有溃破。肿瘤侵犯睑缘或起源于Zeis腺者可伴有皮肤糜烂和睑缘溃疡。多灶性、体积较大的肿物可表现为眼睑弥漫性肿物。有些不典型的病例还可表现为复发性霰粒肿，单眼久治不愈的睑缘炎和睑结膜炎。

眼睑的结节样肿物，切面稍呈淡黄色，与鳞状细胞癌的灰白色不同。有时在淡黄色背景上有大小不等的棕色斑点，是癌巢中央坏死的结果。

皮脂腺癌的诊断依据为瘤细胞具有向皮脂腺分化的特点，镜下一般可见眼睑上皮下大小不一的癌巢结构，呈浸润性生长，中央常伴有粉刺样坏死（图3-21），部分病例与正常皮脂腺组织有过度。肿瘤细胞大，胞质空泡样或见到小的脂滴样的空泡，肿瘤细胞核大，卵圆形或空泡状，可见核仁。瘤细胞有显著异型性和核分裂像。皮脂腺癌易侵犯相邻的表皮和结膜上皮，类似乳腺的Paget病，称Pagetoid侵犯（图3-22）。根据肿瘤细胞的分化程度，通常分为分化型、中度分化型和低分化型。倪逴教授将皮脂腺癌分为分化型（图3-23）、鳞状细胞型、基底细胞型、腺型和梭形细胞型等5个亚型。

肿瘤细胞表达CK广，EMA及一些腺上皮标记如CK8、CAM5.2，一般增殖指数Ki-67较高。

皮脂腺癌的一些特殊类型如基底细胞型皮脂腺癌和鳞状细胞型皮脂腺癌需要和基底细胞癌和鳞状细胞癌相鉴别。基底细胞型皮脂腺癌往往分化较差，胞质少，核深染，但细胞异型明显，胞质内可见脂质小空泡，核分裂像多见，且缺乏基底细胞癌巢周边栅栏样的排列。鳞状细胞型皮脂腺癌是伴有鳞状分化的皮脂腺癌，癌巢较胖圆，胞质内仍可见脂质小空泡。另外非常少见的腺型皮脂腺癌需要和汗腺癌相鉴别，GCDFP-15阴性有助于鉴别诊断。

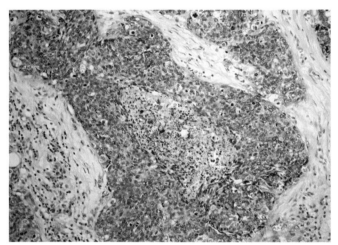

图3-21 皮脂腺癌病理图像之粉刺样坏死

图中显示癌巢中央粉刺样坏死（HE×200）。

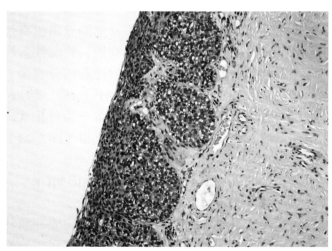

图3-22 皮脂腺癌病理图像Pagetoid侵犯

肿瘤侵犯相邻的结膜上皮，称Pagetoid侵犯（HE×100）。

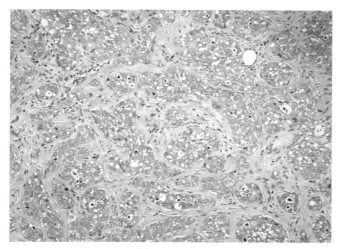

图3-23　分化型皮脂腺癌病理图像
肿瘤细胞大，胞质空泡样或见到小的脂滴样的空泡，肿瘤细胞核
大、卵圆形或空泡状，可见核仁，核分裂像易找见（HE×100）。

眼睑的皮脂腺癌恶性程度高，早期正确诊断和采取肿物扩大切除术可显著改善预后。少数体积较大的肿瘤科侵及眶内或鼻旁窦。部分肿瘤术后可复发，或转移至同侧耳前或颌下淋巴结。

（二）基底细胞癌（basal cell carcinoma）

基底细胞癌是眼睑最常见的恶性肿瘤，以基底细胞样细胞异常增生为特征。与过度日晒、放射线或其他物理损伤、长期接触某些致癌物质等有关。

该病多见于老年人，好发于下睑及内眦，其次为上睑、外眦和眉弓部。大多发展缓慢，无明显疼痛。可分为结节溃疡型、色素型、硬化型和浅表型，以前两者最为常见。结节溃疡型表现为隆起的珍珠样结节，周围血管曲张，中央常形成溃疡，表面覆盖痂皮。色素型外观呈灰黑色，易被误认为色素痣或黑色素瘤。硬化型表现为灰白色扁平或轻度隆起的质硬斑块状肿物，边界不清，有时缺乏明显溃疡，易侵犯深部组织。浅表型表现为边界欠清的片状红斑，常多发。

大体表现与临床类型有关，常见为眼睑皮肤结节样肿物，表面多可见溃疡和痂皮，切面灰白色或带色素，质地中等或偏硬。

结节溃疡型基底细胞癌（图3-24）镜下可见基底细胞样细胞呈大小不一巢团状增生，癌巢边缘的瘤细胞呈栅栏样排列，周围有疏松黏液纤维样间质环绕。色素型基底细胞癌的肿瘤细胞内含有数量不等的黑色素颗粒。硬化型基底细胞癌的肿瘤细胞呈不规则巢状、条索状，间质内大量致密胶原纤维增生。浅表型基底细胞癌的肿瘤位于真皮浅层，与表皮相连，常为多灶性。

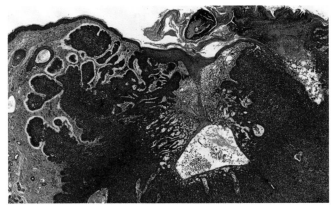

图3-24　结节溃疡型基底细胞癌病理图像
基底样细胞巢团状增生，周围见疏松黏液纤维样间质环绕，肿瘤与表皮相连，伴表面溃疡。

肿瘤细胞表达广谱CK，34βE12，P63，Ber-EP4和CD10。

基底细胞癌需要与毛母细胞瘤相鉴别。后者可看到毛乳头间质，细胞形态无明显异型，免疫组化Ber-EP4阴性或散在阳性，肿瘤细胞不表达CD10，而间质CD10阳性，Ki-67多表达于周边栅栏状细胞。伴有鳞状分化的基底细胞癌还需与鳞癌鉴别，后者Ber-EP4和CD10阴性。

基底细胞癌通常生长缓慢，完整切除后较少复发，罕见远处转移。

二、球内肿瘤

（一）视网膜母细胞瘤（retinoblastoma，Rb）

视网膜母细胞瘤是婴幼儿最常见的眼内恶性肿瘤，起源于视网膜核层原始干细胞，属于胚胎性肿瘤。其发生由Rb基因突变引起，

35%~45%为常染色体显性遗传，其余55%~65%为非遗传型。

视网膜母细胞瘤多见于3岁以下小儿，少数可发生于大龄儿童或成人，约30%的患者双眼发病。临床上按其发展过程分为眼内期、青光眼期、眼外期和全身转移期。早期临床症状多不明显，多数患儿因肿瘤发展到眼底后极部，出现"白瞳症"（瞳孔区可见黄白色反光，如猫眼样）前来就诊，或因视力低下发生废用性外斜，部分患儿可发生继发性青光眼，因高眼压疼痛而就诊。体检发现早期为视网膜单个或多个灰白色实性隆起或扁平病灶，随病情进展出现玻璃体内大量雪球状漂浮物，可伴有视网膜脱离、虹膜新生血管，或假性前房积脓等。B超表现为玻璃体内实质性团块状回声，内回声强弱不均，60%~80%的病例可见钙化斑，对临床诊断有重要意义。CT和MRI亦可显示肿瘤的大小、形态及眼外蔓延情况。

大体检查可见肿瘤起源于视网膜，呈白色鱼肉状或豆渣样，瘤体内常见坏死、出血和颗粒状钙化（图3-25）。生长方式包括内生性和外生性。内生性者向玻璃体腔生长，可播散至前房；外生性者向视网膜下生长，可侵犯脉络膜，重者侵犯巩膜或眶内。肿瘤细胞易侵犯视乳头，或穿过筛板侵犯视神经，典型者可见到视神经明显增粗。

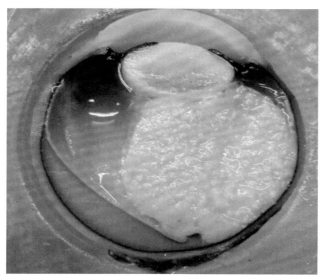

图3-25　眼球剖面
图中见玻璃体腔内见白色豆渣样肿物，起源于视网膜。

通常分为未分化型和分化型。①未分化型：肿瘤细胞弥漫分布，细胞小，圆形或椭圆形，核深染，胞质稀少，核异型明显，病理性核分裂像常见。有些肿瘤细胞围绕在血管周围，形成假菊形团。肿瘤细胞易发生坏死，常伴有钙盐沉积或钙化。②分化型：可见瘤细胞形成菊形团，包括最为常见的Flexner-Wintersteiner菊形团、较少见的Homer-Wright菊形团和花状饰。

肿瘤细胞表达CD56，不同程度表达SYN、NSE和CHG，不表达S-100和VIM。

临床上主要与表现为白瞳症的其他疾病相鉴别：

①外层渗出性视网膜病变（Coats病）；②早产儿视网膜病变；③转移性眼内炎；④永存性原始玻璃体增生症。病理上分化差的视网膜母细胞瘤主要与儿童期可发生于眼内的其他小圆细胞恶性肿瘤相鉴别，包括淋巴瘤、粒细胞肉瘤、横纹肌肉瘤等，可做相关免疫组化标记予以鉴别。

随着Rb研究的进展以及我国与国际RB诊断和治疗模式的不断接轨，国内已逐渐以个体化的综合治疗方案取代过去以眼球摘除为主的治疗模式。治疗方法包括化学减容、局部治疗及眼球摘除术。其中局部治疗包括冷凝、经瞳孔温热疗法、光动力疗法、结膜下注射卡铂、表层巩膜敷贴放疗和外部放射治疗等。

（二）脉络膜黑色素瘤（Choroidal melanoma）

脉络膜黑色素瘤是成年人眼内最常见的恶性肿瘤，其发生率约占葡萄膜黑色素瘤的85%。肿瘤细胞起源于脉络膜基质内的黑色素细胞。

临床表现与肿瘤位置和体积有关。肿瘤位于周边脉络膜或瘤体较小者早期可无明显症状。如肿瘤位于黄斑部或眼球后极部，患者可表现为视力减退、视物变形，视野缺损等。绝大多数脉络膜黑色素瘤呈结节状，蘑菇状或半球状黑色或棕色肿物，边界比较清楚，色素分布不均匀，伴有不同程度的继发性渗出性视网膜脱离。很少数脉络膜黑色素瘤呈扁平状或弥漫性生长，而不形成隆起的结节状肿物，临床诊断困难。影像学检查包括眼B超、荧光血管造影和MRI检查对脉络膜黑色素瘤的临床诊断有很大帮助。

脉络膜黑色素瘤早期或瘤体较小者，通常在视网膜色素上皮下生长，呈界限清楚的黑色或棕黑色轻度隆起的结节状肿物。随着瘤体不断增大，视网膜色素上皮和Bruch膜破坏，瘤细胞穿过Bruch膜断裂处向视网膜下方生长，形成典型的蘑菇状肿物。大多数脉络膜黑色素瘤（图3-26）含有较多的黑色素，有些瘤体内黑色素含量不一，分布亦不均匀。有少数黑色素瘤内含有很少量的黑色素，称为少黑色素性黑色素瘤。

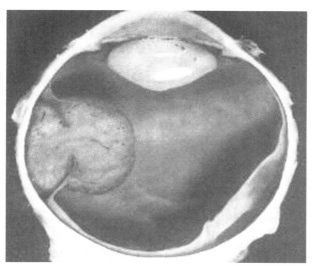

图3-26　脉络膜黑色素瘤
肿瘤穿过Bruch膜断裂处向视网膜下方生长，形成典型的蘑菇状肿物，瘤体内黑色素含量不一，分布亦不均匀。

　　瘤细胞有4种类型：①梭形A型瘤细胞：细胞呈长梭形，核较小，其中央有一个线状核膜皱褶，染色质细，无明显核仁，病理核分裂像很少见。②梭形B型瘤细胞：瘤细胞体积稍大，胞核呈长椭圆形，核染色质较粗，可见一个界限清楚、深染圆形核仁，病理性核分裂像较常见。③上皮样瘤细胞（图3-27）：瘤细胞体积较大，呈圆形或多边形，形状和大小不一致，瘤细胞界限较清楚，核大，核染色质较粗，有一个大而深染、嗜双色的核仁，有明显的异型性和病理核分裂像。细胞之间的黏附性很差，容易脱落。有些瘤细胞可形成瘤巨细胞。④气球状瘤细胞：此类瘤细胞比较少见，瘤细胞体积较大，胞浆丰富，呈泡沫状，胞核固缩变小深染，常被挤向细胞的一侧。

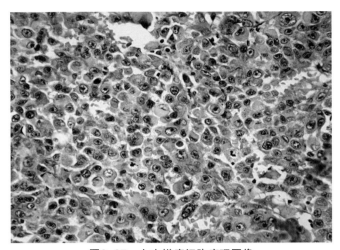

图3-27 上皮样瘤细胞病理图像

图中见瘤细胞体积较大，呈圆形或多边形，形状和大小不一致，瘤细胞界限较清楚，核大，有一个大而深染、嗜双色的核仁，有明显的异型性和病理核分裂像（HE×400）。

目前将脉络膜黑色素瘤分为5种类型：①梭形细胞型：此型最常见，由不同比例的梭形A型和B型瘤细胞组成。②混合细胞型：由不同比例的梭形和上皮样黑色素瘤细胞组成。③上皮细胞型：一般认为瘤体中上皮样瘤细胞比例高于80%时可以诊断。④坏死型：非常少见，其特点是肿瘤内大量瘤细胞发生坏死。⑤气球状瘤细胞型：瘤体主要由大量气球状黑色素瘤细胞组成。后2种类型临床上都非常少见。任何类型的脉络膜黑色素瘤，瘤细胞的间质成分均非常少。

大多数脉络膜黑色素瘤细胞免疫组化染色对S-100，HMB45和Melan-A呈阳性表达，可用于诊断色素较少或无色素的脉络膜黑色素瘤。

少色素或无色素的梭形细胞型脉络膜黑色素瘤需要和球内的其他梭形细胞肿瘤鉴别，如神经、肌肉和组织细胞来源肿瘤等。色素较浓密的上皮细胞型黑色素瘤还需和黑色素细胞瘤和色素上皮腺瘤相鉴别。黑色素细胞瘤是球内色素细胞的良性肿瘤，细胞大，呈圆形或多边形，细胞内色素浓密，脱色素后可见细胞核小而温和，无异性及核分裂像。色素上皮腺瘤起源于视网膜色素上皮，细胞低柱状或立方状，排列成不规则条索状或立方状，无明显细胞异型。免疫组化染色瘤细胞不仅表达VIM和S-100，还可以表达上皮标记CK。

治疗方法主要是行眼球摘除。目前多数学者认为影响预后的主要因素是肿瘤的最大直径、病理学类型、生长类型以及有无巩膜外扩散等有关。眼内组织中没有淋巴管，故脉络膜黑色素瘤主要通过血行转移到眼外器官或组织，最常转移的部位是肝脏。

三、眼眶肿瘤

（一）海绵状血管瘤（cavernous hemangioma）

海绵状血管瘤是成年人眼眶最常见的良性肿瘤，主要由扩张的薄壁大血管组织成，因形似海绵而得名。

海绵状血管瘤患者的就诊年龄多在20~73岁之间，平均为38岁，女性稍多。一般为单眼发病。大多发生于球后肌锥内，临床主要表现为无症状性、缓慢发展的轴性眼球突出，肿瘤较大时可出现眼球运动障碍。少数也可发生在鼻侧、颞侧或眶下部，引起眼球向反方向移位。若肿瘤位于眶尖部，可压迫视神经引起视力下降或视野缩小。B超检查有典型声像图，具有定性诊断意义。CT检查可准确显示肿瘤的位置，注射对比剂后强化明显。MRI检查可以更明确地显示肿瘤与周围结构尤其是视神经的关系。

肿瘤典型的大体表现为紫红色类圆形肿物，有完整的包膜。切面见大小不等窦腔，似海绵样。

光镜下肿瘤由薄壁扩张大血管组成，管壁内衬扁平内皮细胞，腔内充满血液。管腔之间有粗大的纤维性间隔。部分肿瘤灶性区域可见毛细血管瘤的形态。

肿瘤表达血管内皮的标记CD31、CD34、Fli-1、F8等，淋巴管标记D2-40阴性。血管周围平滑肌SMA、MSA阳性。

海绵状血管瘤镜下形态大多典型，较易诊断。有时需要与分化良好的血管肉瘤相鉴别，后者内皮细胞有异型，呈浸润性生长。

因肿瘤生长缓慢，不发生恶变，如不影响视力和外观，可密切观察。若凸眼明显或影响视力则应手术切除。通常预后良好。

（二）神经鞘瘤（neurilemoma）

神经鞘瘤是由周围神经的鞘膜细胞（Schwann细胞）增生所形成的良性外周神经性肿瘤。眼眶内多数外周神经均可发生神经鞘瘤。少数神经纤维瘤病的患者可合并神经鞘瘤。本瘤大多数为良性，恶变者少见。

神经鞘瘤多发生于中青年，偶见于儿童，性别无显著差异。多数眼眶神经鞘瘤生长缓慢，平均病程为3~5年，表现为进展性眼球突出，眼球活动异常。临床体征与肿瘤部位有关，如肿瘤靠近视神经可引起视神经萎缩、视野缺损和视乳头水肿等。影像学检查可见瘤体为圆形、椭圆形或不规则形状，边界清楚，有包膜，有些伴有囊性变。

肿瘤大体可呈椭圆形、梭形、分叶状或不规则形状，肿瘤表面有完整包膜。肿瘤切面呈黄色或黄白色，可有囊性变或小灶状出血。

经典型神经鞘瘤主要由交替分布的Antoni A型和Antoni B型瘤细胞组成，两区的比例因病例而异（图3-28）。Antoni A区也称束状区，瘤细胞为长梭形，呈平行、纵横交错或漩涡状排列，胞质丰富，嗜伊红色，胞界不清；胞核呈梭形，一端尖细，平行排列在同一水平，呈典型的"栅栏状"排列，有些栅栏样排列类似皮肤内的触觉小体，称为Verocay小体（图3-29）。Antoni B区也称网状区，由排列疏松、零乱的星芒状Schwann细胞组成，核圆形或卵圆形，深染。眼眶神经鞘瘤易发生囊样变性，囊变周围可见泡沫样组织细胞，含铁血黄素或脂褐素颗粒。

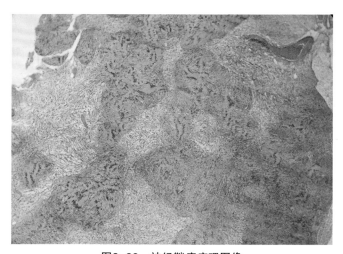

图3-28　神经鞘瘤病理图像
经典型神经鞘瘤主要由交替分布的Antoni A型和Antoni B型瘤细胞组成（HE×40）。

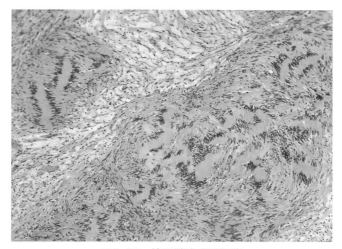

图3-29 神经鞘瘤病理图像

肿瘤细胞呈典型的"栅栏状"排列（HE×100）。

瘤细胞表达S-100蛋白，阳性反应定位于核和胞质。此外，还可表达VIM和SOX10，SOX10定位于胞核。

鉴别诊断方面：需要与其他眼眶梭形细胞肿瘤如神经纤维瘤、孤立性纤维瘤、炎性肌纤维母细胞和纤维组织细胞瘤等相鉴别。形态学特点和不同的免疫组化表达都有助于鉴别。

神经鞘瘤有完整包膜，手术切除时易剥离，对神经功能影响少，完整切除后不易复发。神经鞘瘤发生恶变的情况极为罕见。

（三）眼眶脑膜瘤（meningioma）

眼眶脑膜瘤是一种良性神经来源肿瘤，可以原发于眶内视神经鞘膜内脑膜细胞（主要是蛛网膜细胞），或由颅内脑膜瘤下行蔓延所致，尤其是位于嗅沟或蝶骨翼的颅内脑膜瘤更容易侵犯到眶内。亦有少数原发性眶内脑膜瘤发生在眶骨膜部位或肌圆锥内，与视神经无关联，可能起源于异位的脑膜细胞。

眼眶脑膜瘤多发生于青壮年，女性多见。临床表现通常与肿瘤部位有关，视神经管内的脑膜瘤早期就会引起视力减退和视功能损害，伴有视盘水肿和视野缺损。随着瘤体不断增长，瘤细胞可穿透视神经鞘膜侵入眶内，继而出现眼球突出和活动受限。由颅内脑膜瘤蔓延所致的患者通常受限出现眼球突出，伴有眶骨壁破坏或颅内压增高的体征。

手术切除标本通常见肿瘤生长在视神经周围，肿瘤从视神经一侧突破硬脑膜向眶内生长。

视神经脑膜瘤主要分为脑膜上皮型、砂粒体型，或两者混合型。脑膜上皮型脑膜瘤（图3-30）镜下见瘤细胞体积较大，呈多边形，胞浆丰富，细胞界限不清，多呈合体细胞样，胞核大而圆，染色淡。瘤细胞常呈漩涡状或同心圆状排列，间有少许纤维血管束分隔。砂粒体型在上述形态特点基础上，瘤细胞内或细胞间出现透明变性，钙盐沉积，形成同心圆状砂粒体结构。纤维型和血管瘤型脑膜瘤可能来自眶骨膜或颅内脑膜瘤，很少发生于视神经。大多数眼眶内脑膜瘤为良性肿瘤，瘤细胞无异型性及病理核分裂像。瘤细胞可沿纤维束膜或视网膜中央血管周围间隙侵入视神经内，或穿过硬脑膜侵入眶内软组织内（图3-31）。

肿瘤细胞VIM阳性，S-100阳性，EMA阳性。

眼眶的脑膜瘤主要和视神经胶质瘤鉴别。视神记胶质瘤多见于儿童，肿瘤主要由分化良好的纤维型星形细胞组成，GFAP阳性。

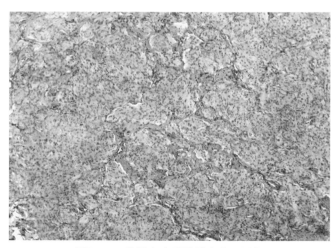

图3-30　脑膜上皮型脑膜瘤病理图像
镜下见瘤细胞体积较大，多边形，胞浆丰富，细胞界限不清，多呈合体细胞样，胞核大而圆，染色淡。瘤细胞常呈漩涡状或同心圆状排列（HE×200）。

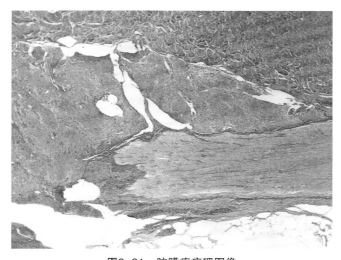

图3-31　脑膜瘤病理图像

肿瘤起源于视神经鞘膜，向视神经基质内生长，并穿过硬脑膜侵入眶内软组织内（HE×40）。

视神经脑膜瘤早期即可引起视力减退，手术切除时常将肿瘤和视神经整块切除，使视力完全丧失。眼眶内脑膜瘤虽属良性肿瘤，术后复发率较高，常被视为局部恶性肿瘤。

（四）眼部MALT淋巴瘤（extranodal marginal zone B-cell lymphoma of mucosa-associated lymphoid tissue）

眼部是淋巴瘤好发的部位，眼部淋巴瘤的发病率近年来呈上升趋势，目前已居眼眶恶性肿瘤的首位。眼部B细胞来源淋巴瘤较多见，最常见的淋巴瘤类型是黏膜相关淋巴组织结外边缘区B细胞性淋巴瘤，简称MALT淋巴瘤。眼部是MALT淋巴瘤第三常见的发病部位，仅次于胃肠道和肺。有研究认为，眼附属器MALT淋巴瘤的发生和一些前驱病变（如炎症）、IgG4相关性病变以及鹦鹉热衣原体的感染有关。

眼附属器MALT淋巴瘤发病年龄较广，年龄范围为12~92岁。其中，40~50岁的患者较多见。眼附属器MALT淋巴瘤最常见于眼眶，其次是结膜和泪腺。大多数为单眼病变，少数为双眼病变。眼附属器MALT淋巴瘤通常较局限，病程一般为1~5年，最长病程可达10年。发生于眼眶和泪腺的MALT淋巴瘤表现为眼球突出、移位，一般不伴有疼痛不适，对视功能的影响也较小。结膜的MALT淋巴瘤可表现为结膜上皮下粉红色肉样增厚的病灶，表面较光滑，文献中称为三文鱼样（salmon-like）。影像学检查显示肿瘤包绕眼球表面，眼外肌，视神经，眶骨壁，呈弥漫塑形生长，一般不伴有骨质破坏。送检组织常为活检组织，质嫩，切面灰红灰黄色，无明显出血坏死。

眼附属器MALT淋巴瘤（图3-32）镜下可见淋巴滤泡周围边缘区细胞的弥漫一致增生，呈中心细胞样，单核细胞样和小淋巴细胞样外观。典型的边缘区细胞小到中等大，核染色质粗，核仁不明显，近似于中心细胞，胞质相对丰富，淡染。淡染的胞质增多时，可呈单核细胞样表现。边缘区细胞弥漫生长后可"植入"到反应性滤泡内，称为"滤泡植入"，取代部分或全部滤泡（图3-33）。在结膜和泪腺等有上皮的部位，浆细胞分化常见，同时可见到淋巴上皮病变，即变性或破坏的上皮内有3个以上的肿瘤细胞浸润，伴有上皮细胞的嗜酸性变（图3-34）。肿瘤内可见到一些散在的转化的大细胞如免疫母细胞和中心母细胞，但不成片。但当这些转化的大细胞形成实性或片状区域后，应诊断为弥漫大B细胞淋巴瘤伴有MALT淋巴瘤的表现。

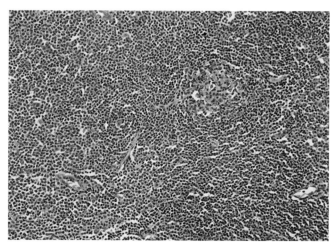

图3-32　眼附属器MALT淋巴瘤病理图像（1）
淋巴滤泡边缘区细胞呈弥漫一直生长。细胞小到中等大，核染色质粗，核仁不明显（HE×200）。

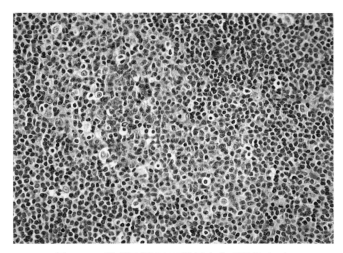

图3-33　眼附属器MALT淋巴瘤病理图像（2）
显示"滤泡植入"（HE×400）。

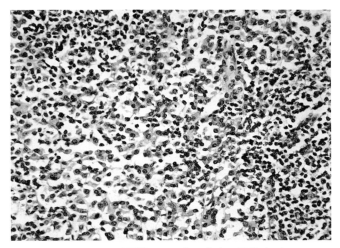

图3-34　眼附属器MALT淋巴瘤病理图像（3）
图中显示肿瘤细胞"浆样分化"（HE×200）。

　　MALT淋巴瘤表达B淋巴细胞标记如CD20，CD79a，CD3阳性T淋巴细胞较少，CD10可显示残留的生发中心，CD21和CD23可显示"淹没"的滤泡树突网，肿瘤弥漫生长区域一般增殖活性较低，为5%~20%，一般不超过30%。

在已知的MALT淋巴瘤相关的染色体易位中，t（14；18）（q32；q21）/IGH-MALT1和t（11；18）（q21；q21）/API2-MALT1可发生于眼附属器MALT淋巴瘤，但发生率较低。最近有研究发现，A20基因的失活在眼附属器MALT淋巴瘤的发生中起着重要的作用。

需要和MALT淋巴瘤鉴别的病变包括反应性增生和其他类型的小B细胞淋巴瘤。当遇到形态上呈交界性病变时，可行B淋巴细胞表面抗原受体——免疫球蛋白（Ig）基因的克隆性重排检测，用于确诊或排除MALT淋巴瘤。根据形态特点和免疫表型可以鉴别其他小B细胞淋巴瘤。

眼附属器MALT淋巴瘤绝大多数为局限性病变，对局部放疗反应好，复发少见。当病变累及全身其他部位或淋巴结时，可行全身化疗。总的来说，眼附属器MALT淋巴瘤生长较局限，恶性程度低，治疗效果好，预后较好。

（五）泪腺多形性腺瘤（pleomorphic adenoma）

多形性腺瘤是泪腺最常见的良性上皮性肿瘤，以镜下结构的多形性为特征，起源于泪腺导管上皮细胞，主要发生于眶部主泪腺，少数可发生于睑部泪腺、副泪腺或异位泪腺。

泪腺多形性腺瘤好发于成年人，多累及单侧泪腺。临床表现为泪腺区缓慢生长的无痛性包块，很少伴有疼痛、视力下降等症状。随肿块增大可伴有眼球突出、向内下方移位、上睑肿胀或下垂等体征。

巨检表现为圆形或椭圆形肿物，常有包膜，表面光滑或有结节状隆起。切面实性或伴有大小不一囊腔，白色或黄白色，有时可见黏液。

光镜下肿瘤主要由腺上皮、肌上皮和黏液样基质共同组成，不同区域组织形态可发生较大变异。腺上皮细胞形成大小不一腺管结构，或排列成条索状、片状，可伴有鳞化。腺管为双层结构，内层为柱状或立方状上皮，腺腔内含有嗜酸性分泌物，少数腺管可高度扩张形成囊腔；外层为梭形肌上皮细胞，逐渐移行于黏液样、纤维样或软骨样基质中。肌上皮细胞也可排列成网状或片状，有时可呈浆细胞样或玻璃样。复发性肿瘤中黏液样基质常增多。

腺上皮表达CK、EMA、CK8等标记，而P63、SMA、MSA、calponin、S-100等在肌上皮成分呈阳性表达。

当肿瘤中肌上皮成分较多时需要与肌上皮瘤相鉴别，后者腺管成分相对缺乏，无黏液软骨样和软骨样基质。

治疗方法主要为手术完整切除。多形性腺瘤虽为良性肿瘤，但具有易复发倾向和恶变风险。当肿瘤中黏液样基质较多时易于播散，或肿瘤结节穿透包膜时都可能引起复发。复发性多形性腺瘤通常为多灶性，有些分布非常广泛，以至于手术难以切净。

（六）腺样囊性癌（adenoid cystic carcinoma）

腺样囊性癌（图3-35~图3-36）是泪腺最常见的恶性上皮性肿瘤，发病率仅次于多形性腺瘤。本瘤主要发生在眶部泪腺，侵袭性较强，恶性程度较高，预后较差。

泪腺腺样囊性癌好发于青年或中年女性。大多数患者发病较急，病程在数月或1年以内，肿瘤生长较快，有明显临床症状。肿瘤容易侵犯周围神经或眼外肌，患者表现为眼睑下垂、疼痛、麻木和复视等症状。影像学检查常显示瘤体边界模糊不清，大部分病例伴有邻近骨壁破坏。

肿瘤一般无包膜或有不完整假包膜，主要由腺上皮和变异的肌上皮细胞组成。瘤细胞类似基底样细胞，胞浆少，界限不清，核圆形或卵圆形、深染，核分裂像不明显。腺样囊性癌通常分为筛状型、管状型和实体型3种不同的组织类型。大多数肿瘤细胞呈特征性的筛状排列，即癌细胞形成大小不一的癌巢，巢内含有大小不等的微囊腔，囊腔内含有红染或淡蓝色的黏液物质。管状型的管状结构是双层的，内层是管状细胞，外层是肌上皮细胞。实体型（图3-37）较少见，由大片分化差的基底样细胞组成，中央常见粉刺样坏死，核分裂像易找见。大多数肿瘤存在一种以上的组织学类型，但常以一种类型为主。肿瘤呈浸润性生长，容易侵犯周围眶骨、骨膜、血管、脂肪和周围神经。

肿瘤细胞可以表达上皮标记如CK和CK8，也可表达肌上皮标记如VIM，S-100等。

形态上需要和基底细胞腺瘤相鉴别，基底细胞腺瘤偶可发生于泪腺，其管状、小梁状或实性团块型外周细胞均见栅栏状排列，与结缔组织之间有明显基膜。

腺样囊性癌以手术治疗为主，术后可以辅以放疗。手术后容易复发和向颅内扩散，部分病例可发生局部浸润或全身转移。腺样囊性癌的预后和组织学类型、临床分期、骨侵犯情况和手术切缘情况有关。

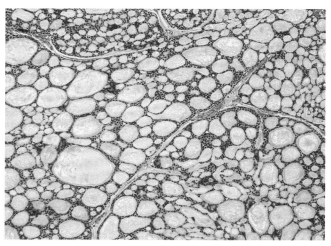

图3-35　腺样囊性癌病理图像（1）

肿瘤细胞呈特征性的筛状排列，即癌细胞形成大小不一的癌巢，巢内含有大小不等的微囊腔，囊腔内含有红染或淡蓝色的黏液物质（HE×100）。

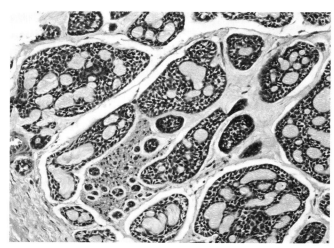

图3-36　腺样囊性癌病理图像（2）

图示肿瘤侵犯神经（HE×100）。

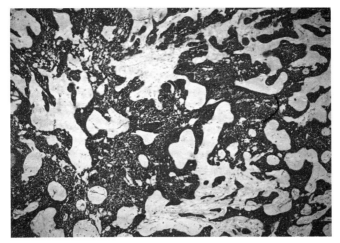

图3-37 实体型腺样囊性癌病理图像

图示大片分化较差的肿瘤细胞，癌巢间为黏液样物质
（HE×100）。

（毕颖文 蔡蓉蓉）

本章参考文献

[1] Ben Z. Pich. Head and Neck Surgical Pathology[M]. 1sted. Philadelphia：Lippincott Williams and Wilkins，2001.

[2] Kashima H，Mounts P，Leventhal B，et al. Sites of predilection in recurrent respiratory papillomatosis[J]. Ann Otol Rhinol Laryngol，1993，102(8 Pt 1)：580-583.

[3] Rosai J. Ackermans Surgical Pathology[M]. 8thed St Louis：Mosby，1996.

[4] Colvin RB，Bhan AK，Massachusetts RT. Diagnostic Immunopathology[M]. 2nded. New york：Raven Press，1995.

[5] 许良中.实用肿瘤病理方法学[M].1版.上海：上海医科大学出版社，1997.

[6] 纪小龙，施作霖.诊断免疫组织化学[M].1版.北京：军事医学科学出版社，1997.

[7] 陈忠年，沈铭昌，郭慕依.实用外科病理学[M].1版.上海：上海医科大学出版社，1997.

[8] Christopher D.M.Fletcher.肿瘤组织病理诊断[M].1版.周庚寅，刘洪琪，张庆慧，译.济南：山东科学技术出版社，2001.

[9] Gleeson MJ，Cawson RA，Bennett MH. Benign lymphoepithelial lesion：a less than benign disease[J]. Clin Otolaryngol 1986，11(1)：47-51.

[10] Chen KT. Cacinoma arising in a benign lymphoepithelial lesion[J]. Arch Otolaryngol. 1983，109(9)：619-621.

[11] 王纾宜,李诗敏,朱莉等.HPV在小儿喉乳头状瘤中的表达及临床意义[J].复旦学报（医学科学版）2001,28(3)：233-235.

[12] 胡俊兰,赵瑞力,施惠晶,等. CD44v和nm23-H1基因蛋白在喉癌中的表达及临床意义[J].中华耳鼻咽喉科杂志,1999,34(6)：362-364.

[13] 袁晓培,于德林,虞有智.鼻息肉组织中T细胞亚群的分布及2种白细胞介素表达的初步研究[J].中华耳鼻咽喉科杂志,2000,35(5)：363-366.

[14] 曾益新主编.肿瘤学[M].1版.北京：人民卫生出版社,1999.

[15] Adel K. El-Naggar，John K.C. Chan，Jennifer R.Grandis，et al. WHO Classification of Head and Neck Tumours[C]. IARC. 2017.

[16] Bishop JA. Newly Described Tumor Entities in Sinonasal Tract Pathology[J]. Head Neck Pathol，2016，10(1)：23–31.

[17] Zhu W，Zou B，Wang S. Clinicopathological Features and Prognosis of Sinonasal Mucosal Malignant Melanoma：A Retrospective Study of 83 Cases in a Chinese Population[J]. ORL J Otorhinolaryngol Relat Spec，2016，78(2)：94-104.

[18] 王纾宜,朱嘉兴.头颈部黏膜结核的临床病理学分析[J].中华病理学杂志,2013,42(10)：683-686.

[19] 王纾宜,朱莉,李诗敏,等.鼻腔鼻窦畸胎癌肉瘤的病理特征及其诊断[J].中华病理学杂志,2007,36(8)：534-538.

[20] 王纾宜,朱雄增.鼻腔鼻窦型血管外皮瘤临床病理分析[J].中华病理学杂志,2006,35(5)：272-276.

[21] 黄鹤年.现代耳鼻咽喉头颈外科学[M].上海：复旦大学出版社,2003,121-122.

[22] 王正敏,陆书昌.现代耳鼻咽喉科学[M].北京：人民军医出版社,2001,84-86.

[23] 刘彤华.诊断病理学[M].3版.北京：人民卫生出版社,2013.

[24] 巴罗,梁传余,刘亚锋.62例咽旁间隙肿瘤临床分析[J].临床耳鼻咽喉头颈外科杂志,2007,21(9):394-395.

[25] 刘方舟,董明敏,张园,等.咽旁间隙原发肿瘤69例临床病理与解剖分析[J].临床耳鼻咽喉头颈外科杂志,2009,23(3):113-114.

[26] Eisele DE, Netterville JL, Hoffman HT, et al. Parapharyngeal space masses[J]. Head Ncek, 1999,21(2):154-159.

[27] Barnes. L. 头颈部肿瘤病理学和遗传学[M].刘红刚,高岩,译.北京:人民卫生出版社, 2006.

[28] 刘红刚.头颈部诊断病理学[M].北京:人民卫生出版社,2012.

[29] Rao AB, Koeller KK, Adair CF. From the archives of the AFIP. Paragangliomas of the head and neck:radiologic-pathologic correlation. Armed Forces Institute of Pathology[J]. Radiographics,1999,19(6):1605-1632.

[30] Tikkakoski T, Lutonen J, Leinonen S, et al. Preoperative embolization in management of neck paragangliomas[J]. Laryngoscope,1997,107(6):821-826.

[31] de Jong AL, Coker NJ, Jenkins HA, et al. Radiation therapy in the management of paragangliomas of the temporal bone[J]. Am J Otol,1995,16(3):283-289.

[32] Kataria T, Bisht SS, Mitra S, et al. Synchronous malignant vagal paraganglioma with contralateral carotid body paraganglioma treated by radiation therapy[J]. Rare Tumors,2010, 2(2):e21.

[33] Naik SM, Shenoy AM, Chavan P, et al. Laryngeal paraganglioma:a rare clinical entity managed by supraselective embolization and lateral pharygotomy[J]. Indian J Otolaryngol Head Neck Surg,2013,65(Suppl 1):95-104.

[34] Sharifkashany S, Yazdani N, Ghazavi H, et al. Laryngeal paraganglioma:a case report[J]. Iran J Radiol,2014,11(3):e21011.

[35] Zhou X, Jiang S, Li H. A case of laryngeal paraganglioma and literature review[J]. Int J Clin Exp Med,2015,8(9):16934-16936.

[36] Hamersley ER, Barrows A, Perez A, et al. Malignant Vagal Paraganglioma[J]. Head Neck Pathol,2016,10(2):201-205.

第二部分

预后、治疗与管理

第四章　耳鼻咽喉头颈肿瘤的预后

一、患者基本临床特征对预后的影响

临床上，准确的风险分层可用以指导头颈部肿瘤的具体治疗措施及预后。临床医生通过体格检查、影像学诊断及病理分析来确定肿瘤的大小、范围、颈部淋巴结情况和肿瘤全身转移的可能性，并最终获得准确的原发肿瘤、淋巴结及远处转移（TMN）分期。除了TNM分期外，其他的临床指标并未常规纳入分期体系，而这些指标常常也决定了患者的治疗效果及预后。影响头颈癌预后的因素包括：①患者基本临床特征；②原发肿瘤情况；③颈部淋巴结转移情况；④患者全身情况；⑤分子基因特征。

（一）年龄

恶性肿瘤患者的预后常与年龄相关，不同年龄的肿瘤发病可能来源于不同的病因并显示出不同的临床预后。另外，患者的年龄可影响患者对肿瘤的免疫反应和对治疗的耐受程度。头颈部鳞状细胞癌（head and neck squamous cell carcinoma，HNSCC）高发于50~70岁年龄组，近期流行病学统计发现，其发病率有年轻化的趋势。通常认为，年轻的头颈癌患者预后较年长者稍好，然而文献报道的意见不一。Lassig等通过配对回顾性队列研究，统计了美国明尼苏达大学学术中心2003—2008年的174位头颈癌患者，发现年龄小于45岁的患者生存率略好于年长者，并且年轻组的无病生存率显著高于年长组。Kourelis等对年轻头颈癌患者预后的阴性预后因素分析发现，年轻的（≤40岁）

166

早期（T1期、T2期）舌癌患者总体生存率相对较低，且在年轻的头颈癌发患者群中，晚期颈部淋巴结转移是其生存率显著降低的重要因素。

（二）性别

性别与头颈部肿瘤患者的生存率无关。大宗病例研究未明确指出性别与患者预后之间的关系。

（三）吸烟与饮酒

吸烟与饮酒被认为是头颈癌发生发展的重要相关风险因素。Sharp等人通过统计分析1994—2009年中5 652名在爱尔兰国家癌症登记处登记的头颈癌患者的信息，发现与从不吸烟者相比，目前吸烟的患者癌症病死率显著增加。Sawabe等评估了2005—2013年期间在爱知癌症中心医院（日本名古屋市）治疗的427位HNSCC患者饮酒与存活率的关联，通过多变量Cox回归分析进行测量，发现在所有HNSCC患者中，有饮酒习惯的患者总体存活率较差，且饮酒量与存活率呈负相关。一项有关头颈部癌患者的临床特征与预后因素的多中心研究结果显示：较高的饮酒量、较大的年龄和较晚的肿瘤分期是不利于头颈癌总体生存率的预测指标，同时在第一原发肿瘤之前吸烟的持续时间是继发肿瘤的高危因素。

（四）人乳头状瘤病毒（HPV）感染

近30年来，头颈癌的表现发生了巨大的变化：与吸烟和饮酒相关的鳞状细胞癌的数量已稳步下降，但是与HPV感染相关的癌症发病率不断增加。一些研究表明，高达70%~90%的新口咽癌患者HPV感染阳性，且这类患者相对更年轻，这可能与其性交习惯相关，这在白种人中更显著。近期研究表明，HPV感染相关的头颈癌临床特征与吸烟引起的不同：发病年龄较早且无男女性别差异，并且HPV感染阳性的头颈癌患者5年生存率显著高于HPV感染阴性者，这可能是由于HPV阳性的头颈癌对治疗更敏感。

二、原发肿瘤对预后的影响

（一）肿瘤部位

发生于不同部位的头颈部肿瘤预后具有一定差异。Cooper等调查了美国1990年至2004年头颈部肿瘤的现状，对美国国家癌症数据库（National Cancer Data Base，NCBI）中约82.2万个头颈部肿瘤病例进行了回顾性纵向研究，发现唇癌5年存活率最好而下咽癌最差（图4-1）。

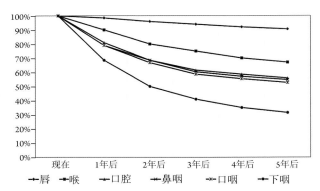

图4-1 1990—1999年不同部位头颈部肿瘤患者的5年生存率

（二）肿瘤维度

原发肿瘤的大小决定了HNSCC的临床T分期。T分期由肿瘤表面最大直径或肿瘤切面最大直径决定。作为T分期的判断，肿瘤最大直径被认为是一个伴随淋巴结转移、局部复发以及预后较差的重要风险因素。例如：Carrillo等运用回顾性队列研究分析了1997—2012年期间在墨西哥国立癌症研究所治疗的643名口咽部鳞状细胞癌患者，发现肿瘤大小与局部复发率呈正相关，与总生存期呈负相关。

（三）切缘状态

手术切缘肿瘤残留是HNSCC局部复发的重要危险因素。虽然切缘阳性可能提示手术切除时的判断失误，同时也提示那些通过肌肉、黏膜下淋巴组织、神经周围空隙向周围显微扩散的肿瘤更具有生物学侵袭性。手术切缘的精确定义随研究进展而变化，包括肿瘤浸润的最初切缘、最终手术切缘、肿瘤浸润接近5 mm的最终手术切缘、最终手术切除原位癌切缘、最终手术切除不典型增生切缘。英联邦国家使用的指南中将阴性切缘定义为手术切缘超过肿瘤浸润5 mm、可疑切缘为1~5 mm、阳性切缘小于1 mm。Carrillo等运用回顾性队列研究分析了1997—2012年期间在墨西哥国立癌症研究所治疗的643名口咽部鳞状细胞癌患者，发现手术切缘低于肿瘤浸润5 mm的患者局部复发率显著上升，总生存期下降。

（四）神经周围侵犯

临床研究证实神经周围侵犯（perineural invasion，PNI）与患者预后明显相关。Rahima等对101例口腔和口咽部肿瘤患者进行回顾性研究，发现有26例（25.7%）存在PNI，并且PNI与肿瘤分化程度、淋巴结转移和肿瘤侵袭深度均显著相关，单变量分析显示PNI与局部复发（$P=0.005$）、区域复发（$P=0.007$）和远处转移（$P=0.013$）均有关，伴有和不伴有PNI的患者5年生存率分别为56.6%和94.6%（$P<0.0001$），因此PNI是口腔和口咽部鳞状细胞癌患者预后的重要预测指标。Jardim等评估了PNI对晚期口腔鳞状细胞癌预后的影响，发现在口腔鳞状细胞癌手术病理中有PNI的患者总体生存率和无病生存率均下降，差异具有统计学意义。Martin等通过回顾1999年至2009年在奥地利格拉茨医科大学附属医院耳鼻咽喉头颈外科治疗的患者数据库，运用多因素Cox回归分析了影响HNSCC转移的组织病理学因素，发现有PNI的患者肿瘤对侧颈部复发及远处转移的风险更高并预示着较差的预后。

（五）血管侵犯

以侵犯血管内皮细胞为特点的肿瘤浸润在HNSCC中的发生率约为一半。根据肿瘤浸润深度及类型，血管侵犯可认为肿瘤具有生物学侵袭性，与肿瘤的颈部转移密切相关，与远处转移也有一定关系。但也有研究发现，血管侵犯虽然与患者的生存率呈负相关，但其并未显示是肿瘤临床病理学表现的独立预后因子，也不影响口腔鳞状细胞癌治疗后的局部复发和远处转移。

三、颈淋巴结转移对预后的影响

（一）颈部阳性淋巴结个数

颈部淋巴结转移的阳性数目不但决定了HNSCC的N分期，同时为患者的治疗及预后提供了重要信息。经病理证实的颈部转移阳性淋巴结数目是HNSCC最为简单和重要的预后指标。

（二）包膜外侵犯

在颈部淋巴结转移阳性的患者中超过一半同时具有包膜外侵犯，这同样是评价患者预后的重要指标，但其发生与患者的预后是否有影响，文献报道不一。Puri等认为颈部包膜外侵犯的淋巴结转移，是局部复发与远处转移重要的预测因素，因此在有包膜外侵犯的患者中，需要有针对局部区域的侵略性治疗，并解决远处转移的高发生率。Zwetyenga等评估了从1988年1月至1999年12月期间，在法国佩列格林总医院治疗的309例舌鳞状细胞癌患者的治疗效果，发现在45.2%颈部淋巴结转移阳性的患者中，有53.5%的患者存在包膜外侵犯，然而包膜外侵犯并未影响患者的肿瘤复发率和生存率。

（三）淋巴结部位

根据颈部淋巴结的解剖结构可以将其分为六区。Ⅰ区包含颏下淋巴结、下颌下淋巴结、颌下腺周围淋巴结及面动脉周围淋巴结；Ⅱ、Ⅲ、Ⅳ区分别为颈内静脉上、中、下区淋巴结；Ⅴ区包含颈后三角淋巴结、副神经下段周围的淋巴结和颈横血管周围淋巴结；Ⅵ区为中央区淋巴结。Ⅴ区颈部淋巴结清扫可能因脊神经的缺血性损伤而引起术后肩功能运动障碍，因此有必要确定Ⅴ区颈部淋巴结清扫是否有必要作为颈部淋巴结转移阳性的口腔和口咽部鳞状细胞癌患者的常规治疗。Lim等通过对1992年1月至2003年12月在韩国神户大学医学院接受全组颈部淋巴结清扫手术治疗的93例原发性口腔和口咽部鳞状细胞癌患者进行回顾性分析，发现其中5例患者病理Ⅴ区颈部淋巴结转移阳性（5%），Ⅴ区颈部淋巴结转移阳性与患者高于N2b的N分期显著相关，因此对低于N2a期的患者可以采用改良性颈部淋巴结清扫术。

（四）淋巴结大小

颈部淋巴结的最大直径对于HNSCC患者的N分期尤为重要。然而，一些研究并未明确指出淋巴结大小与包膜外侵犯和肿瘤局部复发之间存在一定关系。因此，颈部淋巴结大小可以对评价患者的预后起到一定的临床参考价值，但其并不能成为一个独立的预后指标，而应当综合考虑其他因素。

四、患者全身情况对预后的影响

（一）合并症

合并症是指与肿瘤无直接相关的其他疾病及身体缺陷。尽管合并症并未纳入TNM分期，但是其直接影响肿瘤患者的护理、治疗的选择性及疗效。很多指标被用来描述HNSCC患者的合并症，但目前尚无某个最好的单一指标。Omura对其机构2004—2011年间的185例接受手术治疗的临床Ⅲ-Ⅳ期头颈部肿瘤患者进行回顾性分析，使用成人合并症评估-27（Adult Comorbidity Evaluation-27，ACE-27）指数手册对合并症进行评分，发现ACE-27≥2的患者总生存率和疾病特异性存活率显著低于ACE-27≤1的患者；多变量分析显示：ACE-27≥2和包膜外侵犯是独立的不良预后因素；此外，ACE-27≥2的患者远处转移的发生率也较高，因此合并症可用于预测晚期接受手术治疗的头颈癌患者的远处转移发生率及预后。

（二）营养状态

头颈部肿瘤患者经常发生营养不良，其主要原因有：不良的饮食习惯，过量的酒精摄入，局部肿瘤的影响，肿瘤引起的恶病质，以及各种治疗的影响。Takenaka等回顾性研究了2001—2012年间706名头颈癌患者治疗前体重指数（body mass index，BMI）与预后的关系，发现BMI与患者生存率相关，低体重、正常体重和超重组5年生存率分别为32.2%、62.7%和73.5%，差异具有统计学意义。血清白蛋白含量是评估营养状态的重要指标，Danan等调查了头颈癌手术患者术前血清白蛋白与患者预后的关系，发现术前血清白蛋白下降与术后伤口感染率升高以及较差的生存率呈正相关。

（三）贫血

贫血在头颈部肿瘤的患者中经常出现，这可能是由一系列原因造成的，包括肿瘤相关的慢性贫血、放化疗的毒性作用、并发症以及术中出血等。贫血通过细胞的乏氧作用增加细胞对放疗的抵抗。大量回顾性研究发现，HNSCC患者的贫血状态会降低治疗的有效率进而影响患者的生存率。这种关系在肿瘤早期和晚期的各种治疗患者中均有报道，包括单独放化疗、手术和手术后放疗，这提示贫血能单独影响头颈部肿瘤的预后，而不止是影响放疗患者的乏氧抵抗。虽然贫血和不良预后有很大的相关性，但至今还没有证据表明通过输血或应用外源性促红细胞生长因子（erythropoietin，EPO）改善贫血会产生临床的有利作用。临床医生应该认识到输血或EPO的使用同时会促使肿瘤的生长，因此对患者的贫血治疗需极其谨慎。

五、分子基因特征与预后的关系

关于HNSCC的分子研究可分为若干大类，包括：原癌基因、抑癌基因、生长因子和免疫相关因子等。其中原癌基因编码的蛋白可诱导细胞增殖，当原癌基因蛋白不受机体正常调控时，将转型为癌基因。原癌基因的激活是由点突变、染色体转位或基因扩增而引起的。在细胞水平上，因为癌基因只需要一个副本就可以形成肿瘤，相对于原癌基因，癌基因会生成表型。相反的，肿瘤的抑癌基因则抑制细胞增殖。在细胞水平，抑癌基因的双链通过失活而引起肿瘤的生长。另一组标志物是与肿瘤局部微环境相关的蛋白和生长因子。在此将重点讨论对肿瘤药物靶向治疗及免疫治疗具有重要意义的相关分子。

（一）p53

p53是具有抑癌功能的转录因子，具有负调节细胞周期和保护基因组完整性的功能。p53基因位于染色体的17p13，其内部有11个外显子，总长度为20kb。诸如DNA损伤、缺氧以及细胞周期改变等一系列的细胞应激反应都会激活p53。这些应激反应通过p14ARF引起p53蛋白水平的上调，进而引起一系列细胞活动，包括：G1期阻滞、细胞凋亡或老化。因此p53保护着细胞免于增殖突变的传代，被认为是基因组的"守护者"。研究显示，p53突变与HNSCC患者的预后相关，并可能为临床治疗指明靶点。Dave等研究了p53的表达与口腔鳞状细胞癌组织学分级的相关性，发现淋巴浆细胞浸润和p53的表达之间存在显著相关性，并且p53的过表达与恶性肿瘤组织分级呈正相关，而与患者的性别、年龄和肿瘤部位无显著相关性。

（二）血管发生相关分子

血管发生指新生血管从已有的内皮细胞中发生，许多生长因子和细胞因子都被认为与血管发生密切相关，其中包括血管内皮生长因子（vascular endothelial growth factor，EGF）家族、白细胞介素-6（interleukin-6，IL-6）、白细胞介素-8（interleukin-8，IL-8）和血小板源性内皮细胞生长因子等。Hong等通过检测HNSCC患者外周血单个核细胞（peripheral blood mononuclear cells，PBMCs）中端粒酶及血清中VEGF、IL-6和IL-8等的表达量，发现其与患者的T分期和N分期均呈正相关，而与患者的存活率呈负相关。一项通过检测HNSCC患者血清中IL-6、IL-8和VEGF等浓度水平的纵向研究发现：肿瘤复发或伴有炎症和感染的患者，血清中IL-6表达水平上升；IL-6、IL-8和VEGF等的表达量均与患者的生存率呈负相关。这表明IL-6、IL-8和VEGF可用于头颈部肿瘤的前瞻性研究，并作为肿瘤复发及生存率的标志物。

（三）表皮生长因子受体和转化生长因子–α

表皮生长因子受体（epidermal growth factor receptor，EGFR）是ErbB受体家族的成员，其内源性配体——转化成长因子-α（transforming growth factor-α，TGF-α）的刺激导致细胞内酪氨酸激酶的激活，进而影响细胞周期的进程。HNSCC患者的EGFR及其配体TGF-α常过度表达。在HNSCC患者中，EGFR的自发激活通过TGF-α增加细胞的增生和抵制凋亡。单克隆EGFR抗体西妥昔单抗（Erbitux）被欧洲药物管理局批准用于治疗复发性和/或转移性HNSCC与铂类化疗的联合运用，由于抗体作为单一疗法仅具有有限的作用，因此其与顺铂的协同作用可增强抗体依赖性细胞毒性并增加药物的敏感性。Baumeister等评估了EGFR激活对顺铂诱导的DNA损伤的影响，通过免疫组化染色证实EGFR在HNSCC患者肿瘤组织培养物中过表达，用TGF-α对肿瘤组织培养物进行24小时刺激导致顺铂诱导的DNA损伤减少35%，这表明TGF-α刺激后顺铂对细胞化学耐药性显著增加，有助于进一步了解EGFR反向治疗及与化疗的联合作用。但近年来也有研究发现，虽然靶向治疗药物能增强化疗药物的敏感性，但同时也增加了药物毒性，且并不能有效提高患者的生存率。因此靶向治疗药物在HNSCC中的运用仍需进一步的临床试验研究。

（四）抗程序性死亡蛋白–1及其配体抗体

免疫治疗是目前重要的研究领域，免疫检查点抑制药在肿瘤（包括HNSCC）上的治疗得到了迅速发展。程序性死亡蛋白-1（programmed death protein-1，PD-1）表达于T细胞、B细胞、树突状细胞（dendritic cells，DC）和自然杀伤细胞（natural killer cell，NK），其有两个配体：PD-L1和PD-L2，两者均属于免疫球蛋白超家族的成员。PD-L1和PD-L2不仅在正常组织上表达，也在各种肿瘤细胞中表达。在HNSCC患者中，约有66%的患者细胞膜和/或胞质内有PD-L1表达。PD-1及其配体具有多种生理功能，在免疫应答中主要表现为抑制作用。在体外表达PD-L1的肿瘤细胞具有抑制抗肿瘤免疫作用，并且存活时间更长，这表明肿瘤细胞可以诱导PD-L1的表达而逃逸宿主的抗肿瘤免疫。阻断PD-1/PD-L1通路的免疫抑制药在多种肿瘤（如肺癌、黑色素瘤、肾癌、膀胱癌、结肠癌等）的治疗中取得了显著疗效。抗PD-1抗体和PD-L1抗体，在HNSCC的治疗上已经取得了重要进展，但单克隆抗体所产生的免疫耐受等问题，促使科学家们进行多种联合疗法的试验，以确保在癌症治疗中取得更好的疗效。

（陶磊）

本章参考文献

[1] Cooper JS, Porter K, Mallin K, et al. National Cancer Database report on cancer of the head and neck: 10-year update[J]. Head Neck, 2009, 31(6): 748-758.

[2] Leoncini E, Vukovic V, Cadoni G, et al. Clinical features and prognostic factors in patients with head and neck cancer: Results from a multicentric study[J]. Cancer Epidemiol, 2015, 39(3): 367-374.

[3] Braakhuis BJ, Leemans CR, Visser O. Incidence and survival trends of head and neck squamous cell carcinoma in the Netherlands between 1989 and 2011[J]. Oral Oncol, 2014, 50(7): 670-675.

[4] Lassig AA, Lindgren BR, Fernandes P, et al. The effect of young age on outcomes in head and neck cancer[J]. Laryngoscope, 2013, 123(8): 1896-1902.

[5] Kourelis K, Tsue T, Girod D, et al. Negative prognostic factors for head and neck cancer in the young[J]. J BUON, 2013, 18(2): 459-464.

[6] Fakhry C, Westra WH, Wang SJ, et al. The prognostic role of sex, race, and human papillomavirus in oropharyngeal and nonoropharyngeal head and neck squamous cell cancer[J]. Cancer, 2017, 123(9): 1566-1575.

[7] D'Souza G, Westra WH, Wang SJ, et al. Differences in the Prevalence of Human Papillomavirus (HPV) in Head and Neck Squamous Cell Cancers by Sex, Race, Anatomic Tumor Site, and HPV Detection Method[J]. JAMA Oncol, 2016.

[8] Sharp L, McDevitt J, Carsin AE, et al. Smoking at diagnosis is an independent prognostic factor for cancer-specific survival in head and neck cancer: findings from a large, population-based study[J]. Cancer Epidemiol Biomarkers Prev, 2014, 23(11): 2579-2590.

[9] Sawabe M, Ito H, Oze I, et al. Heterogeneous impact of alcohol consumption according to treatment method on survival in head and neck cancer: A prospective study[J]. Cancer Sci, 2017, 108(1): 91-100.

[10] van Monsjou HS, Schaapveld M, van den Brekel MW, et al. The epidemiology of head and neck squamous cell carcinoma in The Netherlands during the era of HPV-related oropharyngeal squamous cell carcinoma. Is there really evidence for a change[J]? Oral Oncol, 2015, 51(10): 901-907.

[11] Young D, Xiao CC, Murphy B, et al. Increase in head and neck cancer in younger patients due to human papillomavirus (HPV)[J]. Oral Oncol, 2015, 51(8): 727-730.

[12] Barry B, Ortholan C. Human papilloma virus in head and neck cancer[J]. Cancer Radiother, 2014, 18(5-6): 430-433.

[13] Carrillo JF, Carrillo LC, Cano A, et al. Retrospective cohort study of prognostic factors in patients with oral cavity and oropharyngeal squamous cell carcinoma[J]. Head Neck, 2016, 38(4): 536-541.

[14] Rahima B, Shingaki S, Nagata M, et al. Prognostic significance of perineural invasion in oral and oropharyngeal carcinoma[J]. Oral Surg Oral Med Oral Pathol Oral Radiol Endod, 2004, 97(4): 423-431.

[15] Jardim JF, Francisco AL, Gondak R, et al. Prognostic impact of perineural invasion and lymphovascular invasion in advanced stage oral squamous cell carcinoma[J]. Int J Oral

Maxillofac Surg, 2015, 44(1): 23-28.

[16] Lanzer M, Gander T, Kruse A, et al. Influence of Histopathologic Factors on Pattern of Metastasis in Squamous Cell Carcinoma of the Head and Neck[J]. Laryngoscope, 2014, 124(5): E160-E166.

[17] Adel M, Kao HK, Hsu CL, et al. Evaluation of Lymphatic and Vascular Invasion in Relation to Clinicopathological Factors and Treatment Outcome in Oral Cavity Squamous Cell Carcinoma[J]. Medicine (Baltimore), 2015, 94(43): e1510.

[18] Puri SK, Fan CY, Hanna E. Significance of extracapsular lymph node metastases in patients with head and neck squamous cell carcinoma[J]. Curr Opin Otolaryngol Head Neck Surg, 2003, 11(2): 119-123.

[19] Zwetyenga N, Majoufre-Lefebvre C, Siberchicot F, et al. Squamous-cell carcinoma of the tongue: treatment results and prognosi[J]. Rev Stomatol Chir Maxillofac, 2003, 104(1): 10-17.

[20] Lim YC, Koo BS, Lee JS, et al. Level V lymph node dissection in oral and oropharyngeal carcinoma patients with clinically node-positive neck: is it absolutely necessary[J]? Laryngoscope, 2006, 116(7): 1232-1235.

[21] Wenzel S, Sagowski C, Kehrl W, et al. The prognostic impact of metastatic pattern of lymph nodes in patients with oral and oropharyngeal squamous cell carcinomas[J]. Eur Arch Otorhinolaryngol, 2004, 261(5): 270-275.

[22] Omura G, Ando M, Saito Y, et al. Comorbidity as predictor poor prognosis for patients with advanced head and neck cancer treated with major surgery[J]. Head Neck, 2016, 38(3): 364-369.

[23] Takenaka Y, Takemoto N, Nakahara S, et al. Prognostic significance of body mass index before treatment for head and neck cancer[J]. Head Neck, 2015, 37(10): 1518-1523.

[24] Danan D, Shonka DC Jr, Selman Y, et al. Prognostic value of albumin in patients with head and neck cancer[J]. Laryngoscope, 2016, 126(7): 1567-1571.

[25] Fortin A, Wang CS, Vigneault E. Effect of pretreatment anemia on treatment outcome of concurrent radiochemotherapy in patients with head and neck cancer[J]. Int J Radiat Oncol Biol Phys, 2008, 72(1): 255-260.

[26] Dietl B, Marienhagen J, Schäfer C, et al. The prognostic value of anaemia at different treatment times in patients with locally advanced head and neck cancer treated with surgery and postoperative radiotherapy[J]. Clin Oncol (R Coll Radiol), 2007, 19(4): 228-233.

[27] Bhide SA, Ahmed M, Rengarajan V, et al. Anemia during sequential induction chemotherapy and chemoradiation for head and neck cancer: the impact of blood transfusion on treatment outcome[J]. Int J Radiat Oncol Biol Phys, 2009, 73(2): 391-398.

[28] Bonomi M, Patsias A, Posner M, et al. The role of inflammation in head and neck cancer[J]. Adv Exp Med Biol, 2014, 816: 107-127.

[29] Pries R, Wollenberg B. Cytokines in head and neck cancer[J]. Cytokine Growth Factor Rev, 2006, 17(3): 141-146.

[30] Lobert S, Graichen ME, Hamilton RD, et al. Prognostic biomarkers for HNSCC using quantitative real-time PCR and microarray analysis: β-tubulin isotypes and the p53 interactome[J]. Cytoskeleton (Hoboken), 2014, 71(11): 628-637.

[31] Dave KV, Chalishazar M, Dave VR, et al. Immunohistochemical expression of p53 and its clinicopathological correlation with modified Anneroth's histological grading system[J]. J Oral Maxillofac Pathol, 2016, 20(1): 29-35.

[32] Hong DY, Lee BJ, Lee JC, et al. Expression of VEGF, HGF, IL-6, IL-8, MMP-9, Telomerase in Peripheral Blood of Patients with Head and Neck Squamous Cell Carcinoma[J]. Clin Exp Otorhinolaryngol, 2009, 2(4): 186-192.

[33] Druzgal CH, Chen Z, Yeh NT, et al. A pilot study of longitudinal serum cytokine and angiogenesis factor levels as markers of therapeutic response and survival in patients with head and neck squamous cell carcinoma[J]. Head Neck, 2005, 27(9): 771-784.

[34] Zimmermann M, Zouhair A, Azria D, et al. The epidermal growth factor receptor (EGFR) in head and neck cancer: its role and treatment implications[J]. Radiat Oncol, 2006, 1: 11.

[35] Almadori G, Bussu F, Paludettii G. Predictive factors of neck metastases in laryngeal squamous cell carcinoma. Towards an integrated clinico-molecular classification[J]. Acta Otorhinolaryngol Ital, 2006, 26(6): 326-334.

[36] Baumeister P, Reiter M, Schwenk-Zieger S, et al. Transforming growth factor alpha stimulation of mucosal tissue cultures from head and neck squamous cell carcinoma patients increases chemoresistance to cisplatin[J]. Chemotherapy, 2010, 56(4): 268-274.

[37] Price KA, Cohen EE. Current treatment options for metastatic head and neck cancer[J]. Curr Treat Options Oncol, 2012, 13(1): 35-46.

[38] Keir ME, Butte MJ, Freeman GJ, et al. PD-1 and Its Ligands in Tolerance and Immunity[J]. Annu Rev Immunol, 2008, 26(1): 677-704.

[39] Chen L. Co-inhibitory molecules of the B7–CD28 family in the control of T-cell immunity[J]. Nat Rev Immunol, 2004, 4(5): 336-347.

[40] Buchbinder EI, Desai A. CTLA-4 and PD-1 Pathways: Similarities, Differences, and Implications of Their Inhibition[J]. Am J Clin Oncol, 2016, 39(1): 98-106.

[41] Nishimura H, Honjo T. PD-1: an inhibitory immunoreceptor involved in peripheral tolerance[J]. Trends Immunol, 2001, 22(5): 265-268.

[42] Okazaki T, Wang J. PD-1/PD-L pathway and autoimmunity[J]. Autoimmunity, 2005, 38(5): 353-357.

[43] Economopoulou P, Agelaki S, Perisanidis C, et al. The promise of immunotherapy in head and neck squamous cell carcinoma[J]. Ann Oncol, 2016, 27(9): 1675-1685.

[44] Callahan MK, Wolchok JD. At the bedside: CTLA-4- and PD-1-blocking antibodies in cancer immunotherapy[J]. J Leukoc Biol, 2013, 94(1): 41-53.

第五章 耳鼻咽喉头颈肿瘤的治疗原则

第一节 手术治疗的基本原则

一、术前准备

（一）患者准备

在进行重大头颈肿瘤手术之前，尤其是一些可能有生命危险或可能造成严重的器官功能丧失的手术，做好患者及家属的心理准备工作是非常重要的。

首先遇到的问题是是否要把疾病的性质告诉患者。癌症患者的家属往往会要求医生不告诉患者疾病的性质。进行腹部恶性肿瘤的手术，往往可以不告诉患者或其亲属确切的手术的范围，因此，如果患者家属有要求，可以不告诉患者疾病的性质和具体的手术范围。而在头颈肿瘤手术，情况就不同了。很多手术可能直接造成患者重要器官暂时性或永久性的功能丧失，如失去发音功能和吞咽功能障碍等。因此，应该把病情和术后可能出现的情况准确地告诉患者，以取得患者的理解和配合。

患者第一次就诊时，医生应告诉患者和亲属疾病的性质可能是恶性肿瘤，应做进一步检查和活检。一般这时不必深谈具体肿瘤的范围和严重程度等，因为此时多数患者突然在心理上受到严重的打击，他们所想到的是其他问题，如家庭问题或其他后果等。等第二次就诊诊断已经明确时，医生再把详细的病情告诉患者，此时患者往往比较容易接受。

（二）手术同意书

应该向患者及家属详细地解释疾病的情况、手术计划和手术后可能出现情况。谈话时患者和家属最好同时在场，与患者和亲属分别谈话很容易引起患者的怀疑和误解。手术同意书应包括以下几个方面：①肿瘤的性质和严重程度；②介绍几种可能治疗方案；③建议的治疗方案；④说明不接受治疗的可能结果；⑤手术本身的风险；⑥手术可能对全身情况带来的风险。

应该让患者确切了解疾病的病理诊断和分期。如告诉患者"我们发现你的声音嘶哑是由于喉癌引起的，你的肿瘤还属于早期，我们希望通过一个手术来切除肿瘤而达到治愈的目的"。或者"我们的检查发现你的耳痛是由咽部扁桃体肿瘤引起的，癌肿已经转移到颈部淋巴结，病情是比较重的。因此，你需要接受手术治疗和手术后的放疗。"

由于患者就诊的专家不同、医院不同，头颈肿瘤的治疗可能有几种不同的治疗方案，因此理想的方法是由多学科专家团队（multidisciplinary team，MDT）会诊来共同确定治疗方案。与患者讨论时应告诉患者和亲属几种可能的治疗方案及其各自的优缺点。尽管非常明确地告诉患者和亲属其中哪个方案是最好的可能会太绝对，但是医生还是应该根据自己的经验，针对患者特定情况，建议患者接受那个治疗方案，最后让患者来选择。如果患者拒绝治疗，医生应该明确地告诉患者不治疗可能造成的后果。

同时，医生应该让患者和亲属知道可能出现的并发症，如甲状腺手术可能损伤喉返神经而引起声音嘶哑，腮腺手术可能损伤面神经而引起面神经麻痹等。而且应尽量给患者解释可能出现的并发症的严重程度是轻度的、明显的、严重的，还是致命的；发生的概率是罕见的、少见的、常见的，还是必然出现的；持续的时间是暂时性的，还是永久性的；全身的并发症也应该及时告知，如麻醉意外、心脑血管意外、消化道出血、血栓形成和肺部感染等。

（三）治疗前检查的完善

治疗头颈部肿瘤最理想的目标是：应用手术、放疗或化疗等方法，达到根治肿瘤的目的，并尽可能地保留器官功能。因此，首先应对可疑肿瘤的组织做活检，取得明确的病理诊断。不同的病理类型和病理分期会直接影响治疗方案的制订。其次是需要对肿瘤的部位和范围、是否发生颈淋巴结转移和是否有远处转移等情况做准确的评估。目前评估头颈部肿瘤的主要方法包括内镜检查和影像学检查。需根据肿瘤的具体部位做鼻内镜、喉内镜或食管镜等检查，明确肿瘤的部位和范围。喉癌和下咽癌病例还需了解声带活动的情况。

影像学检查最常用的是增强CT和/或MRI。需了解肿瘤部位和范围以及向周围侵犯的情况、是否有颈淋巴结转移以及转移的淋巴结是否累及甚至包裹颈动脉等情况。某些部位的肿瘤还需要做颈部B超、DSA或PET-CT等，以了解更多的信息。

为了了解肿瘤是否发生远处转移，需要对全身的重要器官做全面的检查。除了血常规、凝血功能和肝肾功能等检查外，还需做腹部B超、胸部平片和CT等。对累及颅底的鼻、鼻窦恶性肿瘤，还需要做头颅CT或MRI。

（四）治疗方案的制订

头颈部恶性肿瘤的治疗，需要依据国内外相关的指南或常规，并根据肿瘤的临床分期，以及患者的全身情况等来制定治疗方案。

除了早期病变可以采用手术或放疗的单一治疗模式外，多数中晚期肿瘤需要采用手术、放疗和化疗等相结合的综合治疗。因此，多学科专家团队（MDT）参与的诊疗模式值得推广。MDT参与的病例讨论有利于为患者制订一个相对比较合理和有效的治疗方案。笔者所在的医院已经开展MDT参与的病例讨论十余年，由头颈外科、放疗科、化疗科、放射科和病理科等学科专家参加，取得了比较好的效果。

二、术中管理

（一）手术切口

头颈外科切口的设计必需满足一定的要求。首先要满足手术的暴露。头颈手术的切口不同于腹部手术和胸部手术的切口。胸腹部手术时，切开皮肤后再切开皮下结构直到进入腹腔或胸腔，然后用拉钩拉开切口进行手术。而头颈手术时，为了取得良好的暴露，必须翻起较大的颈部皮瓣，这就要求在皮瓣设计时考虑皮瓣的血供和切口的美观等问题，尤其在术前接受过放疗的患者。

解剖学研究发现头颈部的血供主要来自两根血管，一根位于前上方来自颈动脉，另一根位于下内侧来自锁骨下动脉。因此，颈部的水平切口比较安全，很少发生皮瓣坏死，而垂直切口则不然。除此之外，头颈手术的切口的设计要考虑到手术中或以后手术需要时可延长切口。头颈部的切口还要考虑美观。所以，设计切口时应尽量选择自然皮纹做切口。最后，在切口设计时应避免切口与颈部大血管重叠。

做切口时手术刀应该与皮肤保持垂直，斜的切口可能造成切口坏死。头颈部手术最常用的是颈阔肌皮瓣，皮瓣翻起后，手术野必须有良好的暴露。因此，需把皮瓣固定在手术巾上。注意固定皮瓣时缝针不应缝在皮肤上，而应缝在皮下。

（二）解剖与分离

做好切口后，手术的关键是要有良好的手术进路来暴露手术目的区域。手术者应有头颈部解剖的三维空间概念，一层一层地解剖和分离，避免损伤颈部的重要结构。组织的解剖和分离可根据术者的习惯用手术刀、电刀或剪刀。手术者在做切割和分离等操作时，助手应向反方向牵拉组织，以便于手术者的操作。结扎时，应避免留下太长的线头，也应避免大块组织的结扎和大面积的电凝，因为上述情况可能引起术后术腔感染。

（三）骨的切开和切除

在头颈外科手术中只有两种情况需要切骨。第一种情况是为了手术的入路，第二种情况是为了切除被肿瘤侵犯的骨。

例如，口咽或口腔肿瘤手术需要行下颌骨切开才能够方便手术的入路。肿瘤切除后需要把下颌骨复位。因此，主刀医生应该选择合适的部位切开，选用合适的手术器械，以利于下颌骨的正确对位。一般情况下，下颌骨切开部位是在中线旁颏神经前。下颌骨的重建需用钛板固定。医生应在切断下颌骨前做好钛板固定部位的标记，并在切骨的两侧用电钻打好固定螺钉的孔，可选择电锯也可选择线锯进行切骨。一般没有必要做梯形的切骨，直线切骨不会影响骨的稳定性。对合也方便。

当受肿瘤侵犯的下颌骨需要与肿瘤一并切除时，如果患者没有接受过放射治疗，可切除受累部分下颌骨而保留未受侵犯的下颌骨，下颌骨的重建对接处应有血管化的组织瓣覆盖。如果患者接受过大剂量放疗，下颌骨与唾液接触有可能造成感染，主刀医生需要慎重考虑手术方法。

（四）肿瘤切缘

不同部位肿瘤的手术切缘是不同的，如声门上型喉癌近声带的切缘大于5 mm就够了，而舌癌、下咽癌和口咽癌的切缘尽可能保持在2 cm以上。因此，肿瘤切除后，术者应检查手术标本的切缘。如发现肿瘤标本有切缘不够的地方，应在相应的部位再切取一部分病理，送冰冻切片，以保证肿瘤被完整地切除。在接受放射治疗的病例，肿瘤发生了退缩，手术切除的范围原则上应根据放疗前肿瘤的范围而决定。术前接受过化疗的病例同理。

（五）术腔冲洗

医生在关闭术腔之前，应冲洗术腔。用于冲洗的液体有很多种，包括0.9%氯化钠溶液和抗癌药物等。实际上用何种液体冲洗不是最重要的，冲洗的作用主要是依赖冲洗过程中的机械作用。冲洗时往往会出现小血管的出血，此时可再进行仔细地检查、止血。

（六）引流

头颈外科手术术腔放置引流管非常重要，应选用带有负压吸引的引流管，保证术腔的血液引流出体外。放置引流时应注意引流管穿过皮肤的孔不宜开得太大，否则可能因漏气而达不到负压吸引的目的。

如果该孔已经开得过大，应在引流管周围把皮肤开孔缝小，保证不漏气。另外需注意的是固定引流管前要确定引流管的侧孔全部在术腔内，而没有暴露在皮肤外。

引流管的固定也非常重要。应该用丝线把引流管固定在皮肤上，固定引流管的缝线结一般距皮肤2 cm左右，否则引流管有滑出的可能。

（七）缝合皮肤切口

头颈部的瘢痕暴露在外，因此头颈外科医生应重视切口的缝合。许多患者会以手术瘢痕好坏来衡量医生的手术水平。切口的缝合应做皮下和皮肤两层缝合，医生应注意切口两侧皮肤良好的对位，尽量避免张力、死腔和血肿。

三、术后处理

（一）气管切开的护理

监护室和病房护士必须知道气管切开可能出现的并发症，熟悉气管切开护理的原则。气管切开套管的固定非常重要，两根固定的带子应一根长一根短，长的一根绕过颈后到另一侧和短的一根打结。打结时患者应在自然的体位，如患者在过度后仰体位打结，患者回复自然头位后带子会太松。打结的松紧应合适，太紧会影响颈部淋巴回流。关于皮瓣转移的病例，应注意固定气管套管的带子没有压迫皮瓣的血管蒂。

刚做气管切开后可能有较多的呼吸道分泌物，因此应每30 min吸一次痰。48 h后改为每4 h吸一次。应用特殊的吸痰管来吸，避免损伤气管和支气管黏膜。

由于气管切开后失去了生理状态下经鼻呼吸时鼻腔对空气的湿化和加热作用，因此需要对呼吸道湿化，来避免呼吸道分泌物的结痂。常用雾化吸入的方法来达到湿化的目的，必要时可以使用糜蛋白酶等黏液溶解剂。

头颈手术结束后，一般多用带气囊的塑料或硅胶套管，这样一方面可以保持患者正常的通气，另一方面可避免咽喉部的分泌物及血液流入气管。术后2~3 d后，为了便于套管的清洗，应把气囊套管更换成有内外套管的金属气管套管。在用气囊套管时，尤其是气囊的压力超过收缩压时，考虑到气囊对气管壁的长时间压迫可能造成气管坏死，应该定期放气囊。一般要求每小时放气5 min。尽管目前已经有低压、高通量的气管套管，还是建议按常规定期放气囊，以防并发症的发生。

（二）呼吸练习和拔管

手术后应鼓励患者进行呼吸训练，鼓励患者主动把呼吸道的分泌物咳出来。如患者术后恢复较好，一般术后5~6 d可以进行堵管。堵管第1天仅白天堵管，第2天则可以堵管过夜。如连续48 h堵管无呼吸困难，则可拔除套管。

（三）引流管的处理

一般颈淋巴结清扫术后24~48 h，可有较多的血性分泌物，多者可达200 mL/d。48~72 h后引流液变为血清，4 d以后24 h的引流量为25 mL左右。通过对引流液的观察可以发现一些问题。如引流液中含气体、有唾液或有臭味往往提示咽瘘的发生。咽瘘发生后，如引流管还未拔除，应该保留引流管，把分泌物引流出来，促使伤口的其他部位愈合而留下局限性伤口。然后通过换药、局部冲洗和加压包扎使伤口愈合。如引流管已经拔除，则需从外瘘口扩大伤口，促进引流，然后通过换药、局部冲洗和加压包扎使伤口愈合。

拔除引流管的时机主要根据引流量的多少和引流液的颜色。通常24 h引流液少于20 mL，引流液从血性变为血清色，即可拔除引流管。

（四）液体平衡进食

头颈外科手术后，有些患者用了鼻饲管，有的患者做了经皮胃造瘘（PCG），而有些患者做了空肠造瘘。实际上有些头颈手术的患者不需要特殊的经肠或肠外营养，而在术后48 h内可以正常进食。在术后48 h，一方面，应注意不宜给太多的液体和盐水，过多补液有可能引起肺水肿。另一方面，对于手术时间较长的病例，水分的丢失往往比估计的多，表现为手术次日尿量减少。因此，正确地估计体液丢失的量和适当的补液非常重要。

与腹部手术不同，大多数头颈外科手术后肠道功能是正常的，一旦肠鸣音恢复就可以经鼻饲管给予流质饮食。目前临床上常用的几种肠内营养液都可以提供足够的营养，以维持机体的平衡。在手术后估计仅需短期经肠内营养的病例，经鼻饲管营养就足够了，如估计需要较长时间的肠内营养或发生某种并发症，则建议使用经皮胃造瘘（PCG）。在某些同时做腹部手术的头颈手术病例，如胃咽吻合术、游离空肠修复术等，术后常需行空肠造瘘来给予营养。

（五）皮瓣观察

所有皮瓣术后都需要密切的观察至少一周。皮瓣血供障碍往往由于缝线太紧或血管蒂受压。遇到这种情况应该打开伤口探察。通常在术后早期，很少有迹象提示皮瓣血供障碍。到了以后被发现血供障碍，常表现为皮瓣的部分或全部坏死，而皮瓣下的肌肉往往存活。在这种情况，一般不需做任何处理，或仅清除坏死的皮肤，让皮肤自行爬行愈合或植皮。带蒂肌皮瓣的血供障碍很少需要用另一个皮瓣来替代。

相反，游离皮瓣则需要密切的观察，因为游离皮瓣的存活往往有"有或无"的现象。游离皮瓣的坏死多发生在术后48 h。因此在这段时间里尤其应密切观察。

（六）抗生素的应用

头颈外科手术前预防性地应用抗生素有一定的适应证。在一些手术时间不超过3 h、术腔清洁的手术，如腮腺浅叶切除术、功能性颈清扫术和甲状腺手术前，无需预防性地使用抗生素。而在一些手术时间比较长或涉及口腔、咽、喉及颈段食管的大手术前，则需预防性地使用抗生素。除非在使用鼻饲管多日的情况下肠道的细菌有可能通过鼻饲管感染口腔，通常口腔和咽部的菌群多为革兰阳性球菌，革兰阴性球菌很少。因此，对于术后未用鼻饲管的病例，预防性用药只需选用针对革兰阳性球菌和厌氧菌的抗生素。尽管在术前已经预防性地使用了抗生素，但是在头颈部大手术后还是需要继续应用抗生素5 d。

（七）随访

所有头颈肿瘤手术的患者都有潜在复发的可能，因此应该接受正规的随访。原则上在术后第1年，应每月复查1次至术后3个月，然后每2个月复查1次至术后1年；术后第2年，应每3个月复查1次；术后第3至第5年，应每6个月复查1次；5年以后，每年复查1次。这样做的话，可以保证一旦发生局部复发或颈淋巴结转移，会有机会及时地行挽救性手术。

　　在每次复查时，应仔细检查原发部位是否有肿瘤复发，以及检查颈部是否有肿大的淋巴结。发现原发部位复发，应及时行挽救性手术，发现颈淋巴结转移，应行颈淋巴结清扫。除此以外，还应每年做1次全身体检，尤其是补充胸片或者肺部CT检查，以发现早期的远处转移灶。

（周梁）

第二节 放射治疗的应用概述

一、放射治疗概述

头颈部肿瘤中90%以上为鳞状细胞癌，对放射治疗敏感，70%~80%的头颈部肿瘤在治疗过程中需放射治疗的介入。随着现代放疗技术的发展，头颈部肿瘤放疗后局控率和生存率有了明显的提高，尤其是鼻咽癌放疗后的5年生存率已达80%以上，但鼻咽癌以外的其他头颈部肿瘤疗后的5年生存率仍长期徘徊在50%~60%。现代三维适形放疗技术的发展，使得头颈部肿瘤的放疗中，在射线更集中于肿瘤靶区的同时，肿瘤周围正常组织的受照剂量明显降低；在针对不同靶区使用剂量递进方案的同时，可使正常组织的剂量控制能根据不同组织耐受性的特点实施剂量定量限制，在提高局控率的同时，进一步降低了正常组织放射损伤的发生概率。放射治疗与其他全身治疗方法的结合，更有望进一步降低恶性肿瘤全身转移概率。

（一）放射治疗的流程

肿瘤患者的放射治疗流程包括：①明确诊断，选择适应证和禁忌证，确定治疗方案为根治性治疗或姑息性治疗。②治疗体位固定。在头颈部肿瘤放射治疗中，头体位的固定非常重要，一般采用面颈肩热塑膜固定，以确保在每日照射的整个治疗疗程中有很好地头体位重复性；目前已有更多能根据患者不同体型来个性化定制的头体膜供临床选择应用，适应精确放疗技术的开展。③采集患者影像信息。治疗体位的薄层CT（MRI）扫描显示病灶，将影像数据信息传输到放射治疗计划工作站。④在放射治疗计划工作站上行照射野中心的确定和靶区及危及器官（organ at risk，OAR）的勾画。⑤由放射物理师进行照射野设计和虚拟模拟。⑥三维剂量计算。选择不同的数学模型和治疗计划设计，根据患者情况、病灶大小及周围敏感器官情况决定采用何种放射治疗技术。⑦治疗计划评估。医生与物理师一起通过剂量分布的显示、剂量体积直方图（dose-volume histogram，DVH））评估不同靶区和OAR所接受的剂量，由医师确认是否接受计划。⑧治疗计划验证。患者在加速器治疗前，物理师应用验证设备对治疗计划进行验证，完成完整的质量保证（Quality Assuarance，QA）和质量控制（Quality Control，QC）相关工作。⑨治疗计划的实施。按照治疗计划在加速器床上重复摆位验证，确认照射野中心位置无误开始治疗，治疗的全过程要通过实时监控完成。⑩放疗疗程结束后根据原整体治疗计划完成必要的辅助治疗如化疗等，并定期随访。

（二）放射治疗在头颈部肿瘤治疗中的应用概况

头颈部器官集中了人类的多项重要生理功能，包括发音、呼吸通道、吞咽、听觉、平衡、视觉、嗅觉等，同时美容等方面对患者来说也是至关重要的，故头颈部肿瘤治疗方式的选择与患者疗后的生活质量密切相关。理想的治疗计划应由头颈部肿瘤外科医生、放射肿瘤医生、肿瘤内科医生、放射诊断医生、病理医生，甚至牙医、营养师、语言康复师、护士等共同参与制订，并对疗后患者进行随访，以便更好地安排续后治疗和疗后康复，并及时发现可能的复发，及早再次干预，并及时总结经验。

肿瘤分期与治疗效果密切相关。随着医学的发展，对头颈部肿瘤早期诊断有多种手段可供选择，如高分辨率CT、多功能MRI、内镜检查、肿瘤血液标志物检测等。但总体来说，由于头颈部空腔性的解剖结构特点，恶性肿瘤在空腔内生长，早期缺乏特征性症状和体征，其在首次被诊断时往往已处于中晚期。早期恶性肿瘤采用手术或放疗均可取得很好的治疗效果，同时能较好地保存器官功能，患者仍能保有良好的生活质量。如早期鼻咽癌患者在采用调强放射治疗技术治疗后，不仅获得长期生存，患者在采用传统放疗技术治疗后的口干、听觉功能损伤、吞咽困难等不良反应都在很大程度上得到了克服，有些患者甚至能恢复至疗前的水平。晚期患者肿瘤侵犯头颈部重要器官，单一治疗手段难以根治肿瘤，患者疗后生活质量也将受到很大影响。

根据不同的放疗目标，临床上将放射治疗分为根治性放疗和姑息性放疗。当患者全身情况好、营养状况佳、估计肿瘤可治愈时，可采用根治性治疗的方法。姑息性放疗的目的是尽量延长患者的无症状期，减轻疼痛和阻塞等急性病症，在确保治疗本身和所用剂量不会引起比肿瘤本身进程带来更多的并发症的情况下也可给予根治的放射剂量。有时虽然评估认为局部病变是不可治愈的，但随着治疗新技术的实施，有可能将局部姑息治疗转化为长期生存的目的。目前这方面的研究包括：对局部肿瘤剂量进一步提高的研究；照射次数和分次量的研究；同步放化疗的研究；放疗联合靶向和免疫治疗的研究等。

（三）放射治疗在头颈部肿瘤综合治疗中的应用

综合治疗是晚期头颈部肿瘤治疗中的常用策略。由于头颈部肿瘤的解剖学和组织学方面的特点，为尽可能保护正常组织和器官功能，放射治疗常作为晚期肿瘤综合治疗中的方法之一，包括放疗与手术综合、放疗与化疗综合。术前放疗在头颈部肿瘤治疗中有诸多优点，包括肿瘤床未破坏，肿瘤细胞供氧好，放射敏感性强；通过放疗可使肿瘤缩小，可提高手术切除率；放疗后可能使原来需切除的器官得以保留；放疗可有效控制亚临床病灶减少手术中的播散和手术后复发。术前放疗与手术的间隔时间以4周为宜。对射线敏感度低的肿瘤，当考虑手术可完整切除肿瘤时可先行手术切除，必要时术后放疗。缺点是手术破坏了肿瘤床，肿瘤对射线的敏感性下降；手术后放射范围扩大，增加了容积剂量。术后放疗最好在手术后4周内进行。

根据患者的全身情况、肿瘤的病理类型、部位、范围以及各种肿瘤不同的生物学特点和发展规律，选择不同的治疗方法，制订合理的治疗方案，对提高肿瘤的局控率及生存率有着非常重要的意义。鼻咽癌、Ⅰ~Ⅱ期恶性淋巴瘤（高度恶性者以化疗为主）、早期扁桃体癌及声门癌等以放射治疗为主。对于局部晚期的头颈部恶性肿瘤，局部复发和远处转移是治疗失败的主要原因，远处转移约占治疗失败的30%~40%。为解决这一难题，研究者们从20世纪90年代开始探讨手术、化疗与放射治疗的联合。研究结果发现，同步放、化疗对提高头颈部肿瘤患者的生存率有意义。在手术切除的头颈部肿瘤，对术后病理提示属于高危复发者进行铂类与放疗的同步联合治疗可改善肿瘤的局部控制率及远期生存率。但对晚期喉癌治疗大样本量的回顾性研究发现，对实施保喉的患者，诱导化疗后放疗较同步放化疗有生存获益趋势。

头颈部肿瘤标准的放射治疗分割方式是总剂量66~72 Gy/6.5~7.5周，每天照射一次，每周连续照射5 d，每次1.8~2.0 Gy。标准的分割照射方式虽给予肿瘤以合理的控制率，但仍有大量晚期肿瘤患者局控失败。某些头颈部鳞癌对标准放疗方案的不敏感导致了治疗分割方式的改变及结合化疗的各种方案的研究的开展，以期提高临床疗效。目前最常用的改变的分割放疗方式是加速或超分割放疗，此二种放疗技术均提高了肿瘤的有效生物剂量。加速分割放疗通过缩短总疗程以克服肿瘤的后期加速增殖问题，而超分割放疗则通过平衡早反应组织和晚反应组织对射线的反应，在对晚反应组织不造成更大损伤的同时给予肿瘤组织更高的总剂量。但存在问题是增加的毒性及由此带来的并发症仍需进一步解决。

（四）放射治疗与分子靶向治疗和免疫治疗的联合应用

近年来，探寻头颈部恶性肿瘤个体化治疗和精准医学研究的临床实践不断推进。现代医学的发展为综合治疗模式减少普遍性、注重个体性打下了基础。

分子靶向治疗联合放化疗是头颈部恶性肿瘤治疗研究的热点领域。在头颈部肿瘤患者中有80%～100%伴有表皮生长因子受体（EGFR）的过度表达，参与肿瘤细胞的增殖、血管生成、凋亡抑制、侵袭和转移的多种恶性生物学行为。EGFR家族的信号传递途径为头颈肿瘤的靶向治疗提供了分子靶点。临床研究发现EGFR的单克隆抗体可显著抑制EGFR过度表达的头颈部肿瘤细胞的增殖生长，对放射治疗有增敏作用，与化疗药物联合可增加其细胞毒效应。目前更多研究着重通过靶向治疗与放化疗的应用序贯模式探讨在不降低疗效的基础上，进一步减轻患者的治疗不良反应。

以放射和免疫联合为基础的治疗，将能够在局部和整体上加强对肿瘤的控制，目前尚处在临床研究阶段。将处理过的自体肿瘤或异体肿瘤制成的疫苗或基因工程疫苗可以激发机体对肿瘤的特异性免疫应答。放射线会诱导不可逆的DNA损伤和细胞死亡，从而靶向发生快速增殖的细胞，达到抑制肿瘤生长点作用。在放射线杀伤局部肿瘤细胞的同时，肿瘤相关抗原释放表达增加、肿瘤免疫抑制微环境得到改善、激活特异性T细胞免疫应答促使肿瘤细胞形成原位疫苗，合适的放疗剂量与分割模式在最佳时机联合相应的免疫治疗可杀伤放疗野外的远处转移病灶。

PD-1/PD-L1免疫疗法是当前备受瞩目的新一类抗癌免疫治疗。PD-1的过度表达与较短的总生存率和无复发生存率相关联，也是死亡、治疗失败、鼻咽癌局部复发的独立危险因素。肿瘤细胞可利用抑制免疫检查点信号通路来抑制抗肿瘤T细胞反应，PD-1/PD-L1免疫疗法通过利用人体自身的免疫系统抵御癌症，通过阻断PD-1/PD-L1信号通路使癌细胞死亡，具有治疗多种类型恶性肿瘤的潜力。根据2015年欧洲癌症大会研究报告，多于1/5的先前接受过治疗的转移性鼻咽癌患者在接受帕博利珠单抗（Pembrolizumab）治疗后，表现出客观的可衡量反应，2/3的患者经治疗后可获得一定程度的病变体积减少，反应期中位数为10.8个月，也有研究表明Pembrolizumab在鼻咽癌治疗中的客观缓解率为22.2%，所有患者均有部分缓解。研究表明，抑制PD-1/PD-Ls信号通路在头颈部鳞癌、鼻咽癌、黑素瘤等多种实体肿瘤中均具有抗肿瘤效应，PD-1/PD-Ls抑制药抑制信号通路已成为未来头颈部肿瘤免疫治疗的研究热点。

二、头颈部肿瘤精确放射治疗中正常组织保护研究进展

（一）危及器官勾画与正常组织保护关系概述

随着影像技术的发展、精确放疗技术的开展，在头颈部的大多数肿瘤，其局控率和生存率都有了不同程度地提高，尤其是鼻咽癌放疗后的5年生存率已达80%以上，疗后生活质量成为评价一个治疗计划成功与否的重要指标之一。现代三维适形放疗技术的发展，包括调强放疗技术、影像引导放疗技术、容积调强放疗技术及立体定向放疗技术等，使头颈部肿瘤的放疗中，射线更集中于肿瘤靶区的同时，肿瘤周围正常组织的受照剂量明显降低；在针对不同靶区使用剂量递进方案的同时，可使正常组织的剂量控制能根据不同组织耐受性的特点实施剂量定量限制。但较之对肿瘤放疗的相关研究，对正常组织保护方面的研究相对较少。究其原因，对正常组织放射损伤的评价需要更长时间观察；对不同组织需不同的放射生物学数据。尽管在放射线效应的生物学基础研究领域及精确放射治疗技术方面已取得了令人瞩目的进展，但在长期生存的患者中正常组织的放射损伤仍是不得不面对的现状。

头颈部重要器官比较集中，解剖关系复杂，在过去的十年中，三维适形调强放疗技术已逐渐成熟并在临床广泛应用，位于体表的一些重要器官（如腮腺等）的功能得到了很好的保护，改变了鼻咽癌患者放疗后口不离水杯的状况。但纵观疗后随访情况，相当部分患者的生

活质量仍受正常组织放射损伤的困扰，特别是对于长期生存的患者，吞咽困难、听觉功能损伤、视力下降、张口困难及后组颅神经损伤的症状等情况仍不同程度地存在，有些损伤导致的症状甚至很严重，患者在生存的同时需忍受极大的躯体上的痛苦。对正常组织保护的研究已成为目前放疗领域的热点问题。

在二维放疗时代，多项研究已使我们对头颈部肿瘤放疗后的正常组织损伤有了相当的认识，但在精确放疗时代，剂量分割模式发生了变化，剂量率发生了变化，正常组织受照面积发生了变化，以上变化使得在2DCRT和3DCRT技术计划系统中无法达到的剂量限值都成为可能，因此正常组织剂量限值也应该随之发生变化，以求达到最大限度地保护正常组织的目的。

（二）精确放疗对正常组织保护的影响

实现精确放疗必须满足以下条件：放疗设备包括硬软件高度现代化，使得放射治疗实施物理几何位置精准；基于解剖影像和分子影像的肿瘤靶区勾画，实现肿瘤靶区的精确勾画；基于长期研究结果的正常组织放射损伤剂量阈值作为剂量限值参考，实现对正常组织恰当的剂量限制；基于现代放射治疗计划系统，实现剂量设计准确、剂量评估精准科学。

随着先进的计算机优化治疗计划和计算机控制进行治疗的实现，调强适形治疗（intensiy modulated radiation therapy，IMRT）、影像引导下的放疗（imaging guided radiotherapy，IGRT）、容积旋转调强（volumetric modulated arc therapy，VMAT）和断层调强系统（HT）技术相继被运用到头颈部肿瘤放射治疗中，调强放疗成为了头颈部肿瘤放射治疗的标准模式，开启了精确放疗的时代。肿瘤放射治疗的大数据管理，更是使放射治疗的质量控制和监管迈入了"云放疗"时代。

执行统一的诊断影像扫描规范、精确的组织器官勾画是放射治疗计划制订中对正常组织实施保护的前提。在临床实践中，诊断的影像扫描对头颈部特定部位的扫描层厚、扫描范围进行了规定，但我们在长期的临床实践中，发现不同的病种如鼻咽癌和鼻腔鼻窦癌等，其颈淋巴结的转移规律是大相径庭的，即使是同一种病如在不同分期，其淋巴结转移发生的概率也是不同的。不完全的影像扫描范围直接影响了对肿瘤分期的判断，从而影响靶区勾画，也影响了放射治疗中的正常组织剂量的分布。因此在临床实践中，还需根据患者的具体病情，在诊断影像扫描规范的基础上，结合患者具体情况对扫描范围提出个性化建议。

在头颈部肿瘤放射治疗中，针对我国最常见的头颈部肿瘤鼻咽癌，中国鼻咽癌临床分期工作委员会制订了《鼻咽癌调强放疗靶区及剂量设计指引专家共识》，指引要求在无MRI禁忌证前提下，鼻咽癌靶区勾画必须以MRI作为基本影像学依据，勾画靶区尽可能采用MRI和CT的融合图像，但由于CT和MRI扫描体位不一致，即使原发灶图像融合按骨性标志匹配，二者影像的靶区匹配度难以达到十分满意的程度。指引同时对靶区命名及勾画原则、靶区处方剂量、危及器官限定剂量和治疗计划的评估等都进行了较为详细的规定和描述，为正常组织放射损伤的远期评估打下了良好的基础。

（三）临床放射物理学的发展及其应用

放射物理学研究放射线在人体内的剂量分布、放射治疗计划的设计与执行、实现优化剂量分布的放射治疗技术及放射治疗中的质量保证与质量控制。

自19世纪末伦琴发现了X线以来就逐渐有了放射治疗学这门科学，至今已有百年历史。深度X线机由于能量低、穿透力差、皮肤反应大，只能用于治疗一些表浅的肿瘤。20世纪50年代，放射性同位素⁶⁰钴治疗机问世，⁶⁰钴在其衰变过程中释放的γ射线能量远远高于深度X线机，射线穿透力提高，皮肤反应减小，可以用于治疗中等深部的肿瘤，明显提高了肿瘤放射治疗的疗效，放射治疗的应用范围逐渐扩大。20世纪60年代，直线加速器应用于临床，由于其产生的高能X线与电子线的能量均可以调节，可以根据肿瘤的不同深度选择不同能量的射线，在射线的物理特性方面也有⁶⁰钴治疗机所不具备的优点，加速器采用复合靶、复合均整块和电子扫描系统改善剂量的分布特性，其在射野内的剂量分布均匀，边缘锐利，最高剂量点在皮下更深处，使肿瘤剂量更提高；加速器的独立运动准直器可实现非共面相邻野剂量衔接，使放射治疗更精确；计算机控制的机架、准直器和治疗床在治疗过程中的联合运动更使其成为精确放射治疗的关键设备；其在放射防护方面较⁶⁰钴治疗机有更大的安全性，因此直线加速器已成为放射治疗的主流设备。

20世纪70年代，随着医学影像学的发展、电子学和计算机技术的广泛应用，CT、MRI等检查手段越来越普及，二维模拟定位机（simulator）、放射治疗计划系统（treatment planning system，TPS）等放疗辅助设备的应用也已逐渐普遍，这使得临床医生能借助现代影像技术在三维方向上非常直观地勾画肿瘤靶区，正确设置照射野、优化放射治疗计划以及准确投照。20世纪80年代，三维CT模拟定位机开始应用于临床。近年来，三维MRI模拟定位机也开始逐渐应用于临床，CT模拟定位机、三维MRI模拟定位机通过计算机将影像信息进行三维重建并显示，通过三维治疗计划系统进行靶区及周围重要器官的三维空间定位、确定靶区，射野通过数字重建的射线影像（digitally reconstructed radiograph，DRR）对治疗方案进行模拟和验证。

随着先进的计算机优化治疗计划和计算机控制进行治疗的实现，调强适形治疗（intensiy modulated radiation therapy，IMRT）、影像引导下调强放射放疗（imaging guided radiotherapy，IGRT）、容积旋转调强（volumetric modulated arc therapy，VMAT）和断层调强系统（HT）技术相继被运用到头颈部肿瘤放射治疗中，成为了头颈部肿瘤放射治疗的标准模式，开启了精确放疗的时代。所谓精确放疗，即三维适形调强放疗，是指将放疗医学与计算机网络技术、物理学等相结合进行的肿瘤治疗方式，这是对靶区提供高度适形并保护周围正常组织的高精度放射治疗技术。很多情况下，肿瘤组织包绕重要器官，肿瘤靶区或是"中空状"，或是"马蹄形"，普通的三维适形放疗技术难以形成这些特殊的照射靶区形状，而采用以上技术，运用放射治疗专用计算机系统，可以让高剂量曲线紧紧包绕肿瘤靶区而避开周围的正常组织，同时通过调整射束强度使肿瘤区域内剂量分布达到理想要求。前瞻性的临床研究表明，三维适形调强放疗技术对提高肿瘤的局控率（tumor control probability，TCP）及降低正常组织并发症概率（normal tissue complication，NTCP）具有很大的作用。调强放疗技术是目前在头颈部肿瘤放疗普遍应用的技术，该技术使物理师通过对治疗计划系统优化，设计出满足临床对于肿瘤靶区剂量和各危及器官耐受剂量要求的放疗计划。通过精确放疗技术的实施，以往当肿瘤临近脊髓、脑干等这些重要组织时，因这些组织的射线耐受剂量远低于肿瘤根治剂量，消灭肿瘤必以患者瘫痪或颅神经损伤为代价，我们只能给患者实施姑息放疗，而当我们拥有了精确放疗技术，此类患者获得了根治肿瘤的机会。随着调强放疗技术的应用，大大降低了放疗并发症的发生率，特别是对腮腺功能、听觉功能和咽缩肌的保护，患者生活质量也有了很大的改善。

综上所述，现代放疗技术已完全克服了二维放射治疗计划时代放射治疗漏照肿瘤及误伤正常组织的风险。与此同时，研究不同部位、不同组织病理类型的亚临床靶区，获得更准确的肿瘤分期相关、组织病理类型相关、病理分子分型相关的颈淋巴结转移规律，研究分子影像与现代放疗技术的结合，从而施行肿瘤个体化放射治疗，成为了提高头颈部肿瘤放射治疗局控率、进一步减少正常组织放射损伤的关键。

三、临床放射生物学

（一）临床放射生物学的基本问题

临床放射生物学研究电离辐射对生物体的作用，为放射线应用于临床治疗提供理论基础和实验依据，并研究如何提高肿瘤放射治疗的效果。

生物体受到射线照射后发生一系列的变化，第一阶段为物理阶段：带电粒子和组织的原子之间相互作用，引起电离和激发；第二阶段为化学阶段：电离和激发导致化学键的断裂和形成自由基；第三阶段为生物反应阶段：大多数的损伤能被修复，不能被修复的损伤则最终导致细胞死亡。正常组织在受照后的头几周或头几个月会出现损伤的表现，如皮肤和黏膜的破坏、骨髓功能的抑制，称为早反应；在较晚的时间（损伤后3~6个月或更长时间），受照的正常组织还会出现放射性损伤的表现，包括皮肤毛细血管扩张，软组织的纤维化、中枢神经（脑和脊髓）的损伤，称为晚反应；更晚的放射损伤表现为受照区域的继发性肿瘤。所以电离辐射效应可在照射后持续多年。

肿瘤的放射治疗为何需采用分次治疗的模式，源于放射生物学中的"4Rs"概念，即细胞放射损伤的修复（repair of radiation damage），周期内细胞的再分布（redistribution within the cell cycle），氧效应及乏氧细胞的再氧合（oxyen effect and reoxyenation）和再群体化（repopulation）。

脱氧核糖核酸（DNA）是放射线对细胞作用最关键的靶。细胞的射线损伤有三种类型：DNA单链断裂，导致可修复的亚致死损伤；正常状态下受照后应死亡的细胞当置于适当的条件下损伤修复而存活则为潜在致死性损伤；细胞受照后完全丧失分裂繁殖的能力则为致死性损伤。对放疗反应来说，大部分肿瘤组织相似于早反应组织（黑色素瘤接近于晚反应组织的修复能力），晚反应组织始终比早反应组织有较大的修复能力，分次照射对晚反应组织的"保护"比早反应组织为大。持续的分次照射可使晚反应正常组织比早反应正常组织和肿瘤受较少的损伤，故放射治疗是以一定正常组织的代价换取肿瘤的杀灭。

再群体化是指肿瘤受到射线照射后，启动了其内存活的克隆源细胞，肿瘤细胞较照射前分裂得更快。临床资料提示，头颈部肿瘤干细胞的再群体化在开始放疗后的28 d左右开始加速。放射治疗期间存活的克隆源性细胞的再群体化是造成早反应组织、晚反应组织及肿瘤之间放射效应差别的重要因素之一，大部分早反应组织和肿瘤组织均有一定程度的快速再群体化，而晚反应组织无。治疗中断皮肤和口腔黏膜等正常组织依靠再群体化可得到不同程度的修复，但对肿瘤组织而言，如疗程过长则疗程后期的分次剂量效应将由于肿瘤内存活干细胞被启动进入快速再群体化而受到损害。

不同周期时相的细胞对放射线的敏感性是不同的，G2期和M期的细胞对放射线最敏感，而S期的细胞对放射耐受。分次照射可因射线抗拒的细胞时相再分布从而提高放射线对肿瘤细胞的杀伤效果。

细胞对光子的电离辐射的效应强烈地依赖于氧的存在。随着肿瘤体积的增大，肿瘤细胞层的厚度超过氧的有效扩散距离，在肿瘤中心区域出现乏氧区。研究表明，直径<1 mm的肿瘤是充分氧合的，超过这个大小即引起乏氧。如果采用单次大剂量照射，肿瘤组织中的乏氧细胞将会残存，分次照射则由于肿瘤体积的逐渐缩小，中心的乏氧细胞不断得到再氧合，肿瘤逐渐被射线杀灭。

放射线在杀灭肿瘤细胞的同时也对肿瘤周围的正常组织造成不同程度的损伤，组织损伤的程度与照射容积成正比，受照容积增加导致组织对射线的耐受性下降，不同的组织和器官对射线耐受剂量不同，如全脑受照射，治疗后5年，小于或等于5%的病例发生脑组织梗死或坏死的剂量为60 Gy，但如照射体积小于1/4时，则耐受剂量为70 Gy，故在放射治疗中应尽量减少不必要的照射。同时与受照的组织、分次剂量、伴随治疗以及患者的营养状况有关。

再程放疗是临床经常面临的问题。早反应组织的特点是细胞更新快，受照射后损伤会很快表现出来，这类组织α/β比值较高，受损之后以能活跃增殖，如黏膜组织等，由于在治疗中期即有细胞的再群体化现象，因此在首程放疗后的数月损伤细胞即已得到恢复，可耐受再程的足量放疗。决定再次照射组织和器官的耐受性是晚反应组织如神经组织，由于晚反应组织细胞增殖的速度非常缓慢，修复也不完全，因此容易遭受损伤。由于晚反应组织放射耐受量的限制，常规放疗技术的再程放疗往往不能足量。

肿瘤对射线的敏感性取决于组织来源、分化程度、大体类型及肿瘤床的情况。放射敏感不等于放疗可治愈，如放射敏感的肿瘤常常是分化程度差、恶性程度高的肿瘤，这些肿瘤往往易转移，放射治疗虽然局控率高，但可因远处转移而致治疗失败，临床需综合全身化疗的方法才能提高肿瘤的治愈率。中等敏感的肿瘤由于射线有较好的敏感度，且远处转移有时较少，放射治疗效果好，头颈部肿瘤多属此类。射线抗拒的肿瘤则放疗效果差。放疗效果也与肿瘤体积、部位密切相关，如80%的鼻咽癌在临床首诊时已经存在颈部转移性淋巴结，绝大多数经放化疗综合治疗可达到理想的治疗效果，而喉癌的颈淋巴结转移灶当直径大于2 cm时靠射线难以控制。术后放疗由于手术破坏了肿瘤床，肿瘤中乏氧细胞增多，肿瘤对射线的敏感性下降，放疗效果下降。

（二）放射治疗技术对放射生物效应的影响

对常规放射治疗而言，人体的放射生物效应是比较明确的，但就IMRT技术而言，其长期放射生物效应还需更深入的研究和探索。在制订放射治疗计划时，为保证剂量围绕肿瘤的适形分布，常使用多野照射，这就意味着与常规放疗技术相比，更大体积的正常组织受到低剂量的照射，是否会引起正常组织低剂量高敏现象还需长期观察。对肿瘤组织而言，IMRT技术中更多的照射子野使完成一次放射治疗化更长的时间，即相对剂量率下降，照射期间肿瘤细胞发生了亚致死损伤的修复，从而导致生物效应下降。目前临床上采用IMRT技术时，会使用较常规放疗更高的每次分割剂量，如在鼻咽癌常规放疗时每次分割剂量为2 Gy，而采用IMRT技术时为2.12~2.25 Gy，以补偿下降的生物效应，但由此带来的问题是照射野内正常组织的急性反应增加，在放射治疗期间应加强对患者饮食状态的观察，注意支持治疗。

（三）高分割放疗生物效应研究及临床应用的进展

单次大剂量放射治疗称为立体定向放射外科（stereotactic radiosurgery，SRS），分次大剂量放射治疗称为立体定向放射治疗（stereotactic radiation therapy，SRT）。由于这两种技术对病灶高剂量照射毁损而病灶边缘剂量锐减尤如刀割的特点，已被临床广泛应用于某些头颈部良恶性肿瘤的治疗，随着临床疗效的跟踪总结，在某些恶性肿瘤的治疗中大分割放射治疗的概念也逐渐为临床医生所接受。

大分割放疗是指分次剂量超过2 Gy/次，最高剂量可达到12 Gy/次，但在复发性头颈部恶性肿瘤的应用中显示，过高的单次分割剂量与严重的并发症发生率密切相关。与常规分割相比，大分割放疗使得肿瘤细胞再修复对剂量的依赖性降低，再增殖所导致的治疗失败概率变小，对肿瘤细胞再氧化和再分布的影响关联也不同。目前的研究显示，大分割放疗的生物学效应更多地表现在分子水平，如大分割放疗使得对常规分割耐受的肿瘤干细胞启动凋亡机制，大分割放疗可破坏肿瘤干细胞的血管微循环，大分割放疗还通过启动患者自体免疫功能进而激发远位效应。对大分割放疗的生物学效应的研究方兴未艾。

大分割放疗在头颈部肿瘤治疗中的应用近年也有较多报道。如SBRT再程放疗在治疗复发性头颈部肿瘤中的应用，但大部分有关SBRT再程放疗的数据都是基于有限的单个机构进行研究的，后续随访仍不够多。SBRT再程放疗实践中对于患者选择标准、总照射剂量、分割次数、正常组织剂量限制等方面，各研究之间有很大差别，因此SBRT在头颈部肿瘤再程放疗中的应用仍需要标准化统一。

（四）头颈部肿瘤个体化放射治疗的研究

在放射治疗的临床应用中我们可以发现，即使是相同病理、相同分期的患者，在治疗后局部肿瘤的消退率可以不同，肿瘤发生转移的概率也可以不同，这说明个体间存在放射敏感性差异。如何预测放射敏感性，这方面的实验室研究包括肿瘤细胞内在放射敏感性研究、肿瘤组织氧合状态的研究、肿瘤增殖潜能的研究及细胞放射敏感性基因研究等。在临床方面，随着大数据时代的到来，精准医学正以强大的优势影响着临床决策。

临床转化研究使仅基于病理结果和解剖部位决定治疗方案的粗放型治疗向基于基因型和分子特征决定的精准治疗转变。但肿瘤放射治疗研究中传统的数据收集方法是，先由研究者提出临床研究或实验室的结果假设，然后通过多中心研究来验证，这样的研究方法即使研究过程顺利，所得结果也只能得到所有被研究病种3%左右的数据，而97%的研究对象的临床过程的实际数据仍为"黑色数据"。这些"黑色数据"无法被用来改进研究、评价研究质量并为改善临床治疗结果服务。

肿瘤放射治疗大数据平台建设和发展需要常规临床数据收集流程的建立、并实现可视化、规范管理和高度安全，收集的数据需涵盖肿瘤学和生物医学领域的最新发展动态，所收集的数据能被广大研究者安全使用，达到这个目标目前还需付出艰苦的努力。

对肿瘤的准确分型及对治疗反应的预测体现了精准医学的能力，能使我们将某种治疗方法的受益人群从某一肿瘤群体中筛选出来，使我们的临床治疗更加有针对性，从而避免不必要的过度治疗，并降低医疗费用，减轻治疗的不良反应和降低并发症的发生率。但我们必须充分认识到，恶性肿瘤是一种在不断变化着的疾病，只有找到驱动肿瘤发生发展的关键基因，依靠蛋白质组学、基因组学、大数据，才能实现真正的精准治疗。所以就恶性肿瘤的治疗而言，精准医学仍将是手术、放疗、化疗及生物治疗等各种治疗方法的综合运用。

（王胜资）

第三节 化学治疗的应用概述

一、概述

头颈部肿瘤包括颈部肿瘤、耳鼻喉科肿瘤以及口腔颌面部肿瘤三大部分，常见的包括：甲状腺肿瘤、喉癌、下咽癌、鼻腔鼻窦癌、鼻咽癌、扁桃体癌、舌癌、牙龈癌、颊癌、口咽癌等。因此，头颈部所发生的肿瘤，其原发部位和病理类型之多，居全身肿瘤之首。

目前，头颈肿瘤占全身恶性肿瘤的5%，头颈肿瘤已成为全球第六大高发癌症，列肿瘤相关死亡原因的第8位，其中超过90%的头颈部肿瘤为鳞状细胞癌，多数患者确诊时已是晚期且伴随继发肿瘤。最近10年全球头颈部鳞状细胞癌（SCCHN）的发病率明显上升，特别是在女性中。据统计，全球每年约有645 000例新发生的头颈部癌变病例。

同时，头颈部重要器官比较集中，解剖关系复杂，治疗方法各异。该区域的治疗工作同时涉及头颈肿瘤外科、肿瘤内科学、放射治疗、言语治疗、营养治疗、社会工作、护理和康复等多学科。而一些部位的肿瘤需要有多学科相互协作配合的综合治疗，才能有效的提高治疗效果。

所谓头颈部鳞癌，其实是指口腔癌、口咽癌、喉癌、下咽癌和鼻腔鼻窦癌。

由于鼻腔鼻窦癌发病率较低，在许多大型Ⅲ期临床试验中，鼻腔鼻窦癌虽然包括在内，但病例数只在个位数内，所以通常我们说的头颈部鳞癌，是指发生于口腔、口咽、喉和下咽的鳞状上皮癌。

晚期头颈部鳞癌的占有比例不同，通常来说，口咽癌比例最高，其次为口腔癌、喉癌和下咽癌；头颈部鳞癌的发病率在不同地区其比例也有明显的变化，比如在中国台湾、印度口腔癌的发病率较高；我国北方尤其东北地区，喉癌的发病率较高；在北欧地区，口咽癌的发病率呈上升趋势，并且HPV阳性率可达90%以上。

目前，口咽癌的发病率仍在上升，喉癌和下咽癌的发病率在下降，在美国2/3新发的SCCHN起源于口咽。HPV感染是口咽癌增加的主要原因，HPV阳性的舌扁桃体和腭扁桃体癌对于放化疗敏感，治疗效果较好，按照2016年美国国家综合癌症网络（National

Comprehensive Cancer Network，NCCN）癌症治疗指南，放化疗已经成为口咽癌甚至局部晚期口咽癌的标准治疗方案，提示着化疗将在头颈部肿瘤临床工作中作用将越来越大。

应用化疗药治疗恶性肿瘤的方法称化学治疗法，简称化疗。相比手术、放射治疗的历史，肿瘤的化学治疗起步较晚，直到20世纪40年代才发现氮芥可用于治疗淋巴瘤，20世纪50年代，氟尿嘧啶首次用于头颈部肿瘤的治疗，20世纪70年代，铂类药物的出现，使得头颈部肿瘤的化疗获得长足进展，近年来，随着新的传统化疗药物，如紫杉醇类、吉西他滨类药物的使用，以及21世纪迅速发展的靶向药物，如EGFR受体拮抗药的发明，头颈部肿瘤的化疗有了突飞猛进的飞跃。

在头颈部鳞癌治疗中，化疗大多配合手术和放疗，化疗的使用顺序和目的有着特定的定义，不同的化疗使用有着不同的理论基础和临床应用优势，一般采用联合化疗方法，即两种或两种以上不同种类抗癌药物联合应用，以达到提高疗效、降低毒性、减少耐药性的作用。常用的方案有顺铂单药，顺铂或卡铂与氟尿嘧啶两药联合方案，紫杉烷类＋铂类＋氟尿嘧啶三药联合等方案。在使用顺序上，局部治疗之前使用的化疗称为诱导化疗（又称为新辅助化疗），在局部治疗完成后使用的化疗称为辅助化疗，与放射治疗同时使用的化疗称为同步化疗，等等。就化疗的目的而言，我们把缓解症状、延长生存为目的的称为姑息化疗，在头颈部肿瘤中，目前化疗还不具备根治性治疗的目的。近年来，随着肿瘤分子生物学的深入理解，出现一系列针对某些关键信号通路或生物标志物（即所谓靶点）的药物，由于不同于传统化疗药物，我们称之为靶向药物，使用靶向药物的化疗特称为靶向治疗，其实本质上仍是化疗的延伸。同样，近两年异军突起的免疫治疗也是对于肿瘤发生发展的新认识，其本质也是化疗。

化疗从诞生伊始，注重遵照循证医学的方法，依据大规模随机对照的临床试验结果，指导医疗实践，力求化疗方案、剂量有理有据，而在临床实践中根据患者肿瘤与机体具体情况，规范化和个体化实施治疗，尊重患者意愿，达到健康长寿或优质生存的目的。

化疗在头颈部肿瘤中的作用，不仅体现在头颈部鳞癌，对于其他上皮性肿瘤，如腺癌、神经内分泌癌等，特别对于间叶组织来源肿瘤，如淋巴瘤、横纹肌肉瘤和尤文氏瘤等软组织肿瘤、黑色素瘤方面化疗起着决定性或者不可或缺的作用，这不在本章范围之内探讨。

目前在头颈部鳞癌综合治疗中，化疗对于生存获益的作用已经比较明确，一项著名的Meta分析（2000—2009年，MACH-NC）表明：50项合并化疗Ⅲ期临床试验分析局部治疗的基础上加用化疗，危害比是0.81（$P<0.0001$），5年绝对获益率是6.5%，其中同步化疗的获益显著大于诱导化疗的获益。

头颈部肿瘤化疗的发展有一系列里程碑的、多中心、前瞻性、对照组的临床试验，改变了头颈部肿瘤的治疗观念，决定了头颈部肿瘤的治疗原则。

首先是晚期头颈部肿瘤的辅助放化疗，通常需要手术和放疗的联合应用。2004年《新英格兰杂志》公布了两项Ⅲ期临床试验，奠定了对高危头颈部肿瘤将术后放化疗作为标准治疗的基础。欧洲癌症研究治疗组织（EORTC）的22931研究项目和美国肿瘤放疗协作组（RTOG）的9501研究项目均表明：在术后放疗同时进行顺铂的化疗，无复发生存率（recurrence-free survival，RFS）和总生存率（overall survival，OS）均明显提高，局控失败率下降，尽管两项研究对于"高危"的定义不尽相同，但合并分析可以明确：当出现手术切缘阳性或出现淋巴结包膜外浸润，化疗的介入是必要的。

第二是针对器官保留的联合放化疗（非手术治疗）。由于头颈部肿瘤所处的特殊解剖学位置，肿瘤的手术治疗通常会导致患者在外观与功能上出现严重的破坏，丧失正常的言语、吞咽功能。20世纪70年代，逐渐明确了顺铂联合氟尿嘧啶疗效较佳并作为头颈部肿瘤主要的化疗方案。在那以后，随着生活质量的要求提高，国外多个肿瘤中心开展了针对器官保留的非手术方法研究，例如，1991年由美国退伍老兵喉癌研究组（VALCSG）和1996年EORTC24891研究项目开展的具有里程碑意义的Ⅲ期临床试验，VALCSG入选局部晚期喉癌患者，EORTC24891研究项目主要入选局部晚期期喉咽癌患者，研究组先进行诱导化疗，反应有效者才进行根治性放疗，其余患者立即手术+术后放疗，上述试验均表明，在不降低生存率的基础上，晚期喉癌或喉咽癌采用联合放化疗能使相当多的患者实现保喉，也使患者有了更多的治疗选择。其中对于晚期喉癌的保喉获得了一致认可。在此基础上，另一项国际多中心临床试验INT-9111研究项目分析晚期喉癌单纯放疗、诱导化疗+放射治疗和同步放化疗的优劣，结果表明：同步放化疗组局控率最高，保喉率达到了84%。对于要保留器官的联合放化疗的系列研究，使得放化疗成为欧美国家局部晚期喉癌或喉咽癌的主要治疗手段。

第三是紫杉烷类+铂类+氟尿嘧啶的联合化疗方案已经成为头颈部肿瘤化疗的一线方案。对于非常晚期的头颈部肿瘤者患、已丧失手术时机或者不适合手术的患者，其预后一般较差，不进行治疗的患者中位生存期为6~9个月。对于这些患者来说，PF化疗联合放疗是标准的治疗手段。随着紫杉醇等新化疗药物的出现，2008年公布的两项Ⅲ期临床研究（TAX323和TAX324），证实了紫杉烷类三药联合优于顺铂+氟尿嘧啶，奠定了目前头颈部肿瘤的标准化疗方案。

最后是头颈部肿瘤治疗中靶向药物和免疫哨卡抑制药的出现，在转移复发头颈部肿瘤的临床试验中有生存获益的证据，为肿瘤化疗方案的选择提供了新武器，给头颈部肿瘤的治疗带来了新的曙光，目前美国食品药品监管局（FDA）批准头颈部肿瘤临床使用的药品有：西妥昔单抗、帕博利珠单抗（pembrolizumab）和纳武利尤单抗（nivolumab），我们将在后面的章节进行详细介绍。

总之，头颈部肿瘤化疗已经成为中晚期头颈部肿瘤综合治疗的重要组成部分，在化疗领域也占有一席之地，随着对肿瘤的认识日益加深，头颈部肿瘤的化疗将更有前景。

二、介入治疗在头颈部肿瘤治疗中的应用

介入化疗是在20世纪中后期发展起来的一个新兴、边缘、交叉学科。从建立之初就和肿瘤诊疗有机地结合起来。近些年，随着材料科学、工艺及生物技术的发展，已经成为肿瘤诊断和治疗的重要手段之一。介入治疗的定义不断更新，目前推荐使用的概念是，在医学影像设备（血管造影机、透视机、CT、磁共振成像、B超）的引导下，将特制的导管或穿刺针插入病变区域，经过导管或穿刺针进行组织病理学检查、药物灌注、局部栓塞、减压引流及结构功能重建等，以达到对肿瘤进行诊疗或缓解临床症状的目的。从定义上可以看出，介入治疗是一种特殊的手术或化疗，具有微创、快速、安全和有效的特点。

（一）肿瘤的介入治疗

介入治疗发展迅猛，目前已分成多个不同的亚学科。在肿瘤治疗

中，目前较为成熟和应用最广泛的是血管内介入治疗，即通过动脉导管超选择到肿瘤的供血动脉。血管内介入治疗主要分为3种：栓塞肿瘤的供血动脉，造成肿瘤缺血、坏死的动脉栓塞术；超选择进行化疗药物灌注，使药物直接作用于肿瘤区域的动脉化疗药物灌注术；动脉化疗与动脉栓塞技术联合使用的化疗栓塞术。本节主要讨论动脉化疗药物灌注术，理论上，超选择进行化疗药物灌注能有效提高局部药物浓度，降低全身药物浓度，减少不良反应，达到提高肿瘤患者生活质量、延长生存期的目的，是目前肿瘤介入治疗的主流。临床实践中，介入治疗在肝脏恶性肿瘤的诊治方面获得了巨大发展。由于肝癌血供非常丰富，血供单一。自1974年Doyon和1976年Goldstein分别报道经插管栓塞肝动脉治疗肝癌以来，肝癌介入治疗发展较快，2016年，NCCN发布的癌症治疗指南中指出，对于不能手术切除的中晚期原发性肝癌患者，介入治疗可作为非手术治疗的首选方法。

（二）头颈部肿瘤的介入治疗

头颈部肿瘤的介入化疗追溯更早，几乎与化疗同时诞生。1950年Klopp和1959年Sullivan开创的介入化疗都针对头颈部肿瘤。Klopp最早治疗的2例头颈部及2例脑部恶性肿瘤患者，均是经颈外动脉插管注射氮芥，结果全部有效。国内头颈部肿瘤介入栓塞自20世纪60年代初开展，张锡泽等报告应用氮芥、塞替派等动脉内注射治疗20例晚期口腔颌面恶性肿瘤，16例有效，其中15例症状减轻，10例肿瘤缩小。理论上，最适于介入治疗的药物是作用较快的抗肿瘤药物，头颈部肿瘤的介入化疗药物除了早期使用的氮芥，常用还有顺铂、卡铂、丝裂霉素、氟尿嘧啶、阿霉素和依托泊苷等。

头颈部肿瘤的介入化疗具有一定的优势。最早采用的经周边较小动脉分支将塑料管插入到主要动脉进行化疗方法，由于头颈部的分支动脉位置表浅，易于寻找，特别是颞浅动脉几乎位于颞区皮下，仅通过触摸动脉搏动就能定位分离，在早期介入治疗的操作上具有优势。由于Seldinger技术的发展，目前已经通过股动脉经皮穿刺插入导管做几乎任何部位的动脉化疗或栓塞，头颈部分支动脉表浅的优势已不存在，头面部区域的供血动脉仍相对固定，颅外头颈部位的血液供应主要来自双侧颈外动脉，并依次分支为甲状腺上动脉、舌动脉、面动脉、上颌动脉、咽升动脉，例如喉的主要供血动脉来自甲状腺上动脉，上颌骨区主要供血动脉来自上颌动脉，上颌和咽升动脉为最常见的鼻咽部供血动脉，由于技术的进步导管能够进入更细的动脉，这称为超选择介入化疗。

介入化疗的另一个也是最主要的优势就是药物能直接以高浓度弥散到肿瘤附近，顺铂是头颈部肿瘤最常使用的化疗药物，传统顺铂剂量由于肾脏和胃肠道的剂量限值最多每疗程100 mg/m²，每三周方案，而采用超选择介入化疗有报道称每疗程顺铂可高达150 mg/m²；而每周方案，肿瘤床的顺铂峰浓度是传统静脉输注的250倍。

但头颈部介入治疗除了一般介入技术所致的并发症和造影剂、化疗药物的不良反应外，有其特殊的并发症。由于颅内外动脉间常有"危险吻合"，例如脑膜中动脉或面动脉可通过吻合支与眼动脉相交通，颈外动脉一些分支也供应某些重要的颅神经：如脑膜中动脉岩支供应面神经、咽升动脉的神经脑膜支供应第Ⅸ和第Ⅺ对颅神经等。因此，不当栓塞或栓塞剂返流可能导致暂时性或永久性失明或脑梗塞等严重并发症，有的甚至危及生命。因此头颈部肿瘤的介入治疗应严格掌握适应证和禁忌证。

（三）头颈部肿瘤介入治疗的临床应用

介入化疗虽然开始较早，但发展并不是一帆风顺的，随着每一次新技术和新药物的出现，某些机构的研究数据较好，会引起一波研究热潮，但介入化疗对于操作经验的要求较高，随着出现较严重的不良反应，或者研究数据不尽如人意，头颈部肿瘤介入化疗的研究又会进入一段平淡期，例如Mitsudo等采用经颞浅动脉超选择动脉内灌注每日给药配合同步放疗治疗T3期和T4期头颈部肿瘤。药物包括多烯紫杉醇（总量为60 mg/m²）和顺铂（总量为150 mg/m²），随访46.2个月，发现同步放化疗后30例患者均达到完全缓解，1年和3年总生存率（overall survival，OS）分别为96.7%和83.1%，局部控制率（local control，LC）分别为83.3%和79.7%。Nakasshima等采用每周甲状腺上动脉超选择快速灌注顺铂（75 mg/m²），硫代硫酸钠系统解救，联合同步放疗治疗晚期喉癌，发现原发灶和淋巴结转移灶均得到了完全缓解。不良反应轻微，无栓塞并发症发生，显示出良好的器官保留优势。在这些数据的鼓舞下，荷兰癌症研究所进行了一项多中心、随机、Ⅲ期临床试验，比较晚期头颈部肿瘤传统放化疗与动脉内给药放化疗的疗效，将239例不可切除头颈部肿瘤病例随机分组，对照组在放疗第1天、第22天、第43天给予3个疗程的顺铂化疗（100 mg/m²）。研究组在放疗第1天、第8天、第15天、第22天进行顺铂肿瘤供血动脉给药（150 mg/m²），同时硫代硫酸钠系统解救。中位随访期为33个月，发现两组间LC、OS和无病生存率（disease-free survival，DFS）均无区别，提示以顺铂为基础的初治晚期头颈肿瘤动脉化疗并没有明显的生存率提高。但研究组和对照组2级以上肾毒性分别为1%和9%（P<0.0001），显示介入化疗在减少肾脏不良反应方面具有一定优势。另外该试验还发现，在亚组分析中，单侧大肿块（≥30 cm³）获益更大，这项试验备受争议的是60%以上为口咽癌，而口咽癌因为HPV感染率高，传统放化疗已经取得比较好治疗结果，这给研究者一个启示，对于头颈部肿瘤介入化疗，选择合适的病种和部位是今后研究的方向。

Papadimitrakopoulou报道了24例患者接受紫杉醇、异环磷酰胺和巯基乙酸钠的静脉化疗联合顺铂介入化疗，完全缓解的为26%，部分缓解的为32%，眼球保存率达到88%，2年OS、无进展生存率（progression-free survival，PFS）和DFS分别为60%、50%和84%。但不良反应较多，2例出现脑血管缺血，3例出现颅神经病变。

日本的Homma于2009年报道了47例鼻腔鼻窦肿瘤，为T3（14.9%），T4a（46.8%）和T4b（38.3%）患者，给予超选择顺铂每周介入化疗，同步常规放疗（65~70 Gy），中位随访4.6年，5年PFS为78.4%，T4b为69%，5年OS为69.3%，T4b为61.1%。无1例治疗期间死亡或脑血管意外，但晚期不良反应有骨坏死7例，脑坏死2例，视力障碍16例。2013年报道54例上颌窦鳞癌，为T3（25.9%），T4a（50%）和T4b（22.2%）患者，淋巴结转移率为22.2%，给与介入化疗联合放疗方法同前，中位随访6.4年，5年PFS和OS分别为65.8%和67.9%，无1例治疗期间死亡或脑血管意外，但晚期不良反应也为骨坏死、脑坏死和视力问题，但程度较轻。上颌窦肿瘤通常发现时肿块较大且位于一侧，或许更适合介入化疗。

而对于喉部恶性肿瘤病例，由于传统治疗已经取得比较良好治疗效果，而介入化疗有引起喉软骨坏死的严重不良反应，现在并不提倡。同样喉咽癌虽然介入化疗会有比较好的局部控制率，但由于喉咽癌的淋巴结转移率高，其OS并不理想，原则上仅适用于T3-T4a，

N0-N1的病例。

对于局部晚期外耳道癌和中耳癌，手术无法切除完全，而传统放化疗的治疗结果较差，Sugimoto报道5例介入化疗病例，3例无疾病存活（中位生存28个月），1例死于远处转移无局部复发，1例局部复发仍然存活。Fujiwara等报道13例（1例T3，12例T4）接受介入化疗，2年OS和PFS分别为58.7%和53.8%，未发现严重不良反应。

总之，目前介入技术在头颈肿瘤的治疗中尚处于发展阶段，随着技术的完善，不良反应和并发症会进一步减少，由于介入化疗能提高局部药物浓度，减少全身药物浓度，头颈部肿瘤传统化疗疗效较差的某些肿瘤如上颌窦癌、中耳乳突癌不失为有益的尝试。另外，介入化疗理论上能提高肿瘤的反应率，在以功能保存为目的的头颈部肿瘤治疗中具有前景，但其疗效仍有待大规模、多协作的临床试验来验证。

三、诱导化疗在头颈部肿瘤中的价值

全球每年新发的头颈部鳞癌（SCCHN）病例约64万，超过60%的头颈部鳞癌病例在初诊时已发展至局部中期、晚期，常需要手术、放疗、化疗的综合治疗。在头颈部鳞癌治疗中，化疗大多配合手术和放疗，化疗的使用顺序和目的有着特定的定义，不同的化疗使用有着不同的理论基础和临床应用优势，在局部治疗之前使用的化疗称为诱导化疗（又称为新辅助化疗），与放射治疗同时使用的化疗称为同步化疗等。

在头颈部鳞癌综合治疗中，化疗对于生存获益的作用已经得到明确，在2000年一项著名的Meta分析（MACH-NC）表明：63项临床试验共10 741病例合并化疗III期临床试验分析局部治疗的基础上加用化疗，危害比是0.81（$P<0.0001$），5年绝对获益率是6.5%，其中同步化疗的获益显著大于诱导化疗的获益。随后2009年更新Meta分析收集了93项临床试验共17 346个病例，研究结果再次明确同步放化疗组患者比单纯放疗组患者的5年生存率增加4.5%，手术或放射治疗前的诱导化疗未能提高总生存率（HR=0.96，95%CI：0.90~1.02），因此同步放化疗的地位得到巩固，然而诱导化疗是否有其存在的价值仍待证明，以下将就头颈部肿瘤诱导化疗的价值作进一步的阐述。

（一）采用诱导化疗进行器官保留的非手术治疗策略

由于头颈部肿瘤所处的特殊解剖学位置，肿瘤的手术治疗通常会导致患者在外观与功能上出现严重的破坏，尤其是局部晚期喉癌和喉咽癌，进行全喉及全喉+部分喉咽手术会让患者丧失正常的言语、吞咽功能。能否考虑让所有需要全喉切除的患者采用放疗替代手术呢？尽管头颈部鳞癌对放疗有一定敏感性，但临床上不乏放疗抵抗的病例，一旦发现放疗抵抗再转而进行挽救性或补救性手术，手术完整切除可能性减少，即使勉强手术，术后咽瘘、伤口不愈等并发症也显著增加。

研究表明，放疗敏感与化疗敏感存在一致性，20世纪90年代，在众多的化疗药物和化疗方案中，经Meta分析和临床应用后逐渐发现了顺铂、卡铂和氟尿嘧啶在头颈部肿瘤化疗中的高反应率，在此前提下，1991年VLASG（美国退伍军人医院喉癌研究组）开展了以器官保留为目的非手术治疗多中心Ⅲ期临床随机对照研究。这项研究收治了332例Ⅲ~Ⅳ期喉鳞癌（不包括T1N1）患者，随机分为研究组和对照组。研究设计有其创新性：研究组患者先给予PDD/5-FU（PF）方案诱导化疗，化疗2个周期后评估疗效，对CR或PR患者继以第3个周期化疗和根治性放射治疗（66~76 Gy）；对2个周期化疗后原发肿瘤灶无明显反应者则给予挽救性喉切除术+辅助放疗。对照组患者则接受传统的手术治疗（全喉切除术+颈淋巴结清扫术）和术后放疗（50~74 Gy）。研究组化疗的有效率达85%（CR为31%，PR为54%），诱导化疗耐受良好且不影响后续治疗。中位随访期33个月，两组患者的2年总生存率均为68%，但是诱导化疗组有更高的局部复发（$P=0.0005$），和更低的远处转移（$P=0.016$），中位随访33个月，诱导化疗组的保喉率达到64%，有效地确立了Ⅲ~Ⅳ期喉癌非手术治疗的地位。

随后，EORTC 24891开展了喉咽癌（梨状窝癌）Ⅲ期临床研究结果：化疗方案采用PF方案，根治性RT剂量70 Gy，术后放疗剂量50~70 Gy。该研究设计对于诱导化疗的敏感性要求做了进一步提升，规定2程化疗后达到CR者才能进入根治放疗，未达到CR者再进行一程化疗，达到CR放疗，未达到CR立即手术+术后放疗，结果发现两组在局部、区域、第二原发癌的治疗失败率无差别，远处转移失败率诱导化疗组低。中位生存时间（25个月 *vs.* 44个月）和3年OS（43% *vs.*

57%）有差异性，但5年OS无差异。

上述试验均表明，在不降低生存率的基础上，晚期喉癌或喉咽癌采用联合放化疗能使相当多的患者保留喉功能，也可以使患者有更多的治疗选择。此后，随着新的化疗药物（紫杉醇类）和靶向药物（表皮生长因子受体抑制药，如西妥昔单抗）的相继出现，围绕着局部晚期喉癌或喉咽癌开展了功能性保喉的多项Ⅲ期临床研究（代表文献有TAX323、TAX324、GORTEC2000-01和TREMPLIN），其模式仍然是进行诱导化疗后依据其化疗敏感性决定是否进一步放疗/放化疗/放疗+靶向治疗或手术的研究方案，尽管在晚期喉癌开展了同步放化疗的对照研究，但也未有效表明同步放化疗相比诱导化疗+放疗的明显优势，而对于放疗敏感性相对更差，预后更差的喉咽癌病例更未见有分量的Ⅲ期同期放化疗临床试验开展。

2017年Stokes等回顾性分析了NCDB（National Cancer Data Base）中2004至2012年间T4期的喉癌患者，筛选出3组治疗方案：行喉切除术后辅以放疗（laryngectomy with adjuvant RT，SRT）组为1 559名患者；同步放化疗（concurrent chemoradiotherapy，CCRT）组为在接受放疗同时每隔7 d接受1程化疗的1 597名患者；诱导化疗联合放疗（induction chemotherapy plus radiotherapy，ICRT）组为在接受放疗前43至98 d曾接受联合药物化疗的386名患者。统计分析这三组患者的OS，发现三组患者的中位生存时间分别为：SRT组60.5个月，CCRT组32.5个月，ICRT组43.3个月。并发现CCRT组较SRT组有较差的OS，危险比为1.55，较ICRT组OS也差，危险比为1.25。用递归分区分析发现SRT组较ICRT组无OS优势。作者因此提出SRT仍应作为T4期喉癌患者的基本治疗方案，但对于有保喉意愿或没有手术条件的患者应首选ICRT而不是CCRT，足可见诱导化疗筛选出适合进一步放疗病例的策略是正确有效的。

（二）采用诱导化疗减少远处转移的治疗策略

2009年一项Meta分析（MACH-NC）同时表明：CCRT在局部控制失败后进一步治疗更有优势，而诱导化疗降低远处转移率更有优势。辅助化疗未较单纯局部治疗提高OS（HR=1.06，95%CI：0.95~1.16）。2013年钟来平等对可切除头颈部肿瘤诱导化疗进行Meta分析，分析14项临床试验2099例患者后发现诱导化疗并没有提高

OS，DFS和LC，但有效降低远处转移率约为8%（95%CI：1%~16%，$P=0.02$）。Brockstein等揭示局部控制失败和远处转移均取决于T和N分期（T0–T3 *vs.* T4，HR=6.79，$P=0.002$；N0-N2b *vs.* N2c-N3，HR=2.26，$P=0.009$）。对于颈部淋巴结转移和出现远处转移的患者，采用诱导化疗作为初始治疗的序贯治疗是否有其价值？2014年发表的一项西班牙头颈部肿瘤组Ⅲ期试验检测了这个假设：局部晚期头颈部肿瘤随机分组：第一组采用TPF方案（多西他赛/顺铂/5-氟尿嘧啶）；第二组采用PF诱导化疗；第三组无诱导化疗，放疗采用顺铂的同期放化疗。研究终点为无进展期生存率（PFS），采用意向性分析结果阴性。值得注意的是，约30%诱导化疗病例因为血液毒性较大，并没有顺利进入到同期放化疗阶段。所以采用符合方案集分析，诱导化疗组的中位PFS延长了5.2个月，占随机分组患者的81%。

2013年PARADIGM研究中，145例头颈部鳞癌患者随机入组序贯放化疗组和同期放化疗组，序贯放化疗组先给予标准的TPF方案诱导化疗，然后根据肿瘤对诱导化疗的敏感性而给予不同的同期化疗，诱导化疗敏感者每周给予卡铂AUC1.5（考虑卡铂相比较顺铂有更好的耐受性），不敏感者每周给予多西他赛20 mg/m^2，放疗采用同期加量加速分割方式。同期放化疗组的同期化疗方案为放疗第1周、第4周给予PDD单药。该设计目的是通过对高危病例提高治疗强度（和毒性），对低危病例增加依从性，同时尽可能保持同期放化疗的完成率。序贯治疗组和同期放化疗组在同期放化疗完成率上无差别（尽管诱导化疗的毒性仍较大）。该研究中位随访49个月，序贯放化疗组和同期放化疗的3年OS分别为73%和78%，3年PFS分别为67%和69%，两组间差异无统计学意义。序贯放化疗组远处转移率低（7% *vs.* 11%），但局部区域复发率较高（13% *vs.* 8%）。2014年DeCIDE研究中，选取N2、N3和M0的头颈部鳞癌患者285例，随机分为序贯放化疗组和同期放化疗组，序贯放化疗组先给予2个周期的TPF方案诱导化疗，同步化疗采用DFHX方案（多西紫杉醇，氟尿嘧啶和羟基脲）。结果显示两组患者的生存率、无复发生存率和无远处转移生存率无差异。但序贯放化疗能显著降低远处转移的发生，对于N2c和N3亚组序贯放化疗有生存获益的趋势。2014年Ghi等公布一项421例Ⅲ~Ⅳ期M0口咽、喉咽、口腔癌患者的Ⅱ/Ⅲ期的临床试验（NCT01086826）。患者被随机分为同步放化疗组和序贯放化疗（TPF诱导化疗后同步放化疗），与DeCIDE

和PARADIGM研究结果不同，该试验发现序贯放化疗的PFS和OS优于同步放化疗组：PFS（29.7个月 *vs.* 18.5个月，HR= 0.73，*P*=0.016），OS（53.7个月 *vs.* 30.3个月，HR=0.72，*P*=0.025）。

总之，在同期放化疗前使用诱导化疗的序贯放化疗是否较单纯同期放化疗提高生存率尚不明确，近期报道的Ⅲ期临床随机研究的初步结果显示，序贯放化疗并未较单纯同期放化疗提高生存率，其结论有待商榷。序贯放化疗可能适用于那些具有高风险远处转移（N2c和N3）或局部复发率高（T2~T4）且一般情况良好的患者，而并非适用于所有的患者，其作用还有待于Ⅲ期临床研究结果的佐证。

（三）采用诱导化疗进行临床研究的策略分析

对于诱导化疗的探索从广义上分为两种趋势：增加治疗力度和减少治疗力度。

随着新的治疗模式和新的药物（如免疫哨卡抑制药等）联合治疗进行增加治疗力度的临床试验外，诱导化疗可能在减少治疗力度模式上做些探索，利用诱导化疗的敏感性为工具进行分层化，尤其适用于预后较好的人乳头状瘤病毒（HPV）相关口咽癌患者。目前有两项临床试验正在进行中，OPTIMA HPV（NCT02258659）和Quarterback Trial（NCT01706939），而ECOG 1308（NCT01084083）已见报道，这是单臂Ⅱ期试验，入组HPV相关口咽癌，接受紫杉醇/顺铂/西妥昔单抗的诱导化疗，继而西妥昔单抗的同期放疗，诱导化疗达到CR，放疗剂量从69.3 Gy减少到54 Gy。70%（56/80）病例诱导化疗后达到CR，51例接受同步西妥昔单抗的放疗。中位随访时间为35.4个月，达到CR接受54 Gy放疗剂量的患者2年PFS和OS分别为80%和94%，而未达到CR接受原先标准放疗剂量的患者2年PFS和OS分别为67%和87%，提示诱导化疗敏感性作为预后的一个重要指标。

（四）总结

晚期头颈部肿瘤经历了多年的探索，治疗理念从治疗方法为中心趋向于以患者为中心的转化，虽然目前没有充分证据表明，诱导化疗继以单纯放疗或同期放化疗优于传统的大剂量顺铂联合放疗，但在涉及器官保留的治疗中具有较高的灵活性，有助于通过化疗敏感性筛选肿瘤的生物学行为，从而指导后续的局部治疗模式。NCCN仍然建议对于局部区域晚期的口咽癌、喉咽癌和喉癌患者可以给予诱导化疗，治疗原则是在提高局部肿瘤控制率和患者生存率的同时，最大可能地保全器官和功能，并降低治疗并发症，提高患者的生存质量。目前依然没有充分的循证医学证据证明诱导化疗后续同步化放疗比单独应用同步化放疗有生存获益，但是研究人员也注意到，诱导化疗减低了远处转移率，因此对于具有高转移风险的患者可能从诱导化疗中获益。化疗的意义在于，该治疗手段已经成为综合治疗中不可缺少的组成部分，但是必须坚持个体化，即分层治疗的理念。

四、头颈部鳞癌靶向治疗及免疫治疗的研究进展

（一）头颈部鳞癌的靶向治疗

近十几年来，头颈部肿瘤靶向治疗也有了飞速进展，主要针对表皮生长因子受体（epithelial growth factor receptor，EGFR）的分子靶向治疗，西妥昔单抗（cetuximab）是人鼠嵌合的单克隆抗体，帕尼单抗（panitumumab）是全人单克隆抗体。

1. 表皮生长因子受体

表皮生长因子受体是一种跨膜糖蛋白，研究证实，一旦表皮生长因子和转化生长因子α与位于包膜外的配体结合域结合，便可激活受体和下游的信号通路，例如：ERK-1/2、P13K、Stat3等，最终参与调节或激活细胞的多个生物学行为，表皮生长因子（EGF）及其受体参与细胞的增殖、迁移、存活等过程。

头颈部肿瘤中EGFR表达上调，与肿瘤的进展、侵袭、转移、复发和化疗的耐药有关，从而使EGFR成为热门靶标，用于新型抗癌药物的开发。研究表明，表皮生长因子是SCCHN肿瘤微环境中的重要细胞因子。目前用于头颈部肿瘤的靶向治疗药物主要是EGFR抑制药，通过阻断EGFR的功能，进而下调其下游的一系列信号通路，使肿瘤细胞停止在G1期从而使其停止生长，达到治疗的目的。

1）EGFR抑制药与放疗的结合

Meta分析证实同步放化疗是获益的，5年生存率提高了6.5%，但

是同时也发现同步放化疗会产生严重的急性和远期不良反应，依从性差，尤其对于老年患者和不适合化疗的患者，限制了同步放化疗的临床实施，因此有必要寻找更加低毒、耐受性更好的替代药物。

2006年，Bonner等公布一项Ⅲ期临床实验结果，424例局部晚期头颈部肿瘤患者随机分组，一组采用单纯放疗，实验组接受放疗联合每周西妥昔单抗（400 mg/m²，第1周，250 mg/m²，每周重复），放疗模式多样：采用常规分割（总量70 Gy，每次2 Gy）、超分割（总量72.0~76.8 Gy，每次1.2 Gy，每天2次）或者后程加速分割（总量72 Gy，每次1.8 Gy，总共30 d，后12 d在第1次照射间隔至少6 h后增加第2次照射，每次1.5 Gy），结果发现实验组的OS（中位49.0个月 vs. 29.3 个月）和PFS（中位24.4个月 vs. 14.9个月）均有明显提高。2010年，更新数据发现放疗联合西妥昔单抗后5年生存率提高了9.2%（45.6%和36.4%），尽管使用西妥昔单抗后约有17%的患者会出现3级以上的痤疮样皮疹，但研究同时发现出现2级及2级以上痤疮样皮疹的患者生存获益更大（HR=0.49，P=0.002）。这项研究中约90%的实验组顺利完成了治疗过程，而同步放化疗一般只有50%的患者能完全完成试验要求。在针对治疗造成的不良反应和生活质量的分析中，联合西妥昔单抗并没有显著增加放疗的急性不良反应（如：口腔炎），也没有降低患者的生活质量。但在同步放化疗已经成为标准治疗的当前，西妥昔单抗联合放疗优于单纯放疗的结论是不够的，目前还没有顺铂联合放疗比较西妥昔单抗联合放疗的头对头的Ⅲ期临床试验，而且Bonner试验结果中的9.2%的5年生存获益，甚至明显高于Meta分析得出的6.5%的5年生存获益，让学者觉得有必要进一步核实，同时放疗的模式也并不统一，包括传统分割，也包括超分割和加速分割。比如Sloan-Kettering纪念医院的Koutcher对174例局部晚期头颈部肿瘤患者做了回顾性分析，比较同步顺铂联合放疗和西妥昔单抗联合放疗，2年生存率差别较大（87.4%和44.5%），顺铂优势明显。Petrelli等也进行了Meta分析，比较顺铂为基础同步放化疗和西妥昔单抗联合放疗，包括局部晚期头颈部肿瘤共1808例患者，2年OS和PFS同样表明顺铂的优势明显。当然回顾研究和分析有其选择性偏差，选择西妥昔单抗联合放疗患者往往年龄更大、一般情况相对较差些。

2014年，Ghi公布NCT01086826研究结果：经过32.9个月的随访，无论在肿瘤总体缓解率（88% vs. 83%），中位无进展生存（20.7个月

vs. 21.6个月），还是中位总生存（44.7个月 vs. 44.7个月）方面，西妥昔单抗组与化疗组差异均无统计学意义。值得注意的是，虽然该项研究初步证实了放疗联合西妥昔单抗或者化疗的等效性，但诱导化疗带来的影响很难估计，而化疗采用了2个周期的顺铂联合5-Fu作为增敏方案，而并非是国际上更常用的大剂量顺铂的单药方案。

2016年，Magrini发表了西妥昔单抗联合放疗比较顺铂联合放疗的头对头的Ⅱ期临床试验，顺铂采用40 mg/m²每周输注，西妥昔单抗标准输注同前，主要比较依从性、不良反应和有效性，试验计划130例，因为募集人数慢，募集70例即终止，发现西妥昔单抗组放疗中断10 d以上的有13%，而顺铂组为0%，西妥昔单抗组减量的有34%，顺铂组减量为53%（差别无统计学意义），顺铂组出现血液学毒性、肾毒性和胃肠道反应更多，而西妥昔单抗组出现皮肤毒性，也更需要营养支持。严重的治疗相关不良事件在西妥昔组出现更多（19% vs. 3%，$P=0.044$），局部控制率、失败模式和OS两组相同。

故依据目前的临床数据尚难得出放疗联合哪一种模式（化疗或靶向药物）效果更好的结论，EGFR抑制药替代传统化疗应该慎重，但对于那些肾功能障碍、老年、体力状况差不适合顺铂化疗的患者，采用同步靶向治疗不失为一种可行有效的方法。

2）EGFR抑制药与同步放化疗的联合

Bonner令人鼓舞的研究结果以及低毒性直接促进了RTOG 0522的开展，这一试验目标明确，在同期放化疗的治疗已经成为标准治疗的背景下试图检验加入西妥昔单抗仍有获益。该试验共募集891名T2N2-3M0或者T3-4，任何NM0的口咽癌、下咽癌和喉癌患者（不包括口腔癌），对照组患者均接受同步顺铂化疗，放疗采用加速分割放疗，试验组还加了西妥昔单抗，试验的理论依据是西妥昔单抗能进一步提高肿瘤反应率，继而提高生存率。结果发现：试验组3/4级皮肤反应更高，不仅出现在照射野内，也出现在照射外，同时放射性口腔黏膜炎、疲乏、纳差和低血钾，而期待的疗效获益并没有出现，PFS、OS、LRF（局部区域失败率）和远处转移都没有发现有改善，加入西妥昔单抗后患者的3/4级皮肤炎和黏膜炎增加了10%，同时更多的患者出现了放疗中断或延长（26.9% vs. 15.1%），关于阴性的试验结果有多方面的解释：首先认为西妥昔单抗主要机制是增加放疗敏感性，这一作用与同步顺铂的作用机制雷同叠加，不仅没有增加作用，反而增加了毒性，导致更多的治疗中断，从而疗效提高收到了影响；其次采用加速分割的放疗也进一步提高了两组患者急性放疗毒性反应的发生率。

CONCERT II临床试验研究标准放化疗加入帕尼单抗（panitumumab）有无获益，募集局部晚期 III、IVa和IVb期头颈部肿瘤，顺铂100 mg/m^2（对照组），而帕尼单抗组采用9.0 mg/kg，联合顺铂75 mg/m^2，每3周输注，共三疗程（试验组），主要研究终点是2年局部控制率，结果显示试验组为61%，对照组为68%，PFS和OS也无优势，而不良反应如3/4级吞咽困难（27% *vs.* 40%）、黏膜炎（24% *vs.* 55%）、皮肤反应（13% *vs* 31%）在试验组更常见。

目前没有同步放化疗加入EGFR抑制药获益的数据，反而增加了毒性反应，这方面的研究需要慎重。

3）诱导化疗后EGFR抑制药联合放疗的保喉治疗

近年来喉癌和喉咽癌诱导化疗后非手术放化疗成为欧美国家的主要治疗手段，在过去的10年间，以TPF方案为主的诱导化疗在局部晚期头颈部鳞癌中得到了很多的应用，由于TPF方案本身具有较严重的血液学和非血液学不良反应，后续再进行联合顺铂的同期放化疗会由于累积的不良反应而导致依从性下降，因此在后续放疗期间联合西妥昔单抗不失为一个可行的治疗策略。TREMPLIN II期试验纳入116例III和IV期喉癌和喉咽癌患者，先给与3疗程TPF诱导化疗，无反应者接受手术加辅助放疗，化疗缓解率≥50%转入放疗并随机分组，一组给与顺铂（100 mg/m^2，第1天、第22天、第43天），实验组每周给与西妥昔单抗（方案同前），结果显示：3个月的保喉率以及18个月的生存率无区别，两组3/4级黏膜炎也无区别，西妥昔单抗的照射野内3/4级皮肤毒性较高，顺铂组的血液毒性以及因此的化疗剂量调整相应也高。虽然有待于III期临床试验的进一步研究，但是对于不能耐受同步放化疗的患者采用靶向治疗联合放疗可以成为一个替代方法。

（二）头颈部肿瘤的免疫治疗

在人类的免疫系统中，T细胞为一种活跃的免疫细胞，会传送到各个器官，攻击并消灭异常的细胞。但T细胞在正常情况下，却无法攻击癌细胞，因为肿瘤上有PD-L1蛋白，一旦PD-L1蛋白与T细胞内的PD-1受体，将会关闭T细胞的攻击功能，使自身避开攻击。免疫治疗，就是暂停人体免疫系统的自我调节功能，重启T细胞，让免疫系统自己对抗癌症。近年来，免疫哨卡抑制药（immune checkpoint inhibitors）的引入引起了肿瘤治疗的新的革命。有研究报道，头颈部肿瘤PDL-1（programmed death ligand 1）的表达高达45%~80%。另外，研究发现，头颈部肿瘤经化疗或放疗后后会导致细胞PDL-1表达上调，甚至可长达1年。

细胞毒T淋巴细胞相关抗原4（cytotoxic T lymphocyte-associated antigen-4，CTLA-4）是一种白细胞分化抗原，是T细胞上的一种跨膜受体，与CD28共同享有B7分子配体，而CTLA-4与B7分子结合后诱导T细胞无反应性，参与免疫反应的负调节。在头颈部肿瘤中，发现T调节细胞（T regulatory cells，Tregs）表达CTLA-4，并下调细胞毒T淋巴细胞（CTLs）的增殖，Ipilimumab是一种新型的抗CTLA-4的全人源单克隆抗体。阻断CTLA-4的免疫效应可以打破免疫系统对自身组织的外周免疫耐受及诱导或增强抗肿瘤免疫反应。

目前，约有十几项头颈部肿瘤的临床研究评价免疫哨卡抑制药的疗效和安全性，无论是作为单药治疗或者是联合其他药物，这些药物包括PD-1、PD-L1和CTLA-4抑制药。

在Keynote 012的Ⅰ/Ⅱ期临床试验中，PD-1单抗pembrolizumab被证明有效，该研究选择132例转移/复发性头颈部肿瘤患者，其中约有59%的患者先前已接受至少两种治疗方案，37%的患者先前接受3种及3种以上的治疗。采用pembrolizumab固定剂量200 mg每三周输注一次，主要研究终点是客观反应率（ORR）结果显示：ORR达到24.8%，疾病控制率（CR+PR+SD）达到将近50%。耐受性较好，59.8%的患者只有1/2级不良反应，主要是疲乏，只有3.8%（5例）的患者有免疫相关的严重不良反应，例如肺炎。2016年8月，Keytruda（2 mg/kg，每3周1次）获得美国食品和药物管理局（FDA）加速批准用于含铂化疗治疗期间或治疗后病情进展的复发性或转移性头颈部鳞状细胞癌（HNSCC）患者。更重要的是，HNSCC患者在接受Keytruda治疗之前，无需检测肿瘤PD-L1的表达状态。

nivolumab是完全人源化IgG4的PD-1单克隆抗体，在转移性黑色素瘤、非小细胞肺癌、肾癌中已被证明有效。在2016年的ESMO会议上，公布了EORTC 18071即CheckMate 141的Ⅲ期随机对照研究结果，该研究入组了361例以往经过铂类药物治疗失败的复发头颈部鳞癌患者，通过2∶1的比例随机接受nivolumab治疗，或者非随机由研究者选择治疗方案（包括甲氨蝶呤、多西他赛或者西妥昔单抗）。结果显示，与传统的解救药物相比，nivolumab不但改善了肿瘤缓解率（RR）（13.3% *vs.* 5.8%），且显著延长了中位总生存（OS）期（7.5个月对5.1个月，$P=0.01$）和1年生存率（36%对16.6%）。在无进展生存（PFS）方面，nivolumab也优于传统治疗；nivolumab与传统治疗患者的中位PFS期分别为2.3个月和2.0个月（$P=0.32$），6月PFS率分别为19.7%和9.9%。可以说，在有关生存的亚组分析方面，几乎所有的亚组均能从nivolumab的治疗中获益。此外，研究发现：PD-L1高表达或者人乳头状瘤病毒（HPV）阳性的患者，PD-1抗体的优势更明显。HPV阳性的患者，用了PD-1抗体以后，平均生存时间从4.4个月提高到了9.1个月，生存时间翻了1倍多。对于PD-L1表达水平>1%的患者，平均生存时间从4.6个月提高到8.7个月；对于PD-L1阴性的患者，PD-1抗体和化疗几乎一样（5.7个月 *vs.* 5.8个月）。在安全性方面，nivolumab组的3~4级不良事件发生率为13.1%，显著低于传统治疗组的35.1%。在生活质量方面，通过针对多个生存量表的分析，nivolumab组患者在体力、角色和社交功能方面均优于对照组患者，同时在某些药物毒性相关症状方面也具有明显的优势，这一结果与Keynote 012一致。

针对PD-1的免疫哨卡抑制药已经成为复发/转移头颈部鳞癌的重要解救治疗药物，今后，免疫治疗将成为头颈部鳞癌的重要的研究模式，寻找新型免疫治疗药物，最佳组合方式以及与传统放化疗和靶向药物的联合值得进一步研究，同时寻找合适的预测指标也是实现个体化治疗的关键。

五、化疗并发症及处理

目前使用的绝大多数抗肿瘤药物主要是通过抑制细胞增殖和肿瘤生长来发挥抗肿瘤作用。细胞增殖是许多正常细胞和肿瘤细胞的共同特点，因此，绝大多数抗肿瘤药物会对正常细胞也产生一定毒性，特别是那些新陈代谢旺盛的细胞。抗肿瘤药物的毒性反应按发生的时间可分为近期反应和远期反应，近期反应一般指发生于给药后4周内发生的不良反应；按部位可分为局部反应和全身反应。

（一）局部反应

抗肿瘤药物的局部反应主要为抗肿瘤药物局部渗漏引起组织反应或坏死以及栓塞性静脉炎，与一部分抗肿瘤药物的组织刺激性有关，如蒽环类、长春碱类属于强刺激的药物；多西他赛、紫杉醇等属于对组织刺激明显的药物。发生药物外溢时应立即停止用药，用0.25%普鲁卡因溶液局部封闭。也可用冰袋或喜疗妥外敷。临床中应重在预防，经外周心静脉插管（PICC）及静脉输液港（PORT）对防止药物外渗和药物性静脉炎有很好的预防作用。

（二）全身反应

1. 血液学毒性

大多数化疗药物均可引起不同程度的血液学毒性，由于半衰期（红细胞120 d、血小板5~7 d、白细胞4~6 h）的不同，通常先出现白细胞减少，然后出现血小板减少，前者多比后者严重，少数可出现严重贫血，严重时可致骨髓再生障碍。

处理：①减量或停药；②白细胞严重减少时首先应注意隔离，预防和治疗感染，尤其是在4级粒细胞减少伴有发热症状时，应预防性使用抗生素，对于3~4级粒细胞减少的患者可给予粒细胞集落刺激因子（G-CSF）；③化疗后贫血，可给予重组人促红细胞生成素（EPO），同时应注意补充铁剂、维生素B_{12}及叶酸等，严重者可给予成分输血；④短期血小板显著降低，密切注意出血倾向，注意保护皮肤黏膜完整性、减少活动、防止创伤，必要时绝对卧床。血小板计数过低的患者有条件时应输注单采血小板，可给予重组促血小板生成素（TPO）、白细胞介素-11等药物升高血小板治疗。

2. 胃肠道反应

1）食欲不振

食欲不振为化疗最初反应，出现于化疗后1~2 d，一般无需特殊处理。孕酮类药物有助于改善食欲。

2）恶心和呕吐

恶心和呕吐为化疗药物引起的最常见的早期反应，严重的呕吐可导致脱水、电解质紊乱。已知有一系列因素会影响化疗药物所致的恶心呕吐，包括：原来有因化疗而引起呕吐的经历、饮酒史、年龄、性别、焦虑、精神因素、体力状况、化疗前进食、严重妊娠呕吐史、运动病的易感性等。

按照发生时间，化疗所致恶性呕吐通常可以分为急性、延迟性、预期性、暴发性及难治性5种类型。急性呕吐一般发生在给药数分钟至数小时，并在给药后5~6 h达高峰，但多在24 h内缓解。延迟性呕吐指在化疗24 h以后至5~7 d所发生的呕吐，常见于顺铂、卡铂、环磷酰胺和阿霉素化疗时，可持续数天。预期性恶性呕吐是指患者在此之前的治疗周期中经受了难受的急性呕吐后，在下一次化疗给药前所发生的恶心呕吐，是一种条件反射，主要由于精神、心理因素等引起。预期性恶心呕吐往往伴随焦虑、抑郁，与以往化疗所致恶心呕吐控制不良有关，恶心比呕吐常见。年轻患者往往比老年患者接受更强烈的化疗，并且控制呕吐的能力较差，更容易发生预期性恶心呕吐。暴发性呕吐是指即使进行了预防处理但仍出现的呕吐，并需要进行"解救性治疗"。难治性呕吐是指以往的化疗周期中使用预防性和/或解救性止吐治疗失败，而在接下来的化疗周期中仍然出现呕吐。

抗肿瘤药物所致呕吐主要取决于所使用药物的催吐潜能。一般可将抗肿瘤药物分为高度、中度、低度和轻微4个催吐风险等级，是指如不予以预防处理呕吐发生率分别为 > 90%、30%~90%、10%~30%和 < 10%。头颈肿瘤常用化疗药物中，顺铂为高度催吐风险的药物；中毒催吐风险的药物包括阿霉素、表阿霉素、环磷酰胺、卡铂、奥沙利铂；低毒催吐风险的药物包括5-FU、吉西他滨、多西他赛、紫杉醇、依托泊苷、卡培他滨、西妥昔单抗等。

目前用于止吐的药物主要有：①5-HT3受体拮抗药；②地塞米松；③NK-1受体拮抗药；④甲氧氯普胺；⑤H2受体拮抗药或质子泵抑制药；⑥精神类药物，可考虑用于不能耐受阿瑞匹坦、5-HT3受体拮抗药和地塞米松或呕吐控制不佳的患者，但不推荐单独使用；⑦吩噻嗪类，如氯丙嗪、苯海拉明及异丙嗪。

呕吐治疗的指导原则：①用最低有效剂量止吐药；②提倡联合用药，如5-HT3受体拮抗药联合地塞米松；③口服止吐药与静脉注射等效；④目前所有的5-HT3受体拮抗药效果基本相同；⑤治疗先期性呕吐应采取松弛疏导的方法，或视不同情况予以抗焦虑或抗抑郁药。对于含顺铂的高度催吐性化疗方案所致恶心和呕吐的预防：推荐在化疗前采用三药方案，包括单剂量5-HT3受体拮抗药、地塞米松和NK-1受体拮抗药。

3）黏膜炎

化疗药物可影响增殖活跃的黏膜组织，可使从口腔到肛门的整个消化道黏膜变薄，容易继发感染，如口腔炎、舌炎、肠炎和口腔溃疡，可引起上消化道溃疡与出血、出血性或假膜性腹泻等，还可引起因营养吸收障碍所致的消化功能低下。

口腔毒性治疗以对症处理为主：注意口腔卫生，保持清洁和湿润，进食后用复方硼砂液、3%重碳酸液或3%过氧化氢溶液漱口；急性期疼痛明显时可在进食前15~30 min用抗组胺药物或表面麻醉药，如普鲁卡因或利多卡因止痛；合并假丝醇母菌感染时用制霉菌素液漱口或用含制霉菌素的口腔涂剂局部涂布；合理调整进食，应注意近软食或流质，避免刺激性食物。加强支持治疗，纠正水与电解质失衡。

4）腹泻

某些头颈肿瘤化疗药物可以引起腹泻：如氟尿嘧啶类（5-FU、卡培他滨）、紫杉醇等。处理：①进低纤维素、高蛋白食物，补充足够液体；②避免对胃肠道有刺激的药物；③给予活菌制剂，增加肠道内阴性杆菌的数量；④止泻药；⑤必要时静脉补充液体和电解质；⑥腹泻次数一日超过5次以上或有血性腹泻应停用有关化疗药物。对腹泻患者不可忽视检查外周血白细胞计数，对于白细胞严重低下者，感染性腹泻常可导致严重后果。

5）便秘

止吐药物5-HT3受体拮抗药引起肠分泌及蠕动功能受损是引起便秘的常见原因。具有神经毒性的化疗药物也有可能导致便秘，包括长春花碱、依托泊苷和顺铂等。此外，化疗药物干扰胃肠功能、大脑皮质功能受损、意识障碍以及自主神经功能紊乱等都可引起便秘。处理：饮示指导：多饮水、多吃蔬菜、水果及含纤维多的食物。鼓励患者多活动，促进肠蠕动，预防便秘；缓泻剂软化大便；控制使用5-HT3受体拮抗药的次数；必要时摄片了解肠道情况。

3. 心脏毒性

许多抗肿瘤药物对心脏有一定的毒性，主要为蒽环类药物，发生率和累积剂量有关。紫杉醇类药物对心脏的传导系统有影响，主要表现房室传导阻滞、心律失常等，另外可引起低血压、充血性心力衰竭、心肌缺血等。5-FU使用后可引起心肌缺血的心电图改变，大剂量5-FU可引起冠状动脉痉挛。

蒽环类药物所致心脏毒性的预防：①多柔比星终生累积剂量应＜400~550 mg/m²。②高龄（＞70岁）、原有心脏病、纵隔放疗史，或曾用大剂量环磷酰胺治疗者均可使心肌对多柔比星的耐受降低。此类患者累积剂量不宜超过450 mg/m²。③表柔比星：累积剂量＜900 mg/m²。④使用脂质体阿霉素。⑤监测左心射血分数（LVEF）每月1次，当LVEF＜50%或较基线下降15%时停药。此外，治疗前需行心电图、心脏B超等检查评估患者对化疗的耐受性。

4. 肝脏毒性

一系列抗肿瘤药物可引起肝毒性，主要有以下三种类型：①肝细胞功能不全和化学性肝炎；②静脉闭塞性疾病（venoocclusive disease，VOD）；③慢性肝纤维化。烷化剂中的环磷酰胺和异环磷酰胺偶可引起肝功能异常，肝功能明显异常时建议减量甚至停用，其他烷化剂肝脏毒性罕见。抗代谢类药物（氟尿嘧啶类、吉西他滨、甲氨蝶呤等）主要在肝脏代谢，肝损害表现复杂多样，肝功能异常时通常需减量。5-FU肝损害罕有报道，肝功能异常多在与其他药物合用时。卡培他滨主要在小肠吸收，在肿瘤组织内转化为5-FU，因此肝功能不良并未影响其代谢，无需减量，亦不引起肝损害。吉西他滨可引起一过性的转氨酶升高，一般无需减量；胆红素升高时，引起肝脏毒性的风险增加，建议减量。作用于微管的抗肿瘤药物主要在肝脏代谢、胆汁排泄，肝功能异常时需减量。铂类主要经肾排泄，严重肝功能异常时，奥沙利铂无需减量。标准剂量顺铂可引起转氨酶的轻度升高，偶可引起脂肪变性和胆汁淤积。靶向药物中利妥昔单抗在乙肝病毒阳性患者中可引起乙肝病毒激活，导致重症肝炎。

处理：①化疗前常规筛查乙肝五项及HBV DNA，HBsAg阳性，化疗前7 d开始服用抗病毒药预防HBV再活动；②化疗前后检测肝功能；③出现肝损害时应减量或停药；④给予保肝药物治疗，化疗药物引起的急性肝细胞损伤，多属一过性，肝功能恢复后可继续接受治疗。肝损伤严重者下载。

5. 泌尿系统毒性

1）肾毒性

顺铂是最常见的引起肾脏损伤的药物，也是肾毒性最大的药物。主要作用机制是损伤肾小管，和剂量相关，有蓄积作用，严重者可导致急性肾衰竭。一旦出现药物性肾功能损害，无有效治疗方式，临床以预防为主。每次用药需监测肾功能水平，大剂量顺铂需充分水化及利尿。细胞膜保护剂氨磷汀可减轻顺铂的肾毒性。为减少肾毒性的发生，在顺铂化疗时不宜使用氨基苷类抗生素。卡铂肾毒性较少见，一般表现为低镁血症，但有些患者也可表现为急性肾衰竭，尤其是曾经用过顺铂的患者，作用机制也是死肾小管损伤，一般是可逆的。使用前应根据患者的肾脏功能调整剂量，其用量通过Calvert公式计算：卡铂用量（mg）=目标AUC×（GFR+25）。奥沙利铂肾脏毒性少见，可表现为急性肾小管坏死，但既往有微小肾功能损害患者用药后肾功能没有明显变化。在有骨转移的肿瘤患者中，经常用双膦酸盐治疗，其具有潜在的肾毒性作用，用药时应检测患者的血肌酐水平。如果患者血肌酐水平升高超过0.5 mg/dL或血肌酐超过1.4 mg/dL，应暂停双膦酸盐治疗，待患者血肌酐水平恢复后再开始用药。

2）出血性膀胱炎

应用异环磷酰胺和大剂量环磷酰胺后，其代谢产物丙烯醛经泌尿系统排泄入膀胱后可引起出血性膀胱炎，预防性地给予美司钠可以防止化学性膀胱炎的发生。

6. 神经毒性

作用于微管的抗肿瘤药物主要引起外周神经毒性，如长春碱类、紫杉类、铂类。长春新碱的毒性表现为肢体远端麻木、感觉异常、腱反射迟钝或消失、肌无力，有时还会引起麻痹性肠梗阻。紫杉类药物作用于神经元的微管，使神经轴突破坏和脱髓鞘。临床表现为"手套—袜子"型的感觉异常及麻木感，严重时表现为烧灼感。深部腱反射减退，震动觉消失，直立性低血压。视神经损害可引起短暂的黑蒙，运动功能影响时出现下肢无力。紫杉醇联合铂类时，对神经毒性有协同作用。多西他赛感觉和运动神经病变发生率比紫杉醇低，神经毒性与累积剂量成正比，通常在停药后可缓解。

顺铂累积剂量达300~500 mg/m²时，神经毒性发生率明显增加，原因可能是与重金属铂离子在神经元的累积有关，这种损伤往往难以逆转。顺铂引起的神经毒性表现为周围感觉神经病、自主神经病、癫痫发作、脑病、短暂的皮质性失明、球后视神经炎、声带麻痹、视网膜损伤和高频区听力损伤。顺铂容易引起听神经损伤，严重者可致耳聋，儿童的耳毒性发生率高于成人，同步放疗可增加顺铂的耳毒性，出现听神经损伤时是停该药化疗的指征。目前无有效治疗方案，症状轻者可继续应用足量顺铂，较严重者可减量或更换药物（如卡铂）。可采用氨磷汀、肾上腺皮质激素、维生素E等药物预防，疗效不确切。常规剂量卡铂神经毒性罕见，大剂量可引起严重的周围神经病变，偶见可逆性后部白质脑病综合征。奥沙利铂引起的周围神经毒性是剂量限制性毒性，可呈急性、亚急性、慢性。急性、亚急性发生于数小时至7天左右，多为指端麻木及感觉迟钝，遇冷诱发或加重，在治疗过程中应叮嘱患者勿进冷食、冷饮及勿接触冷水或其他冷的物品。慢性则类似于顺铂的反应，累积剂量增大时出现感觉异常，导致精细运动的障碍。

5-氟尿嘧啶（5-fluorouracil，5-FU）可引起可逆性的小脑共济失调，可能因为5-FU易透过血脑屏障，小脑中药物浓度最高。血氨水平显著升高可促进小脑综合征的发生。卡培他滨神经系统并发症罕见，10%的患者出现感觉异常、头痛、头晕、失眠，停止治疗数天后症状消失。吉西他滨10%出现轻度麻木疼痛，偶尔有周围神经和自主神经病变。

7. 皮肤及附属器

化疗药物可引起的皮肤及附属器毒性主要包括脱发、皮疹，其他还有皮肤色素沉着、瘙痒、皮炎、手足综合征、甲沟炎、指甲变形等。①脱发：以蒽环类和植物碱类、烷化剂药物最为明显，脱发一般发生在首剂化疗后2~3周，所致脱发为可逆性的，通常在停药后1~2个月头发开始再生。②皮疹：抗肿瘤药物有时也可发生药疹，停药后大都能消失。多西他赛、5-FU、吉西他滨、西妥昔单抗等均可见。西妥昔单抗引起病变类似粉刺或痤疮，一般出现在头皮、面部、胸部和上背部，通常为轻中度，与靶向药物的疗效呈正相关。一般给予对症治疗，大多数出现皮疹的患者不需要停止治疗。若出现重度的皮疹，需要短暂停药。

8. 免疫抑制

多数抗肿瘤药物包括肾上腺皮质激素都是免疫抑制药，长期应用可导致患者免疫功能低下，以细胞免疫抑制为主。

9. 过敏反应

紫杉醇、多西他赛较易发生过敏反应，可表现为皮肤潮红、瘙痒、荨麻疹、胸痛、呼吸困难、低血压、发热等，需立即停止输液并作相应处理。使用前均需使用糖皮质激素及抗组胺预处理，可以减少严重过敏反应的发生。西妥昔单抗、利妥昔单抗可有滴注相关反应，如潮红、胸闷、呼吸困难等，严格控制滴速，适当给予地塞米松、异丙嗪（非那根）、吲哚美辛（消炎痛）栓等能减轻滴注相关反应。典型的I型过敏反应多发生在给药后1 h内，但也可发生在接触药物后24 h内。预防用药可防止过敏反应发生，但仍有少数患者还会有过敏反应而需及时处理。

（三）远期毒性

1. 性腺

抗肿瘤药物中烷化剂及长春化碱等对性腺影响较大，在男性可引起性腺功能不全，导致精子缺乏、睾丸萎缩；在女性可引起性腺过早衰竭，表现为闭经、不育。

2. 第二原发肿瘤

多次化疗后获得长期生存的患者第二肿瘤的发生率比普通人群明显增高。抗癌药物中烷化剂最易引起第二原发肿瘤。第二肿瘤以白血病和淋巴瘤最为常见，白血病常发生在化疗后2年左右，实体性肿瘤则可在化疗10年后发生。

（丁浩　田妹）

本章参考文献

[1]　Chapman CH，Upendra Parvathaneni U，Yom SS. Revisiting induction chemotherapy before radiotherapy for head and neck cancer，part I：carcinoma of non-nasopharyngeal sites[J]. Future Oncol，2017，13(6)：469-475.

[2]　Pectasides E，Rampias T，Kountourakis P，et al. Comparative prognostic value of epidermal growth factor quantitative protein expression compared with FISH for head and neck squamous cell carcinoma[J]. Clin Cancer Res，2011，17(9)：2947-2954.

[3]　Herrera FG，Bourhis J，Coukos G. Radiotherapy combination opportunities leveragingimmunity for the next oncology practice[J]. CA Cancer J Clin，2017，67(1)：65-85.

[4]　Salama AK，Postow MA，Salama JK. Irradiation and immunotherapy：From concept tothe clinic[J]. Cancer，2016，122(11)：1659-1671.

[5]　Muenst S，Läubli H，Soysal SD，et al. The immune system and cancer evasionstrategies：therapeutic concepts[J]. J Intern Med，2016，279(6)：541-562.

[6]　Hsu MC，Hsiao JR，Chang KC，et al. Chang Y. Increase of programmed death-1-expressing intratumoral CD8 T cells predicts a poor prognosis for nasopharyngeal carcinoma[J]. Mod Pathol，2010，23(10)：1393-1403.

[7]　Casaluce F，Sgambato A，Sacco PC，et al. Emerging drugs targeting PD-1 and PD-L1：Reality or hope[J]? Expert Opin Emerg Drugs，2014，19(4)：557-569.

[8]　王胜资，陆嘉德[美]南希·李. 头颈部肿瘤精确放射治疗中危及器官与正常组织勾画及保护[M].1版.长沙：中南大学出版社，2016：45-95.

[9]　中国鼻咽癌临床分期工作委员会.2010鼻咽癌调强放疗靶区及剂量设计指引专家共识[J].中华放射肿瘤学杂志，2011，20(4)：267-269.

[10]　殷蔚伯，余子豪，徐国镇，等.肿瘤放射治疗学[M].4版.北京：中国协和医科大学出版社，2008：34-221，240-291.

[11]　李奇欣，岳麒，柏朋刚，等.鼻咽癌三种调强放疗计划剂量学对比研究[J].中华放射医学与防护杂志，2014，(8)：613-616.

[12]　Zeng L，Tian YM，Sun XM，et al. Late toxicities after intensity-modulatedradiotherapy for nasopharyngeal carcinoma：patient and treatment-related risk factors[J]. Br J Cancer，2014，110(1)：49-54.

[13]　Liu F，Xiao JP，Xu GZ，et al. Fractionated stereotactic radiotherapy for 136 patients with locally residual nasopharyngeal carcinoma[J]. Radiat Oncol，2013，16(8)：157.

[14]　Chen RC，Gabriel PE，Kavanagh BA，et al. How Will Big Data Impact Clinical Decision Making and Precision Medicine in Radiation Therapy[J]? Int J Radiat Oncol Biol Phys，2016，95(3)：880-884.

[15]　Benedict SH，Naqa IE，Klein EE. Introduction to Big Data in Radiation Oncology：Exploring Opportunities for Research，Quality Assessment，and Clinical Care[J]. Int J Radiat Oncol Biol Phys，2016，95(3)：871-872.

[16]　Torre LA，Bray F，Siegel RL，et al. Global cancer statistics，2012[J]. CA Cancer J Clin，2015，65(2)：87-108.

[17]　Siegel RL，Miller KD，Jemal A. Cancer statistics，2015[J]. CA Cancer J Clin，2015，65(1)：5-29.

[18] Chaturvedi AK，Anderson WF，Lortet-Tieulent J，et al. Worldwide trends in incidence rates for oral cavity and oropharyngeal cancers[J]. J Clin Oncol，2013，31(36)：4550-4559

[19] Ang KK，Harris J，Wheeler R，et al. Human papillomavirus and survival of patients with oropharyngeal cancer[J]. N Engl J Med，2010，363(1)：24-35.

[20] Bonner JA，Harari PM，Giralt J，et al. Radiotherapy plus cetuximab for locoregionally advanced head and neck cancer：5-year survival data from a phase 3 randomised trial，and relation between cetuximab-induced rash and survival[J]. Lancet Oncol，2010，11(1)：21-28.

[21] Pignon JP，Bourhis J，Domenge C，et al. Chemotherapy added to locoregional treatment for head and neck squamous-cell carcinoma：three meta-analyses of updated individual data[J]. Lancet，2000，355(9208)：949-55..

[22] Pignon JP，le Maître A，Maillard E，et al. MACH-NC Collaborative Group. Meta-analysis of chemotherapy in head and neck cancer (MACH-NC)：an update on 93 randomised trials and 17，346 patients[J]. Radiother Oncol，2009，92(1)：4-14.

[23] Wolf GT，Hong WK，Fisher SG et al. Induction chemotherapy plus radiation compared with surgery plus radiation in patients with advanced laryngeal cancer. The Department of Veterans Affairs Laryngeal Cancer Study Group[J]. N Engl J Med，1991，324(24)：1685-1690.

[24] Lefebvre JL，Chevalier D，Luboinski B，et al. Larynx preservation in pyriform sinus cancer：preliminary results of a European Organization for Research and Treatment of Cancer Phase III trial. EORTC Head and Neck Cancer Cooperative Group[J]. J. Natl Cancer Inst，1996，88(13)：890-899.

[25] Forastiere AA，Zhang Q，Weber RS，et al. Long-term results of RTOG 91-11：a comparison of three nonsurgical treatment strategies to preserve the larynx in patients with locally advanced larynx cancer[J]. J Clin Oncol，2013，31(7)：845-852.

[26] Posner MR，Hershock DM，Blajman CR，et al. TAX 324 Study Group. Cisplatin and fluorouracil alone or with docetaxel in head and neck cancer[J]. N Engl J Med，2007，357(17)：1705-1715.

[27] Vermorken JB，Remenar E，van Herpen C，et al，EORTC 24971/ TAX 323 Study Group. Cisplatin，fluorouracil，and docetaxel in unresectable head and neck cancer[J]. N Engl J Med，2007，357(17)：1695-1704.

[28] Blanchard P，Bourhis J，Lacas B，et al. Meta-Analysis of Chemotherapy in Head and Neck Cancer，Induction Project，Collaborative Group. Taxane-cisplatin-fluorouracil as induction chemotherapy in locally advanced head and neck cancers：an individual patient data meta-analysis of the Meta-Analysis of Chemotherapy in Head and Neck Cancer Group[J]. J Clin Oncol，2013，31(23)：2854-2860.

[29] 丁浩. 介入治疗在头颈恶性肿瘤治疗中的应用[J]. 中国眼耳鼻喉科杂志，2012，12(3)：201-203.

[30] Klopp CT，Alford TC，Bateman J，et al. Fractionated intraarterial cancer chemotherapy with methylbisamine hydrochloride，a preliminary report[J]. Ann Surg，1950，132：811-32.

[31] Sullivan RD，Miller E，Sikes MP. Antimetabolite-metabolite combination cancerchemotherapy. Effects of intra-arterial methotrexate—intramuscular citrovorum factor therapy in human cancer[J]. Cancer，1959，12：1248-1262.

[32] 葛俊恒，王占龙. 头颈部肿瘤基础和临床新进展[M]. 北京：人民军医出版社，2005.

［33］ Robbins KT，Storniolo AM，Kerber C，et al. Phase I study of highly selective supradose cisplatin infusions for advanced head and neck cancer［J］. J Clin Oncol，1994，12（10）：2113-2120.

［34］ Homma A，Nakamaru Y，Sakashita T，et al. Management for squamous cell carcinoma of the nasal cavity and ethmoid sinus：a single institution experience［J］. Auris Nasus Larynx，2015，42：377-381.

［35］ 杨秀军，彭仁罗，邵良，等. 头颈部肿瘤的血管内栓塞与化学治疗［J］. 介入放射学杂志，2000，9（3）：163-166.

［36］ Mitsudo K，Koizumi T，Iida M，et al. Retrograde superselective intraarterial chemotherapy and daily concurrent radiotherapy for stage III and IV oral cancer：analysis of therapeutic results in 112 cases［J］. Radiother Oncol，2014，111（2）：306-310.

［37］ Rasch CR，Hauptmann M，Schornagel J，et al. Intra-arterial versus intravenous chemoradiation foradvanced head and neck cancer：results of a randomized phase 3 trial［J］. Cancer，2010，116（9）：2159-2165.

［38］ Papadimitrakopoulou VA，Ginsberg LE，Garden AS，et al. Intraarterial Cisplatin with Intravenous Paclitaxel and Ifosfamide as an Organ-Preservation Approach in Patients with Paranasal Sinus Carcinoma［J］. Cancer，2003，98（10）：2214-2223.

［39］ Homma A，Oridate N，Suzuki F，et al. Superselective high-dose cisplatin infusion with concomitant radiotherapy in patients with advanced cancer of the nasal cavity and paranasal sinuses：a single institution experience［J］. Cancer，2009，115：4705-4714.

［40］ Homma A，Sakashita T，Yoshida D，et al. Superselective intra-arterial cisplatin infusion and concomitant radiotherapy for maxillary sinus cancer［J］. Br J Cancer，2013，109（12）：2980-2986.

［41］ Taki S，Homma A，Suzuki F，et al. Combined modality therapy for laryngeal cancer with superselective intra-arterial cisplatin infusion and concomitant radiotherapy［J］. Int J Clin Oncol，2012，17（5）：441-446.

［42］ Furusawa J，Homma A，Onimaru R，et al. Indications for superselective intra-arterial cisplatin infusion and concomitant radiotherapy in cases of hypopharyngeal cancer［J］. Auris Nasus Larynx，2015，42（6）：443-448.

［43］ Mazzoni A，Danesi G，Zanoletti E. Primary squamous cell carcinoma of the external auditory canal：surgical treatment and long-term outcomes［J］. Acta Otorhinolaryngol Ital，2014，34（2）：129-137.

［44］ Fujiwara M，Yamamoto S，Doi H，et al. Arterial chemoradiotherapy for carcinomas of the external auditory canal and middle ear［J］. Laryngoscope，2015，125（3）：685-689.

［45］ Torre LA，Bray F，Siegel RL，et al. Global cancer statistics，2012［J］. CA Cancer J Clin，2015，65（2）：87-108.

［46］ Siegel RL，Miller KD，Jemal A. Cancer statistics，2015［J］. CA Cancer J Clin，2015，65（1）：5-29.

［47］ Pignon JP，Bourhis J，Domenge C，et al. Chemotherapy added to locoregional treatment for head and neck squamous-cell carcinoma：three meta-analyses of updated individual data. MACH-NC Collaborative Group. Meta-Analysis of Chemotherapy on Head and Neck Cancer［J］. Lancet，2000，355（9208）：949-955.

[48] Pignon JP, le Maître A, Maillard E, et al. MACH-NC Collaborative Group. Meta-analysis of chemotherapy in head and neck cancer (MACH-NC): an update on 93 randomised trials and 17,346 patients[J]. Radiother Oncol, 2009, 92(1): 4-14.

[49] Wolf GT, Hong WK, Fisher SG et al. Induction chemotherapy plus radiation compared with surgery plus radiation in patients with advanced laryngeal cancer. The Department of Veterans Affairs Laryngeal Cancer Study Group[J]. N Engl J Med, 1991, 324(24): 1685-1690.

[50] Lefebvre JL, Chevalier D, Luboinski B, et al. Larynx preservation in pyriform sinus cancer: preliminary results of a European Organization for Research and Treatment of Cancer Phase III trial. EORTC Head and Neck Cancer Cooperative Group[J]. J Natl Cancer Inst, 1996, 88(13): 890-899.

[51] Vermorken JB, Remenar E, van Herpen C et al. Cisplatin, fluorouracil, and docetaxel in unresectable head and neck cancer[J]. N Engl J Med, 2007, 357(17): 1695-1704.

[52] Posner MR, Hershock DM, Blajman CR et al. Cisplatin and fluorouracil alone or with docetaxel in head and neck cancer[J]. N Engl J Med, 2007, 357(17): 1705-1715.

[53] Blanchard P, Bourhis J, Lacas B, et al. Taxane-cisplatin-fluorouracil as induction chemotherapy in locally advanced head and neck cancers: an individual patient data meta-analysis of the meta-analysis of chemotherapy in head and neck cancer group[J]. J Clin Oncol, 2013, 31(23): 2854-2860.

[54] Janoray G, Pointreau Y, Garaud P, et al. Long-term results of a multicenter randomized Phase III trial of induction chemotherapy with cisplatin, 5-fluorouracil, ± docetaxel for larynx preservation[J]. J. Natl Cancer Inst, 2015, 108(4): pii: djv368.

[55] Lefebvre JL, Pointreau Y, Rolland F, et al. Induction chemotherapy followed by either chemoradiotherapy or bioradiotherapy for larynx preservation: the TREMPLIN randomized Phase II study[J]. J Clin Oncol, 2013, 31(7): 853-859.

[56] Forastiere AA, Zhang Q, Weber RS, et al. Long-term results of RTOG 91–11: a comparison of three nonsurgical treatment strategies to preserve the larynx in patients with locally advanced larynx cancer[J]. J Clin Oncol, 2013, 31(7): 845-852.

[57] Stokes WA, Jones BL, Bhatia S, et al. A comparison of overall survival for patients with T4 larynx cancer treated with surgical versus organ-preservation approaches: A National Cancer Data Base analysis[J]. Cancer, 2017, 123(4): 600-608.

[58] Ma J, Liu Y, Yang X, et al. Induction chemotherapy in patients with resectable head and neck squamous cell carcinoma: a meta-analysis[J]. World J Surg Oncol, 2013, 11: 67.

[59] Haddad R, O'Neill A, Rabinowits G, et al. Induction chemotherapy followed by concurrent chemoradiotherapy (sequential chemoradiotherapy) versus concurrent chemoradiotherapy alone in locally advanced head and neck cancer (PARADIGM): a randomised Phase III trial[J]. Lancet Oncol, 2013, 14(3): 257-264.

[60] Cohen EEW, Karrison TG, Kocherginsky M, et al. Phase III randomized trial of induction chemotherapy in patients with N2 or N3 locally advanced head and neck cancer[J]. J Clin Oncol, 2014, 32(25): 2735-2743.

[61] University of Chicago. Docetaxel Based Chemotherapy Plus or Minus Induction Chemotherapy to Decrease Events in Head and Neck Cancer (DeCIDE) (DeCIDE)[DB]. NIH, ClinicalTrials. gov Identifier: NCT00117572, 2018.

[62] Ghi MG, Ferrari D, et al. Concomitant chemoradiation (CRT) or cetuximab/RT (CET/RT) versus induction Docetaxel/Cisplatin/5-Fluorouracil (TPF) followed by CRT or CET/RT in patients with Locally Advanced Squamous Cell Carcinoma of Head and Neck (LASCCHN). A randomized phase III factorial study(NCT01086826). J Clin Oncol, 2014, 32(5s) (suppl, abstr 6004).

[63] Pignon JP, Bourhis J, Domenge C, et al. Chemotherapy added to locoregional treatment for head and neck squamous-cell carcinoma: three meta-analyses of updated individual data. MACH-NC Collaborative Group. Meta-Analysis of Chemotherapy on Head and Neck Cancer. Lancet, 2000, 355(9208): 949-955.

[64] Pignon JP, le Maitre A, Maillard E, Bourhis J, Group M-NC. Meta-analysis of chemotherapy in head and neck cancer (MACH-NC): an update on 93 randomised trials and 17, 346 patients[J]. Radiother Oncol, 2009, 92(1): 4-14.

[65] Bonner JA, Harari PM, Giralt J, et al. Radiotherapy plus cetuximab for squamous-cell carcinoma of the head and neck[J]. New Engl J Med, 2006, 354(6): 567-578.

[66] Koutcher L, Sherman E, Fury M, et al. Concurrent cisplatin and radiation versus cetuximab and radiation for locally advanced head-and-neck cancer[J]. Int J Radiat Oncol Biol Phys, 2011, 81(4): 915-922.

[67] Petrelli F, Coinu A, Riboldi V, et al. Concomitant platinum-based chemotherapy or cetuximab with radiotherapy for locally advanced head and neck cancer: a systematic review and meta-analysis of published studies[J]. Oral Oncol, 2014, 50(11): 1041-1048.

[68] Magrini SM, Buglione M, Corvò R, et al.Cetuximab and Radiotherapy Versus Cisplatin and Radiotherapy for Locally Advanced Head and Neck Cancer: A Randomized Phase II Trial[J]. J Clin Oncol, 2016, 34(5): 427-435.

[69] Ang KK, Zhang Q, Rosenthal DI, et al. Randomized phase III trial of concurrent accelerated radiation plus cisplatin with or without cetuximab for stage III to IV head and neck carcinoma: RTOG 0522[J]. J Clin Oncol, 2014, 32(27): 2940-2950.

[70] Mesía R, Henke M, Fortin A et al. Chemoradiotherapy with or without panitumumab in patients with unresected, locally advanced squamous-cell carcinoma of the head and neck (CONCERT-1): a randomised, controlled, open-label phase 2 trial[J]. Lancet Oncol, 2015, 16(2): 208-220.

[71] Lefebvre JL, Pointreau Y, Rolland F, et al. Induction chemotherapy followed by either chemoradiotherapy or bioradiotherapy for larynx preservation: the TREMPLIN randomized phase II study[J]. J Clin Oncol, 2013, 31(7): 853-859.

[72] Mellman I, Coukos G, Dranoff G. Cancer immunotherapy comes of age[J]. Nature, 2011, 480(7378): 480-489.

[73] Zandberg DP, Strome SE. The role of the PDL1: PD-1 pathway in squamous cell carcinoma of the head and neck[J]. Oral Oncol, 2014, 50(7): 627-632.

[74] Parikh F, Duluc D, Imai N, et al. Chemoradiotherapy-induced upregulation of PD-1 antagonizes immunity to HPV-related oropharyngeal cancer[J]. Cancer Res, 2014, 74(24): 7205-7216.

[75] Ferris RL, Blumenschein G Jr, Fayette J, et al. Nivolumab for Recurrent Squamous-Cell Carcinoma of the Head and Neck[J]. N Engl J Med, 2016, 375(19): 1856-1867.

[76] Bauman JE，Ferris RL. Integrating novel therapeutic monoclonal antibodies into the management of head and neck cancer[J]. Cancer，2014，120(5)：624-632.

[77] 汤钊猷. 现代肿瘤学[M]. 3版. 上海：复旦大学出版社. 2011，597-601.

[78] 北京协和医院. 肿瘤内科诊疗常规[M]. 1版. 北京：人民卫生出版社，2012：16-45.

[79] 魏于全，郝捷. 肿瘤学[M]. 2版. 北京：人民卫生出版社，2015：257-260.

[80] 中国临床肿瘤学会抗肿瘤药物安全管理专家委员会中国抗癌协会癌症康复与姑息治疗专业委员会. 肿瘤治疗相关呕吐防治指南（2014版）[J]. 临床肿瘤学杂志，2014(3)：263-273.

第六章　耳鼻咽喉头颈肿瘤的治疗与管理

第一节　头颈部缺损的修复与重建

耳鼻咽喉头颈部恶性肿瘤是以手术治疗为主的综合治疗，手术切除范围较广，组织器官损伤多，术后存在不同程度的形态、结构和功能障碍。为提高患者术后生活质量，对手术造成的结构和功能障碍需进行适当修复。头颈外科术后形态和功能修复重建是肿瘤外科治疗的重要组成部分，修复技术是切除肿瘤的前提，没有切除不了的肿瘤，只有修复不了的组织缺损。如能掌握良好的修复技术，不但能消除肿瘤广泛切除后伤口不能关闭的顾虑，从而使肿瘤切除更为彻底，而且经过合理修复重建后，使患者术后形态和功能得到不同程度的恢复。

头颈肿瘤术后缺损修复经历了皮片、带蒂皮瓣、带蒂肌皮瓣和游离皮瓣移植等发展过程。1963年前额皮瓣和1965年胸三角皮瓣的应用，使得头颈肿瘤术后缺损的整复成为可能，但前额皮瓣和胸三角皮瓣这类皮瓣旋转弧度和所能提供组织量有限，限制了其临床应用。20世纪70年代末期，带蒂肌皮瓣应用促进了头颈外科修复的快速发展，如胸大肌皮瓣和斜方肌皮瓣等制备容易，并可同期完成术后缺损的修复重建，与胸三角皮瓣相比更为可靠和灵活，在其后十多年里（20世纪80年代），成为头颈外科术后缺损修复的主要皮瓣。20世纪90年代以后，显微外科技术高度发展，游离组织瓣的成功率已经达到90%~95%，游离组织瓣移植已经成为头颈外科缺损修复的主要方法。

头颈肿瘤术后缺损其他修复材料有胃肠、腓骨、组织工程材料和人工材料（钛网、人工皮肤）等。

一、游离皮片和局部皮瓣

（一）游离皮片

皮片是没有血液供应不含皮下脂肪组织的单纯皮肤，可用于各种创面的覆盖。根据皮片厚度不同，分为表层皮片（皮肤表皮层）、中厚皮片（表皮和部分真皮，又称裂层皮片或断层皮片，图6-1）、全厚皮片（表皮和真皮，图6-1~图6-2）。表层皮片切取容易，供皮区愈合迅速，不遗留瘢痕。表层皮片平均厚度为0.2 mm，是最薄的皮片，优点是成活力强，在血供不良的创面或有轻度感染的肉芽创面上均易成活；缺点是缺乏弹性，不耐磨压，后期皱缩，外形不佳。中厚皮片厚度界于表层和全厚皮片之间，易于成活，功能较好，为最常使用的皮片。全厚皮片成活后挛缩程度最小，能耐受摩擦，皮肤质地柔软，活动度好，色泽变化也较少，但全厚皮片成活较困难，只能在新鲜创面生长，不适于肉芽创面的修复。中厚皮片和全厚皮片供皮区需要拉拢缝合，否则会伴有瘢痕形成。

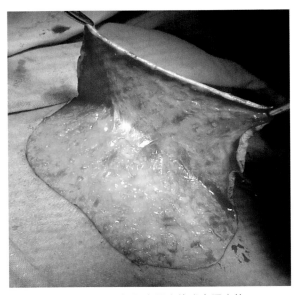

图6-1 手工切取中厚皮片或全厚皮片

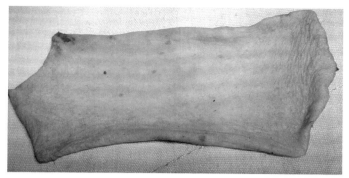

图6-2　手工切取后的全厚皮片

皮片切取方法有手工取皮和机械取皮（取皮机）。手工取皮时，皮片厚度不均；用取皮机切取皮片时，皮片较为平整，厚度均匀，边缘整齐。取皮机切取皮片时，皮片厚度可通过旋转刻度盘来调整，表层皮片厚度为0.2~0.25 mm，中厚皮片厚度为0.3~0.6 mm。

不同厚度皮片，可用于体表、腔表面缺损修复，如中厚皮片、全厚皮片用于下咽后壁肿瘤切除后、中耳癌颞骨切除术后（图6-3）、前臂皮瓣切取术后（图6-4）、扁桃体癌切除术后等体表、腔表面组织缺损的覆盖。

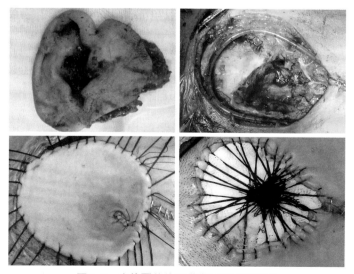

图6-3　皮片覆盖外耳道中耳癌术后创面

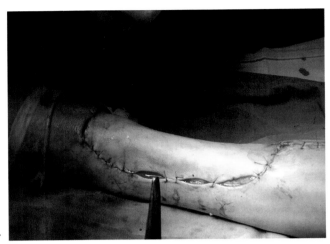

图6-4　全厚皮片覆盖前臂皮瓣术后创面

（二）局部皮瓣

皮瓣是由具有血液供应的皮肤及其皮下组织所形成。按皮瓣血供类型的分为局部皮瓣（又称任意皮瓣）和轴型皮瓣。局部皮瓣内不含有知名动、静脉（不含轴型血管），仅有真皮层、真皮下层血管网，移植时依靠皮瓣的蒂部供给营养。局部皮瓣长与宽的比例一般不宜超过2∶1，在头颈部由于血液循环良好，长宽比例可略为增至2.5~3∶1，超过一定的比例皮瓣远端即可出现血运障碍或坏死。轴型皮瓣，即皮瓣内含轴型血管，含有知名动、静脉供养皮肤组织或皮肤肌肉组织，所以，轴型皮瓣不受皮瓣长与宽的比例限制。轴型皮瓣的轴型血管分为直接皮动脉和肌皮动脉，分别形成皮瓣和肌皮瓣。局部皮瓣广泛应用于头颈部肿瘤切除后局部皮肤组织缺损的修复（图6-5）。

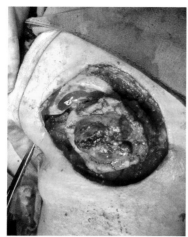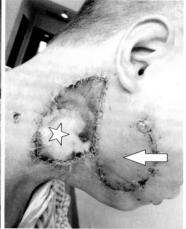

图6-5　右面颊部肿瘤切除后，任意皮瓣（箭头处）修复皮肤缺损，再用全厚皮片（五角星）修复任意皮瓣皮肤缺损（外上皮片血供稍差）

二、带蒂（肌）皮瓣

轴型（肌）皮瓣又分为带蒂和游离两类，目前在耳鼻喉-头颈肿瘤术后缺损修复中最常应用的带蒂（肌）皮瓣有前额皮瓣、胸三角皮瓣、颈阔肌皮瓣、胸锁乳突肌皮瓣、胸大肌皮瓣和斜方肌皮瓣等。

（一）前额皮瓣

1. 应用解剖

前额皮瓣血供主要来自颞浅动脉额支，其次是滑车上动脉和眶上动脉（图6-6A）。颞浅动脉额支十分恒定，根据其走向，分为平部和升部，平部斜向上走行，多走在额肌浅面，至眶外上角后上方，转向上成升部，升部斜向上至颅顶。平部长度约为7 cm，升部长度约为6 cm。

2. 皮瓣设计

通常一侧额瓣以颞浅动脉（包括额支在内）为蒂，一侧额瓣设计时不超过中线。全额瓣除包含颞浅动脉外，还应包含同侧耳后动脉，以确保皮瓣血供。

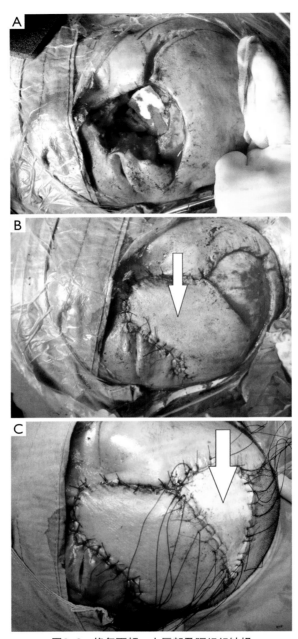

图6-6 修复面颊、上唇部及眶组织缺损

（A）眶内容及周边组织切除造成巨大缺损；（B）前额皮瓣修复眶内容及周边组织缺损；（C）前额皮瓣切取后缺损由全厚皮片修复。

3. 切取皮瓣

颞浅动脉贴近颞浅筋膜和帽状腱膜（额肌）表面行走并发出分支，然后在筋膜和腱膜表面吻合成粗大血管网。筋膜与腱膜内血管网丰富，因此应在额肌与骨膜之间，即帽状腱膜下疏松结缔组织层切取皮瓣。

4. 临床应用

修复面颊、上唇部及眶组织缺损（图6-6）。

但前额皮瓣切取后，所造成的皮肤缺损要植皮修复，会影响面部影响美观，可采用游离皮瓣来代前额皮瓣修复鼻、面颊和上唇部位缺损。

（二）颈阔肌肌皮瓣

1. 应用解剖

颈阔肌皮瓣血供丰富，主要有面动脉、颏下动脉、甲状腺上动脉、颈横动脉、胸肩峰动脉和肩胛上动脉，其中面动脉和颏下动脉从上颈部进入颈阔肌，甲状腺上动脉分布至颈阔肌中、下部，颈横动脉分布在颈阔肌下外部。颈阔肌肌皮瓣静脉注入颈外静脉。

2. 肌皮瓣设计及切取

修复口腔和咽部时，蒂应保留在上方，颈阔肌上方血管蒂分前、中、后三部，前部为颏下动脉分支，中部为面动脉分支，后部为多源性血供。切取颈阔肌肌皮瓣时，以采用颈阔肌中份偏后颈阔肌为宜，因中份肌纤维比上份、下份密集，后份肌纤维比前部厚。应在颈阔肌深层自下而上切取皮瓣，注意保护近侧进入颈阔肌的血管分支，切取肌皮瓣时注意保护面神经的颈支和下颌缘支。

3. 临床应用

适用于咽、口底及口腔等组织缺损修复。

颈阔肌皮瓣的组织量及血供等原因，满足不了临床应用需求，已被其他组织瓣所替代，临床应用较少。

（三）胸锁乳突肌皮瓣

1. 应用解剖

胸锁乳突肌为多源性血供，上部主要来自枕动脉，中部来自甲状腺上动脉，下部来自颈横动脉。

2. 皮瓣设计

以枕动脉为蒂的肌皮瓣可向上旋转，以颈横动脉为蒂的肌皮瓣可向下旋转。修复口腔等上部组织缺损时，以枕动脉为蒂，术中分离时不宜越过二腹肌后腹高度，颈外动脉肌支和舌动脉肌支应尽量保留。

3. 皮瓣切取

切取皮瓣较简单，但切取皮瓣时，应防止皮肤和肌肉之间分离，并尽量保存好相应的缘支或皮支。如要带锁骨时，要防止锁骨与骨膜间分离。

4. 临床应用

用于修复舌、口底、颊黏膜、扁桃体和下咽等部位组织缺损。带骨片的复合瓣可修复喉、气管软骨缺损。

（四）胸三角皮瓣

1. 应用解剖

胸三角皮瓣的血供主要来自胸肩峰动脉皮支（外侧）和胸廓内动脉穿支（内侧）。

2. 皮瓣设计及切取

一般将蒂放在内侧，以胸廓内动脉穿支（皮支）为血管蒂，皮瓣上界可达锁骨，下界可达第4或第5肋骨，外侧界以不超过肩臂外侧缘为妥。内侧不宜过中线。先从肩峰切开皮肤，分离三角区连同深筋膜一起从皮瓣远端向近端分离至胸骨缘外侧。

3. 临床应用

胸三角皮瓣皮肤薄，皮下脂肪少，供区隐蔽，是修复下咽及颈部组织缺损的理想皮瓣。但修复下咽缺损时，需分期手术，目前已被胸大肌皮瓣和游离皮瓣所替代。

（五）胸大肌皮瓣

胸大肌皮瓣由于解剖位置恒定，血管蒂长，皮瓣较大，供区可直接缝合，是耳鼻咽喉–头颈肿瘤外科术后缺损修复最常用的一种带蒂肌皮瓣。

1. 应用解剖

胸大肌为一扇形阔肌，起自锁骨、胸锁关节、胸骨和第1至第6肋软骨的前面和腹直肌鞘，因此可将胸大肌分为锁骨部（起自锁骨内侧）、胸肋部（起自胸骨外侧和6根肋骨）和腹肋部（起自腹直肌鞘和第5~7肋骨）。3部肌纤维向外聚合形成肌腱，止于肱骨大结节嵴。胸大肌皮瓣的血供主要来自胸肩峰动脉。胸肩峰动脉来发自腋动脉，起始处直径平均为2.8 mm，在胸小肌上缘穿出胸锁筋膜后又分3支：胸肌支，行于胸大、小肌间并分支营养该肌；肩峰支，向外侧至肩峰，与肩胛上动脉的分支吻合；三角肌支，营养三角肌。

2. 皮瓣设计

在患侧按胸肩峰动脉在肌肉内走行的体表投影设计皮瓣。采用两种方法确定胸肩峰动脉走行。方法一：自患侧肩峰至剑突之间连线为AB线，从锁骨中点到AB线做垂直线CD，两线相交点为O，COB线为胸肩峰动脉走行的体表投影。方法二：以胸骨柄中点为圆心，至锁骨中点下缘为半径，做弧线即为胸肩峰动脉走行的体表投影。患者锁骨中点下方3 cm处为皮瓣轴心，至扁桃体、咽、颈部食管缺损的下缘为皮瓣的长度，再根据缺损范围来设计皮瓣大小。

3. 皮瓣切取

按皮瓣设计画线，皮瓣上缘仅切开皮肤和皮下组织，避免损伤肌肉。切开皮瓣周边皮肤，在皮瓣外下缘切开皮肤直至胸大肌，将切断胸大肌连同皮肤一起翻起，并在胸大肌的外侧缘，胸大肌筋膜与胸小肌之间做钝性分离，并将肌肉提起，即可看到血管神经束（图6-7）。

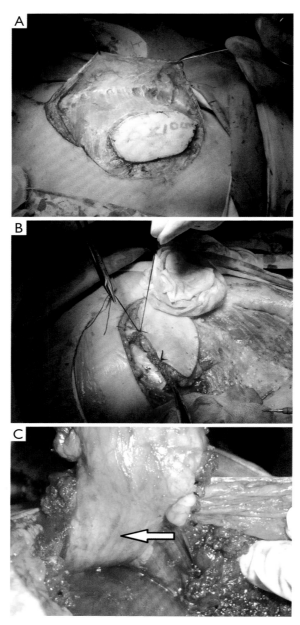

图6-7　胸大肌皮瓣的皮瓣切取

（A）按设计切开皮肤，留下皮岛；（B）胸大肌皮瓣的
皮肤与肌肉固定数针，防止过份牵拉缺损皮动脉；（C）
上翻胸大肌皮瓣，看到由胸肩峰动脉组成的血管蒂。

沿血管走向，全层切断肌肉，蒂部肌肉宽度为2~4 cm，向上分离直至锁骨下缘，最后将肌皮瓣通过锁骨上或锁骨下隧道上拉修复组织缺损。

4. 适应证

带蒂胸大肌肌皮瓣主要用于颈部（图6-8）、下咽颈段食管、扁桃体癌术后缺损和舌根等部位肿瘤切除术后组织缺损修复。

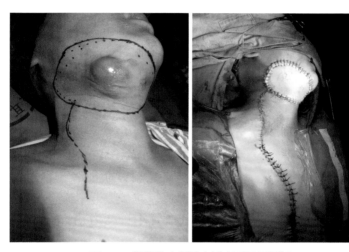

图6-8　带蒂胸大肌肌皮瓣主要用于颈部

5. 优点

带蒂胸大肌皮瓣修复头颈肿瘤手术后组织缺损时创伤小，严重并症少；肌皮瓣不易坏死，成功率高。修复下咽和颈段食管时，与胃代食管相比，带蒂胸大肌皮瓣容易成活，手术不涉及胸，手术创伤小，创伤及功能影响小；与前臂皮瓣相比，无需显微吻合技术，操作简单。所以，可作为下咽缺损修复的首选方法之一。

6. 缺点

整复下咽和颈段食管时，胸大肌皮瓣有如下缺点：①胸大肌皮瓣较厚，不容易成管状，如修复术后下咽管状缺损，下咽腔臃肿，可能会发生下咽、食管入口狭窄，女性患者和肥胖患者不宜应用。②皮肤缺乏分泌黏液、润滑功能，修复下咽管状缺损术后吞咽功能较差。③皮肤皮面不能与与黏膜愈合，缝合时如没有对合好，容易发生咽瘘。④受蒂长度限制，不能修复头面部组织缺损。

（六）斜方肌皮瓣

斜方肌是位于下颈部、上背及中背的表层扁平三角形肌肉，起自上项线的内侧1/3枕外隆凸、项韧带、第7颈椎和全部胸椎棘突，其上部肌纤维行向外下方上于锁骨外1/3，中部纤维平行向外止于肩峰内侧缘和肩脚冈上缘的外侧，下部纤维行向外上方止于肩脚冈下缘内侧部。该肌及其浅表皮肤的动脉血供均为多源性，主要来自颈横动脉。颈横动脉，多数在锁骨上窝起源于甲状颈干，少数起源于锁骨下动脉。颈横动脉分出后，行向外上方，在胸锁乳突肌和颈内静脉后方，穿越斜角肌、膈神经及臂丛神经，在斜方肌前缘距锁骨相交点上方3~4 cm处进入斜方肌深面，在斜方肌深面走行至肩胛提肌前缘处，距肩胛骨上角外上方平均约1.5 cm处，分为深、浅2支。颈横动脉以斜方肌前缘为界分为二段，颈段：由起点至斜方肌前缘；背段：由斜方肌前缘至深、浅支分支点。浅支分升支、横支、降支等，与副神经伴行。其中降支分布于斜方肌下部，其血管干长度为13 cm，可以形成下斜方肌皮瓣。

斜方肌皮瓣分为上斜方肌皮瓣和下（或垂直）斜方肌肌皮瓣。其中上斜方肌皮瓣可用于颈部、下咽和口腔等部位缺损修复；下斜方肌皮瓣为超长肌皮瓣可修复颅面部组织缺损。

1. 上斜方肌皮瓣

1）皮瓣设计

以颈横动脉为血管蒂，利用斜方肌上部肌肉表面皮肤设计肌皮瓣（图6-8）。皮瓣以肩锁关节为中心设计，上界最高可达孔突区，远端上于肩峰，肌皮瓣的形状及面积可根据所需修复的缺损情况灵活掌握。上斜方肌皮瓣可以修复咽部、颊部、颈部、下颌及面部的组织缺损。

2）皮瓣切取

于肩胛舌骨肌与胸锁乳突肌交点处容易寻找到颈横动脉，术中要仔细解剖颈横血管束避免误伤、误扎，并适当保留一些血管周围组织形成血管蒂。按皮瓣设计的范围切开皮肤，前切口线沿斜方肌前缘，后切口线与前切口线基本平行。先切开肌皮瓣远端的皮肤，从深筋膜层逆行分离皮瓣，并转移至缺损区。

3）上斜方肌皮瓣优点

（1）喉、下咽和口腔颌面部恶性肿瘤往往需要同时行颈淋巴清扫术，术中已解剖出颈横血管；

（2）切取上斜方肌肌皮瓣较为便利；颈横动脉血管蒂较长，血管不易受压及扭转，肌皮瓣成活率；

（3）供区遗留创面可拉拢缝合。

4）上斜方肌皮瓣缺点

（1）手术过程中需垫高肩部，切取皮瓣时要更换体位；

（2）修复过大缺损时，可导致斜方肌功能丧失；

（3）较大的供区需以植皮关闭创口；

（4）术中易损伤颈外静脉，破坏血液回流，影响皮瓣成活等。

2. 下斜方肌皮瓣

利用颈横动脉浅降支为血管蒂，下斜方肌皮瓣的蒂更长，可修复颅顶、头面部、中上颌面部组织缺损。

1）皮瓣设计

从棘突与肩胛骨内侧缘之间做一中垂线，作为下斜方肌皮瓣的中轴线。肩胛骨上角外上方1.5 cm作为皮瓣旋转轴心点，根据缺损部位和范围，设计肌皮瓣血管蒂长度、位置和大小。肌皮瓣可向下延伸达肩胛下角下15 cm以上，两侧与斜方肌等宽。

2）皮瓣切取

按皮瓣设计线由远端向近端切开皮瓣周缘，远端自深筋膜层向近端掀起，识别背阔肌和斜方肌的下缘，将斜方肌两侧离断，自斜方肌深面向近端分离肌皮瓣，在菱形肌浅面可见颈横动脉浅降支血管神经束进入肌瓣内，避免损伤菱形肌，否则会影响肩胛骨的稳定性。为延长皮瓣蒂部，可切断斜方肌部分横行肌纤维，将浅降支血管两侧2 cm的肌纤维包含在蒂内，形成肌肉血管蒂。以肩胛上角外上方1.5 cm处为旋转轴心，将岛状肌皮瓣转移到受区，供区宽度不超过12 cm时可拉拢缝合。

3. 适应证

　　放疗后肿瘤患者，因受区血管受放疗影响，不宜采用游离皮瓣带修复，但带蒂胸大肌皮瓣因血管蒂长度不够，带蒂胸大肌皮瓣上拉修复头面部组织缺损有困难者，可采用有超长血管蒂的下斜方肌皮瓣进行修复（图6-9）。

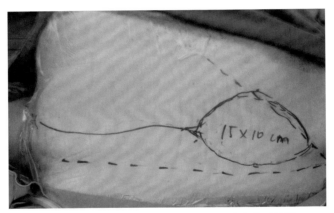

图6-9　下斜方肌皮瓣修复右中耳颞骨肿瘤术后缺损

4. 优点

　　下斜方肌皮瓣的优点主要包括如下几点：①组织瓣供血可靠，切取的面积大，血管蒂长，旋转角度大，可以一期修复较大范围的头面部大型组织缺损；②供区位于背部，较隐蔽，皮瓣宽度小于12 cm时，供区多能拉拢缝合；③术中保留了斜方肌上部纤维，不损伤菱形肌，对肩部及上臂功能影响小；④手术操作简便，应用方便。

5. 缺点

　　下斜方肌肌皮瓣的缺点主要包括如下几点：①要变换体位；②少数患者解剖变异颈横动脉缺失，或颈横动脉受转移性颈淋巴结侵犯，则不能使用。

三、游离组织瓣

头颈部肿瘤切除术后缺损修复可利用的游离组织瓣的种类已经有几十种，但是并不是所有游离组织瓣都适合头颈肿瘤术后缺损修复。用于头颈肿瘤术后缺损修复的游离组织瓣必须解剖恒定，制备简便；血管口径大，与颈部受区血管相匹配，容易吻合成功；血管蒂长，必要时可达对侧颈部。游离组织瓣的血管断端修剪整齐后要与颈部相应血管进行吻合，通常先吻合静脉后吻合动脉。游离组织瓣的静脉与面总静脉或颈外静脉行端端吻合，也可与颈内静脉行端侧吻合；游离组织瓣的动脉可与甲状腺上动脉、舌动脉或颈横动脉行端端吻合。头颈外科术后组织缺损修复最常用游离组织瓣有背阔肌皮瓣、前臂皮瓣、腹直皮瓣、股前外侧瓣和游离空肠等。

（一）背阔肌皮瓣

背阔肌是人体背部最大的阔肌，主要血供来自胸背动脉。背阔肌皮瓣解剖结构恒定，易于切取。该皮瓣具有神经血管蒂长而粗大，皮瓣制备简便，皮瓣面积大、供区损伤小等优点，是头颈肿瘤术后组织缺损修复的常用皮瓣。

1. 应用解剖

背阔肌为多源性血供肌肉，主要血供自肩胛下动脉的胸背动脉，该动脉向下越过大圆肌，沿背阔肌前缘深面与前锯肌之间向下内行，到肩胛下角稍上方进入该肌，血管入该肌后分内、外两支。外支在离肌肉前缘2~3 cm向下行，内侧支与肌肉上缘平行向内直行。成人胸背动脉干的直径平均为5~8 cm，动脉外径直径平均约为2.69 mm，胸背静脉与动脉伴行。

2. 皮瓣设计

先在背部划出胸背动脉及其外支的体表投影，以胸背动脉近端、靠腋后缘处为肌皮瓣蒂的断蒂点，自胸背动脉远端设计皮瓣。

3. 皮瓣切取

患者侧卧，患侧向上。沿胸背动脉及其外支走向，自腋后缘沿背阔肌做缘作斜切口，将皮瓣向两侧翻开，显露背阔肌外侧缘，在背阔肌下用手钝性分离，并向内翻起皮瓣，距外缘约2 cm处，即见胸背动、静脉血管束。根据血管走行，由远而近切取皮瓣。根据缺损范围确定皮瓣大小和血管蒂长度。

4.适应证

游离背阔肌皮瓣的制备十分快速和简便，由于胸背动脉和肩胛下动脉解剖恒定，因而该皮瓣十分可靠。背阔肌肌皮瓣的血管蒂长、血管口径大、质地较薄且通常无毛，并且能提供较大面积的皮肤。该皮瓣适用于头面部大型组织缺损（图6-10），特别适用于眼眶和颊部的

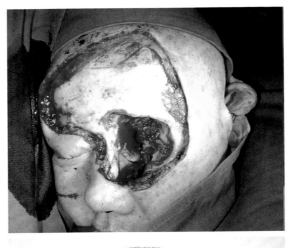

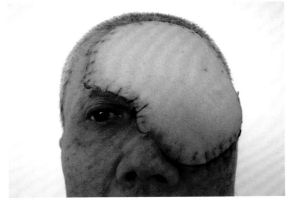

图6-10　游离背阔肌皮瓣修复眶周头面部大型组织缺损

洞穿缺损，也可用于口腔内大中型缺损的修复、全舌切除术后的修复和下咽及颈段食管缺损修复（但因要改变体位，切取游离背阔肌皮瓣不如带蒂胸大肌皮瓣、游离股前外侧瓣和游离空肠操作方便）。

5. 优缺点

对于不超过12 cm的供区创面，可以通过充分游离缺损两侧的创缘后，直接拉拢缝合。供区术后的畸形和病变不明显。因此在头颈缺损的修复中具有大的灵活性。但背阔肌皮瓣最大的缺点是组织瓣制备需变换体位，限制了其临床广泛应用。

（二）前臂皮瓣

前臂皮瓣是一种多功能性皮瓣，由我国的杨果凡于1978年发明，至今已广泛应用于全身各部组织缺损的修复，是目前应用最广泛的游离皮瓣之一，特别是修复舌体、口底、颊部、牙龈、咽侧及软腭等口腔内缺损的最佳皮瓣。由于前臂皮瓣薄而柔韧，质地优良，所以在保留喉功能下咽和颈段食管、扁桃体癌等术后缺损修复中也不断得到应用。

1. 应用解剖

前臂的血供主要来自肱动脉的分支，肱动脉行经肘窝时，于桡骨颈稍下方分为桡动脉和尺动脉。以桡动脉、静脉为血供血管的称为前臂桡侧皮瓣；以尺动脉、静脉为血供血管的称为前臂尺侧皮瓣。因桡侧皮瓣操作方便，一般取前臂桡侧皮瓣。桡动脉自肱动脉分出后，向下略偏桡侧越过肱三头肌腱，在前臂上1/3行于旋前圆肌与肱桡肌之间，在前臂的中1/3则为肱桡肌内侧所掩盖，因此在前臂上2/3桡动脉被称为掩盖部，其平均长度为11.17 cm，血管外径平均为2.7 mm。在前臂的下1/3桡动脉行于肱桡肌和桡侧腕屈肌腱之间，位置表浅，仅为皮肤和筋膜覆盖，易于显露，故称显露部，其平均长度为10.14 cm，血管外径平均为2.0~2.4 mm。桡动脉伴行一对同名静脉即桡静脉，桡静脉相对较细，直径为1.3 mm。由于桡动脉在前臂位于肱桡肌与旋前圆肌、桡侧腕屈肌之间，其外侧肌肉受桡神经支配，内侧肌肉受正中神经支配，因此无运动神经越过桡动脉，故选用以桡动脉为前臂皮瓣的供血动脉时，不会损伤任何运动神经而影响前臂肌力。前臂皮瓣的回流静脉为桡动脉的伴行静脉（桡静脉）和浅表的头静脉。头静脉起于手背的桡侧，沿桡动脉桡侧上行，其口径为2.5~3.5 mm。前臂桡侧的感觉神经为前臂外侧皮神经，该神经由肌支神经分出，在肱二头肌下端的外缘穿出筋膜，经肘部到前臂外侧的皮下，分布于前臂掌面外侧皮肤，并下降到前臂背面外侧部而达腕上部。该神经在前臂远端位置表浅，位于头静脉附近，皮瓣解剖切取时应慎防损伤。

2. 前臂桡侧皮瓣设计

该皮瓣包含桡动静脉、头静脉（前臂外侧皮神经多保留于前臂）。设计前臂桡侧皮瓣前首先做Allen试验，评价尺动脉对手部供血情况。检查者先用手指阻断尺动脉和桡动脉的血流，同时让患者手掌做交替的张开和握紧运动，通过这一机械的驱血作用，使得手掌变白，然后令患者松开手掌并释放压迫尺动脉的手指，手掌将在15~20秒内变为红色。如果手掌变红的时间延长，则有可能尺动脉的循环不够充足，此时应慎用前臂皮瓣。由于头静脉位置恒定，且口径粗大，与头颈部的静脉十分匹配，通常采用该静脉作为前臂皮瓣的回流静脉，在设计时应将桡动脉和头静脉同时包含在皮瓣内，所以，设计皮瓣时，先标记出桡动脉和头静脉的走行，取两者的中点线作为皮瓣的纵轴（图6-11A），然后根据术区创面的大小和需要，标记皮瓣的范围，两侧宽度可达前臂周径的3/4。远端不应超过第一腕横纹。桡动脉走行投影线：自肘窝部肱骨内外髁间边线的中点至腕部桡骨茎突内侧桡动脉搏动处。如头静脉闭锁、缺失、静脉无回流等无法利用头静脉作为皮瓣的回流静脉时，可以利用桡动脉的伴行静脉作为皮瓣的回流静脉。

3. 皮瓣切取

首先切开皮瓣的远端，显露桡动静脉和头静脉，分别予以结扎和切断，然后切开皮瓣的四周，直达深筋膜，做皮瓣近端切开时注意保护头静脉，从皮瓣两侧深筋膜下向中线解剖分离，当分离至桡动静脉时，应在血管蒂的深面解剖，在肌膜下将桡动脉和静脉与深部组织分离，沿途结扎桡动脉的肌支，在皮瓣的近端沿桡动脉的走行方向纵向切开皮肤达血管蒂长度，先分离出头静脉，然后在肱桡肌和桡侧腕屈肌之间解剖桡动脉的掩盖部。如此形成以桡动静脉和头静脉为蒂的皮瓣，放松止血带，待完成受区血管的制备后，即可做断蒂进行皮瓣的游离移植（图6-11B）。

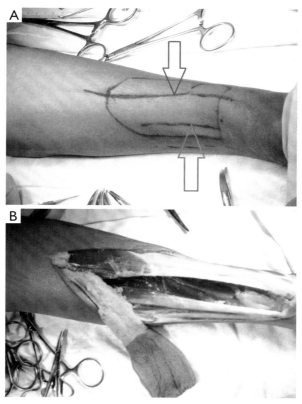

6-11 前臂桡侧皮瓣

（A）蓝色箭头所示为头静脉，红蓝色箭头所示为桡动脉；
（B）为已切取但尚未断蒂的左前臂桡侧皮瓣。

4. 供区处理

前臂桡侧皮瓣切取后，无法拉拢吻合，可采用腹部全厚皮片修复创面。前臂创面植皮前应做全面彻底的止血，以防皮片下方积血而影响皮片的成活。植皮区应适当均匀加压以利于皮片的生长，切忌过分加压而造成皮片的坏死。

5. 前臂桡侧皮瓣优点

前臂桡侧皮瓣优点有如下5点：①皮瓣的解剖十分恒定，制备非常简单；②血管口径大，游离移植时十分容易吻合成功；③血管蒂长且很容易到达对侧颈部，避免了静脉移植的必要性；④皮肤色泽协调，供皮面积也较大，厚度适宜，移植后不臃肿，随形性好；⑤皮瓣供区远离头颈肿瘤术区，允许实施"双组手术"。

6. 前臂桡侧皮瓣的缺点

前臂桡侧皮瓣的缺点有如下几点：①皮瓣切取时牺牲了前臂的一根重要供血动脉——桡动脉，因此术前应做Allen试验以了解尺动脉对手掌的供血情况，尺动脉供血不畅时禁取此瓣；②供区无法直接拉拢缝合而需游离植皮，并对手的感觉和运动功能均有一定的影响；③因前臂属暴露部位，创面缝合后遗有痕迹（植皮后外观较差）。因前臂皮瓣有许多缺点，已渐渐被股前外侧皮瓣所替代。

7. 临床应用

前臂桡侧皮瓣是口腔颌面部应用最广泛的游离组织瓣之一，应用于口腔、下咽组织缺损修复，如舌、颊、牙龈、口底、软腭、咽侧扁桃体等部位的缺损等，利用折叠前臂皮瓣修复部分或全部软腭缺损，折叠瓣的双层分别用来修复软腭的口咽侧和鼻咽侧。前臂皮瓣厚度适宜，移植后不臃肿，随形性好，更适合于保留喉功能的下咽部分缺损修复。

（三）前股外侧皮瓣

前外侧皮瓣是由旋股外侧动脉降支为血管蒂的大腿前外侧部穿支皮瓣，最早由我国的罗力生和宋业光（1984）介绍，随后国内外学者对该皮瓣作了详细的解剖学和临床应用研究，并广泛应用于头颈、躯干与四肢等不同部位组织缺损的修复。股前外侧皮瓣拥有众多优点，被许多学者称之为"万能皮瓣"，并已成为头颈部术后组织缺损修复的最常用的游离皮瓣。

1. 应用解剖

股前外侧皮瓣的穿支血管起源于旋股外侧动脉降支，此降支位于股直肌和股外侧肌之间的肌间隙，与股神经分支相伴下行，穿支血管向外侧穿过股外侧（肌），提供大腿前外侧的皮肤和皮下组织血液供应，供血范围上界达股骨大转子水平，下界至髌骨上3 cm平面。穿支提供血液的方式有两种，肌皮穿支和肌间隙穿支。肌皮穿支：外侧降支先发出营养股外侧肌的肌支，然后穿过肌肉经皮下组织至大腿前外侧的皮肤和皮下组织。肌皮穿支为主要的血供方式，占60%~80%。肌间隙穿支：外侧降支经肌肉间隔直接发出分支到皮肤，占20%~40%。外侧动脉降支的蒂长约12 cm，近端血管外径平均为2.1 mm，与旋股外侧动脉降支伴行的是一对同名静脉，近端静脉外径平均为2.3 mm，回流到股静脉或股深静脉。

2. 皮瓣设计

首先要确定旋股外侧动脉降支走向：先画2根直线，即腹股沟韧带相应部位直线和髂前上嵴至髌骨外侧连线，从腹股沟韧带中点到髂前上嵴和髌骨外侧连线的中点为旋股外侧动脉降支走向。髂前上嵴和髌骨外侧连线的中点为皮瓣暂时性的轴心，穿支血管在此轴心为半径的3 cm圆内。术前应用超声多普勒可能有助于判定穿支的部位。可根据组织缺损大小和血管走向设计合适大小皮瓣（图6-12）。

3. 皮瓣切取

患者仰卧位，皮瓣解剖切取可与头颈肿瘤切除手术同时进行。按已设计的皮瓣纵行切开皮肤和皮下脂肪组织，在股外侧肌筋膜表面从前向后直视下寻找外侧的皮穿支，通常可见2~3支直径为0.5~1.0 mm的穿支血管，选择其中一支在其穿出点的皮肤侧做标志。确定皮肤穿支后，向股动脉搏动处延长皮肤切口，便于手术野及其后的血管蒂暴露。向内侧拉开股直肌，打开股直肌与股外侧肌之间筋膜，显露旋股外侧动脉降支血管神经束。沿穿支血管走向从远向近端解剖，如果是肌间隙穿支，由于血管走行于股直肌与股外侧肌之间筋膜间隙内，解剖相对容易，将连接皮下的筋膜保留在血管蒂上，沿途结扎供应肌肉的小分支血管，向近端解剖到穿支血管发出处。如果穿支血管类型是肌皮穿支，由于穿支血管穿行于股外侧肌肉内，需要切开血管表面的少许肌肉才能暴露穿支血管的走行方向，同时小心结扎或双极电凝供

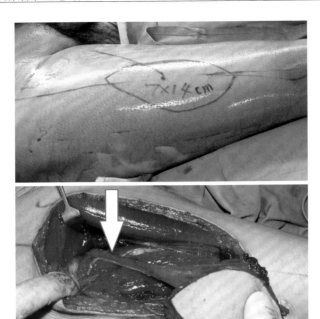

图6-12　前股外侧皮瓣

（A）旋股外侧动脉降支走向设计前股外侧瓣；（B）前股
外侧皮瓣切取，箭头为血管蒂。

应肌肉的小分支血管。向上解剖游离血管蒂至需要的血管长度，结扎
并切断此处远端的降支血管。根据受区缺损情况，切取按设计所需皮
瓣形状和大小。供区皮肤缺损可以松解后直接缝合关闭。

4. 股前外侧皮瓣的优点

　　股前外侧皮瓣之所以在国内外深受众多医生喜爱，归因于该皮
瓣具有许多突出的优点：①供区隐蔽，皮瓣切取后对供区的功能及美
观影响小，患者易于接受；②皮瓣血供丰富，可切取面积大；③根据
修复需要可单纯切取筋膜瓣、筋膜皮瓣、穿支皮瓣，还可携带部分股
外侧肌，作为肌皮瓣；④血管变异较少，手术操作简便，成功率高；
⑤手术操作时的体位好，供区与受区可同时进行，节省了手术时间。

5. 股前外侧皮瓣的缺点

　　股前外侧皮瓣也有不足之处：①股前外侧皮瓣切取后，供区大腿早期存在肌力减弱和易疲劳现象；②皮肤移植后与供区肌肉的粘连也可能限制关节的自如活动；③肌皮穿支解剖相对复杂、繁琐。

（四）游离空肠

1. 应用解剖

　　空肠的血供来自肠系膜的空肠动脉。肠系膜上动脉发出空肠动脉后，分成2支1组并逐级分支形成血管弓，呈网状营养空肠，空肠动脉有相应的静脉伴行。空肠动脉一般有3~8支，第1支靠近屈氏韧带（十二指肠悬韧带），一般较短、较细；第2、第3直支动脉则较粗，其直径一般为3~4 mm，蒂长约45 mm，一般采用第2或3支作为吻合血管。

2. 游离空肠设计及切取

　　于腹腔寻找空肠，选取距屈氏韧带20~30 cm处的空肠，并提出腹腔外检查肠系膜上动脉和空肠动脉，在肠系膜根部两层腹膜间分出系膜动、静脉。选取较长及较粗的第2或3支空肠动脉作为吻合血管，结扎第1、第4支等其他分支血管使肠管伸直；游离所需的肠段后，据下咽食管缺损的长度切取较缺损稍长的肠管。待准备好受区血管后，切断血管蒂（图6-13）。

3. 临床应用

　　修复下咽环周（管状）缺损及颈段食管缺损：将肠管的一端约长1 cm的肠管作为颈外观察窗观察血供（或者颈部正中切口留一小窗直接观察肠壁血供），再将肠管上下端按空肠蠕动方向，分别与咽食管缺损上下端对好、吻合数针固定，肠系膜血管断端修剪整齐后与颈部相应血管进行吻合。完成吻合后除去血管夹，肠管立即转红，肠蠕动恢复，再将肠管分别与下咽缺损的上下切缘对位缝合。下吻合口必须在胸廓入口上2 cm，方便吻合。

4. 优点

　　游离空肠修复下咽及颈段食管环周缺损的优点主要包括如下几

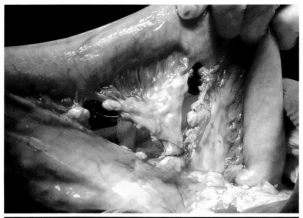

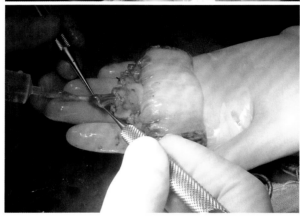

图6-13　游离空肠修复下咽及颈段食管环周缺损

（A）选取第2或3支空肠动脉作为吻合血管；（B）已断蒂的游离空肠。

点：①吞咽功能恢复好，下咽及颈段食管狭窄少；②对消化系统影响较胃咽手术明显减少及手术并发症相对较少。

5.缺点

游离空肠修复下咽及颈段食管环周缺损的缺点主要包括：①容易发生吻合口溃疡；②空肠动脉血管蒂短、细，吻合难度增加；③空肠耐缺血能力差。

（吴海涛）

第二节　耳鼻咽喉头颈肿瘤的并发症及处理

头颈部手术术后并发症发生率和病死率是评估手术质量和手术安全性的重要基准，头颈部肿瘤术后并发症发生率一般为17%~29%。头颈部由于解剖复杂，血管神经较多，并发症多样，最常见并发症有伤口感染、出血、咽瘘、乳糜漏、神经损伤、皮瓣坏死等，对上述并发症必须及时发现，认真对待，正确处理，只有这样，才能把副损伤减小到最低程度，促进患者早日康复。

一、伤口感染

伤口感染较多发生在全喉、喉咽术后，多因放疗后黏膜愈合能力下降，咽腔缝合不严致唾液渗漏到术腔，或术腔引流不畅，成为术后感染原因，并导致咽瘘。为防止术后感染，术中应严密缝合咽腔，术后应充分负压引流。另外伤口感染也多见于颈淋巴结清扫术后，尽管多年来颈清扫术已从根治性转变成选择性颈淋巴清扫术，在同时保留手术的疗效和遵守肿瘤学原则上导致更少并发症的发生。但伤口感染仍是其主要并发症之一，其原因多见于术前放疗，营养不良，切口皮瓣设计不当等原因有关。局部伤口一旦发生感染，并有脓肿形成，应立即拆开缝合（或切开）引流。如颈清扫术与全喉、喉咽切除术同时进行，两术腔相通，此时一旦发生感染，应拆开缝合，扩大引流口，充分引流，以防感染腐蚀颈部大血管引起大出血。另有研究表明术后营养水平及白蛋白量与伤口感染的风险增加相关联。保持术后白蛋白水平对预防伤口感染起着至关重要的作用。

二、伤口出血

（一）少量出血

术后伤口出血较为常见，少量出血多为术中止血不彻底或止血不当引起，如较大血管电凝止血后迟发性出血。较大量出血多为较大血管结扎不紧，术后发生结扎线滑脱引起大出血。少量出血时，可先行药物止血治疗，如无效或较大量出血时，应重新打开缝合口，寻找出血点并给予结扎。

（二）颈动脉破裂出血

颈动脉破裂是一种很严重且有高风险病死率的并发症，出现于治疗各种头颈部恶性肿瘤的过程中，多数患者既往有放疗史，尤其在头颈部复发肿瘤患者接受两次放疗后发生颈动脉破裂危及生命的比例很高，为3%~50%不等，最近有Meta分析结果表明该数据最高达76%。据报道引起颈动脉破裂的相关因素与患者的BMI指数即全身营养状况、肿瘤的原发部位在喉咽或口咽、曾接受根治颈淋巴结清扫术、颈部伤口感染及颈部放射总辐射剂量大于70 Gy等因素密切相关。而在手术中直接损伤颈动脉的情况具体有以下几种。

1. 手术误伤颈动脉

瘦弱患者颈动脉紧贴甲状软外侧缘，行全喉切除术时，如从内向外钳夹切断甲状舌骨肌时，血管钳过于向外钳夹，会夹住颈动脉，切断肌肉时会损伤颈总动脉，所以术中应从外向内钳夹、切断甲状舌骨肌，术中如有颈总动脉破裂，应立即进行颈动脉修复。

2. 颈动脉受肿瘤侵犯

对于颈动脉已受肿瘤侵犯者，特别是放疗后患者行颈清扫时，转移淋巴结与颈动脉粘连，如强行牵拉、分离颈动脉时会引起动脉破裂出血。术中探查仅侵犯动脉外膜，应切除外膜，保留动脉。颈动脉外膜被剥脱后（或以损伤中膜），使血管壁受损变薄，术后有并发假性动脉瘤破裂引起大出血可能。

研究表明当恶性肿瘤与颈动脉粘连时，40%的病例其动脉壁有肿瘤侵犯，故单纯从颈动脉壁上剥离肿瘤是危险的。术前通过CT检查确定肿瘤对动脉壁的包绕程度，如果肿瘤对颈动脉的包绕小于180°，可以考虑单纯剥离肿瘤，否则行颈动脉切除，采用自体大隐静脉、人造血管进行颈动脉重建。术中发现肿瘤与颈动脉粘连甚紧，甚至包绕了血管壁的大部分，如术前未作计划性颈动脉结扎切除或重建准备，只能从受累动脉壁上剥离切除肿瘤，保留血管（姑息性手术），术后行补充放化疗。术后伤口感染是导致颈动脉破裂出血的原因之一，特别是放疗患者行颈动脉重建术后。

如发生颈动脉破裂大出血，立即向颈椎方向压迫颈总动脉近心端，重新打开术腔进行探查术，并进行颈动脉修补术或结扎术，同时扩充血容量抗休克治疗。

（三）锁骨下动脉或静脉出血

锁骨下动脉起于无名动脉，出胸廓上口成弓形弯曲，行走于锁骨内侧段后上方，至第1肋骨外侧缘续于腋动脉。常规颈淋巴结清扫锁骨上淋巴结的位置均在锁骨上颈横动脉水平及椎前筋膜表面，不会损伤锁骨下动脉。颈根部手术如清扫锁骨上窝淋巴结转移时，若转移淋巴结下端达锁骨下，过于向下分离时，偶引起锁骨下动脉（弯曲部）损伤、破裂后大出血，止血十分困难，需离断锁骨后进行止血。如锁骨下动脉完全被结扎后，脉搏消失，上肢缺血（依靠侧支循环对上肢供血），要及时请血管外科会诊，必要时考虑行血管移植术。

（四）颈内静脉损伤或结扎线松脱

颈内静脉管壁很薄，分离应细致，以免损伤导致大出血。术中一旦损伤静脉壁，应立即压迫破口两端止血，并缝合破口。颈内静脉上、下断端的结扎线脱落，除可导致严重出血外，还可能引起空气栓塞。因此，颈内静脉断端结扎一定要牢固，以免结扎线脱落。

三、咽瘘

（一）病因

咽瘘是喉癌、喉咽癌全喉切除术后常见的早期并发症之一，多发生在术后第4天至2周以内。其最初表现为周围皮肤发红，继而有波动感，打开颈部伤口后见到唾液。咽瘘的原因很多，许多作者描述了咽瘘形成的因素主要有患者营养状况，术后感染等合并症，喉切除后咽部黏膜的损伤程度，及术前有无放疗。术前放疗是造成咽瘘的最重要原因。放疗后，放射区域组织损伤严重，术后局部血供差，不易愈合，导致局部组织坏死发生咽瘘。缝合时张力大是咽瘘的重要原因之一，因为病变范围广，术中切除组织多，下咽正常黏膜保留少，缝合时切口张力大，造成术后咽瘘。咽瘘伤口内铜绿假单胞菌检出率极高。

迟发性的咽瘘要考虑肿瘤复发可能。

（二）预防

如手术时间过长，宜术前或术中使用抗生素来预防感染。术中动作要轻巧，减少黏膜损伤。术中止血要彻底，黏膜间断缝合，缝合间距恰当（过密易影响血供，过疏则人为形成瘘孔）；黏膜下加固一层，两侧咽下缩肌断缘拉拢缝合，并合理放置负压引流，以防凝血块继发感染。一旦发现皮下有积血和积液，及时拆除部分皮肤缝线，清除凝血块，或切开引流。术后包扎不能过紧，以防影响黏膜血供。

对于晚期肿瘤，术前要充分了解病变范围，并做好黏膜缺损修复准备。如下咽黏膜缺损过多，不能勉强缝合，可采用各种皮瓣等作适当修复。

（三）治疗

一旦发生咽瘘，应敞开引流，刮除肉芽，咽瘘腔放置碘仿纱条，并加压包扎，促进瘘口愈合。轻度咽瘘，一般引流换药后可愈合。严重伴感染坏死的咽瘘，需通畅引流和清理伤口。如瘘口太大、无法自行愈合的咽瘘可考虑手术修补。但手术修补前要求创面清洁，无急性炎症，以免影响愈合。

（1）瘘口直径小于2 cm，探查瘘口，对瘘口黏膜进行清创，制作新创缘，瘘口黏膜间断吻合，关闭瘘口，并在其外加固缝合。

（2）瘘口直径大于2 cm，根据瘘口的宽度，在瘘口两侧各做一弧形切口，沿切口分离皮瓣，以瘘口边缘为基底，将皮瓣翻向瘘口，缝合后作为修复瘘口之衬里。松弛切口外侧的皮下组织，然后将皮肤拉向中线缝合，使覆盖于衬里皮瓣上。

（3）瘘口较大不能用上述方法修补时，可采用带蒂皮管进行修复。于瘘口旁颈部做带蒂皮管。3周后于瘘口两侧按上法做好衬里。将皮管下端切断，剖开后覆盖衬里缝合瘘口。3周后若修补区皮瓣存活，即可切断皮管蒂部。

（4）巨大瘘口，周围组织无法修补时，可采用胸锁乳突肌或胸大肌皮瓣进行修复。

四、乳糜漏

颈淋巴结清扫术是颈转移淋巴结最有效的治疗方法，而乳糜漏是颈淋巴结清扫术中较常见的并发症之一，发生率为2%~8%。其中左侧乳糜漏发生率明显高于右侧。这与颈段胸导管的解剖特点有关。胸导管经后纵隔沿锁骨下动脉内缘上升至锁骨上3~4 cm处，横过左颈动脉鞘后侧在斜角肌内缘急转向内下方，汇入左锁骨下静脉或颈内静脉。在做颈淋巴结清扫术时，术者切断颈内静脉后或分离颈内静脉旁的淋巴脂肪组织时容易损伤胸导管。损伤胸导管或淋巴管后，会有乳糜液外溢。预防乳糜漏的关键是要认真处理好锁骨上的胸导管或淋巴管，在处理颈内静脉旁的淋巴脂肪组织时，术者应分束切断缝扎纤维结缔组织，切忌盲目或过度牵拉。在颈淋巴结清扫术中，术者应仔细检查锁骨上窝有无乳糜液外溢，如有损伤，应立即结扎胸导管或淋巴管的破裂口，采用生物胶土封堵瘘口，并用周围组织填塞压迫，再关闭创面。

通常颈部乳糜漏的诊断并不困难，颈淋巴结清扫术后引流量异常增多或呈乳白色，则要考虑乳糜漏的发生。乳糜漏多出现在术后第2~3 d（术后第1天，乳糜液与血液混在一起，不易被发现），尤其在患者开始进食时较明显，术后引流量24 h多于50 mL，并且量有逐日多趋势，外观为乳白色，偶带血性（较早期）液体。根据24 h引流量的不同将乳糜漏分为：50~200 mL为轻度，200~400 mL为中度，400 mL以上为重度。出现术后乳糜漏，应予以低脂肪饮食或禁食及肠外营养支持（高热量、高蛋白），若术后出现轻、中度的乳糜漏，保持负压引流管，可先行锁骨上窝及气管旁加压包扎，但颈根部的加压包扎较为困难，可采用弹性胶布加敷料球加压；若引流量逐日减少，一般可自行愈合。国外研究表明保守治疗时可加用奥曲坦药物治疗，该药在治疗乳糜漏的有效性已经广泛证实。倘若经加压处理及保守治疗后，24 h伤口引流量仍多于400 mL，持续2~3 d仍不减少，应停止持续负压吸引，重新打开创口，寻找出胸导管或淋巴管的破裂口，并于缝扎。因为患者长期伤口不愈，容易造成水、电解质和营养失调，甚至会导致全身衰竭死亡。但此时创面大多水肿明显，结扎较困难，建议可用带蒂的前斜角肌肌瓣加固缝合；若无法缝合者可试用碘仿纱条填塞，1周后分次抽出。如手术干预失败，必要时胸腔镜下结扎胸导管可能是有效的办法。

五、神经损伤

（一）神经损伤

头颈部神经丰富，有多组颅神经支配，极易损伤，常见的有以下几种情况。

1. 颈淋巴清扫手术

颈淋巴清扫术是治疗头颈部原发肿瘤及转移灶的最有效手段，尽管技术不断进步，但其易神经损伤。

例如在行根治性颈清扫时在分离、结扎、切断颈内静脉时，注意不要将颈内静脉后面的迷走神经与颈内静脉一起被结扎、切断。二腹肌后腹下方有舌下神经横越，手术时不能将其误认为二腹肌肌腱被切断，以免引起同侧舌肌萎缩和运动障碍。清扫颌下三角区时，在颌下腺附近可见舌神经，切断颌下腺管时，必须与舌神经相区别。清理颈后三角区时，应于椎前筋膜前进行，并不宜过深，以免损伤膈神经及臂丛。神经损伤后，可行神经吻合术。在选择性颈清扫时避免损伤副神经。

2. 甲状腺手术

甲状腺手术应注意避免损伤喉返神经，其一旦损伤会导致声带麻痹，影响发音，吞咽及呼吸功能，甚至会影响生命可能。因此在手术中熟练掌握喉返神经的解剖，最常见的左侧喉返神经在气管食管沟内，右侧喉返神经在气管外侧附近。在手术中解剖出喉返神经，在明视神经前提下切除肿瘤，才能更好地避免喉返神经的损伤。术后可应用些神经营养药物及激素治疗，消除神经水肿，如神经损伤严重经保守治疗无效，可行神经吻合术。

3. 腮腺手术

腮腺手术应注意避免损伤面神经，手术中无论是从面神经的下颌缘支或从面神经主干开始解剖面神经，都应熟练掌握其解剖标志，在充分暴露面神经主干及各分支的情况下切除肿瘤，才能避免面神经的损伤，术后同样的应用些神经营养药物及激素治疗，消除神经水肿，如神经损伤严重经保守治疗无效，可行神经吻合术。

（二）皮瓣坏死

复杂、恶性程度高的头颈部恶性肿瘤患者术后往往有很大的组织缺损需要皮瓣修复，皮瓣类型主要有胸大肌皮瓣及目前广泛应用的游离皮瓣，但皮瓣的应用也有其并发症，会导致皮瓣的坏死。

1. 胸大肌皮瓣

胸大肌肌皮瓣在20世纪70年代末应用以来，已被广泛运用了30年，此瓣由于具有容易取、丰富的软组织体积、大面积皮肤蒂、可观可靠性和操作时间短等特点而被广泛运用。该瓣以胸肩峰动脉的胸肌支为主要血供，皮瓣的旋转轴在锁骨中点下方，可带广阔的胸大肌表面以及向下延长到胸大肌以外的腹直肌鞘表面皮肤，可修复下咽、口腔颌面部，颞部等多种类型的复合缺损。转移的肌肉可覆盖颈清术后的颈部创面，保护颈动脉。我们认为，胸大肌肌皮瓣切取的关键在于保护皮瓣的主要营养血管即胸肩峰动脉的胸肌支及其伴行静脉，在切断胸大肌肌外侧时要格外小心避免损伤胸肌支，损伤后导致皮瓣坏死。另外，胸大肌皮瓣的蒂部为肌肉血管蒂，当其从锁骨表面越过时，臃肿的肌肉会造成对血管蒂的压迫，从而影响肌皮瓣血供，血管蒂根部受压是胸大肌皮瓣失败的原因之一。因此术后保持负压引流通畅、防止血肿形成、避免血管蒂受压及牵拉，注意保温等措施。

2. 游离皮瓣

游离皮瓣的修复也始于20世纪70年代，最近20年来得到最广泛的应用，其中最常用的为游离前臂和股前外侧皮瓣。但游离皮瓣也有较多并发症，严重出现皮瓣坏死需再次手术修复。有学者研究分析了20年来共2 019例游离皮瓣的手术经验，认为引起皮瓣坏死的最主要原因还是血容量不足，其中静脉血容量不足尤其重要，主张术后严密临床观察，评估皮瓣颜色、温度、肿胀、毛细血管充盈；一旦不能确定，做针刺试验，术后第1天每小时做1次，术后第2天每2小时做1次，术后第3~7天每4小时做1次；应用其他一些辅助设备可有助于鉴别皮瓣好坏程度如激光多普勒血流仪和组织分光光度法等。另有研究表明游离皮瓣并发症发生率除了与患者本身的临床特征有关，与手术医生的熟练程度密切相关。如皮瓣坏死，处理失败皮瓣应该认识并消除根本原因，优化患者的全身情况，重新评估缺陷，尝试行第二次游离皮瓣手术。

六、总结

头颈部手术由于该部位血管、神经丰富，有很多潜在的并发症，仔细地进行手术是成功的关键。手术过程中应充分注意到各具体步骤的各个细节及手术完成后彻底地检查术区能有效地避免术后并发症的发生。

（施勇　吴海涛）

第三节　耳鼻咽喉头颈肿瘤患者的护理

　　头颈外科手术患者的切口位于头面部或颈部，手术常会损伤人体的重要功能，如发音功能、语言功能、视觉功能、嗅觉功能、味觉功能、听觉功能等，影响患者的正常生活，因此患者在术前必须做好充分的心理和生理准备。另外，头颈部位代表了一个人的主要外部形象且不易遮掩，以致头颈部手术的患者术后因外部形象改变而容易产生许多心理问题成为术后护理的主要难点。所以在临床护理工作中，对头颈外科患者的护理要以整体护理的思想为指导，以护理程序为工作方法，提供全面的个性化的护理。

一、耳部肿瘤患者的护理

　　耳部肿瘤患者如外耳道癌、中耳癌等患者需行耳部肿瘤切除术，手术前后的护理对预防术后并发症，促进患者康复至关重要。

（一）常见的护理诊断及医护合作性问题

　　焦虑：与缺乏耳鼻喉科疾病的有关知识（如病情的严重程度、疾病的预后、手术的并发症）以及其他社会因素（如影响工作、学习，经济负担重等）有关。

　　舒适度减弱：与听觉改变及前庭功能障碍有关。

　　疼痛：与耳部炎症或耳部手术创伤有关。

　　自理能力缺陷：与术后体位受限及疲劳疼痛有关。

　　潜在并发症：切口感染、出血、面瘫、脑脓肿等。

　　知识缺乏：缺乏有关耳部疾病预防、保健、治疗等方面的知识和技能。

（二）护理目标

　　对于耳部肿瘤患者的护理目标为：①患者情绪稳定，积极配合各项治疗与护理；②手术后各类不适减轻，营养状况良好；③未发生切口感染等并发症；④获得疾病相关知识。

（三）护理措施

1. 术前护理

（1）心理护理：评估患者的焦虑程度，理解、同情患者的感受，向患者讲解疾病的治疗方法及预后，鼓励患者树立信心。

（2）术前向患者及其亲属解释手术的目的，手术前后的注意事项及可能发生的问题，告知患者避免感冒，以免影响手术。手术前注意个人卫生，并剃除患侧耳周围头发（距发际5 cm），同时注意美观。积极完善各种检查。

2. 术后护理

（1）注意观察患者生命体征的变化，听取患者主诉，询问有无眩晕、头痛、恶心等症状，对疑有颅内并发症的患者，头痛时不可随意给止痛药，以免掩盖病情，应及时通知医生处理。

（2）体位：手术当日，平卧或健侧卧位，进食后如无不适症状可起床适当活动。

（3）饮食：全麻清醒3 h后无恶心、呕吐者可给以流质或半流质3~5 d，减少咀嚼牵拉伤口加重疼痛，以后改为软食或普食，恶心、呕吐剧烈者可从静脉给营养。

（4）预防上呼吸道感染，掌握正确擤鼻，利于中耳乳突腔愈合。配合医生换药，注意无菌操作。

（5）用药护理：按医嘱给予足量敏感抗生素，预防感染发生；部分患者按医嘱给予呋麻滴鼻液，以保持咽鼓管通畅。

（6）注意伤口有无渗血，敷料是否松脱，渗血较多，可更换外面敷料，重新加压包扎，若出血多要及时处理。

3. 康复指导

（1）防止感冒，保持鼻腔通畅，必要时可用呋麻液滴鼻。

（2）教会患者掌握正确的擤鼻方法，勿用力擤涕，正确的方法为单侧鼻孔轻轻擤或鼻涕吸入口中吐出。

（3）洗头时应用棉球堵塞外耳道口，防止污水进入耳内而继发感染。

（4）适当参加体育锻炼，增强抵抗力。暂停游泳、跳水等运动。

（5）术后两周左右门诊随访。若耳后切口出现红、肿、热、痛或耳道渗液性质可疑（颜色、气味异常等）则应立即就医。

（6）注意听力、眩晕等变化，如有不适，随时就诊。

（7）按医嘱用药，定期门诊随访。出院后按时清洁耳道。

（四）护理评价

通过治疗和护理计划的实施，评价患者是否能够达到如下目标：①情绪稳定，积极配合各项治疗与护理；②手术后各类不适减轻，摄入量足够，营养状况良好；③未发生感染、出血等并发症；④掌握疾病相关知识。

二、侧颅底肿瘤患者的护理

侧颅底肿瘤主要包括颈静脉球体瘤、听神经瘤、颞骨巨细胞瘤等侵犯侧颅底的肿瘤，侧颅底肿瘤切除术因为要进入颅内，所以手术后护理的难度更大，特别要防止颅内并发症的发生。

（一）常见的护理诊断及医护合作性问题

恐惧：与环境变化、手术预后、疾病的困扰有关。

疼痛：与手术创伤引起皮肤完整性受损有关；剧烈头痛，由耳源性并发症所致；腹部疼痛，与取腹壁脂肪有关。

自理能力下降：与手术后疼痛、疲劳、补液、引流管存在有关。

有体液不足的危险：与高渗性药物的应用、出汗、呕吐、进食不足有关。

潜在并发症：如伤口出血、脑脊液漏、颅内高压、面瘫、肺栓塞的可能，与手术创伤及机体抵抗力下降有关。

知识缺乏：缺乏术前术后的有关信息以及出院后的自我护理知识。

（二）护理目标

对于侧颅底肿瘤患者的护理目标为：①患者对疾病有正确的认

识，积极配合各项治疗与护理；②手术后各类不适减轻，营养状况良好；③未发生出血、感染、颅内高压等并发症；④获得疾病相关知识。

（三）护理措施

1. 术前护理

（1）评估患者的焦虑程度，向患者讲解有关疾病的知识，让患者了解手术的必要性和目的，术后可能出现的情况及应对措施，消除患者恐惧心理，以积极的态度接受手术。

（2）备皮，颅底手术患者应剃光头，术中需取腹壁脂肪者，应备好腹部皮肤。

（3）必要时遵医嘱进行血型检验和备血。

2. 术后护理

（1）术后遵医嘱床头抬高30~45°，以降低颅内压，同时减轻腹部张力，减轻腹部切口疼痛，教会患者咳嗽时如何减轻伤口疼痛，疼痛剧烈者可给予使用镇痛泵。

（2）遵医嘱及时、准确使用降颅内压药物，注意液体的速度和量，鼓励患者进食进水，恶心、呕吐的患者应根据医嘱使用止吐药物，鼓励患者少量多餐，进清淡易消化的流质或半流质，准确记录出入水量，保持水、电解质平衡。

（3）观察头部切口和腹部切口渗血情况，如渗血较多应立即通知医生处理。

（4）按医嘱准确使用抗生素，预防切口感染。换药时严格执行无均操作。保持负压引流管的通畅和固定，防止手术创口积血积液，利于切口愈合，并记录引流液的色、质、量。

（5）为患者做好基础护理，包括皮肤护理、口腔护理、导尿管护理、饮食护理、大小便护理等，协助放置舒适体位，在患者恢复自理能力之前，满足患者的生理和心理需要。

（6）密切观察患者的生命体征特别是瞳孔和神志的变化，术后当天每半小时监测一次脉搏、呼吸、血压、血氧饱和度、瞳孔、神志，以后根据病情和医嘱酌减。注意观察患者有无面瘫、耳鸣、眩晕、舌体运动障碍，及剧烈头痛、频繁呕吐、嗜睡、体温异常升高等颅内并发症症状的出现，并及时报告医生。

（7）保持大便通畅，3天未解大便者给予缓泻剂，避免用力大便致血压升高、颅内压升高。

（8）注意观察引流液的性状，如为淡黄色澄清液体，要警惕脑脊液漏，侧颅底患者注意有无脑脊液耳漏，前颅底手术的患者还要注意有无脑脊液鼻漏，如发生，及时通知医生处理，少量脑脊液漏可以通过高头位卧床，降低颅压，禁止擤鼻，常压引流，合理使用抗生素促进其自愈。

3. 康复指导

（1）半年内应注意休息，避免剧烈运动和重体力劳动。

（2）保持切口清洁、干燥，防止感染。洗头时应用棉球堵塞外耳道口，防止污水进入耳内而继发感染。

（3）注意劳逸结合，保证睡眠，加强锻炼，营养均衡，保持乐观积极情绪，增强体质和自身抵抗力。

（4）按医嘱服用药物，定期随访。

（四）护理评价

通过治疗和护理计划的实施，评价患者是否能够达到如下目标：①情绪稳定，积极配合各项治疗与护理；②手术后各类不适减轻，摄入量足够，营养状况良好；③未发生出血、感染、颅内高压、肺栓塞等并发症；④掌握疾病相关知识。

三、鼻咽纤维血管瘤患者的护理

鼻咽纤维血管瘤患者发病年龄较轻，常有反复多次大量鼻出血史，患者及家属情绪多较紧张，术前术后需加强疾病观察，预防出血，同时做好鼻腔填塞期间的各项评估及护理。

（一）常见的护理诊断及医护合作性问题

恐惧：与反复大量出血、担心预后有关。

舒适度减弱：术前与鼻腔出血有关、术后与鼻腔填塞有关。

气体交换障碍：与术后鼻腔填塞有关。

营养失调：低于机体需要量，与手术创伤及进食困难有关。

潜在并发症：低氧血症、大出血等。

有感染的危险：与鼻腔填塞、机体抵抗力降低有关。

知识缺乏：缺乏疾病相关的自我保健知识。

（二）护理目标

对于鼻咽纤维血管瘤患者的护理目标为：①患者对疾病认识，积极应对，配合各项治疗与护理；②手术后各类不适减轻，营养状况良好；③未发生大出血等并发症；④获得疾病相关知识。

（三）护理措施

1. 术前护理

（1）向患者及其亲属做好充分的入院宣教，建立良好的护患关系，给予必要的言语及心理安慰。

（2）及时和患者及其亲属沟通，解除思想顾虑，取得配合。

（3）简单告知手术有关程序，完善各项检查，按全麻手术做好术前准备，按医嘱备血。

（4）术日晨减去双侧鼻腔鼻毛。指导患者学会三种抑制咳嗽和打喷嚏的方法：深呼吸、舌尖抵上鄂和指压人中。

术前可行数字减影血管造影（DSA）检查和栓塞治疗，选择性瘤体供血动脉术前栓塞，应做好相应护理：①术侧下肢制动24 h，沙袋压迫股动脉穿刺点12 h。使用压迫器者下肢制动3 h，3 h后帮助患者取下压迫器，并按压穿刺点直至无出血；②观察穿刺点皮肤渗血渗液情况；③观察患者足背动脉的搏动情况，警惕是否有动脉搏动减弱或消失、肢体麻木、疼痛等现象。

2. 术后护理

（1）全麻护理常规护理至患者清醒，严密观察患者的生命体征，注意患者口鼻腔中分泌物及是否发生频繁吞咽动作，及时记录病情变化。

（2）注意倾听患者主诉，了解是否有疼痛，并评估疼痛的部位、性质持续时间、发生规律、伴随症状等，适当予以安慰，教会患者及家属有关减轻疼痛的方法：①皮肤刺激法：给予皮肤任意一种知觉刺激，如按摩冰袋冷敷等。②情境处理法：通过自我控制或由暗示性的情境分散患者注意力，如自我暗示、呼吸控制、松弛技巧、音乐疗法等。③减轻疼痛刺激：预防不适当的姿势和行为造成特定部位的疼痛，同时告知患者及家属疼痛存在是必然的，但会逐渐缓解，必要时，按医嘱给予适当应用止痛药，注意观察记录用药后结果。

（3）因后鼻孔纱球的填塞，会造成患者的进食受限，应多予关心，鼓励患者多进食高热量、高蛋白、多种维生素易消化的流质或半流质饮食，少量多餐，保证营养的摄入，促进机体康复。

（4）注意卧床休息，患者麻醉清醒后，可采取半卧位，一则有利于分泌物的吐出和流出，二则可使横膈下降，适当改善呼吸状况，改善缺氧情况。注意观察患者面色、神志、呼吸、血氧饱和度的变化并做好记录。必要时，可给予低流量间歇吸氧。

（5）关心体贴患者，随时询问患者的需求，将患者所需物品置于手边，方便取用，协助患者做好各项生活护理（晨晚间护理），特别是口腔护理，每日2次，每次进食后用漱口水漱口，保持口腔清洁，注意观察口腔黏膜情况，预防口腔感染，保证口气清新，同时也可促进食欲。口唇经常涂以石蜡油或润唇膏，增加液体摄入，防止口唇干裂。

（6）评估患者整体情况：评估生命体征，监测有无感染的迹象；注意通风，保持病室空气新鲜；注意保暖，预防感冒；遵医嘱给予抗生素应用，并注意观察药物疗效和不良反应；执行各项操作时，严格执行无菌操作，防止感染。

（7）严密观察鼻腔渗血及口中分泌物情况，注意有无局部出血倾向。进食时注意以温凉饮食为宜，嘱患者尽量避免打喷嚏及咳嗽，必要时可张口深呼吸或用舌尖顶上腭深呼吸以预防。如口中有血性分泌物，须指导患者将其吐出，切勿咽下，以免掩盖病情并刺激胃黏膜，引起恶心、呕吐，同时注意患者大便情况及性状，如有便秘可予缓泻剂，切勿用力摒气。

（8）注意观察鼻腔纱条及纱球的填塞及固定，避免纱条脱出或纱球脱落以至出血或窒息，同时正确给予鼻腔局部用药，每日数次石腊油滴入以利鼻腔润滑及纱条的抽取，减少黏膜损伤，纱条及纱球一旦完全抽除，则改用呋麻滴鼻液或复方薄荷油滴鼻，以利鼻腔黏膜的收敛和润滑。

3. 康复指导

（1）教会患者擤鼻及鼻腔用药的正确方法，根据医嘱正确用药，避免用手挖鼻。

（2）定期门诊随访，及时了解局部情况，有无复发，如有出现与术前类似的症状及体征，及时就诊。

（3）适当体育锻炼，增强机体抵抗力。

（四）护理评价

通过治疗和护理计划的实施，评价患者是否能够达到如下目标：①情绪稳定，积极配合各项治疗与护理；②手术后头痛等各类不适减轻，摄入量足够，营养状况良好；③未发生大出血等并发症；④掌握疾病相关知识。

四、鼻腔鼻窦恶性肿瘤的护理

鼻腔鼻窦恶性肿瘤是耳鼻喉科常见的恶性肿瘤，但早期无明显临床表现，当出现症状和体征时，肿瘤已有相当发展或已是晚期。所以早期诊断较困难，预后多数不良。而且此类疾病的手术治疗，如上颌骨切除术等会明显破坏面部的功能和结构，因此，手术前后的护理较复杂。

（一）常见的护理诊断及医护合作性问题

悲伤：与被诊断为癌症、担心预后及治疗引起面容毁坏有关。

疼痛：与肿瘤破坏或手术创伤有关。

有感染的危险：与口腔和鼻腔结构功能改变、营养摄入不足、抵抗力降低有关。

潜在的并发症：术后出血。

自我形象紊乱：与上颌骨切除致面部塌陷、部分硬腭和牙齿切除导致咀嚼功能改变、发音障碍等有关。

知识缺乏：缺乏术前术后的有关信息以及出院后的自我护理

知识。

（二）护理目标

对于住院手术患者，经过治疗和护理，希望患者能达到如下目标：①对疾病能正确认识并表现出积极的应对方式；②手术后无出血和感染发生，切口愈合良好；③能掌握足够的自我护理技能，接受自己的形象改变。

（三）护理措施

1. 术前护理

（1）做好入院宣教，注意患者情绪变化，简单介绍有关疾病及手术的知识，让患者参与自己的治疗护理，减轻焦虑和恐惧。

（2）告知患者术后面容损坏虽然较严重，但今后可进行各种整形治疗，帮助患者做好充分的思想准备，鼓励患者正视现实，增强患者战胜疾病的信心及生活的勇气。

（3）完善各项术前检查，按手术要求做好术前准备（如备皮、剪鼻毛、备血等）。上颌骨截除术患者准备好定制的牙托，备血。

（4）根据医嘱静脉使用抗生素。

2. 术后护理

（1）防止出血：监测生命体征至平稳，有条件者应对患者进行心电监护；嘱患者将口腔内分泌物吐出，严密观察切口渗血情况，并做好止血急救准备工作，床旁准备好氧气、吸引器等物品。按医嘱使用止血剂。进食温度以温凉为宜。

（2）防止感染：术后做好患者的口腔护理，每次进食后，均用漱口液漱口，保持口腔清洁，待手术腔内纱条抽完后，须每日清洁一次牙托；保持鼻侧切口部位的清洁、干燥，防止伤口感染；按医嘱使用抗生素。观察体温变化，有无头痛发热等情况。

（3）疼痛护理：详见第三节"术后护理"。

（4）生活护理：如梳头，洗脸，擦身等，保持床单位的整洁及良好的精神状态，特别加强口腔护理，告诉患者每次进食后要清洁口腔，漱口液漱口，特别是上颌骨截除术后配带牙托的患者，要教会患者取戴牙托的方法，彻底清除食物残渣，以免感染发生，减少口腔异味，同时应注意是否有过于流涎症状，注意保持局部皮肤的干燥，避免破损，如有流涎过于黏稠则可给予适量热饮料、碘剂、祛痰剂及碱性溶液漱口。

（5）饮食护理：鼓励患者进食，保证机体营养摄入，以高热、高蛋白、多种维生素、高纤维素的流质、半流质为宜，少量多餐，必要时按医嘱给予输液、输水解蛋白或补充全血，以提高机体抵抗力，促进伤口愈合。

（6）鼻腔局部用药：石腊油滴入鼻腔，以利润滑及纱条的抽取，每日数次，减少黏膜损伤，纱条及纱球一旦完全抽除，则改用呋麻或复方薄荷油滴鼻，以利鼻腔黏膜的收敛和润滑。

（7）心理护理：解除不良情绪的困扰，鼓励患者树立战胜疾病的信心和勇气，特别是上颌骨截除的患者，因术后面容的改变可能产生自卑，沮丧等不良情绪反应，应耐心、细致地与患者进行语言沟通及实施必要的非语言性行为支持，如握住患者的手，用平等和善的目光和语气与其进行交流等，这样做可以有效地帮助患者。当然，也可以提供有关术后可进一步整容，使面容恢复的信息。

3. 康复指导

（1）按医嘱用药，嘱患者出院后继续使用复方薄荷油滴鼻，润滑鼻黏膜，减少痂皮。

（2）定期门诊随访，注意切口愈合情况及局部是否复发。

（3）按需要继续进行放疗、化疗。

（4）养成良好的卫生习惯，掌握正确的擤鼻方法，即单侧擤鼻。

（5）如为上颌骨截除者，在恢复期，应告知患者坚持进行张口训练，以防翼腭窝瘢痕增生，致张口困难，并注意口腔清洁，学会牙托的护理。

（6）适当参加体育锻炼，加强营养摄入，增强机体抵抗力。

（7）指导眶内容剜出术患者进一步接受整形治疗。

（四）护理评价

通过治疗和护理计划的实施，患者能够达到如下目标：①对疾病有正确的认识，能积极应对；②手术后无出血和感染发生，切口愈合良好；③掌握足够的自我护理技能，接受自己的形象改变。

五、喉及喉咽部肿瘤患者的护理

喉及喉咽部肿瘤患者多行全喉切除、次全喉切除、半喉切除或新喉再造术等，手术后面临气道通路改变、鼻饲饮食、发音功能丧失、颈部造瘘口等生理改变，伴随着一系列心理功能变化、自理能力下降等，手术前后护理如下。

（一）常见的护理诊断及医护合作性问题

焦虑：与被诊断为癌症和缺乏治疗和预后的知识有关。

有窒息的危险：与癌肿过大有关、术后造瘘口直接暴露于外界环境中有关。

疼痛：与手术引起局部组织机械性损伤有关。

语言沟通障碍：与喉切除有关。

睡眠型态紊乱：与术后呼吸通路改变、颈部伤口不适有关。

进食自理缺陷：与术后鼻饲饮食及术后疲惫、疼痛有关。

营养失调：低于机体需要量，与摄食途径改变、食物性状改变、机体需要量增加有关。

有感染的危险：与皮肤完整性受损、切口经常被痰液污染、机体抵抗力下降有关。

潜在并发症：出血、感染、咽瘘等。

自我形象紊乱：与喉切除引起的颈部瘘口、瘢痕及言语功能改变有关。

知识缺乏：缺乏出院后自我护理知识和技能。

（二）护理目标

对喉癌患者的总体治疗和护理目标为：①通过各项护理，患者能认识到引起焦虑的原因，并进行适当调节；②手术前后呼吸道保持通畅，未发生窒息；③疼痛减轻或消失；④能选择使用除语言外其他交流方法进行有效交流；⑤切口愈合好，无出血和感染发生；⑥在护理人员协助下完成鼻饲饮食，吞咽功能恢复正常，保证机体良好的营养状态；⑦能够正视身体结构和功能的改变，并表现出适应的行为；⑧

出院前，患者或家属能够掌握护理颈部切口和套管的技能和知识。

（三）护理措施

1. 术前护理

（1）疼痛的护理：评估疼痛的部位、程度，告知疼痛的原因和可能持续的时间；必要时按医嘱使用止痛药或镇痛泵；抬高床头30~45°，减轻颈部切口张力；教会患者起床时可用手掌托住后脑勺，使头、颈呈一直线；防止剧烈咳嗽加剧切口疼痛。

（2）焦虑的护理：该问题可能从术前持续到术后，因此术前就要加强与患者的沟通，主动关心患者，自我介绍，与患者建立良好的护患关系，取得患者的信任。然后用适当的语言和方式向患者讲解疾病的有关知识，帮助患者增强信心。指导患者家属保持乐观、积极的心态，关心、鼓励和支持患者，减轻患者焦虑。术后患者清醒后，将呼叫器放在患者手边，患者一旦有任何需要都可以按下呼叫器，护士就可以及时来到床边，给予帮助。如果条件允许，尽可能鼓励患者家属陪伴，提供情感支持，减轻焦虑。

（3）语言交流障碍：评估患者读写能力，术前教会患者失去发音功能的其他交流方法，如写字板、手势语言或图片语言，并在术前都准备好，放在患者随手可及的地方，教会患者简单的手语，以便术后与医护人员沟通，表达个体需要；主动关心患者，满足其需要；鼓励患者与医护人员交流，给予患者足够的交流时间，表示耐心和理解；告知患者切口愈合后，可以通过其他发音方式，如食管发音、电子喉等恢复交流。

（4）防止窒息的护理措施：给患者讲解新的呼吸方式，气体不从鼻进出而从颈部气管造口进出，不要遮盖或堵塞；观察患者呼吸的节律和频率，监测血氧饱和度；定时湿化吸痰，防止痰液阻塞气道；室内湿度保持在55%~65%，防止气道分泌物干燥结痂；鼓励患者深呼吸和咳嗽，排除气道分泌物，保持呼吸道通畅。

（5）防止切口出血的护理措施：注意观察患者的血压、心率变化；切口加压包扎；吸痰动作要轻；仔细观察出血量包括敷料渗透情况、痰液性状、口腔有无大量血性分泌物、引流量及颜色；如有大量出血，应立即让患者平卧，快速测量生命体征，用吸引器吸引出血，防止误吸，同时建立静脉通路，根据医嘱使用止血药或重新止血，必要时准备输血。

（6）防止切口感染及咽瘘的护理措施：注意观察体温变化；换药或吸痰注意无菌操作；每日消毒气管筒；气管内定时滴入湿化液；气管垫潮湿或受污染后应及时更换；负压引流管保持通常有效，防止死腔形成；做好口腔护理；一周内不做吞咽动作，嘱患者有口水及时吐出，拔除鼻饲管前禁止经口饮食；根据医嘱全身使用抗生素；增加营养摄入，提高自身免疫力。

（7）防止营养摄入不足：保证鼻饲量、鼓励少量多餐；注意鼻饲饮食中各种营养的供给：热量、蛋白质、维生素、纤维素等；患者鼻饲饮食发生不适时如腹胀、腹泻、嗝逆等，及时处理；做好鼻饲管护理。

（8）自理能力缺陷的护理措施：为患者做好口腔护理、皮肤护理、大小便护理、饮食护理、床单位护理，根据患者体力协助其逐渐增加活动量，保持良好的舒适状态，综合患者的病情和切口愈合情况，协助或指导患者恢复自理能力。

（9）帮助患者适应自己的形象改变：鼓励患者倾诉自己的感受；关心同情患者，表示极大耐心，避免流露出嫌弃、厌恶或不耐烦；鼓励其面对现实，照镜子观察自己的造口，教会患者一些遮盖缺陷的方法；鼓励患者亲属多沟通，调动家庭支持系统。

2. 放射治疗期间的护理

（1）告知患者放疗可能出现的不良反应（如皮肤损害、黏膜损害等）及应对方法，放疗后局部皮肤可能有发黑、红肿、糜烂，注意用温水轻轻地清洁，不可用肥皂、沐浴露等擦拭皮肤，局部可涂以抗生素油膏；

（2）鼓励患者树立信心，坚持完成疗程；注意观察呼吸，因放疗会引起喉部黏膜充血肿胀，加重喉阻塞，如患者出现呼吸困难，可先行气管切开，再行放疗。

3. 康复指导

患者出院前，护士应教会患者或其亲属学会相关的康复护理方法，掌握相关知识。

（1）清洗、消毒和更换气管筒或全喉筒的方法。

（2）自我观察、清洁、消毒造瘘口的方法。嘱半喉或新喉再造术患者注意检查气管筒系带是否牢固，防止外套管脱出发生意外。一旦脱出，立即到医院就诊。外出或沐浴时保护造瘘口，防止异物吸入。

（3）湿化气道的方法：使用0.9%氯化钠注射液湿化液滴入气道；适当增加液体量的摄入，预防呼吸道干燥；如室内空气干燥，可用空气湿化器增加室内空气湿度，预防痂皮产生。清理痂皮可用圆头镊子，避免损伤气道黏膜，或请求医生帮助。

（4）注意加强营养，多进高蛋白、高热量、富含维生素和纤维素的食物，禁烟酒和刺激性食物，保持大便通畅。

（5）拔除鼻饲管前需经口试吃，对于进食易呛咳的患者，鼓励其继续做吞咽训练，逐渐寻找出最适宜的吞咽体位和方法，训练从稠厚的食物开始，如藕粉、蒸鸡蛋，逐渐食用半流质或软食，切忌进食过急过快和进食时谈笑，防止窒息。

（6）不要到人群密集的地方，注意锻炼身体，增强抵抗力，防止上呼吸道感染，但避免剧烈运动，注意劳逸结合。加强恢复头颈部功能的锻炼。

（7）向患者提供一些有关语言康复训练、参与社会活动组如喉癌俱乐部等的信息，鼓励患者积极参与社会活动，这样做对于预防各种心理并发症（如孤独感、抑郁、社交隔离、自尊降低等），促进患者心理健康有重要意义。

（8）对家庭成员的指导不可忽视，嘱患者亲属多与患者沟通，在沟通过程中不能表现出不耐烦或不情愿，使患者感受到家庭支持；对有配偶的患者，指导其性生活的恢复；对于年轻、有工作能力的患者，应鼓励其尽早恢复工作，使患者从各方面恢复健康，提高生活质量。

（9）出院后定期随访，1个月内每2周1次，3个月内每月1次，1年内每3个月1次，1年后每半年1次。如出现出血、呼吸困难、造瘘口有新生物或颈部扪及肿块等情况，应立即到医院就诊。

（四）护理评价

通过治疗和护理计划的实施，患者能够达到如下目标：①焦虑减轻或消除；②呼吸平稳、呼吸道通畅；③疼痛减轻或消失；④能够用除语言交流外的其他交流方法进行有效交流；⑤切口愈合好，无出血和感染发生；⑥吞咽功能正常，机体营养状态良好；⑦主动参与自我护理并正视自己的造瘘口，主动参与社会活动；⑧掌握护理颈部造瘘口和套管的技能和知识。

六、颈部淋巴结清扫患者的护理

颈部淋巴结清扫术多用于喉部恶性肿瘤、扁桃体恶性肿瘤、鼻咽部恶性肿瘤、口腔恶性肿瘤等发生颈部淋巴结转移的患者。发生颈部淋巴结转移的患者多为晚期肿瘤患者，所以患者的心理状态和全身情况更差，因此做好术前术后的各项护理工作，对于促进患者康复、减少并发症有着重要意义。

（一）常见的护理诊断及医护合作性问题

焦虑：与环境陌生、被诊断为肿瘤和担心预后不良有关。

疼痛：术前与疾病特点，术后与手术切口有关。

穿着自理缺陷：与术后切口疼痛、肩颈功能受限有关。

有出血的危险：与手术引起的机械性损伤有关。

有感染的危险：与手术后机体抵抗力降低、切口未愈有关。

潜在并发症：乳糜漏与术中损伤胸导管或淋巴管形成淋巴瘘有关。

（二）护理目标

对颈部淋巴结清扫患者的总体治疗和护理目标为：①通过各项护理，缓解患者的术前术后焦虑状态；②疼痛减轻或消失；③肩颈功能逐步恢复；④切口愈合好，无出血和感染发生；⑤未发生乳糜漏等各类并发症。

（三）护理措施

1. 术前护理

（1）做好患者的心理护理，评估患者焦虑程度。做好环境介绍和自我介绍，使患者解除陌生感，减轻焦虑。主动与患者沟通，建立良好的护患关系。向患者介绍疾病的有关知识和可能的预后情况，并强调健康的心态会促进疾病的预后，使患者能客观地认识疾病，保持积极乐观的心态，主动配合治疗护理。

（2）帮助患者做好术前准备。除做好全身麻醉前的常规准备外，还要做好手术野的皮肤准备，备皮范围包括：上自下颌骨下缘，下至乳头水平，内侧至颈中线，外侧至斜方肌。男患者需剃净胡须，理短头发，发际需往上推，使手术野清洁。

2. 术后护理

（1）防止切口出血的护理措施：注意观察患者的血压、心率变化；切口加压包扎松紧度是否适宜；仔细观察出血量（包括敷料渗透情况）；保持负压引流管固定通畅，定期观察引流量及颜色；如有大量出血，应立即采取抢救措施，根据医嘱使用止血药或重新止血，必要时准备输血。

（2）防止切口感染的护理措施：保持负压引流通畅有效，将积聚在皮下的渗血、渗液引流出来，防止血肿和死腔形成，促进伤口愈合。按医嘱正确使用抗生素。饮食中增加蛋白质的摄入，增强机体抵抗力和切口愈合能力。

（3）注意观察切口或引流管内有无乳糜状淋巴液渗出或流出，如发现要及时报告医生处理，少量渗出一般采用沙袋局部压迫，或增加加压包扎的力度，同时预防感染，渗出点可自行闭合。

3. 康复指导

患者出院前，护士要对患者和其亲属进行康复指导。

（1）注意休息，适当锻炼，劳逸结合。

（2）加强营养摄入，多进营养丰富易消化的饮食，如瘦肉、鱼、虾、鸡蛋等蛋白质含量高的食物，以及维生素和纤维素多的蔬菜水果等，保持均衡营养，增强机体抵抗力。

（3）教会患者锻炼上臂和颈部功能的方法，嘱患者坚持锻炼，尽快恢复颈部、上肢和肩部的力量。锻炼的方法有很多，简便易行的方法有：①颈部伸展运动：下颌尽量向胸前、向后、向左、向右转动。②肩部运动：站立，放松，双肩向前、向上、向后、向下做旋转运动，再反向做。③举重运动：用小的重物开始练习，类似于举哑铃练习，手臂先放松下垂，伸直肘部，慢慢举起，尽量举高，绕过头部，再慢慢放下。④爬强运动：两手臂慢慢沿墙壁爬高，注意身体保持平衡。⑤拉绳运动：在墙上或门上挂一钩子，穿过钩子挂一短绳，靠墙放一凳子，坐直，背靠墙，双手同时抓住绳子两端，一手拉下绳子带动另一手上升，重复此动作，注意不要使身体弯曲，保持肩部运动，锻炼肩膀和手臂的力量。

（4）定期门诊随访，随访方法同喉部肿瘤患者的随访。

（四）护理评价

通过治疗和护理计划的实施，患者能够达到如下目标：①通过各项护理，患者术前术后焦虑减轻，能配合各项治疗及护理；②疼痛减轻或消失；③切口愈合好，无出血和感染发生；④未发生乳糜漏等各类并发症；⑤肩颈功能逐步恢复，生活自理。

七、甲状腺肿瘤患者的护理

甲状腺肿瘤比较常见，当瘤体较大时，会因为压迫气管、食管神经而导致呼吸困难，手术本身也会引起并发症的发生，因此做好术前术后的各项护理工作，对于促进患者康复、减少并发症有着重要意义。

（一）常见的护理诊断及医护合作性问题

焦虑：与害怕疼痛、手术或治疗失败有关。

知识缺乏：缺乏相关疾病知识。

疼痛：与手术损伤、皮肤完整性受损有关。

有窒息的危险：与手术损伤喉咽部、喉头水肿、痰液堵塞、双侧喉返神经损伤有关。

潜在并发症：出血的可能，与术中止血不彻底、术后咳嗽、呕吐、过度活动有关。

（二）护理目标

甲状腺肿瘤患者护理目标为：①患者能正确认识疾病，并积极应对；②疼痛减轻或消失；③患者呼吸畅通，言语清楚；④切口愈合好，无出血发生；⑤掌握相关疾病及康复知识。

（三）护理措施

1. 术前护理

（1）及时了解患者焦虑的原因，并进行疏导。介绍手术的必要性、术前术后注意事项使其配合治疗和护理。

（2）按医嘱术前晚及术日晨酌情给予镇静药，做好全麻常规准备工作。完成各项检查包括甲状腺功能检查。

（3）术前评估患者是否患有颈椎疾病，颈部是否可以完全后仰位，同时教会患者头低肩高体位，可用软枕练习数次，使机体适应术中颈部过伸的体位。

2. 术后护理

（1）按全麻患者术后护理常规进行护理。

（2）患者清醒后，可垫高头部，减轻颈部切口张力，减轻疼痛；加压包扎松紧适度，防止过紧增加患者疼痛；指导患者在变换体位时用手托住颈部，翻身时头部与身体一起转动，以保护伤口。给予清淡富有营养的半流质饮食，温度宜偏低，减少对伤口的刺激；必要时使用自控镇痛泵。

（3）严密观察生命体征及听取患者主诉，如患者有颈部紧压感、呼吸费力、气急、心率加速、紫绀等应紧急处理，必要时气管切开。

（4）观察是否出现不同程度的声嘶、进食呛咳，及时报告医生，可能是术中损伤喉返神经和喉上神经所致，应告知患者不要紧张，几个月后均可恢复，使患者保持信心。对于进食呛咳患者不要进流质，进较黏稠的半流质或软食，减慢进食速度，进食时坐起，可减少呛咳。

（5）注意观察敷料渗透情况，以观察切口渗血；保持负压引流管固定通畅，经常检查引流管是否有扭曲、堵塞、漏气，以保持负压引流有效。负压引流液应定时排放，并记录其色、质、量，估计24 h内负压引流量，如疑患者出血量过多，应及时报告医生做出处理。

（6）术后嘱患者少说话，不要用力咳嗽，注意卧床休息，防止伤口出血。

3. 康复指导

（1）拆线后指导患者练习颈部运动，防止瘢痕收缩。

（2）终生服用甲状腺素者，饮食上应注意补钙，因甲状腺激素可导致钙的排出增加，加速体内钙的丢失。这种情况在绝经后女性更明显，可能会引起血钙下降，出现骨质疏松。因此在饮食中可增加虾皮、绿色蔬菜、骨汤、芝麻酱等含钙丰富食物。可适当增加一些维生素D含量高的食物，如肝脏、蛋黄及鱼肝油等，补充含有维生素D的钙剂；鼓励坚持户外运动，多晒太阳。

（3）需继续放疗或化疗的患者，应讲解一些放化疗的基本知识和自我保健方法。

（4）指导患者出院后经常检查颈部、耳后有无淋巴结或包块，定期随访肿瘤有无复发。

（四）护理评价

通过治疗和护理计划的实施，患者能够达到如下目标：①患者情绪稳定，积极配合治疗和护理；②患者疼痛减轻或感觉轻微；③切口愈合好，无并发症发生；④掌握健康教育相关知识。

八、眼部肿瘤患者的护理

眼部肿瘤包括眼睑肿瘤、泪腺肿瘤、结膜角膜肿瘤、脉络膜黑色素瘤、视网膜母细胞瘤、眼眶肿瘤等。良性肿瘤多可局部切除或激光或冷凝治疗，预后较好，对视功能和外形无明显影响，护理较简单，而对于恶性程度高的肿瘤如脉络膜黑色素瘤、视网膜母细胞瘤、横纹肌肉瘤等根据其范围大小需行眼球摘除术或眶内容剜出术，对患者的影响大，预后差，护理较复杂且难度大，详细介绍如下。

（一）常见的护理诊断及医护合作性问题

焦虑：与被诊断为恶性肿瘤、担心手术后容貌改变、视功能丧失和预后有关。

疼痛：术前与肿瘤增大引起眼压升高、眼球突出造成暴露性角膜炎有关，术后与手术创伤有关。

自我形象紊乱：与术后面部结构和功能改变，形象破坏有关。

有出血的危险：与手术创面大，加压包扎松脱等有关。

有受伤的危险：与术后自理能力降低，眼部加压包扎，视功能降低有关。

知识缺乏：缺乏疾病相关的自我护理知识。

（二）护理目标

对行眼球摘除术或眶内容剜出术患者的总体治疗和护理目标为：①患者疼痛减轻或可以控制，伴随焦虑状态减轻；②患者能够正视术后自我形象的改变；③切口愈合好，无出血和感染发生；④术后为患者提供各类护理协助，未发生各类护理安全隐患；⑤向患者及其亲属提供各类术前、术后健康教育指导。

（三）护理措施

1. 术前护理

（1）评估患者焦虑的程度和原因，根据患者的实际情况向患者其家属介绍疾病的相关知识，可能的预后，术后如何使容貌得以修复，如安装义眼、整形手术等，使患者和其亲属增添信心，减轻顾虑，配合治疗和护理。介绍手术前后注意事项

（2）帮助患者做好充分的术前准备，全麻患者按全麻术前常规准备。开眶手术患者应剃去术侧眉毛，预计术中出血多的患者，术前应备血。

（3）术前疼痛的患者根据原因采取不同措施，因眼压升高引起的，根据医嘱使用降眼压药物；因侵犯神经引起的，根据医嘱使止痛药；因暴露性角膜炎引起的，涂以抗生素眼膏并包眼，以减少刺激。术后疼痛多因手术创伤引起，向患者做好解释工作，必要时使用止痛药。

2. 术后护理

（1）观察术后眼部包扎敷料的渗透情况和包扎敷料是否在位，如渗血过多或敷料松脱，要及时向医生汇报；同时注意观察患者的生命体征，如发现患者血压下降、心率加快等，应及时处理。

（2）无论手术前后，医务人员都应保持对患者关心、尊重，和蔼可亲的态度，不要表现惊讶、嫌弃、厌恶等易引起患者不良情绪的动作、表情或话语。

（3）术后协助患者完成生活护理，告知患者活动时注意安全，尽量扶住扶手等，防止意外跌倒等事件，必要时予以搀扶协助。

（4）术后行义眼座植入的患者，应教会患者如何取出、清洗和放入义眼，接受新的自我形象。

3. 康复指导

（1）指导患者适应单眼生活，因为单眼视物失去立体感和深度感，所以，要告知患者走路横过马路、驾驶等要特别小心，注意安全。

（2）在安装假体之前，可用眼垫遮盖手术眼，以防止异常的外表引起他人异样的目光或反映。

（3）从事轻松的体育运动，运动时注意保护眼睛。

（4）定期随访，注意肿瘤有无复发。

（四）护理评价

通过治疗和护理计划的实施，患者能够达到如下目标：① 患者疼痛减轻至可控，伴随焦虑状态减轻；②能正视术后自我形象的改变；③切口愈合好，无出血和感染发生；④术后未发生各类护理安全隐患；⑤掌握各类术前、术后健康教育知识，恢复各项自理能力。

（虞卫　席淑新　归纯漪）

第四节　耳鼻咽喉头颈肿瘤患者的康复与功能训练

一、头颈肿瘤患者治疗后的功能影响

头颈部包含呼吸道、消化道的起始部位，尤其咽喉部位于这两个通道的交叉部位，具有重要的生理功能，包括呼吸、吞咽、言语形成、嗅觉、味觉、防御保护等功能。头颈肿瘤患者由于肿瘤本身或者肿瘤引起的神经肌肉功能异常可导致明显的发音障碍、嗓音异常及吞咽功能下降等改变。除了疾病本身以外，手术导致的头颈部解剖结构破坏、气道改道及放射治疗引起的组织结构损伤也可以引起言语和吞咽功能障碍、嗅味觉障碍。因此，向患者及其亲属充分告知肿瘤治疗可能引起的机体功能改变，同时告诉他们肿瘤治疗的结果与预后同样重要。

二、头颈肿瘤患者治疗后的功能康复目标

随着肿瘤治疗观念的改变和治疗技术方法的改进，在致力提高疗效的前提下，如何提高经口进食与经喉发音比率，避免气管造口与其他辅助器械代替正常的言语和吞咽功能，提高患者治疗后的生活质量，是头颈肿瘤医生、患者及其亲属的一致追求。头颈肿瘤患者治疗后的功能康复目标包括：①使患者的言语、发音及吞咽等功能尽可能达到治疗前状况；②尽可能减少肿瘤治疗所致的功能上的不良反应；③患者对自己的总体生活质量基本满意。

根据患者的临床资料，按照治疗指南给出的治疗方案在实施前必须要征得患者及其亲属的配合与同意。除了让患者了解到肿瘤控制上的疗效以外，治疗后存在对结构功能上的破坏及康复后的结果也需要耐心的解释和沟通，这有利于肿瘤治疗与康复的依从性，也可以减轻患者对肿瘤治疗及其结局的恐惧和误解。基于临床和客观检查手段确定的治疗后康复方案取决于病灶的位置与所选择的肿瘤治疗方式。康复治疗前还需要对患者的言语和吞咽功能等进行评估，便于康复治疗及功能训练后的比较。

三、头颈肿瘤患者功能障碍评估

任何因切除舌、咽喉等重要结构而影响其生理活动的外科手术都会导致言语、吞咽、嗅觉等功能障碍。研究表明，手术后的相关功能障碍主要是组织缺损导致唇舌的活动力下降、口底与咽部活动力减弱、声门的闭合异常以及喉的偏移与缺损所导致。其障碍程度与手术切除的范围和组织缺损的体积相关。这些功能障碍的康复重点因手术和重建方式的差别而各有不同。例如，接受口底或舌切除术的患者需要增强言语的可理解度训练，促进吞咽功能康复、逐渐恢复经口进食。部分咽、喉切除术患者康复内容主要包括逐渐恢复经口吞咽与提高发声质量。喉全切除患者因失去发声器官及气道改道，所以通常将嗓音发声及改善嗅觉作为全喉切除术后的康复重点。

（一）言语发音功能障碍评估

发音与言语形成过程是鼻腔、口腔、咽和喉部的生物机械运动及其相互生理作用精确整合的结果。头颈部肿瘤本身及治疗所导致的任何器质性或神经性因素破坏上述部位的解剖结构与生理功能，都会导致语音共振和言语形成异常，引发功能障碍。这些功能异常可表现为患者发出声音的清晰度与讲话内容的可理解程度下降；产生声音的振动体改变（声带结构功能破坏、无喉患者咽食管壁的振动及人工发音装置等）导致声嘶嘶哑、带有喘息声或声音不连续；上颌骨和腭骨缺损等导致共鸣腔结构功能改变可引起开放性鼻音和闭塞性鼻音。

言语评估包括对发音和言语可理解度的感性评估方法和标准化测试方法。感性评估由语速、发音清晰度和单词、短语、会话的可理解度3个部分的检查组成。标准化测试则是对目标人群进行标准化后得到的言语发生评估，较前者更加客观有效并可用于最终的对照。言语发生的感性评估与标准化测试联合应用，口腔结构及其运动方式的物理检查有助于对言语障碍的客观评估并制订相应治疗方案。通过评估得到的会话可理解度、言语共振和发音清晰度等信息可帮助整形修复医生选择合适的充填、修复和重建手段与技术，以期达到既改善发音和言语功能又可满足美观的需要。

嗓音评估包括分析评估发音的感知、振动、听觉和空气动力学等参数。一个综合的嗓音评估至少应该包含以下几个方面信息：基本发

285

生频率、改变音调和强度的能力、发声时间以及气流、气压和声抗的特性。

动态喉镜是评估头颈部肿瘤和发音异常患者的一个常用检查手段。该检查手段可利用直接接入脉冲光源的内镜对声带的移动和振动进行评估，可以提供有关声带振动的有价值的信息，同时也能提供即时的放大影像用以辨别喉部是否存在病理改变。通过动态喉镜能够观察到喉部疾病的治疗前后声门形态、声带运动规律和声带黏膜波改变情况。动态喉镜镜检提供了一份可永久保存的记录，并可与经过治疗的喉部功能作对比。

（二）吞咽功能障碍评估

进食和吞咽是一项复杂的神经肌肉活动，包含3个基本时相，即口腔期、咽部和食管期。每一期受到不同的神经机制调节，涉及从唇部、舌、咽喉到食管上括约肌所发生的协调运动，而这也最容易受到头颈肿瘤及其治疗措施的影响。

吞咽时，唇、舌、咽喉的协调支配与活动力度对确保有效的运动非常重要。手术或是非手术治疗均可以对舌底回缩、咽部收缩与喉上提和前移产生影响，这也是头颈肿瘤患者咽部吞咽顺畅程度下降的主要原因。食团刺激口咽部感受器引发腭、咽反射是咽部吞咽的始动力，此时软腭上提，舌底的回缩与咽部的收缩推动食团通过咽部。在这个过程中，舌骨的不受限移动（上提和前移）对舒张环咽肌和下降会厌保护气道非常重要。在气道、消化道交界处，通过会厌、杓会厌皱襞与披裂关闭喉入口及室带、声带的运动实现的气道的闭合能力，是保护气道和达到功能性吞咽的重要条件。头颈肿瘤的治疗，无论是手术还是非手术，都可能对上述结构造成解剖上和功能上的损害，进而影响气道闭合造成吞咽时误吸。研究还表明，多达60%的头颈部肿瘤患者都存在未被察觉的言语和/或吞咽障碍。

吞咽功能评估可通过耐心交谈、临床观察以及仪器检查提示的生理学改变等综合手段来实现。经验丰富的头颈科医生可以通过观察患者进食时口、咽部的活动获得唇舌的活动支配、吞咽开始后口中食物清除率及口部活动的灵敏度、咽部活动障碍等相关信息，便可提出进一步的诊治与功能训练的建议。由于从患者主诉中推断得到的吞咽生理状态并不可靠，所以当患者症状与医生临床判断（根据手术情况及体格检查等相关信息）不符合的时候，仪器评估也就必不可少了。

改良吞钡（MBS）试验和软管内镜吞咽评估（FEES）是用于吞咽功能评估的常用辅助检查方法，二者鉴别误咽误吸的效力相当，可以对吞咽代偿的效果提供关键性的反馈，并能在治疗期间为患者提供即时的生物反馈和直视影像。

改良吞钡试验与传统食管X线透视不同，检查时使用液态、糊状和固态的硫酸钡分别进行评估，检查者利用X线显像对从钡剂入口开始到进入颈段食管的3个时期进行评估，获取吞咽障碍和潜在误吸的原因，并根据检查结果提出治疗建议和吞咽代偿方案。

软管内镜吞咽评估（FEES）是一种简单易行的临床检查手段，适用于不耐受或不适合MBS的患者，可避免患者的放射暴露。检查时软管内镜可经鼻置入，能够充分地观察吞咽时咽喉部的活动情况，并提供包括气道保护、声带活动度等直观的解剖影像，尤其适用于喉癌患者的检查。此外，FEES还可以与感觉试验共用测定咽部的灵敏度。由于咽部吞咽起始时的"白视"阶段阻碍吞咽活动的观察，FEES在口腔和口咽肿瘤患者的应用受到限制。

与食管科医生通过扩张和手术等处理食管狭窄所致的吞咽困难不同，头颈外科医生更加关注口腔和咽部的吞咽障碍，并根据肿瘤治疗方式、解剖缺损部位、耐心的沟通与临床观察结果及MBS和FEES等检查的综合分析，往往可以通过功能性干预（如利用体位改变、锻炼并加大参与吞咽动作肌肉的运动幅度、吞咽的协调性训练等）来治疗口腔和咽部时相的吞咽障碍。

（三）嗅觉功能障碍的评估

在嗅觉通路完好的情况下，气味分子可以随气流经鼻腔或经口、咽—后鼻孔途径刺激鼻顶部嗅区黏膜上皮的嗅觉受体，产生的嗅觉冲动再经嗅神经传导至嗅中枢产生嗅觉。喉切除术后，由于气道的改道气味分子经鼻腔或口、咽—后鼻孔"返流"刺激嗅觉受体的途径受阻，嗅觉敏感度会明显下降。统计显示，有高达75%~100%喉切除术后的患者出现嗅觉减退，长期的嗅觉减退比例也达到了52%~75%。58%~72%的患者嗅觉丧失。喉切除术后患者的嗅敏度下降会对患者的生活质量产生负面影响，值得重视。近来的研究表明，有抽烟史的老年进展期头颈部肿瘤患者，以顺铂、5-FU和多西紫杉醇化疗后也可出现嗅觉减退。这种嗅觉减退3周内往往可以自行恢复，而无需特殊处理。

　　嗅觉主观评价或患者自我评价的结果差异很大，可信度低。目前有许多定量的嗅觉心理测试方法，应用比较广泛的是化学感受器临床研究中心法（CCCRC）和宾夕法尼亚大学气味识别试验（UPSIT），二者为半客观的测试方法，仍然需要患者配合。Sniffin' Sticks测试是当前在欧洲多国比较通用的嗅觉测试方法，也是一种半客观测试评价方法。随着该方法的逐步推广使用，方法流程上不断优化，目前已有专门的测试试剂盒。该测试方法包括三个亚实验：阈值实验、识别实验和气味鉴别实验，可定量个体的嗅觉评分，并可监测嗅觉评分随生理（如老龄化）和病理改变的变化情况。

四、头颈肿瘤患者的康复与功能训练

（一）舌、口底与腭部手术后的康复与功能训练

　　舌是言语和吞咽的基本结构，其切除范围和部位与功能障碍的程度密切相关。资料显示舌根与舌前部的切除将会导致明显的功能缺陷。研究还表明，尽管舌体的作用相当重要，但在保证正常吞咽方面，舌根较舌体更为重要。即使舌体被全部切除，只要舌底得到保留并且功能完好，患者也能够通过学习达到安全吞咽的目的。

　　口腔缺损的重建至少要满足两个条件，一是要有足够的组织以保留其功能，二是要避免组织过多影响言语和吞咽。同时要注意舌与口底重建的质量，尽可能保留感觉运动的神经支配，保证残余组织结构的活动能够完成言语和吞咽活动。经验表明，那些利用大皮瓣进行吻合或重建的全舌切除患者较舌部分切除的患者能够更协调地完成吞咽动作。

　　除吞咽以外，舌与口底手术造成的口腔结构破坏扰乱了口、咽的生理功能也会对言语的发生和可理解度产生影响。舌与口腔形状和振动性质的变化，使得这一部位发音通道共振特性如音调、鼻音、音质等发生改变。加强唇、牙齿、下颌、咽喉部等结构的运动协调训练，体位调节、治疗性吞咽运动以及恰当的器械使用等可实现发音代偿，患者的言语及吞咽功能得到最大限度的保留。

　　硬腭切除所致的口鼻瘘常在手术时用填充物修复。全软腭切除患

者的缺损经过适当的填充一般都能和硬腭切除的患者一样毫不费力地说话和吞咽。软腭部分切除的患者由于有功能的残余软腭组织影响而不能简单地依靠填充来修复，因而其康复较全软腭切除的患者也更为困难。通常说来，上腭部修复对言语功能康复的作用要好于吞咽功能。

（二）喉全切除术后的康复与功能训练

喉全切除术后的气道改道、口鼻气流中断使得患者口鼻咽喉部多种生理功能发生改变，包括口语功能的丧失、嗅觉丧失或减退、味觉减退等。其中，恢复口语交流最为重要。其主要有三种途径，包括食管发声、人工喉或电子喉和嗓音康复修复手术。具体的康复方式各有利弊，最终需根据患者条件由患者本人决定。临床医生的经验、各种方法的详尽介绍在患者无喉发音方法选择中扮演重要角色。

1. 食管发声

食管发声是无喉言语康复的常用方式之一，靠收集由口内进入食管的空气振动咽、食管壁发出声音，然后配合构语和共鸣器官的协调作用，进而形成食管言语。咽部与食管连接处为主要的振动发声部位，因此也被称为"新声门"。食管发声具有不借助机械或修复装置即可进行言语交流的优点，通常需要专业人员指导，患者通过4~12个月的学习训练掌握发声方法，最终有近30%的患者可以获得良好的食管发声。总体来说，食管发声的质量不如气管—食管发音管/钮。然而，对于患者不适合气管—食管发音装置嗓音康复但具备口咽发声条件，同时也不希望用人工喉进行交流时，食管发声无疑是非常好的选择。由于口内进入食管的气体量的限制，食管发音往往不够连续。

2. 电子喉

喉全切除后人工喉或电子喉可提供一个置于颈部或口内的外部机械声源用于言语发生。患者讲话时将电子喉置于上颈部（或口内），电子元件的振荡产生声频脉冲波电流，通过功率放大及换能器转变成声能在发声膜发出声音。人工喉或电子喉给无喉者提供了一种即时、简单的口语交流方式而且维护少，而且使用电子喉并不妨碍以后采用食管或气管—食管发音管/钮的方式发声，同时也可作为用其他无喉言语发声方式进行交流的患者的备选方式，值得在喉全切除患者中推广应用。主要的缺点是电子喉辅助发出的声音有机械金属声，有些像机器人发出的声音。

3. 气管—食管嗓音康复

这种方式需要先通过外科手术在气管食管壁上造口或成瘘，然后在此瘘口上安装带单向活瓣的钮或管型装置。发音装置的活瓣在吞咽时保持关闭状态以防止咽部分泌物和食物糜呛入气道；当气管造口封闭、气道压力增高时，活瓣打开使肺部气体通过并振动咽食管壁，再配合构语和共鸣器官的协调作用，形成口腔言语。

与其他无喉发声方式相比，气管—食管发声时在音质、流利度、发声容易度上、发音时间以及声音强度与正常喉发音更为接近。采用此种康复方式的无喉患者往往满意度较高，并具有快速恢复至接近生理性口腔言语发声的优点。

选择气管–食管发音的患者需要在喉全切除术中行气管—食管穿刺造瘘或者在喉全切除术后恢复时在食管镜引导下二期造瘘。采用两种方法的进行的气管—食管发音康复疗效相近。除了医生的经验与习惯之外，还应根据患者病情选择气管—食管穿刺造瘘手术时机。对于喉全切除术后预计能够完全恢复，不需要采取其他辅助治疗、治疗依从性好的患者可选择术中一期造瘘术；对于有复杂治疗史、喉全切除术同时需要更复杂的外科重建及术后可能会联合放化疗的患者可选择二期造瘘术；有认识缺陷及治疗依从性差的患者则不适合采取气管—食管发声康复。

4. 无喉嗓音康复的方式的选择

选择无喉发声方式重点在于评估患者接受能力、病情特征、精神因素、治疗史与合并症。一般来说，人工喉通常倾向于适用于久坐的老年患者。传统的食管发声方式适用于青壮年及学习接受能力强的患者。有肺气肿、慢性阻塞性肺疾病等的患者因为减小的肺容量不足以清除气道分泌物，限制了用于言语发生的气流及气压转换，不适合使用气管—食管嗓音康复。此外，发音钮/管属于假体装置，其安装使用导致的解剖与生理改变及定期的维护等还可能会对年轻患者的心理产生影响。

5. 嗅觉障碍的的康复与功能训练

　　改善嗅功能的干预措施主要是通过建立和/或增加鼻气流的方式来实现，借此气味分子可被输送至嗅觉神经上皮从而产生嗅觉。其技术基础主要包括2个方面：①使用装置暂时连接口鼻和下呼吸道；②利用口、面、颈部肌肉活动建立鼻气流。

　　前者可通过喉旁路装置实现。管型装置一端连接气管造口，另外一端连接口唇，自然肺吸气时可将含有气味分子的外部气体在进入口腔、管道和气管前先吸入鼻腔，产生嗅觉。这种装置的使用需要掌握一定的方法，患者需要学习放松软腭，便于气流经过通畅。研究表明使用这一方法的喉切除患者嗅敏度有明显提高。尽管这一装置能有效改善喉切除术后患者的嗅觉功能，但并没有得到广泛应用，这可能是因为这一装置应用起来不够方便，及患者对其付出、收益比不接受等原因。

　　后者是喉切除患者通过联合面部和颈部肌肉收缩，产生的口内负压将外界气体吸入鼻腔进而产生嗅觉，即"鼻气流诱导手法"（nasal airflow inducing maneuver，NAIM）。值得一提的是，喉全切除后练习食管音的患者因为发音前将气体吞下时外界气体进入鼻腔，其嗅觉功能往往也会有一定改善。这些观察所得促成了这一"礼貌打哈欠技术"体系的形成，包括延长的哈欠运动及下颌、口底、舌、舌根和软腭下降、保持口唇紧闭。通过这一方法可将约50%的喉切除患者由"失嗅者"转变成"可嗅者"，研究还表明该技术在喉切除患者的嗅觉改善上，无论是短期还是长期均能取得了一定疗效。这种技术动作相对简单易学，有报道称家庭辅助及医生辅助训练均能达到嗅觉功能改善的效果。当有医生指导辅导的时候，技术方法则掌握得更快、疗效更佳，而且还能促进身体其他功能状态的恢复。

　　近年来化疗对头颈肿瘤患者嗅觉的影响也受到了有些学者的关注。以口咽部肿瘤为主的28例患者接受顺铂、5-FU和多烯紫杉醇治疗，治疗后出现了轻重不一的嗅觉下降，尤其是老年及抽烟的患者较明显。治疗结束后3周嗅觉下降多能恢复。化疗过程引起嗅觉下降的机制有待进一步研究。

（三）喉功能保全手术后的康复与功能训练

彻底切除肿瘤同时保全喉功能是治疗喉肿瘤应该首要考虑的问题。喉的功能性外科治疗包括激光内镜切除术和各种喉部分切除术。以往最常见的保留手术方式有声带切除术、声门上喉切除术和垂直部分喉切除术；然而最近，环状软骨上喉部分切除术（superacricoid partial laryngectomy，SCPL）又为原本可能需要全喉切除的患者提供了另一种选择，并保留了部分喉的功能。由于肿瘤切除的关系，咽、喉的解剖结构只能部分保留，其协调运动、生理功能必然受到破坏。喉功能保留后的功能结局和生活质量也倍受关注。

研究表明，无论单纯咽、喉部分切除手术或联用放疗、化疗等器官功能保留的治疗方式，都时常会导致轻重不一的功能影响。言语发生、嗓音功能、吞咽功能等的破坏需要术后不断地坚持康复训练、适应才能得到恢复或部分恢复。

喉部分切除术后，无论喉功能保留的形式如何，音质都将会产生变化。只要口腔的结构和生理没有发生显著变化，音质上的微小改变通常不足以影响言语的可理解度。与言语不同的是吞咽功能受到损伤的危险性更高，而其结局主要依赖于喉部分切除的手术类型。器官保存术后患者开始经口进食时，应依据不同的吞咽功能客观资料决定食物的最佳推荐耐受类型及用量。喉保留手术的类型决定选择何种仪器评估方法（FEES或MBS试验）。例如，患者切除声带后，存在与声门关闭不全相关的功能障碍；FEES与MBS试验对于这类病例在评估和制订吞咽功能恢复方案上的作用是等价的。而经过如环状软骨上部分喉切除术等复杂的手术治疗的患者，则最好采用MBS试验评估，因为这种手术会导致口咽部吞咽障碍引起误呛。也有学者认为环状软骨上部分喉切除术后吞咽困难与具体的手术技术没有相关性。其术后针对吞咽障碍的检查也因人而异，没有统一标准，可以考虑使用FEES或VFS等。

患者术后恢复过程中，在经过一段时间的黏稠性固体食物吞咽训练（利用体位改变、锻炼并加大参与吞咽动作肌肉的运动幅度、吞咽的协调性训练等）多能逐渐恢复经口给养和正常饮食。经过适应性训练，环状软骨上喉切除的患者多于术后3个月内经口吞咽功能恢复。有的患者因为大范围手术切除破坏了喉关闭功能需要依赖胃造瘘或鼻饲进食度过余生，甚至有的患者因为难以忍受鼻饲或胃造瘘进食而要求行残喉切除。颏部电刺激用于头颈部肿瘤患者吞咽功能障碍的治疗目前还处于实验阶段。

（四）放/化疗后的器官功能康复与功能训练

非手术的器官保存治疗主要包括诱导化疗、放疗、联合放化疗和分子靶向治疗。影响咽、喉功能非手术治疗主要是放疗或联合放化疗。放疗或联合放化疗对每位患者的损伤效应有异，但大多数患者都会经历一定程度的言语和吞咽功能损伤。放疗可能对言语发生、言语可理解度和音质产生不利影响，从而导致言语急促不清、发音困难及声音特性的改变。

通常，放疗对吞咽功能的影响较对言语功能的影响更为严重和更为持久。有资料显示，有50%以上的早期头颈部肿瘤患者在放疗后都存在吞咽困难。另有研究报告指出，放疗或联合放化疗后误吸发生的比例高达84%。急慢性组织变性相关的口咽纤维化和感觉异常多被认为是导致放疗或联合放化疗后吞咽困难的原因。功能障碍的程度与放疗的剂量、计划、持续时间和照射野的范围有关。化疗可能会加剧放疗所致的吞咽困难，机制尚不清楚。

放疗或联合放化疗可导致照射部位急性组织水肿和黏膜红斑引起患者明显的吞咽疼痛，使食物在口腔中的咀嚼减少，运动减慢而导致吞咽功能障碍，并可能伴有吞咽误吸。放射引起的组织损伤恢复后，吞咽困难未必能够恢复，有的甚至会持续数月或数年。吞咽困难的类型和严重程度可能与原发肿瘤的T分期、放射剂量或是否联合放化疗有关。所有的头颈部肿瘤患者中，口咽、喉、下咽肿瘤患者的吞咽功能障碍最为明显，而这其中又以下咽肿瘤的损伤程度更为严重。治疗前有吞咽困难的患者也更有可能进展成慢性吞咽困难并终生依靠鼻饲管进食。因为放疗或联合放化疗期间延长禁食（nothing per oral，NPO）时间超过2周同样会导致不良的吞咽结局，所以应当鼓励患者在放疗或联合放化疗期间尽可能地进行吞咽功能干预。有研究表明伸舌力量训练有利于头颈癌患者化疗引起的吞咽功能异常的恢复和生活质量的改善。

随着治疗经验的积累，对非手术保存器官后功能结局的认识加深，治疗放射性吞咽困难的重点开始由康复向预防转变。研究表明，应尽早启动吞咽功能干预以尽可能减少放疗对组织损伤的蓄积效应，因为组织纤维化一旦出现几乎是不可逆转的。资料还显示，放疗期间，针对带状肌、咽缩肌群和舌底进行日常锻炼可以改善放疗后的吞咽功能结局。因此，头颈部肿瘤放疗患者应尽早进行颈、咽部肌力锻炼、维持活动范围，以预防长期吞咽功能障碍发生。

（何培杰）

第五节　头颈部肿瘤的随访策略

一、随访的目的

（1）患者存在局部区域复发远处转移和发生第二个原发肿瘤的风险。

（2）随访治疗效果，处理并发症。

（3）尽早发现无临床症状的早期复发，转移和第二个原发肿瘤，以期早期有效的进行挽救性治疗。

二、头颈部肿瘤患者随访的现状

头颈肿瘤治疗后的随访缺乏一个被广泛接受的指南，不同国家的随访标准差异较大，没有确定的证据表明某一个指南在早期发现复发，提高生存率和生活质量更有效。没有一个指南同时具备高度敏感性，特异性，同时兼顾经济，安全和方便。

三、随访内容

（一）多长时间随访一次比较好?

目前存在很多不同的指南，对此有不同的解答，表6-1是其中之一。很多作者对头颈肿瘤随访过程中的复发时间进行了统计，发现75%~90%的复发都发生在3年以内，50%~90%的复发集中在第1年。所以，第1年的密切随访是必要的，前3年紧凑的随访间隔具备临床依据（表6-2）。

（二）随访记录内容

（1）影像学检查：CT/MRI对正确评估复发的范围作用关键。高危的头颈肿瘤患者治疗后3~6个月行CT/MRI，作为基准与以后检查结果做对比。CT检查较临床体检准确性高。据报道，其敏感性为83%，特异性为95%，准确性为89%，阴性预测值为88%，阳性预测值为92%。CT、MRI和B超在鉴别术后水肿和复发上存在特异性差。US-

表6-1 头颈鳞癌治疗后随访时间间隔指南

治疗后年数	就诊间隔	每年就诊次数
AHNS 指南		
1	1~3 个月	4~12
2	2~4 个月	3~6
3	3~6 个月	2~4
4~5	4~6 个月	2~3
≥ 6	12 个月	1
UK 指南		
1~2	4~6 周	9~12
3~4	3 个月	4
4~5	6 个月	2
≥ 5	12 个月	1
NCCN 指南		
1	1~3 个月	4~12
2	2~4 个月	3~6
3~5	4~6 个月	2~3
>5	6~12 个月	1~2
EJSO 指南		
1~2	4~6 周	9~12
3	3 个月	4
4~5	6 个月	2
>5	12 个月	1

表6-2 复发比例以及随访时间

作者	患者例数	复发比例			
		第1年	第2年	第3年	>3年
DeVisscher	478	47.3%	68.8%	76.1%	
Boysen	661		76.0%	87.0%	90.0%
Schwartz	115	90.0%			
Cooney TR	302	50.0%		89.0%	
Kissun	278	70.0%（8个月内）			

FNAC在确定治疗后的颈部复发上比CT优越。MRI在鼻、鼻窦、颅底、鼻咽部肿瘤中诊断周围神经或颅内侵犯具有优势。弥散加权MRI（DW-MRI）测量生物组织中水分子的弥散度在放疗后的复发诊断中非常有效。

　　胸部的影像学检查必要性：头颈部肿瘤肺部第二个原发肿瘤和肺转移的高风险，报道上呼吸消化道肿瘤第二原发肿瘤的发病率在10%~20%。Visscher认为：每年胸部的放射检查是有意义的。Engelen认为声门上型喉癌有很高的肺第二原发肿瘤及肺转移的机率有68%的患者是无症状胸部放射检查出来的。O'Meara则认为大部分肺部病灶因有症状发现，而非常规检查。Warner对胸片和肺CT进行对比，15.4%患者胸片阴性，CT阳性。建议常规行CT检察。Mercader VP随访结果，伴有颈部转移淋巴结的患者，15.8%胸部CT发现恶性病灶。20.9%的患者随访中发现肺部病灶。

　　FDG-PET（葡萄糖类似物18 F-氟脱氧葡萄糖正电子发射断层扫描），确定第二原发肿瘤，在肿瘤分期方面作用明显，但在诊断复发上假阳性率较高。PET-CT在FDG-PET给予的功能性信息的基础上进一步精确地解剖定位，在一定程度上降低了单独应用PET的假阳性结果。发现常规放射检查不能发现的远处病变，对PET敏感性特异性研究的27篇报道：敏感性为94%（95%CI：87%~97%），特异性为95%（95%CI：76%~86%），阳性预测值为75%（95%CI：68%~82%），阴性预测值为95%（95%CI：92%~97%）。

　　（2）内镜检查：全内镜检查，纤维鼻咽喉镜，纤维支气管镜，纤维胃镜检查。内镜检查准确率高，内镜活检为确诊金标准。但患者痛苦较大，每年例行检查，依从性低。

　　（3）肿瘤标志物检查：鳞状上皮细胞癌抗原（SCCAg）检测，多篇文章报道头颈鳞癌中SCCAg阳性率较高，88%复发患者SCCAg表达增高，55%的患者在复发前3个月即有SCCAg表达升高，系统性检测SCCAg可能早期发现肿瘤复发。癌胚抗原（carcino-embryonic antigen，CEA），脂类相关唾液酸（lipid-associates sialic acid，LASA），癌胚抗原CA-125，癌胚抗原CA19.9，也具有一定的诊断意义。

　　（4）甲状腺功能的检查：研究表明颈部放疗后患者常规检测甲状腺功能是有必要的，外照射是HNC治疗的一部分，甲状腺经常被包括在照射野中。放疗后甲状腺功能减低的比例，报道为13%~44%之间，并且很多甲状腺功能减低患者无症状，甲状腺被包括在照射野中的患者，建议治疗后前5年第6个月做一次甲状腺功能的检查。当血TSH值≥4.5 mIU/L，就应该开始甲状腺素替代治疗。

（三）随访效果

阅读文献，很多医生对随访效果进行了评估分析，Johnson FE认为，根据TNM分期制订随访策略，评估复发所需检查花费较大，很少患者能发现早期复发。Schwartz认为发现复发多因有症状而发现，而非例行检查发现，发生复发后的生存率很低。Cooney TR认为常规随访对精神支持和治疗评估所起的作用比对提高生存率更重要。DeVisscher对428例患者进行随访，认为常规随访是必不可少的，应该根据肿瘤的部位分期来确定随访时间间隔，而不是肿瘤类型及病理分级。Boysen随访661例患者，患者的生存率在常规随访组与自查组间无显著性差异。建议存在挽救治疗可能的患者，3年以内密切随访。已经综合治疗的患者，随访目的主要处理并发症而非检查复发。3年以后的检查旨在发现上呼吸消化道的第二原发肿瘤。O'Meara随访127患者，认为常规随访体检检查促进了复发的早期发现的进一步治疗。Kissun随访278例患者，认为前两年密切随访是必须的，患者自身常常意识不到复发。还有地域差异，医疗机构的水平及就诊方便性，昂贵仪器的可利用程度，患者对复发的感知程度，患者的经济情况都影响术后的随访及治疗。

四、推荐随访策略

第一次随访：治疗后4~8周，全面检查，评估患者对治疗的反应，对可能持续存在的问题给予针对性的指导。有症状时做内镜检查。治疗后3~6个月行CT/MRI检查，做为基准为以后作对照。对患者及其亲属进行指导，告知复发可能的症状，培训自查方法，若出现可疑症状提前就诊。对尚存后续治疗措施的患者，密切随访。上呼吸消化道肿瘤高发第二原发肿瘤，喉癌肺部第二原发肿瘤风险高，下咽癌食管第二原发肿瘤高。怀疑肺转移时行CT检查，如果患者全身情况不能耐受进一步治疗，不必要进行肺部检查。随访策略要根据肿瘤的发病部位，临床分级及预后来具体确定。对按美国抗癌委员会（AJCC）癌症指南确诊的头颈部恶性肿瘤为晚期Ⅲ，Ⅳ期、淋巴结转移N2、N3及其他高风险因素的患者应进行密切随访。

（程　磊）

第六节　晚期耳鼻咽喉头颈肿瘤患者的姑息治疗

一、姑息治疗的理论与实践

姑息治疗要坚定生命的信念，并把死亡看作是一个正常的过程，既不促进也不推迟死亡，把心理和精神治疗统一在一起，提供一个支持系统使患者在临终前过一种尽可能主动的生活，对患者及其亲属也提供一个支持系统，使他们能应付及正确对待患者生存期间的一切情况，以及最后自己所承受的伤痛。从定义上讲，癌症姑息治疗并不是只针对终末期癌症患者的临终关怀治疗，而应贯穿癌症治疗全过程。

姑息治疗的目的是使患者和其亲属获得最佳生活质量，是以患者为中心，而不是以疾病为中心；不是以治愈疾病为目的，而是以支持患者、控制症状、减少痛苦、提高生活质量为目的。具体内容包括：改善患者的生存质量比延长生存期更重要；将患者及其亲属看成一个整体，对患者的躯体症状、心理痛苦和精神治疗统一起来；肯定生命的自然过程，减少对死亡的恐惧，允许停止呼吸机、营养支持治疗等让患者平静地离去；减轻疼痛及其他症状。

由于头颈部肿瘤的生物学特点，约半数患者死于局部解剖结构的破坏，因此，止痛、保持呼吸道通畅、保证营养和控制出血仍是减轻症状的最基本问题。除了使用一般意义上的姑息治疗手段外，还应该包括心理、情感、精神等问题的治疗，包括：常规抗癌手段的姑息治疗，如姑息性放疗、姑息性化疗和姑息性手术等；癌症疼痛治疗；患者心理调节与支持等。

（一）姑息性放疗

姑息性放疗是指应用放疗方法治疗晚期头颈肿瘤及其复发和转移病灶，以达到改善症状的目的，放疗在晚期肿瘤姑息治疗中的应用最广。晚期患者常由于肿瘤浸润、压迫和坏死导致局部症状较明显，采用较低总剂量和短疗程的放疗，常可有效地控制症状而患者耐受良好。姑息性放疗用于下列情况：①止痛：如肿瘤骨转移及软组织浸润等引起的疼痛。②缓解压迫：如肿瘤引起的上消化道、呼吸道的梗阻。③止血：如原发癌肿或转移病灶引起的出血等。④促进溃疡性癌灶控制：如伴有溃疡的头颈部大面积皮肤癌和口腔癌等。⑤改善生活质量：如通过放疗缩小肿瘤或改善症状后使生活治疗提高。

（二）姑息性化疗

姑息性化疗在处理晚期头颈肿瘤患者症状方面的作用尚有争议。是否行姑息性化疗，必须权衡利弊，在采用姑息性化疗之前，应根据患者的全身情况、肿瘤病理及组织学来源、可能的药物敏感性和耐药性，充分衡量化疗的可能疗效和不良反应。对于一般情况较差的患者，应该对各器官功能状况、既往治疗和用药情况以及可能出现的不良反应等做全面的评估，在利大于弊的前提下才可采用化疗。在头颈部鳞状细胞癌的化疗中一般常用的药物有铂类、氟尿嘧啶、阿霉素及紫杉醇等，目前有效率较高的化疗都是以顺铂等铂类为基础的联合化疗，常用化疗组合有PF方案和TPF方案。

（三）联合放化疗

对于不可切除的头颈肿瘤，推荐进行放化疗同步或两者交替进行，较单独放疗在有效率、无瘤生存率和总体生存率方面均占优势，但可能会增加不良反应。

（四）姑息性手术

狭义的外科姑息治疗是手术不能完全切除的肿瘤行部分切除以改善症状的一种手术方式。广义的外科姑息治疗包括用外科方式去缓解疾病的症状，或改善患者功能缺陷或姑息治疗后的症状及并发症。一些癌症患者病情发展到晚期，无法进行根治性手术，但是为了减轻患者的痛苦，延长其生命，也可以进行手术，这种手术称为姑息性手术。姑息性手术很多，如姑息性肿瘤切除术，腔道内支架术（如缓解颈段食管癌患者进食困难），造瘘术（气管造瘘、消化道造瘘）等。头颈癌姑息手术治疗的情况比较常见，在失去手术时机的巨大和复发肿瘤中有相当一部分需要外科姑息治疗，以减轻症状，改善并发症。对于手术不能完全切除的晚期头颈癌及复发癌，如不予治疗，肿瘤可因溃疡发生大出血或因感染产生恶臭，影响生活质量。所以，仍然需要对这些患者采取选择性的姑息手术治疗。如果患者一般情况好，能耐受手术，并且年龄适宜，姑息治疗最好的手术方法是尽可能地切除原发性和继发性肿瘤。手术时间短、出血少、操作准确、手术科室和麻醉科的良好合作、良好的术后监护、无并发症是姑息手术治疗最重要的先决条件。由于非治愈性肿瘤部分切除不能改善生存率，姑息性手术以缓解患者症状、解除痛苦为基本目的。

疼痛的手术处理：疼痛是癌症患者的一个警报信号，预示预后不良，可造成患者的恐惧心理。晚期头颈肿瘤易侵犯颅神经、颈丛、交感干、舌神经、三叉神经和舌下神经。在不能手术切除的头颈肿瘤中，85%的患者伴有明显的疼痛，其中70%~80%是肿瘤所致，另一部分则因手术、放疗、化疗及其他非肿瘤因素所致。三叉神经及多组颅神经根切断术、周围神经松解术、中枢神经束切断术、脑功能定位丘脑切除术、脑白质切断术等手术在保守止痛方法失败后可选择性试用，这些手术的基本条件是患者的预期生存期相对较长。

呼吸困难的手术处理：约45%的头颈肿瘤患者死于呼吸道梗阻或肺炎。对于不能手术的颈部、口腔、下咽、喉肿瘤应行预防性气管切开。姑息性放疗、上呼吸道感染及精神紧张可加重缺氧，或者某些治疗会导致潜在性的呼吸道梗阻，也应行预防性气管切开。

营养支持的手术方法：大部分不能手术切除的头颈肿瘤患者晚期都会发生营养不良，多是吞咽困难或经口进食困难而引起的。适当的营养支持可改善患者对化疗和放疗的耐受力，并可改善生活质量。患者的预后、治愈率和复发的危险性都与营养状态有关。晚期头颈肿瘤患者胃肠功能正常，可采取鼻饲营养，该方法简单易行，但长期的营养支持应选择胃造口置管术。

出血的手术处理：10%以上的头颈原发肿瘤及20%以上的头颈复发肿瘤死于出血，主要来自颈动脉系统。颈部放疗是其最重要的危险因素，包括皮肤坏死后颈动脉暴露、咽瘘和肿瘤侵蚀，如发现出血先兆，应积极处理。一旦出现活动性出血，应立即压迫出血点，保持呼吸道畅通和防止误吸，积极做好术前准备、镇静、补液，如果条件允许可采取游离血管移植替代破损血管段，或可采用介入的方法闭塞出血点的远、近端，或植入血管内支架，并应用转移组织瓣覆盖或修复受损血管。

综合治疗：主要包括镇痛、社会及心理支持和精心护理等。多数癌症患者有情绪问题，身心的交互影响会导致进一步恶性循环。护理的关键在于解决患者的情绪问题，有效改善患者的生活质量。

　　总之，姑息治疗并不意味着消极等待患者生命的终结。临床医生应充分了解晚期头颈肿瘤的病理生理学特征及疾病的发展与转归，当患者病程发展到不能接受治愈性治疗方案或对治疗无效时，应将"治愈"方案及时转到"姑息"方案上来。根据患者的具体情况，制订合理有效的姑息治疗方案，可以明显减轻晚期头颈肿瘤患者的痛苦并提高患者的生活质量。

（张　明）

本章参考文献

[1] 任振虎,吴汉江,谭宏宇,等.1212块股前外侧肌皮瓣在口腔颌面缺损修复中的应用[J].华西口腔医学杂志,2015,33(3):281-285.

[2] 张彬,李德志,徐震纲,等.游离股前外侧皮瓣修复头颈肿瘤术后缺损[J].中华耳鼻咽喉头颈外科杂,2006,41(6):447-450.

[3] 温树信,王斌.股前外侧皮瓣:一种理想的下咽及颈段食管缺损修复组织[J].临床耳鼻咽喉头颈外科杂志,2015,29(17):1508-1510.

[4] Lee T, Chung C, Chang Y, et al. Comparison of Clinical and Functional Outcomes Using Pectoralis Major and Cutaneous Free Flaps for Hypopharyngeal Squamous Cell Carcinoma[J]. Arch Plast Surg, 2015, 42(5): 608-613.

[5] van Brederode TD, Halmos GB, Stenekes MW. Functional outcome after one-stage flap reconstruction of the hypopharynx following tumor ablation[J]. Eur Arch Otorhinolaryngol, 2017, 274(2): 969-976.

[6] Sadigh PL, Chang LR, Hsieh CH, et al. The trapezius perforator flap: an underused but versatile option in the reconstruction of local and distant soft-tissue defects[J]. Plast Reconstr Surg, 2014, 134(3): 449e-456e.

[7] Bur AM, Brant JA, Mulvey CL.et al. Association of clinical risk factors and postoperative complications with unplanned hospital readmission after head and neck cancer surgery[J]. JAMA Otolaryngol Head Neck Surg, 2016, 142(12): 1184-1190.

[8] Genther DJ, Gourin CG. Effect of comorbidity on short-term outcomes and cost of care after head and neck cancer surgery in the elderly[J]. Head Neck, 2015, 37(5): 685-693.

[9] Schwam ZG, Sosa JA, Roman S, et al. Complications and mortality following surgery for oral cavity cancer: analysis of 408 cases[J]. Laryngoscope, 2015, 125(8): 1869-1873.

[10] Smoke A, Delegge MH. Chyle leaks: consensus on management[J]? Nutr Clin Pract, 2008, 23(5): 529-532.

[11] Chaukar DA, Deshmukh AD, Majeed T, et al. Factors affecting wound complications in head and neck surgery: A prospective study[J]. Indian J Med Paediatr Oncol, 2013, 34(4): 247-251.

[12] Upile T, Triaridis S, Kirkland P. et al. The management of carotid artery rupture[J]. Eur Arch Otorhinolaryngol, 2005, 262(7): 555-560.

[13] McDonald MW, Moore MG, Johnstone PA. Risk of carotid blowout after reirradiation of the head and neck: a systematic review[J]. Int J Radiat Oncol Biol Phys, 2012, 82(3): 1083-1089.

[14] Chen YJ, Wang CP, Wang CC, et al. Carotid blowout in patients with head and neck cancer: Associated factors and treatment outcomes[J]. Head Neck, 2015, 37(2): 265-272.

[15] You YS, Chung CH, Chang YJ, et al. Analysis of 120 pectoralis major flaps for head and neck reconstruction[J]. Arch Plast Surg, 2012, 39(5): 522-527.

[16] Pinto FR, Malena CR, Vanni CM, et al. Pectoralis major myocutaneous flaps for head and neck reconstruction: factors influencing occurrences of complications and the final outcome[J]. Sao Paulo Med J, 2010, 128(6): 336-341.

[17] Dhiwakar M, Nambi GI, Ramanikanth TV. Drain removal and aspiration to treat low output chylous fistula[J]. Eur Arch Otorhinolaryngol, 2014, 271(3): 561-565.

[18] Swanson MS, Hudson RL, Bhandari N. et al. Use of octreotide for the management of chyle fistula following neck dissection[J]. JAMA Otolaryngol Head Neck Surg, 2015, 141(8): 723-727.

[19] Delaney SW, Shi H, Shokrani A. et al. Management of Chyle Leak after Head and Neck Surgery: Review of Current Treatment Strategies[J]. Int J Otolaryngol, 2017, 2017: 8362874.

[20] Ilczyszyn A, Ridha H, Durrani AJ. Management of chyle leak post neck dissection: a case report and literature review[J]. J Plast Reconstr Aesthet Surg, 2011, 64(9): e223-230.

[21] Shaha AR. Complications of neck dissection for thyroid cancer[J]. Ann Surg Oncol, 2008, 15(2): 397-399.

[22] Randolph GW. The importance of pre- and postoperative laryngeal examination for thyroid surgery[J]. Thyroid, 2010, 20(5): 453-458.

[23] Kochhar A, Larian B, Azizzadeh B. Facial Nerve and Parotid Gland Anatomy[J]. Otolaryngol Clin North Am, 2016, 49(2): 273-284.

[24] Teo KG, Rozen WM, Acosta R. The pectoralis major myocutaneous flap[J]. J Reconstr Microsurg, 2013, 29(7): 449-456.

[25] Romano A, Sbordon C, Iaconetta G. et al. The pectoralis major myocutaneous pedicled flap: a refined surgical technique[J]. J Craniofac Surg, 2013, 23(4): e330-e334.

[26] Taylor GI, Corlett RJ, Dhar SC, et al. The anatomical (angiosome) and clinical territories of cutaneous perforating arteries: Development of the concept and designing safe flaps[J]. Plast Reconstr Surg, 2011, 127(4): 1447-1459.

[27] Wu CC, Lin PY, Chew KY. et al. Free tissue transfers in head and neck reconstruction: complications, outcomes and strategies for management of flap failure: analysis of 2019 flaps in single institute[J]. Microsurgery, 2014, 34(5): 339-344.

[28] Broome M, Juilland N, Litzistorf Y, et al. Factors influencing the incidence of severe complications in head and neck free flap reconstructions[J]. Plast Reconstr Surg Glob Open 2016, 4(10): e1013.

[29] 席淑新. 眼耳鼻喉口腔科护理学[M]. 4版. 北京: 人民卫生出版社, 2017.

[30] 田勇泉. 耳鼻咽喉头颈外科学[M]. 8版. 北京: 人民卫生出版社, 2013.

[31] 孔维佳. 耳鼻咽喉头颈外科学[M]. 2版. 北京: 人民卫生出版社, 2011.

[32] 韩德民. 2011耳鼻咽喉头颈外科学新进展[M]. 1版. 北京: 人民卫生出版社, 2011.

[33] 郭爱敏. 成人护理学[M]. 2版. 北京: 人民卫生出版社, 2017.

[34] Feng FY, Kim HM, Lyden TH, et al. Intensity-modulated radiotherapy of head and neck cancer aiming to reduce dysphagia: early dose-effect relationships for the swallowing structures[J]. Int J Radiat Oncol Biol Phys, 2007, 68(5): 1289-1298.

[35] Eisbruch A, Schwartz M, Rasch C, et al. Dysphagia and aspiration after chemoradiotherapy for head and neck cancer: which anatomic structures are affected and can they be spared by IMRT[J]? Int J Radiat Oncol Biol Phys, 2004, 60(5): 1425-1439.

[36] Pauloski BR, Rademaker AW, Logemann JA, et al. Surgical variables affecting swallowing in patients treated for oral/oropharyngeal cancer[J]. Head Neck, 2002, 24(6): 555-565.

[37] Baker BM, Fraser AM, Baker CD. Long-term postoperative dysphagia in oral/pharyngeal surgery patients: subjects' perceptions vs. videofluoroscopic observations[J]. Dysphagia, 1991, 6(1): 11-16.

[38] Gillespie MB，Brodsky MB，Day TA，et al. Laryngeal penetration and aspiration during swallowing after the treatment of advanced oropharyngeal cancer[J]. Arch Otolaryngol Head Neck Surg，2005，131(7)：615-619.

[39] Colodny N. Interjudge and intrajudge reliabilities in fiberoptic endoscopic evaluation of swallowing (fees) using the penetration-aspiration scale：a replication study[J]. Dysphagia，2002，17(4)：308-315.

[40] Langmore SE. Evaluation of oropharyngeal dysphagia：which diagnostic tool is superior[J]? Curr Opin Otolaryngol Head Neck Surg，2003，11(6)：485-489.

[41] Aviv JE，Kim T，Sacco RL，et al.FEESST：a new bedside endoscopic test of the motor and sensory components of swallowing[J]. Ann Otol Rhinol Laryngol，1998，107(5 Pt 1)：378-387.

[42] Ward E，Coleman A，van As-Brooks C，et al. Rehabilitation of olfaction post-laryngectomy：a randomised control trial comparing clinician assisted versus a home practice approach[J]. Clin Otolaryngol，2010，35(1)：39-45.

[43] Rumeau C，Nguyen DT，Jankowski R. How to assess olfactory performance with the Sniffin' Sticks test®[J]. Eur Ann Otorhinolaryngol Head Neck Dis，2016，133(3)：203-206.

[44] Pauloski BR，Logemann JA，Rademaker AW，et al. Speech and swallowing function after anterior tongue and floor of mouth resection with distal flap reconstruction[J]. J Speech Hear Res，1993，36(2)：267-276.

[45] Blom ED，Singer MI，Hamaker RC. A prospective study of tracheoesophageal speech[J]. Arch Otolaryngol Head Neck Surg，1986，112(4)：440-447.

[46] Robbins J，Fisher HB，Logemann JA. Acoustic characteristics of voice production after Staffieri's surgical reconstructive procedure[J]. J Speech Hear Disord，1982，47(1)：77-84.

[47] Clark JG，Stemple JC. Assessment of three modes of alaryngeal speech with a synthetic sentence identification (SSI) task in varying message-to-competition ratios[J]. J Speech Hear Res，1982，25(3)：333-338.

[48] Olszański W，Gieroba R，Warchoł J，et al. Acoustic analysis of tracheoesophageal speech in comparison to esophageal speech after total laryngectomy[J]. Otolaryngol Pol，2004，58(3)：473-477.

[49] Boscolo-Rizzo P，Zanetti F，Carpené S，et al. Long-term results with tracheoesophageal voice prosthesis：primary versus secondary TEP[J]. Eur Arch Otorhinolaryngol，2008，265(1)：73-77.

[50] Kao WW，Mohr RM，Kimmel CA，et al. The outcome and techniques of primary and secondary tracheoesophageal puncture[J]. Arch Otolaryngol Head Neck Surg，1994，120(3)：301-307.

[51] Cheng E，Ho M，Ganz C，et al. Outcomes of primary and secondary tracheoesophageal puncture：a 16-year retrospective analysis[J]. Ear Nose Throat J，2006，85(4)：262-267.

[52] Singer MI，Blom ED. An endoscopic technique for restoration of voice after laryngectomy[J]. Ann Otol Rhinol Laryngol，1980，89(6 Pt 1)：529-533.

[53] Chone CT，Gripp FM，Spina AL，et al. Primary versus secondary tracheoesophageal puncture for speech rehabilitation in total laryngectomy：long-term results with indwelling voice prosthesis[J]. Otolaryngol Head Neck Surg，2005，133(1)：89-93.

[54] Moor JW, Rafferty A, Sood S. Can laryngectomees smell? Considerations regarding olfactory rehabilitation following total laryngectomy[J]. J Laryngol Otol, 2010, 124(4): 361-365.

[55] Schwartz DN, Mozell MM, Youngentob SL, Leopold DL, Sheehe PR. Improvement of olfaction in laryngectomized patients with the larynx bypass[J]. Laryngoscope, 1987, 97(11): 1280-1286.

[56] Risberg-Berlin B, Möller RY, Finizia C. Effectiveness of olfactory rehabilitation with the nasal airflow-inducing maneuver after total laryngectomy: one-year follow-up study[J]. Arch Otolaryngol Head Neck Surg, 2007, 133(7): 650-654.

[57] Haxel BR, Berg S, Boessert P, et al. Olfaction in chemotherapy for head and neck malignancies[J]. Auris Nasus Larynx, 2016, 43(1): 74-78.

[58] Rosenthal DI, Lewin JS, Eisbruch A. Prevention and treatment of dysphagia and aspiration after chemoradiation for head and neck cancer[J]. J Clin Oncol, 2006, 24(17): 2636-2643.

[59] Lips M, Speyer R, Zumach A, et al. Supracricoid laryngectomy and dysphagia: A systematic literature review[J]. Laryngoscope, 2015, 125(9): 2143-2156.

[60] Constantinescu G, Jeong JW, Li X, et al. Epidermal electronics for electromyography: An application to swallowing therapy[J]. Med Eng Phys, 2016, 38(8): 807-812.

[61] Hutcheson KA, Barringer DA, Rosenthal DI, et al. Swallowing outcomes after radiotherapy for laryngeal carcinoma[J]. Arch Otolaryngol Head Neck Surg, 2008, 134(2): 178-183.

[62] Logemann JA, Rademaker AW, Pauloski BR, et al. Site of disease and treatment protocol as correlates of swallowing function in patients with head and neck cancer treated with chemoradiation[J]. Head Neck, 2006, 28(1): 64-73.

[63] Van Nuffelen G, Van den Steen L, Vanderveken O, et al. Study protocol for a randomized controlled trial: tongue strengthening exercises in head and neck cancer patients, does exercise load matter[J]? Trials, 2015, 16: 395.

[64] Nguyen NP, Moltz CC, Frank C, et al. Impact of swallowing therapy on aspiration rate following treatment for locally advanced head and neck cancer[J]. Oral Oncol, 2007, 43(4): 352-357.

[65] Kulbersh BD, Rosenthal EL, McGrew BM, et al. Pretreatment, preoperative swallowing exercises may improve dysphagia quality of life[J]. Laryngoscope, 2006, 116(6): 883-886.

[66] 李晓明, 宋琦. 头颈肿瘤的姑息治疗[J]. 中华耳鼻咽喉头颈外科杂志, 2011, 46(7): 608-610.

[67] Cocks H, Ah-See K, Capel M, et al. Palliative and supportive care in head and neck cancer: United Kingdom National Multidisciplinary Guidelines[J]. J Laryngol Otol, 2016, 130(S2): S198-S207.

[68] Price KA, Cohen EE. Current treatment options for metastatic head and neck cancer[J]. Curr Treat Options Oncol, 2012, 13(1): 35-46.

[69] Roland NJ, Bradley PJ. The role of surgery in the palliation of head and neck cancer[J]. Curr Opin Otolaryngol Head Neck Surg, 2014, 22(2): 101-108.

[70] Ledeboer QC, van der Schroeff MP, Pruyn JF, et al. Survival of patients with palliative head and neck cancer[J]. Head Neck, 2011, 33(7): 1021-1026.

[71] Sacco AG, Cohen EE. Current treatment options for recurrent or metastatic head and neck squamous cell carcinoma. J Clin Oncol 2015, 33(29): 3305-3313.

第三部分　疾病分论

第七章　耳部及侧颅底肿瘤

第一节　颞骨恶性肿瘤

颞骨恶性肿瘤最主要的起始部位为外耳道，极少数原发于中耳或乳突，相当一部分中耳癌可能是外耳道癌侵及中耳，故以往文献也称之为外耳道癌。颞骨恶性肿瘤是临床上比较罕见的疾病之一，约占头颈部肿瘤的0.2%，其年均发病率为1/100万~6/100万。在病理类型上，鳞状细胞癌是最常见的病理类型，占全部颞骨恶性肿瘤的60%~80%，其次是腺样囊性癌及基底细胞癌，其他病理类型主要包括：耵聍腺腺癌、黏液表皮样癌、黑色素瘤、软骨肉瘤、内淋巴囊肿瘤，而在耳郭，基底细胞癌要多于鳞癌。据国外文献报道，从事耳鼻喉专业的医生，在其一生的职业生涯中有可能仅诊断为数不多的几例颞骨恶性肿瘤患者，多数耳鼻喉科医生甚至耳科医生均欠缺颞骨恶性肿瘤诊断和治疗的临床经验。本文主要介绍颞骨鳞癌和腺样囊性癌。

一、颞骨鳞癌

（一）病理

鳞癌是最常见的原发性颞骨恶性肿瘤，首例颞骨鳞癌（squamous cell carcinoma of the temporal bone）由Schwartze和Wilde于1775年报道，由于当时没有做组织病理学检查予以确认，该病例一直被质疑。100多年后，Polizer于1883年确诊了一例典型的外耳道鳞癌患者。1917年，Newhart第一次比较全面地报道了颞骨鳞癌的临床病理特征。肉眼下观察，颞骨鳞癌通常为在外耳道皮肤上缓慢生长的红色病变，或者伴有溃疡的乳头状病变，触之易出血。显微镜下观察，Moffat等将鳞癌分为高分化、中分化、低分化、透明细胞、梭形和疣状鳞癌等6种类型。高分化鳞癌的分化程度接近表皮棘细胞层，可见嗜酸性细胞质、细胞间桥、角蛋白珠；中分化鳞癌，可见更多的非典型鳞状细胞，并且细胞间桥减少，细胞核质比增加；低分化鳞癌，细胞核质比增高，典型的异型细胞呈巢状或条索状不规则分布；透明细胞鳞癌，细胞质中糖蛋白含量增加，显微镜下细胞呈透明样外观；梭形鳞癌与黑色素瘤和非典型性纤维黄瘤的鉴别比较困难，这些少见的肿瘤均为侵袭性生长，确诊梭形鳞癌主要依靠病灶鳞状上皮化生的表现；疣状鳞癌为分化极好的外生型乳头状肿块，显微镜下有丝分裂及异型性较少。免疫组化研究显示，颞骨鳞癌中有角蛋白表达，其中，低分化鳞癌表达波形蛋白（vimentin），而高分化鳞癌表达外皮蛋白（involucrin）和丝集蛋白（filaggrin）。

颞骨鳞癌相关的致病因素主要包括：凯尔特血统的白种人更容易患非黑色素瘤的皮肤癌，人种间的区别可能与紫外线易感性及遗传因素相关，另外，慢性化脓性中耳炎也被认为是颞骨鳞癌的相关因素。颞骨鳞癌组织中检测出人乳头状瘤病毒（HPV）16和18型，89%的颞骨鳞癌检测出HPV的DNA，故有学者认为上呼吸道的HPV经咽鼓管到达中耳，可能与颞骨鳞癌的发生相关。

（二）临床表现

原发于外耳道或中耳的颞骨鳞癌，早期症状多类似于外耳道炎或者化脓性中耳炎，加之发病率较低，临床医生缺乏诊治经验，造成颞骨鳞癌的早期诊断有一定难度。颞骨鳞癌首发症状多为耳漏、耳内出血或血性分泌物。听力下降，早期为传导性耳聋，肿瘤可沿骨壁或已有的血管神经通路侵袭和破坏耳蜗致感音性耳聋。随着肿瘤生长和肿瘤侵及的部位不同，将导致不同的症状和体征。如果出现持续性耳漏、血性分泌物、耳痛、面瘫且外耳道有隆起或肿块，应高度怀疑颞骨鳞癌的可能。

颞骨鳞癌起源于外耳道鳞状上皮或中耳腔，肿瘤局部侵袭性生长，仅少数肿瘤侵及局部淋巴结，极少数可以远处转移至骨、肺脏或肝脏。颞骨肿瘤可通过孔隙及局部扩散侵犯毗邻结构：向前侵及腮腺及颞颌关节窝；向下可侵犯外耳道底壁、茎乳孔、乳突尖及颈上部的肌肉，甚至累及颈静脉孔区血管和神经；向内向后可侵犯中耳、内耳、面神经、乙状窦、颈静脉球等结构；向上可侵犯硬脑膜甚至侵及颅内脑组织。

（三）分期

颞骨鳞癌发病率低，同时临近部位解剖结构复杂、术前不易准确判断病变的范围。目前，美国抗癌委员会（AJCC）和国际抗癌联盟（UICC）尚没有颞骨鳞癌的临床分类分期系统，最为广泛使用的是2000年修订的匹兹堡分期系统（表7-1，表7-2）。一般认为，由于颞骨高分辨CT对软组织的分辨率比MRI差，在临床上观察到CT检查时外耳道周围软组织无明显受侵，但在MRI检查时可显示有软组织受累。特别是对腮腺、咽旁间隙、下颌骨周围软组织、颈静脉孔区、脑组织的显示，MRI较颞骨CT有明显优势。颞骨恶性肿瘤一旦累及面神经，导致患者面神经麻痹，应归入T4期。面神经是否累及可参考体格检查、双侧面神经的对称性等综合考虑，然而，当面神经周围组织受累、面神经受累可疑时，尽管体格检查是双侧面神经对称，但是此时仍然需行面神经的电生理检查，明确面神经是否变性。

表7-1　颞骨肿瘤T分级

分级	表现
T1	肿瘤局限于外耳道，无骨质或软组织受累
T2	肿瘤局限于外耳道，有骨质受累（未累及全层），或局限性（<0.5 cm）软组织受累
T3	肿瘤侵及骨性外耳道（累及全层）并且局限性软组织受累（<0.5 cm），或者肿瘤累及中耳或者乳突
T4	肿瘤侵及耳蜗、岩尖、中耳内壁、颈动脉管、颈静脉孔或硬脑膜，或广泛软组织受累（>0.5 cm），如侵及颞下颌关节或者茎突或面瘫

表7-2　颞骨肿瘤淋巴结及远处转移分级

分级

N1：同侧单个淋巴结转移，直径 <3 cm

N2a：同侧单个淋巴结转移，直径介于 3~6 cm 之间

N2b：同侧多个淋巴结转移，直径 <6 cm

N2c：双侧或对侧多个淋巴结转移，直径 <6 cm

N3：淋巴结转移，最大直径 >6 cm

M0：无远处转移

M1：有远处转移

（四）诊断

早期颞骨鳞癌主要表现为耳痛、听力下降、耳流脓、耳堵塞感等非特异性症状。同时由于其发病率较低，缺乏对该病的认识，在临床上没有引起足够的重视视，因此颞骨鳞癌肿瘤漏诊和误诊的现象时有发生，给患者带来了灾难性的伤害。我们在分析颞骨鳞癌漏诊的病例时发现，这种病例最常被误诊为外耳道炎。因此建议，当考虑为外耳道炎的病例经一个疗程规范的抗感染治疗后，病情无好转者应高度怀疑颞骨鳞癌肿瘤的可能性。组织活检是诊断颞骨肿瘤的"金标准"。对于可疑的病变，比如外耳或者中耳的溃疡、外生型或息肉状肿块，应当及时进行活检，由于外耳道肿瘤易发生继发感染和水肿，活检时需要注意尽量钳取深部组织。大部分患者可在门诊内镜或者显微镜下局部麻醉进行活检，活检部位可根据增强颞骨MRI显示的肿瘤部位进行活检。

听力和平衡的评估也是必须的，颅神经、颞颌关节的功能和系统的颈部检查有利于评估病变的局部侵犯及淋巴结转移，另外，全身的系统检查可以检测肿瘤的远处转移情况。

高分辨率CT（high-resolution computer tomography，HRCT）对于评估颞骨及颅底的情况（尤其是骨质的破坏情况）十分必要，磁共振（magnetic resonance imaging，MRI）可较好地显示软组织，可以发现软组织的侵及范围、周围神经受累程度和硬脑膜受累等情况，当怀疑肿瘤累及腮腺、咽旁间隙和颞颌关节时，MRI检查必不可少。MRI与HRCT结合，可以充分了解病变的侵及范围及程度，如图7-1所示。

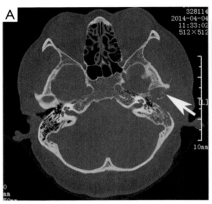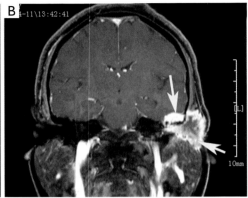

图7-1 颞骨肿瘤的CT和MRI表现

（A）CT检查，显示左侧外耳道及其周围弥漫性软组织增厚肿块，密度中等，边界不清，涉及外耳道口周围，破坏左侧部分乳突及颞骨鳞部骨质（如箭头所示）；（B）增强MRI检查，显示以左侧外耳道口及其周围强化软组织占位，与周围组织分界不清，中心可见未强化的坏死区，与肿块交界处硬脑膜强化并向颅内生长，向下侵犯腮腺上极。

颈内动脉造影及球囊闭塞试验。如果怀疑颈内动脉受累及，手术有可能切除颈内动脉时，需要进行血管造影及同侧球囊闭塞试验检查以了解对侧颈内动脉是否可以提供足够的脑血供。同时要注意静脉相以判断如果手术需要切除同侧乙状窦或结扎颈静脉，对侧是否有足够的代偿能力。如果怀疑发生了远处转移，术前可进行正电子发射计算机断层扫描（positron emission tomography，PET-CT）检查。

（五）治疗

1. 手术方案

外耳道邻近解剖结构复杂，周围为重要的血管、神经，这给手术完整切除病灶增加了难度。目前，我国对颞骨鳞癌的手术治疗方案还相对保守，未能意识到颞骨鳞癌的侵袭性生长特点，需要应用积极的手术治疗方案。在临床上，肿瘤切除相对保守，未能取得安全边缘，导致肿瘤复发，失去手术切除的最佳时机，严重影响患者的预后。当肿瘤局限于外耳道时，通过积极的手术方式，有可能取得安全切缘，取得治愈的可能。由于外耳道的相邻结构均为重要的血管、神经，肿瘤一旦突破外耳道，将很难取得安全边缘，因此早期外耳道癌的积极手术处理非常关键。一旦处理不妥，将后患无穷。在临床实践中，常常有患者由于早期未能积极手术处理，1~2年后肿瘤生长累及重要的神经、血管而无法手术切除。事实上，肿瘤的早期诊断，为临床肿瘤全切除、取得安全切缘、获得较好的预后提供了可能性。

术前应根据临床表现和影像学评估确定肿瘤的范围，明确肿瘤的分期。手术原则应完整切除肿瘤并尽可能保留脑组织和其他重要结构，颞骨鳞癌的手术治疗方式根据术者对该病的认识不同采用的方式各异，早期有学者采用外耳道局部切除术或改良乳突切除术，这些单纯的外耳道局部切除，很难取得安全切缘，因此容易导致肿瘤残留和复发。目前，外耳道局部切除手术方式在国际上已被肿瘤完整切除（颞骨侧切除）的手术方式所代替，因此对于早期（T1期或T2期）肿瘤，仍主张积极的手术治疗，即颞骨侧切除（外耳道完整切除）＋腮腺浅叶切除，以取得安全切缘，防止肿瘤的残留和复发。颞骨侧切需切除外耳道、鼓膜、砧骨和锤骨。手术边界为面神经的外侧，内侧至中耳腔和镫骨、后方至乳突腔、上方至鼓室上隐窝、前方至颞下颌关节窝、下方至鼓环中部或颞下窝，外侧切缘以肿瘤的侵袭范围来确定，并注意保留耳囊和面神经。据文献报道，首次手术的完整切除将产生良好的预后，复发后的再次手术其预后较差。对于晚期（T3期或T4期）颞骨鳞癌常需行颞骨次全切除术＋全腮腺切除以及上颈部颈淋巴结清扫。颞骨次全切除术除颞骨侧切的手术范围之外，还包括切除耳囊、中耳内侧骨壁和乳突骨壁等结构。切缘范围后方至乙状窦和颅后窝、上方至颅中窝、前方至颈内动脉、下方至颈静脉球、内侧至岩尖。根据肿瘤的侵袭范围，切除范围还可以包括面神经、硬脑膜、乙状窦和颞下窝。手术应尽量切除颈内动脉周围的软组织将其轮廓化。当肿瘤累及颈静脉孔区时，需常规行颞下窝入路，但由于术中出血较颈静脉球体瘤易控制，因此可不行面神经前移位，而采用面神经桥索技术来切除肿瘤，这种方法能较好地保留面神经功能。

2. 放射治疗

对于肿瘤范围较大、手术无法取得安全切缘的患者，术后应考虑放疗，因此对于T3期和T4期肿瘤，或出现淋巴结转移的患者，常规建议放疗。放疗应在术后6周内进行，剂量为50~60 Gy，放疗范围应涵盖肿瘤原发灶及周围结构，包括腮腺、颞颌关节、颞下窝和同侧颈部。

多数学者认为，放疗可以杀死肿瘤的亚临床灶，尤其是对于中晚期的肿瘤，取得安全边缘很困难，放疗是有效的补充手段，可以提高患者的生存率和生存质量。对于T1期和T2期肿瘤，采用积极的手术治疗方式，如颞骨侧切除+腮腺浅叶切除，可取得安全切缘。对于这类患者，我们不建议进行术后放疗。对于化疗在颞骨鳞癌中的作用，有学者研究表明化疗并不影响生存率，也有临床研究证明对于匹兹堡分期为T2~T3期的肿瘤，辅助化疗是安全而有效的一线治疗方案。

3. 腮腺的处理

外耳道淋巴引流首先到达腮腺浅表，腮腺内淋巴结是外耳道和中耳肿瘤淋巴结转移的第1站，颞骨鳞癌的生长方式为容易向前扩散，累及腮腺。临床观察发现，即使是处于T1期或T2早期的颞骨肿瘤，常规影像学显示肿瘤局限于外耳道，然而组织病理切片检查却往往显示肿瘤已突破外耳道软骨，累及腮腺。因此对于颞骨鳞癌，我们积极倡导在常规行外耳道完整切除之外还需行腮腺切除，其主要原因是：前方要切除足够的组织确保切缘无瘤，尽量将颞骨及周围软组织整块切除。T1期和T2期肿瘤仅需进行浅层腮腺切除而保留面神经。处理晚期病变，如需切除面神经，则进行腮腺全切术。

4. 修复重建

颞骨鳞癌切除后可造成局部大面积软组织缺损，当肿瘤累及耳郭时需同时行耳郭切除，切除后导致的创面缺损必须采用有效的修补重建方法。如耳郭不需切除时，颞肌瓣或腹部脂肪可以用来填补小至中型的软组织缺损。如果同时需行耳郭切除，此时需要皮瓣修复。斜方肌皮瓣具有血管蒂较长、供血血管较为恒定、旋转弧度大、缺损区域距离短、易于取材、成功率高、术后并发症少的优点。胸大肌瓣由于离切缘的距离较远而应用受限，游离的股前外侧皮瓣、腹直肌瓣和前壁皮瓣适合于颞骨切除区域的重建。硬脑膜缺损可以进行局部修复。

（六）预后

颞骨鳞癌的预后与其原发部位、组织类型和治疗方式密切相关。尽管颞骨鳞癌的预后较差，5年生存率为50%~60%，但是颞骨鳞癌如果能早期诊断和积极治疗，可取得较好的治疗效果甚至痊愈，Moody和Gillespie等报道早期鳞癌治疗的成功率为78%~100%。我们对早期外耳道癌采取积极的治疗方案，即颞骨侧切除+腮腺浅叶切除，取得了很好的效果，其5年生存率为100%。另外，术中冰冻切片病理检查的应用对预后也将产生积极影响，术冰冻切片病理检查的应用，是取得安全切缘的保证，对预后也产生积极的影响。切缘带瘤、淋巴结转移、肿瘤低分化、颈内动脉累及提示预后不良。有学者研究表明，肿瘤出芽（tumor budding）、Ln5-γ2高表达是预后不良的相关因素，术前面瘫与肿瘤预后的关系的各研究结果间有差异。我们回顾分析手术病例研究发现，鳞癌侵及腮腺、颞颌关节时预后较差，中耳炎手术史是颞骨鳞癌预后不良的相关因素。

二、颞骨腺样囊性癌

颞骨腺样囊性癌（adenoid cystic carcinoma of the temporal bone），曾称圆柱瘤、圆柱瘤型腺癌、筛状癌等，是一种低度恶性肿瘤。既往报道腺样囊性癌发病率占颞骨恶性肿瘤的5%，随着对该疾病认识水平及诊疗技术的提高，实际发病率远高于此。其起源尚有争议，多数学者认为其来源于外耳道耵聍腺的导管上皮或肌上皮。好发于40~50岁人群，女性较男性多见，发病率男性与女性之比为1：1.6。

（一）病理

腺样囊性癌无包膜，切面呈灰白或伴出血小囊性改变。由导管内衬上皮细胞和肌上皮细胞按排列方式分为三种病理学类型：管状型、筛状型和实体型。管状型（图7-2）：瘤细胞排列密集呈小导管样结构。小导管样结构由2~3层细胞围绕而成，有时腔内含有红染黏液。筛状型（图7-3）：瘤细胞排列成圆形、卵圆形或不规则形的上皮团块，其中含有许多大小不等的圆形或卵圆形囊性腔隙，呈筛孔状，与藕的横断面相似。这些小的囊性腔隙多由肿瘤性肌上皮细胞围绕，内含黏液样物质。实体型（图7-4）：瘤细胞排列紧密呈大或小的实性团块，其间有纤维组织间隔。大团块的中央可发生细胞退变、坏死和囊性变。上述三种结构常出现在同一肿瘤中，因此需根据主要结构确定病理学类型。实体型成分超过30%者，其侵袭性较筛状型、管状型强。另外，神经浸润也是腺样囊性癌的组织病理学特点之一（图7-5）。

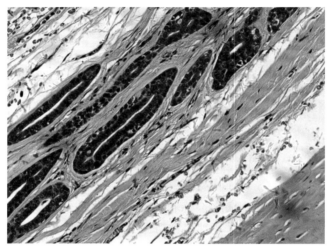

图7-2　腺样囊性癌：管状型

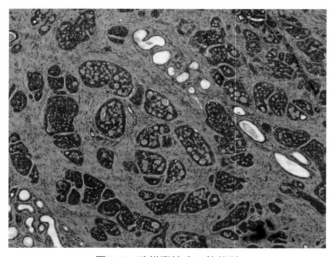

图7-3　腺样囊性癌：筛状型

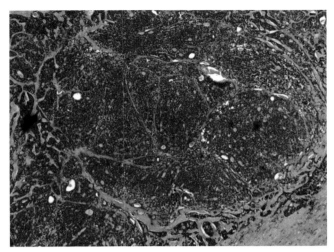

图7-4　腺样囊性癌：实体型

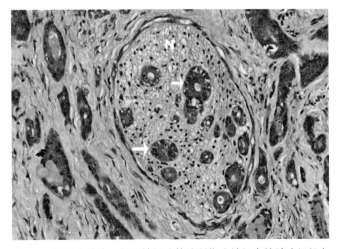

图7-5　腺样囊性癌：侵犯神经（箭头所指为神经内的肿瘤组织）

（二）临床表现

外耳道腺样囊性癌生长缓慢，早期并无特异性的临床表现，可表现为耳痛、外耳道肿块、耳漏、听力下降、耳堵塞感等；晚期颞下颌关节、第Ⅶ颅神经及后组颅神经受累可出现张口受限、面瘫、声嘶、吞咽困难等症状。耳痛是外耳道腺样囊性癌最常见的症状，既往认为这可能跟神经侵犯有关。我们回顾了29例外耳道腺样囊性癌的病理切片，发现耳痛与神经侵犯并无统计学相关性。进一步的研究发现，外耳道腺样囊性癌同外耳道鳞癌病例相比，耳痛发生概率并无显著提高。有研究曾报道，56.6%的外耳道恶性肿瘤患者存在慢性耳部感染，因此外耳道腺样囊性癌患者的耳痛还可能与外耳道炎症相关。外耳道腺样囊性癌由于发病率低及早期非特异性临床表现，易误诊和漏诊。

外耳道腺样囊性癌可表现为结节或浸润型。即外耳道口或外段有隆起，一般为黄豆大小，表面皮肤光滑；另一种为肉芽型，色红，表面粗糙不平，此型为肿瘤穿破表面皮肤所致。肿瘤累及颞颌关节时有张口困难；侵及第Ⅶ颅神经可出现周围性面神经麻痹闭眼不能、口角歪斜征象；后组颅神经受累可出现声门闭合不全。局部淋巴结转移较少见，部位为耳下、颈深上淋巴结。

（三）诊断

病理诊断是确诊外耳道腺样囊性癌的金标准，但由于早期活检取样困难，取样部位不准确，标本小而碎，阳性率不高。对于高度怀疑病例需反复活检，同时参考高分辨率CT、MRI显示的肿瘤部位和范围，以确定活检部位，提高活检阳性率。纯音测听有助于判断听力下降的程度，早期多为传导性聋，颞骨高分辨率CT及MRI在判断肿瘤范围时互为补充。CT对骨组织的破坏显示清晰，而MRI能显示软组织受侵蚀的范围。当怀疑肿瘤累及腮腺、咽旁间隙、颞颌关节、颈动脉、颅神经、脑膜时，MRI检查必不可少。面神经周围组织受累时，需行面神经的电生理检查，以明确面神经是否变性及变性程度。

（四）治疗

手术方案参考颞骨鳞癌治疗部分。腺样囊性癌对放射治疗和化疗不敏感。早期外耳道腺样囊性癌能取得安全切缘，因此不建议术后放射治疗和化疗。晚期外耳道腺样囊性癌可考虑术后放射治疗。

（五）预后

外耳道腺样囊性癌远期生存率不佳，局部复发及远处转移是其治疗失败的主要原因。局部复发多表现为脑膜侵犯；部分病例即使局部无复发，仍会经血道远处转移至肺、骨等部位。复发和远处转移可能与病理学类型、神经侵犯、临床分期、手术切缘等相关。我们曾回顾分析了手术治疗的29例外耳道腺样囊性癌病例，2例局部复发，1例颈部淋巴结复发，均有神经侵犯，复发率为10.3%，远低于文献报道的41%，可能与我们采取了比较积极的手术方式有关。在7例远处转移病例中，实体型占71%。因此对于外耳道腺样囊性癌病例，除观察局部有无复发外，应警惕远处转移可能，肺部CT优于胸部X线平片检查。对于病理学类型为实体型及有神经侵犯的病例，更应密切随访。

（戴春富　李非田）

第二节　颈静脉孔区肿瘤

一、颈静脉孔区解剖

颈静脉孔区位于侧颅底，解剖位置深在，为重要的神经及血管（第Ⅸ、第Ⅹ、第Ⅺ颅神经，乙状窦、颈静脉球、颈内静脉、岩下窦）通过的管道，周围毗邻一些重要结构如面神经、舌下神经、颈内动脉等。这些解剖特点使颈静脉孔区肿瘤的诊治难度增加。颈静脉孔是由颞骨岩部（前外侧）及枕骨（后内侧）围成的裂孔，处于侧颅底深面。其前方以颈动脉嵴与颈动脉管分隔，上方毗邻内听道，外口外侧缘为茎突。颞骨岩部及枕骨伸出的骨性突起将颈静脉孔分成三部分，前内侧走行舌咽神经及与海绵窦相连的岩下窦，中间走行迷走神经、副神经，后外侧为相续横窦的乙状窦。

二、颈静脉孔区副神经节瘤

颈静脉孔区副神经节瘤可起源于副交感神经系统化学感受器副神经节的嵴细胞。Gnild（1941）证实人的颈静脉球顶部外膜存在类似颈动脉体化学感受器的血管结构，称为颈静脉球体（glomus jugularis），其也可分布于舌咽神经鼓室支（jacobson神经）及迷走神经耳支（Arnold神经）走行区。起源于前者称为颈静脉球副神经节瘤，起源于后者称为鼓室体瘤。如起源于迷走神经即为迷走神经副神经节瘤。

颈静脉球副神经节瘤约占所有头颈肿瘤的6‰，好发于40~50岁的人群，女性发病率为男性的2~3倍。10%~20%的颈静脉球副神经节瘤表现为多发性。颈静脉球副神经节瘤多为良性，2%~5%有远处转移倾向。转移部位包括淋巴结、肺、脾等。

（一）病理

颈静脉球副神经节瘤外观呈红色不规则团块状。肿瘤细胞呈多形性，包浆丰富，内含嗜酸性颗粒，细胞核深染，核分裂像少见。其周围被富含血管的纤维结缔组织穿插包绕。

（二）分类

根据病变范围及重要结构受累程度的不同，1981年，Fisch等将颈静脉球副神经节瘤大体分为4型（表7-3）。

表7-3 Fisch颈静脉球副神经节瘤分型

类型	肿瘤部位
A	局限于中耳腔
B	瘤体位于鼓室乳突内，但未累及骨迷路
C1	肿瘤累及颈静脉孔、颈静脉球、颈动脉管垂直段
C2	肿瘤累及骨迷路及颈动脉管垂直段
C3	肿瘤累及骨迷路、岩尖部及颈动脉管水平段
D1	瘤体侵入颅内，范围≤2 cm
D2	瘤体侵入颅内，范围>2 cm

（三）临床表现

听力下降、搏动性耳鸣为最常见的症状，大约70%的颈静脉孔区副神经节瘤患者的主诉为搏动性耳鸣。其他症状包括耳闷胀感，Ⅶ神经受累可出现患侧面神经麻痹。后组第Ⅸ、第Ⅹ、第Ⅺ颅神经受累可出现颈静脉孔综合征，表现为软腭麻痹、声带麻痹、咽部感觉减退，引起呛咳、声嘶、饮食鼻腔反流；患侧耸肩无力，胸锁乳突肌、斜方肌麻痹等症状；瘤体压迫后内下的第Ⅻ颅神经可出现伸舌偏斜，患侧舌肌萎缩。鼓膜受累穿孔可导致耳溢液，表现为流脓性或脓血性液体。1%~3%的颈静脉球副神经节瘤为功能性肿瘤，可分泌儿茶酚胺（如肾上腺素、去甲肾上腺素、多巴胺），从而引起血压升高、头痛、心悸等症状。

（四）体征

耳镜检查可见患耳鼓膜呈樱桃红，鼓膜后方可见深红色搏动性肿块；少数患者于外耳道可见红色肿块，触之易出血。肿瘤侵及第Ⅶ颅神经可出现周围性面神经麻痹闭眼不能、口角歪斜征象；第Ⅻ颅神经受累可出现伸舌偏斜、舌体萎缩。

（五）辅助检查

高分辨率CT（HRCT）及磁共振成像（MRI）是颞骨、颈静脉孔区周围肿瘤最常用的检查方法。颈静脉球副神经节瘤在HRCT上主要表现为颈静脉孔骨质的不规则侵蚀，呈虫咬状。病变范围大者可见中耳、内耳及面神经骨管的破坏。MRI对于明确病变范围、血供及颅内受累情况具有重要意义。MRI检查可见典型"盐与胡椒征"，"盐"是指T1序列上继发于出血的高信号或者T2序列上慢流空影；"胡椒"指T1序列上的低密度影或T2序列上的快流空影。瘤体增强扫描后强化显影（图7-6）。数字减影血管造影（DSA）是最准确的检查方法，可用于复杂病例的鉴别诊断及术前栓塞准备。

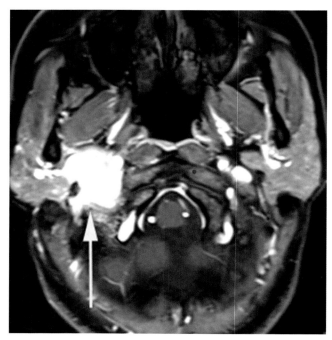

图7-6　右颈静脉孔区副神经节瘤MRI影像

颞骨水平位T1增强MRI示右侧颈静脉孔区分分叶状肿块影，血供丰富，强化明显，颈内动脉270度被包绕（箭头所示）。

（六）治疗

由于颈静脉球副神经节瘤瘤体的增大可压迫后组颅神经甚至脑干而导致严重后果，故目前以积极手术治疗为主，手术切除是根治颈静脉孔区副神经节瘤的唯一手段。瘤体较大且血供丰富者酌情行术前栓塞，具有内分泌功能的瘤体术前应给予β受体阻滞药，控制血压稳定以确保手术安全。对于无症状者可以根据患者意愿采取保守观察策略。对于年龄太大、双侧颈静脉球副神经节瘤、有手术禁忌证及排斥手术患者可采取放疗。手术治疗目标：最大限度切除肿瘤的同时尽量保留颅神经功能，减少术后并发症。

1. 保守治疗

副神经节瘤为良性肿瘤，生长缓慢（0.8~0.9 mm/年）。年龄较大的患者，术后一旦出现后组颅神经损伤，代偿困难，一般建议观察。对于无症状、无脑干受压、排除恶性倾向的患者也可采取观察策略，定期随访。

2. 手术治疗

手术入路需根据肿瘤大小、位置、有无颅内侵犯、神经功能的保护及术者的个人经验等因素综合考虑。对于瘤体较大、估计术中出血较多者可行术前DSA血管栓塞。血管栓塞一般在术前1~3 d进行。颈内动脉受累者术前应行球囊闭塞试验来评估患者对侧颈内动脉代偿及对缺血的耐受情况。对于球囊试验阳性患者，考虑术中颈内动脉损伤者，可考虑颈内动脉放置支架或动脉搭桥技术。

外侧入路：包括Fisch A型颞下窝入路，经颈—乳突入路，迷路入路，耳蜗入路以及经岩骨的各种改良入路等。

后侧入路：即颅后窝入路，包括乙状窦后入路、枕下入路和远外侧经髁颈入路等。

前侧入路：包括颅中窝入路、Fisch B型和C型颞下窝入路。

术前应全面检查病变对侧是否存在头颈部副神经节瘤，若对侧存在头颈副神经节瘤，应充分评估对侧颈内静脉、乙状窦的受累及静脉回流情况，因术侧病变累及的乙状窦及颈内静脉结扎后将影响颅内血液回流，若对侧病变已累及颈内静脉或乙状窦而使管腔受压，可严重影响大脑血液回流，从而产生术后颅内高压、脑水肿等不良后果。

3. 放射治疗

对于双侧肿瘤、无法手术、年龄过大、有手术禁忌或患者惧怕手术风险者可选择放射治疗。手术不能完全切除者也可行术后放疗。放射治疗的优点（也是其缺点）为其仅能控制肿瘤的生长，部分能使其退缩。但目前各家报道随访时间不一，放射治疗对肿瘤控制率也不尽相同。放射治疗在于对神经功能的保护方面更具优势，患者生活质量较手术全切者高。研究表明Gamma刀较传统的放射治疗提供的肿瘤控制率相当，但所需放疗次数少，产生不良反应诸如放射性骨坏死概率低，为目前较多临床中心首选的放疗技术。

三、神经鞘瘤

神经鞘瘤为良性肿瘤，发生于包绕神经轴索的施万细胞。颅内神经鞘瘤多发生于桥小脑脚，颈静脉孔区神经鞘瘤起源于第Ⅸ、第Ⅹ、第Ⅺ颅神经，占所有颅内神经鞘瘤的2.9%~4%。来自Ⅹ神经的颈静脉孔区神经鞘瘤较多见。

颈静脉孔神经鞘瘤临床表现与颈静脉球副神经节瘤、脑膜瘤多有重叠。肿瘤的生长方式及临床特点取决于起源的神经部位。靠近颈静脉孔内侧的肿瘤倾向颅内生长而远离颈静脉孔的肿瘤有向颅外蔓延的趋势。有学者认为，岩下窦可能在颈静脉孔神经鞘瘤的生长模式中起限制作用，起源于岩下窦以上神经节鞘膜细胞的肿瘤更易向颅内延伸，起源在岩下窦以下的肿瘤倾向颅外侵犯，而当岩下窦走行于第Ⅸ、第Ⅹ颅神经内侧时，肿瘤可能同时侵犯颅内外呈哑铃形。颈静脉孔区神经鞘瘤及软骨肉瘤分型参照颈静脉球副神经节瘤Fisch分型。

（一）病理

组织学上神经鞘瘤可分为两种类型：Antoni A型和Antoni B型，A型又称束状型，细胞呈束状排列，B型由于缺少细胞结构而缺乏A型具有的束状结构。神经鞘瘤成分多是A、B混合型。

（二）临床表现

颈静脉孔神经鞘瘤临床表现主要是听力下降、头痛、耳鸣及后组颅神经功能障碍，累及面神经出现面瘫。肿瘤主要向颅内延伸者可不出现后组颅神经受损症状而主要表现为听力下降、头痛、眩晕。肿瘤朝中耳方向生长可导致传导性耳聋，若同时累及耳蜗则产生混合性耳聋。靠近颈静脉孔外侧的肿瘤更易压迫后组颅神经，从而使得后组颅神经功能障碍为突出表现。

（三）辅助检查

颈静脉孔区神经鞘瘤CT表现不同于颈静脉球副神经节瘤的溶骨性改变，其多为扇形低密度影，膨胀性生长，边缘有骨质硬化，增强后强化明显。肿瘤在MRI T1序列为低信号，T2序列为高信号，增强后强化显影，较大的肿瘤可出现囊性变而使得强化不均匀，一般不出现中央血液流空并且血管造影示低血流，这一点也区别于颈静脉球副神经节瘤。

（四）治疗

以手术治疗为主。手术方式的选择应根据肿瘤的大小、生长部位、术前残余听力综合考虑。

四、软骨肉瘤

软骨肉瘤被认为起源于胚胎软骨遗迹或是多能间充质细胞，一般为低度恶性肿瘤，生长缓慢，好发于长管状骨，原发于颅内者非常少见，约占所有颅内肿瘤的0.15%。其中又以中颅窝为最常见的发病部位，颈静脉孔区软骨肉瘤罕见，女性多发，高发年龄为50岁左右。

颈静脉孔软骨肉瘤临床表现与该区其他肿瘤相互重叠，并无特异性，主要取决于肿瘤生长部位，受累的结构等，易与该区其他肿瘤相混淆，尤其是脊索瘤，但脊索瘤好发于颅底中线附近，而软骨肉瘤更倾向于发生在侧颅底。

（一）病理

软骨肉瘤有四种病理类型，分别为：普通型、间叶型、透明细胞型及去分化型。其中最常见的普通型又可进一步分为透明型、黏液型两个亚型。根据细胞的异型性，软骨肉瘤又可以分为Ⅰ级（高分化），Ⅱ级（中分化），Ⅲ级（低分化）。

（二）临床表现

临床表现无特异性，主要为听力下降、耳鸣、眩晕，后组颅神经受累则出现吞咽困难、构音障碍等症状，面神经受侵犯表现为受累侧面瘫。

（三）辅助检查

部分颈静脉孔软骨肉瘤患者耳镜检查可见患侧鼓膜后淡红色肿块，不同于颈静脉球副神经节瘤的鼓膜后深红色肿块。颈静脉孔区软骨肉瘤由于成骨、破骨细胞反应活跃，CT上颈静脉孔周围骨质较颈静脉球副神经节瘤不规则破坏较重。部分患者瘤体内出现钙化，这也是颈静脉孔软骨肉瘤区别于其他肿瘤的特征性表现。颈静脉孔软骨肉瘤在MRI T1序列为等信号，T2序列为高信号，增强后不均匀强化。

（四）治疗

以手术治疗为主，术式选择可参照颈静脉球副神经节瘤术式。软骨肉瘤对放射治疗不甚敏感，但研究发现Gamma刀对控制肿瘤生长有一定效果，因此对不能耐受手术、术后残留的患者可采取Gamma刀放射治疗。

五、脑膜瘤

脑膜瘤是最常见的中枢神经系统肿瘤，占所有颅内原发肿瘤的26%~35%。发生于颈静脉孔区的脑膜瘤很少见，多为桥小脑脚区脑膜瘤的延续。原发于颈静脉孔的脑膜瘤更为少见，在所有颅内脑膜瘤中占不到1%。

脑膜瘤通常被认为是良性的，但有些病例有复发或者恶性进展的倾向。脑膜瘤常见的病理类型有9种，分别为内皮细胞型、成纤维细胞型、移行型、非典型、脊索型、透明细胞型、未分化型、肉瘤型、乳头型脑膜瘤。其中前三种是最为常见的。

（一）临床表现

颈静脉孔脑膜瘤与该区其他肿瘤相比并无特异临床症状，其临床表现也取决于肿瘤的大小、部位及生长方向。肿瘤向外侵犯中耳可出现听力下降、耳鸣等症状。若肿瘤局限在颈静脉孔区生长则一般表现为后组颅神经功能障碍。听力下降作为首发症状较后组颅神经功能障碍常见，一般认为是由于感觉神经较运动神经对伤害刺激耐受性低；若肿瘤体积较大压迫小脑、脑干可出现头痛、头晕、步态不稳、共济失调等脑功能异常症状。

（二）辅助检查

由于脑膜瘤在CT上显影密度与颈静脉球类似，在鉴别较小的颈静脉孔脑膜瘤方面较MRI价值低。与颈静脉球副神经节瘤不规则的骨质破坏以及神经鞘瘤膨胀性骨质受压不同，颈静脉孔区脑膜瘤在CT上表现为广泛的颅底侵犯，受累颈静脉孔边缘浸润性骨质硬化，病变处脑膜增厚形成脑膜尾征（dura tail）。

MRI T1加权与脑干密度相似，但较脑白质信号低，T2加权为等信号，增强后肿瘤强化明显，密度均匀，但不具有颈静脉球副神经节瘤增强后的流空效应。

DSA在评估肿瘤是否包绕推挤颈内动脉及对颈内静脉的侵蚀中有重要意义。

（三）治疗

脑膜瘤手术方案的选择应根据肿瘤的大小、部位、范围来确定。手术目标为尽可能彻底切除肿瘤。由于脑膜瘤生长缓慢，术后残余脑膜瘤可定期随访观察。恶性倾向脑膜瘤可行术后放射治疗。

六、其他肿瘤

颈静脉孔区其他肿瘤还包括内淋巴囊肿瘤、相邻部位恶性肿瘤侵及颈静脉孔如外耳道癌、中耳癌等及恶性肿瘤远处转移。其中邻近部位恶性肿瘤侵及颈静脉孔较其他类型常见。主要采取手术治疗，可参照前述颈静脉球副神经节瘤、神经鞘瘤及脑膜瘤手术方式。

七、预后

根据文献报道,颈静脉孔区神经鞘瘤单纯手术全切者5年生存率约为96.4%,不能达到全切者术后5年生存率为87.6%。第 Ⅰ 期、第 Ⅱ 期、第 Ⅲ 期颈静脉孔区软骨肉瘤术后5年生存率分别为90%、81%、43%。颈静脉孔区肿瘤由于发病率低,目前尚缺乏大样本随访资料。由于原发于颈静脉孔区的肿瘤多为良性,故预后常常较好。一般来说,颈静脉孔区肿瘤患者预后与肿瘤性质、大小、部位、是否累及重要结构有关,恶性肿瘤预后较差。

(戴春富　李非田)

第三节　听神经瘤

听神经瘤是内听道、桥小脑角最常见的良性肿瘤，起源于内听道前庭神经Obersteiner-Redlich区的神经鞘膜施万细胞，该区域为中枢髓鞘（少突胶质细胞）和外周髓鞘（施万细胞）的交界区，故此病应正确称为"前庭神经施万细胞瘤"，但习惯上仍用"听神经瘤"之名称。听神经瘤多起源于前庭下神经，少数起源于前庭上神经。听神经瘤占颅内肿瘤的8%~10%，占桥小脑角肿瘤的60%~90%。听神经瘤多发生于中年人，性别发病率无明显差异，一般女性略多于男性。绝大多数为单侧，双侧听神经瘤约占5%，见于von Reckling hausen病，即神经纤维瘤病Ⅱ型（NF2）。少数神经纤维瘤病Ⅱ型患者（节段性NF2）也可仅有一侧听神经瘤。

手术是目前治疗听神经瘤的主要方法，尤其是对于大型肿瘤来说更是如此。由于听神经瘤与颅神经、脑干和桥小脑角血管关系密切，切除肿瘤的同时必须保留颅神经及其功能（如面神经和耳蜗神经），故听神经瘤切除手术对神经外科和耳鼻喉科医生来说仍是一种严峻的挑战。

早在1894年，Ballance最先报道听神经瘤成功切除，其手术方法非常原始、粗糙。进入20世纪早期，Cushing对听神经瘤的自然病程、症状、体征作了全面的描述，且在手术方法的改进、降低病死率方面作出了巨大贡献。他提倡肿瘤囊内不完全切除术，病死率由原来的近100%下降至20%左右。而Cushing的学生Dandy，被称为20世纪一位伟大的方法学神经外科医师，发展了手术入路，并最先提倡实施听神经瘤的全切除即采用单侧枕下入路行听神经瘤全切除术。1961年，耳科医生William House最先运用手术显微镜与一位神经外科医师Doyle一起，经中颅窝入路切除听神经瘤，试图保存面神经。此后，他继续改进入路（经迷路入路等）。至1969年，House的听神经瘤全切除率为100%，病死率为0，面神经保存率达100%。与此相近时期，神经外科医师Yasargil运用显微外科技术，经枕下入路行听神经瘤切除，肿瘤切除率为100%，面神经保存率为85%。随着神经放射学的飞速发展（如CT及MRI技术的运用），神经电生理检查、诊断、监测等先进技术

（听觉脑干诱发电位、面神经电图、术中神经监测技术等）的应用，以及显微器械、手术设备的不断改进，自20世纪70年代中期以来，听神经瘤的全切除、颅神经的保存技术得到飞速发展。听神经瘤的手术治疗，已经从早期的挽救生命，发展到保留面神经功能，再发展到保留听力的阶段，更注重术后功能保全和患者生活质量的提高，也更注重疾病的个体化治疗。

听神经瘤的治疗手段还有观察和放射治疗。近年来随着分子生物学研究的迅速发展，分子靶向治疗成为当前研究的热点之一。分子靶向治疗可以从分子水平来逆转听神经瘤的生物学行为，抑制细胞生长，使肿瘤减小甚至消退，改善症状，同时避免手术和放疗导致的神经血管损伤等并发症，是听神经瘤治疗的一个发展方向。尤其是对于手术和放射治疗效果欠佳的NF2来说，在未来分子靶向治疗必将成为一种主要的治疗手段。

一、流行病学

早期的听神经瘤流行病学资料来自于颞骨病理学切片，据资料显示其发病率为0.8%~2.4%。尽管这一数据有一定的局限性，但是上述数据大致反应了当时老年人群中的听神经瘤患病情况。随着磁共振成像技术的发展，听神经瘤的检出率逐渐增高，尤其是偶然发现的散发听神经瘤逐渐增多，已达行MRI检查者的0.02%~0.07%。有研究表明，偶然发现的听神经瘤在所有听神经瘤中的比例达12.3%。目前认为，听神经瘤的发病率为1~2/100 000，患病率为2/10 000。听神经瘤的生长方式差异很大。仅有1/3的肿瘤在发现后的1~3年内生长，50%~70%的肿瘤5年内生长，而10年内生长的肿瘤超过95%。肿瘤的平均生长速度为1.2 mm/年，但一旦出现生长，其速度约为3 mm/年。极端的生长速度为17 mm/年。于发现后第1年内生长的肿瘤往往之后生长速度较快。囊性肿瘤的比例为4%~23%，其生长速度（约3.7 mm/年）明显快于实性肿瘤。听神经瘤的生长速度和位置有关，桥小脑角内肿瘤的生长速度快于内听道内肿瘤。而听力损害和肿瘤生长不一定相关。有时影像学上无明显肿瘤增大，但听力损害呈进行性加重或出现突聋。少数肿瘤（2.9%~10%）在观察过程中出现自发性退缩。

二、病因

目前，分子生物学的研究表明，*NF2*基因失活是听神经瘤发生的主要原因。*NF2*基因位于染色体22q12.2，含有17个外显子。其编码的蛋白质Merlin作为细胞骨架和跨膜蛋白的连接者，可以获取周围微环境中的信息而调控细胞分裂。细胞分裂的接触抑制对于维持组织稳态不可或缺。Merlin蛋白通过下游的多种信号通路，抑制细胞生长、迁移和侵袭。*NF2*基因失活的主要方式为基因的插入、缺失和点突变，也可见于染色体22丢失及突变。*NF2*基因失活造成Merlin蛋白缺失，可导致肿瘤细胞的分裂、迁移和侵袭。此外，尚有其他基因参与听神经瘤的发生。无论单侧听神经瘤还是*NF2*，其形成施万细胞瘤的机制是相同的。

三、病理

听神经瘤多发生于内听道内的前庭神经鞘膜，向颅内桥小脑角方向发展。肿瘤在内听道内的基底部充满后，即开始侵蚀内听道壁，使管道逐渐扩大呈漏斗状或不规则状。瘤体向桥小脑角发展，则逐渐挤压脑干、颅神经（面神经、三叉神经等）及小脑半球。此类为外侧型肿瘤，约占听神经瘤的70%。听神经瘤亦可起源于前庭神经的颅内段鞘膜，逐渐增大充满桥小脑角，而很少累及内听道内，使之侵蚀。此类为内侧型肿瘤，约占听神经瘤的20%。听神经瘤始终局限于内听道内者较为少见。

听神经瘤多呈球状、结节状或分叶状，其包膜完整，表面光滑，色灰白或褐红。肿瘤较大时，可因退行性变或脂肪变性而呈灰黄色。肿瘤质地较软，部分有囊变。肿瘤血供多来自小脑前下动脉分支，亦可由小脑后下动脉、小脑上动脉或基底动脉分支参与供血。静脉回流位置不定，主要进入岩上窦。因肿瘤的起源和生长方向，面神经多被推挤于肿瘤的前下方或前上方。

听神经瘤的病理组织显微结构为结构致密、含有聚集成束的卵圆形或长条形（梭形）双极细胞，其排列呈流线形，环形或栅形。细胞核的密度很不均匀。按细胞的结构和排列，此瘤可分为两型：致密纤维型（Antoni A型）和疏松网眼型（Antoni B型）。囊性听神经瘤含有较多的Antoni B型成分。

四、临床表现

听神经瘤的临床表现与其所在的位置、生长方式、体积大小有关。Cushing对听神经瘤的症状首先作了详细的描述，他认为其症状的演变具有一定规律性。其顺序为：耳鸣、听力下降、头昏、眩晕→面部麻木、轻微面瘫→行走不稳、动作失调→头痛、恶心、呕吐、视乳头水肿→吞咽困难、声音嘶哑、言语含糊→锥体束征等小脑脑桥症候群。由于听神经瘤生长缓慢，病程发展及表现呈渐进性。随着影像学及神经电生理检查的不断应用和发展，早期诊断已成为可能和必然。因此，临床表现则更多与肿瘤大小相关。

（一）首发或早期症状（肿瘤直径<1 cm）

首发症状常表现为一侧耳鸣，呈高音调，似笛音或蝉鸣，多伴听力减退，占病例的70%~80%。或以头昏、头晕为主诉的前庭神经刺激或轻微破坏症状。

（二）中期症状和体征（肿瘤直径为1~3 cm）

中期可出现除听神经受损症状外的三叉神经或面神经损害的症状，如病侧面部麻木、面肌轻度乏力或者自觉行走时有不稳的小脑破坏症状。其中有75%左右的患者在有听神经受损症状后，主要表现为面部麻木、角膜反射迟钝或消失。

（三）后期症状和体征（肿瘤直径为3~4 cm）

在后期，上述症状逐渐加重，如面瘫呈不完全性、听力完全丧失、步态不稳而多向病侧倾斜、水平眼震等小脑受损症状明显，尚可出现吞咽困难或咳呛、言语含糊、声音嘶哑等后组颅神经症状，并有不同程度的头痛、恶心、呕吐、视力下降、视乳头水肿等颅内压增高症状。

（四）晚期症状和体征（肿瘤直径>4 cm）

在晚期，上述症状继续加重，颅内压增高症状因阻塞性脑积水更加明显。吞咽功能出现明显障碍，咽反射迟钝或消失，软腭不能上举，意识表现为淡漠、嗜睡甚至昏迷。因脑干受压可出现一侧或双侧锥体束征。病理反射呈阳性。

五、诊断

凡中年人出现一侧高音调耳鸣、听力下降或头晕、眩晕，查无外伤病史、颈椎病史、脑缺血性病史、内耳和迷路疾患史，应高度警惕听神经瘤的发生，借助于听性脑干诱发电位 Ⅰ～Ⅴ中枢传导时间延长、颞骨CT显示内听道扩大和头颅MRI可发现位于内听道内或桥小脑角的听神经瘤。

六、鉴别诊断

需与小脑桥脑角其他肿瘤相鉴别。

（一）上皮样囊肿（胆脂瘤）

上皮样囊肿占桥小脑角肿瘤的4%~7%，首发症状多为三叉神经痛，以后缓慢出现第Ⅴ、第Ⅶ、第Ⅷ对颅神经受损症状，但轻微或无一定顺序的桥小脑角症候群。颞骨CT显示无内听道改变，MRI有助于诊断。

（二）脑膜瘤

脑膜瘤占桥小脑角肿瘤的4%~7%，早期症状多表现为头痛，继而逐渐表现为桥小脑角症候群。颞骨CT可显示岩骨骨质增生，MRI可见脑膜尾征可明确诊断。

（三）三叉神经鞘膜瘤

三叉神经鞘膜瘤约占桥小脑角肿瘤的3%，多以面部麻木或面痛为早期或首发症状，渐进出现不典型桥小脑角症候群。颞骨CT可见岩骨尖部骨质破坏，MRI有助诊断。

听神经瘤生长缓慢，随着偶然发现的听神经瘤逐渐增多、辅助治疗手段的提高和患者对生活质量要求的提高，听神经瘤的治疗策略较前有了较大改变，治疗方案往往根据患者年龄、症状、意愿、肿瘤大小、生长速度、手术团队水平和辅助治疗手段等综合制订。目前主要的治疗方法有三种：观察、放射治疗和显微手术治疗。分子生物学（靶向）治疗尚处于科研和临床试验阶段。

七、治疗

（一）观察

这种治疗方法适用于高龄、全身情况差的患者以及小的、偶然发现、无症状或症状轻微的听神经瘤。观察期间要定期（一般为每年1~2次）行磁共振和听力学检查。观察期间若出现肿瘤生长加快或听力损害加重应停止观察，改为手术治疗或放射治疗。有些循证医学研究指出，观察并非最佳的治疗选择。

（二）放射治疗

目前的放射治疗主要有两种方式：立体定向放射外科治疗和立体定向分割放射治疗。前者以伽玛刀为代表，将病灶经CT、MRI行靶点定位，通过配套的计算机控制、图象处理技术，对肿瘤进行一次性大剂量的伽玛射线照射。患者头部需固定于金属框架内。后者以射波刀为代表，将更大剂量的射线分次照射肿瘤。患者头部无需金属框架固定。放射治疗主要适应于如下情况：中、小型听神经瘤，一般体积<2 cm且无颅内压增高者；因年龄、其他器质性疾病等因素，无法选择手术切除者；听神经瘤手术治疗，肿瘤不能全切除者；双侧听神经瘤，经一侧手术后，患者为了保留面神经或听神经功能而拒绝另一侧手术者。放射治疗对肿瘤的控制率在85%左右。主要并发症有颅神经（面神经、蜗神经、三叉神经）损害、肿瘤囊变、瘤内出血、脑积水（4%~14%）、脑放射性坏死和极少数肿瘤恶变等。放疗后NF2恶变率增高14倍，显著高于散发听神经瘤。手术后残留肿瘤的放射治疗效果似不及未手术的听神经瘤。立体定向分割放射治疗对肿瘤的控制与立体定向放射外科治疗相似，但听力的保留不及后者。早期伽玛刀治疗因采用的边缘剂量较大（20 Gy），导致的面瘫（8%~32%）、听力丧失（25%~89%）和面部麻木（19%~34%）多见。近十余年来将边缘剂量减小为12~13 Gy、耳蜗剂量减小为4 Gy后，放射性神经损伤的发生率显著减低，分别为面瘫（1%~5%）、听力丧失（20%）和面部麻木（3%），但低剂量下长期的肿瘤控制率需要进一步的时间验证。一般认为随着肿瘤增大，放射剂量必须相应加大以达到控制肿瘤的目的，而加大放射剂量往往导致并发症增多。近年来亦有大型听神经瘤（直径>2.5 cm）放射治疗效果满意的报道，但其疗效不及中小型听神经瘤且缺乏长期随访。而放射治疗失败的病例因肿瘤与神经血管粘连严重、蛛网膜界面消失，再手术时困难显著增大，术后并发症明显增多。故在欧美国家大的听神经瘤治疗中心，放射治疗一般不作为首选方案。

（三）手术治疗

目前，外科手术依然是听神经瘤治疗的主要方法。切除听神经瘤的基本手术进路有经迷路入路、经颅中窝入路和经枕下乙状窦后入路3种。每一种手术入路都有相应的适应证，主要根据患侧耳的听力、肿瘤的大小等因素来确定。

适应证：根据临床表现、辅助检查等明确诊断为听神经瘤，除高龄伴严重器质性疾病，或失去手术条件者以外，无论肿瘤大小，均可手术治疗。

1. 手术入路的选择

1）经颅中窝入路：适用于切除局限在内听道或小部分突入桥小脑角、面神经功能正常和尚有实用听力的小肿瘤（桥小脑角内的肿瘤直径小于1 cm者）。手术在硬膜外进行，能清楚地识别内听道外侧端的面神经。这一入路的主要缺点为进入后颅窝桥小脑角术野受限，因此限制了术中后颅窝出血时的止血操作。另外，经此入路进行手术时，面神经位于肿瘤的上面，术中必需牵开面神经才能切除肿瘤，因此面神经损伤的可能性比经迷路进路为大。虽然经颅中窝进路的目的是切除内听道听神经瘤的同时保存有用的听力，但据统计只有31%~50%的病例术后听力得到保留。

2）经迷路入路：适用于患侧已无实用听力，肿瘤直径在3cm以内的中等大小的听神经瘤。若肿瘤直径大于3 cm，则可采用扩大的迷路进路，将压迫脑干及小脑的肿块完全切除。此术式的优点为：①可直达内听道和桥小脑角，避免开颅，危险性小；②可直接在面神经管内识别面神经，能及早确认面神经，因此大部分病例可保留面神经功能；③在内听道最外端开始切除肿瘤，故肿瘤残留的可能性极小；④容易控制术后出血，一旦出血可很快打开耳后切口，去掉填塞的脂肪，立即止血。此进路的缺点是：不可避免的术后全聋。

3）经枕下乙状窦后入路：本术式视野较宽，桥小脑角池显露清楚。因为手术进路远离中、内耳结构，有利于保存听力。因此适用于切除听功能和面神经功能较好的各种大小的听神经瘤。据报道经此入路手术有12%~50%的病例听力得到保存。此入路的缺点是：虽然经过后颅窝可以用长钻头由内向外磨除内听道后壁以暴露和切除内听道内的肿瘤组织，但在一部分病例如不打开迷路（后半规管）无法或很难暴露外侧的内听道底，这样就有遗留一小部分肿瘤的可能。近年来随着内镜辅助显微外科技术的发展，内听道底部残留的小部分肿瘤可以在内镜下全切除，而面神经和迷路得以保留。对于较小的肿瘤，亦有完全通过内镜切除的报道。

2. 手术步骤简要

1）经颅中窝入路

切口：做耳屏前垂直切口，其下端在颧弓水平，长度为7~8 cm，切开皮肤、皮下组织、颞肌直到骨膜，颞浅动脉可用丝线结扎或电凝。用自动拉钩牵拉两侧肌肉，暴露颞骨鳞部。

颞鳞部开窗：用电钻和铣刀在颞骨鳞部做一面积为4×4 cm^{2}正方形的骨窗，骨窗的2/3在外耳道的前方，1/3在外耳道的后方，其下界充分靠近颅中窝底。用剥离子把骨片撬起，取出骨板，放在0.9%氯化钠注射液中，手术结束时复位。

暴露内听道顶壁：取出骨片后，用剥离子剥离岩骨前上方的硬脑膜，如颞叶脑膜张力很高，可用双极电凝烧灼后在脑膜上做一小切口，放出部分脑脊液，使颅内压降低。剥离脑膜动作要轻柔，由后向前逐渐进行。掀起硬脑膜后，应辨认3个重要的解剖标志：①棘孔：为脑膜中动脉的进颅口，此区静脉的出血可用明胶海绵填塞加以控制；②弓状隆起：为上半规管向上突起的骨性隆起，但并非百分之百的对应关系，且部分病例弓状隆起偏平，很难识别；③岩浅大神经：是最重要的解剖学标志。从膝状神经节分出，在面神经裂中穿出，行经在硬脑膜和中颅窝底之间。先暴露弓状隆起，再进一步向后剥离到岩骨的后缘直至暴露蓝色的岩上窦，然后逐渐向前暴露内听道顶壁、面神经裂和棘孔，后者是硬脑膜分离的前界。剥离时要避免损伤岩浅大神经。据报道，有5%~8%的病例膝状神经节表面无骨板覆盖，容易在分离硬脑膜时受损伤。放入自动牵开器暴露术野。

确定内听道的方法有四种：

第一种方法（W. House）：首先找到脑膜中动脉，然后在该动脉的后内侧找到岩浅大神经。用金刚石钻打开面神经裂，解剖出岩浅大神经，并沿着该神经找到膝状神经节，然后再打开迷路段面神经，直到暴露内听道。这种方法有一定难度，因为面神经管前壁离耳蜗仅1 mm。

第二种方法（U. Fisch）：因上半规管长轴与内听道构成60°角，因此首先找到上半规管，用金刚石钻在弓状隆起最外侧部分磨出上半规管蓝线，但要避免打开上半规管。一旦上半规管被确认，即在与上半规管成60°角处磨开内听道顶壁。

第三种方法（Garcia-Ibanez）：在弓状隆起和岩浅大神经夹角的平分线上钻磨。先在内侧磨除骨质，找到内听道后再沿其长轴向外侧钻磨。内听道内侧可270°轮廓化，但外侧仅可暴露顶壁以防止耳蜗和上半规管损伤。

第四种方法（Sterkers）：在两侧外耳道连线轴上，从颞骨骨窗下缘量起，到弓状隆起距离为24 mm，到内听道中1/3为28 mm。因此，可以直接用电钻在两侧外耳道连线上距颞骨骨窗下缘28 mm处打开内听道顶壁。

此外，尚可借助术中导航精确定位内听道。

切除肿瘤：一旦内听道顶壁的骨质全部磨除后，即可见内听道脑膜。在内听道内侧端暴露内耳门。如果肿瘤较大，并突出内耳门外数毫米，可能需要切断岩上窦。在内听道外侧端可以见到垂直嵴（Bill's Bar），后者为面神经和前庭上神经的骨性分隔。由于面神经位于内听道的前部，因此应沿着内听道的后缘切开脑膜。脑膜瓣翻起后，即可以在内听道底部垂直嵴处辨认面神经和前庭上神经，然后从面神经表面仔细分离肿瘤包膜。如果肿瘤充满整个内听道，应该先切开肿瘤包膜，吸去或咬去部分肿瘤内容物，尽量缩小肿瘤体积。在内听道底部切断上前庭神经和下前庭神经。一旦肿瘤的外侧端切断后，可把肿瘤逐渐推向内听道的后内侧。此时在深面可以见到耳蜗神经。要注意避免损伤小脑前下动脉。仔细分离肿瘤与小脑前下动脉后，即可在内听道内侧端切断前庭神经取出肿瘤。亦有学者强调为保护耳蜗神经，分离肿瘤时应自内听道内侧向外侧分离以防止耳蜗神经受到牵拉，同时尽量保留内听道内神经的血供。此时如有出血，可用明胶海绵和止血棉压迫止血，除非动脉性出血，尽量不用双极电凝止血。

关闭术腔：内听道顶壁的缺损可用游离颞肌填塞，以防脑脊液漏。取出自动牵开器，如颞叶脑膜上做过切口，此时应予以缝合。回复颞叶，仔细止血，复位颞骨骨瓣，缝合颞肌。一般不需放引流，间断缝合皮肤，包扎伤口。

术后处理：①术后24 h严密观察患者的生命体征，包括血压、脉搏、呼吸、体温、神志和瞳孔变化等，及时发现可能出现的并发症。②静脉使用能通过血脑屏障的抗生素3天，预防感染。③可给予少量糖皮质激素以减轻神经水肿，但一般不需用甘露醇等降颅压药物。④术后第二天可进软食，以后逐步恢复正常饮食。

并发症：①硬膜外血肿：常因术中止血不彻底所致。如发现硬膜外血肿并有颞叶压迫症状，应及时打开伤口去除血肿和止血。②面瘫：常发生在肿瘤与面神经粘连较紧、分离时牵拉损伤神经所致。如肿瘤切除后面神经在解剖上完整，电刺激有较好的反映，多数病例面神经功能会逐渐恢复。③耳蜗功能丧失：常由于切除肿瘤时损伤耳蜗神经或影响供应内耳的血供所致。④脑脊液耳鼻漏：多发生在内听道封闭不严，脑脊液经上鼓室、咽鼓管流入鼻咽部，患者低头时从前鼻孔流出。脑脊液耳鼻漏多数经采取半卧位、应用降颅压药和抗生素等保守治疗后而痊愈。⑤颞叶损伤和脑水肿：术中注意保护颞叶，勿过分用力压迫，可避免颞叶损伤。术后发生脑水肿者较少。

2）经迷路入路

切口：离耳后沟3 cm处做耳后上弧型切口，上端达颞线，下端达乳突尖。向前翻起肌皮瓣显露整个乳突外侧壁，置入自动牵开器。

乳突切除：用电钻磨去乳突皮质和乳突腔所有的气房，开放鼓窦。向前暴露锤砧关节和面神经垂直段骨管，向后解剖出乙状窦，向上暴露到中颅窝脑板及岩上窦，向下暴露到颈静脉球，使整个乳突腔"轮廓化"。如肿瘤直径大于3 cm，需行扩大的迷路切除术，去除骨质需扩大到乙状窦后面2~3 cm，中颅窝脑板上方3~4 cm，以便术中将乙状窦向后牵拉、岩上窦向上牵拉，暴露肿瘤的后缘和上、下极。

迷路切除：用切割钻头切除外半规管、后半规管和上半规管，暴露和打开前庭。由于后半规管下脚进入前庭的部位正好在面神经垂直段的内侧，而上半规管和水平半规管的壶腹又正好在面神经水平段的内侧，因此在切除迷路的过程中，应注意避免损伤面神经。在切除迷路的过程中可见内淋巴囊和内淋巴管，可用电钻切除。

解剖内听道和暴露后颅窝脑膜：先用电钻磨去内听道的下壁，直到暴露颈静脉球和耳蜗导水管。耳蜗导水管在内听道中部的下方、颈静脉球的上方直接进入后颅窝。由于耳蜗导水管位于第Ⅸ、第Ⅹ、第Ⅺ颅神经的上方，因此是一个重要的解剖标志。完全磨去内听道下壁、内耳门下壁的骨质，然后磨去内听道后壁的骨质，再磨去内听道上壁的骨质。磨除内听道上壁骨质时应特别小心，因为面神经正好在内听道前上方的脑膜下，操作不慎可损伤面神经。磨骨时应避免钻头滑入内听道。左耳手术时钻头采用顺时针旋转，右耳手术时钻头采用逆时针旋转可避免钻头滑入内听道。常先磨去内听道上壁中部和内耳门上壁的骨质，最后才磨内听道外侧端的骨壁。这样可在内听道上、后、下大部分骨壁去除后才暴露面神经。磨除内耳门上壁骨质要充分，要求磨去2/3内耳门的骨质，否则很难解剖和分离内耳门处的面神经和肿瘤。磨内听道外侧端骨质应从下壁开始，先确认单管神经，然后磨去下壁骨质暴露前庭下神经。逐步磨去后、上壁的骨质，此时可发现前庭上神经和前庭下神经之间的镰状嵴。在磨去上壁骨质后可见从面神经从内听道进入迷路段骨管，此时可发现前庭上神经和面神经之间的垂直嵴（Bill's bar），这样整个内听道已经完全暴露。此时，用切割钻头磨去乙状窦前内侧的骨质，暴露后颅窝脑膜，同时磨去中颅窝脑板，暴露中颅窝脑膜。乙状窦表面可保留一薄层岛状骨片保护乙状窦。

切开后颅窝脑膜：切口从内听道中部开始，切至内耳门的上下方，切口上方扩展到岩上窦的下面，下方扩展到颈静脉球的上面，用翻转的脑膜瓣覆盖在小脑表面予以保护。切开脑膜时应注意避免损伤脑膜下面的血管和神经，尤其是肿瘤后面的岩静脉和肿瘤前上方的面神经。切开脑膜后常在肿瘤的后面发现一个蛛网膜囊肿，打开囊肿后可以清楚地辨认肿瘤与小脑的分界。

切除肿瘤：体积较小的肿瘤，可先分离肿瘤的上界、下界和后界。中等大小或大肿瘤宜先行肿瘤包膜内切除，缩小肿瘤体积后再分离肿瘤的各壁。仔细观察并用面神经刺激器刺激肿瘤的后壁，如没有面神经跨过，可在肿瘤后包膜上用双极电凝烧灼后做十字型切开，用杯状钳咬除肿瘤的内容物，待囊内肿瘤切除后，可感到包膜的厚度仅数毫米。这一过程也可用吸割切除器（Cavitron）或超声吸引器（CUSA）来完成。前者为一吸引管，内有一旋转刀，吸引器将肿瘤吸入开口后，旋转刀将肿瘤切除。因吸割切除器仅切除软组织而不切除包膜，所以可以避免穿出肿瘤包膜而损伤周围神经血管。超声吸引器则可在适当功率下将肿瘤组织超声乳化后吸出而不损伤血管组织。当肿瘤内容物被切除而体积缩小后，开始切除肿瘤包膜。应先将肿瘤包膜与蛛网膜分开。在两层之间分离，可避免损伤血管和神经组织。分离下方时要注意保护第Ⅸ、第Ⅹ、第Ⅺ颅神经。分离肿瘤上方时要注意保护岩静脉、三叉神经和常常位于肿瘤前上方的面神经，同时也要避免损伤肿瘤前下方的小脑前下动脉。从内听道底解剖出面神经，然后逐步把面神经与肿瘤分离，最后切除肿瘤的包膜和内听道内的肿瘤。

关闭术腔：关闭术腔前应仔细止血，用0.9%氯化钠注射液冲洗术腔去除凝血块，如发现活动性出血，应用双极电凝止血。确切止血后，取小块颞肌填塞上鼓室和鼓窦入口，取腹部脂肪填塞术腔，然后关闭缝合耳后切口。

术后处理：①术后24 h对生命体征进行严密观察，包括血压、脉搏、呼吸、心率、体温、意识、以及瞳孔和肢体活动的变化。②术后应用可通过血脑屏障的抗生素3天，预防感染。③可应用适量糖皮质激素，减少术后的神经水肿。④术后次日酌情开始进软食，根据进食情况，决定补液及进行营养支持。

并发症：①术后出血：常常是内听道或桥小脑角血管破裂未能彻底止血所致。②面神经麻痹：常发生在体积较大的肿瘤，面神经被牵拉变形。如术后面神经解剖上保留，观察6~12个月，可有不同程度的恢复。如术中未能保留面神经，术后可行面神经-舌下神经吻合术来恢复面神经的功能。③脑脊液耳鼻漏：常由于鼓窦入口及术腔填塞不够严密所致。④脑膜炎：常发生在有脑脊液漏的病例，表现为术后24~48 h出现发热、头痛、颈项强直，脑脊液外观浑浊，脑脊液中白细胞显著升高，葡萄糖和氯化物降低，蛋白增高。

3）经枕下乙状窦后入路

体位及切口：取侧卧位、仰卧位或坐位，头转向对侧并前屈，头架固定。医生做一个耳后发际内皮肤切口，长度为8~10 cm，切断枕部肌群至骨膜，向两旁牵开，暴露乳突及枕骨鳞部。枕骨钻孔，铣刀形成3 cm×3 cm²骨瓣，其外上缘显露部分横窦乙状窦，乳突气房开放须用骨腊封闭。先于骨窗下外方切开硬脑膜少许，向上内牵开小脑半球，撕开延髓外侧池蛛网膜，释放脑脊液，待颅内压降低后，十字或弧形剪开硬脑膜，并悬吊于周围。这时将脑压板移至桥小脑角，牵开小脑半球后即显露肿瘤。以下操作在显微镜下进行。

桥小脑角肿瘤切除：先自内耳门至小脑半球方向剥离覆盖肿瘤表面的蛛网膜，暴露肿瘤外侧部。然后用面神经刺激器广泛探测肿瘤包膜，确认无面神经跨过后，电凝肿瘤包膜，囊内分块切除肿瘤。遇瘤内出血电凝或用明胶海绵压迫之。待瘤体囊内减压后，分别游离下界、上界及后内界。游离下界时，注意来自小脑后下动脉或前下动脉分支对肿瘤的供血，可用电凝阻断之。分离肿瘤与后组颅神经粘连，用脑棉将神经予以保护。肿瘤上界往往见岩静脉及其属支覆贴于肿瘤表面，应保留岩静脉主干，将属支电凝后切断。三叉神经常被肿瘤推挤至上内方，亦应予以游离后保护。分离肿瘤后内侧界时将小脑继续向内侧牵开，当至小脑绒球水平，可见面听神经起始段与瘤壁粘连。这时继续分离肿瘤内侧界及前界则尤为关键，因为面神经常被推挤至肿瘤前方或前下方，而脑干处于肿瘤内侧面。沿肿瘤—神经界面用锐性分离或棉片轻推法，轻柔渐进分离脑干、面神经与肿瘤的粘连。注意来自基底动脉的一些长旋或短旋动脉与肿瘤的粘连，予以同时分离开，避免断裂之。对于较大肿瘤，亦可采用边分离肿瘤包膜边切除法，使术野更为开阔。当桥小脑角部位肿瘤包膜完全与周围结构分离后，则进一步处理内听道内的肿瘤。

内听道内肿瘤切除：电凝并切开内听道后壁的硬脑膜，翻向内耳门，依据CT内听道骨窗像提示，用高速金刚钻磨除前庭导水管开口内侧的内听道后壁骨质。一般肿瘤在内听道的长轴为8~13 mm，宽6~8 mm。然后切开内听道内硬脑膜，暴露肿瘤。面神经、耳蜗神经常被推挤至前上、前下方，位于肿瘤腹侧。因此，将肿瘤从前庭神经上断下后，分离与面神经、耳蜗神经的粘连，这样连同内听道外的肿瘤包膜一并完全切除。

术中注意事项：在切除肿瘤的过程中，运用显微技术，准确轻巧地分离肿瘤周边的结构，减少对脑组织的牵拉，保护相关的颅神经、动脉及脑干等，必要时采用内镜辅助显微手术，达到既完全切除肿瘤，又保存颅神经功能、不损及脑干等结构的治疗目的。

术中应用听性脑干诱发电位监测和面神经监护，随时观察、了解诱发电位变化，以指导和调整手术操作，达到保护听神经和面神经功能的目的。

术后处理：①密切观察患者的意识、生命体征变化，尤其呼吸变化，以便及时发现处理术后并发的血肿、水肿等。②在有三叉神经、面神经同时功能障碍时，应加强患侧眼睛的护理，包括采用眼罩，眼睑缝合等以防暴露性角膜炎或溃疡。③遇有舌咽、迷走神经功能减退时，应尽早给予鼻饲饮食，以防误吸导致肺炎或窒息。

预后：随着医学影像学的不断发展，显微外科技术的广泛应用，手术设备、器械的日益完善和手术技术的提高，听神经瘤的外科治疗已经取得了非常好的效果。尤其是手术显微镜运用以来，House于1969年经中颅窝入路切除听神经瘤，全切除率达100%，手术病死率为0。Yasargil于1974年报道听神经瘤手术全切除率为100%，手术病死率为3.3%，面神经保存率为85%。20世纪70年代以来，综合研究表明听神经瘤的全切除率达95.5%，病死率下降至0.4%，中小型肿瘤的面神经保存率接近100%，术后听力保存率为50.3%，在某些中心可超过70%。

与中小型肿瘤不同，大型（肿瘤直径>3 cm）和巨型（肿瘤直径>4 cm）听神经瘤的手术依然是很大的挑战。全切除后较低的面神经功能保留率大大影响了患者的生活质量。而次全或者近全切除则可显著提高面神经功能保留率。虽然残留肿瘤有复发可能，但结合放射外科治疗，可使肿瘤复发控制在理想的范围内。尤其是近全切除后肿瘤的复发率与全切除相似，而面神经功能保留率明显提高。因此，次全或近全切除后辅以放射外科治疗已经成为巨大型听神经瘤治疗的一个重要模式。

在调整放射剂量之后，立体定向放射治疗对中小型听神经瘤的5~10年控制率与手术相似，但并发症的发生率低于手术，唯听力的长期保留率不及后者。如果更长期的随访结果满意，不失为一种可选择的治疗手段。虽然潜在的致癌性很低，但随着接受治疗患者的增多，和放射效应的长期存在性（有放射治疗30年后癌变的报道），必须引起足够的重视。

对于手术和放疗效果不佳的神经纤维瘤2型（NF2），近年来分子生物学（靶向）治疗提供了未来的一个方向。目前处于科研和临床试验阶段的相关药物包括以下几种：

①Imatinib：能阻断施万细胞瘤血小板衍生生长因子受体

（platelet-derived growth factor receptor，PDGF）介导的增殖信号，在体外试验中可抑制听神经瘤细胞的增殖。

②Bevacizumab：是美国食品和药物管理协会批准的首个靶向血管内皮生长因子（VEGF）的单抗型血管生成抑制药，目前已被批准用于多种肿瘤（包括NF2）的治疗，然而因其较多的不良反应，如高血压、凝血功能破坏、栓塞、肾功能损伤须引起重视。

③奎尼丁：作为一种非选择性钾离子通道阻滞药，在实验中可显著对抗听神经瘤细胞的增殖。

④Crizotinib：是经过美国FDA认证的药物，于2011年上市，能够潜在抑制NF2型肿瘤细胞进展及增殖。

⑤OSU-03012：作为PDK1的小分子抑制剂能间接抑制PI3/Akt增殖信号并能诱导肿瘤细胞的凋亡。

⑥AR42：组蛋白乙酰化酶抑制药，已经被证实能够有效阻断PI3K/AKT通路，并认为是施万细胞潜在的生长抑制药，在实验中可明显抑制听神经瘤细胞。

⑦Erlotinib：是由美国OSI制药公司生产的小分子酪氨酸激酶抑制药，可以阻止表皮生长因子受体EGFR的自磷酸化并阻断下游信号转导，从而抑制细胞增殖，诱导细胞凋亡，抑制肿瘤血管生成、侵袭及转移，最终发挥抗肿瘤活性，但其临床效果尚需验证。

⑧Lapatinib：是美国药监局批准的能同时抑制人表皮生长因子受体与ErbB2的药物，在前期临床试验中发现能明显抑制施万细胞增殖以及听神经瘤的生长，目前已经被应用于NF2病例的II期临床试验并取得较满意效果，加上这种药物良好的耐受性、较小的毒性以及较明显的抑瘤作用，很有潜力在临床上取得乐观的治疗结果。

⑨Rapamycin：是mTOR的特异性抑制药，已有研究发现在NF2患者中有抑制肿瘤生长的作用。此外，AZD2014、FRAX597、Salicylates、Trastuzumab、CI1040等分别在细胞层面以及临床前期试验中对听神经瘤细胞或者瘤体都有不同程度的治疗效果。尽管听神经瘤的分子靶向治疗的研究还处于初始阶段，目前还存在很多不足，但随着听神经瘤生物学发生或发展机制研究的不断深入和药物临床研究的不懈努力，未来会有耐受性强、不良反应少、疗效佳的理想药物为听神经瘤患者尤其是NF2患者带来福音。

（戴春富　李煜）

第四节　岩骨胆脂瘤

岩骨胆脂瘤是一种累及颞骨岩部的表皮样囊肿，其发病率占所有胆脂瘤中的2.9%，这种缓慢发展的罕见病损能使患者逐渐出现听力下降、眩晕、面瘫等一系列症状。内听道将岩骨分为前后两个部分，前部稍大，主要由骨髓或气房组成，后部稍小，主要由致密的耳囊骨质组成，岩骨毗邻的复杂解剖结构给岩骨胆脂瘤的手术切除带来了巨大的挑战。

一、分类

岩骨胆脂瘤根据其来源可分为先天性和继发性。先天性岩骨胆脂瘤主要由于胚源性外胚层组织的滞留于岩骨后发展为胆脂瘤，而继发性岩骨胆脂瘤主要继发于中耳胆脂瘤、中耳手术及耳外伤等，胆脂瘤先累及中耳，进一步发展至岩骨。

根据病损所涉及到的解剖结构不同，Sanna等将岩骨胆脂瘤分为迷路上型、迷路下型、迷路下—岩尖型、迷路广泛型和岩尖型等5种类型（表7-4）。

表7-4　岩骨胆脂瘤的分类

分类	累及部位	蔓延范围
迷路上型	面神经的膝状神经节	前：颈内动脉水平部 后：骨迷路后部 内：颈外动脉、岩尖 下：耳蜗底圈
迷路下型	鼓室下和迷路下气房	前：颈内动脉垂直部、岩尖、斜坡 后：颅后窝的硬脑膜、乙状窦 内：内听道、斜坡下部、枕髁 下：颈静脉球、后组颅神经
迷路下-岩尖型	迷路下、颈内动脉至岩尖	前：颈内动脉的垂直段和水平段 后：经面后气房的颅后窝 内：岩尖、斜坡、蝶窦、鼻咽 下：颈静脉球、后组颅神经

续表7-4

分类	累及部位	蔓延范围
迷路广泛型	整个耳囊	前：颈内动脉的垂直段和水平段 后：颅后窝硬脑膜、内听道 内：岩尖、斜坡的上部和中部、蝶窦 下：迷路下
岩尖型	岩尖	前：Mechel腔隙、三叉神经 后：内听道、后组颅神经 内：斜坡的上部或中部、蝶窦 下：迷路下

二、临床表现及诊断

先天性岩骨胆脂瘤的临床表现隐匿，早期缺乏典型的临床症状及体征而易漏诊或误诊。继发性岩骨胆脂瘤常伴有中耳炎病史，并相继出现一系列症状。根据患者的临床表现，结合体格检查及影像学检查可对疾病进行诊断。

（一）临床表现

听力下降：最为常见，多为单侧感音神经性聋，也可为传导性聋或混合性聋。

周围性面瘫：主要由于病变压迫面神经及引起面神经的反复炎症。

眩晕：主要由于病变累及迷路或前庭神经。

耳鸣及耳溢液。

头痛：主要由于病变压迫硬脑膜并引起脑膜炎症或与其粘连。

（二）影像学检查

岩骨胆脂瘤的颞骨高分辨CT主要表现为岩骨骨质破坏，被低密度影替代，病变边缘光滑整齐，不被增强剂增强，可显示病灶的位置大小、对周围骨质的破坏、与面神经及颅内各结构的位置关系。颞骨MRI主要表现为T1加权信号呈低或中等信号，并且无强化，颞骨T2加权信号呈高信号，DWI序列中胆脂瘤可呈现特征性的高信号。颞骨高分辨CT和MRI的结合不仅能帮助诊断疾病和选择手术方式，还能帮助及时发现术后随访中可能出现的复发病灶，特别是近年来使用的颞骨MRI的DWI序列能检测出直径大于5 mm的复发胆脂瘤病灶。

（三）专科检查

专科检查主要包括外耳道和鼓膜检查，外耳道和鼓膜一般正常，有的患者外耳道出现分泌物及鼓膜穿孔。另外，需进行听力学检查及面神经功能评估等。

（四）鉴别诊断

岩骨胆脂瘤应与岩骨胆固醇肉芽肿、颈静脉球体瘤、岩尖黏膜囊肿和蛛网膜囊肿等疾病进行鉴别，而影像学检查可帮助鉴别。

岩骨胆固醇肉芽肿：颞骨MRI示岩骨有占位性病变，边缘光滑，病变在T1加权与T2加权均显示高信号。

颈静脉球体瘤：颞骨CT表现颈静脉窝扩大，周围骨质呈虫蚀样改变，增强CT显示强化明显，且MRI中病变T1加权呈中等信号及血管流空影，T2加权出现特征性的"椒—盐"征。

岩尖黏膜囊肿：颞骨MRI显示出T1加权及T2加权信号无强化的卵圆形肿物，若该囊肿有分泌功能，T1加权信号会随其内水分增加，强度增强。

蛛网膜囊肿：CT及MRI表现与岩骨胆脂瘤相似，但信号密度与脑脊液相近且密度均一。

三、治疗

岩骨胆脂瘤的治疗原则是完整清除病灶。术前主要根据病灶的部位及范围、患侧听力情况、面神经功能和内听道及颈静脉球解剖位置等选择最适合的手术路径。主要的手术路径包括经耳蜗入路、经耳囊入路、经迷路下入路、经迷路入路、经迷路后入路、经颅中窝入路、经颞下窝入路等，其中经耳囊入路、经迷路入路和经颅中窝入路较为常用。

理想的手术方式不仅能清除病灶，还能保证硬脑膜、面神经、颈内动脉、乙状窦和颈静脉球等结构的完整。听力的保护相对病变的根治性清除应放在第二位。当胆脂瘤侵及耳囊，为达到病变根治性清除的目的，耳囊应毫不犹豫地予以切除，特别是当患者的对侧耳听力正常时。当患侧听力正常且病灶位于迷路上时应采用中颅窝入路方式。如果手术目的不在于保留听力，迷路入路能确保病变的完全清除。若胆脂瘤附着于软组织，如硬脑膜、乙状窦、颈静脉球、颈动脉或者面神经，根治性切除病变是一个巨大的挑战。当病灶累及面神经，为尽量恢复面神经功能，根据患者术前的面神经功能和术中面神经情况考虑行面神经减压术、面神经移植术或舌下神经—面神经吻合术。当病灶累及硬脑膜时，对所有可能涉及的硬脑膜进行双极电凝可有效清除在硬脑膜上残留的病灶，并且可以避免脑脊液漏。当病变累及乙状窦及颈静脉球时，首先术前应评估好对侧的乙状窦及颈静脉球情况，术中必要时结扎颈内静脉。当病变累及颈内动脉时，颞下窝及经耳蜗入路的手术方法相对安全，并且能充分暴露垂直段及水平段的岩部颈内动脉。

四、随访

患者术后需每年随访一次，至少连续随访5年，每次随访行MRI检查以及时发现复发的病灶。

（戴春富　李煜）

347

第五节　面神经瘤

面神经瘤发病率较低，面神经肿瘤临床上以面神经鞘膜瘤最常见，有研究曾对600余例尸体进行解剖显示颞骨内面神经鞘膜瘤发病率约0.8%。该病平均发病年龄在40岁左右，无明显性别差异。

一、病理

面神经瘤可生长于面神经的任何部位并且有明显的多节段侵及的倾向，膝状神经节及其临近节段是最常被累及的部位，肿块压迫临近组织结构并造成骨质破坏。面神经瘤常见的病理类型可以分为神经鞘膜瘤、神经纤维瘤和骨血管瘤，其中，神经鞘膜瘤最为常见，是发生于面神经纤维膜施万细胞的良性肿瘤，可分为束状型（Antoni A）为双极梭形细胞排列成束状、螺旋状和栅栏状；网状型（Antoni B）在结构疏松的组织中呈网状，细胞少，可见扭曲的细长或圆形细胞。面神经纤维瘤是起源于面神经干内结缔组织的肿瘤，常与神经纤维瘤病相关联，肿瘤与神经纤维分界不清，细胞排列致密，肿瘤无包膜，组织内可见面神经。而骨血管瘤表现为程度不一的骨化－血管性间隙内及周围出现刺激性生长的蜂窝状新骨。

二、症状

面神经瘤的主要临床表现为面神经功能障碍，典型表现是缓慢渐进性面神经麻痹，也可表现为反复发生的间歇性面神经麻痹和半面痉挛。病变累及听骨链或耳蜗时可当表现是听力下降。还可表现为耳鸣、耳痛和眩晕等症状。需要注意的是，面神经瘤生长缓慢，平均每年生长1 mm左右，而面神经纤维有近50%变性时，面部可仍无面瘫表现。

三、诊断

根据患者的临床症状，凡有进行性面瘫，除非已确诊为其他原因所致，否则均应考虑此病的可能性，特别是伴有面部抽搐或痉挛者。应进行全面的面神经功能和影像学评估。

（一）面神经电图

面神经电图可量化面神经变性的程度，对疾病的诊断和预后均有一定的参考价值。面神经电图是检测和记录许多同步兴奋的运动单位的复合电位。面神经纤维有近50%的变性时，面部仍可以无面瘫表现。

（二）影像学检查

颞骨高分辨CT、MRI可了解病变部位和肿瘤的范围，面神经瘤多表现为肿瘤呈多节段分布。CT可表现为面神经迷路段、鼓室段、锥段、垂直段的面神经管扩大和（或）骨质破坏及面神经径路上的条索状或结节样软组织影。膝状神经节，鼓室内面神经瘤可见听小骨外移位或听小骨破坏，此时可见面神经骨管扩大。桥小脑角、腮腺内的面神经瘤CT显示较差，MRI可直接显示面神经自颅内到腮腺内各节段的病变，面神经瘤主要表现为结节样或条索状增粗，T1WI呈略低信号或等信号，T2WI呈略高信号或等信号，较大面神经瘤信号不均匀，内有囊性变，增强后面神经瘤轻度至明显强化。

四、鉴别诊断

（一）贝尔面瘫

面神经瘤最易被误诊为贝尔面瘫。贝尔面瘫面神经功能通常会在发病后6个月内会有不同程度的好转。如患者面瘫症状进行性加重，或者6个月内面神经功能没有好转，都应考虑面神经瘤的可能。

（二）听神经瘤

当肿块位于内听道时，需与听神经瘤相鉴别。在影像学上，如肿瘤向迷路段面神经方向发展甚至涉及到膝状神经节时，可考虑为面神经瘤。在功能评估中，如果内听道肿瘤较小而听觉脑干反应（auditory brain-stem response，ABR）检查异常，面神经电图正常，则听神经瘤可能性大，反之则面神经瘤可能性较大。

（三）胆脂瘤

鼓室段面神经瘤需与上鼓室胆脂瘤性相鉴别。若鼓室内充满软组织肿块且乳突气房存在，则表明这种病理改变并非慢性中耳炎所致，应考虑面神经瘤可能（图7-7）。因上鼓室胆脂瘤往往继发于中耳炎，导致硬化型乳突。进一步检查包括颞骨MRI可明确诊断。

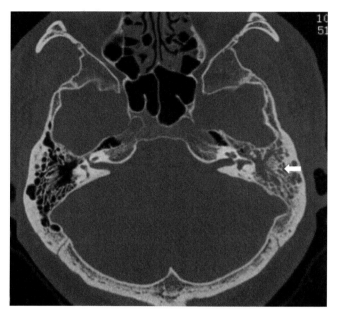

图7-7　左面神经瘤病例CT影像

颞骨水平位高分辨CT显示上鼓室软组织影，左侧乳突气化型，气房间隔存在，中耳乳突透光普遍减低，鼓室内见低密度病灶。

（四）颈静脉球瘤与软骨肉瘤

面神经瘤发生在垂直段者若累及颈静脉球需与颈静脉球瘤，颈静脉孔区软骨肉瘤鉴别。此时肿瘤向内侧生长可导致颈静脉球窝骨质破坏，但颈静脉球窝的内侧骨皮质仍保持完整。MRI显示肿块仅中度强化，颈静脉球呈受压改变。而颈静脉球体瘤增强非常明显，而且具有明显的"胡椒盐"现象。颈静脉孔区软骨肉瘤可同时累及颈静脉孔周围骨质并累及腮腺深叶，但颈静脉孔软骨肉瘤在破坏周围骨质的同时可见周围骨质增生、钙化现象。

（五）腮腺肿块

腮腺内神经鞘膜瘤占腮腺肿块的0.5%~1.2%。腮腺内面神经瘤可表现为无痛腮腺肿块，伴或不伴面神经功能异常。腮腺MRI增强往往可发现腮腺深叶囊性肿块。细针穿刺细胞学检查是一种微创的检测手段，然而当神经鞘膜瘤发生囊性变、黏液性变或者有大量胶原纤维时，该检测往往无诊断意义。

五、治疗

（一）治疗策略

面神经瘤的治疗策略包括：①手术切除+面神经功能重建；②伽马刀放射治疗；③单纯临床观察。对于面神经功能正常者，通常应首选观察随访也可以选择伽马刀放射治疗。面神经瘤手术时机存在一定争议，一般在患者出现中度以上面瘫或者侵犯周围重要结构时应考虑手术。手术方式应当根据肿瘤的大小，位置，范围以及听力情况选择。应对患者详细解释术后面瘫的可能，并尊重患者的意愿。

（二）手术方式

对于未累及膝状神经节的颞骨内肿瘤可以选择完璧式乳突切开；对于累及膝状神经节的肿瘤，可以选择开放式乳突切开术；如果面神经瘤累及鼓室，乳突及腮腺，则采用乳突腮腺联合入路；累及内听道的肿瘤可选择经迷路或颅中窝路径的手术方式；来自乳突段或腮腺总干的面神经瘤可累及颈静脉孔区，此时可采用颞下窝入路面神经瘤切除。面神经瘤手术较难保留面神经的完整，应积极考虑面神经重建，可供移植的神经有耳大神经、腓肠神经。神经重建应采用无张力吻合。如面神经近端无法定位，可应用舌下—面神经吻合术。

面神经功能重建后面神经功能最好可恢复至H-B评分Ⅲ级。国外有学者应用面神经瘤剥离术在保留面神经解剖完整的同时切除面神经瘤，一般认为肿瘤小于2 cm时应用该技术。然而该技术仅在个别机构应用，推广欠佳。

（戴春富　李煜）

本章参考文献

[1] 戴春富.外耳道癌诊断和治疗思考[J].中国眼耳鼻喉科杂志,2012,(S1):443-446.

[2] 于亚峰,张茹,戴春富.外耳道完整切除术治疗早期外耳道癌的临床研究[J].临床耳鼻咽喉头颈外科杂志,2009,(7):313-315.

[3] 张婷,戴春富,王正敏,等.累及耳郭的外耳道癌的手术治疗[J].临床耳鼻咽喉头颈外科杂志,2011,(10):469-470.

[4] Kuhel WI, Hume CR, Selesnick SH. Cancer of the external auditory canal and temporal bone[J]. Otolaryngol Clin North Am,1996,29(5):827-852.

[5] Gidley PW. Managing malignancies of the external auditory canal[J]. Expert Rev Anticancer Ther,2009,9(9):1277-1282.

[6] Moffat DA, Wagstaff SA. Squamous cell carcinoma of the temporal bone[J]. Curr Opin Otolaryngol Head Neck Surg,2003,11(2):107-111.

[7] Tsai ST, Li C, Jin YT, et al. High prevalence of human papillomavirus types 16 and 18 in middle-ear carcinomas. Int J Cancer.1997,71(2):208-212.

[8] Jin YT, Tsai ST, Li C, et al. Prevalence of human papillomavirus in middle ear carcinoma associated with chronic otitis media[J]. Am J Pathol,1997,150(4):1327-1333.

[9] Leonetti JP, Smith PG, Kletzker GR, et al. Invasion patterns of advanced temporal bone malignancies[J]. Am J Otol,1996,17(3):438-442.

[10] Moody SA, Hirsch BE, Myers EN. Squamous cell carcinoma of the external auditory canal: an evaluation of a staging system[J]. Am J Otol,2000,21(4):582-588.

[11] Li W, Zhang T, Dai C. Temporal bone malignancies involving the jugular foramen: diagnosis and management[J]. ORL J Otorhinolaryngol Relat Spec,2014,76(4):227-235.

[12] Masterson L, Rouhani M, Donnelly NP, et al. Squamous cell carcinoma of the temporal bone: clinical outcomes from radical surgery and postoperative radiotherapy[J]. Otol Neurotol,2014,35(3):501-508.

[13] Moffat DA, Wagstaff SA, Hardy DG. The outcome of radical surgery and postoperative radiotherapy for squamous carcinoma of the temporal bone[J]. Laryngoscope,2005,115(2):341-347.

[14] Cristalli G, Manciocco V, Pichi B, et al. Treatment and outcome of advanced external auditory canal and middle ear squamous cell carcinoma[J]. J Craniofac Surg,2009,20(3):816-821.

[15] Kitani Y, Kubota A, Furukawa M, et al. Primary definitive radiotherapy with or without chemotherapy for squamous cell carcinoma of the temporal bone[J]. Eur Arch Otorhinolaryngol,2016,273(5):1293-1298.

[16] Moncrieff MD, Hamilton SA, Lamberty GH, et al. Reconstructive options after temporal bone resection for squamous cell carcinoma[J]. J Plast Reconstr Aesthet Surg,2007,60(6):607-614.

[17] Gillespie MB, Francis HW, Chee N, et al. Squamous cell carcinoma of the temporal bone: a radiographic-pathologic correlation[J]. Arch Otolaryngol Head Neck Surg,2001,127(7):803-807.

[18] Morris LG, Mehra S, Shah JP, et al. Predictors of survival and recurrence after temporal bone resection for cancer[J]. Head Neck, 2012, 34(9): 1231-1239.

[19] Okado Y, Aoki M, Hamasaki M, et al. Tumor budding and laminin5-gamma2 in squamous cell carcinoma of the external auditory canal are associated with shorter survival[J]. Springerplus, 2015, 4: 814.

[20] Leong SC, Youssef A, Lesser TH. Squamous cell carcinoma of the temporal bone: outcomes of radical surgery and postoperative radiotherapy[J]. Laryngoscope, 2013, 123(10): 2442-2448.

[21] Xie B, Zhang T, Dai C. Survival outcomes of patients with temporal bone squamous cell carcinoma with different invasion patterns[J]. Head Neck, 2015, 37(2): 188-196.

[22] Zhang T, Dai CF, Wang Z. The misdiagnosis of external auditory canal carcinoma[J]. Eur Arch Otorhinolaryngol, 2013, 270(5): 1607-1613.

[23] Zhang T, Li W, Dai C, et al. Evidence-based surgical management of T1 or T2 temporal bone malignancies[J]. Laryngoscope, 2013, 123(1): 244-248.

[24] Li D, Zeng XJ, Hao SY, et al. Less-aggressive surgical management and long-term outcomes of jugular foramen paragangliomas: a neurosurgical perspective[J]. J neurosurg, 2016, 125(5): 1143-1154.

[25] Jenkins HA, Fisch U. Glomus tumors of the temporal region. Technique of surgical resection[J]. Arch Otolaryngol, 1981, 107(4): 209-214.

[26] Li W, Dai CF. Lesions involving the jugular foramen: clinical characteristics and surgical management[J]. Acta Oto-Laryngologica, 2015, 135(6): 565-571.

[27] Chapman DB, Lippert D, Geer CP, et al. Clinical histopathologic and radiographic indicators of malignancy in head and neck paragangliomas[J]. Otolaryngol Head Neck Surg, 2010, 143(4): 531-537.

[28] Carlson ML, Sweeney AD, Wanna GB, et al. Natural history of glomus jugulare: a review of 16 tumors managed with primary observation[J]. Otolaryngol Head Neck Surg, 2015, 152(1): 98-105.

[29] Semaan MT, Megerian CA. Megerian. Current assessment and management of glomus tumors[J]. Curr Opin Otolaryngol Head Neck Surg, 2008, 16(5): 420-426.

[30] Park ES, Lee EJ, Park JB, et al. A single institution retrospective study of jugular foramen shwannoma management: radical resection versus subtotal intracranial resection through a retrosigmoid suboccipital approach followed by radiosurgery[J]. World Neurosurg, 2016, 88: 552-562.

[31] Song MH, Lee HY, Jeon JS, et al. Jugular foramen schwannoma: analysis on its origin and location[J]. Otol Neurotol, 2008, 29(3): 387-391.

[32] Fayad JN, Keles B, Brackmann DE. Jugular foramen tumors: clinical characteristics and treatment outcomes[J]. Otol Neurotol, 2010, 31(2): 299-305.

[33] Michael Lee, Karen Tong. Jugular foramen schwannoma mimicking paraganglioma: case report and review of imaging findings[J]. Radiol Case Rep, 2016, 11(1): 25-28.

[34] Brackmann DE, Teufert KB. Chondrosarcoma of the skull base: long-term follow-up[J]. Otol Neurotol, 2006, 27(7): 981-991.

[35] Rosenberg AE, Nielsen GP, Keel SB, et al, Chondrosarcoma of the base of the skull: a

clinicopathologic study of 200 cases with emphasis on its distinction from chordoma[J]. AM J Surg Pathol,1999,23(11):1370-1378.

[36] Barresi V, Caffo M, Tuccari G. Classification of human meningiomas: lights, shadows, and future perspectives[J]. J Neurosci Res,2016,94(12):1604-1612.

[37] Zeng XJ, Li D, Hao SY. Long-Term functional and recurrence outcomes of surgically treated jugular foramen schwannomas: A 20-Year Experience[J]. World Neurosurg,2016, 86:134-146.

[38] 周梁,董频.临床耳鼻咽喉头颈肿瘤学[M].1版.上海:复旦大学出版社,2008.

[39] Alanin MC, Klausen C, Caye-Thomasen P, et al. The effect of bevacizumab on vestibular schwannoma tumour size and hearing in patients with neurofibromatosis type 2[J]. Eur Arch Otorhinolaryngol,2015,272(12):3627-3633.

[40] Ammoun S, Hanemann CO. Emerging therapeutic targets in schwannomas and other merlin-deficient tumors[J]. Nat Rev Neurol,2011,7(7):392-399.

[41] Ammoun S, Schmid MC, Triner J, et al. Nilotinib alone or in combination with selumetinib is a drug candidate for neurofibromatosis type 2[J]. Neuro Oncol,2011,13(7):759-766.

[42] Angeli S. Middle fossa approach: indications, technique, and results[J]. Otolaryngol Clin North Am,2012,45(2):417-38.

[43] Arriaga MA, Lin J. Translabyrinthine approach: indications, techniques, and results[J]. Otolaryngol Clin North Am,2012,45(2):399-415.

[44] Blakeley J. Development of drug treatments for neurofibromatosis type 2-associated vestibular schwannoma[J]. Curr Opin Otolaryngol Head Neck Surg,2012,20(5):372-379.

[45] Brokinkel B, Sauerland C, Holling M, et al. Gamma Knife radiosurgery following subtotal resection of vestibular schwannoma[J]. J Clin Neurosci,2014,21(12):2077-2082.

[46] Carlson ML, Link MJ, Wanna GB, et al. Management of sporadic vestibular schwannoma[J]. Otolaryngol Clin North Am,2015,48(3):407-422.

[47] Chamoun R, MacDonald J, Shelton C, et al. Surgical approaches for resection of vestibular schwannomas: translabyrinthine, retrosigmoid, and middle fossa approaches[J]. Neurosurg Focus,2012,33(3):E9.

[48] Chen Z, Prasad SC, Di Lella F, et al. The behavior of residual tumors and facial nerve outcomes after incomplete excision of vestibular schwannomas[J]. J Neurosurg,2014,120(6): 1278-1287.

[49] Chovanec M, Zvěřina E, Profant O, et al. Impact of video-endoscopy on the results of retrosigmoid-transmeatal microsurgery of vestibular schwannoma: prospective study[J]. Eur Arch Otorhinolaryngol,2013,270(4):1277-1284.

[50] Demetriades AK, Saunders N, Rose P, et al. Malignant transformation of acoustic neuroma/ vestibular schwannoma 10 years after gamma knife stereotactic radiosurgery[J]. Skull Base, 2010,20(5):381-387.

[51] DeMonte F, Gidley PW. Hearing preservation surgery for vestibular schwannoma: experience with the middle fossa approach[J]. Neurosurg Focus,2012,33(3):E10.

[52] Elhammady MS, Telischi FF, Morcos JJ. Retrosigmoid approach: indications, techniques, and results[J]. Otolaryngol Clin North Am,2012,45(2):375-97.

[53] Farschtschi S, Kollmann P, Dalchow C, et al. Reduced dosage of bevacizumab in treatment of vestibular schwannomas in patients with neurofibromatosis type 2[J]. Eur Arch Otorhinolaryngol, 2015, 272(12): 3857-3860.

[54] Fong BM, Pezeshkian P, Nagasawa DT, et al. Hearing preservation after LINAC radiosurgery and LINAC radiotherapy for vestibular schwannoma[J]. J Clin Neurosci, 2012, 19(8): 1065-1070.

[55] Gurgel RK, Dogru S, Amdur RL, et al. Facial nerve outcomes after surgery for large vestibular schwannomas: do surgical approach and extent of resection matter[J]? Neurosurg Focus, 2012, 33(3): E16.

[56] Gurgel RK, Theodosopoulos PV, Jackler RK. Subtotal/near-total treatment of vestibular schwannomas[J]. Curr Opin Otolaryngol Head Neck Surg, 2012, 20(5): 380-384.

[57] Gutmann DH, Blakeley JO, Korf BR, et al. Optimizing biologically targeted clinical trials for neurofibromatosis[J]. Expert Opin Investig Drugs, 2013, 22(4): 443-62.

[58] Hawasli AH, Rubin JB, Tran DD, et al. Antiangiogenic agents for nonmalignant brain tumors[J]. J Neurol Surg B Skull Base, 2013, 74(3): 136-141.

[59] Hilton DA, Hanemann CO. Schwannomas and their pathogenesis[J]. Brain Pathol, 2014, 24(3): 205-220.

[60] Hoa M, Drazin D, Hanna G, et al. The approach to the patient with incidentally diagnosed vestibular schwannoma[J]. Neurosurg Focus, 2012, 33(3): E2.

[61] Hochart A, Gaillard V, Baroncini M, et al. Bevacizumab decreases vestibular schwannomas growth rate in children and teenagers with neurofibromatosis type 2[J]. J Neurooncol, 2015, 124(2): 229-236.

[62] Huang X, Caye-Thomasen P, Stangerup SE. Distinct spontaneous shrinkage of a sporadic vestibular schwannoma[J]. Auris Nasus Larynx, 2013, 40(2): 243-246.

[63] Huq A, Kentwell M, Tirimacco A, et al. Vestibular schwannoma in a patient with neurofibromatosis type 1: clinical report and literature review[J]. Fam Cancer, 2015, 14(1): 157-160.

[64] Husseini ST, Piccirillo E, Taibah A, et al. Salvage surgery of vestibular schwannoma after failed radiotherapy: the Gruppo Otologico experience and review of the literature[J]. Am J Otolaryngol, 2013, 34(2): 107-114.

[65] Karajannis MA, Legault G, Hagiwara M, et al. Phase II study of everolimus in children and adults with neurofibromatosis type 2 and progressive vestibular schwannomas[J]. Neuro Oncol, 2014, 16(2): 292-297.

[66] Karajannis MA, Legault G, Hagiwara M, et al. Phase II trial of lapatinib in adult and pediatric patients with neurofibromatosis type 2 and progressive vestibular schwannomas[J]. Neuro Oncol, 2012, 14(9): 1163-1170.

[67] Kircher ML, Kartush JM. Pitfalls in intraoperative nerve monitoring during vestibular schwannoma surgery[J]. Neurosurg Focus, 2012, 33(3): E5.

[68] Kondziolka D, Mousavi SH, Kano H, et al. The newly diagnosed vestibular schwannoma: radiosurgery, resection, or observation[J]? Neurosurg Focus, 2012, 33(3): E8.

[69] Kulwin CG, Cohen-Gadol AA. Technical nuances of resection of giant (> 5 cm) vestibular schwannomas: pearls for success[J]. Neurosurg Focus, 2012, 33(3): E15.

[70] Li D, Tsimpas A, Germanwala AV. Analysis of vestibular schwannoma size: A literature review on consistency with measurement techniques[J]. Clin Neurol Neurosurg, 2015, 138: 72-77.

[71] Lim SL, Wong SH. Review of an 11-year experience in retrosigmoid approach for treatment of acoustic neuromas[J]. Med J Malaysia, 2013, 68(3): 253-258.

[72] Liu W, Ni M, Jia W, et al. How to address small- and medium-sized acoustic neuromas with hearing: a systematic review and decision analysis[J]. World Neurosurg, 2015, 84(2): 283-291.

[73] Maniakas A, Saliba I. Conservative management versus stereotactic radiation for vestibular schwannomas: a meta-analysis of patients with more than 5 years' follow-up[J]. Otol Neurotol, 2012, 33(2): 230-238.

[74] Maniakas A, Saliba I. Microsurgery versus stereotactic radiation for small vestibular schwannomas: a meta-analysis of patients with more than 5 years' follow-up[J]. Otol Neurotol, 2012, 33(9): 1611-1620.

[75] Maniakas A, Saliba I. Neurofibromatosis type 2 vestibular schwannoma treatment: a review of the literature, trends, and outcomes[J]. Otol Neurotol, 2014, 35(5): 889-894.

[76] Miller T, Lau T, Vasan R, et al. Reporting success rates in the treatment of vestibular schwannomas: are we accounting for the natural history[J]? J Clin Neurosci, 2014, 21(6): 914-918.

[77] Milligan BD, Pollock BE, Foote RL, et al. Long-term tumor control and cranial nerve outcomes following γ knife surgery for larger-volume vestibular schwannomas[J]. J Neurosurg, 2012, 116(3): 598-604.

[78] Nickele CM, Akture E, Gubbels SP, et al. A stepwise illustration of the translabyrinthine approach to a large cystic vestibular schwannoma[J]. Neurosurg Focus, 2012, 33(3): E11.

[79] Nicolli EA, Ruckenstein M. What is the risk of malignant transformation of vestibular schwannoma following radiosurgery[J]? Laryngoscope, 2015, 125(8): 1761-1762.

[80] Niknafs YS, Wang AC, Than KD, et al. Hemorrhagic vestibular schwannoma: review of the literature[J]. World Neurosurg, 2014, 82(5): 751-756.

[81] Nikolopoulos TP, Fortnum H, O'Donoghue G, et al. Acoustic neuroma growth: a systematic review of the evidence[J]. Otol Neurotol, 2010, 31(3): 478-485.

[82] Paldor I, Chen AS, Kaye AH. Growth rate of vestibular schwannoma[J]. J Clin Neurosci, 2016, 32: 1-8.

[83] Park CE, Park BJ, Lim YJ, et al. Functional outcomes in retrosigmoid approach microsurgery and gamma knife stereotactic radiosurgery in vestibular schwannoma[J]. Eur Arch Otorhinolaryngol, 2011, 268(7): 955-959.

[84] Rabelo de Freitas M, Russo A, Sequino G, et al. Analysis of hearing preservation and facial nerve function for patients undergoing vestibular schwannoma surgery: the middle cranial fossa approach versus the retrosigmoid approach--personal experience and literature review[J]. Audiol Neurootol, 2012, 17(2): 71-81.

[85] Rashid A, Karam SD, Rashid B, et al. Multisession radiosurgery for hearing preservation[J]. Semin Radiat Oncol, 2016, 26(2): 105-111.

[86] Ruggieri M, Praticò AD, Evans DG. Diagnosis, management, and new therapeutic options in

childhood neurofibromatosis type 2 and related forms[J]. Semin Pediatr Neurol, 2015, 22(4): 240-258.

[87] Schmidt RF, Boghani Z, Choudhry OJ, et al. Incidental vestibular schwannomas: a review of prevalence, growth rate, and management challenges[J]. Neurosurg Focus, 2012, 33(3): E4.

[88] Shahinian HK, Ra Y. 527 fully endoscopic resections of vestibular schwannomas[J]. Minim Invasive Neurosurg, 2011, 54(2): 61-67.

[89] Sughrue ME, Yang I, Aranda D, et al. The natural history of untreated sporadic vestibular schwannomas: a comprehensive review of hearing outcomes[J]. J Neurosurg, 2010, 112(1): 163-167.

[90] Sun MZ, Oh MC, Safaee M, et al. Neuroanatomical correlation of the House-Brackmann grading system in the microsurgical treatment of vestibular schwannoma[J]. Neurosurg Focus, 2012, 33(3): E7.

[91] Suzuki J, Takata Y, Miyazaki H, et al. Osteoma of the internal auditory canal mimicking vestibular schwannoma: case report and review of 17 recent cases[J]. Tohoku J Exp Med, 2014, 232(1): 63-68.

[92] Tanbouzi Husseini S, Piccirillo E, Taibah A, et al. Malignancy in vestibular schwannoma after stereotactic radiotherapy: a case report and reviewof the literature[J]. Laryngoscope, 2011, 121(5): 923-928.

[93] Thakur JD, Banerjee AD, Khan IS, et al. An update on unilateral sporadic small vestibular schwannoma[J]. Neurosurg Focus, 2012, 33(3): E1.

[94] Thakur JD, Khan IS, Shorter CD, et al. Do cystic vestibular schwannomas have worse surgical outcomes? Systematic analysis of the literature[J]. Neurosurg Focus, 2012, 33(3): E12.

[95] Yashar P, Zada G, Harris B, et al. Extent of resection and early postoperative outcomes following removal of cystic vestibular schwannomas: surgical experience over a decade and review of the literature[J]. Neurosurg Focus, 2012, 33(3): E13.

[96] Zou P, Zhao L, Chen P, et al. Microsurgical removal of large vestibular schwannomas via the retrosigmoid approach: a meta-analysis[J]. Neurosurg Rev, 2014, 37(1): 15-21.

[97] Sanna M, Pandya Y, Mancini F, et al. Petrous bone cholesteatoma: classification, management and review of the literature[J]. Audiol Neurootol, 2011, 16(2): 124-136.

[98] Corrales C E, Fischbein N, Jackler R K. Imaging innovations in temporal bone disorders[J]. Otolaryngologic Clinics of North America, 2015, 48(2): 263-280.

[99] Omran A, De Denato G, Piccirillo E, et al. Petrous bone cholesteatoma: management and outcomes[J]. Laryngoscope, 2006, 116(4): 619-626.

[100] Moffat D, Jones S, Smith W. Petrous temporal bone cholesteatoma: a new classification and long-term surgical outcomes[J]. Skull Base, 2008, 18(2): 107-115.

[101] Sherman JD, Dagnew E, Pensak ML, et al. Facial nerve neuromas: report of 10 cases and review of the literature[J]. Neurosurgery, 2002, 50(3): 450-6.

[102] Saada AA, Limb CJ, Long DM, et al. Intracanalicular schwannoma of the facial nerve: a manifestation of neurofibromatosis type 2[J]. Arch Otolaryngol Head Neck Surg, 2000, 126(4): 547-549.

[103] Park SH, Kim J, Moon IS, et al. The best candidates for nerve-sparing stripping surgery for

facial nerve schwannoma[J]. Laryngoscope, 2014, 124(11): 2610-2615.

[104] Clark JH, Burger PC, Boahene DK, et al. Traumatic facial nerve neuroma with facial palsy presenting in infancy[J]. Otol Neurotol, 2010, 31(5): 813-816.

[105] Isaacson B, Telian SA, McKeever PE, et al. Hemangiomas of the geniculate ganglion[J]. Otol Neurotol, 2005, 26(4): 796-802.

[106] Ma X, Chen D, Cai L, et al. Facial nerve preservation in geniculate ganglion hemangiomas[J]. Acta Otolaryngol, 2014, 134(9): 974-976.

第八章　鼻腔鼻窦肿瘤

第一节　鼻腔鼻窦良性肿瘤

一、分论概述

（一）鼻腔鼻窦良性肿瘤的特点

鼻腔鼻窦肿瘤的发病率占耳鼻咽喉科肿瘤的1/4~1/2，其中，原发在鼻腔者多于鼻窦。

1. 发病原因

与其他部位的肿瘤类似，鼻腔鼻窦肿瘤的病因亦难以确定。某些肿瘤似与特定因素的有相关性，如鼻中隔毛细血管瘤可能与创伤的关系密切，而鼻腔鼻窦乳头状瘤尤其内翻型乳头状瘤可能与人乳头状瘤病毒感染有关。

2. 原发部位

多数鼻腔鼻窦肿瘤的原发部位可通过临床及辅助检查，必要时依赖手术探查得以确定，有助于诊断和预后的判断，也有益于治疗方案的制订。但解剖上，不仅鼻腔与鼻窦紧密邻近，且其与眼眶、颅底、鼻咽、齿腭等相接，但当肿瘤较大侵犯范围广泛，涉及多个解剖区域时，不易确定其原发部位。需结合病史、肿瘤的活检性质及其特点等相关资料加以分析。各类良性肿瘤有其好发部位：骨瘤好发于额窦，血管瘤好发于鼻中隔，乳头状瘤好发于鼻腔侧壁，软骨瘤好发于筛窦或鼻中隔等。

3. 交界性肿瘤

交界性肿瘤分两类，一类肿瘤组织学上虽属良性，但易复发，甚至恶变，属界于良恶性之间的"交界性或边缘性肿瘤"，如内翻性乳头状瘤、多形性腺瘤等。另一类组织学本身属良性，但临床上对周围器官有较强的破坏力，造成类似恶性肿瘤的破坏征象，如海绵状血管瘤等。

4. 临床症状

鼻腔鼻窦良性肿瘤多数生长缓慢，早期可无任何症状，于体检时发现。肿瘤渐进性生长时，常引起相似的临床症状：肿瘤发生于鼻腔时，引起鼻塞、流涕、鼻出血、嗅觉障碍；侵入眼眶，可致眼球移位、复视和视力障碍；侵入颅内或压迫三叉神经分支，可致头痛、恶心、呕吐；肿瘤在窦腔内增大，压迫或破坏骨壁，可出现鼻部、面部或腭部隆起、畸形等。肿瘤侵犯咽鼓管导致耳闷、听力减退等分泌性中耳炎症状。由于临床症状相似，除典型的肿瘤征象外，各分节不再赘述。

5. 诊断和鉴别诊断

鼻腔鼻窦良性肿瘤的诊断和鉴别诊断有赖于病史、临床症状、体征、放射学和病理学检查。有时特征性的信息可强力提示甚至明确诊断，如血管瘤、部分乳头状瘤具有典型的临床征象，骨瘤具有典型的影像学表现。但病理学检查仍是鼻腔鼻窦肿瘤诊断的"金标准"。

6. 鼻窦CT或MRI扫描

一方面可辅助诊断，典型的影像征象可明确诊断（如骨瘤、骨化纤维瘤等），另一方面可明确肿瘤发生的部位和范围，有利于选择正确的手术方法。因此，影像学检查已作为鼻腔鼻窦肿瘤诊断和治疗前的常规检查。

7. 治疗原则

鼻腔鼻窦良性肿瘤的治疗方法以手术为主。根据肿瘤性质和范围，选择不同的手术径路，为免重复描述，将治疗单列一节。

由于鼻腔鼻窦良性肿瘤种类繁多，除病理外，临床症状、诊断等内容多有雷同，为了简洁计，各分节未一一罗列条目（如临床症状可参见本概述）。

（二）鼻腔鼻窦良性肿瘤的组织学分类法

鼻腔鼻窦良性肿瘤的分类方法不一，以按组织学来源分类法比较全面和常用。据统计，鼻腔鼻窦良性肿瘤的种类多达30余种，其中以血管瘤、乳头状瘤、骨瘤最常见。

1. 上皮性肿瘤

（1）乳头状瘤：外生性乳头状瘤、内翻性乳头状瘤。

（2）腺瘤：单形性腺瘤、多形性腺瘤（混合瘤）。

2. 软组织肿瘤

（1）血管瘤：毛细血管瘤、海绵状血管瘤、血管纤维瘤、良性血管内皮瘤、良性血管外皮瘤

（2）淋巴管瘤

（3）脂肪瘤

（4）纤维瘤

（5）纤维组织细胞瘤（纤维黄色瘤）

（6）黏液瘤

（7）平滑肌瘤

（8）横纹肌瘤

（9）神经鞘瘤

（10）神经纤维瘤

（11）副神经节瘤（化学感受器瘤）

3. 骨和软骨肿瘤

（1）软骨瘤

（2）骨瘤

（3）骨化纤维瘤

（4）良性骨母细胞瘤（巨大骨样骨瘤）

4. 其他肿瘤

（1）畸胎瘤

（2）鼻神经胶质瘤

（3）神经节瘤

（4）脑膜瘤

（5）脊索瘤

（6）牙源性肿瘤

（7）错构瘤

（三）血管瘤

血管瘤（hemangioma）是最常见的鼻腔鼻窦良性肿瘤，一般分为毛细血管瘤和海绵状血管瘤两大类，前者约占80%。

1. 病因

外伤学说：尤其与鼻中隔毛细血管瘤相关；内分泌紊乱学说：依据是部分女性鼻腔血管瘤的发病及增减随其月经周期或妊娠而改变，有称之为"妊娠性血管瘤"；胚胎残余学说：易于解释先天性鼻血管瘤；真性肿瘤学说：组织病理学上细胞呈瘤性特点。

2. 病理

毛细血管瘤表面呈光滑的结节状，淡红或棕黄色，质软，切面可见细小管腔。显微镜下见表面被覆复层纤毛柱状上皮或鳞状上皮，其下由多数分化良好的毛细血管网组成，管壁由薄层内皮细胞衬里，内皮细胞增生肥大，管腔内充满红细胞，其间为少许结缔组织间质，偶伴有炎症细胞。

海绵状血管瘤基底广，质软，多无完整的包膜，颜色视其构成成分而不同，有红、紫、褐等。显微镜下在大片出血坏死组织和纤维素样渗出物中，可见由肿瘤组织丰富的血管组成，管壁薄或厚薄不均，内衬一两层内皮细胞，管腔扩张，大小不一，形似海绵状。

3. 临床征象

毛细血管瘤多发于鼻中隔前部和下鼻甲前端，瘤体较小，有细蒂或广基，色鲜红或暗红，质较软，有弹性，触之易出血。海绵状血管瘤多发生于上颌窦、筛窦、中鼻甲和下鼻甲。检查见瘤体较大，基底广，质软可压缩。如合并感染，肿物表面可糜烂坏死。

（四）乳头状瘤

乳头状瘤（papilloma）占鼻腔鼻窦良性肿瘤的31.3%，仅次于血管瘤，是最常见的上皮性良性肿瘤。一般分为硬性和软性两类。前者来自鳞状上皮细胞，属硬性外生性乳头状瘤，好发于鼻前庭、鼻中隔前部。后者来自鼻腔及鼻窦的移行和柱状上皮细胞，特点是上皮成分向基质内呈内翻性生长，增生的上皮可呈指状、舌状和乳头状等。其细胞排列有极性，且基底膜完整，故又称内翻性乳头状瘤（inverting papilloma）。内翻性乳头状瘤多发生于鼻腔外侧壁，以上颌窦和筛窦多发。本病多见于40岁以上，50~60岁发病率最高。男女比例为3∶1。

1. 病因

（1）病毒学说：部分学者从细胞、蛋白质和基因水平发现鼻腔鼻窦内翻性乳头状瘤与人乳头状瘤病毒（HPV）6／11型相关。

（2）肿瘤学说：尤其内翻性乳头状瘤，易呈侵犯生长，甚至侵入颅内，且易复发，易癌变，故将其归为"交界性或边缘性肿瘤"。

（3）慢性炎症和变态反应学说：认为乳头状瘤与鼻息肉为同一病因。

2. 病理

乳头状瘤的病理分型争论较多，通常分为两型。外生性（硬性，鳞状细胞型）：呈蕈样或疣状增生，多有蒂，单发，瘤体较小，质硬，色灰白。显微镜下呈分支状生长，鳞状上皮高度增生，基底细胞增生活跃，细胞层次排列规则。肿瘤间质较少，乳头的轴心由结缔组织和血管组成。内翻性（软性，移行细胞型）：呈乳头状，广基或带蒂，常多发，瘤体较大，色红。显微镜下见移行上皮、柱状上皮或鳞状上皮高度增生，向基质内呈乳头状或指状内翻倒生，但基底膜完整。同一标本的不同部位，有时可见不同种类的上皮。肿瘤间质为纤维性或水肿结构，其间有炎性细胞浸润。

3. 临床征象

大多单侧发病，双侧鼻腔受累者约为10%。外生性乳头状肿瘤瘤体较小、色灰、质硬、呈桑椹状和局限单发。内翻性乳头状瘤的外观呈息肉状，瘤体大小不一，呈红色、粉红色或灰白色，表面不平，基底宽或有蒂，质地柔软或坚硬，触之易出血。

4. 预后

文献报道，内翻性乳头状瘤术后复发率为28%~74%，恶变率为2%~20%。下列情况应怀疑恶变：①全部切除后迅速复发；②较快侵犯邻近组织；③鼻窦CT检查肿瘤周围骨质有吸收破坏征。活组织检查可以确诊。

（五）骨瘤

骨瘤（osteoma）由分化成熟的骨小梁构成，是鼻腔鼻窦常见的良性肿瘤之一。发病率约为1%。常见于20~40岁成年人，男性发病率略高于女性。发生于额窦最多，其次为筛窦、上颌窦和蝶窦，发生于鼻腔者相对较少。

1. 病因

（1）胚胎学说：根据胚胎残留学说，骨瘤来自于胚胎性软骨残余，好发于两种不同发源组织的交接部位，如额骨（膜内成骨）和筛骨（软骨内成骨）交接缝处。

（2）外伤学说：头部外伤，特别在骨生长高峰期遭受外伤，易导致骨瘤形成。

（3）感染学说：骨瘤可以通过阻塞效应引起局部感染，但局部感染不大可能是骨瘤形成的直接原因。

（4）非肿瘤学说：近来有认为，骨瘤并非真性肿瘤，而是针对刺激（如鼻窦负压、慢性炎症、头部外伤等）引起的骨质增生。

2. 病理

骨瘤分化良好，生长缓慢，大小不一。通常为圆形或分叶状，表面光滑，被覆正常黏膜，色粉红，基底宽广或有蒂。

显微镜下可将骨瘤分为三型：①密质型（硬型、象牙型）：质地坚硬，较小，多有蒂，生长缓慢。可能来自膜内成骨，常发生于额窦内，亦可见于鼻骨。②松质型（软型、海绵型）：质地松软，基底广，体积较大，生长较快，有时骨瘤中心可液化成囊腔，但表面有较坚硬的骨囊。可能来自软骨成骨，常见于筛窦和上颌窦。③混合型：较多见，外硬而内疏松，常发生于额窦内。

3. 临床征象

早期多无自觉症状，常于影像学检查时偶然发现。随着肿瘤增大，鼻腔骨瘤主要有鼻塞、流涕、头痛症状。鼻窦肿瘤阻塞自然开口，可引起鼻窦感染或黏液囊肿形成，引起相关症状。

4. 放射学检查

鼻窦CT扫描局灶性显影良好的特征对本病的诊断极有价值，并可了解肿瘤的部位和范围。

（六）骨化纤维瘤

骨化纤维瘤（ossifing fibroma）是一种起源于骨组织的良性肿瘤，好发于下颌骨（75%），亦可见于上颌骨、筛骨、额骨及蝶骨，偶见于枕骨和颞骨。鼻窦骨化纤维瘤较为少见。骨化纤维瘤有两段发病年龄高峰：①少儿时期；②20~40岁。

1. 病因

关于骨化纤维瘤的病因，有发育异常、创伤和肿瘤三种学说。

目前多数学者倾向于肿瘤学说。

2. 病理

肿瘤基底宽，质地坚硬，有薄层骨性外壳，其内容物为致密而均匀的砂样物质，用利刀很容易将其切开。

显微镜下可见在增殖的纤维组织中有各种变形的、大小不规则的骨小梁，由梭形成纤维细胞和岛状编织骨构成，骨小梁边缘有成骨细胞。

3. 诊断与鉴别诊断

鼻窦骨化纤维瘤具有典型的影像学特征，CT扫描显示为：良性膨胀性高密度块影，其周边及瘤内有钙化和骨化，瘤体边界清楚，瘤内密度不均匀，有致密骨样间隔或伴有低密度囊变区。确诊有赖组织病理学。

骨化纤维瘤需与骨纤维异常增殖症鉴别。前者属良性肿瘤，有包膜，常为单骨受累。后者为骨成熟障碍性疾病，常累及数骨，无包膜。骨纤维异常增殖症的CT特点是：密度较为均质的肿块，边界呈磨沙玻璃状。纤维组织代替正常的骨结构，病变与周围组织没有明确的界限。

4. 预后

彻底切除后一般不复发，预后良好。如有复发可以再次手术。骨化纤维瘤的恶变率为0.4%。恶变的表现为肿块迅速增大、疼痛、触痛以及出血。

（七）多形性腺瘤

多形性腺瘤（pleomorphic adenoma）是来源于鼻黏膜黏液腺或异位唾液腺上皮的肿瘤，含有外胚层和中胚层成分，故又称混合瘤。多形性腺瘤绝大部分发生于涎腺，尤其好发于腮腺，其次为颌下腺、舌下腺及口腔内的小涎腺。发生于鼻及鼻窦的多形性腺瘤很少见，其中以鼻腔外侧壁及鼻中隔等部位为好发。男女发病率大致相等，中年患者多见。

1. 病理

多形性腺瘤多具有包膜，外观多呈圆形或结节状，质地不匀而软硬不一。切面呈白、黄或灰蓝色，可见灰白色纤维束将肿瘤分隔成许多小叶，间有由化生形成的黏液和软骨。

显微镜下见肿瘤由腺上皮细胞、肌上皮细胞、黏液样或软骨样间质混合构成。瘤细胞呈圆形或纺锤形，排列成柱状、囊形、腺管形、星形，或呈片状、条索状。基质内可有黏液性变或囊性变，亦可含有软骨。根据所含成分，将有助于其性质的判断：上皮成分多、有核分裂相者易恶变；含黏液多者，多属良性。

2. 预后

多形性腺瘤术后复发率为5%~10%。少数有恶变的报道，发生于大涎腺以外者，恶变倾向更大。

（八）神经鞘瘤

神经鞘瘤（neurilemmoma）是来源于周围神经鞘施万细胞的良性肿瘤，亦称施万细胞瘤（Schwannoma）。可见于除嗅神经和视神经（不含施万细胞）以外的所有颅神经。鼻部神经鞘瘤少见，其中大约60%原发于鼻腔，40%原发于鼻窦，也可偶见于外鼻组织。

1. 病理

肿瘤多为单发，质硬韧，有包膜，色灰白。切面可见漩涡状纤维条束，间有水肿或囊性变区。

显微镜检可分为两型：①Antoni A型：肿瘤细胞多，呈长梭形，细胞质丰富，嗜酸性，边界不清，细胞核呈梭形或卵圆形，排列成漩涡状或栅栏状。②Antoni B型：肿瘤细胞少，排列松散，无典型的漩涡状或栅栏状排列，常有黏液样或变性改变。

2. 预后

文献报道术后有复发恶变的病例。

（九）神经纤维瘤

神经纤维瘤（neurofibroma）是来源于周围神经支持细胞（包括施万细胞）的良性肿瘤，可发生于全身任何部位，多发于头颈部和上下肢的屈面。大约90%表现为单发，仅10%同时伴有多发性神经纤维瘤病（Von Recklinghausen氏病）。鼻部神经纤维瘤多发于鼻腔外侧壁、上颌窦和筛窦。发病年龄多见于30~40岁，女性发病率高于男性。

1. 病理

肿瘤外观无包膜，质软，切面呈白色，无漩涡状结构。显微镜下可见以下三种成分：①神经鞘细胞：梭形或星形，胞浆嗜酸性，胞核深染，细胞核栅栏状排列不明显。②胶原纤维束：纤维之间可有黏液。③神经轴突。

2. 预后

神经纤维瘤较神经鞘瘤侵袭性大，手术后易复发。神经纤维瘤的恶变率约为10%。

（十）纤维瘤

纤维瘤（fibroma）来源于纤维结缔组织，由纤维细胞或成纤维细胞组成的良性肿瘤。多发于下鼻甲、中鼻道及鼻中隔等处。女性发病率高于男性，以青年人较为多见。

1. 病理

肿瘤外观呈圆形或卵圆形、分支状或息肉样，表面光滑，有包膜，可为广基，亦可带细蒂。硬度和颜色随其组成成分而异，细胞少而胶原纤维多者质硬而色灰白（硬型）；细胞多而胶原纤维少者质软，血管丰富而呈红色（软型）。

显微镜下可见肿瘤主要由纤维组织和成纤维细胞组成，间有胶原纤维。瘤细胞呈长梭形，排列成粗细不等、纵横交错的束条状，内含多少不一的血管，较正常纤维组织紊乱。

2. 临床征象

肿瘤多呈红色或灰白色，广基。发生于鼻中隔者，多呈圆形、表面光滑，覆盖正常黏膜。

（十一）脑膜瘤

脑膜瘤（meningioma）亦名蛛网膜内皮瘤，来源于脑膜上的蛛网膜细胞巢，好发于颅内，占颅内肿瘤的10%~19%，多见于20~50岁。颅内脑膜瘤可向下侵入鼻腔和鼻窦。原发于颅外的脑膜瘤少见，可发生于嗅沟及前颅底。前者自筛板及其后方的硬脑膜长出，后者则自筛板外侧的眶顶部硬脑膜长出。

1. 病因

（1）颅内脑膜瘤向鼻腔鼻窦扩展侵犯。
（2）来源于颅外残留的蛛网膜细胞巢。
（3）自异位的胚胎组织。
（4）颅内恶性脑膜瘤转移至鼻部。

2. 病理

肿瘤外观呈圆形或分叶状，色白，有包膜。切面呈漩涡状，有自中心向四周放射的白色纤维条纹，血管丰富。

显微镜下可见长、半月形的瘤细胞与纤维细胞呈漩涡状排列，其中心可见较多毛细血管，有些致密的漩涡经透明性变后，可有囊腔形成或钙质沉着而成"砂样脑膜瘤"。根据其组织病理学分为5型：①内皮细胞型：由多边形的内皮细胞镶嵌排列而成，细胞分化良好，有时细胞排列成漩涡状，中心有玻璃样变及钙化。此型较常见。②成纤维细胞型：以梭形或纺锤形细胞为主，成栅栏状排列，胞突长而不规则，富有网状纤维及胶原纤维。③血管型：瘤体内含毛细血管较多，瘤细胞稍细长，胞浆内有空泡。④砂样型：瘤体内含有大量由钙质形成的砂粒，沉积于细胞漩涡区的中心，或沉积于玻璃样变性所闭塞的血管上，称为砂粒小体。⑤骨－软骨细胞型：此型与内皮细胞型相似，但有部分骨组织或软骨组织化生。

3. 临床征象

（1）鼻部症状：肿瘤侵入鼻腔，可引起鼻塞、流涕、鼻出血等症状。检查鼻腔有肿物，呈红色或淡红色、表面光滑、质硬。

（2）嗅觉障碍：嗅沟及前颅底脑膜瘤可有单侧或双侧的嗅觉障碍。

（3）头痛或前额痛：随着肿瘤增大，肿瘤压迫颅底硬脑膜，可引起头痛或前额痛。

（4）视力障碍：肿瘤侵入眶内，可致眼球突出、移位、视力下降。嗅沟脑膜瘤可出现Foster-Kennedy综合征，即伴同侧视神经原发性萎缩及对侧视乳头水肿。

4. 诊断

鼻窦CT扫描及MRI检查，是脑膜瘤主要诊断方法之一。嗅沟及颅底肿瘤典型的CT扫描显示：①前颅窝底见圆形或椭圆形高密度区，密度均匀，边界清楚。②增强后扫描见肿瘤密度均匀增高。③肿瘤内有均匀的钙化灶，但可不规则。④肿瘤附近有不规则的低密度带。MRI检查能显示肿瘤与血管的关系，清晰地显示肿瘤。确诊仍靠病理切片。

5. 预后

手术切除不彻底，易复发及恶变，恶变率约为10%。

（十二）血管平滑肌瘤

血管平滑肌瘤（hemangioleiomyoma）起源于血管壁的肌层或平滑肌本身。一般常发生在有平滑肌的部位，如血管壁、皮肤等处。发生于鼻腔鼻窦的血管平滑肌瘤少见。

1. 病理

肿瘤表面光滑或呈结节状，色灰白至红色，圆形或卵圆形，质地坚硬，多有完整的包膜。切面呈交错编织的束状结构。

显微镜下见表面有假复层柱状纤毛或复层柱状上皮被覆，肿瘤由丰富、含少量薄壁血管的纤维组织间质和大量成束、交错排列的梭形瘤细胞所组成。瘤细胞较大，分化良好，核长而居中，胞质丰富、糖原多，胞质内含有非横纹肌原纤维。罕见或无核分裂相。

2. 临床征象

鼻腔血管平滑肌瘤多发生于鼻腔外侧壁或鼻中隔等处，生长缓慢，病程较长。肿瘤呈红色、质硬、广基，触之易出血。

（十三）软骨瘤

软骨瘤（chondroma）由成熟的透明软骨组成，发生于软骨内骨化的骨骼组织。鼻及鼻窦软骨瘤较为少见。多发于筛窦，上颌窦和蝶窦次之，原发于鼻中隔和鼻翼软骨者较少。20~30岁男性好发。

1. 病因

有认为可能来源于异位的软骨胚芽或头颅软骨性原基的残留。也有认为与创伤、发育缺陷、慢性炎症及佝偻病有关。

2. 病理

肿瘤外观呈淡青色或灰蓝色，表面光滑，广基、球形，亦可呈结节状或分叶状。多有包膜，界限清楚。瘤体有弹性，硬如软骨。切面光滑似正常软骨，从包膜开始有许多结缔组织伸入瘤组织内，将其分隔成许多小叶。肿瘤较大者，中心部分可有黏液性变、囊性变、软化、坏死、钙化、骨化等。

显微镜下可见肿瘤由分化良好的透明软骨构成，也可由各型软骨混合组成，在均匀的基质内可见瘤细胞具有包囊，含核数不一。

3. 放射学检查

鼻窦X线摄片及CT扫描，可显示肿物密度较均匀，其内可见斑点状钙化影。

（十四）巨细胞瘤

巨细胞瘤（giant cell tumor）组织发生来源不清楚，可能来自骨髓中间叶组织。巨细胞瘤以肿瘤组织中有大量多核巨细胞为特征而命名，又称破骨细胞瘤，好发于四肢长骨的骨骺区，也可发生于上颌骨、下颌骨、骨盆处，发生于鼻窦者较为少见。好发年龄为20~40岁，女性略多于男性。

1. 病因

病因不明，可能与局部外伤有关。

2. 病理

肿瘤呈红棕色或暗棕色（故亦名"棕色瘤"），无包膜，质软而脆，易出血。瘤组织中心可含有骨组织，同时可见破骨和成骨表现。

显微镜下见巨细胞瘤主要由单核间质细胞和散布其中的类似破骨细胞的多核巨细胞构成。基质细胞呈圆形或梭形，胞浆嗜酸性，胞核圆形或长圆形，偶尔出现有丝分裂。多核巨细胞单个或成群分布，直径为30μm~60μm，有时可达100μm以上，胞核15~30个，常聚集于细胞中央，胞核的形态与基质细胞相似。细胞间血管丰富，有出血和坏死区，偶见吞噬含铁血黄素的细胞。

根据肿瘤的组织学特点，巨细胞瘤可分两型：①中央型：发生于头颅部扁平骨的中心板障内，起自骨内膜，先破坏松质骨，次及骨皮质，待密质骨吸收、破坏后，常仅余弹壳状薄骨片，甚至仅余骨膜，使骨体呈膨胀畸形。瘤组织内含血管较多，质软而易出血、坏死，大多呈棕色，偶因有类脂质沉着而呈黄色，瘤周围常有新骨生成。此型好发于尖牙窝的上颌窦前壁或近筛骨处的上颌骨内，常波及上颌骨全部或侵入上颌窦，使颌骨膨大变形。②周围型：较多见，起源于牙槽突唇面的边缘部，又名巨细胞型牙龈瘤。较硬，含血管多，易受伤出血，呈紫红色，有或无蒂。生长较快，易使各牙分离，牙间隙变宽，牙松动脱落。亦可由牙槽侵入上颌窦内，切除后易复发，但无转移。

巨细胞瘤病理学分为三级，I级：良性型，占多数；Ⅱ级：中间型；Ⅲ级：恶性型。良性型约占90%，中间型和恶性型约占10%。

（十五）鼻神经胶质瘤

鼻神经胶质瘤（nasal glioma）是一种良性先天性颅神经组织来源

肿瘤。此病较为少见，常见于婴幼儿。

1. 病因

①胚胎期神经外胚层组织经盲孔突入鼻前间隙，盲孔闭合后，该部分脑组织存留于鼻前间隙，可以形成鼻内型神经胶质瘤，常有茎蒂通过筛板或额骨缺损处与颅内相通。膨出的脑组织经鼻额囟向外突出，存留于外鼻皮肤之下，可以形成鼻外型神经胶质瘤。若鼻内、外肿物通过鼻额缝，鼻骨侧缘或鼻骨缺损有蒂相通，可以形成鼻内外混合型神经胶质瘤。②胚胎期嗅神经附近的神经胶质细胞经筛板突入鼻腔而形成神经胶质瘤。③来自异位的神经胶质组织。

2. 病理

肿瘤外观呈圆形或卵圆形，表面光滑，可具有包膜，或由神经胶质或胶原组织组成的假包膜，质硬如橡胶。鼻内型者表面被覆黏膜，色红似息肉，多有茎与颅内联系，但与蛛网膜下隙不通。鼻外型者表面覆有正常皮肤，可通过额骨缺损处或鼻额缝，有茎与颅内相通。混合型者的鼻内、外肿块可通过鼻额缝、鼻骨侧缘或骨缺损处有茎互通。肿块切面呈褐色或暗红色，有纤细小梁分隔。

显微镜下可见散在的纤维基质内，有大量成熟的神经胶质细胞巢，细胞大，具有大的空泡状核，胞质不明显。用氯化金升汞染色法可显示神经胶质细胞主要呈星形，有多个核或大泡状核，并有散在的神经元存在。患者年龄愈大，其纤维基质愈多，神经胶质细胞愈少。

3. 临床征象

鼻神经胶质瘤可分为三型：鼻内型，占30%；鼻外型，占60%；混合型，占10%。鼻内型神经胶质瘤的主要症状是鼻塞。偶有表现为脑脊液鼻漏或脑膜炎者。检查可见鼻腔有肿物，位于鼻腔上部，多由嗅沟下垂，可充满鼻腔，肿物表面光滑，呈淡红色，息肉状，触之比息肉坚硬。

鼻外型神经胶质瘤常在鼻根部有肿物，可位于正中或偏向一侧，两眼距离稍增宽，肿物呈圆形或卵圆形，表面光滑、质硬，无压缩性、波动性及透光性，婴儿啼哭或用力时，肿物并不增大。

鼻内外混合型神经胶质瘤，可在鼻内和鼻外见到互相连接的肿物。

4. 诊断与鉴别诊断

诊断较困难，主要诊断依据是：①常见于婴幼儿，出生时即存在。②肿物光滑，无压缩性及波动性。③排除血肿、息肉、皮样囊肿、脑膜—脑膨出等疾病。

主要应与鼻部脑膜—脑膨出鉴别。鼻部脑膜—脑膨出是脑膜、脑组织经鼻部附近颅骨先天性畸形之颅骨缝或骨质缺损处膨出在鼻部所致。肿物圆形、柔软，易挤压变形，可有波动感，对强光照射有透光感，小儿哭闹时肿物可增大。

（十六）淋巴管瘤

淋巴管瘤（lymphangioma）是由淋巴管内皮组成的先天性的良性肿瘤，且淋巴管内常含有淋巴液和淋巴细胞。淋巴管瘤好发于面颊、颈部、舌及口腔黏膜等处。发生于鼻部者少见，其中以鼻中隔前部和鼻腔后部为易发。

1. 病因

淋巴管瘤皆为先天性的，病因不明，有以下三种学说：①真性肿瘤。②淋巴系统早期发育畸形或发育异常。③淋巴系统的机械性阻塞和淤积。

2. 病理

肿瘤多为粉红、暗红或灰白色，圆形或卵圆形，质软而有弹性，表面光滑，呈结节样或弥漫性肥厚。诊断性穿刺可吸出乳汁样液体。

根据其病理特点，可分为四型：①单纯型（毛细淋巴管瘤）：外表呈疣状的透明小颗粒，压破时可流出淋巴液。镜下可见肿瘤由许多密集成群、微小的淋巴管组成。②海绵型：肿瘤质地较软。镜下可见管腔扩张的淋巴管，腔内含有淋巴液，间质结缔组织常增多，并有散在的淋巴细胞及淋巴滤泡。肿瘤无明显包膜，与周围组织界限不清，呈浸润性生长。发生于鼻腔内者以此型居多。③弥漫型：肿瘤可侵犯包括皮下组织、肌肉、骨膜甚至骨组织等所有组织。④囊型（囊状水瘤）：为一种管腔特别扩大的淋巴管瘤。通常发现于新生儿时期，以颈部及腋窝处多见，肿瘤呈圆形、椭圆形或分叶状，表面光滑，囊内含有稀薄而透明的液体。

3. 临床征象

检查可见灰白色、粉红色或暗红色肿物，有蒂，表面光滑、质软，触之易出血。肿物可充满一侧鼻腔或突出于后鼻孔。

（十七）副神经节瘤

副神经节瘤（paraganglioma）来源于副神经节细胞，可分为非嗜铬性副神经节瘤和嗜铬细胞瘤。非嗜铬性副神经节瘤常发生于头颈部，多见于颈动脉分叉处、颈静脉球和迷走神经的节状神经节部位。发生于鼻腔鼻窦者少见，其中以中年妇女、鼻腔外侧壁为好发。

副神经节瘤的外观病理特征：肿瘤外观色红，表面不光滑，似炎性血管性肉芽或息肉。切面可见由薄层结缔组织分隔成许多不规则的小叶，血管非常丰富。

显微镜检可见类似颈静脉球体的组织，肿瘤由许多毛细血管网构成，其间为结缔组织基质，毛细血管内有许多上皮样细胞，其大小、形状不规则，胞核大小不等，呈圆形，无核分裂相，胞浆丰富，嗜酸性，用特殊染色法可见嗜铬性神经纤维。

（十八）鼻腔鼻窦良性肿瘤的手术治疗

鼻腔鼻窦良性肿瘤原则上以手术治疗为主，鼻内镜下肿瘤切除术是首选的手术方式。

1. 鼻内镜手术

（1）适应证：局限在鼻腔鼻窦内的良性肿瘤是鼻内镜下手术切除的最佳适应证；超出鼻腔鼻窦范围的良性肿瘤，只要肿瘤与周边正常组织有清晰的界面，也可尝试采用鼻内镜下进路手术。近年来，手术适应证不断在扩大。

（2）手术方法：①鼻内镜下单纯鼻内入路。同鼻窦炎鼻窦开放手术，切除钩突，扩大上颌窦自然开口，进而自前向后顺序开放前组筛窦、切除中鼻甲基板、开放后组筛窦、开放蝶窦，根据鼻腔鼻窦内的良性肿瘤部位和大小行相应的鼻窦开放和肿瘤切除。②鼻内镜下联合进路。鼻内镜下经鼻进路，联合下鼻道开窗，上颌窦前壁钻孔，上颌窦内侧壁次全切除径路等，达到肿瘤部位彻底切除肿瘤。

（3）术中注意事项：术中注意止血，保证术野清晰，确认好肿瘤界面，沿界面仔细分离，最后切除肿瘤，避免发生严重的颅眼并发症。

（4）术后处理：鼻腔填塞1天；定期清理术腔，防止粘连。

2. 鼻侧切开术

（1）适应证：鼻腔、筛窦、上颌窦、额窦和蝶窦内较大的良性肿瘤无法经鼻内镜下进路切除者，目前应用越来越少。

（2）手术方法：自内眦内侧稍上方入路，沿鼻颊沟弧形切口，必要时绕鼻翼至鼻小柱（Moure切口）。

（3）手术步骤简要：暴露鼻骨和梨状孔边缘，予以扩大；分离鼻腔外侧壁软组织并切开，暴露鼻腔；经上颌窦前壁进入上颌窦腔；离断上颌骨额突和鼻底水平的梨状孔外缘骨质，切除鼻腔外侧壁；开放前、后组筛窦和蝶窦，摘除病灶。

（4）术中注意事项：避免损伤筛骨水平板、眶骨膜和视神经。

（5）术后处理：鼻腔填塞3~5天；定期清理术腔，防止粘连。

3. 面中翻揭术

（1）适应证：双侧鼻腔鼻窦良性肿瘤，以及部分、翼腭窝和蝶鞍区较局限的肿瘤。

（2）手术方法：双侧唇龈沟切口和鼻中隔、鼻前庭皮肤内切口进行入路。

（3）手术步骤简要：将上唇、鼻小柱、鼻尖、鼻翼连同面中部组织，一起越过鼻部翻至眶下缘，充分暴露梨状孔、鼻骨、上颌窦前壁，进入上颌窦、筛窦、蝶窦和鼻咽部，亦可深入至翼腭窝和蝶鞍区，切除病灶。

（4）术中注意事项：术中易止血，需充分止血，在清晰术野下操作；暴露后组筛窦、蝶窦等后部区域较紧，需充分分离；鼻前庭皮肤缝合防狭窄；余同鼻侧切开术。

（5）术后处理：同鼻侧切开术。

4. 上颌骨上半部切除术

（1）适应证：上颌窦较为广泛的良性或交界性肿瘤，硬腭部未受累。

（2）手术方法：同鼻侧切开切口，必要时加眶下缘切口进行入路。

（3）手术步骤简要：翻开鼻翼，暴露上颌窦前壁至眶下缘，剥离泪囊，切断上颌骨额突、眶下缘和上颌骨颧突，自梨状孔与牙槽骨平行横断上颌骨前壁下缘，切开鼻腔外侧壁，将上半部上颌骨及肿瘤一并摘除。

（4）术中注意事项：同鼻侧切开术。

（5）术后处理：术后预防用抗生素，3~5 d后逐步抽取填塞物，1周拆线。

5. 上颌骨下半部切除术

（1）适应证：上颌窦底壁范围较为广泛的良性或交界性肿瘤，或硬腭部肿瘤侵犯上颌窦底壁。

（2）手术方法：以入路选择进行分类。第一为皮肤切口，自鼻翼切至鼻小柱，再上唇正中裂开；第二为唇龈长切口；第三为硬腭正中切口，自中切牙至软腭水平，再沿硬腭后缘做横切口绕第三磨牙后与唇龈切口相连。

（3）手术步骤简要：暴露上颌窦前壁和部分梨状孔的下边缘，并沿梨状孔剥离鼻底和鼻腔外侧壁下部的黏膜；剥离硬腭部黏膜，将包含肿瘤在内的牙槽突、硬腭、部分上颌窦前壁、外侧壁下部及鼻底部骨质一并摘除。安放牙托。

（4）术中注意事项：保护腭大动脉。

（5）术后处理：术后预防用抗生素，3~5 d后逐步抽取填塞物，1周拆线。

6. 上颌骨次全切除术

（1）适应证：上颌窦前壁、底壁和内侧壁下部范围较为广泛的良性或交界性肿瘤，未侵犯筛窦、蝶窦或眶底。

（2）手术方法：以入路选择进行分类。第一为皮肤切口，自内眦内侧0.5 cm沿鼻侧绕过鼻翼切至鼻小柱，再上唇正中裂开；第二为唇龈长切口；第三为硬腭正中切口，自中切牙至软腭水平，再沿硬腭后缘作横切口绕第三磨牙后与唇龈切口相连。

（3）手术步骤简要：暴露上颌窦前壁，并扩大，沿上颌骨额突凿开眶下缘，但保留眶底，切断上颌骨与颧骨的连接，正中线凿开硬腭，咬断上颌结节，连同肿瘤进行上颌骨次全切除。安放牙托。

（4）术中注意事项：同上颌骨部分切除术。

（5）术后处理：术后预防用抗生素，3~5 d后逐步抽取填塞物，1周拆线。

7. 上颌骨全切除术

（1）适应证：上颌窦巨大的良性肿瘤，肿瘤范围广，部分上颌骨切除无法切除干净者。

（2）手术方法：以入路选择进行分类。第一为皮肤切口，自内眦内侧0.5 cm沿鼻侧绕过鼻翼切至鼻小柱，再上唇正中裂开；第二为唇龈长切口；第三为硬腭正中切口，自中切牙至软腭水平，再沿硬腭后缘进行横切口绕第三磨牙后与唇龈切口相连。必要时加眶下缘切口。

（3）手术步骤简要：暴露梨状孔边缘、鼻骨、眶下缘、上颌窦前壁及部分颧骨，咬除鼻骨，切开鼻腔外侧壁，暴露鼻腔，剥离眶内侧和眶底骨膜，凿断上颌骨额突和颧突，硬腭正中自前向后切开至软腭处，剪断上颌结节，取出上颌骨，清理残余的肿瘤组织。安放牙托。

（4）术中注意事项：同"上颌骨次全切除术"。

（5）术后处理：术后预防用抗生素，3~5天后逐步抽取填塞物，1周拆线。

8. 颅面联合径路鼻前颅底肿瘤切除术

（1）适应证：鼻腔鼻窦肿瘤侵犯前颅底或颅内。

（2）手术方法：以入路选择进行分类。①额上部径路颅面联合切除术；②额窦内板径路颅面联合切除术；③眶上缘径路颅面联合切除术。

（3）手术步骤简要：除鼻腔鼻窦手术外（多采用鼻侧切开术），额上部发际内切口，制作额骨瓣，直视下暴露前颅底，并确定颅内病变的范围，整块切除肿瘤；将鼻侧切开的切口上延，经额部入发际制作额组织瓣，打开额窦内板，暴露前颅底，切除病变及鼻顶；在额部发际内作双额皮瓣，将皮瓣向前反折至眶上缘，在眶上缘骨膜下自额窦内板剥离硬脑膜，进入前颅底，切除病灶。

4）术中注意事项：颅底组织缺损修复原则：硬脑膜缺损均应修补。骨质缺损直径<3 cm，硬脑膜完整者可不予修补，合并硬脑膜缺损者除修补硬脑膜外，再转入组织瓣覆盖于硬脑膜外；骨质缺损直径>3 cm，均应修补。

5）术后处理：应用脱水药，注意颅压变化；应用足量抗生素。

（郭丽敏）

第二节　鼻腔鼻窦恶性肿瘤

　　鼻腔鼻窦恶性肿瘤占头颈部恶性肿瘤的3%~5%，约占全身恶性肿瘤的1%，好发于男性，男女发病率之比为2：1，目前对于国内鼻腔鼻窦恶性肿瘤的发病率尚无统计报道。鼻腔鼻窦恶性肿瘤按肿瘤的组织来源分为两大类：一类是上皮来源的恶性肿瘤，该类肿瘤也是鼻腔鼻窦恶性肿瘤的主要类型；另外一类是非上皮来源的恶性肿瘤。其中，上皮来源的鼻腔鼻窦恶性肿瘤最常见的是鼻腔鼻窦鳞癌，其次是腺样囊性癌、腺癌。非上皮来源的鼻腔鼻窦恶性肿瘤最常见的是鼻腔鼻窦恶性淋巴瘤。统计显示鼻腔鼻窦恶性肿瘤中约25%发生于鼻腔，75%发生于鼻窦，对于累及范围较广的鼻腔鼻窦恶性肿瘤临床上很难判定肿瘤的起源部位。

一、鳞状细胞癌

（一）流行病学特征

　　鼻腔鼻窦鳞状细胞癌（sinonasal squamous cell carcinoma，SNSCC）是最常见的鼻腔鼻窦恶性肿瘤，占所有鼻腔鼻窦恶性肿瘤的50%~80%。在欧洲，SNSCC占鼻腔鼻窦恶性肿瘤的比例较世界其他国家更高。SNSCC好发于50~60岁男性（男女之比约为2：1），美国2009年的调查显示其国内SNSCC的发病率为0.32/10万人，国内尚无相关调查报告。

　　SNSCC的真正病因目前尚未明确。流行病学显示，SNSCC好发于长时间暴露于木屑、皮革及化工产品（如胶水、甲醛、镍及纺织相关的材料）的职业工人，职业暴露往往超过20年，与正常人相比，上述职业暴露的人群患SNSCC的机率是正常人的20倍。最新研究表明，吸烟可使罹患SNSCC机率提高2~3倍；另外，人乳头状瘤病毒（HPV-16和HPV-18）参与乳头状瘤向鼻腔鼻窦鳞癌的转化。

（二）解剖学特点

　　SNSCC最常发生于上颌窦，其次是筛窦，发生于额窦和蝶窦的罕见。发生于鼻窦内的鳞状细胞癌（SCC）早期症状较隐匿，随着肿瘤的不断生长及其对周围结构的破坏相继出现一些临床症状。因为鼻腔鼻窦与眼眶及颅底紧密相邻，所以发生于上颌窦和筛窦的SCC可分别侵犯眼眶及颅底；发生于蝶窦SCC因为向外侵犯海绵窦可引起顽固性头痛，侵犯视神经造成视力损伤，破坏颈内动脉可导致致命性大出血。原发于额窦的SCC极罕见。

（三）病理学特点

根据肿瘤的分化程度，SNSCC分为未分化、低分化、中分化和高分化型。分化程度越低，远处转移率越高。

（四）临床表现

总体来讲，发生于鼻窦的恶性肿瘤早期症状较隐匿，不易被发现。早期可表现为鼻塞、鼻出血或涕中带血、头痛和反复鼻窦炎等一些非特异性症状，且发生在鼻腔和鼻窦，以及各个鼻窦的鳞状细胞癌的临床表现也各有不同，故我们将发生于鼻腔及各个鼻窦的SCC的临床表现给以分述：

1. 鼻腔SCC

鼻腔SCC原发于鼻腔的SCC早期可表现为少量鼻涕中带血，晚期肿瘤较大时，可表现为持续性鼻塞，鼻塞可由一侧发展为双侧；肿瘤继续增大可向多个方向累及，向下累及硬腭，可引起硬腭骨质破坏；向上累及筛窦，范围较大的可累及颅底；向两侧累及眼眶，引起眼球运动障碍、复视。

2. 上颌窦SCC

上颌窦SCC是SNSCC的最常见部位。早期无任何症状，随着肿瘤的发展可出现脓血涕、面颊部疼痛和麻木、鼻塞和牙齿松动。肿瘤破坏上颌窦内侧壁后突入鼻腔，造成鼻塞，内镜下可见上颌窦内壁明显内移；向下破坏上颌窦底骨质及牙槽突，引起牙齿松动，硬腭下塌，溃烂和牙齿松动脱落等；向后侵犯翼腭窝和颞下窝，引起三叉神经痛，侵犯翼内肌可导致张口受限；向上破坏眶底壁早期引起眼球运动障碍，复视，若破坏眶下神经可导致面颊部麻木感，后期如侵犯眶尖可引起视力下降。破坏前壁可导致面颊部明显隆起，麻木感，晚期可侵犯上颌窦前壁皮肤，导致皮肤溃烂，可发生瘘管。

3. 筛窦SCC

筛窦SCC发生率仅次于上颌窦SCC。筛窦区的SCC早期无特异性症状，肿瘤侵入鼻腔则表现为鼻塞、血涕、头痛和嗅觉障碍。肿瘤向外侧侵犯眼眶，早期可出现眼球运动障碍，复视；后筛的肿瘤常常可侵犯眶尖区，导致突眼、动眼神经麻痹、上睑下垂、视力下降和剧烈头痛等；肿瘤也可向上侵犯颅底，破坏颅底骨质及硬脑膜侵入颅内，可表现为头痛。

4. 蝶窦SCC

蝶窦SCC较少见，但造成的症状往往较重且处理起来较棘手。侵犯蝶窦外侧壁的视神经导致视力下降；若侵犯颈内动脉可造成致命性大出血；侵犯海绵窦可引起上睑下垂、眼球外展受限造成复视，还可引起顽固性头痛。

5. 额窦SCC

额窦SCC极少见，早期无明显症状。病变往往向后和向下侵犯，侵犯颅内和眶内，相应的引起头痛和眼球突出、运动障碍。

（五）辅助检查

鼻内镜检查：发生于鼻腔的SCC可在鼻内镜检查中及早发现，鼻腔内可见软组织肿块，肿块表面可伴有溃烂，触之易出血，质脆。鼻内镜下很难发现鼻窦的SCC，若鼻内镜下发现上颌窦内侧壁内移明显应高度怀疑上颌窦内病变。

CT检查：CT表现为鼻腔鼻窦内软组织肿块影，边界不清，一般密度较均匀，肿块较大时可见肿块内有液化坏死区。侵袭性生长，可直接侵及邻近结构，出现硬腭、眼眶上颌窦骨壁等骨质破坏。增强后肿瘤不均匀强化。冠状位CT可显示肿瘤侵犯筛板和颅底骨质的情况，对于发生于蝶窦的SCC在CT上要注意病变与颈内动脉的关系。

MRI检查：MRI检查可以很好的区分肿瘤和周围组织及阻塞性炎症性渗出。T1WI上显示为等或低信号，T2WI显示为中等或稍高信号，加权后表现为中高信号影，增强后肿块不均匀强化。术前增强MRI检查对于判断硬脑膜和眶骨膜是否被侵及优于CT。

（六）治疗

1. 手术治疗

鼻腔鼻窦SCC的手术治疗早期采用外进路的手术入路，如鼻侧切开、上颌骨全切、颅面联合入路、面中翻揭等，近20余年，随着鼻内镜显像技术和对鼻腔鼻窦解剖结构的认识不断提高，目前主要使用鼻内镜手术切除鼻腔鼻窦SCC，特别是局限于鼻腔鼻窦的SCC。采用鼻内镜手术不仅可以避免面部留有瘢痕，同时术中有更清晰的视野，对判定肿瘤的侵犯程度及切除范围的界定有明显的优势，且手术时间短，减少了致残率，缩短了住院时间。无论采用外进路手术还是鼻内镜手术，鼻腔鼻窦恶性肿瘤手术治疗的原则是不变的，即完全切除肿瘤并取得阴性边缘。肿瘤范围是决定是否可行内镜手术切除的重要因素，具体如下：SCC局限于鼻腔鼻窦；SCC侵犯纸样板但未侵犯眶筋膜或眶内容物；筛窦的SCC向上侵犯颅底或颅内侵犯，但肿瘤的外界未超过眶顶壁内上角，肿瘤上界未达第三脑室水平；手术医生的鼻内镜手术经验也是一个重要的影响因素。

2. 放疗和化疗

鳞癌对放疗敏感。对于早期的SNSCC，手术和放疗均能获得较好的治愈率。对于早期的病变可以选择根治性放射治疗。对于晚期病变的处理目前尚无统一的治疗方案，主要争论是先放疗再手术还是先手术再放疗。放疗同时可同期进行化疗。

（七）治疗效果及预后

手术切缘是否阳性对于鼻腔鼻窦恶性肿瘤的患者预后有较大影响，因此术中应争取彻底控制原发灶。SNSCC预后差，5年的总体存活率是30%~50%。TNM分期是决定SNSCC治疗预后的关键。早期的肿瘤预后较好，报道显示T1期SNSCC的5年总体存活率约为80%，而T4期SNSCC的5年总体存活率仅为30%。组织学分级对预后无影响。

二、腺癌

（一）流行病学特征

腺癌占鼻腔鼻窦原发恶性肿瘤的10%~20%，仅次于鳞状细胞癌。男性的发病率为女性的2~6倍，可能与职业暴露有关。发病年龄从9~90岁不等，平均发病年龄为50~60岁。

（二）病因及高危因素

目前发现导致腺癌的主要病因之一为木屑暴露，接触木屑的人腺癌的发生率比不接触木屑的人要高，且主要为肠源型（intestinal type adenocarcinoma，ITAC）。其他危险因素包括接触甲醛、镍和在皮革厂等地工作。

（三）病理学特点

鼻腔鼻窦原发性腺癌可分为涎腺型和非涎腺型。WHO将鼻腔鼻窦的非涎腺型分为高分化、低分化非肠源型和肠源型及黏膜亚型。

（四）诊断

鼻腔鼻窦腺癌的临床表现和鼻窦炎相类似，所以经常引起诊断的延误。临床表现包括鼻塞、流涕、鼻出血等，常为单侧。根据Leivo的研究发现腺癌好发于筛窦（40%），鼻腔和（27%）上颌窦（20%）次之。可根据病史综合分析，前后鼻镜检查，必要时可行鼻内镜检查辅助诊断。影像学检查如X线，CT和MRI对于腺癌的诊断有一定意义，可以明确病变的范围。腺癌的确诊依赖于病理学检查结果。若颈部淋巴结肿大者可行颈部淋巴结穿刺细胞学检查。肿瘤的分期可根据鼻腔及鼻窦恶性肿瘤的TNM分类。

（五）转移及预后

腺癌的病死率和复发相关，根据文献报道，约有一半的患者会局部复发。腺癌远处转移较少发生，约占20%的病例。淋巴结转移约占10%。根据Barnes的213例腺癌病例分析，其中53%的患者在治疗后局部复发，8%的患者有颈部淋巴结转移，13%的患者远处转移，60%的患者死亡。预后取决于腺癌的分期、病理类型等。

（六）治疗

1. 手术治疗

手术治疗为首选方案。近年来，鼻内镜技术发展迅速，术式逐渐由鼻外侧切开，面中掀翻等开放式转为内外联合入路或者鼻内镜手术。文献报道显示手术治疗的效果要优于单纯放疗。虽然鼻内镜具有创伤小、恢复快等优点，但是其在治疗腺癌方面还是具有一定的限制。该手术适应证取决于肿瘤的大小，位置以及肿瘤是否侵犯重要神经血管等。所以，我们应根据患者的具体情况进行个体化治疗，选择最优的手术方式。

2. 放疗和化疗

放疗和化疗可作为手术前或者手术后的辅助治疗手段。单纯放疗的效果要差于手术治疗。可选择5-氟尿嘧啶（5-FU）作为局部或者全身化疗药物。

三、腺样囊性癌

（一）流行病学特征

腺样囊性癌（adenoid cystic carcinoma，ACC）又称圆柱瘤或圆柱瘤型腺癌，是一种来自于涎腺组织的少见肿瘤，通常起源于唾液腺。该肿瘤占所有头颈部恶性肿瘤的1%左右，占所有鼻腔鼻窦恶性肿瘤的5%左右。最早由Robin、Lora 和Laboulbene 分别在1853和1854年报道。可发生在任何年龄，但是中老年人群高发，其中50~60岁为高发年龄段。ACC常以一种缓慢的隐匿的生长方式生长，发现的时候常是晚期。容易复发，但有时很多年后才会复发。发生在鼻腔鼻窦的ACC预后较差，手术难度较大。长期生存率低，10年生存率仅为7%，大多病例死于局部复发而非远处转移。目前病因尚不明确。

（二）解剖学特点

有研究表明，ACC在鼻腔鼻窦发病部位中，最常见为鼻腔（63.5%），其次为上颌窦（29.8%）、筛窦（3.8%）、蝶窦（1.9%）、额窦（1.0%）等。

（三）病理学特点

根据肿瘤的病理特点，考虑到预后和临床表现，ACC被分为筛状型、管状型和实质型。筛状型具有经典的"瑞士奶酪"样腺体结构，细胞排成团片样，被囊性间隙分隔开。管状型为长管样，中央有管腔，同样也有腺样结构。实质型可见细胞构成的实性团片，腺样结构少见。肿瘤常同时具有3种类型，病理学专家需要确定哪种类型占主要部分，实质型预后最差，其次是管状型，筛状型预后最好。

（四）诊断

临床表现：ACC临床特征无特异性，且早期无特异性症状，大部分患者均表现为患侧鼻塞、鼻出血，当肿瘤侵犯眼球、颅内、面颊部及其周围神经时，患者可出现视力下降、眼球移位、头痛、面颊部疼痛等相应症状及体征。局部淋巴结转移不常见，易复发和远处转移，肺、骨、脑和肝是较为常见的转移部位。因此建议患者有鼻塞、鼻出血等鼻部不适症状时应尽早就诊，行常规鼻内镜检查，从而提高早期确诊率。

（五）检查

包括鼻内镜检查和放射学检查。

1. 鼻内镜检查

检查鼻腔可见淡红色新生物，质脆，触之易出血。

2. 放射学检查

①X线检查：早期无特殊发现，晚期可见溶骨性骨破坏。②CT扫描：肿瘤呈缓慢破坏性生长，早期可无骨破坏。瘤体可见多小囊，点

状的低密度区，呈筛孔样，增强后更加明显，此CT表现为ACC的特征性改变。肿瘤可沿神经生长，可呈跳跃式不规则条束状生长。③MRI检查：肿瘤在T1WI上呈中低信号，T2WI呈高信号或中高信号，增强明显。肿瘤在MRI上范围较广泛，侵及骨质及周围结构，如颞窝颅内等肿瘤的出血坏死腔在T1WI上呈中高异质信号。由于骨质在MRI上无信号，尤其在T1WI上如果肿瘤是中等信号，骨质低信号时显示欠佳，而T2WI上一般肿瘤信号偏高，此时仍呈低信号的骨破坏MRI可较好显示。

（六）治疗

1. 手术治疗

手术适应证：外科手术切除仍然是目前治疗鼻腔鼻窦ACC的主要手段。局部大块切除是根治ACC的主要原则，即在功能影响不大的情况，尽可能切除肿瘤周围组织。鼻腔的ACC可选用鼻侧切开术；鼻腔鼻窦的肿瘤可用上颌骨切除术，根据肿瘤范围，选用合适的上颌骨切除手术方案，如上颌骨部分切除或次全切除或全切除或扩大切除术。局限于上颌窦腔或底壁的肿瘤侵犯颅底或硬脑膜者可行颅面联合径路手术。

手术入路的选择：根据肿瘤发生部位，可行鼻侧切开术，或上颌骨部分切除术，或上颌骨次全切除术，或上颌骨全切除术，或扩大上颌骨切除术，或颅面联合径路手术。尽可能根治切除，如累及范围太大或不易完整切除，术后配合放化疗等。

手术步骤（简要）：麻醉后，给予常规消毒铺巾，结合患者检查（CT或MRI），选用合适的手术方式。鼻侧切开术：自患侧内眦与鼻根之间，向下沿鼻侧达前鼻孔；切开鼻前庭，达骨质；进入鼻腔，切除肿瘤。上颌骨全切除术：四段切口，鼻侧切开、上唇切口、唇龈沟切口、下睑切口，然后掀起面颊部皮瓣，切断颧骨，切断鼻腔外侧壁，切开硬腭，眼眶内容物切除，切断上颌结节与蝶骨翼突的连接，切除上颌骨。上颌骨部分或者次全切除术：选择性切除部分上颌骨或保留眼眶。扩大上颌骨切除术：在上颌骨全切基础上，将下睑切口延长至耳屏前。颅面联合径路切除术：发迹冠状切口，额骨区开颅，探查颅底，鼻侧切开，切除肿瘤。

2. 放疗和化疗

术后常需配合放疗，以杀灭可能残留的肿瘤细胞。术后可选用化疗，以预防血道转移。复发性或晚期肿瘤除做广泛切除外，术后可配合放射治疗。有些解剖部位手术不能彻底时，也需术后配合放射治疗。对于肿瘤较大，难以手术切除的病例，可先行放疗，待肿瘤缩小后，再考虑手术彻底切除。

（七）治疗效果及预后

病变部位、肿瘤大小以及外科手术是否切除彻底与患者的预后直接相关。腺样囊性癌局部易复发，多次复发常远处转移。死亡主要原因是局部破坏或远处转移。

四、骨肉瘤

骨肉瘤是最常见的骨源性恶性肿瘤来源于有成骨潜能的间叶细胞并能产生肿瘤性骨样组织或不成熟骨，也称为成骨肉瘤。

（一）流行病学特征

骨肉瘤是一种恶性程度很高，且在原发性恶性骨肿瘤中发病率最高的肿瘤。骨肉瘤主要发生在青少年，年龄在10~20岁之间者约占所有骨肉瘤的70%，任何年龄段均可发生，包括婴幼儿、儿童以及老年人。男女患病比率约为2∶1。

骨肉瘤的病因目前仍不是很清楚，但是已经确定了一些危险因素：比如，暴露于辐射可能引起骨肉瘤；青春期骨骼迅速生长使患者易患骨肉瘤；另外一些良性骨肿瘤，如Paget病、骨巨细胞瘤和骨纤维组织结构不良等骨骼疾病可继发骨肉瘤，外生性骨疣，也会增加骨肉瘤发生的风险。

（二）解剖学特点

骨肉瘤的发病部位最常见于膝关节周围，约占所有骨肉瘤的80%。其次为肱骨、颌骨、腓骨、骨盆和桡骨。发生在鼻腔鼻窦的骨肉瘤罕见，颅面部的骨肉瘤最常见于上颌骨和下颌骨，容易侵及到邻近的骨骼和解剖结构，包括鼻咽、口咽和颅骨。

（三）病理学特点

肿瘤为质硬、白色组织。通常可见散在的"鱼肉样"或出血区域。镜下观察，肿瘤内有骨样基质产生是诊断骨肉瘤的必要条件。骨肉瘤核有异形性，深染以及较多的核分裂象。典型骨肉瘤有3个组织亚型：骨母细胞型、软骨母细胞型和成纤维细胞型。骨母细胞型骨肉瘤有丰富的骨样基质，有的呈花边样，有的呈粗大的小梁骨样；软骨母细胞型骨肉瘤产生软骨；成纤维细胞型骨肉瘤形成梭形细胞基质同时伴有局灶的骨样基质。但是，其组织病理学亚型和预后没有明显联系。

（四）诊断

病史综合分析：鼻腔鼻窦内的骨肉瘤容易误诊为其他肿瘤。当出现有一侧头痛、进行性鼻塞，经常有鼻出血或涕中带血时，应高度怀疑，仔细检查。

鼻内镜检查：仔细检查有无鼻腔新生物，可直视下取活组织检查。未见肿瘤，则应该注意中、下鼻甲有无向内侧推移现象，中道或嗅裂有无息肉或新生物，尤其注意后鼻孔区、鼻咽顶部、咽鼓管口是否有累及。

影像学检查：骨肉瘤的X线表现是多种多样的，在很大程度中取决于肿瘤所产生骨的多少。常见的X线表现为侵袭性溶骨病损，同时有肿瘤骨的形成，表现为不同密度的弥漫性或片状阴影，有的为密度极高的象牙质样，有的为斑片"棉絮状"，有的表现为大区域的骨溶解缺损，骨膜反应可见Codman三角以及"葱皮样"，日光放射样改变等。CT扫描可全面的显示鼻腔鼻窦内肿瘤大小和侵犯范围，了解骨壁破坏情况，且立体感强，可三维重建，是诊断鼻窦恶性肿瘤的常规辅助手段。MRI在软组织以及血管受侵情况比CT扫描更加优越，因此对于鼻腔鼻窦的骨肉瘤，选择MRI会比CT更好。

病理检查：肿瘤的确诊依赖于病理学检查结果，必要时可多次活检。肿瘤已侵入鼻腔可从鼻腔内取材活检。若高度怀疑鼻窦肿瘤时，也可采用上颌窦穿刺病理检查或鼻内镜下取肿瘤组织活检。

颈部淋巴结活检：对颈部出现淋巴结肿大，临床上不能确定是否为肿瘤转移时，可行淋巴结穿刺细胞学检查。但切开活检有导致肿瘤扩散的可能，应尽量避免使用。

（五）治疗

总体而言，治疗的主要目标是通过广泛的切除实现局部控制。骨肉瘤的治疗是以手术为主的综合治疗。

1. 手术治疗

术前要根据患者的症状、体征及影像学检查所见，结合病理组织学特征来决定手术方式和切除范围。常用的术式有鼻侧切开术、上颌骨切除术和扩大上颌骨切除术以及颅面联合径路切除术。

2. 放疗和化疗

放疗常作为综合治疗的一部分，一般用于肿瘤侵犯范围较广，彻底手术切除有困难的病例。术前放疗可以使肿瘤缩小，肿瘤周围的血管和淋巴管闭塞，癌细胞活性降低，减少术中出血，防止肿瘤扩散，为手术切除术提供有利条件。术后放疗由于肿瘤已切除，照射的盲目性大，且术后瘢痕组织形成，组织细胞含氧量低，降低了癌细胞对放疗的敏感性，因此不主张术后放疗。

化疗主要用于治疗诊断未能探及明显病灶但有微转移的病变，如防治肺转移。对骨肉瘤最有效的化疗药物是阿霉素，顺铂和高剂量的甲氨蝶呤。此外，其他疗法正在研究；如通过应用心脏保护剂胞壁磷脂酰乙醇胺三肽（MTP-PE）提高蒽环类抗生素的作用；其他免疫增强剂（如干扰素），以及人表皮生长因子受体（EGFR）家族中的 Her2/neu 单克隆抗体应用，其抗原在部分骨肉瘤中过度表达。

（六）治疗效果及预后

骨肉瘤总体治疗效果不理想，预后很差。影响骨肉瘤患者预后中比较重要的因素除了彻底切除肿瘤之外还有就是肿瘤组织对化疗药物的反应程度，即化疗后肿瘤细胞的坏死率，坏死率小于90%者，即使改变化疗方案预后亦不良。

五、恶性黑色素瘤

恶性黑色素瘤是一种由起源于神经嵴细胞的异常黑色素细胞而形成的肿瘤，其起病隐匿，早期不易发现，恶性程度高，进展快，早期即可发生远处转移。易复发，且易发生淋巴转移，预后差。因此，早期发现、早期诊断、早期治疗，能有效地提高该病的生存率。

（一）流行病学特征

恶性黑色素瘤的发病率为全部恶性肿瘤的1%~3%。而发生于鼻腔鼻窦的恶性黑色素瘤更加罕见，仅占恶性黑色素瘤的0.3%~2%。恶性黑色素瘤可能起源于正常皮肤、良性痣以及结构不良痣（被认为是癌前病变的中间阶段）。除此之外，恶性黑色素瘤可能还与紫外线的照射以及个体的基因有关，因为紫外线可能造成细胞DNA的损伤使得其序列上的嘧啶二聚体C-T发生突变。发生在鼻腔鼻窦的恶性黑色素瘤的病因及发病机制目前尚不明确，暴露于甲醛或者吸烟环境为可能的致病因素。

（二）解剖学特点

外鼻恶性黑色素瘤十分少见，肿瘤多发生于鼻腔外侧壁（中鼻甲、下鼻甲、中鼻道等）和鼻中隔，少数在鼻窦。可向周围侵犯至上颌窦、筛窦、眶内，破坏鼻中隔至对侧鼻腔，晚期可累及面部软组织，淋巴转移至颌下和颈深上淋巴结。

（三）病理学特点

恶性黑色素瘤的外观呈灰白、黑色或淡红色，如息肉状、结节状或菜花状，质脆易出血。根据肿瘤细胞的形态特点可以将其分为上皮样细胞型、小圆细胞型、梭形细胞型、多核瘤细胞型等，上述成分可单独或混合存在：①上皮样细胞型：瘤细胞呈圆形、卵圆形或多边形，边界较清，体积较大，细胞胞质丰富，嗜酸性或透明状，生长方式多排列成巢状或片状，偶见排列成腺泡状，细胞形态较一致，粘附较松散。②小细胞型：瘤细胞体积小、形态一致，核圆染色较深，胞质少，核仁不清或仅见小核仁；瘤细胞排列成巢状或弥漫分布。③梭形细胞型：常呈纹状或束状排列，瘤细胞卵圆形或梭状形，有大的空泡状核，缺乏明显核仁，见少量嗜酸性胞质。④多核瘤细胞型：较少见，肿瘤细胞形态可类似皮肤恶性黑色素瘤中的某些巨瘤细胞。瘤细胞核分裂象多见，核多少不一，位于胞体的中央或边缘，核的大小、形状各异。间质可见不同程度的单核细胞、淋巴细胞浸润、纤维化、坏死较为常见。

与皮肤恶性黑色素瘤相比，鼻腔鼻窦恶性黑色素瘤的黑色素含量较少，且瘤细胞形态和结构变异大，容易发生误诊。有部分病理黑色素基本观察不到，称为无色素的黑色素瘤，需要用免疫组化辅助诊断，因此免疫组化对无色素的黑色素瘤有重大诊断意义。免疫组化常用的标志物有HMB45、S-100、波形蛋白（vimentin）、melanA等。其中vimentin阳性率最高但诊断意义最小，S-100一直是诊断恶黑的免疫组化标准，实用性大；HMB45特异性优于S-100，但敏感性不如S-100。melanA除了标记恶性黑色素瘤还能标记睾丸间质细胞、肾上腺皮质细胞等。

（四）诊断

临床表现：根据患者的症状和体征，如患者性别、年龄，是否有单侧鼻塞、鼻出血或涕中带血、头痛等症状，询问患者以往有无其他部位的恶性黑色素瘤病史、家族史。

影像学检查：鼻腔及鼻窦恶性黑色素瘤在CT图像上能很好显示其形态、邻近骨质破坏情况及周围组织大致受侵情况，同时它具有特征性MRI表现：即短T1短T2信号，因为黑色素内有自由基和不成对电子可形成金属螯合物，缩短T1和T2弛豫时间，同时黑色素瘤细胞易侵袭血管，使其破裂出血。出血后的脱氧血红蛋白及其被氧化后形成的高铁血红蛋白都具有顺磁性。脱氧血红蛋白（含Fe^{2+}）可导致T2弛豫时间缩短，高铁血红蛋白（含Fe^{3+}）则导致T1和T2弛豫时间缩短。虽然CT和MRI均能确定肿瘤中心位置和肿瘤周围组织受侵情况及骨质破坏情况，对临床上制订正确的治疗方案和预后评判提供一定依据，但最终还是需依靠病理检查确诊。

诊断原发黑色素瘤应具备3个条件：①有典型黑色素组织学特点，显微镜下见到瘤细胞内有黑色素颗粒，并经特殊染色证实为黑色素者；②肿瘤来自邻近鳞状上皮；③肿瘤附近正常黏膜上皮基底层出现含有黑色素颗粒的细胞。其中S-100、HMB-45和波形蛋白

（vimentin）是诊断和鉴别黑色素瘤的较特异指标。

（五）治疗

单纯手术切除恶性黑色素瘤已经很难再进一步改善患者的预后及生存期。因此目前治疗方法多采取以手术为主，结合放疗、化疗，并辅以免疫治疗或生物治疗等多种治疗方法的综合治疗，以期改善患者的预后。

1. 手术治疗

手术是鼻腔鼻窦恶性黑色素瘤的一线治疗，应尽量完全切除肿瘤并且检查切缘是否有肿瘤组织残留。目前的手术方式主要有：鼻外入路、鼻内镜下手术和鼻内镜及颅面联合入路手术。目前鼻内镜手术的效果仍然存在争议。有文献认为：内镜手术良好的照明和高清显像有利于对鼻内及颅内重要结构的辨认和保护，术中导航辅助定位，电动吸切系统、血管栓塞、等离子消融等技术的进步，为内镜下经鼻或辅助入路肿瘤的精确和完整切除提供了条件。相比传统鼻外入路手术，内镜下手术在一定程度上避免了传统入路为暴露肿瘤，切除分离大量正常组织所造成的颜面、颅骨等外型损坏和功能障碍等。有研究认为：在内镜下切除肿瘤可加强对局部复发的控制，可能有助于提高术后生存率，且术后不良反应较少，术后辅以放疗或化疗效果更好。

2. 放疗

总体上来说，鼻腔鼻窦恶性黑色素瘤的5年生存率不超过40%，局部复发和远处转移也很常见。术后进行放疗也可以加强对局部复发的控制，降低局部复发率，还可提高患者的总体5年生存期。调强放疗（IMRT）已被证明是一种有效的治疗，并优于传统的光子放射治疗技术。辅助放疗对于防止原发灶和局部转移的复发有较好的疗效。

3. 化疗

目前临床上推荐使用的一线化疗药物：达卡巴嗪（DTIC）单药、替莫唑胺（TMZ）或TMZ/DTIC单药为主联合其他抗癌药治疗（如联合顺铂或福莫斯汀）；二线治疗一般推荐紫杉醇联合卡铂方案。长期以来达卡巴嗪（DTIC）是晚期黑色素瘤内科治疗的"金标准"。但化疗的有效性仍需进一步证实。

4.免疫治疗

肿瘤免疫治疗的目的是激发或调动机体的免疫系统，增强肿瘤微环境的抗肿瘤免疫力，从而控制和杀伤肿瘤细胞：如树突状细胞疫苗，其是通过使用再生的树突状细胞（DC细胞）诱导TH1免疫应答和激活CTL细胞（细胞毒性T细胞）来消除肿瘤。

还有文献报道，对于转移性的恶性黑色素瘤可以采用单克隆抗体联合治疗。如单克隆抗体药物nivolumab可通过阻断PD-1介导的淋巴细胞负性通路（肿瘤细胞可经此通路逃避人体免疫系统的监视和反应），从而增强免疫系统对黑色素瘤细胞的识别和消除能力。

目前关于鼻腔鼻窦恶性黑色素瘤的治疗，仍是以手术为主，放化疗以及免疫生物治疗为辅助的综合治疗，治疗过程中应根据肿瘤的病变范围、分期以及患者实际的整体情况来选择适当的治疗方案。

（六）治疗效果及预后

鼻腔鼻窦恶性黑色素瘤恶性程度高，局部转移率高，易发生转移，预后很差。由于确诊时肿瘤已经进展到晚期以及肿瘤极强的侵袭性，使得总体生存率很低。影响预后的可能因素主要有以下几点：

性别因素：男性患者预后更差，女性患者稍好些，这可能是因为她们体内的雌激素的作用。

肿瘤发生的部位：发生于鼻中隔的黑色素瘤的预后较发生于其他部位的黑色素瘤要好，这可能与鼻中隔的黑色素瘤较其他部位的黑色素瘤出现临床症状要早，更容易被早期发现、早期诊断、早期治疗有关。

肿瘤的分期：肿瘤越发展到晚期预后就越差。

肿瘤浸润超出鼻腔范围和（或）发生了远处转移：鼻腔血管、淋巴管丰富，多次活检可能增加了肿瘤转移的机会，预后差（远处转移见于50%以上的病例，淋巴结转移有20%~40%）。

手术切缘是否阴性：对于在鼻腔内的恶性黑色素瘤来说，手术切除肿瘤后切缘是否为阴性是最重要的预后因素。

七、鼻腔鼻窦恶性肿瘤分期

鼻腔鼻窦恶性肿瘤的分期可参考表8-1所示。

表8-1　鼻腔、鼻窦肿瘤AJCC（2010年第七版）TNM分期

分期与分布	表现与亚区
原发肿瘤（T）	
Tx	原发肿瘤不能评估
T0	无原发肿瘤证据
Tis	原位癌
上颌窦	
T1	肿瘤局限在上颌窦的黏膜，无骨质的破坏或侵蚀
T2	肿瘤导致骨质的破坏或侵蚀，包括侵犯至硬腭和/或中鼻道，除外侵犯至上颌窦的后壁和翼板
T3	肿瘤侵犯任何以下一处：上颌窦的后壁骨质、皮下组织、眼眶的底壁或内侧壁、翼腭窝、筛窦
T4a	肿瘤侵犯眼眶内容前部、颊部皮肤、翼板、颞下窝、筛板、蝶窦或额窦
T4b	肿瘤侵犯下列任何一个部位：眶尖、硬脑膜、脑组织、中颅窝、颅神经（除外三叉神经上颌支）、鼻咽或斜坡
鼻腔、筛窦	
T1	肿瘤局限在任何一个亚区，有或无骨质破坏
T2	肿瘤侵犯一个区域内的两个亚区或侵犯至鼻筛复合体内的一个相邻区域，伴或不伴有骨质破坏
T3	肿瘤侵犯眼眶的底壁或内侧壁、上颌窦、腭部或筛板
T4a	肿瘤侵犯任何以下一处：眼眶内容物前部、鼻部或颊部皮肤、微小侵犯至前颅窝、翼板、蝶窦或额窦
T4b	肿瘤侵犯任何以下一处：眶尖、硬脑膜、脑组织、中颅窝、颅神经（除外三叉神经上颌支）、鼻咽或斜坡
区域淋巴结（N）	
Nx	区域淋巴结不能评估
N0	无区域淋巴结转移
N1	同侧单个淋巴结转移，最大径≤3 cm
N2	同侧单个淋巴结转移，最大径≤6 cm且>3 cm；或同侧多个淋巴结转移，最大径≤6 cm或双侧或对侧淋巴结转移，最大径≤6 cm
N2a	同侧单个淋巴结转移，最大径≤6 cm且>3 cm
N2b	同侧多个淋巴结转移，最大径≤6 cm
N2c	双侧或对侧淋巴结转移，最大径≤6 cm
N3	转移淋巴结最大径>6 cm

续表8-1

分期与分布	表现与亚区
远处转移（M）	
M0	无远处转移
M1	有远处转移
解剖分期/预后分组	
0期	Tis N0 M0
Ⅰ期	T1 N0 M0
Ⅱ期	T2 N0 M0
Ⅲ期	T3 N0 M0；T1 N1 M0；T2 N1 M0；T3 N1 M0
ⅣA期	T4a N0 M0；T4a N1 M0；T1 N2 M0；T2 N2 M0；T3 N2 M0；T4a N2 M0
ⅣB期	T4b 任何N M0；任何T N3 M0
ⅣC期	任何T 任何N M1
组织学分级（G）	
Gx	级别无法评估
G1	高分化
G2	中分化
G3	低分化
G4	未分化
亚区划分：	
上颌窦	左侧/右侧
鼻腔	中隔
	鼻底
	外侧壁
	前庭（前鼻孔至皮肤黏膜交界处）
筛窦	左侧/右侧

八、鼻内镜在鼻腔鼻窦恶性肿瘤手术中的应用

鼻内镜手术在光学系统和监视系统支持下，应用鼻内镜及其特殊手术器械，经鼻腔进路施行鼻腔、鼻窦、鼻眶、颅底区域手术的技术。鼻内镜手术在国内经过30余年的发展，目前鼻内镜手术切除鼻腔鼻窦恶性肿瘤目前已成为首选的手术方式。内镜手术的良好照明和高清图像有利于对重要结构的辨认和保护、术中导航辅助定位、电动吸

切系统、血管栓塞、等离子消融等技术的进步，为内镜下经鼻或辅助入路肿瘤的精确和完整切除提供了条件。现广泛使用的扩大的鼻内入路能够充分的暴露前、中和后颅窝。

（一）手术适应证

依肿瘤部位、范围、病理类型、临床分期及内镜技术条件等制定。针对鼻腔鼻窦恶性肿瘤内镜手术治疗方案。国内专家结合国际手术标准讨论并制订了手术适应证，根据肿瘤部位的适应证和手术进路建议如下：

单纯经鼻内镜手术（限于临床早期，部分中期病例）：①局限于鼻中隔、鼻腔外侧壁；②局限于筛窦；③蝶窦；④上颌窦的内壁、后壁；⑤侵犯翼腭窝。

经鼻内镜手术或联合其他开放手术入路：①额窦；②上颌窦后壁、上壁，或原发部位不明时；③肿瘤侵犯前颅底或中颅窝等颅内区域；④肿瘤侵犯眶内。

扩大鼻内镜入路（expanded endonasal approaches，EEA）：切除前界为额窦，后界为第二颈椎，两侧达海绵窦、岩尖、翼腭窝及部分颞下窝的颅底区域肿瘤。

（二）手术方法

局限于鼻腔鼻窦的恶性肿瘤可采用单纯鼻内镜手术，术中要求被累及部位的完全暴露，并在鼻腔鼻窦内获得阴性边缘；若肿瘤侵犯鼻窦外结构，建议采用下述手术方法：肿瘤向外侵翼腭窝、颞下窝：单纯的鼻内镜手术不能完全切除肿瘤，建议采用鼻内镜下鼻腔外侧壁扩大切除或内镜下经鼻联合经上颌窦前壁入路的方法；对于累及颅底中线区域的肿瘤采用内镜下双侧鼻腔入路，采用双手、三手或四手操作。

（三）结果和疗效

文献报道显示，内镜下经鼻腔或辅助入路肿瘤的切除预后完全可以达到与传统外进路同样甚至更优的效果。特别是对于早期病例（T1和T2期），5年存活率可达80%。

（四）主要并发症

术后出血：多与术中止血不彻底，术腔填塞较松有关。手术操作宜轻巧，止血宜彻底，多可避免。

术腔或颅内、眶内感染：手术各环节保持在无菌状态下，以减少感染机会，手术操作应先颅内，后颅外。硬脑膜破口要仔细修补，确保严密封闭，防止脑脊液鼻漏的发生和颅内感染。

脑脊液鼻漏：多由硬脑膜破损区修补不牢引起。故硬脑膜在用游离筋膜修补后，应再用较大的带蒂腱膜覆盖，并注意缝合固定和压迫，多可避免。即使术后早期有轻度漏液，多可自愈。

颅骨缺损区继发脑膨出：对颅骨骨质缺损较大者应行颅内修复，可采用额骨内骨板、肋软骨、骨水泥或人工生物材料进行。

嗅觉障碍：嗅觉障碍与手术范围密切相关，手术行前颅底切除时，嗅觉完全丧失为难以避免的并发症，且不能恢复。

神经功能障碍：术中三叉神经分支切断后导致面颊部相应部位的麻木感；翼管神经切断后导致眼干和鼻腔干燥；后组颅神经损伤可导致软腭下塌、声音嘶哑、抬肩困难，伸舌偏斜。

（五）肿瘤复发的处理

病死率与肿瘤的复发密切相关。对于复发的肿瘤可采取再次手术切除，术前仔细评估肿瘤的侵犯范围，根据病变范围合理选择手术方式，内镜手术或外进路手术，选择入路的原则是能够彻底切除肿瘤；对于放疗敏感且先前未行放疗的患者可采取先放疗再手术的方式，特别是对于晚期病例，手术很难完全切除肿瘤，可采取先放疗再手术的方式。

九、开放手术在鼻腔鼻窦恶性肿瘤手术中的应用

鼻腔鼻窦恶性肿瘤发生率较低，其组织发生、病理类型、临床表现复杂多样。鼻腔鼻窦恶性肿瘤原发于鼻腔者病理类型以癌为主，其次为肉瘤；原发于鼻窦者以上颌窦最为常见，其次是筛窦，其病理类型包括鳞癌、腺癌、腺样囊性癌、嗅母细胞瘤、恶性黑色素瘤、神经内分泌癌、恶性淋巴瘤等。只有在肿瘤足够大或者侵犯鼻窦骨壁时才会出现临床症状，其首发症状包括鼻塞、鼻出血、疼痛、鼻窦炎发

作，但这些症状缺乏特异性；晚期症状包括牙齿松动、眼球突出、复视、眼球活动障碍和视力障碍等。由于鼻腔、鼻窦的解剖结构复杂，肿瘤病理类型繁多，发病隐匿、多数患者在就诊时肿瘤已有广泛浸润等原因，对于如何制订最合理的鼻腔鼻窦恶性肿瘤治疗标准化方案目前还没有达成完全一致的意见。尽管如此，目前鼻腔鼻窦恶性肿瘤的治疗仍然是以手术为主的综合治疗。近年来，鼻内镜辅助下鼻腔鼻窦肿瘤手术已被广泛应用和推广，但开放手术在鼻腔鼻窦恶性肿瘤的治疗中仍然占有十分重要的地位。要想充分发挥开放手术在鼻腔鼻窦恶性肿瘤治疗中的作用，有必要对开放手术治疗的相关问题加以充分了解和掌握。

根据英国头颈癌专业协会2016年发布的《鼻腔鼻窦恶性肿瘤诊疗指南》（图8-1），建议鼻腔鼻窦恶性肿瘤积极干预治疗。在确定手术之前应对异常的肿物进行成像和活检；鼻窦恶性肿瘤的治疗应在具有相关专业知识的颅底专家等多学科小组会议上仔细讨论和规划；为了确保最佳的肿瘤预后效果，必要时必须彻底清除原发肿瘤，并通过术中冰冻切片检查切缘；最常见的辅助治疗方法是术后放疗，理想情况是在6周之内进行；如果放疗效果能使得重要器官的保存，则首先给予放疗。

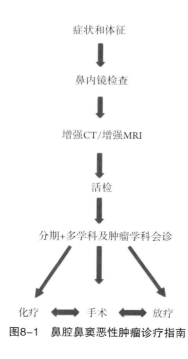

图8-1 鼻腔鼻窦恶性肿瘤诊疗指南

（一）手术适应证

除少数体积小、表浅而局限的恶性肿瘤外，大多数需经面部作外切口或经口腔切口进行手术。在设计手术入路时，应以病变的性质和病变累及范围为基础，必要时可采用联合入路，应考虑以下几个因素：①选择从皮肤至病变的最短路径，同时避开影响患者生命和功能的重要血管和神经，若不能避开，术中应解剖清晰后加以保护。②术中尽可能利用已存在或潜在的"间隙"，如面部腔隙、可牵拉的肌肉、下颌骨和颅骨的移除及复位、硬脑膜及硬脑膜下腔，若术中为暴露颅底或硬脑膜内的肿瘤而需扩大术野，应首选切除颅骨，避免过度牵拉脑组织。③避免损伤神经血管蒂，要考虑皮瓣的供血条件和放疗的影响。④手术入路应便于保护和处理大血管，减少出血。⑤考虑手术对患者容貌的影响，尽可能地避免或减轻畸形的发生。⑥在肿瘤切除同时根据需要对重要缺损实施重建以恢复结构和功能，同时减少并发症的发生和提高生存质量。

1. 鼻侧切开术

鼻侧切开术适用于切除位于鼻腔、部分上颌窦、筛窦和蝶窦恶性肿瘤，经鼻内途径不能彻底切除者；主要向鼻腔扩展的鼻咽部肿瘤，经硬腭摘除有困难；也是颅面联合手术面部手术径路之一。

2. 鼻外额窦根治术

鼻外额窦根治术适用于切除额窦、筛窦的恶性肿瘤（目前已被鼻内镜手术替代）。

3. 鼻外筛窦根治术

鼻外筛窦根治术适用于位于筛窦内，鼻腔直视径路不易完全切除的肿瘤（目前已被鼻内镜手术替代）。

4. 鼻外蝶窦根治术

鼻外蝶窦根治术适用于切除位于蝶窦内的肿瘤（目前已被鼻内镜手术替代）。

5. 上颌窦根治术（Caldwell-Luc术式）

上颌窦根治术（Caldwell-Luc术式）适用于肿瘤位于上颌窦内或累及鼻腔（目前已被鼻内镜手术替代）。

6. 面部正中翻揭术

面部正中翻揭术适用于位于双侧鼻腔鼻窦恶性肿瘤的完整切除，也是颅面联合手术面部手术径路之一。

7. 上颌骨切除术

上颌骨切除术是治疗上颌窦癌的有效方法之一，但单纯手术治疗的效果并不太令人满意，目前多采用综合治疗的方法，主要的方法是手术治疗＋术前或术后联合应用放疗和化疗。上颌骨切除术主要包括上颌骨全切除术、上颌骨全切除术＋眶内容摘除术、以及由此改良的上颌骨部分切除术、上颌骨次全切除术、上颌骨扩大切除术等。

（1）上颌骨全切除术适用于：原发于上颌骨的恶性肿瘤，和上颌窦癌已行术前放疗的患者，侵犯一处或多处上颌窦壁，或有窦壁破坏者；原发于鼻腔、筛窦的恶性肿瘤，累及并侵犯上颌窦。

（2）上颌骨全切除术＋眶内容物摘除术：适用于术前有明显眼球移位，影像学显示眶内有软组织影，术中发现上颌窦癌已侵犯并破坏眶壁骨质、眶骨膜进入眼内，此时应在上颌骨全切除的同时加行眶内容物摘除术。目前学者大都认为眶壁骨质受侵、纸样板破坏，不是眶内容物摘除的绝对适应证。

（3）上颌骨部分切除术（包括上颌骨上半部切除术和上颌骨下半部切除术）：主要适用于早期或肿瘤病变局限的患者。其适应证为：①上颌窦上部恶性肿瘤，牙槽突、硬腭和底壁未受侵犯，或鼻腔、筛窦恶性肿瘤侵犯上颌窦上部，上颌窦底壁未受侵犯，或上颌窦恶性肿瘤经术前放疗后，肿瘤明显退缩，上颌窦底壁已无明显肿瘤者可保留硬腭和牙槽突（上颌骨上半部切除术）；②肿瘤局限在上颌窦底壁，或硬腭肿瘤侵犯上颌窦底壁（上颌骨下半部切除术）。

（4）上颌骨次全切除术：适用于肿瘤位于上颌窦前壁、底壁和内侧壁下部，未侵犯筛窦、蝶窦或眶底。

（5）上颌骨扩大切除术：适用于肿瘤侵及筛窦、筛板、蝶窦、翼腭窝、眼眶、后磨牙顶等（手术范围除上颌骨全切除＋眶内容物摘除外，还需清扫翼腭窝等结构）。

（6）颅面联合径路鼻颅底肿瘤切除术：适用于鼻腔鼻窦恶性肿瘤侵及颅底或颅内者。该术式手术区域暴露清晰，能较好判断肿瘤的边界、侵犯部位、颅底受累范围以及手术造成的缺损情况，能够较完整的切除肿瘤，扩大了手术能及的范围，并且通过开颅，直视下操作，避免和减少了对硬脑膜、脑组织、颅神经和大血管的损伤，从而提高了这一部位晚期鼻腔鼻窦恶性肿瘤的治愈率。但因手术范围较广，对患者创伤大，术后并发症多，手术需要有良好的围术期监护和经验丰富的手术团队的配合。禁忌证：肿瘤侵犯前床突、视交叉、双侧视神经，或穿透硬脑膜累及较多脑实质，或存在蝶窦顶、后壁及蝶骨小翼骨质破坏，或鼻咽部有黏膜及黏膜下肿瘤浸润（特别侵及咽鼓管口周围黏膜），或侵犯椎前间隙均属手术禁忌。

（二）手术方法及并发症的处理

1. 鼻侧切开术（图8-2）

入路选择：自内眦内侧稍上方，沿鼻颊沟弧形切口，必要时绕鼻翼至鼻小柱（Moure切口）。

手术简要步骤：暴露鼻骨和梨状孔边缘，予以扩大；分离鼻腔外侧壁软组织并切开，暴露鼻腔；经上颌窦前壁进入上颌窦腔；离断上颌骨额突和鼻底水平的梨状孔外缘骨质，切除鼻腔外侧壁；开放前、后组筛窦和蝶窦，摘除病灶。

术中注意事项：避免损伤筛骨水平板、眶骨膜和视神经。

术后处理：鼻腔填塞3~5 d；定期清理术腔，防止粘连。

2. 鼻外额窦根治术

入路选择：自眉弓下缘，弯向内下，距内眦0.5 cm，止于内眦下1 cm处做弧形切口。

手术简要步骤：暴露额窦前壁、部分底壁和眶内侧壁，于前壁内下方开窗，进入窦腔，切除病灶。锉大鼻额管，置硅胶引流扩张管。

术中注意事项：切口分离时，保护眶骨膜和泪囊。蝶窦后壁如有吸收破坏，注意保护硬脑膜。

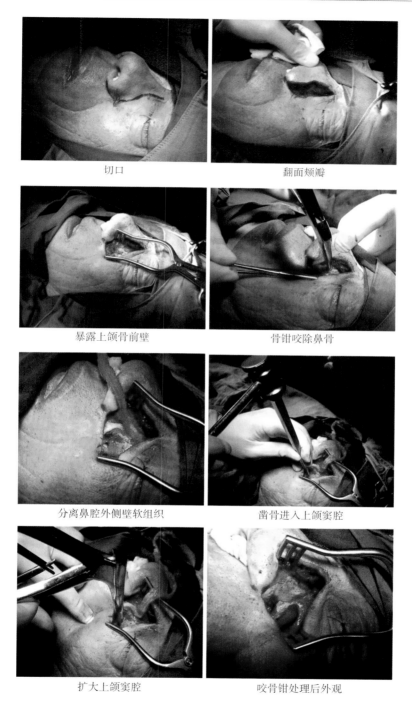

切口　　　　　　　　　　　　　翻面颊瓣

暴露上颌骨前壁　　　　　　　　骨钳咬除鼻骨

分离鼻腔外侧壁软组织　　　　　凿骨进入上颌窦腔

扩大上颌窦腔　　　　　　　　　咬骨钳处理后外观

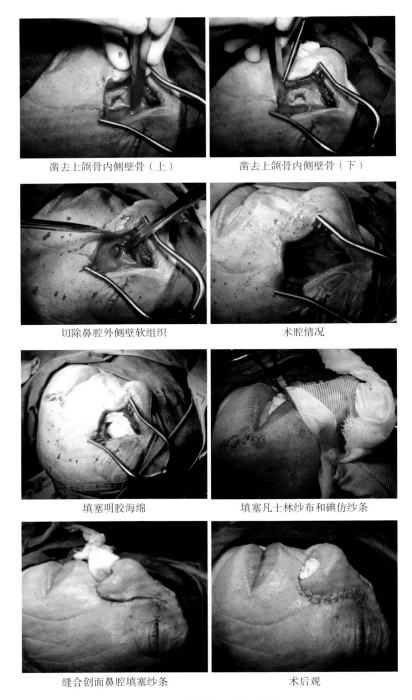

凿去上颌骨内侧壁骨（上）　　　　凿去上颌骨内侧壁骨（下）

切除鼻腔外侧壁软组织　　　　　　术腔情况

填塞明胶海绵　　　　　　填塞凡士林纱布和碘仿纱条

缝合创面鼻腔填塞纱条　　　　　　术后观

图8-2　鼻侧切开术各步骤

术后处理：硅胶管应留置1~3个月，以防鼻额管闭塞。

3. 鼻外筛窦根治术

入路选择：鼻颊沟弧形切口。

手术简要步骤：暴露鼻骨、上颌骨额突、泪骨及筛骨纸样板，自泪囊窝后方凿入筛窦，自前向后渐次开放筛房，切除病灶。

术中注意事项：保护眶骨膜和泪囊，向后分离勿太深，以免累及视神经（筛后孔距视神经仅0.6~1 cm）。

术后处理：鼻腔填塞2~3 d；定期清理术腔，防止粘连。

4. 鼻外蝶窦根治术

入路选择：自眉梢向下距内眦0.5 cm，止于内眦下1 cm处作弧形切口。

手术简要步骤：暴露筛骨纸样板和泪骨，自泪囊窝后方凿入筛窦，自前向后渐次开放全部筛房，在相当于上鼻甲后方的蝶筛隐窝处，找到蝶窦开口，自此向内下方开放蝶窦前壁，进入蝶窦腔，切除病灶。

术中注意事项：开放蝶窦应向内、下方向，勿向外上，以免损伤邻近的颈内动脉和视神经。

术后处理：鼻腔填塞2~3 d；定期清理术腔，防止粘连。

5. 上颌窦根治术（Galdwell-Luc术式）

入路选择：第3~5上列牙间唇龈沟切口。

手术简要步骤：暴露并凿开上颌窦前壁，切除窦腔内病灶，建立上颌窦—下鼻道对孔，必要时清理鼻腔尤其中鼻道内病灶，填塞术腔。

术中注意事项：仔细止血，并保护下鼻甲附着处和鼻泪管开口。

术后处理：术后2~3 d抽取窦腔填塞物（尤其水囊时），避免异物遗留。

6. 面部正中翻揭术（图8-3）

入路选择：双侧唇龈沟切口和鼻中隔、鼻前庭皮肤内切口。

手术步骤简要：将上唇、鼻小柱、鼻尖、鼻翼连同面中部组织，

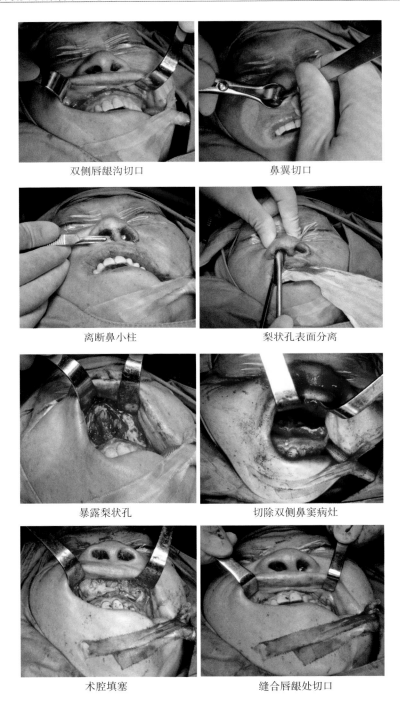

双侧唇龈沟切口　　　　　　　　鼻翼切口

离断鼻小柱　　　　　　　　　梨状孔表面分离

暴露梨状孔　　　　　　　　切除双侧鼻窦病灶

术腔填塞　　　　　　　　缝合唇龈处切口

图8-3　面部正中翻揭术各步骤

一起越过鼻部翻至眶下缘，充分暴露梨状孔、鼻骨、上颌窦前壁，进入上颌窦、筛窦、蝶窦和鼻咽部，亦可深入至翼腭窝和蝶鞍区，切除病灶。

术中注意事项：术中易止血，需充分止血，在清晰术野下操作；暴露后组筛窦、蝶窦等后部区域较紧，需充分分离；鼻前庭皮肤缝合防狭窄；余同鼻侧切开术。

术后处理：同鼻侧切开术。

7. 上颌骨切除术

1）应用解剖

上颌骨：上颌骨位于鼻腔的两侧，分为"一体"和"4个突"。"一体"内含上颌窦，"4个突"为额突、颧突、牙槽突、腭突。上颌骨上面为眶下壁，内有眶下裂，并向下引入眶下管；内侧面为鼻面，构成鼻腔的外侧壁，内有鼻泪管；后外侧面为颞下面，参与翼腭窝和颞下窝的组成，此面后下角的突起，称为上颌结节；前面有眶下孔，为眶下管的开口，此面下部有明显的凹陷为尖牙窝。

上颌窦与血管的关系：上颌窦后壁有上颌动脉，来自颈外动脉，经下颌骨颈深面入颞下窝，向前内方行走，经过上颌窦后方进入翼腭窝，手术中应注意勿损伤。如其损伤出血，应尽快取出上颌骨残体后钳夹断端、结扎止血，对其小分支出血一般可以电凝止血。

翼腭窝和颞下窝：蝶骨翼板与上颌骨体后部相连，两者之间的骨性小腔隙为翼腭窝。其顶为蝶骨体下方，前为上颌骨后壁，后为翼突和蝶骨大翼的前面，内为腭骨的垂直部。内有重要的上颌动脉、上颌神经以及蝶腭神经节。翼腭窝前上经眶下裂与眼眶相通，向后经圆孔与颅内相通，向内经蝶腭孔与鼻咽相通，向下经翼腭管、腭大孔、腭小孔与鼻腔、口腔相通，向下外后经翼颌裂逐渐移行于颞下窝。

颞下窝指颅中窝和颞骨岩部平面以下，上颌骨体与颧骨后方的区域。内界为翼外板；外界为颧弓、下颌骨升支和喙突；内上为眶下裂；下后方与咽旁隙相连。颞下窝内有三叉神经的下颌支、咀嚼肌、上颌动脉及翼静脉丛。颞下窝经翼突上颌裂与翼腭窝交通，经眶下裂入眼眶，经圆孔和眶上裂达中颅窝。该处的肿瘤可以为原发性、转移性或从邻近部位浸润扩散而来。

鼻腔、筛窦和上颌窦的分区和亚区：上颌窦内黏膜病变的部位和范围具有预后意义。采用通过内眦到下颌角的联线（Öhngren线）将上颌窦分为前下部分和后上部分；再于瞳孔处作一想象的垂直平面，从而将上颌窦分为前内、前外、后内和后外4个象限。发生于前下部的癌肿预后较好；前内象限所生长的肿瘤易侵入筛窦；发生于后上部或后外象限的癌肿早期易侵及包括眼、颅底、翼板、翼腭窝和颞下窝等重要结构，因此治疗和预后效果差。

眼眶及泪囊：在处理上颌窦和筛窦的肿瘤时，需注意保护眼球正常位置的肌肉和韧带。上颌骨手术常涉及眼上斜肌、下直肌、内外眦韧带等，操作时应尽量在眶骨膜下进行。泪囊位于泪骨和上颌窦、额窦之间，内眦韧带的后方。在任何术式的上颌骨切除术中，手术缺损自然形成了鼻腔泪囊造瘘，患者术后无明显的溢泪症状。在行眶内容物摘除时泪囊一并切除。

2）术前准备

鼻腔、鼻窦临床检查和影像学资料：需进行详尽的临床全身和本科体检。鼻腔、鼻窦局部可使用鼻内镜了解病变范围，此外还必需了解肿瘤有无引起眼部症状、有无累及鼻咽部、有无因侵犯颅神经产生的相应体征等。影像学检查（增强CT和MRI扫描）对鼻腔鼻窦恶性肿瘤的术前评估和手术范围的指导是十分重要的。我们从中可明确肿瘤的范围，上颌窦窦腔有无骨质破坏，筛骨及筛窦、额窦、蝶窦、眼眶、翼腭窝、颞下窝、颅底有无肿瘤侵犯、颅内有无肿瘤累及。

备血和备皮：术前常规需备血600 mL以上（红细胞和血浆按2∶1准备），是否需要输血需根据手术中的情况决定。术前常规进行面部备皮，包括剪鼻毛、剃胡须，但一般不必剃眉毛。如术中选择皮片修复上颌骨切除后的创面，需备取皮区的皮肤。

制作牙托：术前常规请口腔科医生会诊制备牙托，以修复患侧手术后的硬腭缺损，维持正常的咀嚼功能、语言功能、呼吸功能和面部的外形，同时也便于术中术腔的填塞。因术后随着术腔瘢痕的形成，所制牙托会出现松动的现象，可在口腔科医生的指导下调整牙托的金属钩或重新取模再制牙托。

3）具体手术方法

（1）上颌骨全切除术（图8-4）

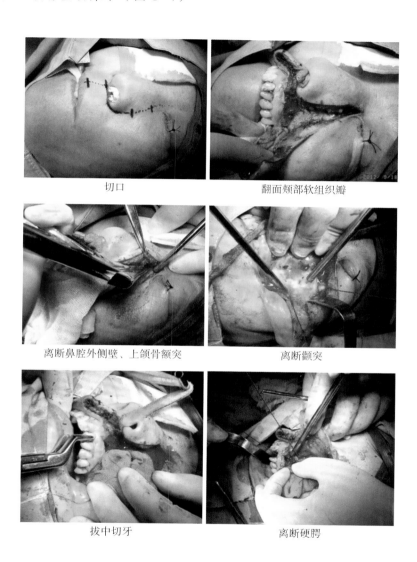

切口

翻面颊部软组织瓣

离断鼻腔外侧壁、上颌骨额突

离断颧突

拔中切牙

离断硬腭

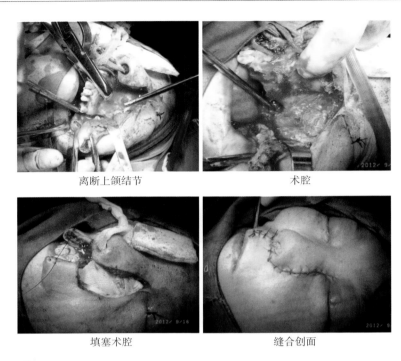

| 离断上颌结节 | 术腔 |
| 填塞术腔 | 缝合创面 |

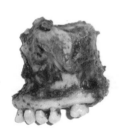

上颌骨标本

图8-4 上颌骨切除术各步骤及上颌骨标本

①体位和麻醉

患者仰卧位，两侧用无菌巾球固定使头稍后仰。手术应采用全身麻醉。若因肿瘤已侵犯翼腭窝引起张口受限经口插管困难者，可选择行气管切开术后插管。用长纱条填塞下咽腔，以防止术中血液经下咽流入胃内或拔管时流人气道。此举应注意在手术结束时取出，以免异物存留。常规消毒铺巾后，术侧眼内要敷以眼药膏，然后用5-0丝线缝合术侧上下眼睑或用医用透明塑料敷贴黏合眼睑保护眼球。

②切口

常选用改良Weber-Fergusson切口。在内眦、鼻侧切口中点、鼻翼处等重要缝合处做标记，便于缝合时对位完全。皮肤切开之前，可在切口沿线注入含0.1%肾上腺素的0.9%氯化钠注射液，此法可减少切口处的渗血。切口时刀尖应与皮肤保持垂直向下，深达骨膜。注意切口应避免转弯处形成锐角，避免术后引起皮肤愈合不良、坏死。

第一切口：同鼻侧切开，常规在患侧内眦内侧约0.5 cm处起始，沿鼻侧向下行并弧行绕过鼻翼向内达鼻小柱。为更好的暴露术野，传统术式常在此切口起始处沿下睑睑缘下0.5 cm切开皮肤达外眦处，也可适当向外下延长1~2 cm。此切口应注意不要与睑缘太靠近，否则术后易引起下睑外翻，反之则可能引起局部水肿影响外观。作者所在医院改良切口为起点从内眦向上延伸至患侧眉弓或以上，这样减少了翻揭面颊皮瓣的张力，同时避免了常规的下睑切口，减少了术后睑外翻引发结膜干燥、角膜溃疡、白斑等影响视力的并发症，也便于在某些联合术式时（如颅面联合进路）的操作。使用电凝彻底创面止血。在内眦处常遇渗血不止，但不宜长时间电凝，以免组织炭化过度，给术毕缝合此处皮下组织和皮肤造成困难或引起内眦内移，如电凝后止血效果不佳，可在此处压一块含肾上腺素的纱条；另外在鼻翼旁常遇一小的动脉（鼻外侧动脉）出血，可用电凝止血。

第二切口：为上唇切口，沿第一切口末端人中正中线垂直向下切开上唇，注意唇系带留在健侧。在切开上唇时术者和助手分别要用拇指、示指和中指捏住上唇以帮助止血（不建议长时间电凝止血），同时用止血钳钳夹住上唇的创面（内有上唇动脉）多可止血，这样可以减少术中患者的出血量，又可节省手术时间。

第三切口：为口内唇龈沟切口，自唇龈沟正中线沿唇龈沟向患侧后方延伸，尽量至上颌结节。拔除患者术侧第一上切牙，用电凝沿硬腭中线切至软硬腭交界处的中线位置（切至骨膜），然后沿患侧软硬腭交界线切透软腭至第3磨牙后缘并绕至上颌结节处。如软腭处组织缺损明显，在术毕术腔填塞前，用可吸收缝线间断缝合数针以弥合预制牙托和软腭之间的间隙。

③分离暴露上颌骨

沿切口用电刀、剥离子钝性分离面颊皮瓣，包括面颊部皮肤、皮下组织及面颊部肌肉，并向外掀起，充分暴露上颌骨前、外壁、牙槽突、眶下缘、颧弓等结构。如果肿瘤已侵犯上颌骨前壁和外侧壁等处，应将面颊部的软组织或皮肤在肿瘤的外侧切除，保留一定的安全界限。用剥离子分离和咬骨钳咬除，暴露患侧鼻骨、上颌骨额突、梨状孔边缘骨质，切开鼻腔外侧壁的黏骨膜进入鼻腔。

④离断上颌骨颧突、鼻腔外侧壁、硬腭、上颌结节

离断上颌骨颧突　在眶骨膜下分离眶下壁，寻找眶下裂，并游离上颌骨与颧骨之间的软组织，将一把长弯血管钳自上颌骨颧弓的内后面进入眶下裂，引入钢丝线锯，锯断颧骨。也有术者使用扁平骨凿或电锯离断该骨。如肿瘤范围广，必要时还可切除一部分颞骨颧突。

离断鼻腔外侧壁，将眶内壁眶骨膜自眶骨壁分离，用骨剪或骨凿离断鼻腔外侧壁、上颌骨额突。

离断硬腭，使用弯血管钳将钢丝线锯的一端从患侧鼻腔至软硬腭切开处引出，在患侧鼻底和中隔稍外侧纵锯开。也有术者使用扁平骨凿或电锯离断该处。然后用电刀切开硬腭后缘至上颌结节处组织，使其与唇龈沟切口相连从而分离软腭。操作中应注意保护鼻中隔和软腭。

离断上颌结节，在第3磨牙后方摸清上颌结节，用骨剪或骨凿向上、向内将其与蝶骨翼突内、外板之间的联系切断。骨剪或骨凿用力方向尽量靠近上颌骨后壁、勿损伤上颌动脉，以减少出血。

⑤取出上颌骨并清理术腔

用上颌骨持骨钳夹住上颌骨并撼动，如感觉有阻力，应仔细检查其与周围的骨连接是否还有没有离断之处，如有应予以断离，以免强拉引起意外出血。如果松动明显可迅速游离上颌骨体，用弯组织剪刀离断上颌骨与之连接的软组织，迅速取出上颌骨，以减少出血。如出血明显（主要来自上颌动脉），可使用热盐水纱布填塞压迫止血后，在吸引器的协助下钳夹、结扎止血。

清理术腔，检查有无残留的肿瘤组织，上颌骨全切除术要求尽可能将标本整块切除，以保证癌肿全部彻底清除，不然将有肿瘤破碎后种植造成术后局部复发的可能。如肿瘤侵犯筛窦、蝶窦，应在吸引器的帮助下，使用卵圆钳、息肉钳彻底开放窦腔，切除肿瘤组织。在彻底清理术腔的病变后，如有出血和渗血可使用电凝充分止血。

⑥术腔填塞和皮肤缝合

为减轻术后瘢痕挛缩，有术者采用全厚皮片（如股内侧皮片）移

植到面颊部皮瓣的内侧面、眶下壁和翼腭窝表面，一定程度上避免了患侧面颊部的塌陷变形和张口受限。

先安放好术前准备的牙托，将凡士林纱布（10 cm×5 cm大小）铺于创面，然后使用碘仿纱条填塞术腔。注意应将碘仿纱条着重填压在易出血区域（上颌动脉结扎处），之后让碘仿纱条呈折叠状填塞术腔，从后向前、从上到下、逐层填塞，最后纱条的一端从前鼻孔引出。

术后传统下睑缘切口可用无损伤可吸收缝线缝合，术后局部瘢痕不易察觉。缝合皮下组织、皮肤，要尽可能完全对位缝合，特别注意唇红、鼻小柱、鼻翼、内眦等处的皮肤，并注意缝合皮下组织时不要缝到填塞的凡士林纱布和碘仿纱条。术后伤口处要适当加压包扎。

（2）上颌骨全切除术＋眶内容物摘除术

①体位和麻醉以及手术切口

同上颌骨全切除术，传统术式常在第一切口起始处由内眦沿眶缘皮肤各做一切口，在外眦部汇合，术中与眶内容物一并切除。我院常改良为自第一切口起点从内眦向上延伸至患侧眉弓，而不采用上、下睑切口。

②眶内容物摘除

用组织剪刀自眼睑伸入沿眶周剪开穹隆部结膜，一般不需剪开内外眦扩大术野。之后伸入剥离子将眶内容物连同眶骨膜从眼眶四壁分离，离断附着之眼内肌和筋膜，并在眶骨膜下向眶深部剥离至视神经处。用弯血管钳在眼球后钳夹并用视神经剪刀剪断视神经及眼动脉、结扎、止血。此过程应避免对视神经的过度牵拉，以防引起眼心反射。取出眶内容物与上颌骨后，应检查有无肿瘤残存，清理过程同上颌骨全切除术。

③缝合切口

上颌骨切除伤口缝合与上颌骨全切除术基本相同。眼睑缝合可以上下眼睑缝合，也可以不缝合，以便于术后观察眼眶内有无肿瘤复发。

（3）上颌骨上半部切除术

①体位和麻醉以及手术切口

体位和麻醉同上颌骨全切除术，切口同鼻侧切开术。

②手术方法（图8-5）

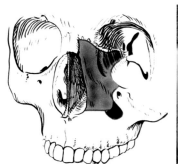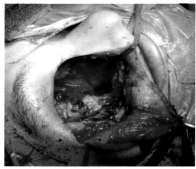

图8-5　上颌骨上半部切除术

　　翻开鼻翼，暴露上颌窦前壁至眶下缘，剥离泪囊，切断上颌骨额突、眶下缘和上颌骨颧突，自梨状孔与牙槽骨平行横断上颌骨前壁下缘，切开鼻腔外侧壁，保留患侧牙齿和硬腭，将上半部上颌骨及肿瘤一并摘除。术后患者有较好的咀嚼、吞咽功能。

　　③术腔填塞及缝合、术后处理和并发症及其处理同鼻侧切开术。

（4）上颌骨下半部切除术

　　①体位和麻醉以及手术切口同上颌骨全切除术。

　　②手术方法（图8-6）

　　暴露上颌窦前壁和部分梨状孔的下边缘，并沿梨状孔剥离鼻底和鼻腔外侧壁下部的黏膜，切开并分离肿瘤周围硬腭黏骨膜，将包含肿瘤在内的牙槽突、硬腭、部分上颌窦前壁、外侧壁下部及鼻底部骨质一并切除。术中应暴露腭大孔后缘，游离切断结扎腭大动脉，以减少术中出血。

　　③术腔缝合和/或填塞、术后处理和并发症及其处理同上颌骨全切除术。

（5）上颌骨次全切除术

　　①体位和麻醉以及手术切口同上颌骨全切除术。

　　②手术方法

　　暴露上颌窦前壁，并扩大，沿上颌骨额突凿开眶下缘，但保留眶

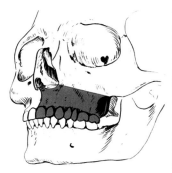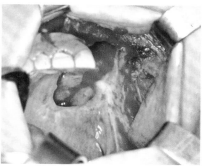

图8-6 上颌骨下半部切除术

底，切断上颌骨与颧骨的连接，正中线凿开硬腭，咬断上颌结节，连同肿瘤做上颌骨次全切除。

③术腔缝合和/或填塞、术后处理和并发症及其处理同上颌骨全切除术。

（6）上颌骨扩大切除术

①体位和麻醉以及手术切口

体位和麻醉同上颌骨全切除术，因术中常规需切除一部分下颌骨升支，手术切口应增加一下睑切口，并且此切口需沿颧弓向后外方延长，达同侧耳屏前下颌关节处。

②手术方法

将面颊皮瓣向外下方翻转，暴露上颌骨前壁、颊肌、咬肌、下颌关节、部分下颌骨升支和颧弓。自颧弓下缘切断咬肌附着处，将咬肌向下翻；自颧弓上切断颞肌，将颞肌向上翻。切断颞下颌韧带和下颌关节囊，使下颌关节脱位，游离下颌关节突。切除颧弓中间的一段，牵开下颌骨升支，在下颌关节突颈部水平寻找上颌动脉，并结扎后切断。用钢丝线锯将下颌骨升支从其关节颈部锯断取下，这样便可清除颞下窝、口腔外侧面、眶下裂、蝶骨翼突和翼腭窝处的肿瘤。余手术步骤同上颌骨全切除术。

③术腔填塞及缝合、术后处理和并发症及其处理同上颌骨全切除术。

（7）上颌骨缺损的修复

上颌骨切除术后面颊部的整复，有应用计算机辅助规划下的钛合金支架，取得了一定的疗效。修复上颌骨切除术后形成的较大缺损可以佩戴牙托赝复体，最常见的是腭护板式赝复体和中空式赝复体。腭护板式赝复体是临床最常用、最简单的修复手段，能把鼻腔和口腔重新分隔，部分恢复发音、吞咽等功能，其缺点是不能填充术腔，不能支撑上颌骨前壁，不能防止术后因瘢痕收缩而造成的前壁凹陷畸形。中空式赝复体重量轻，常在术后1~3个月使用，能够填充上颌骨切除后形成的术腔，支撑和防止前壁凹陷，在一定程度上可以恢复患者的外形、咀嚼和发音功能，是目前比较理想的一种修复方法。但其制作技术要求高，难度大，目前未被广泛推广使用。

除此之外，还可使用游离皮瓣、游离肌皮瓣、游离带骨皮瓣、游离软骨皮瓣，以及带蒂转移肌皮瓣等修复。但上颌骨切除术后缺损是否一期修复的问题，目前存在争议。鼻腔鼻窦肿瘤的复发率高，预后差，一期修复影响术后的随访观察，加之修复本身也是一种创伤，因此有的学者认为修复应等到术后二期，肿瘤无复发，全身情况稳定后再行二期修复整形手术。我们认为对全身情况不良、肿瘤范围广泛的患者不宜一期修复，但对肿瘤局限，病理提示预后良好的肿瘤患者，以及有修复条件者可以考虑一期修复，这样有助于减轻患者的生理和心理负担，提高患者的生活质量。

对因肿瘤累及面颊部软组织、皮肤切除后所遗留缺损的修复：小缺损可使用耳前、颈部、颞部或额部带蒂旋转皮瓣及时修复；对较大的缺损可用背阔肌肌皮瓣、股前外侧瓣、游离胸大肌皮瓣、前臂皮瓣、肩胛骨肌皮瓣、髂骨肌皮瓣或颈阔肌肌皮瓣等，转移至缺损处进行一期修复（图8-7）。

对眶下壁缺损的修复：可使用颞肌肌瓣修复，或将颞肌肌腱分离缝合于鼻侧切口皮下，或利用鼻中隔翻折替代眶底，或取用一段肋软骨，移植于眶下壁的缺损部位用于支撑眶内容物。

对患侧硬腭缺损的修复：可应用局部转移黏骨膜瓣修复，或利用鼻中隔黏骨膜瓣、同侧硬腭黏骨膜瓣、健侧硬腭黏骨膜瓣等方法修复患侧硬腭缺损。

对上颌骨术腔缺损的修复：可采用骨（肌皮）瓣——复合骨瓣，包括游离髂骨瓣、游离桡骨瓣、游离肩胛骨瓣、肋骨和游离腓骨瓣等。其中游离腓骨瓣重建上颌骨安全可靠，成功率高，术后的功能和外形修复效果也比较肯定，特别是通过在移植骨内植入牙种植体，并

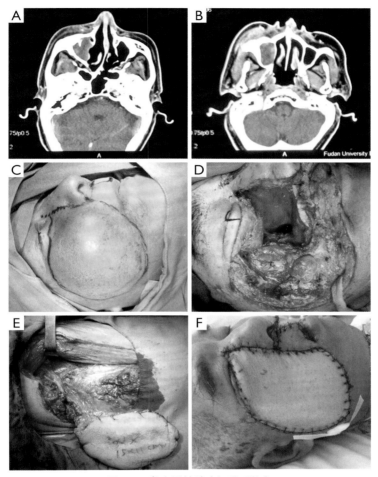

图8-7 鼻窦恶性肿瘤切除后修复

（A~B）CT示右上颌窦肿瘤累及皮肤；（C）肿瘤切除范围；（D）彻底切除肿瘤引起面部缺损；（E）分离股前外侧肌皮瓣血管蒂；（F）股前外侧肌皮瓣修复面部缺损。

行义齿修复，最终可恢复患者的咀嚼功能，能实现真正意义上的功能性重建，因此他是上颌骨缺损重建的最佳选择。

游离腓骨瓣特点：①腓骨瓣的长度可达20~26 cm；②血管蒂长（可达12 cm以上），很容易通过口内隧道到达上颈部；③腓动静脉十分恒定和粗大，与颈部血管的口径匹配良好，容易吻合成功；④腓骨具有足够的高度和宽度，十分适合牙种植体的植入；⑤可以根据需要制备成各种形式的复合瓣，腓骨可用来修复骨缺损，皮岛用来修复黏膜缺损，肌肉可以用来填塞死腔；⑥腓骨具有骨膜和骨内双重供血的特点，因此可以对其做各种形状的三维立体塑形，恢复牙槽突的形态；⑦腓骨瓣制备简便，供区并发症少。

腓骨瓣重建上颌骨缺损适应证：①同期修复估计能彻底切除肿瘤，不会复发；②二期修复必须为肿瘤切除术后2年以上无复发；③健侧无牙可供固定，无法使用赝复体；④双侧上颌骨缺损者，如不做骨性修复会遗留十分严重的面部畸形和功能障碍；⑤年轻、身体状况佳，并且经济条件允许有能力完成牙种植体修复者。

对行眶内容物摘除术的患者，术后可在眶内放置义眼赝复体。

4）术后处理

术后可经口给予半流质饮食。注意患者呼吸，注意前鼻孔、口腔中有无渗、出血。如有少量的渗血，可以应用止血药物对症处理。如出血较多，应适当加压填塞术腔。放置牙托者，应防止牙托脱落，同时注意口腔卫生，每日行口腔护理。嘱患者术后坚持张口练习，避免翼腭窝瘢痕增生，挛缩导致张口困难。

术后应用广谱抗生素和抗厌氧菌药物（如甲硝唑、奥硝唑等）。术后5~7 d可逐步抽取术腔填塞的碘仿纱条和凡士林纱布。在术腔填塞物抽尽后再拆除缝线。

上颌骨切除术后，术腔易有干痂形成，可在定期复诊时清理术腔，同时观察有无肿瘤复发迹象。也可嘱患者自行用0.9%氯化钠注射液冲洗术腔，每日1~2次，并加用石蜡或薄荷油滴鼻剂。

5）并发症及其处理

（1）面部畸形：上颌骨全切除或部分切除后导致患侧颌面部组织萎缩、内陷畸形。可采用牙托、上颌骨中空赝复体等方法加以矫治，但效果不佳。目前采用游离的腓骨肌皮瓣植入修复取得了较好的效果。

（2）骨髓炎：多由术后放疗导致暴露在术腔中，且无血供和上皮覆盖的骨结构感染所致，如颧骨断端坏死，处理方法为手术清除坏死骨质。

8. 颅面联合径路鼻前颅底肿瘤切除术

1）术前准备

充分估计患者能否耐受手术，是否可以完整切除肿瘤，术后患者能否有3年以上的生存。详细告知患者和患者亲属手术效果以及可能存在的术后并发症，取得他们的配合。

术前常规体格检查、辅助检查和头颈耳鼻喉科体检，尤其注重神经系统的体征、影像学资料审阅评估，估计肿瘤侵犯颅底的范围。术前1周开始给予抗生素、适量肾上腺皮质激素，以预防感染和提高应激能力。

术前常规需备血600 mL以上（红细胞和血浆按2∶1准备），是否需要输血需根据手术中的情况决定。术前常规备皮，包括剪鼻毛、剃胡须，剃发。如术中选择皮片修复，需备取皮区的皮肤。

如有条件可联系神经外科医生协作、配合，共同完成手术。

2）手术方法

入路选择：①额上部径路颅面联合切除术；②额窦内板径路颅面联合切除术；③眶上缘径路颅面联合切除术。

手术简要步骤：①除鼻腔鼻窦手术外（多采用鼻侧切开术），额上部发际内切口，制作额骨瓣，直视下暴露前颅底，并确定颅内病变的范围，整块切除肿瘤；②将鼻侧切开的切口上延，经额部入发际制作额组织瓣，打开额窦内板，暴露前颅底，切除病变及鼻顶；③在额部发际内制作双额皮瓣，将皮瓣向前反折至眶上缘，在眶上缘骨膜下自额窦内板剥离硬脑膜，进入前颅底，切除病灶。

术中注意事项：颅底组织缺损修复原则：硬脑膜缺损均应修补。骨质缺损直径小于3 cm，硬脑膜完整者可不予修补，合并硬脑膜缺损者除修补硬脑膜外，再转入组织瓣覆盖于硬脑膜外；骨质缺损大于3 cm，均应修补。

（1）额上部径路颅面联合切除术（图8-8）

全身麻醉后患者平卧位，头及躯干抬高30°。开颅术切口常采用额上部发际后双冠状切口。皮肤切开前先沿切口向皮下或帽状腱膜下注射含0.1%肾上腺素的0.9%氯化钠注射液，以减少切口出血并使帽状腱膜易被游离。前额中央部颅骨钻孔（注意收集骨粉），线锯锯开，翻额骨瓣，脑压板牵引并保护额叶，暴露前颅窝。通过推注20%甘露醇

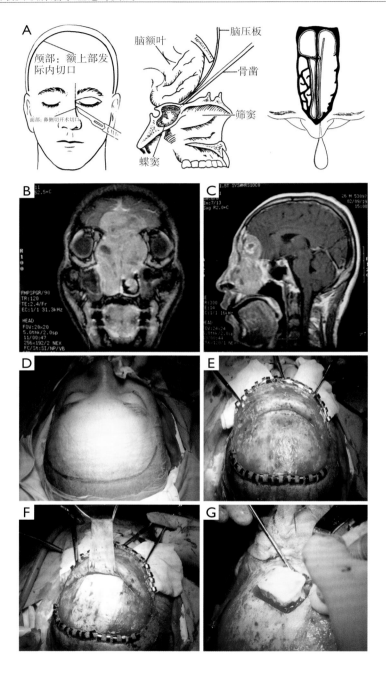

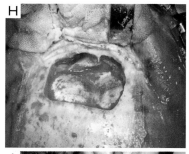
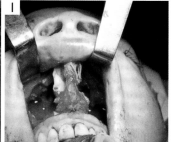
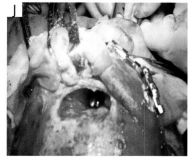

图8-8　颅面联合切除鼻窦恶性肿瘤

（A）颅面联合切除术示意图；（B~C）嗅母细胞瘤侵及双侧筛窦和前颅底；（D）双冠状切口；（E）分离头部皮瓣；（F）制备帽状腱膜瓣；（G）电钻磨制额骨瓣；（H）去额骨瓣进入前颅底；（I）面部正中翻揭术暴露肿瘤；（J）骨凿凿开颅骨底板，颅面联合进路切除肿瘤。

注射液250~500 mL或通过插入蛛网膜下隙的导管释放部分脑脊液降低颅压，将硬脑膜从筛骨鸡冠上锐性分离，咬骨钳咬除鸡冠，切断嗅神经。向后外侧牵引硬脑膜并分离至视神经处，确定颅内病变的范围。

　　鼻腔、鼻窦手术可采用鼻侧切开术或面部正中翻揭术，暴露筛顶，用骨凿凿开颅骨底板，彻底咬除被肿瘤侵及的颅底骨质，并将肿瘤完整切除并从鼻部取出。如肿瘤侵及眶内，则一并行眶内容摘除术（适应证同前）。

　　颅底肿瘤切除术后所致硬脑膜、颅底骨质缺损的修补和重建，是颅面联合径路鼻前颅底肿瘤切除术的成败关键。硬脑膜的修复：在颅底手术过程中，如有硬脑膜撕裂伤，或硬脑膜因受肿瘤侵犯，切除后所遗缺损<3 cm时，可立即用5-0丝线直接缝合，或用颞肌筋膜修补；如缺损>3 cm时，则以阔筋膜移植或额肌骨膜瓣修补较好。此外在游离移植材料表面外覆带蒂额肌瓣或帽状腱膜缝合加固，同时使用纤维蛋白生物胶黏合加固，以便提供更好的支持和保护。

颅底骨质缺损的修复：对于<2 cm的的缺损可不必特殊修复，只要保护好硬脑膜，在其对向鼻腔顶面植以中厚游离皮片，鼻腔内用碘仿凡士林纱条填塞5~7 d，以达到支撑目的。对>2 cm的颅底骨质的缺损修复材料很多，主要有：自体组织（如额骨骨膜、颅骨骨膜、带蒂额肌瓣、额骨板外层岛状骨瓣等）、显微血管吻合的自体游离组织移植（如大网膜、腹直肌瓣、阔筋膜、髂骨、肋骨等）、异体组织（如同种异体硬脑膜等）、金属材料（如钛网、硅酮片等）、生物医学材料（如有机玻璃板、聚四氟乙烯板、骨水泥、人工骨、珊瑚人工骨等）。对颅底骨质缺损的修复主要起到隔断颅鼻腔，支撑脑组织，减少术后脑脊液漏、脑疝、气脑、脑膜炎等并发症的作用。

额骨骨窗的修复：将带颞肌蒂的骨瓣或游离额骨瓣放回原骨窗处，使用钛板、钛钉固定或在骨缝间填以手术开始时所收集到的骨粉，并滴加生物胶固定，然后将皮瓣放回原处覆盖骨创，逐层缝合切口。

（2）额窦内板径路颅面联合切除术

将鼻侧切开的切口上延，经额部入发际制作额组织瓣，打开额窦内板，暴露前颅底，切除肿瘤。余手术步骤同额上部径路颅面联合切除术。

3）术后处理

术后使用广谱抗生素2周，头部抬高20°~30°卧床1周，低盐饮食，限制饮水，高蛋白高纤维素饮食，防止便秘和避免用力擤鼻、喷嚏和咳嗽。如出现颅压偏高，可使用25%甘露醇注射液静脉滴注。如术后发现鼻腔有清水样分泌物流出，在经分泌物生化检查确定为脑脊液后，应立即抽出鼻腔填塞物，取头部抬高卧床位，同时应用抗生素等对症治疗。

4）并发症及其处理

（1）脑脊液鼻漏

常因硬脑膜创口关闭不好所致，故术中直接缝合感觉张力较大时，应行颞肌筋膜或阔筋膜加移植皮片修补。一旦术后出现脑脊液漏，应将床头抬高20°~30°静卧休息，必要时每日给甘露醇快速静脉滴注或行腰穿降低颅内压。一般小的破裂可自行愈合，如仍不能自愈，可行鼻内脑脊液鼻漏修补手术，详见鼻侧切开术并发症及其处理部分。

（2）颅内感染、脑水肿

为避免术后发生硬脑膜外（下）脓肿、脑膜炎、脑脓肿等颅内感染，术前、术后需应用大量广谱抗生素、术中加强无菌操作。为避免脑水肿的发生，术中对脑组织应避免过度和长时间牵拉。

（3）额骨瓣骨髓炎

如抗生素无法控制，可考虑局部切除，使用钛网修复或否。

（三）结果和疗效

影响鼻腔鼻窦恶性肿瘤结果和疗效的因素包括：肿瘤的部位、病理类型、分期、治疗方案以及患者年龄、体质等。总体上，原发于鼻腔下部和上颌窦肿瘤预后好于鼻腔上部、筛窦、额窦和蝶窦肿瘤。癌肿较肉瘤预后好，其中以腺癌预后较好，恶性黑色素瘤较差。肿瘤的分化程度高、TNM分期早，则预后好。患者年轻、伴发全身疾病者，预后较差。综合疗法优于单一疗法。

Dulguerov等回顾性分析了1975—1994年间220名接受至少4年随访的鼻、鼻窦恶性肿瘤患者，并对过去40年间有关鼻腔鼻窦恶性肿瘤发表的文献进行了系统综述，发现鼻腔鼻窦恶性肿瘤5年生存率为63%。其中腺癌患者为79%，腺样囊性患者为78%，鳞状细胞癌患者为60%，未分化癌患者为40%；T1、T2、T3、T4肿瘤患者分别为91%、64%、72%和49%；鼻腔肿瘤为77%，上颌窦肿瘤为62%，筛窦肿瘤为48%；单独手术治疗患者为79%，手术和放疗联合治疗为66%，仅放疗者为57%。与较差预后相关的局部因素为：肿瘤扩散到翼腭窝、侵袭筛板或硬脑膜入侵。在眶内入侵的情况下，眶内容物的摘除能获得更好的术后生存率。在多变量分析中，肿瘤组织学、肿瘤扩散到翼腭窝和硬脑膜入侵显著相关。

（四）肿瘤复发的处理

一般认为，鼻腔鼻窦癌手术治疗后复发的主要方式为局部复发。由于受到颞窝、颞下窝、前中颅底等重要结构的限制，术中不能对某些病变做到尽可能广泛而彻底地切除并提供足够的安全界限是术后复发的主要原因，手术时局部病灶的恰当处理是减少术后复发失败提高治愈率的关键。对于局部复发患者不管是局限复发还是广泛复发，都不应轻易放弃进一步的治疗。在对患者和肿瘤进行充分的评估基础上，可以选择部分患者实施二次挽救性手术，尽可能彻底切除肿瘤，为挽救和延长患者生命提供可能的机会。对于局限复发的病例，可以采取扩大切除的方式实施挽救治疗。当肿瘤的复发范围广并累及前颅底或颅内脑组织时，颅面联合进路可以作为挽救外科治疗的主要方式。同时，采用必要的修复方法（如游离和带蒂组织瓣）对肿瘤扩大切除术后的重要和大范围缺损进行修复至关重要。在各种治疗均无法改变患者不良预后的情况下，若患者及家属存在改善生存质量的合理愿望，外科干预有可能达到目的，且患者对手术及麻醉耐受良好，可考虑实施姑息性手术治疗。此时，鼻内镜外科以其操作精细、对患者创伤小等特点，可以作为极晚期鼻腔鼻窦恶性肿瘤患者姑息性外科治疗的首选手术方式之一。

对于复发性鼻腔鼻窦恶性肿瘤的治疗，由于大多数患者都是经过手术加放疗后复发，肿瘤对再次放疗和辅助化疗的反应和治疗效果有限，所以，外科挽救手术在复发性鼻、鼻窦癌治疗中占有重要地位。为了更加合理和有效地实施挽救性外科治疗，术前需要对患者的肿瘤和全身状况进行全面和综合评估，根据评估结果选择性实施有效的挽救性手术治疗。同时，要强调多学科联合治疗的重要性，对于不同个体和不同的肿瘤状况，采取个体化的多学科联合治疗，对于改善这类肿瘤的治疗效果和预后具有重要意义。

十、鼻腔鼻窦恶性肿瘤的放疗和化疗

鼻腔与鼻窦恶性肿瘤临床发病率低，占头颈肿瘤的3%~5%，占全身恶性肿瘤的0.5%~2%。病理类型主要有鳞状细胞癌（squamous cell carcinoma，SCC）、腺癌、腺样囊性癌和淋巴上皮癌等，以SCC最常见，占35%~58%，鼻窦恶性肿瘤中鳞状细胞癌的比例更高约60%~70%。鼻腔鼻窦鳞癌鳞状细胞癌（sinonasal squamous cell carcinoma，SNSCC）以上颌窦癌最多见，鼻腔癌次之。SNSCC的高发年龄为50~60岁，男女比例约为1.18∶1。在国内，SNSCC无明显的地域性差别和族群差别，Saurin等报道结果显示白人的患病比例

（82.5%）明显高于黑人（8.8%）和其他肤色人种（8.7%）。SNSCC的病因至今尚未明确，可能与免疫功能低下、长期慢性化脓性鼻窦炎、鼻息肉恶变或者恶性肿瘤伴生、长期接触致癌物有关。有学者通过二代测序发现在内翻性乳头状瘤引发的SNSCC患者中检测到EGFR突变。

（一）临床表现

SNSCC患者的临床症状一般出现较晚，原发于鼻窦内肿瘤的患者发病相当长时间内表现为无特征性症状，或者表现为类似一般鼻窦炎症临床表现如鼻塞、流涕、嗅觉减退等，也可出现涕血、恶臭脓涕或肉水样涕。一旦肿瘤突破至窦腔之外，侵入临近重要器官和组织，如眼、视神经、视交叉、泪腺、额颞叶、脑干、垂体则表现出相应的明显临床症状。主要有下列症状：①眼部症状：肿瘤压迫泪腺或鼻泪管出现流泪；肿瘤侵犯眶底或眶内导致眼球突出、眼球活动过受限、复视；肿瘤侵犯眶尖或累及视神经可引起视力下降，甚至失明。②面部症状：面颊部疼痛和麻木，面颊部隆起，若侵犯软组织，可导致皮肤红肿、溃疡或者瘘管形成。③肿瘤侵犯颅底骨质可引起头疼，侵及颅内诱发脑水肿可出现恶心、呕吐等症状。④腭部塌陷、溃疡、坏死、牙齿松动和脱落等硬腭和牙槽骨受累症状。⑤颈部肿块：颈淋巴结转移多发生在肿瘤晚期，且多见于同侧下颌下淋巴结肿大。

SNSCC早期诊断确有困难，但对于出现以上明显临床症状的患者，可根据临床表现及查体包括前、后鼻镜和鼻内镜检查，若鼻腔中出现新生物呈菜花状，表面常伴有出血或坏死，触之易出血则高度怀疑本病，为进一步明确肿瘤的大小和具体范围，需要辅以鼻腔、鼻窦增强CT/MRI，最终确诊依据病理学检查结果，必要时多次活检。

（二）治疗原则

SNSCC的治疗方式可分为手术、放射治疗、化学治疗、生物治疗和中药治疗。应根据肿瘤的大小、侵犯范围以及患者承受能力决定，选择单一或者联合治疗，很多患者都需要以手术为主的多学科综合治疗，且首次治疗是治疗成败的关键。肉眼可见肿瘤完整切除是SNSCC首选的治疗目标。传统的手术方式有：鼻侧切块术、上颌骨切除术、鼻根部"T"形切块肿瘤切除术、额窦鼻外切口肿瘤切除术、唇下切口肿瘤切除术、面正中掀翻切口术和面颅联合切口术等，这类手术在根治性切除肿瘤的同时多对患者正常面容及面部功能破坏较大。近年来，随着鼻内镜显微外科在治疗SNSCC进步，尤其是放疗技术的日新月异，对SNSCC患者的面容、器官功能的保留有了很大改善。以往的常规2D放疗技术，因要求达到根治性治疗的放射剂量远远超过临近组织的耐受剂量而产生较为严重的放射损伤，已基本不再应用于SNSCC的临床治疗。近年来，包括3D-CRT、IMRT、VMAT、TOMO和质子放疗技术的应用为SNSCC的临床治疗提供了更多选择，因其有更好的剂量适形性和均匀性，在保证肿瘤靶区剂量的同时，显著降低了周围正常组织的受照射剂量，最大限度地保护正常组织。对于SNSCC患者，IMRT技术比3D-CRT能够显著降低重要组织的照射剂量，目前，IMRT技术广泛应用于临床治疗SNSCC。近年关于质子治疗技术的应用研究逐渐增多，对于光子治疗不敏感，或光子治疗复发需再程放疗的患者可选择质子放疗，而且质子治疗患者的耐受性较好。

（三）SNSCC的放射治疗

根据放疗和手术的序贯方式不同，可分为术前放疗、术后放疗和单纯放疗。

1. 术前放疗

术前放疗使肿瘤周围血管与淋巴管闭塞、癌肿缩小，减少播散机会。因此有学者主张除分化差的肿瘤以外，凡有手术指针的SNSCC都适合采用有计划的术前放疗，部分分化差的肿瘤放疗50 Gy消退不满意，应及时将根治性放疗改为术前放疗。术前放疗后6周左右考虑手术，此时肿瘤的退变已经达最大程度，放射反应在正常组织内消退，也不会引起正常组织继发性病变。

2. 术后放疗

目前，NCCN主张SNSCC总的治疗原则是基于肿瘤完整切除的术后放疗的多学科综合治疗，对于手术后未能完整切除、手术后切缘阳性或者安全边界不够的患者均需要行术后放疗。术后放疗建议在4周内。单纯放疗：可分为根治性放疗和姑息性放疗两种。根治和姑息也是相对而言，在治疗过程中可根据疗效效果和病情变化而相互转化。组织分化差的肿瘤原则上采用根治性放疗，但放疗到50 Gy时肿瘤退缩不良，可考虑手术，但对于各种原因不能手术或者患者拒绝手术的情况下可继续行根治性放疗；T1、T2筛窦癌可考虑根治性放疗，尤其低分化肿瘤；放疗过程中需要注意对周围重要组织的保护，如视神经、视交叉的保护。姑息放疗，主要的治疗目的是改善症状，对于不能接受根治性放疗或者手术的患者，出现肿瘤生长迅速、出血、疼痛等症状时可考虑姑息性放疗。

3. 放射治疗剂量

2017年NCCN推荐鼻腔鼻窦肿瘤的放疗剂量如下：

术后放疗的处方剂量为：

高危区域（如肿瘤切缘阳性）60~66 Gy（单次分割剂量：1.8~2.0 Gy，下简写为/F），每周5次，共6~6.5周。

中—低危区域：44~50 Gy（1.8~2.0 Gy/F）至54~63 Gy（1.6~1.8 Gy/F），每周5次，共6~6.5周。

单纯放疗的处方剂量：

高危区域：66 Gy（2.2 Gy/F）至70~70.2 Gy（1.8~2.0 Gy/F），每周5次，共6~7周的常规分隔模式；66~70 Gy（2.0 Gy/F），每周6次的加速分割模式；81.6 Gy（1.2 Gy/F），每日2次，每周5次的超分割模式。

中—低危区域：44~50 Gy（2.0 Gy/F）至54~63 Gy（1.6~1.8 Gy/F），每周5次，共6~6.5周。

同期放化疗：

高危区域：70~70.2 Gy（1.8~2.0 Gy/F），每周5次，共7周。

中—低危区域：44~50 Gy（2.0 Gy/F）至54~63 Gy（1.6~1.8 Gy/Fx），每周5次，共6~6.5周。

淋巴结引流区的预防照射：早期、组织学分化好的SNSCC，因颈淋巴结转移概率低，无需行常规颈淋巴结引流区预防照射。T3/T4、组织学分化差的SNSCC即使未发现颈淋巴结转移也需要行同侧上颈部淋巴结引流区预防性照射。咽后淋巴转移的患者需要同侧上颈部淋巴结引流区预防性照射。明确颈淋巴结转移的患者，原发灶和转移灶同时治疗，且同侧下一站的颈淋巴结引流区预防照射。T3/T4、鼻腔底部和后部肿瘤累及建议同侧Ⅰb区预防照射。

4. 化疗的应用

除手术和放疗外，化疗在SNSCC治疗中也发挥重要作用，化疗可提高局控率、降低远处复发以及对于不可手术切除的患者提供生存获益。根据化疗的时机主要分为诱导化疗、同步化疗和辅助化疗。诱导化疗对于降低肿瘤负荷、清除微小转移灶、提高肿瘤放疗敏感性等优势，多项以铂类为基础联合5-FU、紫衫醇、异环磷酰胺或长春新碱为诱导化疗方案联合放疗和/或手术在治疗SNSCC方面取得不错的局控率和生存率。Lee等对19例Ⅲ期和Ⅳ期SNSCC患者行羟基尿和5-FU 3疗程诱导化疗后87%的患者获得组织学的完全缓解。国内有学者通过1-2疗程诱导化疗后同步螺旋断层放疗联合放化疗综合治疗26例T4b期SNSCC患者，3年的总生存率、局控率、实际眼功能保留率分别为56.7%、79.5%、80.0%，在保护侵犯的眼器官，避免眼球摘除，提高患者的生活质量。头颈部恶性肿瘤中同步化疗的应用可提高局控率，降低放射野外的微小转移灶、增加放疗敏感性。Hoppe等分析39例不可切除的ⅣB鼻窦癌患者，35例行以铂类为基础的同期放化疗，中位随访90个月，5年局部无进展期生存率（PFS）、区域PFS、无病生存率（DFS）和总生存率（OS）分别为21%、61%、14%和15%。Kim等回顾性分析30例Ⅲ和Ⅳ期SNSCC患者资料，分为两组：15例术后放疗与15同期放化疗（同期顺铂100 mg/m^2，2疗程以上），两组的5年LRFS，DFS，DSS和OS分别为58.2% *vs.* 54.5%，58.2% *vs.* 45.7%，78.8% *vs.* 58.3%，和55.2% *vs.* 52.5%。两组之间的急性和慢性不良反应无差异，但是同期放化疗组能够完整保留器官及其功能。辅助化疗因不良反应以及疗效的局限性，临床较少应用于SNSCC的治疗。另外，生物靶向治疗和免疫治疗已应用于其他多种头颈恶性肿瘤，但目前在SNSCC中鲜有文献报道。Aaron等研究发现在88%的由内翻性乳头状引发的SNSCC中发现EGFR基因突变，因此EGFR抑制药可能成为治疗这一类SNSCC治疗的一个靶标。

（五）预后

Duru Birgi等报道43例放疗和术后辅助放疗联合化疗的SNSCC患者2年的LC，LRC，DFS，PFS和OS分别为81%，90%，95%，71%，84%和80%。Saurin等对SEER数据库中1973—2009年4 994例SNSCC患者

的资料分析报道SNSCC的5年，10年，20年的生存率52.95%，44.67%和29.37%。Benjamin等分析2 553例鼻窦鳞癌的长期随访资料发现手术或者手术+放疗的治疗效果明显优于单纯放疗，但手术+放疗较手术治疗并无生存获益。5年和10年的OS仅为30.2%和21%。Pariket等报道854例上颌窦鳞癌患者的5年OS为23.4%，但有64.3%的患者就诊时已经肿瘤Ⅳ期，另外，T1~T3患者中未发现肿瘤远处转移，6.8%的T4患者的有肿瘤远处转移。Yan等研究发现源于内翻性乳头状瘤的SNSCC较新发的鳞癌有更高疾病相关存活率，提示内翻性乳头状瘤来源的SNSCC预后相对较好。尽管手术、放疗和综合治疗的不断改进，SNSCC的预后依然很差，5年生存率为30%~40%，局部复发时是死亡的主要原因。因此，寻找提高晚期SNSCC患者生存率和改善其生活质量的治疗方案仍是临床不断追求的目标，需要深入的临床和基础研究。

十一、放疗和化疗在鼻腔鼻窦鳞癌治疗中的应用

（一）概况

鼻腔鼻窦恶性肿瘤发病率较低，仅占头颈部恶性肿瘤的3%~5%，与发生在喉部、咽部的上皮性肿瘤90%以上为鳞癌不同，鼻腔鼻窦癌中鳞癌虽然仍占多数，但是小涎腺肿瘤、未分化癌、神经内分泌癌、嗅神经母细胞瘤也不少见。因此，对于鼻腔鼻窦恶性肿瘤的临床资料、预后判断以及治疗原则存在较大的差异，本节主要讨论鼻腔鼻窦的鳞癌（SNC）。

鼻腔鼻窦鳞癌早期症状不明显，发现时多已到晚期，病灶较大，加之解剖部位毗邻眼睛、颅底和翼腭窝等，手术很难彻底切除，传统上颌骨手术也会造成患者外型上的缺失，眶内容物切除或眼球剜除术更会造成功能的巨大损失。Dulguerov对自1975年至1994年200例患者进行至少4年的随访发现，5年生存率为40%，局控率为59%，影响预后的预后主要为：病理类型（5年OS：导管腺癌为79%，腺癌78%，鳞癌60%，未分化癌不足40%），T分期（5年OS：T1，T2，T3和T4分别为91%，64%，72%和49%）和发病部位（5年OS：鼻腔为77%，上颌窦为66%，筛窦为48%）。之后的一系列研究都提示在十几年间这项数值并无明显改变，晚期鼻腔鼻窦癌5年生存率基本为34%~56%，5年局部复发率高达36%~56%。

（二）治疗

目前对于晚期鼻腔鼻窦鳞癌手术联合术后放疗是推荐的标准治疗，近年来，随着内镜技术的发展逐渐取代传统开放性手术，放疗技术如IMRT和VMAT以及碳离子放疗的发展，对于鼻腔鼻窦鳞癌的认识以及晚期鼻腔鼻窦鳞癌综合治疗的模式在迅速改变着，化疗作为综和治疗的一部分，在头颈部癌的研究中加入化疗，有可能增加局控率，减低远转率，从而进一步提高生存率。

在头颈部鳞癌综合治疗中，化疗对于生存获益的作用已经得到明确，在2000年一项荟萃分析（MACH-NC）表明：63项临床试验共10 741病例合并化疗Ⅲ期临床试验分析局部治疗的基础上加用化疗，危害比是0.81（$P<0.001$），5年绝对获益率是6.5%，其中同步化疗的获益显著大于诱导化疗的获益。随后2009年更新荟萃分析收集93项临床试验共17 346病例再次明确同步放化疗相比单纯放疗5年生存率增加4.5%。较早前的头颈部鳞癌临床试验将晚期鼻腔鼻窦鳞癌募集在内，但由于鼻腔鼻窦鳞癌发病率较低，往往只有个位数的病例，故近年来头颈部癌的一系列多中心Ⅲ期联合化疗的研究均将鼻腔鼻窦鳞癌排除在外，文献关于鼻腔鼻窦鳞癌的化疗研究也多是单机构、回顾性、病例较少的资料，尽管鼻腔鼻窦鳞癌作为头颈部鳞癌的一部分，仍应该参考临床试验中头颈部鳞癌积累的经验，尤其在诱导化疗为基础的喉咽癌和喉癌保全喉功能的治疗中取得了满意的临床效果的启发下，开展眼功能保全等的诱导化疗。

目前，一些单中心的研究中，采用诱导化疗配合手术或者放疗显示出很好地局部率和反应率，最早见于LoRusso的报道：16例初治晚期SNC，多数为鳞癌，给予铂类诱导化疗，联合手术和/或术后放疗，发现诱导化疗后整体反应率（ORR）为82%，完全恢复（complete recovery，CR）率更高达44%。显示对于铂类化疗的有效性和化疗有效和生存获益的相关性。1992年Bjork进行了开拓性前瞻性研究，12例晚期SNC非腺上皮癌给予顺铂和氟尿嘧啶诱导化疗，然后接受48 Gy的放疗和"保守手术"以尽可能保留器官。术后标本发现8例未见肿瘤，3例见镜下肿瘤，中位随访27个月，10例患者无瘤生存。1999年，Lee等报道19例Ⅲ/Ⅳ期SNC接受综合治疗，16例接受3疗程PF诱导化疗继而手术切除，其中15例后续又接受羟基脲和氟尿嘧啶的同步放化疗，诱导化疗临床有效率为87%，31%达到了病理CR。

10年OS、DFS和LC分别为54%，67%，和76%，这与此前手术联合术后放疗公认的43%的OS明显提高，提示联合化疗的巨大前景。

意大利的一项研究发现，49例可切除鼻窦癌，给予PF联合亚叶酸作为诱导化疗，后续进行颅面联合手术加减术后放疗，化疗的不良反应较大，2例患者首疗程化疗后死于血栓，8例因出现心脏不良反应导致治疗中断，尽管如此，3年OS仍有69%。MD安德森中心的Hanna等进行一项有意义的回顾性研究，46例初治鼻窦鳞癌，8%为IV期，67%有眼眶侵犯，26%有淋巴结转移。为做到眼眶保留，患者接受诱导化疗，其中37例化疗方案为铂类和紫杉烷类，9例为紫杉烷类联合氟尿嘧啶，诱导化疗后或进行手术联合术后放疗，或直接进行根治性放疗/放化疗，如有残余接受挽救性手术。结果表明局控率高达87%，2年生存率达67%，诱导化疗的整体反应率满意，67%达到部分缓解（partial remission，PR），9%维持稳定，24%为肿瘤进展，并显示出与预后密切相关。

2016年，张欣欣等研究28例鼻腔鼻窦鳞癌T4b侵犯眼眶，所有患者均先进行1~2疗程诱导化疗后进行同步放化疗，其中11例患者还接受了EGFR分子靶向药物治疗（泰欣生或爱必妥）。诱导化疗采用TP化疗方案或TPF方案，原发部位肿瘤巨大的患者根据情况加用氟尿嘧啶。同步放化疗期间化疗采用TP方案，剂量与诱导化疗期间相同。放疗采用螺旋断层放疗，放疗总剂量60~70 Gy，每次2.0~2.1 Gy，5次/周，共30~33次。进行诱导化疗后，全部患者的肿瘤均明显减小，肿瘤退缩后离开眶尖、眼球后和颅脑，100%患者达到部分缓解（PR），比原发肿瘤减小>80%，中位随访时间为25个月，3年OS，局部控制率（LC）和实际眼功能保留率分别为59.2%，80.2%和77.8%，序贯治疗保留了T4b期鼻腔鼻窦鳞癌患者的眼器官，获得了比较理想的眼器官保护率和生存率。韩国的Ock等同样也强调了鼻腔鼻窦鳞癌诱导化疗中器官保护的作用，回顾性分析了21名鼻腔鼻窦鳞癌患者，鼻窦癌14例，鼻腔癌7例，T4a10例，T4b7例，接受TPF、TF或TP诱导化疗3个疗程（中位疗程2.7次）后，61.9%可达PR，71.4%有T分级的下调，诱导化疗后，14例接受放疗（11例每周顺铂的同步化疗，3例单纯放疗），6例接受挽救性手术，1例诱导化疗后失访。中位随访83个月，17例T4面临眼球剜除的患者，14例（82.4%）保留了眼球，诱导化疗达到PR的患者3年和5年OS为84.6%和65.8%，而SD或PD的患者3年和5年OS都只有25%（*P*=0.038），作者认为在鼻腔鼻窦癌T晚期病例中可考虑使用诱导化疗促进降期以保存眼球。

总之，这些研究提示诱导化疗在综合治疗中具有前景，化疗方案的选择有待进一步研究，如前研究，应该选用铂类为主联合氟尿嘧啶、紫杉烷类、异环磷酰胺或长春碱类。

相比头颈部癌，SNC的同步放化疗研究也较少，Hoppe等分析39例不可切除ⅣB期鼻窦癌，35例接受同步放化疗，4例单纯放疗，中位随访90个月，5年局部PFS，区域PFD，无远转生存，DFS和OS分别为21%，61%，51%，14%和15%。另外一种特殊的化疗模式就是动脉介入化疗，头颈部肿瘤介入化疗追溯更早，几乎同时于化疗的诞生。1950年Klopp和1959年Sullivan开创的介入化疗都针对头颈部肿瘤。

Papadimitrakopoulou报道24例患者接受紫杉醇，异环磷酰胺，巯基乙酸钠的静脉化疗联合顺铂介入化疗，CR为26%，PR为32%，眼球保存率达到达到88%。2年OS、PFS和DFS分别为60%、50%和84%。但不良反应较大，2例出现脑血管缺血，3例出现颅神经病变。Homma等报道47例鼻腔鼻窦鳞癌T4a 46.8%，T4b 38.3%，T3 14.9%，给与超选择顺铂每周介入化疗，同步常规放疗（65~70 Gy），中位随访4.6年，5年PFS为78.4%，T4b 为69%，5年OS为69.3%，T4b为61.1%。无患者治疗期间死亡或脑血管意外，但晚期不良反应有骨坏死7例，脑坏死2例，出现视力问题16例。2013年报道54例上颌窦鳞癌，其中T4a 50%，T4b 22.2%，T3 25.9%，淋巴结转移率22.2%，给与介入化疗联合放疗方法同前，中位随访6.4年，5年PFS和OS为65.8%和67.9%，而且无1例治疗期间死亡或脑血管意外，但晚期不良反应也为骨坏死、脑坏死和视力问题，但程度较轻。总之，介入化疗尚局限于较小范围，其近期及远期毒性反应尚待进一步观察。

总之，晚期鼻腔鼻窦鳞癌的治疗需要综合手段。循证医学证实头颈部癌的联合化疗已使得生存获益，但晚期鼻腔鼻窦鳞癌的化疗缺乏大宗多中心的临床资料，在强调疗效和生活质量兼顾的背景下，眼器官保留的诱导化疗已经显示出一定优势，化疗如何适应内镜手术的发展以及放疗技术的发展，如何更好的联合和序贯治疗是今后的研究方向。

十二、放疗和化疗在鼻腔鼻窦腺样囊性癌综合治疗中的应用

（一）流行病学特征

　　腺样囊性癌（adenoid cystic carcinoma，ACC）是一种来自于涎腺组织的少见肿瘤，占所有头颈部恶性肿瘤的1%~2%。小涎腺囊腺癌的发生率远高于大涎腺，而大涎腺中囊腺癌的发病率依次为舌下腺、颌下腺和腮腺。发病年龄较广，成人以40~70岁多见，女性多见，男女发病比例约为2：3。

（二）临床及生物学特征

　　头颈部腺样囊性癌可以出现在舌部、鼻腔、鼻窦、鼻咽、腭部等多个部位，有着比较特殊的临床生物学行为。以往的研究显示，这种恶性肿瘤生长缓慢，但是容易出现神经浸润的现象；容易侵犯周围神经，并可沿神经束侵犯至较远部位；总体来说大约有40%的腺样囊性癌可以产生远处转移，淋巴结转移相对少见，有研究报道只有3.3%的比例；容易发生远处转移，尤其以肺转移较为常见，其次是骨、肝、皮肤和乳腺，大脑很少受累，远处转移的危险因素包括：神经侵润、年龄、T分期、肿瘤分级、淋巴血管侵润、手术切缘阳性以及肿瘤的组织学类型（组织学分型通常分为筛状型、管状型以及实体型。文献报道认为实体型预后较差），肿瘤直径>3 cm以及局部的淋巴受累。

　　鼻腔鼻窦腺样囊性癌的患者常常因为症状不明显而被认为是鼻窦炎症或感染性疾病，直到软组织受累或骨质破坏、甚至颅神经受累后才会被发现并就诊。最早的文献报道见于1962年。从那时起到现在将近过去了半个世纪，由于该疾病的少见性，迄今为止，仍然没有关于该疾病临床特征和预后因素的专业指南或共识。2012年，Cancer杂志上一篇文献报道了美国癌症注册研究结果，该研究登记了3 026例头颈部腺样囊性癌病例，94.89%的ACC是起源于大涎腺和口腔，只有4.56%的腺样囊性癌是起源于口咽和鼻咽部，而鼻腔鼻窦部的腺样囊性癌则是最少见的，同时也被认为是恶性程度最高的。2016年的一项研究认为，头颈部腺样囊性癌罕见，发病的部位以及神经浸润与否是预后的重要因素，其中发生于鼻腔鼻窦的腺样囊性癌较之其他头颈部的腺样囊性癌，其预后不容乐观。鼻腔鼻窦腺样

囊性癌尽管生长缓慢，较少淋巴转移，但是容易侵犯临近组织和沿着神经侵润生长，后期较高的复发率和远处转移率，往往提示预后不佳。有报道认为鼻腔鼻窦腺样囊性癌的远处转移是影响无瘤生存率的显著危险因素（$P=0.029$）。

（三）放射治疗

　　手术一直被认为是鼻腔鼻窦腺样囊性癌的主要治疗方式，但是由于鼻腔鼻窦腺样囊性癌的范围常常侵犯颅底和颌面深处，加上该肿瘤的高侵袭性和沿着神经浸润生长的习性，手术往往难以清除干净、术后病理切缘阳性率较高。过去认为腺样囊性癌是对放疗不敏感的肿瘤，所以不主张放疗，但是近年来的临床研究显示，术后放疗会获得较好的临床结果。2013年一项回顾性研究显示：手术后放疗（剂量>59 Gy）显著改善了局部控制率（$P=0.025$）和无瘤生存率（$P=0.001$）。2012年一篇120例头颈部腺样囊性癌患者的回顾性研究报道显示，10年总体生存率：单纯放疗组为37%；手术+放疗组为57%。2009年国内张芹等也报道，在鼻腔鼻窦腺样囊性癌患者中治疗方式与生存率相关，综合治疗优于单纯治疗，报告中认为手术+放疗优于单纯放疗或单纯手术治疗，两两比较，其差异有统计学意义（P值分别为0.004、0.047）。Garden等认为对于术后放疗者，特别是术后切缘阳性的病例，术后放疗剂量应至少达到60 Gy，而多处切缘阳性或周围软组织受侵时，剂量需达到66 Gy。2007年著名的MD Anderson肿瘤医院在分享他们的鼻腔鼻窦腺样囊性癌治疗经验的文章中提到，鼻腔鼻窦腺样囊性癌是一种少见疾病，治疗方式也比较有限，目前他们主要采用手术及术后放疗的治疗方案，该治疗模式对局控率有不错的疗效。在放疗靶区的设计时，大体肿瘤体积（gross tumor volume，GTV）参照影像学检查显示的肿瘤大小范围进行勾画，GTV通常需要根据瘤床的位置、大小以及腺样囊性癌生物学特征酌情确定，包括鼻腔、上颌窦、筛窦、蝶窦、眼眶、颞下窝、海绵窦及鼻咽等部位。

（四）化学治疗

　　由于腺样囊性癌细胞具有惰性生物学行为的特点，化疗是否能使腺样囊性癌患者获益一直存在争议，文献报道化疗对腺样囊性癌的治疗效果各不相同。Ross等报道了一组进展期腺样囊性癌患者使用ECF化疗方案的治疗资料，使用方法为表柔比星50 mg/m²，顺铂50 mg/m²，5-FU 200 mg/m²/d，3周为1个周期，根据患者的化疗耐受情况，最多化疗6个周期。8例患者中，PR 1例，SD 5例，进展2例，认为其疗效基本和顺铂联合5-FU方案或表柔比星单药方案基本相仿；van Herpen等进行了一个以吉西他滨单药静脉注射治疗复发或转移性头颈部腺样囊性癌患者的临床Ⅱ期试验，作者使用吉西他滨单药1 250 mg/m²，d1，8化疗方案，21 d为1个周期，总共化疗了4~12个周期，患者耐受良好，21例患者中SD11例，进展8例，失访1例，1例进展死于肺炎。作者认为腺样囊性癌患者对吉西他滨化疗耐受良好，但效果不明显。Till等则报道了紫杉醇化疗对连续的2例腺样囊性癌肺转移患者有效，与上述临床试验不同的是，作者使用的是紫杉醇单药90 mg/m²，d1，8，15的化疗方案，28 d为1个周期，2例患者的肺部转移病灶在2个周期化疗后明显缓解，作者认为该化疗方案对腺样囊性癌肺转移者有效，值得进一步研究。

（五）分子靶向治疗

分子靶向治疗在恶性肿瘤治疗中的应用进展很快，对腺样囊性癌的分子靶向治疗也有了一些报道。研究表明腺样囊性癌的发生与基因异常相关，其中MYB-NFIB被认为是ACC发生中的一个特征因子，由于染色体易位t（6; 9）（q22-23; p23-24）产生嵌合转录物MYB和NFIB，随之产生失活的MYB基因，MYB的靶向基因被连续激活，并导致下游细胞失调凋亡，产生细胞黏附及周期调节。然而目前并没有正对MYB-NFIB通路的靶向药物，有待进一步实验研究的开展。c-KIT在90%的腺样囊性癌中具有异常表达，然而目前为止对于c-KIT基因多态性及通路机制的研究并不明确。EGFR和ErbB2的过度表达和腺样囊性癌的侵袭性以及不良预后也存在一定相关性，因此，有学者认为，可将其作为靶向分子，通过药物抑制其活性，从而抑制腺样囊性癌的生长和转移。拉帕替尼（lapatinib）是EGFR和ErbB2的酪氨酸激酶活性抑制因子，因而可抑制其活性。Agulnik等对EGFR和ErbB2表达阳性的局部复发或转移的晚期腺样囊性癌患者进行了一项临床Ⅱ期试验，认为拉帕替尼单药治疗晚期腺样囊性癌虽然效果不明显，但是治疗耐受性好，能延长肿瘤的稳定期，可考虑进一步研究和作为腺样囊性癌药物治疗的联合用药之一。此外，伊玛替尼（imatinib）可以抑制KIT酪氨酸激酶受体的活性，被认为具有治疗腺样囊性癌患者的潜力。迄今有8项实验对腺样囊性癌患者使用伊玛替尼的疗效进行分析，其中7项实验仅仅采用伊玛替尼，一项采用伊玛替尼联合顺铂化疗，但效果均不显著。

（六）复旦大学附属眼耳鼻喉科医院的研究情况

2016年，复旦大学附属眼耳鼻喉科医院耳鼻咽喉科—头颈外科回顾性研究了本院治疗的104例鼻腔鼻窦腺样囊性癌的患者，是国内迄今为止此类样本量最大的研究。随访中位时间5.1年，104人中有30人（28.8%）死亡，转移或复发的患者有43人（41.3%）。3年，5年和10年的总体生存率分别为84.6%，77.0%和67.8%，这与既往报道相符。发生远处转移的28例患者中有21例（75%）患者是转移到肺部，可见肺部是常见的转移部位。生存分析发现，肺转移患者3年及5年生存率和总人群差异不大，而10年生存率则下降至48.5%。这说明肺转移灶发展缓慢，患者能带瘤生存多年，但远期预后仍较差，这与Sung等的报道相似，以肺为主的远处转移5年和10年生存率分别为76%和48%。虽国内研究鲜有报道肺转移患者的具体生存率，但临床经验一致发现肺转移患者能生存多年，与本研究结果相符。本研究中切缘阳性的患者达到59例（56.7%），神经浸润阳性的病例有36例（34.6%）。手术切缘阳性的患者以临床分期Ⅲ~Ⅳ为主。但是生存分析发现，手术切缘阳性对患者的总体生存率和无瘤生存率均没有影响，这可能与病例数量有限相关，此外回顾性分析的数据可能会有一定的偏差相关。神经浸润对总体生存率的影响没有达到统计学差异（$P=0.077$），但是对无瘤生存率具有显著性影响（$P=0.0002$）。本研究Logistic回归分析也发现，神经浸润阳性是转移或复发的独立危险因素，转移和复发患者往往提示预后不佳。

尽管目前放疗对鼻腔鼻窦腺样囊性癌的临床效果还存在争议，也没有明确的指南或共识对的放疗给出明确的建议，但是一般的临床经验仍然遵循手术后放疗的传统，主要是根据术前分期及术后病理情况给予术后放疗。未来需要有更多的研究去关注鼻腔鼻窦腺样囊性癌综合治疗的问题。

十三、放疗和化疗在嗅神经母细胞瘤治疗中的应用

嗅神经母细胞瘤（olfactory neuroblastoma，ONB）又称感觉神经母细胞瘤（esthesioneuroblastoma，ENB），是一种起源于鼻腔、鼻窦嗅上皮的神经外胚层恶性肿瘤。该病种发病率较低，约为0.4/10 000 000，占鼻腔恶性肿瘤的2%~3%。复旦大学附属眼耳鼻喉科医院耳鼻咽喉科-头颈外科2004—2007年的200例鼻腔鼻窦恶性肿瘤中，嗅神经母细胞瘤病例占比10%。该病可见于任何年龄，高峰年龄段为10~20岁及50~60岁。该病发病部位与嗅黏膜分布区一致，起病隐匿，可呈浸润性生长，症状无特异性、影像学表现亦缺乏特异性，确诊主要依赖于病理检查。Hyams病理学分级和改良的Kadish分期在临床应用最为广泛。因为该病发病率较低，所以临床仍缺乏统一的治疗标准。手术结合放疗是较为普遍的治疗方式，在中晚期及复发病例，化疗亦被推荐。该病总体预后较好，但仍有个别病例会早期出现远处转移，预后较差。目前仍无研究表明，究竟何种原因导致这种差异明显的预后。

（一）放疗在嗅神经母细胞瘤治疗中的作用

除手术外，放疗亦是嗅神经母细胞瘤的治疗的主要手段之一。由于鼻腔和鼻窦手术后标本，即使整块切除也难以定向、难以分析手术切缘、难以获得足够的切缘信息，加之ONB有沿神经浸润的特点，故有些学者建议该病患者术后全部接受补充放疗，以提高局部复发控制率。在早期（Ⅰ期及Ⅱ期）病例，接受根治性放疗患者的预后和手术结合放疗患者的预后一致。而在局部中晚期病例中，根据Bonnecaze等总结的以往发布的多篇文章的283例，发现手术结合放疗的病例预后最好。这也和耳鼻咽喉-头颈外科以往资料结果相符，且根据科内以往数据，通过术前放疗，可使Ⅱ期、无远处转移的Ⅲ期患者行颅面联合进路术的概率降低，减少手术创伤。而在不可切除的病例中，姑息放疗也可得到一定的治疗效果。由于放疗耗时较长、放疗后组织不易愈合等原因，大多机构仍然选择行术后放疗。但术前及术后放疗对局控率和长期生存率的影响并无统计学差异，且有学者认为，术前放疗可以提高手术完整切除的概率。李晔雄等建议，在Ⅲ期、淋巴结阴性病例，可先行放疗以提高手术完整切除的概率。

　　随着放疗技术的提高，3D适形放疗甚至调强放疗已成为鼻腔鼻窦恶性肿瘤放疗的主要技术。我们的研究显示，三维适形放疗技术可改善鼻腔鼻窦恶性肿瘤的局控率和生存率，同时肿瘤周围正常组织剂量基本上控制在组织耐受剂量范围内。在复旦大学附属眼耳鼻喉科医院，嗅神经母细胞瘤病例已基本采用调强放射治疗技术，以进一步提高肿瘤床剂量、降低正常组织受量，以期进一步提高局控率和生存率。由于淋巴结有无转移是嗅神经母细胞瘤病例独立的预后因素，对Ⅲ期病例应常规行患侧上颈部预防性照射。根据我科经验，根治性放疗剂量可为70 Gy左右，术前剂量可为50~60 Gy，术后放疗根据切缘情况调整放疗剂量。

（二）化疗在嗅神经母细胞瘤治疗中的作用

　　由于嗅神经母细胞瘤发病率低，仍未有大宗的临床试验来积累化疗于该病的应用证据。目前，化疗主要被用于局部晚期、复发或者转移的病例。普遍认为，诱导化疗可降低局部晚期病例的肿瘤负荷、有助于提高长期生存。化疗方案主要使用以铂类为基础的化疗方案，通常与依托泊苷结合应用。也有学者尝试用伊立替康、多西他赛、异环磷酰胺等药物联合的方案治疗嗅神经母细胞瘤，亦得到了较高的反应率。目前尚无化疗序贯性应用比较的研究，但耳鼻咽喉—头颈外科研究显示，诱导化疗结合同步化疗要优于单纯的同步化疗。

（余洪猛　王德辉　李厚勇　宋新貌　朱奕　陈浮）

第三节 侵及颅底的鼻腔鼻窦肿瘤

一、手术适应证

对于侵及颅底的鼻腔鼻窦肿瘤，根据肿瘤侵及颅底及颅内的范围不同，可以采用鼻内镜下鼻颅底肿瘤切除加颅底修复重建术，或者采取鼻内镜辅助下颅鼻联合径路鼻颅底肿瘤切除加颅底修复重建术。具体手术适应证如下：①累及筛板或者筛凹的鼻腔鼻窦恶性肿瘤，可行前颅底整块切除者。其中包括大部分的嗅神经母细胞瘤和累及前颅底的筛窦或鼻腔肿瘤。②鼻腔鼻窦肿瘤位于硬膜外，或者仅有轻度硬膜累及，将硬膜切除后常能达到较彻底的肿瘤切除者。③跨越硬脑膜屏障，已侵犯脑实质的鼻腔鼻窦肿瘤，通常预后不佳。但即使如此，对于存在有限的额叶侵犯的肿瘤，经前颅面入路切除病变，仍然是控制肿瘤的一种有效方法。

如果有远处转移，广泛的颅内侵犯、双侧海绵窦侵犯或双侧眼眶受累，是手术禁忌证。

二、手术方法

对于侵及颅底的鼻腔鼻窦肿瘤，手术方式有二种，一是鼻内镜下鼻颅底肿瘤切除加颅底修复重建术，二是鼻内镜辅助下颅鼻联合径路鼻颅底肿瘤切除加颅底修复重建术。下面分别介绍这两种手术方法。

（一）鼻内镜下鼻颅底肿瘤切除加颅底修复重建术

手术于全麻下进行，患者仰卧位，常规消毒铺巾后，鼻腔内用安尔碘灌注消毒3次，然后以0.9%氯化钠注射液灌洗鼻腔。切除双侧钩突，开放双侧上颌窦，向后开放双侧筛窦、蝶窦，向上开放双侧额窦，于健侧做鼻中隔黏膜瓣备用。切除双侧中鼻甲及鼻中隔上部，切除双侧额窦底壁及额窦间隔，完成Draf Ⅲ型额窦开放。切除鼻腔鼻窦及颅底肿瘤组织，暴露前颅底骨质，前达额窦后壁，后达蝶骨平台，双侧达眶纸板。根据肿瘤范围以气钻磨除相应颅底骨质，去除筛骨鸡冠，暴露硬脑膜处肿瘤。于硬脑膜安全切缘处切开硬脑膜，将肿瘤及受累硬脑膜一并切除，若肿瘤侵及少许脑实质，则以双极电凝切除此处之脑实质及肿瘤。取大腿外侧阔肌筋膜修复颅底缺损，颅内放置两层筋膜，筋膜边缘要超越颅底缺损缘。最外一层以鼻中隔黏膜瓣修复。

（二）鼻内镜辅助下颅鼻联合径路鼻颅底肿瘤切除加颅底修复重建术

手术于全麻下进行，患者仰卧位，常规消毒铺巾后，鼻腔内用安尔碘灌注消毒3次，然后以0.9%氯化钠注射液灌洗鼻腔。首先取发际内冠状切口，皮瓣前翻。留取带蒂额骨瓣备用。颅骨钻孔，双额骨瓣开颅，骨窗前缘平前颅底。将双侧前颅底硬膜自前外向后内逐渐翻起，显露双侧眶板、筛板及蝶骨平台。向深部分离正常前颅底硬膜，沿肿瘤边缘外侧切开前颅底硬脑膜，分块切除肿瘤及受累硬脑膜及脑组织，达镜下全切除。止血。其次于鼻内镜下切除双侧钩突，开放双侧上颌窦，向后开放双侧筛窦、蝶窦，向上开放双侧额窦，于健侧做鼻中隔黏膜瓣备用。切除双侧中鼻甲及鼻中隔上部，切除双侧额窦底壁及额窦间隔，完成Draf Ⅲ型额窦开放。再于鼻内镜下切除鼻腔颅底残余肿瘤，使颅鼻腔相通，且达镜下肿瘤全切。最后取自体筋膜修补缝合前颅底硬脑膜缺损。将带蒂额骨膜翻转，封闭额窦及前颅底。并将中隔黏膜瓣向上翻起，修补颅底缺损。鼻腔填塞碘仿纱条。然后回纳骨瓣，钛钉连接片固定。置负压引流管一根。逐层缝合头皮。

三、并发症

（一）脑脊液鼻漏

患者在行鼻颅底肿瘤切除及颅底修复重建后，由于前颅底修复处组织愈合欠佳，会在术后发生脑脊液鼻漏。但随着前颅底重建技术的成熟，尤其是鼻中隔黏膜瓣的应用，其发生率大大降低。患者术后出现少量的脑脊液鼻漏，一般静卧1~2周后，脑脊液鼻漏可以自愈。若脑脊液鼻漏量大，估计不能自愈者，需及时再次手术探查，找到瘘口进行修补，以免引起脑膜炎等并发症。

（二）脑膜炎

患者术后发生脑膜炎，可引起头痛、高热、呕吐等症状，重者可有嗜睡、谵妄甚至昏迷。患者此时有颈项强直及病理反射等体征。脑脊液检查可见脑脊液混浊、白细胞增加、葡萄糖含量降低等。对此类患者要及时采用敏感抗生素治疗，必要时可行持续腰穿引流及鞘内给药。

（三）额叶水肿

患者由于手术刺激，术后额叶可能水肿，从而引起随意运动、言语、颅神经、自主神经功能及精神活动等方面的障碍。早期出现近记忆力障碍，远记忆力尚保存。随病变进展，远记忆丧失，并出现表情淡漠、注意力不集中。情绪易波动，性格改变，易怒（尤其是对家人）等症状，但一般随时间延长，额叶水肿可以消退，症状可以缓解。重者可予抗脑水肿及脑保护治疗。

（四）脑梗死

患者由于手术刺激，可引起脑血管痉挛或血栓形成，造成脑梗死。若脑梗死范围小，患者可以完全没有症状。若脑梗死范围大，可产生头痛、头昏、头晕、眩晕、恶心、呕吐、运动性和（或）感觉性失语甚至昏迷等症状，此时应予抗脑水肿、溶栓抗凝及脑保护治疗。

（五）颅内出血

手术中止血不彻底或血管断端出血，可以引起颅内出血。患者可出现昏迷、心跳、血压、呼吸不稳等症状。怀疑颅内出血，要及时行脑部CT检查，以明确出血部位及出血量，必要时要立即行开颅手术止血。

（六）癫痫发作

患者术后可发生癫痫发作，以突然意识丧失和全身抽搐为特征，伴有呼吸暂停、面色苍白、口吐白沫等症状。此时要保持患者呼吸道通畅并及时持续应用安定等镇静药物治疗。

四、结果和疗效

复旦大学附属眼耳鼻喉科医院近年在鼻内镜医生和神经外科医生

共同参与下，开展了鼻颅底肿瘤的手术治疗，手术方式包括鼻内镜下鼻颅底肿瘤切除加颅底修复重建术及鼻内镜辅助下颅鼻联合径路鼻颅底肿瘤切除加颅底修复重建术.我们认为只要掌握手术适应证，患者术后可以取得较好的疗效。下面是一例嗅神经母细胞瘤病例的MR，患者经鼻内镜下鼻颅底肿瘤切除加颅底修复重建手术治疗，术后15个月无明显肿瘤复发。

目前鼻颅底肿瘤术后疗效，国内尚无大宗病例临床研究。英国伦敦耳鼻咽喉研究所及美国Memorial Sloan-Kettering癌症中心的数据，说明鼻颅底肿瘤的手术疗效（表8-2和表8-3）。

表8-2　鼻颅底肿瘤5年及10年生存率

	病例数	5年生存率	10年生存率
腺癌	42	43%	38%
嗅神经母细胞瘤	26	62%	47%
鳞癌	25	32%	32%
软骨肉瘤	19	79%	47%
腺样囊性癌	15	51%	36%
总计	155	44%	32%

英国伦敦耳鼻咽喉研究所资料－Lund。

表8-3　颅底手术5年生存率

病理类型	病例数	5年生存率
嗅神经母细胞瘤	20	88%
腺癌	20	68%
鳞癌	29	57%
低分化癌	8	44%
涎腺癌	15	46%
基底细胞癌	14	50%
恶性黑色素瘤	17	18%
低度恶性肉瘤	5	80%
高度恶性肉瘤	27	47%
总计	155	57%

Memorial Sloan-Kettering Cancer Center（1973—2000）。

五、肿瘤复发的处理

鼻颅底肿瘤尤其是侵及颅内的鼻颅底肿瘤，虽经鼻内镜下鼻颅底肿瘤切除加颅底修复重建术或鼻内镜辅助下鼻颅联合径路鼻颅底肿瘤切除加颅底修复重建术，但由于切除肿瘤时难以保证足够的安全边缘，所以术后患者仍有一定的复发率。对于复发的患者，根据其复发病灶的范围，可以采用以下治疗。

（一）手术治疗

对于非常局限的复发病灶，可以再次手术切除，手术方法同前。

（二）放射治疗

对于复发范围较大、无放射治疗禁忌的患者，可行放射治疗。在过去的20年里，放疗技术有了突飞猛进的发展，从传统放疗到三维适形放射治疗（3DCRT），再到调强放射治疗（IMRT）和质子束治疗（PBT），这些新技术与常规放疗技术相比，已经做到优化剂量分布，提高靶区剂量，同时减少周围正常组织受量。

（三）化学治疗

化学治疗是治疗鼻颅底恶性肿瘤的常用辅助手段，常用有效的化疗药物包括顺铂、吉西他滨、依托泊苷、环磷酰胺、氨甲蝶呤、阿霉素和长春新碱等。

但是，对于肿瘤复发患者而言，不论采用何种治疗手段，其疗效都不尽如人意。

（李厚勇　王德辉）

本章参考文献

[1]   Lund VJ，Chisholm EJ，Takes RP. Evidence for treatment strategies in sinonasal adenocarcinoma[J]. Head Neck，2012，34(8)：1168-1178.

[2]   Choussy O，Ferron C，Vedrine PO，et al. Adenocarcinoma of ethmoid：a GETTEC retrospective multicenter study of 418 cases[J]. Laryngoscope，2008，118(3)：437-443.

[3]   Barnes J，Everson JW，Reichart P，et al. Pathology and Genetics of Head and Neck Tumours (WHO Classification of Tumours)[M]. IARC press，2005.

[4]   Leivo I. Update on sinonasal adenocarcinoma：classification and advances in immunophenotype and molecular genetic make-up[J]. Head Neck Pathol，2007，1(1)：38-43.

[5]   Lund VJ，Stammberger H，Nicolai P，et al. European position paper on endoscopic management of tumours of the nose，paranasal sinuses and skull base[J]. Rhinol Suppl，2010，22：1-143.

[6]   Bradley PJ. Adenoid cystic carcinoma of the head and neck：a review[J]. Curr Opin Otolaryngol Head Neck Surg，2004，12(2)：127-132.

[7]   Bjørndal K，Krogdahl A，Therkildsen MH，et al. Salivary gland carcinoma in Denmark 1990–2005：a national study of incidence，site and histology.Results of the Danish Head and Neck Cancer Group (DAHANCA)[J]. Oral Oncol，2011，47(7)：677-82.

[8]   Coca-Pelaz A，Rodrigo JP，Bradley PJ，et al. Adenoid cystic carcinoma of the head and neck - An update[J]. Oral Oncol，2015，51(7)：652-661

[9]   Michel G，Joubert M，Delemazure AS，et al. Adenoid cystic carcinoma of the paranasal sinuses：retrospective series and review of the literature[J]. Eur Ann Otorhinolaryngol Head Neck Dis，2013，130(5)：257-262.

[10]   朱奕，宋新貌，燕丽，等.104例鼻腔鼻窦腺样囊性癌临床分析[J].中国癌症杂志，2016，26(3)：268-275.

[11]   Meng XJ，Ao HF，Huang WT，et al. Impact of different surgical and postoperative adjuvant treatment modalities on survival of sinonasal malignant melanoma[J]. BMC Cancer，2014，14：608.

[12]   CSCO黑色素瘤专家委员会.中国黑色素瘤诊治指南(2011版)[J].临床肿瘤学杂志，2012，17(2)：159-171.

[13]   冉骞，陈雷，王荣光，等.晚期鼻腔鼻窦恶性肿瘤的内镜外科治疗[J].中华耳鼻咽喉头颈外科杂志，2011，46(6)：469-474.

[14]   Swegal W，Koyfman S，Scharpf J，et al. Endoscopic and open surgical approaches to locally advanced sinonasal melanoma：comparing the therapeutic benefits[J]. JAMA Otolaryngol Head Neck Surg，2014，140(9)：840-845.

[15]   Khademi B，Moradi A，Hoseini S，et al. Malignant neoplasms of the sinonasal tract：report of 71 patients and literature review and analysis[J]. Oral Maxillofac Surg，2009，13(4)：191-199.

[16]   Force J，Salama A K. First-line treatment of metastatic melanoma：role of nivolumab[J]. Immunotargets Ther，2017，6：1-10.

[17]   周良辅.现代神经外科学[M].2版.上海：复旦大学出版社，2015：710-738.

[18]   Abreu A，Tovar AP，Castellanos R，et al. Challenges in the diagnosis and management of acromegaly：a focus on comorbidities[J]. Pituitary，2016，19(4)：448-457.

[19] Ammirati M，Wei L，Ciric I. Short-term outcome of endoscopic versus microscopic pituitary adenoma surgery：a systematic review and meta-analysis[J]. J Neurol Neurosurg Psychiatry，2013，84(8)：843-849.

[20] Buchfelder M，Schlaffer SM. Intraoperative magnetic resonance imaging for pituitary adenomas[J]. Front Horm Res，2016，45：121-132.

[21] Cappabianca P，Cavallo LM，de Divitiis O，et al. Endoscopic Endonasal Extended Approaches for the Management of Large Pituitary Adenomas[J]. Neurosurg Clin N Am，2015，26(3)：323-331.

[22] Castinetti F，Dufour H，Gaillard S，et al. Non-functioning pituitary adenoma：when and how to operate? What pathologic criteria for typing[J]? Ann Endocrinol (Paris)，2015，76(3)：220-227.

[23] Chanson P，Raverot G，Castinetti F，et al. Management of clinically non-functioning pituitary adenoma. French Endocrinology Society non-functioning pituitary adenoma work-group[J]. Ann Endocrinol，2015，76(3)：239-247.

[24] Colao A，Auriemma RS，Pivonello R. The effects of somatostatin analogue therapy on pituitary tumor volume in patients with acromegaly[J]. Pituitary，2016，19(2)：210-221.

[25] Cortet-Rudelli C，Bonneville JF，Borson-Chazot F，et al. Post-surgical management of non-functioning pituitary adenoma[J]. Ann Endocrinol (Paris)，2015，76(3)：228-238.

[26] D'Ambrosio AL，Syed ON，Grobelny BT，et al. Simultaneous above and below approach to giant pituitary adenomas：surgical strategies and long-term follow-up[J]. Pituitary，2009，12(3)：217-225.

[27] de Paiva Neto MA，Vandergrift A，Fatemi N，et al. Endonasal transsphenoidal surgery and multimodality treatment for giant pituitary adenomas[J]. Clin Endocrinol (Oxf)，2010，72(4)：512-519.

[28] Deklotz TR，Chia SH，Lu W，et al. Meta-analysis of endoscopic versus sublabial pituitary surgery[J]. Laryngoscope，2012，122(3)：511-518.

[29] Dubourg J，Jouanneau E，Messerer M. Pituitary surgery：legacies from the past[J]. Acta Neurochirurgica，2011，153(12)：2397-2402.

[30] Fernandez A，Karavitaki N，Wass JA. Prevalence of pituitary adenomas：a community-based，cross-sectional study in Banbury (Oxfordshire，UK)[J]. Clin Endocrinol (Oxf)，2010，72(3)：377-382.

[31] Galland F，Vantyghem MC，Cazabat L，et al. Management of nonfunctioning pituitary incidentaloma[J]. Ann Endocrinol，2015，76(3)：191-200.

[32] Găloiu S，Poiană C. Current therapies and mortality in acromegaly[J]. J Med Life，2015，8(4)：411-415.

[33] García-Garrigós E，Arenas-Jiménez JJ，Monjas-Cánovas I，et al. Transsphenoidal approach in endoscopic endonasal surgery for skull base lesions：what radiologists and surgeons Nneed to know[J]. Radiographics，2015，35(4)：1170-1185.

[34] Gondim JA，Almeida JP，de Albuquerque LA，et al. Endoscopic endonasal transsphenoidal surgery in elderly patients with pituitary adenomas[J]. J Neurosurg，2015，123(1)：31-38.

[35] Goudakos JK，Markou KD，Georgalas C. Endoscopic versus microscopic trans-sphenoidal pituitary surgery：a systematic review and meta-analysis. Clin[J]. Otolaryngol，2011，36(3)：

212-220.

[36] Graham SM, Iseli TA, Karnell LH, et al. Endoscopic approach for pituitary surgery improves rhinologic outcomes[J]. Ann Otol Rhinol Laryngol, 2009, 118(9): 630-635.

[37] Greenman Y, Stern N. Optimal management of non-functioning pituitary adenomas[J]. Endocrine, 2015, 50(1): 51-55.

[38] Hardy J. History of pituitary surgery[J]. Neuro-Chirurgie, 2010, 56(4): 358–362.

[39] Horowitz PM, DiNapoli V, Su SY, et al. Complication avoidance in endoscopic skull base surgery[J]. Otolaryngol Clin North Am, 2016, 49(1): 227-235.

[40] Kahilogullari G, Beton S, Al-Beyati ES, et al. Olfactory functions after transsphenoidal pituitary surgery: endoscopic versus microscopic approach[J]. Laryngoscope, 2013, 123(9): 2112-2119.

[41] Kelly DF, Griffiths CF, Takasumi Y, et al. Role of endoscopic skull base and keyhole surgery for pituitary and parasellar tumors impacting vision[J]. J Neuroophthalmol, 2015, 35(4): 335-341.

[42] Kim W, Clelland C, Yang I, et al. Comprehensive review of stereotactic radiosurgery for medically and surgically refractory pituitary adenomas[J]. Surg Neurol Int, 2012, 3(Suppl.2): S79-S89.

[43] Komotar RJ, Starke RM, Raper DM, et al. Endoscopic endonasal compared with microscopic transsphenoidal and open transcranial resection of giant pituitary adenomas[J]. Pituitary, 2012, 15(2): 150-159.

[44] Leach P, Abou-Zeid AH, Kearney T, et al. Endoscopic transsphenoidal pituitary surgery: evidence of an operative learning curve[J]. Neurosurgery, 2010, 67(5): 1205-1212.

[45] Liu JK, Sevak IA, Carmel PW, et al. Microscopic versus endoscopic approaches for craniopharyngiomas: choosing the optimal surgical corridor for maximizing extent of resection and complication avoidance using a personalized, tailored approach[J]. Neurosurg Focus, 2016, 41(6): E5.

[46] Maffezzoni F, Formenti AM, Mazziotti G, et al. Current and future medical treatments for patients with acromegaly[J]. Expert Opin Pharmacother, 2016, 17(12): 1631-1642.

[47] Mayson SE, Snyder PJ. Silent pituitary adenomas[J]. Endocrinol Metab Clin North Am, 2015, 44(1): 79-87.

[48] Melmed S. Pathogenesis of pituitary tumors[J]. Nat Rev Endocrinol, 2011, 7(5): 257-266.

[49] Mete O, Asa SL. Clinicopathological correlations in pituitary adenomas[J]. Brain Pathol, 2012, 22(4): 443-453.

[50] Michaelis KA, Knox AJ, Xu M, et al. Identification of growth arrest and DNA-damage-inducible gene beta (GADD45beta) as a novel tumor suppressor in pituitary gonadotrope tumors[J]. Endocrinology, 2011, 152(10): 3603-3613.

[51] Molitch ME. Diagnosis and treatment of pituitary adenomas: a review[J]. JAMA, 2017, 317(5): 516-524.

[52] Farrell CJ, Nyquist GG, Farag AA. et al. Principles of Pituitary Surgery[J]. Otolaryngol Clin North Am, 2016, 49(1): 95-106.

[53] Palmieri D, Valentino T, De Martino I, et al. PIT1 upregulation by HMGA proteins has a role in pituitary tumorigenesis[J]. Endocr Relat Cancer, 2012, 19(2): 123-135.

[54] Patel KS, Yao Y, Wang R, et al. Intraoperative magnetic resonance imaging assessment of non-functioning pituitary adenomas during transsphenoidal surgery[J]. Pituitary, 2016, 19(2): 222-231.

[55] PPaterno' V, Fahlbusch R. High-Field iMRI in transsphenoidal pituitary adenoma surgery with special respect to typical localization of residual tumor[J]. Acta Neurochir (Wien), 2014, 156(3): 463-474.

[56] Razak AA, Horridge M, Connolly DJ, et al. Comparison of endoscopic and microscopic transsphenoidal pituitary surgery: early results in a single centre[J]. Br J Neurosurg, 2013, 27(1): 40-43.

[57] Recinos, PF, Goodwin, CR, Brem, H, et al. Transcranial surgery for pituitary macroadenomas. In: Quiñones-Hinojosa[J]. Elsevier Saunders, 2012: 280-291.

[58] Recouvreux MV, Camilletti MA, Rifkin DB, et al. The pituitary TGFβ1 system as a novel target for the treatment of resistant prolactinomas[J]. J Endocrinol, 2016, 228(3): R73-83.

[59] Rolston JD, Han SJ, Aghi MK. Nationwide shift from microscopic to endoscopic transsphenoidal pituitary surgery[J]. Pituitary, 2016, 19(3): 248-250.

[60] Rotenberg B, Tam S, Ryu WH, et al. Microscopic versus endoscopic pituitary surgery: a systematic review[J]. Laryngoscope, 2010, 120(7): 1292-1297.

[61] Sapochnik M, Nieto LE, Fuertes M, et al. Molecular Mechanisms Underlying Pituitary Pathogenesis[J]. Biochem Genet, 2016, 54(2): 107-119.

[62] Scangas GA, Laws ER Jr. Pituitary incidentalomas[J]. Pituitary, 2014, 17(5): 486-491.

[63] Shanik MH. Limitations of current approaches for the treatment of acromegaly[J]. Endocr Pract, 2016, 22(2): 210-219.

[64] Solari D, Cavallo LM, de Angelis M, et al. Advances in trans-sphenoidal pituitary surgery[J]. Panminerva Med, 2012, 54(4): 271-276.

[65] Starke RM, Raper DM, Payne SC, et al. Endoscopic vs microsurgical transsphenoidal surgery for acromegaly: outcomes in a concurrent series of patients using modern criteria for remission[J]. J Clin Endocrinol Metab, 2013, 98(8): 3190-3198.

[66] Strychowsky J, Nayan S, Reddy K, et al. Purely endoscopic transsphenoidal surgery versus traditional microsurgery for resection of pituitary adenomas: systematic review[J]. J Otolaryngol Head Neck Surg, 2011, 40(2): 175-185.

[67] Swinney C, Li A, Bhatti I, et al. Optimization of tumor resection with intra-operative magnetic resonance imaging[J]. J Clin Neurosci, 2016, 34: 11-14.

[68] Theodros D, Patel M, Ruzevick J, et al. Pituitary adenomas: historical perspective, surgical management and future directions[J]. CNS Oncol, 2015, 4(6): 411-429.

[69] Thorp BD, Sreenath SB, Ebert CS, et al. Endoscopic skull base reconstruction: a review and clinical case series of 152 vascularized flaps used for surgical skull base defects in the setting of intraoperative cerebrospinal fluid leak[J]. Neurosurg Focus, 2014, 37(4): E4.

[70] Tien DA, Stokken JK, Recinos PF, et al. Comprehensive Postoperative Management After Endoscopic Skull Base Surgery[J]. Otolaryngol Clin North Am, 2016, 49(1): 253-263.

[71] Tohti M, Li J, Zhou Y, et al. Is peri-operative steroid replacement therapy necessary for the pituitary adenomas treated with surgery? A systematic review and meta analysis[J]. PLoS One, 2015, 10(3): e0119621.

[72] Vasilev V, Rostomyan L, Daly AF, et al. Management of endocrine disease: Pituitary 'incidentaloma': neuroradiological assessment and differential diagnosis[J]. Eur J Endocrinol, 2016, 175(4): R171-184.

[73] Wong A, Eloy JA, Couldwell WT, et al. Update on prolactinomas. Part 1: Clinical manifestations and diagnostic challenges[J]. J Clin Neurosci, 2015, 22(10): 1562-1567.

[74] Wong A, Eloy JA, Couldwell WT, et al. Update on prolactinomas. Part 2: Treatment and management strategies[J]. J Clin Neurosci, 2015, 22(10): 1568-1574.

[75] Zacharia BE, Amine M, Anand V, et al. Endoscopic endonasal management of craniopharyngioma[J]. Otolaryngol Clin North Am, 2016, 49(1): 201-212.

[76] Zada G, Du R, Laws ER Jr. Defining the "edge of the envelope": patient selection in treating complex sellar-based neoplasms via transsphenoidal versus open craniotomy[J]. J Neurosurg, 2011, 114(2): 286-300.

[77] Lund VJ, Clarke PM, Swift AC, et al. Nose and paranasal sinus tumours: United Kingdom National Multidisciplinary Guidelines[J]. J Laryngol Otol, 2016, 130(S2): S111-S118.

[78] 荣宝刚, 陈玮伦, 丁元萍, 等. 颅底肿瘤手术入路的探讨[J]. 中华耳鼻咽喉头颈外科杂志, 2005, 40(4): 291-294.

[79] Dulguerov P, Jacobsen MS, Allal AS, et al. Nasal and paranasal sinus carcinoma: are we making progress? A series of 220 patients and a systematic review[J]. Cancer, 2001, 92(12): 3012-3029.

[80] 李晓明, 宋琦. 鼻—鼻窦恶性肿瘤的外科手术治疗[J]. 中华耳鼻咽喉头颈外科杂志, 2013, 48(3): 258-261.

[81] Sanghvi S, Khan MN, Patel NR, et al. Epidemiology of sinonasal squamous cell carcinoma: a comprehensive analysis of 4994 patients[J]. Laryngoscope, 2014, 124(1): 76-83.

[82] Udager AM, Rolland DC, McHugh JB, et al. High-frequency targetable EGFR mutations in sinonasal squamous cell carcinomas arising from inverted sinonasal papilloma[J]. Cancer Res, 2015, 75(13): 2600-2606.

[83] de Almeida JR, Su SY, Koutourousiou M, et al. Endonasal endoscopic surgery for squamous cell carcinoma of the sinonasal cavities and skull base: Oncologic outcomes based on treatment strategy and tumor etiology[J]. Head Neck, 2015, 37(8): 1163-1169.

[84] Tojima I, Ogawa T, Kouzaki H, et al. Endoscopic resection of malignant sinonasal tumours with or without chemotherapy and radiotherapy[J]. J Laryngol Otol, 2012, 126(10): 1027-1032.

[85] Askoxylakis V, Hegenbarth P, Timke C, et al. Intensity modulated radiation therapy (IMRT) for sinonasal tumors: A single center long-term clinical analysis[J]. Radiat Oncol, 2016, 11: 17.

[86] Russo AL, Adams JA, Weyman EA, et al. Long-Term Outcomes After Proton Beam Therapy for Sinonasal Squamous Cell Carcinoma[J]. Int J Radiat Oncol Biol Phys, 2016, 95(1): 368-376.

[87] Guan X, Wang X, Liu Y, et al. Lymph node metastasis in sinonasal squamous cell carcinoma treated with IMRT/3D-CRT[J]. Oral Oncol, 2013, 49(1): 60-65.

[88] Lee MM, Vokes EE, Rosen A, et al. Multimodality therapy in advanced paranasal sinus carcinoma: superior long-term results[J]. Cancer J Sci Am, 1999, 5(4): 219-223.

[89] 陈南翔, 张欣欣, 陈雷, 等. 综合治疗保护T4b期鼻腔鼻窦鳞状细胞癌患者眼器官的临床分析[J]. 中华耳鼻咽喉头颈外科杂志, 2016, 51(7): 497-503.

[90] Hoppe BS, Nelson CJ, Gomez DR, et al, Unresectable carcinoma of the paranasal sinuses:

outcomes and toxicities[J]. Int J Radiat Oncol Biol Phys, 2008, 72(3): 763-769.

[91] Kim JH, Lee YS, Chung YS, et al. Treatment outcomes of concurrent chemoradiotherapy for locally advanced sinonasal squamous cell carcinoma: A single-institution study[J]. Acta Otolaryngol, 2015, 135(11): 1189-1195.

[92] Duru Birgi S, Teo M, Dyker KE, et al. Definitive and adjuvant radiotherapy for sinonasal squamous cell carcinomas: a single institutional experience[J]. Radiat Oncol, 2015, 10: 190.

[93] Ansa B, Goodman M, Ward K, et al. Paranasal sinus squamous cell carcinoma incidence and survival based on surveillance, epidemiology, and end results data, 1973 to 2009[J]. Cancer, 2013, 119(14): 2602-2610.

[94] Dubal PM, Bhojwani A, Patel TD, et al. Squamous cell carcinoma of the maxillary sinus: a population-based analysis[J]. Laryngoscope, 2016, 126(2): 399-404.

[95] Yan CH, Newman JG, Kennedy DW, et al. Clinical outcomes of sinonasal squamous cell carcinomas based on tumor etiology[J]. Int Forum Allergy Rhinol, 2017, 7(5): 508-513.

[96] Bossi P, Saba NF, Vermorken JB, et al., The role of systemic therapy in the management of sinonasal cancer: A critical review[J]. Cancer Treat Rev, 2015, 41(10): 836-843.

[97] Snyers A, Janssens GO, Twickler MB, et al. Malignant tumors of the nasal cavity and paranasal sinuses: long-term outcome and morbidity with emphasis on hypothalamic-pituitary deficiency[J]. Int J Radiat Oncol Biol Phys, 2009, 73(5): 1343-1351.

[98] 李骥, 王胜资. 上颌窦癌综合治疗进展[J]. 癌症进展杂志, 2006, 4(1): 47-50.

[99] Dulguerov P, Jacobsen MS, Allal AS, et al. Nasal and paranasal sinus carcinoma: are we making progress? A series of 220 and a systematic review[J]. Cancer, 2001, 92(12): 3012-3029.

[100] Pignon JP, le Maître A, Maillard E, et al. MACH-NC Collaborative Group. Meta-analysis of chemotherapy in head and neck cancer (MACH-NC): an update on 93 randomised trials and 17,346 patients[J]. Radiother Oncol, 2009, 92(1): 4-14.

[101] LoRusso P, Tapazoglou E, Kish JA, et al. Chemotherapy for paranasal sinus carcinoma: A 10-year experience at Wayne State University[J]. Cancer, 1988, 62(1): 1-5

[102] Björk-Eriksson T, Mercke C, Petruson B, et al. Potential impact on tumor control and organ preservation with cisplatin and 5-FU for patients with advanced tumors of the paranasal sinuses and nasal fossa. A prospective pilot study[J]. Cancer, 1992, 70(11): 2615-2620.

[103] Lee YJ, Lee CG, Cho BC, et al. Weekly 5-fluorouracil plus cisplatin for concurrent chemoradiotherapy in patients with locally advanced head and neck cancer[J]. Head Neck, 2010, 32(2): 235-243.

[104] Licitra L, Locati LD, Cavina R, et al. Primary chemotherapy followed by anterior craniofacial resection and radiotherapy for paranasal cancer[J]. Ann Oncol, 2003, 14(3): 367-372.

[105] Hanna EY, Cardenas AD, De Monte F, et al. Induction chemotherapy for advanced squamous cell carcinoma of the paranasal sinuses[J]. Arch Otolaryngol Head Neck Surg, 2011, 137(1): 78-81.

[106] Chen NX, Chen L, Wang JL, et al. A clinical study of multimodal treatment for orbital organ preservation in locally advanced squamous cell carcinoma of the, nasal cavity and paranasal sinus[J]. Jpn J Clin Oncol, 2016, 46(8): 727-734.

[107] Ock CY, Keam B, Kim TM, et al. Induction chemotherapy in head and neck squamous cell carcinoma of the paranasal sinus and nasal cavity: a role in organ preservation[J]. Korean J

Intern Med, 2016, 31(3): 570-578.

[108] Papadimitrakopoulou VA, Ginsberg LE, Garden AS, et al. Intraarterial cisplatin with intravenous paclitaxel and ifosfamide as an organ-preservation approach in patients with paranasal sinus cacinoma[J]. Cancer, 2003, 98(10): 2214-2223.

[109] Homma A, Oridate N, Suzuki F, et al. Superselective high-dose cisplatin infusion with concomitant radiotherapy in patients with advanced cancer of the nasal cavity and paranasal sinuses: a single institution experience[J]. Cancer, 2009, 115(20): 4705-4714.

[110] Homma A, Sakashita T, Yoshida D, et al. Superselective intra-arterial cisplatin infusion and concomitant radiotherapy for maxillary sinus cancer[J]. Br J Cancer, 2013, 109(12): 2980-2986.

[111] Llorente JL, López F, Suárez C, et al. Sinonasal carcinoma: clinical, pathological, genetic and therapeutic advances[J]. Nat Rev Clin Oncol, 2014, 11(8): 460-472.

[112] Dillon PM, Chakraborty S, Moskaluk CA, et al. Adenoid cystic carcinoma: A review of recent advances, molecular targets, and clinical trials[J]. Head Neck, 2016, 38(4): 620-627.

[113] van Weert S, Bloemena E, van der Waal I, et al. Adenoid cystic carcinoma of the head and neck: A single-center analysis of 105 consecutive cases over a 30-year period[J]. Oral oncol, 2013, 49(8): 824-829.

[114] Dulguerov P, Jacobsen MS, Allal AS, et al. Nasal and paranasalsinus carcinoma: are we making progress? Aseries of 220 patients and a systematicreview[J]. Cancer, 2001, 92(12): 3012-3029.

[115] Tauxe WN, Mcdonald JR, Devine KD. A century of cylindromas. Short review and report of 27 adenoid cystic carcinomas arising in the upper respiratory passages[J]. Arch Otolaryngol, 1962, 75: 364-376.

[116] Ellington CL, Goodman M, Kono SA, et al. Adenoid cystic carcinoma of the head and neck: Incidence and survival trends based on 1973-2007 Surveillance, Epidemiology, and End Results data[J]. Cancer, 2012, 118(18): 4444-4451.

[117] Lukšić I, Baranović S, Suton P, et al. Adenoid cystic carcinoma of the head and neck: a single-institution's analysis of 45 consecutive cases over a 29-year period[J]. Oral Surg Oral Med Oral Pathol Oral Radiol, 2016, 122(2): 152-157.

[118] Choi Y, Kim SB, Yoon DH, et al. Clinical characteristics and prognostic factors of adenoid cystic carcinoma of the head and neck[J]. Laryngoscope, 2013, 123(6): 1430-1438.

[119] Balamucki CJ, Amdur RJ, Werning JW, et al. Adenoid cystic carcinoma of the head and neck[J]. Am J Otolaryngol, 2012, 33(5): 510-518.

[120] 张芹, 杨蕾, 杨安奎, 等. 鼻腔鼻窦腺样囊性癌88例临床分析[J]. 中华耳鼻咽喉头颈外科杂志, 2009, 44(4): 311-314.

[121] Garden AS, Weber RS, Morrison WH, et al. The influence of positive margins and nerveinvasion in adenoid cystic carcinoma of the head and neck treated with surgery and radiation[J]. Int J Radiat Oncol Biol Phys, 1995, 32(3): 619-626.

[122] Lupinetti AD, Roberts DB, Williams MD, et al. Sinonasal adenoid cystic carcinoma: the M.D. Anderson Cancer Center experience[J]. Cancer, 2007, 110(12): 2726-2731.

[123] 罗京伟, 徐国镇, 高黎, 等. 头颈部肿瘤放射治疗图谱[M]. 2版. 北京: 人民卫生出版社, 2017.

[124] Ross PJ, Teoh EM, A'hern RP, et al. Epirubicin, cisplatin and protractedvenous infusion

5-Fluorouracilchemotherapy for advanced salivary adenoidcystic carcinoma[J]. Clin Oncol (R Coll Radiol)，2009，21(4)：311-314.

[125] van Herpen CM，Locati LD，Buter J，et al. Phase Ⅱ study on gemcitabinein recurrent and/or metastatic adenoidcystic carcinoma of the head and neck(EORTC 24982)[J]. Eur J Cancer，2008，44(17)：2542-2545.

[126] Till BG，Martins RG. Response topaclitaxel in adenoid cystic carcinoma ofthe salivary glands[J]. Head Neck，2008，30(6)：810-814.

[127] Persson M，Andren Y，Mark J，et al. Recurrent fusion of MYB and NFIB transcrip¬tion factor genes in carcinomas of the breast and head and neck[J]. Proc Natl Acad Sci U S A，2009，106(44)：18740-18744.

[128] Chae YK，Chung SY，Davis AA，et al. Adenoid cystic carcinoma：current therapy and potential therapeutic advances based on genomic profiling[J]. Oncotarget，2015，6(35)：37117-37134.

[129] Dodd RL，Slevin NJ. Salivary gland adenoid cystic carcinoma：a reviewof chemotherapy and molecular therapies[J]. Oral Oncol，2006，42(8)：759-769.

[130] Younes MN，Park YW，Yazici YD，et al. Concomitant inhibition of epidermalgrowth factor and vascular endothelial growth factor receptor tyrosine kinasesreduces growth and metastasis of human salivary adenoid cystic carcinoma inanorthotopic nude mouse model[J]. Mol Cancer Ther，2006，5(11)：2696-2705.

[131] Agulnik M，Cohen EW，Cohen RB，et al. Phase Ⅱ study of lapatinibinrecurrent or metastatic epidermal growthfactor receptor and/or erbB2 expressingadenoid cystic carcinoma and non adenoidcystic carcinoma malignant tumorsof the salivary glands[J]. J Clin Oncol，2007，25(25)：3978-3984.

[132] Freier K，Flechtenmacher C，Walch A，et al. Differential KIT expressionin histological subtypes of adenoidcysticcarcinoma (ACC) of the salivarygland. Oral Oncol 2005，41(9)：934-939.

[133] Wang X，Luo Y，Li M，et al. Management of salivary gland carcinomas-a review[J]. Oncotarget，2017，8(3)：3946-3956.

[134] Fordice J，Kershaw C，El-Naggar A，et al. Adenoid cystic carcinoma of the head and neck：predictors of morbidity and mortality[J]. Arch Otolaryngol Head Neck Surg，1999，125(2)：149-152.

[135] Le QT，Birdwell S，Terris DJ，et al. Postoperative irradiation of minor salivary gland malignancies of the head and neck[J]. Radiother Oncol，1999，52(2)：165-171.

[136] Sung MW，Kim KH，Kim JW，et al. Clinicopathologic predictors and impact of distant metastasis from adenoid cystic carcinoma of the head and neck[J]. Arch Otolaryngol Head Neck Surg，2003，129(11)：1193-1197.

[137] 刘文胜，徐震纲，高黎，等. 上颌窦腺样囊性癌的临床诊治研究[J]. 中华耳鼻咽喉头颈外科杂志，2011，46(5)：402-407.

[138] 葛明华，王佳峰，夏庆明，等. 涎腺腺样囊性癌76例预后因素分析[J]. 中华耳鼻咽喉头颈外科杂志，2012，47(3)：202-205.

[139] 朱奕，宋新貌，王胜资，等. 104例鼻腔鼻窦腺样囊性癌的临床分析[J]. 中国癌症杂志，2016，26(3)：121-129.

[140] Yin ZZ, Gao L, Luo JW, et al. Long-term outcomes of patients with esthesioneuroblastomas: A cohort from a single institution[J]. Oral Oncol, 2016, 53: 48-53.

[141] De Bonnecaze G, Lepage B, Rimmer J, et al. Long-term carcinologic results of advanced esthesioneuroblastoma: a systematic review[J]. Eur Arch Otorhinolaryngol, 2016, 273(1): 21-26.

[142] El Kababri M, Habrand JL, Valteau-Couanet D, et al. Esthesioneuroblastoma in children and adolescent: experience on 11 cases with literature review[J]. J Pediatr Hematol Oncol, 2014, 36(2): 91-95.

[143] Kane AJ, Sughrue ME, Rutkowski MJ, et al. Posttreatment prognosis of patients with esthesioneuroblastoma[J]. J Neurosurg, 2010, 113(2): 340-351.

[144] Jiang GY, Li FC, Chen WK, et al. Therapy and prognosis of intracranial invasive olfactory neuroblastoma[J]. Otolaryngol Head Neck Surg, 2011, 145(6): 951-955.

[145] Kiyota N, Tahara M, Fujii S et al. Nonplatinum-based chemotherapy with irinotecan plus docetaxel for advanced or metastatic olfactory neuroblastoma: a retrospective analysis of 12 cases[J]. Cancer, 2008, 112(4): 885-891.

[146] Perez和Brady主编. 放射肿瘤学原理和实践. 第5版. 2062-2077, 2012.5

[147] Shen W, Sakamoto N, Yang L. Model to predict the survival benefit of radiation for patients with rhabdomyosarcoma after surgery: A population-based study[J]. Int J Oncol, 2014, 45(2): 549-557.

[148] Radzikowska J, Kukwa W, Kukwa A, et al. Rhabdomyosarcoma of the head and neck in children[J]. Contemp Oncol (Pozn), 2015, 19(2): 98-107.

[149] Terezakis SA, Wharam MD. Radiotherapy for Rhabdomyosarcoma: Indications and Outcome[J]. Clin Oncol (R Coll Radiol), 2013, 25(1): 27-35.

[150] Schoot RA, Slater O, Ronckers CM, et al. Adverse events of local treatment in long-term head and neck rhabdomyosarcoma survivors after external beam radiotherapy or AMORE treatment[J]. Eur J Cancer, 2015, 51(11): 1424-1434.

[151] Clement SC, Schoot RA, Slater O, et al. Endocrine disorders among long-term survivors of childhood head and neck rhabdomyosarcoma[J]. Eur J Cancer, 2016, 54: 1-10.

[152] Owosho AA, Brady P, Wolden SL, et al. Long-term effect of chemotherapy-intensity-modulated radiation therapy (chemo-IMRT) on dentofacial development in head and neck rhabdomyosarcoma patients[J]. Pediatr Hematol Oncol, 2016, 33(6): 383-392.

[153] Ladra MM, Edgington SK, Mahajan A, et al. A dosimetric comparison of proton and intensity modulated radiation therapy in pediatric rhabdomyosarcoma patients enrolled on a prospective phase II proton study[J]. Radiother Oncol, 2014, 113(1): 77-83.

[154] Crist WM, Anderson JR, Meza JL, et al. Intergroup rhabdomyosarcoma study-IV: results for patients with nonmetastatic disease[J]. J Clin Oncol, 2001, 19(12): 3091-3102.

[155] NCCN, National Comprehensive Cancer Network. NCCN clinical practice guidelines in Oncology: Soft Tissue Sarcoma (Version 2.2017).

[156] Kobayashi K, Matsumoto F, Kodaira M, et al. Significance of delayed primary excision in localized nonmetastatic adult head and neck rhabdomyosarcoma[J]. Cancer Med, 2016, 5(10): 2708-2714.

[157] Choi Y, Lim DH.The impact of radiotherapy on clinical outcomes in parameningeal rhabdomyosarcoma[J]. Radiat Oncol J, 2016, 34(4): 290-296.

第九章　鼻咽肿瘤

第一节　鼻咽纤维血管瘤

鼻咽纤维血管瘤好发于9~19岁的青年男性，所以又称之为青少年鼻咽纤维血管瘤（juvenile nasopharyngeal angiofibroma，JNA），占头颈部肿瘤的0.05%。肿瘤起源于颅底的骨膜或纤维软骨膜等部位，多位于鼻咽顶部，近年来有研究认为肿瘤源于翼管神经区。虽属良性肿瘤但有沿孔缝、裂隙如蝶腭孔、翼腭窝、眶下裂、翼管等侵袭性生长趋势，因而常发生骨质压迫性吸收破坏。

鼻咽纤维血管瘤的发病原因至今尚不清楚。很多学者认为其发生发展与雄性激素有关，但尚未形成共识。近年来，又有学者发现在基因水平存在染色体畸变，认为基因水平的变异可能导致了鼻咽纤维血管瘤的发生发展，而今大家较为认可的理论认为鼻咽纤维血管瘤是一种血管畸形。

鼻咽纤维血管瘤的病理特点为肿瘤在镜下主要由增生的血管和纤维结缔组织成分构成。表现为丰富的胶原纤维及多核纤维母细胞组成网状基质，其下分布大量分叉而又扩张的血管，而这些血管的管壁为单层血管内皮细胞，无平滑肌组织，因而缺乏收缩性，易大量出血。

一、临床表现

鼻咽纤维血管瘤可表现为渐进性单侧鼻塞（80%~90%），较大的肿瘤可引起双侧鼻塞。有流涕及反复单侧鼻出血（45%~60%），鼻窦阻塞后可出现头痛（25%）。肿瘤阻塞咽鼓管可产生分泌性中耳炎并伴有传导性听力损失。肿瘤向鼻窦的扩展，可继发慢性鼻-鼻窦炎以及面颊部肿胀（10%~18%）。肿瘤对眼眶和硬脑膜的侵犯可表现为神经系统功能障碍。其他症状包括：嗅觉改变、闭塞性鼻音、耳痛和视力下降。

内镜检查鼻咽部可见红色表面光滑的实质性肿块。

二、诊断与影像

根据患者症状和相应检查，结合患者的性别和年龄即可作出诊断。鼻咽纤维血管瘤具有典型的影像学特点。肿瘤范围和血供可由CT、MRI、MRA和DSA准确判定，以便选择创伤最小、方便控制出血的手术入路，同时又可最大限度的保护与面部发育相关的解剖结构。不推荐术前活检，因为该操作可能引发严重出血。CT显示手术所需的骨性标记，而增强MRI可显示肿物均匀增强，有助于鉴别肿瘤和由窦口阻塞引起的慢性鼻炎、鼻窦炎。此外，还能明确是否存在颅内侵犯，并为术后随访提供无辐射的理想方法。MRA可显示肿瘤血供，代替诊断性血管造影DSA。

CT表现：CT平扫显示肿瘤为软组织肿块，密度均匀，与周围肌肉相比呈等密度或偏低密度。有时瘤体内可见高密度静脉石样钙化灶。增强CT可以更清楚显示肿瘤的边界，大多数肿瘤增强扫描时表现为均匀明显强化，但当肿瘤内富含纤维组织成分时，瘤体表现为轻度强化，少数肿瘤还可发生坏死，表现为肿瘤的不均匀强化。

早期可见局限于鼻咽顶部的软组织肿块，肿瘤边界清楚。肿瘤逐渐增大可见鼻咽腔缩小甚至阻塞，如肿瘤向周围组织侵犯，沿颅缝、颅孔爬行生长后，肿块可呈哑铃形、分叶形或不规则形。向前侵入鼻腔和筛窦，向后累及蝶窦，向外侵犯翼腭窝、颞下窝、颞窝，向上经眶下裂侵入眼眶，向外下可蔓延至上颌窦腔，肿瘤甚至还可沿各种途径侵入颅内，在前颅窝、中颅窝见到由颅底向上生长的肿瘤，其密度与鼻咽部肿瘤密度相一致，临近脑组织可有受压征象，常见部位有筛板上额叶、海绵窦和鞍上池区域，这时观察CT冠状面图像较横断面更加直观。

　　CT对显示骨结构的改变明显优于MRI，骨吸收表现为骨质密度减低，骨皮质变薄，骨破坏时表现为骨缺损和骨连续性中断。

　　MRI表现：肿瘤信号与周围肌肉信号相比，T1WI呈等信号，T2WI为高信号，增强后肿块实质部分明显强化，信号均匀，血管流空影为点条状低信号区。少数也可表现为以高信号为主的的混杂信号，反映了瘤体内含有血管以外的纤维组织成分。

　　MRI以其横断面、冠状面和矢状面各方位的成像对肿瘤定位及显示肿瘤病变范围更加准确，清楚地展示肿瘤的解剖形态、大小、立体结构及肿瘤向临近结构侵犯的状况，尤其当肿瘤侵入颅内时，MRI能够同时显示密切相连的颅内、颅底和鼻咽部的病变。虽然MRI显示骨结构不如CT清晰，但MRI较CT能够更早地发现骨质受累，表现为骨髓高信号缺损，也能描述出骨轮廓的形态状况。

三、血管造影和栓塞

　　数字减影血管造影（DSA）用来显示肿瘤的供血动脉，对肿瘤治疗方案的制订有帮助，而且可在检查中直接识别、结扎或凝固主要供血动脉，以达到栓塞的目的。根据血管造影采用的材料的不同，血管栓塞可在手术前24~48 h完成。血供主要来自上颌动脉，咽升动脉和翼管动脉。如果双侧颈外动脉系统都参与了血供，则双侧颌内动脉都应被栓塞，以防止代偿血供的形成。栓塞可减少60%~70%的术中出血和输血需要。

　　血管栓塞、术前备自体血、术中过滤并回输，是控制血管纤维瘤术中出血的重要手段，可以减少输血的需要。

四、分期

　　术前肿瘤分期对选择恰当的手术方式和预测鼻咽纤维血管瘤的预后非常重要，但目前的临床分期多种多样，尚无统一标准。Sessions 1981年提出的分类在1996年由Radkowski等做了修改。Fisch在1983年提出另一个方案，并于1989年被Andrews修订。1984年，Chandler等人根据鼻咽癌的分类标准对JNA进行了分类。Bremer提出另一个分期系统。最近，Önerci，Carrillo，和Snyderman建议进行新的分类。表9-1列出了比较常用的Fisch，Andrews和Radkowski三种分期。

表9-1 比较常用的Fisch，Andrews和Radkowski三种分期

分期	作者		
	Fisch，1983	Andrews，1989	Radkowski，1996
Ⅰ期	Ⅰ期局限于鼻咽和鼻腔，无骨质破坏	Ⅰ期局限于鼻咽和鼻腔，无骨质破坏或限于蝶腭孔	ⅠA期局限于鼻腔后部和/或后鼻孔 ⅠB期包括鼻腔后部和/或后鼻孔，至少累及一个鼻窦
Ⅱ期	Ⅱ期侵犯翼腭窝或上颌窦，筛窦或蝶窦，并有骨质破坏	Ⅱ期侵犯翼腭窝或上颌窦，筛窦或蝶窦，或有骨质破坏	ⅡA期翼腭窝内侧部分侵犯 ⅡB期占据整个翼腭窝，伴或不伴眼眶骨质受侵犯 ⅡC期肿瘤向外侵犯到颞下窝或向后侵犯翼板
Ⅲ期	Ⅲ期侵犯颞下窝、眶、鞍旁区，但位于海绵窦外侧	ⅢA期侵犯颞下窝或眼眶，无颅内侵犯 ⅢB期侵犯颞下窝或眶伴颅内硬膜外侵犯（鞍旁）	ⅢA期侵及颅底（局限性颅内侵犯） ⅢB期颅底，广泛颅内侵犯，伴/不伴海绵窦侵犯
Ⅳ期	Ⅳ期侵犯海绵窦，视交叉区，垂体窝	Ⅳ期侵犯颅内硬膜内，肿瘤浸润海绵窦、垂体窝、视交叉	

五、治疗

鼻咽纤维血管瘤主要以手术治疗为主。在过去的20年中，其术式发生了一系列的变化，原因如下：①随着鼻内镜手术技巧的提高以及对鼻窦及周边重要解剖结构认识的加深，越来越多的鼻科专家进行鼻腔和鼻窦肿瘤的鼻内镜下切除，甚至包括鼻窦外进路的内镜辅助手术。②影像学（高分辨率CT、MRI和MRA）的进步有助于改进手术计划和提高肿瘤切除率。③辅助技术的发展和改进，如血管栓塞、手术器械的推陈出新、导航系统甚至术中成像系统。血管栓塞技术的改进加上射频设备的使用，较小的肿瘤内镜下进路多可整块切除，较大的肿瘤较难实现整块切除，可分块切除。肿瘤体积的减少使手术更易到达解剖复杂的区域。此外，导航系统帮助提供鼻窦以外区域的信息。④放弃鼻外入路的另一个原因是为了避免并发症的发生。

　　研究表明：早期肿瘤的复发率很低，随着肿瘤分期升高，其复发率变高。鼻咽纤维血管瘤的内镜治疗是一种微创治疗方式，并发症较少，可以完全切除 Andrews-Fisch ⅢA期的肿瘤。当肿瘤经内镜或外进路手术治疗后复发时，可以继续采用内镜手术治疗。内镜下手术的并发症与蝶筛窦切除手术所致的并发症类似。复发率似乎与肿瘤累及的具体部位更相关，如蝶骨体底部、前颅底、颞下窝和海绵窦、翼腭窝和翼板，如侵及这些部位，则表明肿瘤分期较高且侵袭广泛，因而有较高的复发率。此外，特殊部位的肿瘤侵犯对于复发率也很重要，例如经翼管入侵蝶骨体底部。术后即行增强MRI复查，若发现残留，在患者情况允许时可再次手术，减少复发，并避免因瘢痕形成而致暴露肿瘤困难。

　　其他治疗包括放射治疗。外放疗已被提倡用于治疗复发性和广泛（颅内）病变。最近的放射治疗研究报告显示，85%的晚期肿瘤接受30Gy~35Gy的放疗后可被控制。但因其在青少年可产生长期后遗症，如生长抑制、放射性脑病、痴呆症或放射诱发的肿瘤，仅作为肿瘤的辅助治疗手段，用于无法切除的肿瘤、未完全切除的肿瘤，或广泛颅内侵犯的肿瘤。

（顾瑜蓉　王德辉）

第二节 鼻咽恶性肿瘤

一、鼻咽恶性肿瘤的流行病学特征

鼻咽恶性肿瘤（临床上多称为鼻咽癌）是始发于鼻咽黏膜上皮的一种恶性肿瘤。即便有着相似的细胞或组织沿袭，但鼻咽癌与其他头颈部癌仍然有着巨大的差别。鼻咽癌有着特殊的地理分布，2012年全球鼻咽癌新发病例86 500例，约占全球新发肿瘤病例的0.6%，其中，71%的病例发生于东亚、东南亚及北非。除了地域的发病差异，一些人种也被认为与该病相关，例如加里曼丹的比达友族、北印第安的那加人、爱斯基摩人等，这些人种的男性年龄矫正发病率高于16/100 000。且流行病学调查发现有鼻咽癌高发家族存在，人种、地域间发病率的巨大差异说明鼻咽癌的发病与基因和环境有关。在我国，鼻咽癌的发病亦有明显的地域差异，呈南高北低的趋势。资料显示，全国32个肿瘤登记处的鼻咽癌（nasopharyngeal carcinoma，NPC）发病率高于全国平均水平的登记处均位于华南地区，集中在广东省和广西壮族自治区，而北方一些地区NPC的发病水平比较低。其中NPC发病率最高的地区是四会市（21.32/10万人），其次是中山市（19.83/10万人）和广州市（17.78/10万人）；发病率最低的地区则是阳城县（0.36/10万人）。该病男女发病率之比为（2~3）：1，发病高峰年龄为50~60岁。

二、鼻咽癌的解剖学特征

鼻咽位于颅底和软腭之间，连接鼻咽和口咽，被顶后壁、双侧壁、前壁、底壁包绕。鼻咽多以骨为支架，除底壁软腭外，各壁活动范围较小，故此鼻咽腔大小较恒定。鼻咽顶壁和后壁相互连接，常合称为顶后壁。其自后鼻孔上缘至软腭水平，由蝶骨体蝶窦底、枕骨体和第1及第2颈椎构成。鼻咽腔的前壁由双侧后鼻孔、鼻中隔后缘及下鼻甲后端组成。鼻咽腔底壁由软腭背面构成。鼻咽腔的两侧壁则由腭帆张肌、腭帆提肌及咽鼓管软骨段构成。

　　鼻咽周围重要组织器官较多。蝶窦、海绵窦、斜坡、岩尖等颅底结构均位于鼻咽顶壁及顶侧壁上方，有多对颅神经（第Ⅲ～Ⅵ对颅神经）于颅底等相应结构内穿行，它们与鼻咽腔有卵圆孔、破裂孔的骨性孔道相通。鼻咽部肿瘤可向周围浸润、侵犯邻近组织结构，从而引发相应的临床症状及体征。第Ⅴ、第Ⅵ对颅神经损伤在鼻咽癌中最为多见。

三、鼻咽癌的生长与转移方式

　　鼻咽癌最好发于咽隐窝，其次是鼻咽侧壁、顶壁。根据鼻咽的解剖特点，鼻咽癌直接侵犯周围器官组织，亦可沿着周围的天然孔径生长侵犯相应组织结构。例如鼻咽后壁肿瘤可直接侵及第1、第2颈椎，亦可通过侵犯至咽侧间隙的肿瘤进一步侵犯至第1、第2颈椎。鼻咽侧壁肿瘤可沿茎突前间隙、卵圆孔侵犯海绵窦，亦可途径破裂孔侵及蝶窦、海绵窦。鼻咽顶壁肿瘤则可由蝶骨基底部侵犯蝶窦及海绵窦。

　　鼻咽淋巴管网丰富、粗大且左右交叉，故鼻咽癌淋巴结转移较为多见，可高达80%以上。鼻咽癌的淋巴结转移通常沿着淋巴管引流的方向，较少出现跳跃性转移。由于鼻咽后壁、侧壁及咽穹等处的淋巴引流均到达颈深上淋巴结，故鼻咽癌最多见的是上颈深淋巴结转移，包括颈深上组、颈深前组或颈内静脉链前后组及脊副链淋巴结。在一项纳入了3 100例鼻咽癌病例的回顾性研究发现，Ⅱb区淋巴结转移概率为87.4%，Ⅱa区次之为67.1%，Ⅲ区、Ⅴ区及Ⅳ淋巴结转移发生概率依次降低。咽后淋巴结转移发生率为75.1%，且绝大多数发生于外侧组。由上颈深淋巴引流可至下颈、锁骨区上淋巴结。鼻咽癌亦可出现颏下、面颊部、枕后、腮腺区等处淋巴结转移。这多是由于肿瘤侵犯该引流区相应部位所致、或者是由于颈转移淋巴结巨大、侵犯皮肤、既往手术史等引起。

四、诊断、临床分期和治疗前评估

　　回吸性涕血、鼻塞、耳闷耳鸣和听力减退、颈部肿块、头痛复视等是鼻咽癌患者常见的临床表现。一项纳入了4 768例鼻咽癌患者的回顾性研究总结发现，鼻症状（例如鼻塞、出血等）发生率为73.4%、听觉障碍62.4%、头痛34.8%、复视等眼部症状为10.7%、面麻7.6%等。

凡有上述症状、EB病毒抗体效价或EBV DNA高或来自鼻咽癌高发区或有鼻咽癌家族史者，均应做鼻咽癌相关检查。病理学是鼻咽癌诊断的金标准。颈部淋巴结活检不能替代鼻咽部活检。根据分化程度不同，WHO将鼻咽癌分为三种组织学类型，Ⅰ型为角化性分化型癌，Ⅱ型为非角化性分化型癌，Ⅲ型为非角化性未分化型癌。在鼻咽癌高发地区，非角化性鼻咽癌较为多见，且总是与EB病毒感染相关，而在非高发地域，角化性较为多见。

现在应用较为普遍的鼻咽癌分期有UICC/AJCC第七版分期及我国鼻咽癌临床分期工作委员会制订的鼻咽癌2008分期（表9-2）。

表9-2 鼻咽癌的UICC/AJCC第七版分期与我国鼻咽癌临床分期工作委员会制订的2008分期

	UICC/AJCC第七版分期	2008分期
T分期		
T1	鼻咽、鼻腔	局限于鼻咽
T2	咽旁间隙（向后外侧方向浸润）	鼻腔、口咽、咽旁间隙
T3	颅底骨质、鼻窦	侵犯颅底、翼内肌
T4	颅内、颅神经、下咽、眼眶、颞下窝/咀嚼肌间隙	侵犯颅神经、鼻窦、翼外肌及以外的咀嚼肌间隙、颅内（海绵窦、脑膜等）
N分期		
N0	Nx：不能评估	影像学及体检无淋巴结转移证据
N1	单侧最大径≤6 cm/咽后淋巴结≤6 cm	N1a：咽后淋巴结转移 N1b：单侧Ⅰb、Ⅱ、Ⅲ、Ⅴa区淋巴结转移且直径≤3cm
N2	双侧淋巴结转移，且直径≤6 cm	双侧Ⅰb、Ⅱ、Ⅲ、Ⅴa区/直径>3 cm/包膜外侵犯
N3	N3a：淋巴结直径>6 cm N3b：锁骨上窝淋巴结转移	Ⅳ、Ⅴ区（下颈）
M分期		
M0	无远处转移	无远处转移
M1	有远处转移（包括颈部以下的淋巴结转移）	有远处转移（包括颈部以下的淋巴结转移）

临床分期

AJCC 7th 分期

0 期	TisN0M0	
Ⅰ期	T1N0M0	
Ⅱ期	T1N1M0	T2N0-1M0
Ⅲ期	T1-2N2M0	T3N0-2M0
ⅣA 期	T4N0-3M0	
ⅣB 期	任何 TN3M0	
ⅣC 期	任何 T 任何 NM1	

2008 分期

Ⅰ期	T1N0M0	
Ⅱ期	T1N1a-N1bM0	T2N0-N1bM0
Ⅲ期	T1-T2N2M0	T3N0-N2M0
Ⅳa 期	T1-T3N3M0	T4N0-N3M0
Ⅳb 期	任何 T、N	M1

　　鼻咽癌患者治疗前应进行系统性临床检查，包括一般的体格检查及详细的专科检查。由于局部晚期鼻咽癌患者常伴有颅神经麻痹或损伤，故还应对患者行颅神经检查，明确受侵的颅神经、了解病变范围。此外，应行鼻咽及颈部MRI检查以明确局部病灶大小、范围及颈部淋巴结转移情况。MRI比CT能更好的显示咽旁间隙浸润、颅底侵犯、颅内病变及颈深部淋巴结，故MRI已被推荐为鼻咽癌的必需检查。行胸部CT、腹部超声或腹部CT等检查以排除远处转移。NCCN临床指南推荐局部晚期鼻咽癌患者应行全身骨扫描以明确有无骨转移，或行PET-CT检查。此外，由于鼻咽癌患者常伴有EB病毒感染，治疗前评估还应包括血清EB病毒抗体及DNA检测。原位杂交技术发现几乎所有的鼻咽癌细胞，甚至鼻咽癌细胞恶性转化的初始阶段都存在EB病毒感染，说明EB病毒感染可能是鼻咽癌发病的必经过程。血清DNA检测可以作为鼻咽癌诊断的预测因子，而且，有研究显示，EBV DNA表达与预后不良及复发相关。亦有研究显示，部分鼻咽癌患者可检测到HPV病毒感染，其可能与罹患角化性甚至非角化性鼻咽癌的白种人发病相关。且HPV、EBV不同感染的鼻咽癌患者预后不同，HPV

阳性患者局控率和生存率较低，而EBV阳性的患者远处转移率较高。

五、鼻咽癌的放疗、治疗方式的选择和治疗效果

放疗是鼻咽癌最主要的治疗手段（早期病例单纯放疗，晚期病例放疗联合化疗），也是目前唯一根治性治疗手段。无论病期早晚，鼻咽原发肿瘤、转移淋巴结、鼻咽周围的亚临床病灶、颈部淋巴引流区都必须给予照射。影像诊断技术的提高和放疗技术的进步使鼻咽癌的局控率明显提高。

（一）鼻咽癌的放疗

三维适形放疗（three-dimensional conformal radiotherapy，3DCRT）始于20世纪80年代中后期，其在临床的应用使鼻咽癌的治疗步入了精确放疗阶段。三维适形放疗依靠CT引导的三维计划系统，比传统常规放疗（two-dimensional radiotherapy，2DRT）有更佳的靶区勾画及更优的剂量分布和正常组织的保护，使高剂量分布的形状在三维方向上和靶区形状一致，因而使靶区接受致死性剂量照射的同时，最大限度地减少周围正常组织的照射剂量，从而提高肿瘤局部控制率，降低正常组织并发症。根据复旦大学附属眼耳鼻喉科医院资料显示，鼻咽癌的5年生存率由2DRT的50%~60%提高到3DCRT的74%。

调强适形放疗（intensity modulated radiotherapy，IMRT）是21世纪放射治疗技术的主流，剂量学上较3DCRT和常规2DRT有着无可比拟的优势：①精确定位：采用精确的体位固定技术，提高放疗定位、摆位精度和照射精度；②精确计划：制订精确的治疗计划，逆向计算设计肿瘤治疗所需的剂量参数，即靶区照射剂量和周围正常组织的耐受剂量，实现治疗计划最佳优化，使剂量分布与靶区的三维形状一致，靶区内剂量按处方剂量要求分布；③精确照射：其临床结果是明显增加肿瘤的局部控制率．并减少正常组织的损伤；④可在一个计划中同时实现大野照射及小野的追加剂量照射，缩短了治疗时间。

IMRT应用于鼻咽癌有其独特的优势：①重要器官的保护：鼻咽癌位置深，周围危及器官多，与靶区的解剖关系错综复杂，常规照射技术无法避开或保护这些器官。并鼻咽癌患者放疗疗效好，生存期长，对生存质量要求高。因此IMRT在不降低鼻咽癌局部控制率的前

提下，可最大限度地降低周围正常组织的受量。②鼻咽癌生物学行为特点：鼻咽癌大多为低分化癌，对放疗敏感，但靶区大且不规则，常规照射技术很难达到高剂量区与靶区适形；而且肿瘤局控率与照射剂量呈明显的正相关性，因此鼻咽癌是IMRT的最大受益者。③临床解剖部位的优势：器官移动小、易固定，具备精确放射治疗的可行性。④物理剂量分布优势：对于鼻咽癌，正常组织的剂量限制成为限制提高肿瘤剂量的主要因素，IMRT可使靶区内的剂量按照要求分布，肿瘤区的分次剂量应高于其他靶区，使进一步提高肿瘤剂量成为可能。

　　由于鼻咽癌肿靠近周围关键组织，而且在放疗过程中因肿瘤的退缩及体重下降可导致解剖位置的变化，使得肿瘤及周围关键组织最终所受剂量发生改变，所以在IMRT实施过程中要求确保摆位精度，甚至需要在治疗过程中重新设计治疗计划。图像引导的放射治疗和自适应放疗治疗方式在IMRT中越来越被广泛地使用。图像引导的放射治疗（image guided radiotherapy，IGRT），是利用加速器上配备的Cone-beam CT（CBCT）进行扫描，采集并重建三维图像信息，与治疗计划中的参考图像进行配准后再实施治疗，这样可以克服因治疗摆位和肿瘤位置移动所造成的误差，是提高摆位和治疗精度的手段，可搭配适形、调强等治疗方式。自适应放疗（adaptive radiotherapy，ART）是IGRT提高和发展后的一种形式，在计划设计和计划执行过程中，利用治疗进程中各环节测量得到的肿瘤和正常组织的解剖变化，测及靶区和危及器官实际接受的剂量，不断地修改治疗计划的过程。其目的是不扩大放射野大小，提高放疗实施准确性和精确性，并给特定患者实施特定放疗的临床行为。当剂量分布有显著偏差时，应考虑重新设计治疗计划，而且要保证重做的计划最终不会导致肿瘤边缘的剂量缺失。2017年Luo等对132例鼻咽癌ART与IMRT的配对研究发现，5年无局部区域复发生存率（LRFS）ART组高于IMRT组（96.7% *vs.* 88.1%，$P=0.022$）。在IMRT实施过程中，如何选择最佳的重做计划的时间，能否带来临床的获益，这些问题仍亟待解决。

　　鼻咽癌IMRT放疗的进展。弧形调强治疗（intensity-modulated arc therapy，IMAT）是一种在机架连续旋转过程中通过动态多叶准直器连续运动不断改变射野大小和形状的锥形束IMRT实施方式，通过机架多弧或单弧旋转，实现在不同射野方向上射束强度的调整。如瓦里安公司的RapidArc和医科达公司的VMAT。2015年Guo等分析205例VMAT

治疗的鼻咽癌，3年局控率92%以上，VMAT最大优势在于治疗时间明显缩短。

螺旋断层放疗（helical tomotherapy，HT）将现代诊断螺旋CT和医用直线加速器进行有机结合，利用螺旋CT扇形束原理调制MLC，实现适形旋转治疗。TOMO放疗系统是至今最好的IMRT系统，集IMRT、IGRT于一身，用螺旋CT旋转方式摄取图像和治疗肿瘤，可达到自适应放疗或剂量引导放疗。其最大的特点就是：肿瘤剂量适形度更高，肿瘤剂量强度调节更准，肿瘤周围正常组织剂量调节更细。李奇欣等比较鼻咽癌常规固定野调强（IMRT）、容积旋转调强（VMAT）及断层调强（HT）3种不同调强放疗计划的剂量学差异。结果发现鼻咽癌IMRT、VMAT及HT计划在靶区覆盖和危及器官保护上都可以达到临床要求，在靶区的适形度和均匀性上HT计划优于VMAT和IMRT，但在治疗时间和加速器的机器跳数上VMAT较有优势。

（二）鼻咽癌放疗前准备

影像检查：鼻咽癌靶区勾画以MRI作为基本的影像学参照。PET/CT作为一种功能与形态相结合、多学科多层面综合的一种先进的影像学检查手段，目前仍为非强制性影像学检查，不可替代头颈部MRI作为靶区勾画的主要参照。

固定装置：采用头颈肩热塑面膜固定。

定位CT：建议平扫+增强的扫描方式，扫描范围自头顶至胸骨切迹下2cm，扫描层厚要求治疗靶区的区域≤3mm，靶区外可≤5mm。

图像处理要求：勾画靶区尽可能采用MRI和CT的融合图像（如CT和MRI扫描体位不一致，则按骨性标志匹配行原发灶图像融合，颈部靶区可依据CT扫描图像勾画），如无影像融合软件的单位在治疗计划系统内勾画靶区时须参照头颈部MRI。

靶区的命名与勾画如表9-3所示。

表9-3　鼻咽癌的靶区的命名与勾画

靶区名称	定义
GTVnx	影像学及临床检查可见的原发肿瘤部位及其侵犯范围
GTVrpn	咽后转移淋巴结
GTVnd	颈部转移淋巴结
GTV1	包括（GTVnx+GTVrpn）+5~10 mm*+鼻咽腔黏膜及黏膜下5 mm
GTVnd	包括GTVnd+需要预防照射的颈部淋巴结分区
CTV2	涵盖CTV1，同时根据肿瘤侵犯的具体位置和范围适当考虑包括下列结构：鼻腔后部，上颌窦后部，翼腭窝，部分后组筛窦，咽旁间隙，颅底，部分颈椎和斜坡**
PTV	上述对应各靶区外放2~5 mm（外放具体数值按各单位摆位误差确定）

*外放的具体范围根据临床和解剖结构的特殊性可做适当的调整，如果肿瘤邻近关键结构（如脑干），外扩边界可减少至1 mm。

**CTV2：涵盖CTV1，主要是根据鼻咽解剖及肿瘤的生物学行为确定相应的CTV2。

由于咽后淋巴结和鼻咽肿瘤很贴近甚至融合，通常将鼻咽原发肿瘤和咽后淋巴结作为一个整体靶区来勾画。

CTV2具体解剖界限与范围可参照如下：

前界：鼻腔后部及上颌窦后壁前5 mmH

后界：前1/3椎体和斜坡

上界：部分后组筛窦，颅底区（蝶窦底壁、破裂孔和卵圆孔）HE

下界：第二颈椎中部，包括整个鼻咽腔

侧界：包括翼突区、咽旁间隙，颅底层面包括卵圆孔外侧缘。

说明：不论肿瘤T分期，以上是必须包含的结构，然后根据肿瘤侵犯的范围适当增加相邻的结构。

颈部淋巴结靶区设置如表9-4所示。

表9-4　鼻咽癌颈部淋巴结靶区设置

淋巴结		需预防照射的颈部淋巴结引流区域 CTVnd
N0	无任何肿大或可疑转移的淋巴结	双侧Ⅱ、Ⅲ、Ⅴa区
	未达到诊断标准的高危的淋巴结	同侧Ⅱ~Ⅴ区，对侧Ⅱ、Ⅲ、Ⅴa区
单颈淋巴结转移		同侧Ⅱ~Ⅴ区，对侧Ⅱ、Ⅲ、Ⅴa区
双颈淋巴结转移		双侧Ⅱ~Ⅴ区

Ib区预防照射的指征：Ⅰb区有转移性淋巴结，或该区阳性淋巴结切除术后；Ⅱa区转移性淋巴结包膜外侵或直径≥3 cm；同侧全颈多个区域（≥4个区域）有转移淋巴结；鼻咽肿瘤侵犯鼻腔≥后1/3、软硬腭、齿槽等；肿瘤累及口咽。

靶区的处方剂量推荐如表9-5所示。

表9-5　95%的PTV所接收的最低吸收剂量

PTV	单次剂量（Gy）	总处方剂量（Gy）
PGTVnx	2.10~2.25	≥66（66~76）
PGTVrpn		
PGTVnd	2.00~2.25	≥66（66~70）
PCTV1	1.80~2.05	60~62
PCTV2	1.70~1.80	50~56
PCTVnd		

有条件的单位可执行分段多次计划，并参照一次性计划相应给量。

处方剂量的计划评估要求：PTV接受110%处方剂量的体积<20%；PTV接受≥115%处方剂量的体积<5%；PTV接受<93%的处方剂量的体积<1%。

鼻咽癌IMRT需要勾画的正常结构：包括脊髓、脑干、视交叉、视神经、耳部器官、颞叶、眼球、晶体、颞颌关节、下颌骨、垂体、唾液腺（腮腺、颌下腺）、吞咽相关器官（咽缩肌、舌根、喉、食管）、气管、甲状腺、口腔等，并给予相应的剂量限制。因为逆向IMRT计划只保护已勾画并给予剂量限制的结构。我院研究表明，在IMRT技术下，如不对耳部结构进行剂量限制，耳部将受到更高剂量照射。

（三）鼻咽癌的治疗

研究已经证明，患者分期越晚，血浆中EBV-DNA拷贝数越高。基于患者的分期、EBV-DNA作为分子指标、精准的调强放疗，鼻咽癌的治疗也迈入精准治疗的时代。

Ⅰ期（T1N0M0）：单纯放疗可达根治目的。颈部采用选择性区域照射。

Ⅱ期鼻咽癌的治疗：在传统的2D/3DRT时代，联合顺铂为基础的同步化疗对Ⅱ期鼻咽癌是获益的。2011年Chen等报道230例Ⅱ期鼻咽癌的Ⅲ期随机临床试验结果。当时采用1992福州分期为Ⅱ期的鼻咽癌（相当于AJCC第7版的Ⅱ~Ⅲ期），单纯放疗组（RT）（$n=114$）与同步放化疗组（CCRT，方案DDP30 mg/m²/每周）（$n=116$）比较，研究结果显示CCRT组的5年生存率、无进展生存率、无远处转移生存率均高于RT组。同步化疗将患者的远处转移率从16.1%降低到5.2%，生存率由85.8%提高到94.5%。该研究为Ⅱ期鼻咽癌患者接受同期放化疗提供了高级别循证医学证据。

Zhang等对482例单纯IMRT或IMRT联合同步化疗的低危鼻咽癌（T1N1M0，T2N0-1M0或T3N0M0）患者进行倾向评分匹配分析，发现IMRT时代，对低危鼻咽癌来讲，联合顺铂为基础的同步化疗并不能获益。

2017年Xu等报道的一篇2138例Ⅱ期鼻咽癌的Meta分析，比较放化疗与单纯放疗的总生存率（OS）、无局部区域复发生存（LDDFS）、无远处转移生存（DMFS），结果显示放化疗较单纯放疗在LDDFS有明显的获益，同时放化疗较单纯放疗在3/4级白细胞减少、黏膜炎和恶心有更高的发生率。亚组分析结果显示单纯IMRT的OS、LRRFS、DMFS与放化疗相当，但3/4级急性毒性反应更低。这项研究结果表明在IMRT时代，Ⅱ期鼻咽癌可以使用单纯放疗。

Ⅲ~ⅣB期鼻咽癌的治疗：同步放化疗已成为标准治疗。诱导化疗+同步放化疗±辅助化疗、同步放化疗±辅助化疗的多种综合治疗模式在临床上广泛使用。

Tao等回顾性分析154例无远处转移的鼻咽癌患者，接受IMRT+同步化疗，比较顺铂每周方案（每周30~40 mg/m²，5~7周）及顺铂每3周方案（80 mg/m²，2~3程）的生存情况及急性毒性，结果显示顺铂每周方案组的5年OS、DFS、FLRS、FDS分别是78.9%、71.0%、92.6%、80.1%，顺铂每3周方案组的5年OS、DFS、LRFS、DMFS分别是85.2%、71.6%、93.5%、80.9%，亚组分析显示对早期或晚期病例，两组的生存率比较无统计学差异，两组的急性毒性反应发生率相似。

尽管多项Meta分析的结果都显示同步放化疗+辅助化疗和单纯同

步放化疗在OS、LRFS、DMFS无明显的区别，NCCN指南上仍将这两种治疗方法推荐用于局部晚期鼻咽癌的治疗。

2014年的一项研究表明：在放疗期间不良的EBV-DNA反应情况（即放疗4周时以定量PCR法仍能检测到血浆中EBV-DNA）是局部晚期鼻咽癌的不良预后因素，这种患者可能从辅助化疗中获益。

2017年一项台湾的临床研究，为探讨辅助化疗对于高危鼻咽癌的预后影响，纳入403例晚期鼻咽癌，至少满足以下一个入组条件：①颈淋巴结>6 cm；②锁骨上淋巴结转移；③颅底/颅内受侵+多发淋巴结转移；④多发淋巴结转移，其中一个>4 cm。所有患者接受根治放疗±新辅助化疗/同步化疗。分成2组：辅助化疗组（采用口服替加氟尿嘧啶胶囊，2粒，bid，12月）154例（全部为IMRT），未辅助化疗组249例（181例2D/3DRT，68例IMRT），5年总生存率（OS）、无进展生存（PFS）、无远处转移失败生存（DMFFS）、无鼻咽失败生存（NPFFS）、无淋巴结失败生存（NFFS）辅助化疗组 vs. 未辅助化疗组分别为80.5% vs. 66.7%、70.5% vs. 59.4%、82.1% vs. 68.5%、86.4% vs. 86.3%、96.4% vs. 94.2%；经过亚组分析，对放疗后未能检测到血浆EBV-DNA的327例重新分组分析，辅助化疗组（n=120）比未辅助化疗组（n=207）有更显著的OS、DMFFS改善。故认为对于高危鼻咽癌根治放疗±新辅助化疗/同步化疗后行辅助化疗可减少远处转移及提高总生存。

由于同步放化疗后行PF方案（顺铂+氟尿嘧啶）的辅助化疗依从性差，并不能为中国鼻咽癌患者带来获益，临床上认为新辅助化疗（诱导化疗）较辅助化疗更可行及更有效。2016年国内开展的一项Ⅲ期多中心随机对照临床试验入组了480例初治的Ⅲ~Ⅳb期（排除T3-4N0）鼻咽癌患者，随机分配至TPF（多西他赛60 mg/m^2，d1+顺铂60 mg/m^2，d1+氟尿嘧啶600 mg/m^2，d1-5）诱导化疗+同期放化疗组（n=241）和同期放化疗组（n=239），发现加入TPF诱导化疗后3年无失败生存（FFS）从72%提高到80%（P=0.034），3年OS从86%提高到92%（P=0.029），3年无远处转移生存从83%提高到90%（P=0.031）。结论认为，同步放化疗加入TPF诱导化疗后可明显增加局部晚期鼻咽癌的无失败生存率，尽管3~4级中性粒细胞下降、白细胞下降及口腔黏膜炎发生率增加了，但这些毒性反应是可以接受的。

Li等对147例IMRT治疗的Ⅲ~ⅣB期鼻咽癌进行回顾性分析，经倾向匹配分成3组（每组49例）：同步放化疗组（CCRT）、诱导化疗

+放疗组（IC+RT）、诱导化疗+同步放化疗组（IC+CCRT）。诱导化疗方案包括PF（顺铂+氟尿嘧啶）和TP（多西他赛+顺铂）2-3程，每3周重复；同步化疗采用单药顺铂2-3程，每3周重复。结果发现，CCRT、IC+RT、IC+CCRT对IMRT治疗的局部晚期鼻咽癌都是有效的治疗策略，这三组的3年DFS、OS、DMFS、LRFS无统计学差异。

2017年Peng等回顾性分析957例无远处转移的T1-2N2-3或T3-4N1-3经IMRT治疗的鼻咽癌，诱导化疗采用PF（顺铂80 mg/m^2+氟尿嘧啶（1 000 mg/m^2）或TP（多西他赛75 mg/m^2+顺铂75 mg/m^2）方案，经倾向得分匹配方法分成318对，诱导化疗组 *vs.* 非诱导化疗组的5年OS、DMFS、DFS、LRRFS分别为87.2% *vs.* 80.8%（*P*=0.023），88.1% *vs.* 83.2%（*P*=0.071），80.7% *vs.* 71.4%（*P*=0.011）和92.1% *vs.* 86.7%（*P*=0.081），排除未接受同步放化疗的患者，经倾向得分匹配方法分成276对，诱导化疗组 *vs* 非诱导化疗组的5年OS、DMFS、DFS、LRRFS分别为86.7% *vs.* 80.5%（*P*=0.038），88.3% *vs.* 82.4%（*P*=0.042），80.1% *vs.* 72.4%（*P*=0.037）和91.6% *vs.* 88.1%（*P*=0.319），多因素分析显示诱导化疗是OS、DMFS、DFS的独立预后因素。研究认为诱导化疗对于T1-2N2-3及T3-4N1-3的鼻咽癌是有效的治疗方式，诱导化疗联合标准的同步放化疗可获得最佳的治疗获益。

2015年Du等回顾性分析881例接受IMRT的局部晚期鼻咽癌患者，其中441例接受同步放化疗（CCRT），470例接受新辅助化疗+同步放化疗（NACT+CCRT）。多因素分析显示在CCRT组，N2-N3、血浆EBVDNA>4000拷贝数/mL、血清白蛋白≤46 g/L、血小板计数>300×10^9/mL是远处转移的独立预后因素。若含有上述2~4个危险因素被认为是高危，高危者接受NACT + CCRT较CCRT有更高的DMFS和PFS。研究认为，有远处转移高危因素的局部晚期鼻咽癌患者可以从新辅助化疗+同步放化疗中获益。

转移性鼻咽癌的治疗：NCCN指南中，明确化疗为转移性鼻咽癌的标准治疗方式。当转移数目有限，患者经全身系统治疗及积极局部治疗后可能获得完全缓解。

（四）鼻咽癌放疗的疗效

在20世纪90年代，在成像技术、计算机计划系统、放疗设备和放射生物学的快速发展，鼻咽癌的5年生存率达到了65%~74%，局部失败和远处转移是鼻咽癌失败的主要原因。21世纪初以来，IMRT技术的日臻成熟，其精确治疗的特点，大大提高了鼻咽癌的局控率。在IMRT时代，鼻咽癌最主要的失败模式是远处转移。

Mao等分析749例IMRT治疗的无远处转移的鼻咽癌，根据AJCC第7版分期系统，其中Ⅰ~Ⅱ期257例（占34.4%），Ⅲ~Ⅳ期492例（占65.6%），5年总生存率82.0%，5年无局部复发生存率、无远处转移生存率分别为94.6%、82.6%。而该中心早期CRT治疗的749例无远处转移的鼻咽癌，5年无局部复发生存率、无远处转移生存率分别为85%、81%。

Zhang等回顾性分析7 081例无转移的鼻咽癌（IMRT 2 245例，2D-CRT 4 836例），结果显示IMRT组的5年无局部复发生存（LRFS）、无局部区域复发生存（LRRFS）和无进展生存（PFS）均高于2D-CRT组，而在无淋巴结复发生存（NRFS）、无远处转移生存（DMFS）和总生存率（OS）上IMRT并没有明显优势。

Liu等分析749例初治时无远处转移的鼻咽癌IMRT的长期随访结果，根据AJCC（第7版）分期系统，Ⅰ期78例，Ⅱ期179例，Ⅲ期282例，ⅣA~ⅣB期210例，局部失败率、区域失败率、远处转移率分别为5.5%、2.9%、17.2%。>50岁及Ⅲ~ⅣB期是疾病失败的独立危险因素。

新辅助化疗被广泛地用于晚期鼻咽癌，Peng等回顾分析了494例IMRT治疗的局部晚期鼻咽癌，新辅助化疗的中位疗程数为2程（范围2~4程），结果发现2程新辅助化疗可能足够了，再多的疗程并不能提高生存率，且新辅助化疗是影响N2-3患者总生存率的一个独立预后因素。

六、鼻咽癌的化疗

尽管放疗是鼻咽癌最为主要的治疗手段，化疗同样占据重要地位，特别对局部进展期患者，放化疗综合治疗已成为标准治疗模式。对于T1N0M0的患者可以行单纯放疗，其余的淋巴结阳性或者存在远处转移的且无化疗禁忌的患者在放疗的同时仍建议给予化疗。

（一）初发鼻咽癌的化疗

1. 同期放化疗

多项临床研究和荟萃分析已证实同期放化疗能提高鼻咽癌患者的生存。Lin等一项Ⅲ期临床研究入组284名Ⅲ/Ⅳ期无远处转移鼻咽癌患者，随机分为单纯放疗组和PF方案（P：顺铂，F：5-FU）同期放化疗组。局部失败率、远处转移率均显著低于放疗组，而5年鼻咽无进展生存率89.3%、无进展生存率（progression-free survival，PFS）71.6%、总生存率（overall survival，OS）72.3%均显著高于后者，仅伴有3/4级急性不良反应的轻度增高。Chan等另一项Ⅲ期研究得到类似结论，同期放化疗组5年OS显著高于单纯放疗组；同期放化疗组较放疗组死亡风险比为0.71，在T3-T4亚组分析中，同期放化疗组死亡风险比进一步降至0.51。Zhang等进行的一项局部晚期鼻咽癌Ⅲ期临床研究结果表明，同期放化疗组较单纯放疗组在2年无复发生存率（relapse-free survival，RFS）（96% *vs.* 83%，P=0.02）、OS（100% *vs.* 77%，P=0.01）方面具有明显优势。宣莹等纳入2576例局部晚期鼻咽癌患者的荟萃分析结果显示，同期放化疗组的3年和5年OS明显高于单纯放疗组（P<0.001），且局部复发和远处转移的风险也明显降低。因此，同期放化疗已成为局部进展期鼻咽癌的标准治疗模式。

2. 辅助化疗

同期放化疗+辅助化疗相比单纯放疗可带来生存获益。1998年的INT0099研究表明Ⅲ/Ⅳ期鼻咽癌同期放化疗加辅助化疗组3年OS（76% *vs.* 46%，P<0.001）、PFS（69% *vs.* 24%，P<0.001）均显著高于单纯放疗组。随后其他多项临床研究也提示类似结果，然而生存获益可能更多的来自同期放化疗，辅助化疗价值并不确切。Chen等进行的多中心Ⅲ期临床研究首次证实对局部晚期鼻咽癌，同期放化疗基础上的辅助化疗未进一步提高疗效：2年无失败生存（failure-free survival，FFS）86% *vs.* 84%（P=0.13），且明显增加3~4级不良反应。MAC-NPC荟萃分析试图比较同期放化疗+辅助化疗与同期放化疗的疗效。结果显示，与单纯放疗相比，同期放化疗显著提高了OS（5年时提高5.3%），同期放化疗+辅助化疗生存获益更大（5年时提高12.4%），但两组之间没有显著差异。虽然该项Meta分析中纳入的临床试验存在异质性，但是结果至少表明增加化疗有改善生存的潜在可能。2016年一项Meta分析也表明同期放化疗+辅助化疗有最大的生存获益，但较单纯同期放化疗并无统计学差异。NPC-0501研究中比较诱导+同期放化疗、同期放化疗+辅助化疗两种方案用于局部晚期患者，初步结果提示PF诱导化疗替代PF辅助化疗未改善疗效，PX（P：顺铂，X：卡

培他滨）诱导化疗替代PF辅助化疗可提高3年无病生存（81% *vs.* 75%，HR=0.54）和OS（91% *vs.* 83%，HR=0.42）。因此，同期放化疗联合辅助化疗的模式无论相比于单纯同期放化疗或是诱导化疗联合同期放化疗，均无明显优势。

3. 诱导化疗

诱导化疗又称新辅助化疗，具有如下优点：①肿瘤血供好，利于化疗药物分布至肿瘤局部并发挥抗肿瘤作用；②及早杀灭可能存在的全身亚临床转移灶；③对于局部晚期患者，可较早地减轻肿瘤负荷，同时提高对之后放疗的敏感性；④此时患者一般状况较好，对化疗的耐受性好。局部晚期鼻咽癌患者同期放化疗后的远处转移是治疗失败的重要因素，因此减少远处转移的可能是提升局部晚期鼻咽癌疗效的关键。

在一项Ⅱ期临床研究中，TP（T：多西紫杉醇，P：顺铂）诱导化疗联合同期放化疗较顺铂同期放化疗3年OS有26%的绝对获益，这引起了对紫杉类药物作为鼻咽癌诱导化疗的兴趣，但是后续研究结果不一。一项希腊的Ⅱ期临床研究在同期放化疗前加上CEP（C：顺铂，E：表阿霉素，P：紫杉醇）诱导化疗没有发现OS或其他研究终点的差异。Kong等一项Ⅱ期研究，采用TPF（T：多西紫杉醇，P：顺铂，F：5-FU）方案诱导化疗联合顺铂同期放化疗治疗局部晚期鼻咽癌，治疗耐受性和完成率可，Ⅲ期、Ⅳ期患者的3年OS分别为94.8%和90.2%。另一项新加坡的Ⅱ/Ⅲ期临床研究加入GCP（G：吉西他滨，C：卡铂，P：紫杉醇）诱导化疗未见生存获益。2016年的一项Ⅲ期随机对照临床研究入组了480例初治的Ⅲ~ⅣB期鼻咽癌患者，随机分配至TPF诱导化疗+同期放化疗组和同期放化疗组，发现加入TPF诱导化疗后3年FFS从72%提高到80%（P=0.034），3年OS从86%提高到92%（P=0.029），3年无远处转移生存从83%提高到90%（P=0.031）。从不良反应上来看，TPF诱导化疗组较同期化疗组增加了3/4度中性粒细胞下降、白细胞下降及口腔黏膜炎发生率。近年来三项荟萃分析综合比较了诱导加同期放化疗和其他治疗模式，结果均提示诱导化疗结合同期放化疗在远处转移控制方面优于同期放化疗（HR=0.6，RR=0.54，RR=0.54），其中一项提示诱导加同期较同期放化疗显著提高PFS（HR=0.66），但却始终未见到OS获益。因此，尽管在美国国立综合癌症网络（National Comprehensive Cancer Network，NCCN）指南中诱导加同期放化疗被列为局部晚期鼻咽癌治疗的3类证据推荐（TP方案诱导化疗是2B类证据），但这种综合治疗模式能否在不显著增加不良反应的前提下带来更多获益尤其是生存获益，目前还需大规模Ⅲ期临床研究来加以证实。

4.靶向治疗

2007年国内一项多中心Ⅱ期临床研究显示，尼妥珠单抗联合放疗较单纯放疗可提高局部晚期鼻咽癌患者近期疗效（全分析集的联合治疗组有效率为100%，单纯放疗组为91%，P=0.02），且药物不良反应轻微。进一步随访结果显示，尼妥珠单抗联合放疗组提高3年OS（84.3% vs. 77.6%，P<0.05）。2007年中国国家食品药品监督管理局已批准尼妥珠单抗试用于与放疗联合治疗EGFR表达阳性的Ⅲ/Ⅳ期鼻咽癌。2016年一项多中心临床研究采用TPF诱导化疗而后同期顺铂或者是尼妥珠单抗治疗局部晚期鼻咽癌（NCT02012062），主要研究终点是毒性。治疗相关的骨髓抑制、厌食、恶心、乏力在同期尼妥珠单抗组都较低，完成率高于同期顺铂组（97% vs. 40%）。和法国的TREMPLIN喉癌研究及西班牙2007-01研究一样，两组OS和PFS没有差别。上述结果提示鼻咽癌患者诱导化疗后接受基于EGFR单抗的同期放疗，安全性及耐受性更好。尼妥珠单抗同期放疗，在2010年NCCN指南中国版中作为局部晚期鼻咽癌的治疗选择之一。

（二）复发转移鼻咽癌的化疗

复发转移鼻咽癌患者的化疗以姑息治疗为目的，常用一线方案多为两药联合。2016年Zhang等一项Ⅲ期临床研究纳入362例复发或转移性鼻咽癌患者，随机分至GP组或FP组。中位随访19.4个月，GP组中位PFS为7.0月，FP组为5.6月（HR=0.55，95%CI：0.44~0.68，P<0.001）。其中3级以上不良事件GP组主要为白细胞减少（29%）、血小板减少（24%），FP组主要为黏膜炎（14%）。因药物相关不良事件停止治疗两组近似。该研究证明GP方案在有效率、PFS、OS上均优于FP方案，基于此项Ⅲ期临床研究结果，GP方案可能成为复发或

转移性鼻咽癌的一线治疗标准方案。

一线化疗失败后，挽救化疗药物的选择可包括：卡培他滨、伊立替康、吉西他滨、多西他赛（每周）、吉西他滨+长春瑞滨（GV）、紫杉醇+卡铂等。也可选择多药联合方案，但毒性反应、治疗相关性死亡发生率较高。一项以GV方案作为含铂类化疗失败挽救方案的研究示缓解率37.7%，中位PFS、OS时间为5.2个月、14.1个月。Peng等的一项多中心Ⅱ期研究对以顺铂为基础一线化疗失败后行卡培他滨联合奈达铂化疗，缓解率达41.7%，中位PFS、OS时间为5.8个月、12.4个月。此外Peng等回顾研究发现S-1用于一线含铂类化疗失败的复发转移患者，中位PFS、OS时间分别达5.6个月、13.9个月。虽然复发转移鼻咽癌的化疗方案选择较多，但多为小样本研究，且缺乏分别针对复发鼻咽癌患者和远处转移患者的研究数据。

（三）总结

化疗在鼻咽癌综合治疗中具有重要地位。同期放化疗目前仍然是治疗的基石，对于局部晚期鼻咽癌患者，增加化疗可能会有疗效获益，但是最佳时机、药物及人群尚无定论。目前研究数据提示加用辅助化疗未能带来更多生存获益，TPF新方案的诱导化疗是否比辅助化疗更加获益尚不明确，EGFR靶向治疗有望创造新的治疗组合，尚有待更多的大型前瞻性随机临床研究数据的积累。

七、鼻咽癌局部复发的手术治疗

在采用同步放化疗方案后局部复发率在10%~20%之间。局部复发是晚期鼻咽癌最主要的死因。目前针对复发性鼻咽癌（recurrent nasopharyngeal carcinoma，rNPC）的治疗主要包括两种方式：再次放疗或化疗，和挽救性手术治疗。再次放疗包括：体外放疗、短距离放疗、调强放疗、立体定向放疗、质子放疗等。再次放疗常出现严重并发症，如放射性骨髓炎、骨坏死、颞叶坏死、大出血、颅神经麻痹等。手术治疗亦是rNPC重要治疗手段之一。

鼻咽切除术（nasopharyngectomy）是rNPC的主要术式，根据局部复发范围尽可能切除肿瘤并保留重要结构和组织是其手术原则。包括传统开放式手术和鼻内镜下手术两种。

（一）开放式手术方法：以鼻咽前侧方入路为主

经口、硬腭入路：适于复发肿瘤较小（rT1、rT2），局限于鼻咽部偏中线位置。由于创面大，并发症多，目前该术式基本被鼻内镜下手术替代。

上颌骨外旋入路：该术式采用Weber Ferguson切口（同上颌骨切除术切口），切开腭部、上颌骨前壁及内侧壁、颧弓下部，自上颌结节处游离翼板。可将上颌骨肌皮瓣外旋，并能保证源于颈外动脉分支的血供。此入路可经前侧方充分暴露患侧鼻咽部，口咽部及咽旁间隙。将鼻中隔后端切除，还可暴露对侧鼻咽部。由于暴露充分，可将局部复发肿瘤完整切除，并可切除侵及口咽、咽旁间隙肿瘤，以及咽后间隙转移淋巴结。肿瘤切除后，将外旋的上颌骨肌皮瓣复位，用钛板固定。该术式最大缺点是面部遗留切口瘢痕，以及上颌骨坏死、腭部瘘、张口受限等并发症。Jimmy报道312例采用该术式的rNPC患者5年肿瘤局控率和生存率分别达74%和62%。

下颌骨外旋入路：适于患者张口受限、肿瘤侵犯口咽部或咽旁间隙者。该术式采用下颌骨正中劈开，外旋。切除肿瘤后复位下颌骨，并钛板固定。式式与口咽肿瘤下颌骨劈开切除术相似。

面中掀翻入路：适于肿瘤侵犯邻近组织，如鼻腔、上颌窦、蝶窦、颞下窝等。若复发肿瘤局限于鼻咽部、鼻窦、上颌骨后方或颞下窝稍有侵及，可行患侧唇龈切口，切除上颌骨前壁、上壁及内侧壁，即可将肿瘤完整切除。若肿瘤范围较广，广泛侵及鼻咽部、鼻腔、鼻窦、上颌窦及颞下窝，标准的面中掀翻入路手术则是必要选择。

颞下窝耳前入路：适于肿瘤侵犯岩骨、斜坡、颞下窝、咽后间隙、眶尖、蝶窦或上颌窦等。该术式采用半冠状耳前切口，可直接暴露患侧鼻咽部、颞下窝等部位，还可以扩大切除眶侧壁、近颞叶前部的蝶骨大翼，可暴露中颅窝脑膜。

（二）经鼻内镜下手术方法

随着鼻内镜手术技术的提高，手术器械、辅助设备（如CT、MRI、内镜下导航）的不断发展和完善，内镜下鼻咽切除术得到广泛开展和报道。以我院经验，介绍手术方法：根据肿瘤的部位和侵犯范围，手术切除的范围不同。若病变局限于鼻咽中线者，手术切除范围为：上达鼻咽后上壁，两侧达咽隐窝，下达寰椎水平，手术切除深度达颅底骨质骨膜，并将斜坡腹侧面骨质切除，可深达斜坡硬膜，保留咽鼓管软骨段。如果病变范围较广，向上侵犯蝶窦者，在上述切除范围的基础上，进一步切除蝶窦前壁和底壁，蝶嘴、蝶窦间隔连同鼻中隔后端一起切除，并去除蝶窦黏膜。根据肿瘤侵犯情况可选择性切除中鼻甲和下鼻甲后端。若病变向外侧侵犯者，在上述切除范围的基础上，可将鼻咽侧壁切除，达咽旁间隙，可同时切除同侧的咽鼓管软骨段。为了安全切除向外侧侵犯的病变，术中需开放筛窦、上颌窦，并将上颌窦内壁切除，以便暴露上颌窦后壁，切除上颌窦后壁，暴露翼腭窝，结扎蝶腭动脉，于翼突根部找到翼管开口，并将翼突根部磨除，沿翼管神经向后磨除骨质达岩骨段和斜坡旁段颈内动脉的交界处。切除咽鼓管软骨段时注意勿伤及咽旁段颈内动脉。

经内镜下鼻咽切除术优点在于，经自然入路最便捷，视野清晰，结构损伤少，面部无切口，术后恢复快。几乎可达到与开放式手术同样的切除范围，患者生活质量得以提高。但由于入路限制不能整块切除肿瘤是其最大不足，对侵犯颅底、海绵窦、颈内动脉、颅内等病变仍无法切除。

该术式对rT1、rT2效果较为肯定，Chen等报道两年总生存率为84.2%（rT1、rT2），复旦大学附属眼耳鼻喉科医院两年总生存率rT1为82%、rT2为45%。rT3~rT4肿瘤局控率和生存率均较差，作者所在医院两年总生存率rT3为55.3%、rT4为27.5%。

八、鼻咽癌颈部淋巴结转移复发和残留的手术治疗

鼻咽癌行根治性放疗后，仍有3%~10%的患者颈部会有残留或复发，再次放疗的5年生存率仅为13.0%~19.7%，而且会带来更严重的放射并发症，而采用手术切除为主综合治疗生存率更高。若不及时治疗，其疼痛、溃烂等临床症状会降低患者的生活质量，溃烂最终将导致颈动脉破裂出血而危机生命。由于肿块周围组织纤维化，小血管闭塞，组织和肿块内的乏氧细胞增多，增加了对放疗的抵抗，再次放疗的皮肤纤维化明显加重，形成坚硬的瘢痕灶，颈部活动受限。因此，多数学者建议对鼻咽癌放疗后残留或复发病变进行手术切除，不仅可以短时间内消除病灶，还能避免二程放疗对颈部组织和脊髓的进一步放射损伤，减少并发症。

颈总动脉、颈内动脉和颈内静脉在受到大剂量的放疗后，血管壁会变薄、硬化并与周围的纤维化组织紧密粘连，手术分离与保留困难，一旦术中发生血管破裂出血，几乎无法修补，甚至危及患者的生命，而需行颈动脉结扎或切除。大脑动脉环未代偿时，结扎和切除颈总动脉和颈内动脉可能会带来脑功能障碍，所以既往将累及颈动脉的鼻咽癌放疗后残留肿块限定为手术禁忌证。然而，由于长时间的颈部纤维化和肿块的包裹与挤压，使患侧颈动脉供血减少，起到了类似颈动脉压迫的Matars训练作用，一些患者的大脑动脉环得以开放而使患侧大脑半球供血得到代偿。因此，术前应通过CT血管造影、MRI和TBO实验，认真评估受侵的颈动脉能否安全切除。

对于鼻咽癌放疗后颈部淋巴结残留和转移复发的手术方式和范围，不同学者持有不同的观点。按照鼻咽部淋巴引流的走向，颈部Ⅱ区淋巴结是鼻咽癌最常见的转移部位，占84.81%，放疗后残留肿块也主要在此区域内。多数学者认为对单个淋巴结转移可行局部淋巴结切除术，多个淋巴结转移应行根治性颈淋巴结清扫术。夏良平等总结了88例鼻咽癌放疗后颈淋巴结外科治疗资料，比较了全颈清扫、改良性颈清扫、择区性颈清扫和单个淋巴结切除四种术式的生存率和淋巴结复发率，结果差异无统计学意义。鼻咽癌的颈部淋巴结转移在破坏包膜后可能侵犯皮肤、肌肉和器官，颈部的放疗又使皮肤产生纤维硬化或经久不愈的放射性溃疡，相当一部分患者在手术时需切除受损的皮肤，并利用肌皮瓣一期修复缺损的皮肤。通常，胸大肌皮瓣是最常用也是最佳的组织瓣，有可靠的轴心血管，保证了血液供应，同时具有比较厚实的胸大肌肌蒂覆盖保护重要的血管和神经。对于女性或胸壁损伤不适合应用胸大肌皮瓣者，可选择游离股前外侧皮瓣修复颈部组织缺损。对于鼻咽癌的首程放射野的设计，上颈部的放射剂量明显大于下颈部，因此上颈部血管的损伤比下颈部严重，故临床上可选用颈横动脉和下段颈内静脉与游离股前外侧皮瓣的血管蒂进行吻合，以确保手术成功。

因此，对鼻咽癌放疗后颈部淋巴结转移灶残留或复发的患者，在确定没有手术禁忌证的前提下，应积极的行颈部淋巴结的扩大切除或颈清扫术，并且术中尽量将放疗后不健康的组织切除，必要时采用肌皮瓣一期修复缺损。

九、分子靶向治疗在鼻咽癌治疗中的应用

目前，放化疗联合治疗时鼻咽癌的标准治疗模式，但是仍有20%~30%的患者治疗失败，部分患者对高强度同步放化疗难以耐受，尤其对于治疗后复发和转移的鼻咽癌患者，再程放化疗往往出现致死不良反应，严重影响患者的生活质量。近10年，靶向治疗药物成为肿瘤治疗的热点，靶向药物在细胞分子水平选择性的攻击肿瘤细胞特定靶点发挥抗肿瘤作用，而避免对机体正常细胞的杀伤，具有高效性、专一性和低损伤正常组织的特性。目前应用于临床治疗鼻咽癌的靶向治疗药物主要有EGFR阻断药、EGFR小分子酪氨酸激酶抑制药、VEGF抑制药和抗肿瘤免疫治疗药物。

（一）EGFR阻断药

有文献报道EGFR在鼻咽癌患者组织中的表达率可高达90%，EGFR的高表达被一些实验研究证实在鼻咽癌细胞增生、侵袭、转移、血管形成等方面起到重要作用，而且与不良预后密切相关。目前应用于临床的EGFR阻断药主要有西妥昔单抗和尼妥珠单抗。西妥昔单抗是一种来源于小鼠骨髓瘤细胞系的IgG1嵌合抗体，可阻断EGF、转化生长因子α与EGFR结合，阻断细胞内信号转导途径，从而抑制癌细胞的增殖，诱导癌细胞的凋亡，减少基质金属蛋白酶和血管内皮生长因子的产生。美国FDA于2006年批准西妥昔单抗用于联合放化疗联合治疗头颈鳞癌，而西妥昔单抗在鼻咽癌的治疗最早应用使于复发/转移鼻咽癌治疗的探索，且取得一定疗效，安全性可接受。2006年Ma等开展了一项西妥昔单抗同期联合放化疗治疗Ⅲ/Ⅳ期鼻咽癌疗的Ⅱ期临床试验，两年的PFS为86.5%，但有87%的患者发生3~4级口咽黏膜炎，33%的患者需要短期的鼻饲饮食，20%的患者发生3级皮炎，10%的患者发生痤疮样皮疹。尼妥珠单抗是我国自主研发的一种人源性EGFR单克隆抗体，2007年国内一项多中心Ⅱ期临床研究显示，尼妥珠单抗联合放疗较单纯放疗可提高局部晚期鼻咽癌患者近期疗效（全分析集的联合治疗组有效率为100%，单纯放疗组为91%，$P=0.02$），且药物不良反应轻微。进一步随访结果显示，尼妥珠单抗联合放疗组提高3年OS（84.29% *vs.* 77.61%，$P<0.05$）。2007年中国国家食品药品监督管理局已批准尼妥珠单抗试用于与放疗联合治疗EGFR表达阳性

的Ⅲ/Ⅳ期鼻咽癌尼妥珠单抗同期放疗，在2010年NCCN指南中国版中作为局部晚期鼻咽癌的治疗选择之一。Li等回顾行分析302例鼻咽癌患者行2程TPF诱导化疗后比较泰欣生联合放疗与顺铂同期放化疗的疗效和不良反应，结果显示同期泰欣生组血液学和黏膜反毒副应更轻，但5年OS和PFS分别为63.9% *vs.* 81.4%（*P*=0.024）和58.0% *vs.* 80.6%（*P*=0.028），因此认为诱导化疗后同期放化疗组是治疗鼻咽癌的更好选择。2016年一项多中心临床研究采用TPF诱导化疗而后同期顺铂或者是尼妥珠单抗治疗局部晚期鼻咽癌（NCT02012062），主要研究终点是毒性。治疗相关的骨髓抑制、厌食、恶心、乏力在同期尼妥珠单抗组都较低，完成率高于同期顺铂组（97% *vs.* 40%）。和法国的TREMPLIN喉癌研究及西班牙2007-01研究一样，两组OS和PFS没有差别。上述结果提示鼻咽癌患者诱导化疗后接受基于EGFR单抗的同期放疗，安全性及耐受性更好。

（二）EGFR酪氨酸激酶抑制药

选择性酪氨酸激酶抑制药，竞争性结合EGFR，阻断表皮生长因子（EGF）与EGFR的结台，阻断由EGFR介导的下游信号转导通路，从而抑制肿瘤细胞增殖，诱导分化，促进细胞凋亡，抑制肿瘤血管生成，增强放化疗疗效，主要有拉帕替尼、厄洛替尼、吉非替尼，尽管拉帕替尼、厄洛替尼已经在其他肿瘤中被临床应用，但在鼻咽癌的研究主要还是集中在细胞实验。国产的吉非替尼是一种选择性EGFR酪氨酸激酶抑制药，对于EGFR酪氨酸激酶活性的抑制可妨碍肿瘤的生长，转移和血管生成，并增加肿瘤细胞的凋亡。在体内，吉非替尼广泛抑制异种移植于裸鼠的人肿瘤细胞衍生系的肿瘤生长，并提高化疗、放疗及激素治疗的抗肿瘤活性。一项Ⅱ期的单中心的临床研究，19例经过至少二线化疗药物后复发/转移的鼻咽癌患者行吉非替尼治疗，持续使用直到出现不能接受的毒性作用或者疾病进展，患者对治疗的耐受性较好，仅仅出现1~2级的不良反应，但是疗效不理想，没有一例患者出现CR甚至PR，疾病进展的中位时间4个月，中位总生存时间为16个月。

（三）抗血管生成药物

血管生成在肿瘤形成中的作用非常重要。没有新生血管形成，实体肿瘤生长将不能超过1~2 mm。因此，抗肿瘤新生血管生成在抗肿瘤生长及转移方面具有重要意义。血管内皮细胞生长因子（vascular endothelial growth factor，VEGF）的过度表达已被证实与肿瘤进展相关，且在不同类型的肿瘤，如鼻咽癌和多发性骨髓瘤中均是不良预后的分子指标，因此VEGF及其受体（VEGFR）是成为关注的干预靶点，临床应用的有VEGF单克隆抗体如贝伐单抗，VEGF酪氨酸激酶抑制剂入舒尼替尼、索拉非尼、帕唑帕尼等，和血管内皮抑制素如恩度。2011年Hui等开展一项Ⅱ期临床试验观察舒尼替尼单药治疗鼻咽癌（所有患者均已行放疗）的安全性和有效性，因有2例患者死于出血时间而仅收集了14例病例终止。有几项Ⅱ期临床试验证实索拉非尼治疗复发／转移性鼻咽癌的可耐受性和可行性。有研究报道贝伐单抗在治疗鼻咽癌放射性脑损伤方面取得不错疗效。最近也有关于贝伐单抗联合化疗在治疗转移性鼻咽癌的个案报道，但是缺乏大宗数据的临床试验。恩度为一种广谱的抗血管抑制药，2013年的一项30例病例的Ⅱ期临床试验研究恩度联合吉西他滨和顺铂治疗转移性鼻咽癌的安全性和疗效，主要的观察终点是PFS，中位随访13.1个月，中位PFS为19.4个月，1年PFS69.8%，1年OS 90.2%；客观反应率为85.7%，其中50%CR；最常见的3/4级不良事件是嗜中性粒细胞减少症（46.4%）和血小板减少症（14.3%）（NCT01612286）。Guan等报道22例复发的Ⅲ／Ⅳb鼻咽癌行恩度持续灌注14天为1个疗程，2个疗程间隔21天，铂类药物给予新辅助化疗联合调强放疗治疗，所有病例均完成治疗，90.9%的患者CR，9.1%的患者PR，50%发生3/4级放射损伤，鼻咽黏膜坏死发生率31.8%。

（四）抗肿瘤免疫治疗

免疫系统识别和摧毁异常细胞的能力可能成为阻止癌症发展的一个重要手段，但是肿瘤细胞有逃避免疫监测和攻击的能力。因此，针对一些免疫检查哨点蛋白研发抗肿瘤新药，如PD-1/PD-L1阻断药pembrolizumab和Opdivo。PD-1/PD-L1作为B7/CD28协同刺激分子超家族的重要成员，已经被证实通过抑制T细胞的活化和增殖来负调控免疫应答，并在免疫逃逸机制中发挥重要作用。PD-1/PD-L1阻断药在临床治疗黑色素瘤、肾癌和肺癌展现出较好的疗效。2015年Hsu等开展一项Ib期临床试验（NCT02054806），研究pembrolizumab在治疗鼻咽癌的临床应用疗效及安全性，本试验招募了27例治疗后复发/转移的鼻咽癌患者，pembrolizumab每周给药一次，最多至2年停药或者用药至疾病进展或者不可接受的不良反应。有1例患者达到CR，6例患者达到PR，14例患者病情稳定（stable disease，SD）。治疗总体反应率25.9%，最常见的不良反应分别为疲劳（（33.3%），皮肤瘙痒（29.6%），呕吐（25.9%），和发热（25.9%）。目前正在开展的一项双臂、开放、随机Ⅱ期临床试验研究（NCT02611960），随机将Pembrolizumab单药和以铂类处理后的标准化疗组治疗复发/转移鼻咽癌，首要观察终点是PFS和OS。

尽管靶向治疗在临床治疗鼻咽癌方面取得不错成绩，但是仍然需要更多前瞻性、大样本的临床试验。如何选择靶向治疗的合适患患者群？如何选择靶向治疗的最佳时机？如何将靶向药物与传统的放疗和化疗合理序贯使患者最大程度生存获益和最低程度的不良反应，提高患者的生活质量依然还有太多挑战。

十、放疗的并发症及处理

鼻咽癌在亚洲人种中十分常见，特别是在中国南方，发病率为20~50/10万人。鼻咽部深居头面部中央，毗邻重要器官、血管和神经组织，如脑、颈段脊髓、眼球、脑垂体等，由于鼻咽癌对射线的敏感性以及其特殊的解剖位置，放疗治疗是非转移性鼻咽癌的首选治疗方式。随着放疗技术的改进，鼻咽癌的治疗已从原来的二维放疗（twodimensionalradiotherapy，2D-RT）、三维适形放疗（three-dimensional conformal radiation therapy，3D-CRT）技术转变为调强放射技术（intensity modulated radiationtherapy，IMRT）、容积弧形调强治疗（volumetric intensity modulated arc therapy，VMAT）技术。放疗技术的发展大大提高了鼻咽癌的治疗效果，Zhao等在最近对419例IMRT治疗的鼻咽癌患者进行报道，鼻咽癌5年生存率为84.8%，局控率为92.7%。

尽管放疗技术的提高使鼻咽癌的5年生存率得到提高，但因为鼻咽解剖位置的特殊，射线在治疗肿瘤的同时仍然会不可避免地引起不同程度的周围正常组织或器官的放射损伤，并且头颈部正常器官、血管及神经彼此相邻，引起的放射损伤通常是多器官并发，且相互影响，损伤的程度也会随着肿瘤的放射剂量及正常组织或器官的耐受性而不同。IMRT、VMAT技术的运用使以往在常规放疗中腮腺损伤、与肿瘤相邻时视交叉、视神经的保护得到加强，但正常组织的放射损伤在鼻咽癌患者晚期的生活质量中依旧是一突出问题，对于正常组织损伤的研究以及保护仍是今后肿瘤放疗的重要任务。

（一）放射性皮肤损伤

在鼻咽癌的放疗过程及治疗结束后的患者后期生活中，颈部皮肤放射性损伤十分常见。在治疗过程中出现的急性放射性皮炎，可能会中断放疗的连续性，从而影响肿瘤治疗的局控率和生存率。在治疗结束后的远期，不仅会造成美观上的缺失，也会带给患者不适甚至更严重的并发症。①RTOG急性放射性皮肤损伤分级标准：1级为皮肤滤泡样暗红色斑或脱发或干性脱皮或出汗减少；2级表现为皮肤触痛性或鲜红色斑或异状湿性脱皮或中度水肿；3级表现为皮肤皱褶以外部位的融合性湿性脱皮或凹陷性水肿。②CTCAT3.0慢性放射性皮肤损伤分级标准：皮肤轻度萎缩，色素沉着改变，少量毛发缺失；斑状萎缩，中度毛细血管扩张，毛发缺损；明显的皮肤萎缩，大量毛细血管扩张；溃疡形成；相关严重的并发症引起的死亡。

颈部皮肤受照后较易发生损伤的部位为皮肤皱折处，衣领接触摩擦的部位，如因皮肤瘙痒扰抓后更易发生。因此放射治疗中应嘱患者尽量暴露受照区域皮肤，着柔软棉质低领内衣，避免衣服与颈部皮肤的摩擦，不洗过热热水澡，不用刺激性强的洗涤品，一定程度上可避免严重的皮肤损伤，同时在治疗结束后也尽量避免长时间日光照射和颈部皮肤摩擦。

（二）颈部纤维化

所有有颈部淋巴结转移的鼻咽癌患者在对原发灶进行放射治疗的同时需要进行颈部淋巴引流区照射。放疗后颈部纤维化是皮下软组织的晚期放射损伤，多发生在放疗结束后半年，颈部的外形发生变化，颈部肌肉的功能也随之出现进行性受损，临床表现为转颈困难、吞咽梗阻，严重者可影响患者的远期生活。影响颈部软组织纤维化的重要因素之一是放疗的总剂量，照射体积增加也会加剧颈部软组织纤维化。临床研究发现，仅施行颈部预防量照射，患者发生严重颈部纤维化的概率较低，而对颈部有淋巴结转移患者行根治量照射的情况下，发生率则明显增加。目前临床上尚缺乏有效的预防颈部纤维化的方法，在施行放射治疗时需根据肿瘤位置给予恰当的放射剂量，以避免过高剂量及过大照射容积加剧颈部皮肤纤维化的发展。

（三）唾液腺放射性损伤

口腔干燥在头颈部肿瘤放疗后是最常见的并发症之一。射线的损伤改变了腮腺的体积、分泌和唾液的pH值。普遍认为腮腺的平均受照剂量小于26~30 Gy能降低口腔干燥的发生。60%~65%的唾液由腮腺分泌，20%~30%由下颌下腺分泌，2%~5%由舌下腺分泌。无刺激情况下，90%唾液由下颌下腺分泌。更重要的是，腮腺分泌的唾液是浆液性的，下颌下腺分泌的唾液含有黏蛋白，这是患者感到口腔湿润的主要原因。因此对下颌下腺的保护也非常重要。同时口腔内的小唾液腺产生的黏蛋白占整个唾液腺的70%以上，保护好口腔内的小唾液腺对患者自感的口腔干燥以及味觉减退十分重要。

放射性口干的治疗方法主要有以下几种：①人工唾液：唾液替代物，如黏蛋白、羧基甲基纤维素（carboxymethylcellulese）或其他与唾液相似的液体成分。但患者并未感觉人工唾液比水或其他安慰剂更舒适。②放疗后唾液刺激：匹普卡品为拟胆碱能药物，通过结合蕈毒碱受体进而刺激唾液的分泌。临床研究发现，每日2.5~10 mg，1日3次，共应用4个月，有1/3~2/3的患者口干、口腔不适、说话困难、咀嚼、吞咽、龋齿等症状均得到不同程度的改善。而以5 mg 1日3次为最佳剂量。匹普卡品的疗效取决于唾液腺的受照体积，如果全部唾液腺都受到射线的足量照射，则疗效甚微甚至无效。但需要注意其不良反应，如患者患有高血压、肾脏和肺部疾病、心律失常及过敏体质等时慎用。③治疗中唾液腺的药物保护：如匹普卡品、氨磷汀。④唾液腺的物理保护方法：降低唾液腺受照射剂量是防止放射性唾液腺损伤的有效方法。

（四）张口困难

在头颈部肿瘤患者中，张口小于35 mm都称为张口困难。张口困难的严重程度与肿瘤的位置、肿瘤的范围、颞颌关节受照剂量及治疗的方式都有很大相关性。由于张口困难不是急性的过程，大部分患者在放疗后逐渐加重。

鼻咽癌放疗后张口困难的发生概率随时间推移而升高，1年达到最高峰。功能锻炼应从放疗第1天起直至放疗结束后2~3年。

（五）眼部放射性损伤

在鼻咽癌的放疗中眼眶位于照射野的边缘部，眼部损伤程度与肿瘤的体积，眼睛及其附属器受到剂量的照射剂量及体积相关。常规标准治疗条件下人体正常组织在放疗后5年内≤5%病例发生严重并发症的剂量（TD5/5）分别为全眼出血55 Gy、角膜炎50 Gy和白内障5 Gy。

角膜和结膜的放射损伤不仅可直接由射线引起，也可由泪腺的放射损伤继发。临床发现当放射剂量小于50 Gy时，极少发生放射性角膜损伤，但也有研究表明角膜损伤与剂量无关，而与机体的敏感性相关。角膜损伤主要表现为结膜充血、眼部不适、畏光、疼痛。

当分割剂量小于2 Gy时，最大点剂量（Dmax）≤55 Gy时，视神经损伤是非常罕见的；当Dmax在55~60 Gy之间时，视神经损伤的发生率为3%~7%，当Dmax超过60 Gy时，发生率为7%~20%。临床中，在对视神经及视交叉的剂量限制上应该从严，即应最大程度地避免严重并发症（失明）的发生。

放射性眼损伤重在放疗预防，放射治疗中应避免和减少不必要的眼部照射，同时应用铅挡和MLC等手段尽可能保护正常组织，避免整个角膜受照，保护角膜缘的干细胞，有利于角膜损伤愈合。若放疗中发生眼部疼痛、角膜缘充血等情况应及时找眼科医生检查，早期发现，早期干预，可一定程度上预防严重角膜损伤的发生。如果发生角膜穿孔、坏死，则需行角膜移植术；当发生白内障，影响视力的情况下，可行白内障摘除+人工晶体安装术；视网膜黄斑水肿可采用激光进行治疗。

（六）耳部放射损伤

听觉器官在鼻咽癌的放射治疗过程中遭受直接损伤和间接损伤。当射线直接照射听觉感觉神经结构，如耳蜗会引起感音神经性耳聋；当射线照射到中耳和咽鼓管引起黏膜充血水肿时，可导致咽鼓管阻塞，间接引起传导性耳聋。这些损伤的程度受许多因素的影响，如原有及放射治疗导致的鼻炎、鼻窦炎又可加重分泌性中耳炎，年龄及高血压等全身性疾病、化疗是感音神经性聋的诱发因素。有报道在对鼻咽癌放疗后感音神经性耳聋的研究发现，调强放疗在不降低靶区剂量的前提下，耳蜗平均剂量小于35 Gy，随访发现放疗后2年轻度听力损伤的发生率小于25%，耳蜗的平均剂量在45~47 Gy之间可达到肿瘤靶区剂量要求和听觉器官剂量限制的平衡。

放射性中耳炎的主要原因是咽鼓管阻塞。在鼻咽癌的放疗中，咽鼓管软骨段位于射线高剂量区，特别是咽旁间隙有病灶累及者，咽鼓管软骨段受到更高剂量的照射，咽鼓管放射损伤更加难以避免。咽鼓管阻塞的原因有很多，可以由肿瘤外部压迫所致，也可因为肿瘤管内侵犯，导致软骨或腭帆张肌破坏。放射治疗及肿瘤自身破坏作用都会造成咽鼓管组织形态结构和功能的变化，引起中耳黏膜炎症反应，导致组织液增加，淋巴回流受阻；咽鼓管炎症、水肿，周围肌肉纤维化都会引起咽鼓管通气功能障碍。

鼻咽癌治疗后分泌性中耳炎的发生率高达26%~44%，分泌性中耳炎的发生与咽鼓管受照的剂量紧密相关。当中耳鼓上室及咽鼓管骨性段（包括峡部）的剂量小于47 Gy时可减少延迟性分泌性中耳炎的发生，当受照剂量大于52 Gy时，分泌性中耳炎发生率显著增加。当咽鼓管阻塞发生分泌性中耳炎时，患者感耳闷、耳胀、听力减退较突出，疼痛可不明显，一般不影响放射治疗，可给予点滴1%呋喃西林麻黄素滴鼻，以减轻咽鼓管口的黏膜肿胀。某些因鼻咽侧壁肿瘤，在放疗前就并发分泌性中耳炎的患者，随着放疗的进行，肿瘤退缩、耳闷、耳胀等症状会得到一定程度的缓解。鼓膜放置通气管可有效缓解患者耳部闷胀等不适，同时可提高听力。然而放射治疗后由于局部组织对射线的反应，通气管易继发细菌感染，发生化脓性中耳炎。放疗前提前进行鼓膜置管是否易引起化脓性中耳炎临床结果报导差异很大，因此没有统一标准来支持此方法。王胜资等对放射性分泌性中耳炎回顾性研究发现其发病与咽鼓管峡部接受的放射剂量密切相关，当峡部的剂量超52 Gy或中耳腔剂量大于46 Gy时，放射性分泌性中耳炎的发生率显著升高。因此为了预防放射性分泌性中耳炎的发病，应将咽鼓管峡部和中耳鼓室腔平均剂量分别控制在53 Gy和34 Gy以下。放射性化脓性中耳炎的处理十分困难，很多病例对抗生素治疗不敏感。鼓膜置管即使能暂时提高听力，但其长远效果可能被中耳流脓所抵消。发生急性化脓性中耳炎时患者临床表现为耳部闷胀、疼痛、听力减退，此时应及时给予抗生素治疗，必要时需暂停放疗。如中耳剧烈疼痛可能是因为中耳腔脓性渗出压力增高所致，一旦鼓膜穿孔，脓流引出，疼痛立即减轻，因此这个时候应给予3%过氧化氢溶液清洗脓液，并采用抗生素滴耳液滴耳，每日3次，同时全身应用抗生素。

（七）放射性骨坏死

放射性骨坏死是鼻咽癌放疗后晚期最严重的并发症之一。病变可分为局限性和广泛性。射线、创伤以及感染是导致放射性骨坏死的要素。鼻咽癌放疗后造成颅骨局部组织供血、供氧减少和微循环障碍，导致颅骨局部坏死，引起死骨形成，软组织坏死、脱落及骨骼裸露。

放射性颅底骨坏死大多发生在放疗后的5~10年，王雅宁等研究表明单程放疗剂量为50 Gy，放疗后5年行拔牙治疗，20 d后即开始出现坏死感染征象。两次放疗总剂量达87 Gy，5个月后即出现放射性骨坏死。

单次放射治疗患者骨坏死主要表现为鼻咽反复出血或剧烈头痛。颌骨坏死可表现为局部胀痛不适，继发细菌感染时局部可发生红肿，鼻咽镜检查可见鼻咽部大量痂皮或坏死分泌物，或伴有肉芽组织，清理后可见裸露的死骨。再次放疗者发生骨坏死的概率更高。头颅CT可见广泛或局限的骨破坏，以蝶骨最常见，颌骨、颞骨次之。若早期行薄层CT检查，有可能较早发现骨坏死。

手术切除死骨并行局部清理，术腔正常上皮修复是治疗放射性骨坏死的主要手段。

（八）放射性脑病

放射性脑损伤的直接原因是在鼻咽癌的放射治疗中，采用外照射时，两侧颞叶底部受到不同剂量照射，特别是接受两次放疗者，脑损害的风险更大。其次放射引起血管损伤，改变了脑组织的血液供应则会间接导致发生脑损伤。

根据病程的长短，临床上将放射性脑损伤分为三期：急性期、早期延迟反应期及晚期迟发反应期。晚期迟发性脑坏死根据发病部位则分为大脑型、脑干型、小脑型和混合型。急性期发生于放疗后数天或数周，临床上表现为精神状态和神志的改变，包括头痛、恶心、呕吐、颅内高压和意识障碍等，一般认为此期病变是可逆的；早期延迟反应期发生于放疗开始后的1~6个月，由于一过性的脱髓鞘病变，患者表现为兴奋性提高、食欲不振、头昏、嗜睡、记忆力减退、乏力、烦躁等症状，此期病变也可为可逆性；晚期迟发反应期出现于放疗结束后6月甚至数年后，病理改变为毛细血管内皮损伤和少突胶质细胞损伤，较重者发生脑萎缩和脑组织坏死、液化。其定位表现在颞叶损伤表现为精神症状、记忆力及智力减退，性格改变，幻觉及颞叶型癫痫，在脑干损害可表现为复视、面瘫、舌瘫、吞咽困难、发音障碍及典型交叉性瘫痪等，在小脑损害表现为走路不稳、共济失调等。

　　Zeng报道了789例鼻咽癌患者晚期毒性反应，一共有59例患者（5例单纯放疗组，54例放疗加化疗组）发生了颞叶损伤，中位间隔时间为34个月，5年颞叶损伤发病率放疗加化疗组明显高于单纯放疗组（10.1% *vs.* 1.9%，$P<0.001$）。多因素分析提示受照的最大剂量、化疗、T分期都与颞叶放射损伤有关。王孝深等对10例鼻咽癌放疗后的颞叶坏死患者进行研究，鼠神经生长因子肌内注射60 d，结果显示4例患者症状完全缓解，4例部分缓解，2例没有变化。尽管此方法可以部分逆转鼻咽癌患者放疗性脑坏死，但最经济有效的方法是降低正常脑组织的照射剂量。

（九）放射治疗对颅神经功能的影响

　　放疗后射线对颅神经造成损伤会引起颅神经功能的障碍是鼻咽癌患者晚期放射损伤表现之一。

（陈浮　王伟芳　田姝　丁国强　王德辉

张明　宋新貌　朱文嘉　王胜资）

本章参考文献

[1]　周梁,董频.临床耳鼻咽喉头颈肿瘤学[M].1版.上海:复旦大学出版社,2008.

[2]　Lund VJ, Stammberger H, Nicolai P, et al. European position paper on endoscopic management of tumours of the nose, paranasal sinuses and skull base[J]. Rhinol Suppl, 2010, 22: 1-143.

[3]　王德辉.鼻咽纤维血管瘤的诊断和治疗进展[J].中国眼耳鼻喉科杂志,2009,9(3): 140-141.

[4]　刘继远,余志强.鼻咽纤维血管瘤研究进展.国际耳鼻咽喉头颈外科杂志2012, 36(4): 242-245.

[5]　Ferlay J, Soerjomataram I, Dikshit R, et al. Cancer incidence and mortality worldwide: sources, methods and major patterns in GLOBOCAN 2012.[J]. Int J Cancer, 2015, 136(5): E359-E386.

[1]　Wee JT, Ha TC, Loong SL, et al. Is nasopharyngeal cancer really a "Cantonese cancer" [J]? Chin J Cancer, 2010, 29(5): 517-526.

[2]　邓伟,黄天壬,陈万青,等.中国2003-2007年鼻咽癌发病与死亡分析[J].肿瘤,2012, 32(3): 189-193.

[3]　Wang XS, Yan C, Hu CS, et al. Study of the medial group retropharyngeal node metastasis from nasopharyngeal carcinoma based on 3100 newly diagnosed cases[J]. Oral Oncol, 2014, 50(11): 1109-1113.

[4]　Chua ML, Wee JT, Hui EP, et al. Nasopharyngeal carcinoma[J]. Lancet, 2016, 387(10022): 1012-1024.

[5]　Lin JC, Wang WY, Liang WM, et al. Long-term prognostic effects of plasma epstein-barr virus DNA by minor groove binder-probe real-time quantitative PCR on nasopharyngeal carcinoma patients receiving concurrent chemoradiotherapy[J]. Int J Radiat Oncol Biol Phys, 2007, 68(5): 1342-1348.

[6]　Wang WY, Twu CW, Chen HH, et al. Long-term survival analysis of nasopharyngeal carcinoma by plasma Epstein-Barr virus DNA levels[J]. Cancer, 2013, 119(5): 963-970.

[7]　Maxwell JH, Kumar B, Feng FY, et al. HPV-positive/p16-positive/EBV-negative nasopharyngeal carcinoma in white North Americans[J]. Head Neck, 2010, 32(5): 562-567.

[8]　Chan YH, Lo CM, Lau HY, et al. Vertically transmitted nasopharyngeal infection of the human papillomavirus: does it play an aetiological role in nasopharyngeal cancer[J]? Oral Oncol, 2014, 50(5): 326-329.

[9]　Dogan S, Hedberg ML, Ferris RL, et al. Human papillomavirus and Epstein-Barr virus in nasopharyngeal carcinoma in a low-incidence population[J]. Head Neck, 2014, 36(4): 511-516.

[10]　Lin Z, Khong B, Kwok S, et al. Human papillomavirus 16 detected in nasopharyngeal carcinomas in white Americans but not in endemic Southern Chinese patients[J]. Head Neck, 2014, 36(5): 709-714.

[11]　Stenmark MH, McHugh JB, Schipper M, et al. Nonendemic HPV-positive nasopharyngeal carcinoma: association with poor prognosis[J]. Int J Radiat Oncol Biol Phys, 2014, 88(3): 580-588.

[12]　Svajdler M Jr, Kaspirkova J, Mezencev R, et al. Human papillomavirus and Epstein-Barr virus

in nasopharyngeal carcinoma in a non-endemic eastern european population[J]. Neoplasma, 2016,63(1):107-14.

[13]　Luo Y, Qin Y, Lang J. Effect of adaptive replanning in patients with locally advanced nasopharyngeal carcinoma treated by intensity-modulated radiotherapy: a propensity score matched analysis[J]. Clin Transl Oncol,2017,19(4):470-476.

[14]　Lee AW, Lin JC, Ng WT. Current management of nasopharyngeal cancer[J]. Semin Radiat Oncol,2012,22(3):233-244.

[15]　Guo R, Tang LL, Mao YP, et al. Clinical outcomes of Volume-Modulated Arc Therapy in 205 patients with nasopharyngeal carcinoma: an analysis of survival and treatment toxicities[J]. PLoS One,2015,10(7):e0129679.

[16]　李奇欣.乐麒.柏朋刚,等.鼻咽癌三种调强放疗计划剂量学对比研究[J].中华放射医学与防护杂志,2014,34(8):613-616.

[17]　中国鼻咽癌临床分期工作委员会.2010鼻咽癌调强放疗靶区及剂量设计指引专家共识[J].中华放射肿瘤学杂志,2011,20(4):267-269.

[18]　倪晓晨,王胜资,李骥,等.鼻咽癌调强放疗中限制剂量与提高保护权重对听觉器官剂量分布影响的研究[J].中华放射肿瘤学杂志,2013,22(6):478-481.

[19]　Chen QY, Wen YF, Guo L, et al. Concurrent chemoradiotherapy vs radiotherapy alone in stage II nasopharyngeal carcinoma: phase III randomized trial[J]. J Natl Cancer Inst,2011, 103(23):1761-1770.

[20]　Zhang LN, Gao YH, Lan XW, et al. Propensity score matching analysis of cisplatin-based concurrent chemotherapy in low risk nasopharyngeal carcinoma in the intensity-modulated radiotherapy era[J]. Oncotarget,2015,22:6(41):44019-44029.

[21]　Xu C, Zhang LH, Chen YP, et al. Chemoradiotherapy versus radiotherapy alone in stage II nasopharyngeal carcinoma: a systemic review and Meta-analysis of 2138 patients[J]. J Cancer,2017,8(2):287-297.

[22]　Tao CJ, Lin L, Zhou GQ, et al. Comparison of long-term survival and toxicity of cisplatin delivered weekly versus every three weeks concurrently with intensity-modulated radiotherapy in nasopharyngeal carcinoma[J]. PLoS One,2014,9(10):e110765.

[23]　Xu C, Chen YP, Ma J. Clinical trials in nasopharyngeal carcinoma-past, present and future[J]. Chin Clin Oncol,2016,5(2):20-26.

[24]　Leung SF, Chan KC, Ma BB, et al. Plasma Epstein–Barr viral DNA load at midpoint of radiotherapy course predicts outcome in advanced-stage nasopharyngeal carcinoma[J]. Ann Oncol,2014,25(6):1204-1208.

[25]　Liu YC, Wang WY, Twu CW, et al. Prognostic impact of adjuvant chemotherapy in high-risk nasopharyngeal carcinoma patients[J]. Oral Oncol,2017,64:15-21.

[26]　Sun Y, Li WF, Chen NY, et al. Induction chemotherapy plus concurrent chemoradiotherapy versus concurrent chemoradiotherapy alone in locoregionally advanced nasopharyngeal carcinoma: a phase 3, multicenter, randomized controlled trial[J]. Lancet Oncol,2016, 17(11):1509-1520.

[27]　Li WF, Li YQ, Chen L, et al. Propensity-matched analysis of three different chemotherapy sequences in patients with locoregionally advanced nasopharyngeal carcinoma treated using intensity-modulated radiotherapy[J]. BMC Cancer,2015,15:810.

[28] Peng H, Chen L, Zhang J, et al. Induction chemotherapy improved long-term outcomes of patients with locoregionally advanced nasopharyngeal carcinoma: a propensity matched analysis of 5-year survival outcomes in the era of intensity-modulated radiotherapy[J]. J Cancer, 2017, 8(3): 371-377.

[29] Du XJ, Tang LL, Chen L, et al. Neoadjuvant chemotherapy in locally advanced nasopharyngeal carcinoma: Defining high risk patients who may benefit before concurrent chemotherapy combined with intensity modulated radiotherapy[J]. Sci Rep, 2015, 5: 16664.

[30] Mao YP, Tang LL, Chen L, et al. Prognostic factors and failure patterns in non- metastatic nasopharyngeal carcinoma after intensity-modulated radiotherapy[J]. Chin J Cancer, 2016, 35(1): 103.

[31] Zhang MX, Li J, Shen GP, et al. Intensity-modulated radiotherapy prolongs the survival of patients with nasopharyngeal carcinoma compared with conventional two-dimensional radiotherapy: A 10-year experience with a large cohort and long follow-up[J]. Eur J Cancer, 2015, 51(17): 2587-2595.

[32] Liu X, Tang LL, Du XJ, et al. Changes in disease failure risk of nasopharyngeal carcinoma over time: analysis of 749 patients with long-term follow-up[J]. J Cancer, 2017, 8(3): 455-459.

[33] Peng H, Chen L, Li WF, et al. Optimize the cycle of neoadjuvant chemotherapy for locoregionally advanced nasopharyngeal carcinoma treated with intensity-modulated radiotherapy: A propensity score matching analysis[J]. Oral Oncol, 2016, 62: 78-84.

[34] Lin JC, Jan JS, Hsu CY, et al. Phase III study of concurrent chemoradiotherapy versus radiotherapy alone for advanced nasopharyngeal carcinoma: positive effect on overall and progression-free survival[J]. J Clin Oncol, 2003, 21(4): 631-637.

[35] Chan AT, Leung SF, Ngan RK, et al. Overall survival after concurrent cisplatin-radiotherapy compared with radiotherapy alone in locoregionally advanced nasopharyngeal carcinoma[J]. J Natl Cancer Inst, 2005, 97(7): 536-539.

[36] Zhang L, Zhao C, Peng P J, et al. Phase III study comparing standard radiotherapy with or without weekly oxaliplatin in treatment of locoregionally advanced nasopharyngeal carcinoma: preliminary results[J]. J Clin Oncol, 2005, 23(33): 8461-8468.

[37] 宣莹, 张振勇, 曾越灿, 等. 同步放化疗治疗局部晚期鼻咽癌的Meta分析[J]. 中国医科大学学报, 2013, 42(3): 204-208.

[38] Al-Sarraf M, Leblanc M, Giri P G, et al. Chemoradiotherapy versus radiotherapy in patients with advanced nasopharyngeal cancer: phase III randomized Intergroup study 0099[J]. J Clin Oncol, 1998, 16(4): 1310-1317.

[39] Chen L, Hu CS, Chen XZ, et al. Concurrent chemoradiotherapy plus adjuvant chemotherapy versus concurrent chemoradiotherapy alone in patients with locoregionally advanced nasopharyngeal carcinoma: a phase 3 multicentre randomised controlled trial[J]. Lancet Oncol, 2012, 13(2): 163-171.

[40] Blanchard P, Lee A, Marguet S, et al. Chemotherapy and radiotherapy in nasopharyngeal carcinoma: an update of the MAC-NPC meta-analysis[J]. Lancet Oncol, 2015, 16(6): 645-655.

[41] Ribassin-Majed L, Marguet S, Lee A W, et al. What Is the Best Treatment of Locally Advanced Nasopharyngeal Carcinoma? An Individual Patient Data Network Meta-Analysis[J]. J Clin Oncol, 2017, 10, 35(5): 498-505.

[42]　Lee A W，Ngan R K，Tung S Y，et al. Preliminary results of trial NPC-0501 evaluating the therapeutic gain by changing from concurrent-adjuvant to induction-concurrent chemoradiotherapy，changing from fluorouracil to capecitabine，and changing from conventional to accelerated radiotherapy fractionation in patients with locoregionally advanced nasopharyngeal carcinoma[J]. Cancer，2015，121(8)：1328-1338.

[43]　Hui E P，Ma B B，Leung S F，et al. Randomized phase II trial of concurrent cisplatin-radiotherapy with or without neoadjuvant docetaxel and cisplatin in advanced nasopharyngeal carcinoma[J]. J Clin Oncol，2009，27(2)：242-249.

[44]　Fountzilas G，Ciuleanu E，Bobos M，et al. Induction chemotherapy followed by concomitant radiotherapy and weekly cisplatin versus the same concomitant chemoradiotherapy in patients with nasopharyngeal carcinoma：a randomized phase II study conducted by the Hellenic Cooperative Oncology Group (HeCOG) with biomarker evaluation[J]. Ann Oncol，2012，23(2)：427-435.

[45]　Kong L，Hu C，Niu X，et al. Neoadjuvant chemotherapy followed by concurrent chemoradiation for locoregionally advanced nasopharyngeal carcinoma：interim results from 2 prospective phase 2 clinical trials[J]. Cancer，2013，119(23)：4111-4118.

[46]　Tan T，Lim W T，Fong K W，et al. Concurrent chemo-radiation with or without induction gemcitabine，Carboplatin，and Paclitaxel：a randomized，phase 2/3 trial in locally advanced nasopharyngeal carcinoma[J]. Int J Radiat Oncol Biol Phys，2015，91(5)：952-960.

[47]　Sun Y，Li W F，Chen N Y，et al. Induction chemotherapy plus concurrent chemoradiotherapy versus concurrent chemoradiotherapy alone in locoregionally advanced nasopharyngeal carcinoma：a phase 3，multicentre，randomised controlled trial[J]. Lancet Oncol，2016，17(11)：1509-1520.

[48]　Song Y，Wang W，Tao G，et al. Survival benefit of induction chemotherapy in treatment for locally advanced nasopharyngeal carcinoma--A time-to-event meta-analysis[J]. Oral Oncol，2015，51(8)：764-769.

[49]　Chen Y P，Guo R，Liu N，et al. Efficacy of the additional neoadjuvant chemotherapy to concurrent chemoradiotherapy for patients with locoregionally advanced nasopharyngeal carcinoma：a Bayesian Network Meta-analysis of Randomized Controlled Trials[J]. J Cancer，2015，6(9)：883-892.

[50]　Yu H，Gu D，He X，et al. The role of induction and adjuvant chemotherapy in combination with concurrent chemoradiotherapy for nasopharyngeal cancer：a Bayesian network meta-analysis of published randomized controlled trials[J]. Onco Targets Ther，2016，9：159-170.

[51]　Adelstein D，Gillison M L，Pfister D G，et al. NCCN Guidelines Insights：Head and Neck Cancers，Version 2.2017[J]. J Natl Compr Canc Netw，2017，15(6)：761-770.

[52]　黄晓东，易俊林，高黎，等. 抗表皮生长因子受体单克隆抗体h-R3联合放疗治疗晚期鼻咽癌的Ⅱ期临床研究[J]. 中华肿瘤杂志，2007，29(3)：197-201.

[53]　Kong L，Lin Q，Hu C S，et al. Radiation Plus Concurrent Nimotuzumab Versus Cisplatin-Based Chemotherapy in Locally Advanced Nasopharyngeal Cancer：An Interim Analysis of a Phase 3 Randomized Clinical Trial[J]. Int J Radiat Oncol Biol Phys，2015，93(3)：S129-S129.

[54]　Zhang L，Huang Y，Hong S，et al. Gemcitabine plus cisplatin versus fluorouracil plus cisplatin in recurrent or metastatic nasopharyngeal carcinoma：a multicentre，randomised，open-label，

phase 3 trial[J]. Lancet,2016,388(10054):1883-1892.

[55] Chen C,Wang FH,Wang ZQ,et al. Salvage gemcitabine-vinorelbine chemotherapy in patients with metastatic nasopharyngeal carcinoma pretreated with platinum-based chemotherapy[J]. Oral Oncol,2012,48(11):1146-1151.

[56] Peng PJ,Ou XQ,Chen ZB,et al. Multicenter phase II study of capecitabine combined with nedaplatin for recurrent and metastatic nasopharyngeal carcinoma patients after failure of cisplatin-based chemotherapy[J]. Cancer Chemother Pharmacol,2013,72(2):323-328.

[57] Peng PJ,Cheng H,Ou XQ,et al. Safety and efficacy of S-1 chemotherapy in recurrent and metastatic nasopharyngeal carcinoma patients after failure of platinum-based chemotherapy: multi-institutional retrospective analysis[J]. Drug Des Devel Ther,2014,8:1083-1087.

[58] 诺斯. Ballenger耳鼻咽喉头颈外科学[M]. 李大庆译. 1版. 北京:人民卫生出版社,2012:1216-1226.

[59] Suárez C,Rodrigo JP,Rinaldo A,et al. Current treatment options for recurrent nasopharyngeal cancer[J]. Eur Arch Otorhinolaryngol,2010,267(12):1811-1824.

[60] Chan JY. Surgical management of recurrent nasopharyngeal carcinoma[J]. Oral Oncol,2014,50(10):913-917.

[61] Llorente JL,Nazar G,Cabanillas R,et al. Subtemporal–preauricular approach in the management of infratemporal and nasopharyngeal tumors[J]. J Otolaryngol,2006,35(3):173-179.

[62] 孙希才,刘娟,王欢,等. 内镜下复发性鼻咽癌71例切除及预后分析[J]. 中华耳鼻咽喉头颈外科学杂志,2016,50(11):890-895.

[63] Chen MY,Wen WP,Guo X,et a1. Endoscopic nasopharyngectomy for locally recurrent nasopharyngeal carcinoma[J]. Laryngoscope,2009,119(3):516-522.

[64] 陈杰,黄文孝,魏威,等. 鼻咽癌放射治疗后颈部残留或复发病变的手术治疗[J]. 中华耳鼻咽喉头颈外科杂志,2012,47(3):180-184.

[65] 夏良平,曾宗渊,陈直华,等. 鼻咽癌放疗后颈淋巴结复发和残留的外科治疗[J]. 中华耳鼻咽喉头颈外科杂志,2005,40(2):95-99.

[66] Wang SY,Lou JL,Chen J,et al. Salvage surgery for neck residue or recurrence of nasopharyngeal carcinoma after primary radiotherapy: options of surgical methods and regions[J]. World J Surg Oncol,2016,14:89.

[67] Zhang L,Zhu YX,Wang Y,et al. Salvage surgery for neck residue or recurrence of nasopharyngeal carcinoma: a 10-year experience[J]. Ann Surg Oncol,2011,18(1):233-238.

[68] Peng H,Wang SJ,Yang X,et al. Modified radical neck dissection for residual neck disease after radiotherapy of nasopharyngeal carcinoma[J]. Auris Nasus Larynx,2014,41(5):485-490.

[69] Jemal A,Bray F,Center MM,et al. Global cancer statistics[J]. CA Cancer J Clin,2011,61(2):69-90.

[70] Dirix P,Nuyts S,Van den Bogaert W. Radiation-induced xerostomia in patients with head and neck cancer: a literature review[J]. Cancer,2006,107(11):2525-2534.

[71] Wang X,Eisbruch A. IMRT for head and neck cancer: reducing xerostomia and dysphagia[J]. J Radiat Res,2016,57(Suppl 1):i69-i75.

[72] Chambers MS,Garden AS,Rosenthal D,et al. Intensity-modulated radiotherapy: is xerostomia still prevalent[J]? Curr Oncol Rep,2005,7(2):131-136.

[73] Dirix P, Nuyts S. Evidence-based organ-sparing radiotherapy in head and neck cancer[J]. Lancet Oncol, 2010, 11(1): 85-91.

[74] Furness S, Worthington HV, Bryan G, et al. Interventions for the management of dry mouth: topical therapies[J]. Cochrane Database Syst Rev, 2011, 7(12): CD008934.

[75] van Luijk P, Pringle S, Deasy JO, et al. Sparing the region of the salivary gland containing stem cells preserves saliva production after radiotherapy for head and neck cancer[J]. Sci Transl Med, 2015, 7(305): 305ra147.

[76] Abbasi F, Farhadi S, Esmaili M. Efficacy of Pilocarpine and Bromhexine in Improving Radiotherapy-induced Xerostomia[J]. J Dent Res Dent Clin Dent Prospects, 2013, 7(2): 86-90.

[77] Dijkstra PU, Huisman PM, Roodenburg JL. Criteria for trismus in head and neck oncology[J]. Int J Oral Maxillofac Surg, 2006, 35(4): 337-342.

[78] Rapidis AD, Dijkstra PU, Roodenburg JL, et al. Trismus in patients with head and neck cancer: etiopathogenesis, diagnosis and management[J]. Clin Otolaryngol, 2015, 40(6): 516-526.

[79] 朱蓉, 唐世芳, 陈义伟, 等. 氦氖激光口腔内照射对鼻咽癌患者放射性张口困难的影响[J]. 中华护理杂志, 2014, (12): 1475-1479.

[80] Zhao Z, Lan Y, Bai S, et al. Late-onset radiation-induced optic neuropathy after radiotherapy for nasopharyngeal carcinoma[J]. J Clin Neurosci, 2013, 20(5): 702-706.

[81] Danesh-Meyer HV. Radiation-induced optic neuropathy[J]. J Clin Neurosci, 2008, 15(2): 95-100.

[82] 李丽, 王谨, 石磊, 等. 鼻咽癌放疗后视神经损伤研究现状[J]. 肿瘤学杂志, 2015, 21(09): 773-776.

[83] 王胜资, 陆嘉德, Lee Nancy Y. 头颈部肿瘤精确放射治疗中危及器官与正常组织勾画及保护[M]. 长沙: 中南大学出版社, 2016: 49-51.

[84] 王胜资, 阎小军, 郭明, 等. 鼻咽癌3-D计划放射治疗后放射性中耳炎的临床分析[J]. 中国癌症杂志, 2006, 16(6): 503-507.

[85] Mujica-Mota M, Waissbluth S, Daniel SJ. Characteristics of radiation-induced sensorineural hearing loss in head and neck cancer: a systematic review[J]. Head Neck, 2013, 35(11): 1662-1668.

[86] Wang SZ, Li J, Miyamoto CT, et al. A study of middle ear function in the treatment of nasopharyngeal carcinoma with IMRT technique[J]. Radiother Oncol, 2009, 93(3): 530-533.

[87] Lambert E M, Gunn G B, Gidley P W. Effects of radiation on the temporal bone in patients with head and neck cancer[J]. Head Neck, 2016, 38(9): 1428-1435.

[88] 王雅宁, 耿博, 李百彦, 等. 鼻咽癌放疗后颅底骨感染坏死的治疗体会[J]. 山东大学耳鼻喉眼学报, 2016, 30(6): 42-45.

[89] Zeng L, Tian Y, Sun X, et al. Late toxicities after intensity-modulated radiotherapy for nasopharyngeal carcinoma: patient and treatment-related risk factors[J]. Br J Cancer, 2014, 110(1): 49-54.

[90] Chang JT, Lin CY, Chen TM, et al. Nasopharyngeal carcinoma with cranial nerve palsy: the importance of MRI for radiotherapy[J]. Int J Radiat Oncol Biol Phys, 2005, 63(5): 1354-1360.

第十章　口咽肿瘤

一、口咽肿瘤的流行病学特点

口咽肿瘤（亦称为口咽癌），临床上比较少见，好发年龄为50~70岁，男性多于女性。流行病学研究显示其发病率为2/10万左右，90%以上为鳞状细胞癌，其次为小唾液腺来源的恶性肿瘤。长期吸烟和饮酒是重要的致病因素，有资料显示有长期吸烟史又有烈性酒嗜好者，口咽癌的发生机会增加15倍。其他因素也可导致或者促进口咽部鳞状细胞癌的发生，部分亚洲地区盛行的嚼食槟榔是引起口咽癌的危险因素，南美洲的马黛茶也被发现是增加口咽癌发生的危险因素。

近年来大量研究显示人乳头状瘤病毒（human papilloma virus，HPV）是口咽癌的重要致病因素，并越来越受到重视。国外有研究提示70%~90%的口咽部鳞状细胞癌与HPV感染有关，其中HPV16是引起口咽癌最常见的HPV类型，通过原癌基因E6和E7诱导癌症发生。最近一项病例对照研究发现与HPV相关的口咽部鳞状细胞癌患者多较年轻，无吸烟和饮酒嗜好。研究显示HPV阳性的口咽部鳞状细胞癌患者预后较好，5年和10年总生存率是HPV阴性口咽癌患者的2倍，而HPV阴性的口咽部鳞状细胞癌多与吸烟和饮酒有关。

二、口咽部的解剖学特征

咽呈漏斗状，上宽下窄，前后扁平。上端固定于颅底，下端平第6颈椎体下缘续食管。咽的前壁不完整，经后鼻孔、咽峡和喉入口分别与鼻腔、口腔和喉腔相通。咽的后方有咽后间隙，两侧有咽旁间隙、颈动脉鞘及其内容、茎突以及附着于茎突的茎突咽肌、茎突舌肌、茎突舌骨肌和茎突舌骨韧带等。咽以软腭游离缘和会厌上缘平面为界分为鼻咽、口咽和喉咽3部分。

口咽位于软腭游离缘与会厌上缘平面之间。前壁上部为咽峡，下部为舌根，后壁相当于第2和第3颈椎水平，前方以舌腭弓及舌轮廓乳头与口腔为界，侧壁从前向后依次为舌腭弓、扁桃体、咽腭弓和后侧壁所组成，后壁软组织覆盖于颈椎前，与颈椎筋膜间有疏松结缔组织间隔。口咽部肿瘤通常指发生于扁桃体、舌根、软腭、口咽侧壁及后壁的肿瘤。

（一）扁桃体区

扁桃体（腭扁桃体）呈扁椭圆形，位于由舌腭弓、咽腭弓、半月襞和三角襞围成的扁桃体窝内。扁桃体是咽部最大的淋巴组织，内面被覆黏膜，表面有10~20个大小不等的扁桃体小窝，小窝向腭扁桃体实质内延伸形成扁桃体隐窝。除内侧面外，扁桃体其余部分均由结缔组织所形成的被膜所包裹。扁桃体外侧与咽腱膜和咽上缩肌相邻，咽腱膜与扁桃体被膜间有疏松结缔组织，形成一潜在的间隙，称扁桃体周围间隙。扁桃体上下均有黏膜皱襞，上端称半月襞，位于舌腭弓和咽腭弓相交处；下端称三角襞，由舌腭弓向下延伸包绕扁桃体前下部构成。

（二）软腭

软腭位于腭的后1/3，由弧形的肌腱膜构成，表面为黏膜被覆。软腭由腭帆张肌和腭帆提肌支配其活动，以关闭鼻咽腔。软腭后部向后下方下垂的部分称腭帆，其后缘游离，后缘的正中部有垂向下方的突起，称悬雍垂。软腭向两侧延续为舌腭弓和咽腭弓，向前与硬腭连接。悬雍垂、腭帆游离缘、两侧的舌腭弓及舌根共同围成咽峡，是口腔通向咽的分界。

（三）舌根

舌根部为舌的后1/3，从轮廓乳头向下至会厌谷之间的舌组织。

舌根后部与会厌之间连有舌会厌正中襞和舌会厌外侧襞。舌根两侧延伸至舌扁桃体沟。舌的肌肉包括颏舌肌、茎突舌肌、腭舌肌和舌骨舌肌。舌的运动由舌下神经（Ⅻ对颅神经）支配（除腭舌肌外，后者由迷走神经咽支支配）。

（四）咽后壁

咽后壁从鼻咽下方，相当于软腭游离缘平面起，向下延续到会厌平面，包括了口咽的后（外侧）壁。咽后壁由黏膜、黏膜下组织、咽腱膜和咽上缩肌等构成。咽后壁外侧与咽会厌皱襞相连，向下与梨状窝的后、外侧壁黏膜相连。咽后壁的神经支配来源于第Ⅸ和第Ⅹ对颅神经。咽后壁淋巴组织比较丰富，直接引流至咽后淋巴结和颈侧Ⅱ，Ⅲ区淋巴结。

（五）咽血管和神经

动脉：咽的血液供应来源于颈外动脉的分支，有咽升动脉、甲状腺上动脉、腭升动脉、腭降动脉和舌背动脉等。

静脉：咽部的静脉血经咽静脉丛与翼丛流经面静脉，汇入颈内静脉。

神经：咽部神经主要有舌咽神经、迷走神经和交感神经干的颈上神经节所构成的咽丛，司咽部的感觉和相关肌肉的运动。

（六）咽的淋巴组织

咽黏膜下淋巴组织丰富，较大淋巴组织团块呈环状排列，称为咽淋巴环（Waldeyer淋巴环），主要由咽扁桃体、咽鼓管扁桃体、腭扁桃体、咽侧索、咽后淋巴滤泡及舌扁桃体构成，称内环。内环的淋巴可流向颈部的淋巴结。这些颈部的淋巴结间又互相交通，自成一环，称外环，主要有咽后淋巴结、下颌角淋巴结、颌下淋巴结、颏下淋巴结等组成。口咽部肿瘤不能为内环的淋巴组织所局限是，可扩展或转移至相应的外环淋巴结。口咽癌的颈部淋巴转移多转移至颈内静脉二腹肌淋巴结及其下方的淋巴结，部分转移至咽后淋巴结。

三、口咽肿瘤的临床表现和生长转移方式

口咽肿瘤早期症状不明显或不典型，可表现为咽部不适和异物感。随着肿瘤的长大和向深部浸润，可出现咽部疼痛和颈部肿块等。也有些患者首先出现的症状为颈部肿块。

口咽肿瘤最多见的发生部位是舌腭弓和扁桃体。常见的症状为患侧反射性耳痛，咽部不适感，异物感，吞咽痛。位于舌腭弓的肿瘤可表现为局部浅表病变或菜花样新生物，但更常见的是肿瘤呈溃疡型，向深部浸润，累及口腔黏膜和侵及磨牙后三角。向下侵犯舌根部也比较常见。向上发展可侵及软腭和硬腭。进一步发展，在晚期肿瘤可累及下颌骨。向后发展肿瘤可破坏咽腭弓，并侵犯翼肌，引起张口困难和疼痛。扁桃体癌的淋巴转移最先多转移到Ⅱ区淋巴结，但也可转移咽后淋巴结。位于扁桃体窝的肿瘤发现时往往已是晚期。大约有75%的病例就诊时已是Ⅲ期或Ⅳ期病变。其扩展方式和舌腭弓肿瘤相同，但向外侧发展还可通过侵犯咽旁间隙累及颅底，引起颅神经受累的症状和体征。咽腭弓肿瘤向下侵及咽会厌皱襞。淋巴转移可以累及Ⅴ区淋巴结。与舌腭弓肿瘤相比，扁桃体窝肿瘤更易发生颈部淋巴结转移，尤其是发生双侧转移的机会更多。Lindberg报道位于扁桃体窝的肿瘤颈淋巴结转移的发生率为76%，最常见的转移部位是Ⅱ区，11%的病例发生对侧转移。而位于舌腭弓和磨牙后三角的肿瘤同侧颈部淋巴结转移的发生率为45%，主要发生在Ⅱ区，对侧转移的发生率为5%。

发生在软腭鳞癌多位于软腭的口腔面，肿瘤可累及舌腭弓、咽腭弓及舌根部。肿瘤进一步发展可向外侵犯鼻咽部。颈部淋巴结转移多发生在Ⅱ区。位于中线或悬雍垂的肿瘤较易发生双侧颈淋巴结转移。也可发生咽后淋巴结转移。

舌根部鳞癌早期多症状不明显，许多患者是因为出现颈部转移淋巴结而进一步检查才发现舌根部肿瘤。由于舌根部检查比较困难，因此容易遗漏早期病变。肿瘤比较大时，可出现咽部不适，异物感，出血，疼痛或吞咽困难和讲话不清等症状。有时候放射性耳痛是首发症状。当肿瘤侵及翼肌，则可出现张口困难。肿瘤向前发展可累及舌体，向上外发展可侵犯扁桃体，向下发展可侵及会厌谷，会厌和会厌前间隙，晚期肿瘤可累及喉和下咽。向深部发展可侵及深部肌肉而引

起舌运动障碍。由于舌根部淋巴组织比较丰富，舌根癌较容易发生颈部淋巴结转移，最常转移的部位是Ⅱ区，其次为Ⅲ，Ⅳ区。有70%以上的病例发生同侧颈部转移，另外，有10%~20%的病例可发生双侧转移。

咽后壁癌主要表现为咽部疼痛，出血和颈部肿块。肿瘤向上可侵及鼻咽部，向后侵及椎前筋膜，向下侵及梨状窝和下咽后壁。T1病例中有25%可发生颈部淋巴结转移，在T2者中这一比例为30%，在T3者中这一比例为66%，T4者中75%以上的病例可发生颈部转移。由于多数咽后壁癌可侵及中线，因此双侧颈部转移比较常见。也可发生咽后淋巴结转移。

四、诊断、临床分期和治疗前评估

口咽肿瘤的诊断主要根据患者的临床表现和体检，包括口咽部和颈部检查以及影像学检查。最后确诊需通过活检和病理学诊断。

口咽部恶性肿瘤的患者多有长期吸烟和饮酒史，对出现咽部疼痛、吞咽困难和放射性耳痛的患者，应仔细检查口咽部，尤其需要检查舌根部，舌根癌比较隐蔽，容易遗漏。

检查可以发现咽部的新生物，应注意病灶是外生性的还是浸润性、是否有舌运动障碍。在扁桃体和咽侧壁癌的病例，应检查同侧下颌神经（V3）支配区的感觉，如有感觉障碍则提示经过下颌骨的下齿槽神经受累或颅底受累。扁桃体与下颌骨升支、舌根部以及咽旁间隙相邻，因此扁桃体癌可以扩展到这些区域，颈部触诊或双合诊可发现肿物。有颈淋巴结转移的患者颈部触诊可触及颈部肿块。

影像学检查对确定肿瘤的侵犯范围和有无颈部淋巴结转移很有帮助，增强CT扫描和MRI是最常用的检查方法。有条件者可做PET-CT检查，后者有助于治疗前的临床分期。

如果有条件，应做肿瘤标本的HPV/P16的检查，以确定是否为HPV阳性的口咽肿瘤。

最后确诊靠肿瘤活检和病理学诊断。

口咽肿瘤的临床分期目前是根据国际抗癌联盟（UICC）的分期标准（2015版）：

T：原发肿瘤。

Tx：原发肿瘤不能评估。

T0：无原发肿瘤证据。

Tis：原位癌。

T1：肿瘤最大直径≤2 cm。

T2：肿瘤最大直径>2 cm，且≤4 cm。

T3：肿瘤直径>4 cm或侵及会厌舌面。

T4：肿瘤侵及邻近组织，如翼肌、下颌骨、硬腭、舌肌深部，喉。

T4a：局部中晚期肿瘤：肿瘤侵犯喉、舌外肌、翼内肌、硬腭或下颌骨。

T4b：局部非常晚期疾病：肿瘤侵及翼外肌、翼板、鼻咽侧壁或颅底和/或包裹颈总动脉。

注释：原发于舌根部和会厌谷的肿瘤扩展到会厌舌面黏膜并不构成喉的侵犯。

N：区域淋巴结（颈部）。

Nx：不能评估有无区域性淋巴结转移。

N0：无区域性淋巴结转移。

N1：同侧单个淋巴结转移，直径≤3 cm。

N2：同侧单个淋巴结转移，直径>3 cm，且≤6 cm；或同侧多个淋巴结转移，但其中最大直径<6 cm，或双侧或对侧淋巴结转移，其中最大直径≤6 cm。

N2a：同侧单个淋巴结转移，直径>3 cm，且≤6 cm。

N2b：同侧多个淋巴结转移，其中最大直径≤6 cm。

N2c：双侧或对侧淋巴结转移，其中最大直径≤6 cm。

N3：转移淋巴结最大直径>6 cm。

M：全身转移。

Mx：不能评估有无远处转移。

M0：无远处转移。

M1：有远处转移（应同时注明转移部位）。

临床分期

0 期	Tis	N0	M0
Ⅰ 期	T1	N0	M0
Ⅱ 期	T2	N0	M0
Ⅲ 期	T3	N0	M0
	T1，T2，T3	N1	M0
IVA 期	T4a	N0，N1，N2	M0
	T1，T2，T3	N2	M0
IVB 期	T4b	任何 N	M0
	任何 T	N3	M0
IVC 期	任何 T	任何 N	M1

五、口咽肿瘤的手术治疗

虽然放疗/同步放化疗治疗口咽肿瘤可以取得与手术治疗相似的肿瘤学疗效，但是近年来口咽肿瘤手术技术和修复技术的提高，使患者术后可以获得比较满意的功能和外形恢复。经口激光手术和经口机器人手术可以在不裂开下颌骨和减少对口咽部和颈部正常解剖结构损伤的前提下切除肿瘤。在部分需要行经下颌骨裂开手术的病例，游离皮瓣的应用也使术后的功能和外形得到改善。

口咽肿瘤的手术有多种手术进路。需根据原发灶的部位、大小、肿瘤向周围侵犯的范围以及完整切除肿瘤需要暴露的要求等来确定手术进路。部分早期口咽肿瘤经口即可切除。采用经典的开口器，如Davis开口器等就可暴露口咽部的肿瘤和其周围结构。扁桃体切除术是切除局限于扁桃体的小肿瘤的标准手术方式。较小的软腭T1期病灶也可经口根治性切除。舌根和咽后壁较小的癌肿也同样可经口切除。可使用常规器械或电刀切除，但更经常使用CO_2激光来切除肿瘤。

对于范围比较大的局部晚期扁桃体癌，为了取得良好的暴露，需要行经下颌骨口咽部分切除术，手术需要切开下颌骨和咽部。

经下颌骨口咽部分切除术

1. 适应证

（1）口咽侧壁癌位于扁桃体窝及相近的软腭、咽腭弓及后方的口咽侧壁或舌扁桃体沟及邻近的舌根部。

（2）口腔后外侧部癌累及牙龈后部、口底后部及相邻的舌、磨牙后窝和颌间连合区、龈颊沟的后部。

2. 禁忌证

（1）肿瘤侵及硬腭。

（2）侵及上颌结节。

（3）侵犯软腭已超过中线。

（4）累及鼻咽部及咽鼓管口。

（5）累及翼上颌区的上部。

（6）累及椎前筋膜。

（7）侵及咽后壁过中线。

3. 术前准备

由于术前放疗引起的放射性黏膜炎所致的咽部疼痛，术前化疗引起的反应以及口咽部或口腔肿瘤引起的咽痛、吞咽困难和张口困难等因素都可造成营养不良。因此，术前纠正营养不良非常重要。

4. 麻醉

手术在全身麻醉下进行。可先经气管插管后上全身麻醉，在有张口困难的病例也可经气管切开后上麻醉。

5. 体位

取仰卧位，肩下垫枕，头转向对侧。

6. 手术步骤

手术包括三个阶段：颈淋巴结清扫、经下颌骨口咽部肿瘤切除和咽部的缺损的修复。

（1）切口：切口从乳突尖开始，沿胸锁乳突肌后缘向下至锁骨上5 cm水平，转向前、向上做一弧形至颏部中线，再从第一切口下缘做一向后向下的垂直切口至锁骨下2 cm。这一切口即可作颈淋巴结清扫、向上延伸切开下唇完成下颌骨和口咽肿瘤的切除，向下延伸又可做胸大肌皮瓣的切取和转移。

（2）颈淋巴结清扫：口咽肿瘤应常规行颈淋巴结清扫术（以下简称颈清）。根据是否有颈部转移淋巴结行根治性颈清、功能性颈清或择区性颈清。颈清常包括颌下三角（Ⅰ区）的清扫。

（3）口咽肿瘤切除：

1）切开下唇：沿中线切开下唇至颏部中线与颈清的切口相连。

2）切开口腔黏膜：沿唇龈沟5 mm切开口腔黏膜，使手术结束关闭伤口时有足够的黏膜进行缝合。由前向后切到磨牙后区，然后沿着下颌骨升支一直切到其颈部。将面颈皮瓣在颏孔处沿骨膜下由前向后翻开，同时结扎和切断颏神经血管束。用电刀紧贴下颌骨切断附着在下颌骨的咬肌。接着紧贴下颌骨后、下缘切断附着的肌肉，游离下颌骨。

3）切断下颌骨：为了完整地切除肿瘤又保留颏联合的外形，常在颏孔附近切断下颌骨。

4）游离下颌角：用拉钩牵开下颌角，术者的一个手指摸到茎突，并分离咽旁间隙。将舌向口外牵拉，同时在下颌舌骨肌的中前1/3处切断该肌。用持骨钳夹持下颌骨并向外向后牵开，与此同时沿舌骨上缘切断舌骨舌肌、颏舌肌和颏舌骨肌。继续用剪刀或电刀切除受累的舌部，可根据肿瘤侵犯舌的情况最多切到舌中线并延至舌根部。再切向外侧切开口咽侧壁及咽腭弓。

5）肿瘤切除：沿下颌骨升支的前缘切开黏膜，将下颌骨向外牵拉，暴露下颌骨升支的内侧。切断并结扎翼内肌。在下颌骨髁状突周围暴露翼外肌并用电刀切断。切开颞颌关节的关节囊，脱位颞颌关节。在游离下颌骨的过程中应注意处理好颌内动脉、静脉和翼静脉丛。这样口咽侧壁，包括舌腭弓、咽腭弓、扁桃体、受累的口底、软腭、舌部以及口咽肿瘤所对应的下颌骨已经整块切除。如果肿瘤未侵及下颌骨，可以保留下颌骨，复位后用钛板固定。

（4）口咽部的修复：肿瘤切除后的缺损可用胸大肌肌皮瓣或游离前臂皮瓣修复。根据缺损的大小设计皮瓣，应注意转移的皮瓣应无张力，皮瓣的蒂部不应扭曲，以免引起皮瓣坏死。先将皮瓣与会厌谷的黏膜缝合，然后缝合口咽部的后切缘、口咽侧壁、舌、口底和下唇的皮肤和黏膜。

仔细止血，术腔放置引流，关闭皮肤切口。

（5）术后处理：同其他头颈外科手术一样，术后给予抗生素预防感染，经鼻饲管给予必需的营养。按规定进行伤口换药以及口腔护理。术后8~10 d拔除气管套管。术后15 d起进行进食训练。术后几个月内常有轻度的误咽，但一般最后都能克服。

六、放疗和化疗在口咽肿瘤治疗中的应用

（一）口咽肿瘤的放化疗原则

由于口咽肿瘤的病理类型特点，口咽肿瘤对放射治疗敏感，其部位又和患者的外貌、语言和进食功能密切相关，所以放疗和化疗在口咽肿瘤的治疗中所起的作用相当广泛。

根据2017年NCCN肿瘤学临床实践指南，不同分期口咽肿瘤的原发灶及颈部的治疗建议如下：

早期口咽肿瘤（T1-2，N0-1），根治性放疗和手术治疗的效果相似，而放射治疗最大的优点是有效地保留了器官功能和外貌的完整性，提高了病患的生存质量。放疗后如果有残留，仍可行挽救性手术将肿瘤予以切除。

中期口咽肿瘤（任何T，N2-3），可行诱导化疗后予放疗或化放疗同期治疗，如果原发灶和颈部肿瘤完全缓解则可临床观察，而原发灶或颈淋巴结有残留可分别考虑行手术切除挽救。

晚期口咽肿瘤（T3-4a，N0-1），晚期口咽肿瘤治疗效果极差，单纯放疗及手术根治效果都不尽人意，而化疗放疗后加手术的综合治疗可能提高手术的切除缘，从而提高局控率，延长生存时间，或者是先行根治手术再予术后补充放疗并根据不良预后因素结合化疗对肿瘤的控制也能起到很重要的作用。因此，晚期口咽肿瘤综合治疗已得到公认。

（二）口咽肿瘤的放射治疗

设备：采用4-6MV X线的直线加速器为主，可以是常规放射治

疗，有条件的单位可行调强放射治疗，既有利于肿瘤控制，又有利于保护周围正常组织。

照射技术：常规放射治疗从设野上，原发灶及上、中颈部淋巴结的照射可以包括在一个照射野中，临床中多以双侧面颈联合行照射，每日2 Gy、每周5次，照至D7 36~40 Gy时注意避开脊髓，随着放射技术的发展，目前调强放射治疗已广泛应用。调强放射治疗较传统的放疗技术可以更好地保护口咽肿瘤患者的正常组织，尤其是显著降低了腮腺的受照剂量，适当增加照射野可以使逆向调强放疗计划的靶区更适形、剂量分布更均匀，但射野数目超过9野时，剂量分布不会有改善，有研究表明5野计划与7野和9野计划比较，靶区的适形度、均匀性相似，但子野数明显减少，这样可减少每次治疗时间，提高了肿瘤放疗的生物效应，且对患者体位的固定更好，提高了放疗的精准性。调强放疗可明显提高头颈部肿瘤患者的局控率和总生存率，调强放疗单次照射量较常规放疗高，这样缩短了总治疗时间，比常规放疗具有明显优势。NCCN指南也明确指出，对口咽肿瘤患者推荐进行IMRT放疗，以便将一些重要组织结构的照射剂量减少至最低。口咽肿瘤的病理分化类型多数较差，多伴有上颈部的淋巴结转移及咽喉淋巴结转移，有研究统计发现就诊时颈部触诊发现淋巴结肿大占58.5%，结合影像学检查淋巴结转移率为72.3%。而另有文献报导即使在临床检查中淋巴结转移为阴性的患者也有约30%的病例为隐性转移。与其他头颈部鳞癌明显不同的是，口咽部鳞癌患者颈部淋巴结转移率与临床亚解剖区及原发灶分期均无明显相关。张永侠报道的318例口咽鳞状细胞癌中扁桃体鳞癌、舌根癌及软腭-悬雍垂癌的颈部淋巴结转移率分别为73.6%、75.0%及61.7%，且T1病变及T4病变的颈部淋巴结转移率差别不大（$P>0.05$）。这可能和口咽肿瘤的特殊解剖位置有关，口咽黏膜下的淋巴管极为丰富，形成咽淋巴环，咽淋巴环向下汇入颈淋巴结。因此颈部淋巴结的照射在口咽肿瘤的治疗中是必不可少的，上颈部的放射治疗是必不可少的，另外临床上视颈部是否有淋巴结转移设单侧或双侧下颈及锁骨上淋巴结区域的照射野。

放射剂量：

（1）常规分割根治性放疗原发灶及阳性淋巴结剂量66~74 Gy（2.0 Gy）；非常规分割的6次/周加速放疗：肉眼可见病变照射剂量为

66~74 Gy，亚临床病变照射剂量44~64 Gy。

（2）术前放疗原发灶及阳性淋巴结剂量50~60 Gy，低危区剂量50 Gy。

（3）术后放疗，手术原发灶及手术区剂量60 Gy，高危区剂量66 Gy，切缘阳性处剂量70 Gy。

临床研究并证实90%以上的T1病变，可被60~65 Gy的放射剂量所控制，T2病变的根治剂量为65~70 Gy，而T3、T4病变的合适剂量为75~80 Gy。可见分期愈晚，控制病灶所需的剂量愈高，但控制作用仍差，局部放射损伤却明显增加。所以临床上一旦放射到70 Gy后如仍有肿瘤残存又有手术指征的，可建议外科行挽救性手术。

随着放射治疗技术的发展，其在口咽肿瘤的治疗中所占比重越来越大，而外科手术性质逐步由计划性治疗手术转变为挽救性手术。2003年，吴雪溪等报道108例扁桃体鳞癌的治疗比较结果是根治性放疗和（或）手术挽救与术前放疗联合计划性手术治疗，其5年生存率分别为59.3%比55.3%，差异无统计学意义（P=0.705）。2009年，王馨等报道了61例口咽鳞癌的治疗比较结果是根治性放疗与手术联合辅助放疗，其5年生存率差异无统计学意义。可见影响预后的因素与放疗的技术和剂量及肿瘤临床分期密切相关，肿瘤对放疗的敏感性在治疗结果中起到关键的作用。调强放疗联合化疗较之常规放疗联合化疗可提高局部晚期口咽肿瘤患者的局控率、无病生存时间和总生存时间，有助于患者口咽功能保护，改善患者生存质量，值得临床推广应用，已经成为目前的主流治疗方案。

目前前瞻性的研究提示，HPV阳性的口咽部鳞状细胞癌在治疗方法上应与HPV阴性的口咽部鳞状细胞癌患者有所不同。丹麦头颈肿瘤研究5组（DAHANCA5）研究了与HPV相关的P16表达在安排加速分次放疗中的影响，结果显示：P16阳性及阴性的患者采用6次/周的加速放疗方案较之5次/周的加速放疗方案，其疾病局控率有明显改善（HR=0.73，95% CI：0.59~0.92）；但P16阳性患者的疾病特异性生存率明显提高（HR=0.43，95% CI：0.22~0.82）。

（三）口咽肿瘤的化疗

化疗在口咽肿瘤的治疗中处于辅助地位，主要用于3个方面：①诱导化疗，这是目前开展研究最多的，主要用于中晚期口咽肿瘤患者，先行1~3个疗程的诱导化疗后评估疗效，疗效好的建议直接行放射治疗，疗效不佳则行根治性手术加术后放疗。②同步放化疗，对大多数头颈部肿瘤的放疗起到增敏作用。③姑息化疗，常用于已有远处转移或局部极晚期已经无法手术或无法耐受放疗的口咽肿瘤患者，姑息化疗可能会减小肿块体积，减轻肿瘤压迫改善患者的疼痛症状和进食困难，提高患者的生存质量，延缓生命。近年来，国外多项临床试验试图应用诱导化疗对口咽鳞癌患者进行治疗前病例筛选，对敏感患者接着行同步放化疗，而对不敏感患者行手术联合辅助化疗。2008年，Worden等最先报道一项关于口腔鳞癌前瞻性分组临床试验（UMCC 9921），该研究通过一周期诱导化疗（顺铂单药或卡帕联合氟尿嘧啶）进行病例筛选，对诱导化疗达部分缓解或全部缓解患者则行外科手术切除并联合术后化疗。其结果为诱导化疗对于口腔鳞癌患者有效率到达81.0%（54/66），而对该部分患者行同步放化疗后92%患者达到全部缓解，4年总生存率达到70.4%，取得较好疗效。2010年，一项414例口咽鳞癌患者随机分组安慰剂对照临床试验（DAHACA 5）结果表明对于HPV阳性的口咽肿瘤患者，单纯放疗和同步放化疗可以取得同样好的局控率（58% *vs.* 59%，HR=1.21），而对于HPV阴性的患者，同步放化疗可以明显提高局控率（37% *vs.* 20%，HR=0.68），说明同步放化疗仅能改善HPV阴性口咽肿瘤患者的预后。美国东部肿瘤协作组（ECOG）第2阶段试验提供了肿瘤HPV状态相关描述、治疗反应和存活情况显示：Ⅲ、Ⅳ期的口咽鳞癌患者接受2个疗程的（紫杉醇+卡铂）诱导化疗后放疗，HPV阳性的患者对诱导化疗后的治疗方案反应较好；平均随访39个月，HPV阳性的患者整体存活率为95%，高于HPV阴性的患者整体存活率62%，病情进一步发展的风险降低（HR=0.27，95% CI：0.10~0.75），全因病死率也降低（HR=0.36，95% CI：0.15~0.85）。

国内研究结果是单纯放疗与同步放化疗或手术联合辅助放疗在5年和10年生存率上差异均无统计学意义。同步放化疗使晚期口咽肿瘤患者的生存中位数由39.6个月提高至60.6个月，5年生存率由44.8%提高至54.7%，但差异仍无统计学意义，这主要是因为本研究在比较过程中并没有依据HPV感染状态分为两组比较，导致混杂因素的影响。化疗方案可参照大多数头颈部鳞癌的治疗，无论国内外目前都普遍建议以紫杉醇类和铂类为主的TP方案。国外研究显示，紫杉类、顺铂和

5-氟尿嘧啶联合的诱导化疗可提高口咽肿瘤患者2~3年的生存率。国内的化疗方案采用TP方案诱导化疗，紫杉醇135 mg/m²，第1天；顺铂80 mg/m²，第1~3天，注意静脉水化，21天1个疗程。同步化疗采用顺铂80 mg/m²，第1天，注意静脉水化，21天1个疗程，共2疗程。

HPV阳性口咽部鳞癌患者的预后研究表明：HPV阳性口咽部鳞癌患者较HPV阴性口咽部鳞癌患者有较好的预后。Ragin等的1项Meta分析结果显示，HPV阳性口咽部鳞癌患者的死亡风险降低了28%，疾病控制失败风险降低了49%。随机对照试验的回顾性分析结果显示，HPV阳性组远处转移发生率（9%）低于HPV阴性组（15%）。

美国东部肿瘤协作组（ECOG）试验结果证明了西妥昔单抗等药物可能对HPV阳性口咽部鳞癌患者的治疗结果有意义。RTOG试验将西妥昔单抗与顺铂分别作为对口咽部鳞癌患者的标准剂量放疗的辅助治疗，并对75%的患者检测了HPV。结果显示64%为HPV阳性，HPV阳性口咽部鳞癌患者生存率83%高于HPV阴性口咽部鳞癌患者生存率57%，存活率也高于HPV阴性口咽部鳞癌患者。尽管目前已有不少HPV阳性与口咽肿瘤相关性的研究，但目前美国国家综合癌症网络（NCCN）指南不建议在应用p16免疫组织化学检验或HPV-DNA荧光原位杂交方法确定HPV后，改变既定的对口咽部鳞癌的治疗计划。期待未来的试验结果可能有助于我们视HPV阳性与否来调整治疗方案，甄别哪些口咽部肿瘤的患者可以在不降低疗效的情况下降低治疗强度，提高生存质量。

七、口咽肿瘤治疗方式的选择和治疗效果

口咽肿瘤的治疗在过去的几十年中发生了显著的变化。以前对口咽肿瘤主要采用放射治疗，在一些晚期病例效果不尽如人意，未能控制的患者多死于肿瘤复发和远处转移。由于头颈外科修复技术的进展，各种带蒂肌皮瓣和血管化的游离皮瓣的广泛应用，扩大了手术适应证，尤其在一些晚期、放疗难以控制的病例，经过广泛的肿瘤切除和修复后，其生存率和生活质量，包括吞咽功能和语言功能的恢复，均有很大的提高。外科手术成为治疗口咽肿瘤的重要手段之一。

然而在过去的20年里，器官保留概念的提出使得经典的治疗方式发生了变化。口咽肿瘤治疗方式的选择需要在肿瘤的根治和生活质量之间取得平衡。治疗方式的选择需要多学科的共同参与和决策，包

括耳鼻喉科医生、头颈外科医生、肿瘤内科医生、放疗科医生、影像学科医生、病理科医生、言语病理学医生、护士和其他相关学科的成员的参与。目的是为了取得尽可能理想的肿瘤学疗效（提高生存率）和尽可能好的器官和功能保留（提高生活质量）。由于广泛的手术切除带来的缺损和功能障碍，包括对言语和吞咽功能的影响，20世纪80年代以来大量临床研究探索了应用放疗与化疗联合治疗口咽肿瘤，开启了非手术器官保留方式治疗口咽肿瘤的时代，手术仅用于对放化疗不敏感和放化疗后残留复发病例挽救治疗。在许多肿瘤治疗中心，手术已经不再是口咽肿瘤首选的治疗手段，而放化疗成为首选的治疗方法。

总体来说，早期口咽肿瘤采用放射治疗或手术治疗，都能取得较好的肿瘤学疗效，而晚期口咽肿瘤则需要采用放化疗或手术结合放化疗的综合治疗。

早期口咽肿瘤的治疗可采用放射治疗或手术治疗，但多数中心选择放射治疗。因为放疗可覆盖原发灶、颈部淋巴结、咽后淋巴结和取得较为理想的疗效。调强适形放疗的应用可以获得更高的局控率和更低的远期功能障碍发生率。如果选择手术治疗，可应用经口 CO_2 激光手术或机器人手术，相对创伤比较小，是近年来比较推崇的治疗方式，当然还是需要结合颈部淋巴结的清扫术。

大多数早期口咽肿瘤采用放射治疗或手术治疗的单一治疗模式即可取得较为理想的治疗效果，而无需采用手术加放化疗的综合治疗模式，后者可能增加并发症的发生和增加治疗费用，且并不能提高疗效。当然，放射治疗后如有肿瘤残留或者复发，需要行手术挽救治疗。而有些采用手术治疗的病例需要做术后放疗和化疗，比如术后病理结果显示有切缘不够或阳性、转移淋巴结有包膜外侵犯、多个淋巴结转移、肿瘤侵犯神经或血管等高风险因素等。

晚期口咽肿瘤的治疗多需要采用放化疗或手术结合放化疗的综合治疗。许多肿瘤中心首选诱导化疗加同步放化疗的治疗模式。如果诱导化疗后肿瘤退缩明显，往往提示肿瘤对放疗也敏感，同步放化疗可能会成功，这类患者可选择同步放化疗治疗。手术仅留作为肿瘤残留和复发病例的挽救治疗。由于口咽部原发灶T分期较晚的病例常有颈部淋巴结转移，应重视放化疗后颈部残余淋巴结的处理。对于治疗前颈部淋巴结转移较严重者，在化疗和放疗结束后，不管缓解情况如何，均应行计划性颈淋巴结清扫术。有学者主张治疗前淋巴结直径3 cm作为行治疗后颈淋巴结清扫的界限。如果诱导化疗效果差，往往预示首选放疗和化疗的成功率低，这类患者此时应该选择手术切除。

对于晚期口咽肿瘤，一些肿瘤中心仍选择手术切除为首选治疗，对术后病理结果显示有切缘不够或阳性、转移淋巴结有包膜外侵犯、多个淋巴结转移、肿瘤侵犯神经或血管等高风险因素者行术后放疗或放化疗。

（一）扁桃体癌的治疗

放疗和手术治疗早期扁桃体癌的疗效相似，但多选择放疗，原因是放疗有较高的治愈率和较好的功能保留。放射野的设计应包括原发灶和同侧颈部，还应包括咽后淋巴结。

早期扁桃体癌行单纯放射治疗可取得比较好的肿瘤学疗效，Mendenhall报道了应用放疗治疗503例扁桃体癌的疗效，5年局部控制率：T1为88%，T2为84%，最终经过手术挽救后的5年局部控制率：T1为94%，T2为91%。5年疾病特异性生存率：Ⅰ期为100%，Ⅱ期为86%。Garden等报道应用放疗治疗777例口咽肿瘤的疗效，5年局部和颈部控制率为90%，疾病特异性生存率为82%，总生存率为84%。

采用单纯手术切除治疗早期扁桃体癌的报道较少，文献报道其疗效较好，局部控制率达80%~90%。Moncrieff等回顾性的分析了手术治疗92例早期口咽肿瘤的疗效，其中54%为扁桃体癌，28%为T1病例，72%为T2病例，76%的病例同时行颈清扫术，62%的病例接受术后放疗或放化疗，5年疾病特异性生存率为83%，局部控制率为83%。Laccourreye等报道采用经口口咽外侧壁切除术（transoral lateral oropharyngectomy，TLO）治疗166例扁桃体鳞状细胞癌的疗效，5年局控率T1为89%，T2为82%。

近年来经口激光手术（transoral laser microsurgery，TLM）和经口机器人手术（transoral robotic surgery，TORS）切除口咽肿瘤愈来愈多受到重视。Grant等报道应用经口激光手术治疗69例口咽肿瘤的疗效，其中41%为扁桃体癌，86%的病例同时行颈清扫术，26%的病例接受术后放疗。5年局部和颈部控制率Ⅰ期病例为90%，Ⅱ期为73%，5年总生存率为86%。Moore等报道应用经口机器人手术治疗66例口咽肿瘤的疗效，3年局部和颈部控制率分别为97%和94%，2年疾病特异性生存率为95%，无瘤生存率为92%。

对早期扁桃体癌，还没有用随机研究的方法比较单纯手术治疗和单纯放射治疗疗效的报道，但是根据文献报道在局部控制率和绝对生存率方面两种方法无显著差异。为了提高扁桃体癌的局部控制率和减轻外放疗引起唾液腺功能障碍和肌肉纤维化，有研究探讨了外放疗结合放射性粒子植入近距离放疗的疗效，并认为两者结合可提高扁桃体癌累及舌病例的局部控制率。

对晚期扁桃体癌的治疗主要采取放化疗或手术结合放化疗的综合治疗，治疗方案还不完全统一。对晚期扁桃体癌伴有颈部淋巴结转移的病例，有采用根治性放疗加颈淋巴结清扫术。也有采用手术加放疗的方案，尤其对浸润性生长的肿瘤。近年来较多报道认为采用以铂类化疗药物为基础的同步放化疗对部分口咽肿瘤可以取得与手术加放疗同样的疗效，且能避免下颌骨裂开造成的创伤和并发症，手术作为残留或者复发病例的挽救治疗，取得较好的疗效。

Hicks报道了Roswell Park癌症研究所治疗76例晚期（Ⅲ~Ⅳ期）扁桃体癌的经验，其中56个病例接受了单纯手术治疗，20个病例接受了单纯放射治疗，结果手术治疗组的5年生存率（47%）显著高于单纯放疗组（27%）。

Stein Lybak等比较的1992—1997年间45例应用单纯放疗和2000—2005年间69例应用手术加放疗治疗的晚期口咽肿瘤的疗效。结果显示单纯放疗组2年总生存率（OS）和疾病特异性生存率（DSS）分别为55%和63%；而手术加放疗组的2年OS和DSS分别为83%和88%。提示手术加放疗治疗晚期口咽肿瘤的疗效要优于单纯放疗，支持对晚期口咽肿瘤的治疗应采用综合治疗的原则。

Zelefsky等报道了纪念斯隆—凯特林（Sloan-Kettering）癌症中心用手术加术后放疗治疗20例晚期扁桃体鳞癌的疗效，7年局部控制率为83%，其中T3病例的局部控制率为93%，T4病例的局部控制率为75%。如术后病理提示手术切缘不够或阳性，术后接受6000c Gy或以上剂量放疗的病例中，远期局部控制率为93%。该组病例7年绝对生存率为52%，无瘤生存率为64%，颈部复发率为18%，远处转移率为30%。

在另一项研究中，Foote等比较了72例晚期扁桃体癌接受手术加术后放疗和单纯手术治疗的疗效，结果发现颈部复发率在手术加放疗组为31%，而在单纯手术组为39%。手术加放疗组Ⅲ期和Ⅳ期病例的5年绝对生存率分别为100%和78%，而单纯手术组Ⅲ期和Ⅳ期病例的5年绝对生存率分别为56%和43%。

O'Connell报道了344例Ⅲ，Ⅳ期口咽鳞癌的治疗结果，比较了三种治疗方案：手术加放化疗（S-CRT）、手术加放疗（S-RT）和同步放化疗（CRT）的疗效。结果显示：S-CRT组的2年和5年疾病特异性生存率为90.1%和71.1%；S-RT组的2年和5年疾病特异性生存率为73.7%和53.9%；CRT组的2年和5年疾病特异性生存率为57.4%和48.6%。结论为与S-RT和CRT相比，S-CRT可提高5年疾病特异性生存率17%~22%。

Righini等对105例放疗失败后行挽救手术的病例进行了分析，其中72例为肿瘤复发，33例为肿瘤残留。结果提示这组患者5年无瘤生存率为21%；其中41个患者发生局部并发症，包括12例咽瘘和/或颈部胀肿，3例因并发颈动脉破裂而死亡，20例发生全身并发症，其中死亡3例，4个病例需永久性胃造瘘，随访过程中84个病例死亡，死亡原因包括肿瘤局部复发44例，颈淋巴结复发7例，肿瘤局部和颈淋巴结同时复发8例，颈动脉破裂3例，胃肠道出血1例，肺栓塞2例，远处转移6例，第二原发灶11例，其他原因2例。放疗失败行挽救手术的病例中，只有26%的病例能保留下颌骨，而在先行手术的病例中80%的病例能保留下颌骨。因此，作者认为口咽肿瘤放疗失败的病例行挽救手术并发症发生率高，且肿瘤的局部控制率和总生存率低。

EORTC的一项针对晚期口咽部鳞癌的随机研究显示，手术+放化疗和手术+放疗的5年疾病无进展生存率（PFS）分别为47%和36%（$P=0.04$）。手术加放化疗组5年总生存率（OS）也明显高于手术加放疗组（53% *vs.* 40%，$P=0.02$）。因此，认为手术加放化疗的疗效要优于手术+放疗。

（二）舌根癌的治疗

在早期舌根癌，单纯手术和单纯放疗在局部控制率和生存率方面的疗效相似。原则上，舌根癌的治疗应包括原发灶以及双侧颈部和咽后淋巴结的处理。由于放疗在功能保留和生活质量方面略优于手术治疗，且能覆盖咽后淋巴结，目前多选择放射治疗。Sessions等报道262例舌根癌（26%为Ⅰ期，13%为Ⅱ期），分别采用单纯放疗、单纯手术和手术加放疗三种治疗方式的治疗效果。结果显示这三种治疗方式的疾病特异性生存率和总生存率无统计学差异，但是与单纯手术与手术+放疗组相比，单纯放疗组患者的吞咽（$P=0.001$）、语言功能（$P=0.01$）和工作能力（$P=0.001$）更好。

多项临床研究显示外放疗结合放射性粒子植入近距离放疗可提高肿瘤局部的放射剂量，而减少对唾液腺、咽缩肌和喉的放射剂量，减少并发症的发生，局控率达到80%~100%。

近年来有文献报道应用微创外科手术（包括经口激光手术和经口机器人手术）治疗早期舌根癌取得理想的疗效，当然手术需要同时行双侧颈清扫。经口微创外科手术的优点是可以避免放疗和化疗，然而在术后病理结果提示有切缘不够、转移淋巴结包膜外侵犯、神经周围受侵、淋巴血管受侵等情况时，还是需要行术后放疗或放化疗。Moore等报道了应用经口机器人手术加颈清扫治疗舌根癌的疗效，其中89%的病例为HPV/P16阳性病例，21%的患者接受术后放疗，62%的患者接受术后放化疗，4年无瘤生存率为92%，局部和颈部控制率分别为97%和94%。Henstrom等报道应用经口激光手术加颈清扫治疗20例舌根癌的疗效，60%的病例接受术后放疗，20%接受术后放化疗，2年和5年的总生存率分别为90%和83%，2年和5年的无瘤生存率分别为90%和83%，2年的局部和颈部控制率分别为84%和100%。

因此，对早期舌根癌可采用放射治疗或手术治疗。放射治疗的优点是单一治疗模式，但是在部分肿瘤残留或者复发病例需行手术挽救。而手术治疗作为单一治疗模式可避免放疗或者化疗，但是多数患者还是需要接受术后放疗或者放化疗。因此在确定治疗方式前应该把各种治疗方式的优缺点与患者和其亲属讲清楚，并共同来制订个性化的治疗方案。

晚期舌根癌的治疗需采取同步放化疗或手术结合放化疗的综合治疗，治疗方案还不完全统一。传统的治疗方法是采取广泛的手术切除，包括全舌切除和全喉切除加术后放疗。接受这种手术的患者必须接受术后功能训练，即便如此，还有一部分患者失去讲话功能。

为了提高患者的生活质量，多项有研究显示同步放化疗（放疗结合以铂类药物为基础的化疗）可取得与手术治疗相似的疗效，且能获得较好生活质量。Lawson等报道了同步放化疗治疗34例舌根癌的疗效，其中94%为Ⅲ期和Ⅳ期病例，2年的局部和颈部控制率分别为92%

和97%。Patton等报道了同步放化疗结合放射性粒子植入治疗89例舌根癌的疗效，其中10%为Ⅲ期，79%为Ⅳ期病例，先行外放疗（平均剂量为60 Gy），接着行放射性粒子植入（平均剂量为18 Gy），81%的患者接受同步化疗，79%的患者接受计划性的颈清扫，3年局部控制率为97%，颈部控制率为96%，无瘤生存率为88%，总生存率为90%，3年后4%的需要胃造瘘。因此认为即使在晚期舌根癌，仍然可以取得较为理想的疗效。

也有文献报道，手术结合放疗或者放化疗治疗晚期舌根癌可以取得较好的疗效。Zelefsky等报道了采用手术+术后放疗治疗晚期舌根癌的疗效，7年局部控制率T3为93%，T4为75%，7年无瘤生存率为64%，绝对生存率为52%。Al-Qahtani等报道66例舌根部鳞状细胞癌病例的治疗结果，所有病例接受手术治疗，83%的病例接受术后放疗，17%接受术后放化疗。3年和5年总生存率分别为80.3%和52.2%，3年和5年的疾病特异性生存率为86.7%和77.5%，局部控制率为94%，远处转移率和第二原发灶的发生率均为7.5%。手术后语言可懂度为90%，放疗后语言可懂度为94%，术后1年仅10%的患者需要用鼻饲管饮食。认为手术治疗晚期舌根癌可以获得满意的肿瘤学疗效和功能效果。

（三）口咽后壁癌的治疗

早期口咽后壁癌可采用手术治疗和单纯放疗。由于放疗的疗效和功能保存方面优于手术治疗，因此多选择放疗。Hull等应用放疗治疗37例口咽后壁癌，T1和T2的5年局部控制率分别为93%和82%。Mendenhall等报道放疗治疗口咽后壁癌的疗效，5年局部控制率T1为93%，最终局控率为93%，T2为84%，最终局控率为91%，5年疾病特异性生存率T1为88%，T2为89%，5年总生存率T1为50%，T2为57%。

然后，也有作者主张采用手术治疗早期口咽后壁癌，手术治疗可采用经口径路、或经舌骨等进路来切除原发灶，常需同时行一侧或双侧颈淋巴结清扫。

对晚期口咽后壁癌，需采用同步放化疗或手术结合放化疗的综合治疗，治疗方案还不完全统一。Hull等报道了应用放射治疗的疗效，T3和T4的5年局部控制率分别为59%和50%。Mendenhall等报道应用放疗治疗口咽后壁癌的疗效，T3和T4的5年局部控制率分别为

60%和44%，5年疾病特异性生存率Ⅲ期为49%，Ⅳ期为35%，5年总生存率Ⅲ期为31%，Ⅳ期为21%。

Julieron等报道了77例口咽后壁癌的治疗结果，其中44例采用手术加术后放疗治疗，5年局部控制率为89%，5年总生存率为35%，而在放疗后复发再行手术的病例的5年局控率为48%，5年生存率为16%。因此，作者认为由于修复技术的提高，手术结合术后放疗可以获得满意的肿瘤学疗效。

De Felice等报道180例口咽后壁癌的治疗结果，其中89例（49.4%）接受手术+/-放疗治疗，91例（50.6%）接受放疗/同步放化疗治疗。结果显示5年总生存率为33.4%，手术组的5年总生存率明显高于放疗/同步放化疗组（43% *vs.* 24.1%；*P*=0.002），认为手术仍然是治疗口咽后壁癌标准的治疗方式，同步放化疗仅适用于无法手术的病例。

（四）软腭癌的治疗

软腭癌的治疗应包括原发灶、双侧颈部淋巴结和咽后淋巴结的处理。文献报道放疗治疗早期软腭癌可取得较好的疗效。Chera等应用放射治疗早期软腭癌的疗效显示，Ⅰ期病例5年局部和颈部控制率和最终局部和颈部控制率（包括成功挽救治疗的病例）分别为84%和89%，Ⅱ期病例5年局部和颈部控制率和最终局部和颈部控制率（包括成功挽救治疗的病例）分别为85%和88%。Ⅰ期和Ⅱ期疾病特异性生存率分别为89%和87%。Iyer等报道应用手术治疗软腭鳞状细胞癌的疗效，Ⅰ期和Ⅱ期病例5年无瘤生存率分别为70%和53%，Ⅰ期和Ⅱ期病例5年疾病特异性生存率分别为87%和66%。

总之，口咽肿瘤的治疗方案应根据肿瘤的临床分期、肿瘤的部位、患者的年龄和全身情况等因素来选择，早期肿瘤可以选择放疗或者手术的单一模式治疗，而晚期肿瘤需要采用同步放化疗或者手术+放疗/放化疗的综合治疗模式。在提高患者生存率的同时，提高生存质量是最终的目标。

（张海燕　周梁）

本章参考文献

[1]　Ries L，Harkins D，Krapcho M，et al. SEER Cancer Statistics Review，1975–2003[J]. Bethesda（Maryland）：National Cancer Institute，2006.

[2]　Chaturvedi AK，Engals EA，Pfeiffer RM，et al. Human papillomavirus and rising oropharyngeal cancer incidence in the United States[J]. J Clin Oncol，2011，29(32)：4294-4301.

[3]　Kreimer AR，Clifford GM，Boyle P，et al. Human papillomavirus types in head and neck squamous cell carcinomas worldwide：a systemic review[J]. Cancer Epidemiol Biomarkers Prev，2005，14(2)：467-475.

[4]　Chu K，Habbous S，Huang S，et al. Epidemiological Changes of Oropharyngeal Cancer and other Head and Neck Squamous Cell Carcinomas Treated from 2003–2010[J]. Int J RadiationOncol Biol Phys，2011，81(2)：S18-S18.

[5]　Mendenhall WM，Moris CG，Amdur RJ，et al. Definitive radiotherapy for tonsillar squamous cell carcinoma[J]. Am J Clin Oncol，2006，29(3)：290-297.

[6]　Garden AS，Morrison WS，Stugis EM，et al. IMRT for oropharyngeal carcinoma：patient outcomes and patterns of failure[J]. Int J Radiat oncol Biol Phys，2011，81(2)：S15-S16.

[7]　Moncrieff M，Sandilla J，Clark J，et al. Outcomes of primary surgical treatment of T1 and T2 carcinoma of the oropharynx. Laryngoscope 2009，119(2)：307-311.

[8]　Laccourreye O，Hans S，Menard M，et al. Transoral lateral oropharyngectomy for squamous cell carcinoma of the tonsillar region：Ⅱ. An analysis of the incidence，related variables，and consequences of local recurrence[J]. Arch Otolaryngol Head Neck Surg，2005，131(7)：592-599.

[9]　Grant DG，Hinni ML，Salassa JR，et al. Oropharyngeal cancer：a case for single modality treatment with transoral laser microsurgery[J]. Arch Otolaryngol Head Neck Surg，2009，135(12)：1225-1230.

[10]　Moore EJ，Olsen SM，Laborde RR，et al. Long-term functional and oncologic results of transoral robotic surgery for oropharyngeal squamous cell carcinoma[J]. Mayo Clin Proc，2012，87(3)：219-225.

[11]　Sessions DG，Lenox J，Spector GJ，et al. Analysis of treatment results for base of tongue cancer[J]. Laryngoscope，2003，113(7)：1252-1261.

[12]　Al-Qahtani K，Rieger J，Harris JR，et al. Treatment of base of tongue cancer，stage III and stage IV with primary surgery：survival and functional outcomes[J]. Eur Arch Otorhinolaryngol，2015，272(8)：2027-2033.

[13]　Calais G，Alfonsi M，Bardet E，et al. Stage Ⅲ and Ⅳ cancers of the oropharynx：results of a randomized study of Gortec comparing radiotherapy alone with concomitant chemotherapy[J]. Bull Cancer，2000，87：48-53.

[14]　Calais G，Alfonsi M，Bardet E，et al. Radiation alone (RT) versus RT with concomitant chemotherapy (CT) in stages III and IV oropharynx carcinoma. Results of the 94.01 randomized study from the french group of radiation oncology for head and neck cancer

(Gortec)[J]. Int L Radiat Oncolo Biol Phys, 1998, 42(1): 145-145.

[15] Hicks WL Jr, Kuriakose MA, Loree TR, et al. Surgery versus radiation therapy as single-modality treatment of tonsillar fossa carcinoma: the Roswell Park Cancer Institute experience (1971-1991)[J]. Laryngoscope, 1998, 108(7): 1014-1019.

[16] Zelefsky MJ, Harrison LB, Armstrong JG. Long-term treatment results of postoperative radiation therapy for advanced stage oropharyneal carcinoma[J]. Cancer, 1992, 70(10): 2388-2395.

[17] 王权, 王建华, 李良. 不同布野方案对口咽癌逆向调强放疗计划的影响[J]. 郑州大学学报(医学版), 2012, 47(4): 568-570.

[18] 姜翠红, 吴湘玮, 刘雯. 调强放疗联合化疗在局部晚期口咽癌治疗中的作用[J]. 中国肿瘤临床与康复, 2014, 21(11): 1352-1355.

[19] 张永侠, 张彬, 高黎, 等. 口咽鳞状细胞癌318例临床分析[J]. 中华耳鼻咽喉头颈外科杂志, 2013, 48(5): 398-404.

[20] 吴雪溪, 唐平章, 祁永发, 等. 扁桃体鳞状细胞癌的治疗选择[J]. 中华耳鼻咽喉科杂志, 2003, 38(50): 379-382.

[21] 王馨, 谢芳云, 韩非, 等. 扁桃体治疗及预后分析[J]. 中华耳鼻咽喉头颈外科杂志, 2015, 47(7): 540-544.

[22] Worden FP, Kumar B, Lee JS, et al. Chemoselection as astrategy for organ preservation in advanced oropharynx cancer: response and survival positively associated with HPV16 copy number[J]. J Clin Oncol, 2008, 26(19): 3138-3146.

[23] Lassen P, Eriksen JG, Krogdahl A, et al. The influence of HPV-associated p16-expression on accelerated fractionated radiotherapy in head and neck cancer: evaluation of the randomised DAHANCA 6&7 trial[J]. Radiother Oncol, 2011, 100(1): 49-55.

[24] Lassen P, Eriksen JG, Hamilton-Dutoit S, et al. HPV-associated p16-expression and response to hypoxic modification of radiotherapy in head and neck cancer[J]. Radiother Oncol, 2010, 94(1): 30-35.

[25] Fakhry C, Westra WH, Li S, et al. Improved survival of patients with human papillomavirus-positive head and neck squamous cell carcinoma in a prospective clinical trial[J]. J Natl Cancer Inst, 2008, 100(4): 261-269.

[26] Cmelak AJ, Li S, Goldwasser MA, et al. Phase II trial of chemoradiation for organ preservation in resectable stage III-IV squamous cell earcinomous of the larynx or oropharynx: results of Eastern Cooperative Oncology Group Study E2399[J]. J Clin Oncol, 2007, 25(25): 3971-3977.

[27] Adelstein DJ, Ridge JA, Brizel DM, et al. Transoral resection of pharyngeal cancer: summary of a National Cancer Institute Head and Neck Cancer Steering Committee Clinical Trials Planning Meeting, November 6-7, 2011, Arlington, Virginia[J]. Head Neck, 2012, 34(12): 1681-1703.

[28] Ragin CC, Taioli E. Survival of squamous cell carcinoma of the head and neck in relation to human papillomavirus infection: review and meta-analysis[J]. Int J Cancer, 2007, 121(8): 1813-1820.

[29] Ang KK, Harris H, Wheeler R, et al. Human papillomavirus and survival of patients with oropharyngeal cancer[J].N Engl J Med, 2010, 363(1): 24-35.

[30] Lorch JH, Goloubeva O, Haddad RJ, et al. Induction chemotherapy with eisplatin and fluorouracil alone or in combination with docetaxel in locally advanced squamous-cell cancer of the head and neck: long-term results of the TAX324 randomised phase 3 trial[J]. Lancet Oncol, 2011, 12(2): 153-159.

第十一章 下咽肿瘤

一、流行病学特征和解剖学特征

（一）下咽肿瘤的流行病学特征

下咽肿瘤较为少见，占头颈部恶性肿瘤的0.8%~1.5%，占上呼吸消化道癌的7%，占全身恶性肿瘤的0.25%，男女比例约为2：1。其中约95%为鳞状细胞癌，其他病理类型还有腺癌、肉瘤等。主要发病因素为：过度吸烟、饮酒和营养不良。

（二）下咽肿瘤的解剖学特征

下咽位于第4~6颈椎的前方，喉的后方及两侧，连接口咽与食管，上界平会厌尖，下界平环状软骨下缘。黏膜面包括：舌根最下部、会厌谷、会厌舌面、下咽侧壁、下咽后壁、杓会厌皱襞的下咽侧、梨状窝、披裂后、环后区。下咽部的解剖分四区。

1. 下咽上区

包括：会厌舌面、会厌谷、舌根。前界：轮廓乳头线1 cm后的舌根部，后界：会厌舌面，下界：会厌谷，侧界：会厌咽皱襞。

2. 梨状窝区

上界：会厌咽皱襞，下界：梨状窝尖，内界：杓状会咽皱襞咽侧和杓状软骨，外侧界：甲舌膜及甲状软骨板后1/3。可再进一步分为上下两部，上部（膜部）：甲舌膜和杓状会厌壁间，漏斗状，喉镜检查时可见；峡部（软骨部）：外侧为甲状软骨板后1/3，内侧为环状软骨板，喉镜检查声门闭合时亦不可见。

3. 下咽后壁区

上界：会厌尖平面，下界：环状软骨下缘，侧界：宽度为1~2 cm的窄条黏膜带，过会厌咽皱襞后延续为梨状窝外侧壁的后缘。

4. 环后区

环状软骨后方和环咽肌区，上界：环杓关节平面，下界：环状软骨下缘，侧界：与梨状窝内侧壁黏膜自然连续。可再进一步分为前后区，前区：环状软骨后方黏膜，后区：环状软骨对应的椎前筋膜前方的黏肌膜。

二、下咽肿瘤的生长与扩散

下咽各解剖亚区的发病率，梨状窝癌最多见（70%~80%），其次为下咽后壁癌（5%~22%），下咽上区癌次之，环后癌最少，北欧以环后癌最为多见。梨状窝和下咽后壁多见于男性，而环后癌以女性多见。95%以上为鳞状细胞癌，有50%~60%的肿瘤细胞分化较差。

下咽肿瘤是上消化道最致命的肿瘤之一，临床统计显示其5年生存率为25%~40%，下咽肿瘤预后差的原因：①解剖原因：位置隐蔽，如环后区及梨状窝区的下部，门诊喉镜检查不易发现早期病变；管腔呈漏斗状较宽阔，如下咽上区及梨状窝区的上部，症状出现较晚。②具有沿黏膜及黏膜下弥漫性浸润的特点，实际病变范围常超出依据喉镜及影像学检查所判断的范围，其浸润性生长的特点易造成周围组织结构受累，如：喉、口咽、颈段食管、舌根、扁桃体、咽旁间隙，甚至鼻咽部。③淋巴系统丰富，早期即可淋巴结转移，主要转移区域为Ⅱ、Ⅲ、Ⅳ区。④易发生远处转移。⑤具有一定多灶性的可能，即跳跃式的扩展，类似食管癌。

（一）梨状窝癌

解剖上呈上宽下窄的漏斗状，发病部位隐蔽，不易早期发现，多呈浸润性生长，易于黏膜下广泛扩展。①梨状窝外侧壁癌：可侵犯甲状软骨板后部，向外穿过或绕过甲状软骨后份累及甲状腺或喉外组织；甲状软骨受累多提示梨状窝尖受累，肿瘤进一步生长可通过环后区累及对侧梨状窝，向上累及会厌咽皱襞、舌根或扁桃体，②梨状窝内侧壁癌：常向内侧直接侵犯喉，尤其是声门上区，累及杓会厌皱襞、杓区、室带，向前侵入声门旁间隙，累及喉内肌，沿杓状软骨的后外侧侵犯环杓关节，向后累及环后区，引起声带固定，造成喉结构和功能的破坏。患侧颈淋巴结转移率约为70%，双侧转移者占10%~20%。

（二）下咽后壁癌

多沿下咽后壁上下扩展。早期病变为红色，表面有散在白点，肿瘤进一步发展局部增厚外凸，中央可见隆起型边缘不整齐的坏死性溃疡，覆有坏白色坏死物及食物残渣。肿瘤常于黏膜下广泛扩展，向上累及口咽部，向下侵及颈段食管，由于有椎前筋膜的阻挡，向后累及颈椎者少见。晚期可环形扩展累及梨状窝，甚至局部浸润喉。少部分下咽后壁癌呈多灶性病变。颈淋巴结转移率约为50%，值得注意的是，下咽后壁癌可伴有咽后淋巴结转移。

（三）环后癌

由于位置隐匿，少有早期发现者。肿瘤原发于环后区前壁者，易侵及环杓后肌和环状软骨背板，进而向外侧累及梨状窝、喉返神经、甲状腺，向下累及颈段食管及气管。原发于环后区后壁者，多呈结节状局限于后壁。晚期可侵犯环后区全周及颈段食管。颈淋巴结转移率约为40%，值得注意的是，环后癌常转移至气管食管沟淋巴结。

（四）下咽上区癌

会厌谷癌位于舌根与会厌之间，常为单侧，多有深溃疡，易存留食物引发继发感染，很少侵犯舌肌，不似舌根癌易深犯舌体组织。多有单侧颈深上淋巴转移，有时为双侧。会厌舌面癌多呈团块状，易自发坏死和继发感染，会厌游离部有时可全部被破坏，而浸润仍可限于会厌边缘范围内，常伴有双侧颈中部淋巴结转移。

三、下咽肿瘤的诊断、临床分期和治疗前评估

（一）临床表现

症状与体征：肿瘤原发部位和范围不同，其症状有所不同。早期有咽部异物感，吞咽痛，可反射至耳部，进食时有吞咽食物不净感，进而出现吞咽不畅，甚至吞咽困难。累及喉部时，可有声嘶、咳嗽、咳血、进食呛咳等症状。伴有颈淋巴结转移时可有颈部肿块。

（二）临床检查

门诊检查：喉镜依次观察口咽、下咽及喉部，注意点：声带及披裂的活动情况；嘱患者吞咽和鼓气，使下咽腔打开，有利于发现隐蔽的病变。颈部触诊时注意颈部各区有无肿大淋巴结，喉体有无膨大，喉摩擦音是否存在。

（三）影像学检查

颈部CT和MRI有助于判断肿瘤累及范围、颈淋巴结的转移情况、有无肿瘤复发。注意观察：舌根、会厌前间隙、声门旁间隙、喉软骨支架有无受累、黏膜下浸润范围。增强CT常作为首次治疗前影像学评估的首选，可观察肿瘤对周围软组织软骨的侵犯情况，其局限性：易漏诊小的浅表性病变，不易分辨临近正常黏膜的皱褶及炎性水肿。MRI在评估术后反应及肿瘤复发方面较CT敏感。

因为下咽肿瘤有黏膜下浸润扩展、跳跃性转移的特点，且存在合并消化道第二原发肿瘤的可能性，所以治疗前尚需进行必要的上消化道相关检查，如电子食管镜和胃镜检查、消化道碘油造影、胸部CT或MRI检查，排除第二原发肿瘤的可能并评估其病变范围及纵隔内受累情况，以便制订适宜的治疗方案。

（四）临床分期

目前多采用国际防癌联盟（UICC）2002年分期标准。

下咽肿瘤TNM临床分期：

T：（原发肿瘤）

TX：原发肿瘤不能评估。

T0：无原发肿瘤证据。

Tis：原位癌。

T1：肿瘤局限于下咽部的一个解剖亚区，肿瘤最大径≤2cm。

T2：肿瘤累及一个以上的解剖亚区，无半喉固定，肿瘤最大径≤4 cm且>2 cm。

T3：肿瘤最大径>4 cm，或伴有半喉固定。

T4

T4a：肿瘤侵犯以下结构：舌骨、甲状软骨、环状软骨、甲状腺、食管、喉前软组织（喉前带状肌和皮下脂肪）。

T4b：肿瘤侵犯椎前筋膜、颈动脉或上纵隔。

N：（区域淋巴结）

NX：区域淋巴结转移情况无法评估。

N0：无区域淋巴结转移。

N1：同侧单个淋巴结转移，最大径≤3 cm。

N2

N2a：同侧单个淋巴结转移，最大径≤6 cm且>3 cm。

N2b：同侧多个淋巴结转移，最大径≤6 cm。

N2c：双侧或对侧淋巴结转移，最大径≤6 cm。

N3：转移颈淋巴结最大径>6 cm。

M：（全身转移情况）

MX：不能估计有无远处转移。

M0：无远处转移。

M1：有远处转移（转移部位应注明）。

下咽上区位于舌根与喉声门上区之间，不少学者将此区的会厌谷和舌根（轮廓乳头线1cm后的舌根部）划为口咽部，而把会厌舌面划归喉的声门上区。在临床手术中我们发现，此区癌肿的切除方法与口咽部的舌根癌、喉部的声门上区癌有所不同。因此，我们一直沿用UICC（1971年）的标准将此区划为下咽部的独立分区，将下咽部分为四个区，有利于选择保留喉功能的下咽肿瘤切除术式和评估术后疗效。

下咽上区的三个亚区：会厌谷、会厌舌面、舌根（轮廓乳头线1 cm后的舌根部）。

T1：肿瘤局限于下咽上区的一个亚区。

T2：肿瘤累及两个亚区。

T3：肿瘤累及三个亚区。

T4：肿瘤累及超出下咽上区，侵犯舌根、梨状窝或喉部等结构。

下咽肿瘤临床分期：

0 期	Tis	N0	M0
Ⅰ 期	T1	N0	M0
Ⅱ 期	T2	N0	M0
Ⅲ 期	T3	N0	M0
	T1，T2，T3	N1	M0
Ⅳ A 期	T4a	N0，N1	M0
	T1，T2，T3，T4a	N2	M0
Ⅳ B 期	任何 T	N3	M0
	T4b	任何 N	M0
Ⅳ C 期	任何 T	任何 N	M1

四、下咽肿瘤的手术治疗

自1887年Czerny首次成功地切除下咽肿瘤之后，下咽肿瘤手术治疗的研究重点是切除后的下咽或（及）颈段食管缺损的一期整复。近年来，各种组织瓣的发展及应用较为成熟，如胸大肌皮瓣、胸三角皮瓣、颈肌皮瓣、游离前臂皮瓣、背阔肌皮瓣、喉气管、游离或带蒂肠段、胃管或全胃等。切除后缺损在胸上口以上者，多采用各种肌皮瓣、喉气管瓣或游离胃肠段等整复；而切除后缺损低于胸上口平面时，则采用胃上提或带血管蒂结肠段整复。

既往的观点认为下咽肿瘤的侵犯性、扩散性及恶性程度远大于喉癌，不宜行下咽及喉部分切除术。Ogura（1960）根据下咽肿瘤手术切除标本的病理检查结果，认为不少下咽肿瘤患者喉的杓状软骨及声带是正常的，切除喉的正常部分不能改善其预后，并于1965年报道了以保守性手术治疗的下咽上区及梨状窝癌各7例，两者均有3例存活5年。Iwai（1975）报道14例T1~T2下咽肿瘤行部分咽、喉切除术者，其治愈率为53%。根据我们多年来进行下咽肿瘤手术的经验，发现：

①下咽肿瘤患者的大部分喉或至少喉的一半是正常的；②在下咽肿瘤切除术历史早期，为便于切除下咽肿瘤，将喉一并切除，以后又将喉的正常部分保留，用以整复下咽部；③随着喉部分切除术的发展，大家认识到既然喉癌能做喉部分切除术，下咽肿瘤也不应该将正常喉组织切除。随即开展了保留喉功能的下咽肿瘤切除术，取得了良好的肿瘤切除及喉功能保留效果。证明了尽管下咽肿瘤的侵犯性、扩散性强及恶性程度较高，但是只要对肿瘤切除恰当，保留未受累的正常喉组织，经过整复恢复喉功能，是不影响肿瘤切除的彻底性的，下咽肿瘤保留喉功能也是可行的。故凡是下咽肿瘤不需切除全喉的，我们常规将残喉一期整复，恢复喉的全部或部分功能。

下咽肿瘤手术可分为保留喉功能及不保留喉功能的手术。保留喉功能的下咽肿瘤手术分为：①保留喉功能的下咽上区癌切除术；②保留喉功能的梨状窝癌切除术；③保留喉功能的环后区癌切除术；④保留喉功能的下咽后壁区癌切除术。不保留喉功能的下咽肿瘤切除术分为：①咽、喉部分切除喉气管瓣整复；②全喉及全下咽切除术；③下咽、喉及食管全切除术。

（一）保留喉功能的下咽肿瘤切除

术前准备：①术前应向患者及其亲属详细解释病情和手术情况取得他们的配合，让他们了解，由于病情复杂，术中常会改变术式和整复方法；了解术后保留喉功能的情况、术中和术后可能发生的并发症、术后暂时或长期需要戴气管套管等，签好手术协议书。②术前完善颈部增强CT/MRI及内镜检查，确定肿瘤范围及颈淋巴结转移情况。③慢性器质性疾患、营养不良的患者，应予以处理和纠正。④术前一天预防性应用抗生素，进手术室前插鼻饲管、导尿管和排便。

1. 保留喉功能的下咽上区癌切除术

适应证与禁忌证：肿瘤局限于会厌谷，累及会厌舌面而未广泛浸润舌根部，或直径在3 cm以下的T1~T2病变，最适于行保留喉功能的切除术；经细心选择的T3病变亦可行之。肿瘤累及双侧会厌谷并向舌根扩展至轮廓乳头和年老体弱者均应视为禁忌证。

手术步骤：

体位：取仰卧位，肩下垫枕，头向后仰伸。

麻醉：局麻下经第3~5气管环气管切开，插入带气囊的气管插管，全麻。

皮肤切口：单纯下咽切除者，平第1气管环循皮纹做横切口至双侧胸锁乳突肌后缘处；合并一侧颈清扫者，纵切口自同侧乳突尖向下贴近斜方肌前缘至锁骨中点，切开皮肤、皮下组织及颈阔肌，切口中部与横切口相连，合并双侧颈清扫时，于对侧颈部再做一同样纵切口（图11-1）。手术分两步进行，先颈清扫，后切除下咽病变。

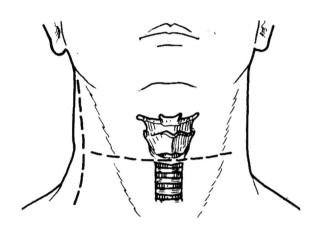

图11-1　下咽肿瘤切除+单侧颈清切口

病变的切除情况如下所述：

自切口于颈阔肌深面向上翻起皮瓣，显露喉部，平甲状软骨上缘切断带状肌翻向下，循甲状软骨上缘切开甲状软骨膜并剥离向下至甲状软骨中、下1/3交界处（图11-2）。

T1~T2病变或直径小于3cm者，切除舌根、会厌谷、会厌、喉室带、会厌前间隙、舌骨及甲状软骨上半部（图11-3）。

沿声带上表面平面向两侧切开甲状软骨至后缘转向上切开，游离甲状软骨上角，暴露梨状窝外侧壁，于正常黏膜处切开进入梨状窝，直视下扩大切口，充分暴露病变（图11-4A）。以丝线向下牵拉会厌，于距肿瘤缘至少1.5cm正常舌根处切断舌根部（图11-4B），拉会厌向上、向前，显露声门上区，在一侧室带后部切入喉室，沿喉室底

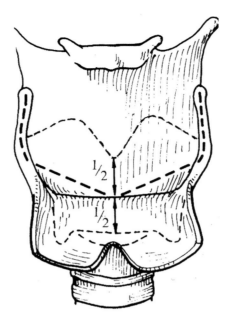

图11-2 上咽上区癌切除术

分离下翻甲状软骨膜，切开甲状软骨并分
离其上角。

会合甲状软骨切开线至喉前中线（图11-4C）。同法切开对侧半喉则
完全取下标本，充分止血，清洗术腔。将舌根部创面与甲状软骨膜断
缘缝合关闭咽腔。先缝合舌根创面与甲状软骨膜中部一针，再于两侧
将咽壁断缘、舌根与甲状软骨膜断缘缝合，缝毕，去除肩下垫枕以降
低缝合张力，自两侧向中间依次打结（图11-5）。

　　经细心选择的T3，肿瘤或向上扩展接近或达舌轮廓乳头线者，需
切除舌根部，操作时应注意保护舌下神经及血管，舌下神经损伤后会
导致舌体运动麻痹，舌动脉受损会导致舌体缺血坏死。在颈清扫后于
颌下三角内找到舌下神经，切断支配舌根的分支，再于舌骨大角处找
到舌动脉，结扎切断舌背分支后向上距肿瘤缘1.5 cm外切断舌根部。
舌根缺损以舌骨下带状肌瓣整复，如前封闭咽口，并将残喉于甲状软
骨后部向前上吊于舌骨或舌骨上肌群，使喉上口稍向前下倾斜，使吞
咽时舌能有效地覆盖喉上口。缝合关闭咽口，加固缝合舌根与颈前筋
膜。置入负压引流管，缝合皮肤，加压包扎。

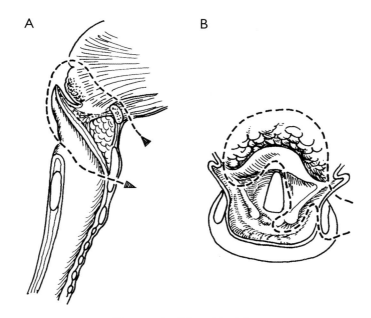

图11-3　下咽上区癌切除范围

（A）侧面观；（B）上面观。

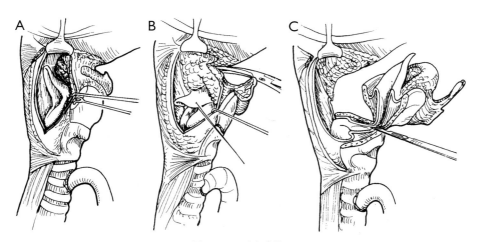

图11-4　手术步骤

（A）进入咽腔暴露病变；（B）切开舌根；（C）沿喉室底切开切除肿瘤。

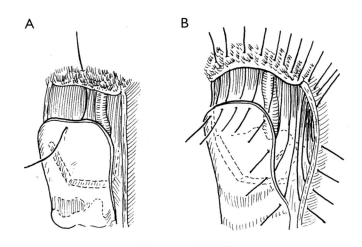

图11-5 关闭咽腔

（A）预置舌根与甲状软骨膜中间缝线；（B）预置梨状窝、甲状
软骨和舌根黏膜断缘缝线，待结扎。

2. 保留喉功能的梨状窝癌切除术

适应证与禁忌证：梨状窝癌T1~T2病变是最佳适应证；经细心选
择的T3病变亦可行之。同侧声带固定，甲状软骨破坏，环后区、梨状
窝尖、环咽肌或舌根部被累，以及难以切除的颈部转移灶和肺功能低
下均视为禁忌证。

手术步骤：

体位、麻醉及皮肤切口与保留喉功能的下咽上区癌切除术相同
（见524页~525页）。

1）局限于梨状窝外侧壁癌的切除（图11-6）

显露喉部，切除甲状软骨翼板后部，皮瓣包括颈阔肌翻向上，显
露喉部，头转向对侧，在甲状软骨板后缘切开咽下缩肌及软骨膜。向
前剥离显露甲状软骨后半，向后绕甲状软骨后缘至其内侧分离梨状窝
外侧壁黏骨膜至梨状窝前角。沿甲状软骨上缘切开舌甲膜，以电锯或
骨剪纵行切除甲状软骨后半，充分显露病变侧梨状窝外侧壁。操作时
应注意保留喉上神经，勿予损伤（图11-7A）。

进入咽腔、切除病变，于梨状窝外侧壁上部或下部正常处切开咽
壁，继续向下或向上循外壁后缘纵行切开梨状窝，充分显露肿瘤，根据

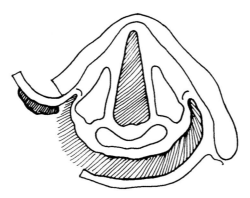

图11-6　局限于梨状窝外侧壁癌的切除范围（切除甲状软骨翼板后部及肿瘤组织）

肿瘤部位及范围，直视下于距肿瘤边适当距离处切除肿瘤（图11-7B）。封闭咽口，以3-0丝线间断缝合，腔内打结（图11-7C）。如咽部缺损较大，不宜直接缝合，可采取颈阔肌肌皮瓣翻至缺损处整复，封闭咽口。加固缝合咽下缩肌，抗生素0.9%氯化钠注射液冲洗伤口，置入负压引流管，缝合颈部皮肤切口。

梨状窝外侧壁癌的手术技巧：①梨状窝外侧壁癌易向外累及甲状软骨板后部，并可穿过或绕其后缘累及甲状腺，因此，术中需要切除甲状软骨板后部，甚至患侧甲状腺，肿瘤位置较高时，切除患侧舌骨大角，显露充分，避免切入肿瘤，减少肿瘤种植。②梨状窝外侧壁癌切除后，可保留大部分喉组织，喉功能恢复良好。③如下咽后壁黏

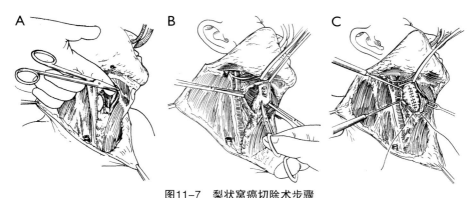

图11-7　梨状窝癌切除术步骤

（A）切开咽下缩肌及软骨膜；（B）切除肿瘤；（C）封闭咽口。

膜切除较多，可在椎前筋膜前将下咽侧后壁黏膜稍加分离，向患侧牵拉钉缝于椎前筋膜，可减小缝合拉力；将下咽后壁黏膜纵切缘横行缝合，防止成形后下咽侧壁过度内移，并可加宽下咽后壁。

2）梨状窝内侧壁或（及）前壁癌的切除

声带活动正常者：切除患侧半会厌、室带、杓会厌襞、梨状窝内前壁及部分外侧壁、患侧甲状软骨上半、舌骨患侧半和会厌前间隙（图11-8A）。

进入咽腔，切除病变：于甲状软骨上缘切开患侧舌骨下肌肉及软骨膜，剥离翻转向下近甲状软骨下缘。于中线剪断舌骨体，向下切开舌甲膜，自甲状软骨上切迹沿中线向下至甲状软骨中下1/3交界处转向外下经下角基部至后缘锯开甲状软骨（图11-8B）。切断舌骨上肌肉。于患侧舌骨大角处进入会厌谷，扩大切口至中线。

经舌骨切开处垂直向下切开舌甲膜及会厌前间隙，以缝线或阿氏钳牵出会厌。自会厌尖部纵行切开会厌至其基部转向患侧喉室底至近杓状软骨处（图11-9）。自会厌谷切开向下距肿瘤缘1.5 cm处切开梨状窝黏膜，最后自后向前于杓状软骨之上切除肿瘤（图11-10A）。

缝合关闭咽口：会厌切缘以3-0肠线或丝线对位缝合。同侧杓状软骨切除者，应将声带后游离端缝于环状软骨板上缘后中线处，缝合梨状窝壁切缘，然后将舌根与甲状软骨外软骨膜缘对位缝合，关闭咽口（图11-10B~图11-10C）。缝合时除去肩下垫枕，使头前倾减张，以利缝合。

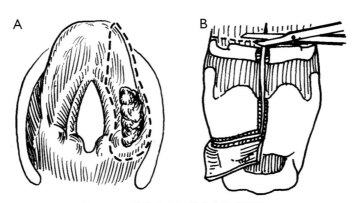

图11-8 梨状窝内侧壁或前壁癌切除
（A）声带活动正常者的切除范围；（B）进入咽腔。

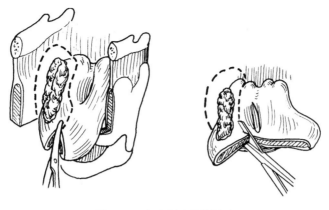

图11-9 自会厌尖切除肿瘤

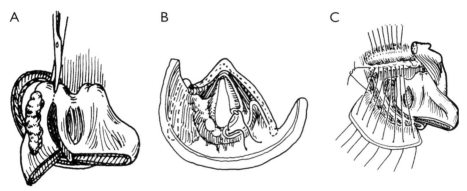

图11-10 自会厌谷切开肿瘤切除术

（A）自后向前于杓状软骨之上切除肿瘤；（B~C）关闭咽口。

声带活动受限者：喉部切除与垂直半喉略同。于喉前中线分开带状肌，显露甲状软骨、环状软骨及气管环，平舌骨下缘切断带状肌翻向下，于中线或稍偏健侧切开甲状软骨膜，横行切开环甲膜，以锯或骨剪于前中线或稍偏健侧切开甲状软骨。牵开环甲膜，直视下向上于两侧声室带间或微偏健侧切开喉前黏膜。向患侧延长环甲膜切口至声门下后壁，自杓间区向下切开喉后壁黏膜及部分环状软骨板。于距肿瘤缘1.5~2 cm处切开咽黏膜，将肿瘤完全切除（图11-11）。切除标本包括患侧半喉、会厌和舌骨之半、会厌前间隙全部、患侧梨状窝。

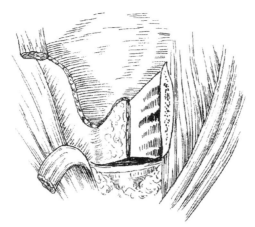

图11-11　切除肿瘤后创面

3）修复方法

　　颈前肌皮瓣整复（图11-12）：半喉合并同侧梨状窝缺损者，采用颈前肌皮瓣可一期完成整复并能恢复喉全功能。颈前毛发过多，皮肤放射性萎缩，瘢痕组织较多及皮下脂肪过厚者，均不宜应用。根据喉及梨状窝缺损情况，自颈前横切口上方皮瓣切制一长方形远段上方带有三角形皮肤的皮瓣，蒂位于患侧，将此皮瓣转至喉及梨状窝缺损处。先将皮瓣远端下部切缘与喉后黏膜切缘缝合，而后将皮瓣远端上部及三角形皮肤转至梨状窝缺损处与咽黏膜切缘对位缝合，于颈皮瓣基部相当于前联合外1 cm处向内切制1 cm宽的裂层皮瓣，向内侧翻转与对侧喉黏膜前切缘对位间断缝合整复患侧喉腔缺损及前联合封闭喉腔，再以健侧胸骨舌骨肌覆盖加固。

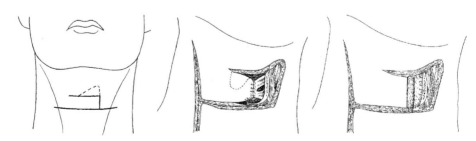

图11-12　颈前肌皮瓣整复

胸大肌皮瓣整复（图11-13）：胸大肌表面的皮肤由胸肩峰动脉及其胸肌支供血，该动脉源自锁骨下动脉，其走行先自锁骨中点垂直下行2~4 cm后循肩峰与剑突连线斜行向下内行于胸大肌和胸固有筋膜深层之间。于同侧胸部在肩峰与剑突连线上划出与下咽缺损相当的或稍大的皮岛轮廓，使其尖端与尾端分别等于或稍长于下咽缺损上缘至同侧锁骨中点的距离。切开划出的皮岛周围的皮肤，皮岛的上及外侧切口切透皮肤、内侧及下方切口切透皮肤、肌肉至骨，以3-0肠线将皮岛皮缘与胸大肌或深层筋膜缝合数针，以免操作时皮肤与肌肉或深层筋膜分离。自皮岛外上角处向外水平切开皮肤，分离并翻起外侧皮瓣，找到胸大肌的外侧缘，触到或看到血管束后，以锐及钝分离将皮岛及其所附着肌肉自下而上翻起。自锁骨中点向下于血管束两侧适当的部位切开胸大肌形成皮岛的血管蒂。在胸与颈部术区之间制作皮下隧道，将皮岛经皮下隧道移至下咽缺损处，与下咽相应黏膜断缘对位缝合。喉部缺损有残存会厌者，以残存会厌整复。无残存会厌者，以颈前肌皮瓣整复。充分止血后，冲洗手术创面，置入负压引流管。逐层缝合，加压包扎。

梨状窝内侧壁癌的手术技巧：梨状窝内侧壁癌常需切除患侧声门上结构，使喉口两侧不对称，吞咽时喉口封闭不严，引起误咽。可选用以下措施预防：①残余会厌侧拉，遮盖喉口；②单蒂胸骨舌骨肌筋膜瓣修复喉侧壁；③梨状窝内侧壁后切缘、下咽外侧壁及后壁切缘一起向前外固定缝合于残余甲状软骨板后缘，可保持梨状窝入口的形

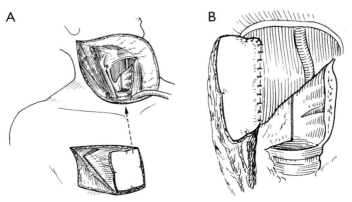

图11-13 胸大肌皮瓣整复
（A~B）胸大肌皮瓣的制作与整复咽缺损。

态；④以残余喉和下咽黏膜制成发音管；⑤如患侧梨状窝全部切除，可直接将残余黏膜缝合关闭下咽，患侧梨状窝不必勉强重建，以防因缝合张力过大形成咽瘘。只要健侧梨状窝和环后区完整，一侧梨状窝缺失后，经锻炼多数可恢复较好的吞咽功能。

（二）保留喉功能的下咽后壁区癌切除术

适应证与禁忌证：限于下咽后壁区内的T1~T2病变适于行保留喉功能的下咽部分切除术；经细心选择的T3病变即癌肿向上扩展略超越会厌尖平面者，亦可考虑。癌肿向上累及口咽部者；向下累及环咽肌、环后区或向后累及椎前筋膜者应视为禁忌证。

手术步骤：

体位、麻醉、皮肤切口与保留喉功能的下咽上区癌切除术相同。

1. 下咽侧后壁T1~T2癌的切除

切除范围：包括甲状软骨后1/3、下咽侧后壁、部分梨状窝外侧壁（图11-14）。

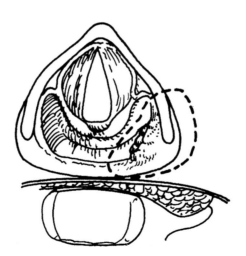

图11-14　下咽侧后壁T1~T2癌切除范围

暴露喉部同保留喉功能的梨状窝癌切除术。于甲状软骨后缘前纵切开咽下缩肌及软骨膜，向前分离显露甲状软骨翼后半。沿甲状软骨翼中后1/3处纵切甲状软骨，分开其下角，切除上角并切断舌骨大角。于舌骨大角上缘切开进入会厌谷。向后扩大充分显露肿瘤，于肿瘤缘外适当的部位向下沿梨状窝前返折线切开黏膜，向外翻开病变区。于咽下缩肌与椎前筋膜间游离病变区组织，直视下于距肿瘤缘2~3 cm处切除病变（图11-15）。

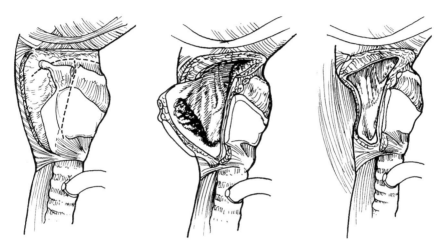

图11-15 下咽侧后壁T1~T2癌切除

病变切除后，如咽缺损较大，不能直接缝合封闭咽腔时，制备胸锁乳突肌皮瓣修复下咽侧后壁（图11-16）。

或游离颈长肌形成肌瓣，表面植以裂层皮片以3-0肠线，1cm间距将皮片钉缝于肌肉，将植皮的颈长肌肌瓣向前与梨状窝黏膜切缘缝合关闭咽腔（图11-17）。

2. 下咽侧后壁T3癌的切除

切除范围：包括患侧甲状软骨后上2/3，下咽侧后壁及梨状窝外侧壁（图11-18）。

喉部暴露后，沿舌骨下缘切断患侧胸骨舌骨肌、肩胛舌骨肌，翻向下显露甲状舌骨肌及甲状软骨。自中线循患侧甲状软骨上缘向后

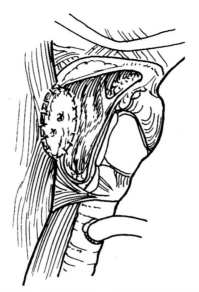

图11-16　胸锁乳突肌皮瓣修复下咽侧后壁

外至甲状软骨后上角切开软骨膜。将软骨膜向下与软骨分开形成一蒂在下的软骨膜瓣。自甲状软骨上切迹斜向患侧后下至后缘距下缘1 cm处以锯或刀切开甲状软骨。切开时注意勿损伤软骨下组织。于舌骨上缘自中线向患侧至舌骨大角切开舌骨上肌肉，游离分开舌骨大角。以手指经口伸入会厌谷，触摸确定无癌肿侵犯，导之于舌骨上切入会厌谷。再以组织剪伸入将开口向内、外侧扩大。以骨剪于中线剪断舌骨，继向下循中线切开会厌前间隙与甲状软骨切开之上端相接。牵出会厌，沿会厌患侧缘切开会厌咽皱襞，完全显露下咽侧后壁癌肿。于距肿瘤缘1.5~2 cm正常黏膜处切开黏肌膜壁，循椎前筋膜将肿瘤连同颈部清扫组织整块切除（图11-19）。仔细检查切除的标本，并通过冰冻检查验证切缘已彻底切除肿瘤后，完全止血，彻底冲洗创面，行环咽肌切开。

在同侧胸部切制与咽部缺损形状及大小相当的胸大肌皮瓣，经皮下隧道移至咽缺损处，以3-0丝线间断内翻缝合封闭咽腔。再将皮瓣肌肉与皮下组织以3-0肠线加固缝合（图11-20）。颈部术创充分冲洗后，置入负压引流管，缝合颈部皮肤切口，胸部供皮区做皮下松解后缝合并置入负压引流管。

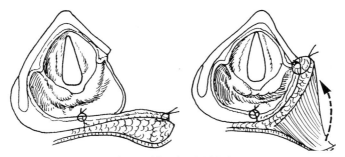

图11-17　颈长肌肌瓣+裂层皮瓣修复下咽侧后壁

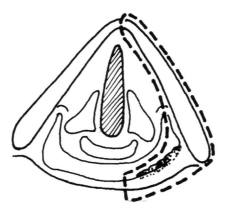

图11-18　下咽侧后壁T3癌切除范围

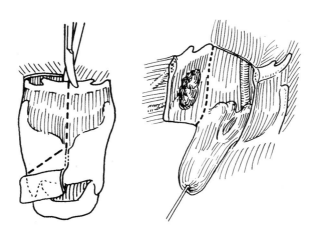

图11-19　下咽侧后壁T3癌切除

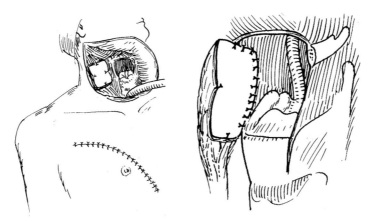

图11-20　胸大肌皮瓣修复下咽侧后壁

3. 下咽后壁区癌切除术

1）咽前切开途径

适应证与禁忌证：会厌、舌根及咽后壁位于舌骨平面的T1癌。由于此入路狭窄受限，不适于较广泛的恶性肿瘤的切除。

手术步骤：

皮肤切口：平舌甲膜沿皮纹行颈前皮肤横切口至双侧胸锁乳突肌前缘，切透皮肤及颈阔肌（图11-21A）。

切除舌骨体：切开舌骨上、下肌肉，于舌骨体两侧剪断舌骨大角，移除舌骨体。平舌骨体床横行切开咽前壁通过会厌谷进入咽腔，显露会厌舌面（图11-21B，C）。

以拉钩牵开咽口，暴露下咽后壁肿瘤，于适当的距离切除肿瘤。切除若限于黏膜层，缺损可不予处理，任其自行愈合。缺损处可植以裂层皮片或人工皮肤，周边与咽后壁黏膜切缘间断缝合，中间以3-0丝线间距1 cm与咽腱膜缝合固定（图11-22）。

咽口分层缝合，先缝合黏膜而后缝合舌骨上肌肉、下肌肉，置入引流，逐层缝合皮下组织及皮肤。

2）下颌骨裂开途径

适应证与禁忌证：适于T1~T2和经选择的T3下咽后壁癌；下咽后壁区癌放疗后复发仍较局限者。而肿瘤向下扩展累及环后区者；肿瘤累及颈椎者；T4下咽后壁区癌及年老体弱及肺功能不良者应视为禁忌证。

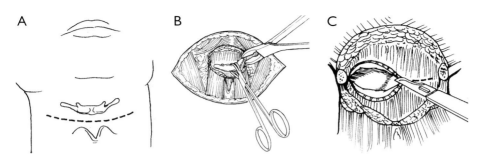

图11-21　咽前切开途径

（A）咽前切开途径切口；（B~C）切除舌骨体+进入咽腔。

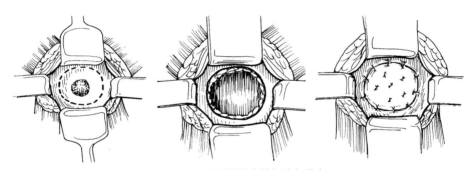

图11-22　下咽后壁癌的切除与修复

手术步骤：

切口（图11-23）：自下唇中线做切口，在颏部呈弓形弯曲切至舌骨之下。下唇全层切开，颏部切至下颌骨，颈部切至舌骨之下，切开皮肤及皮下组织。

切开下颌骨：剥开下颌前联合骨膜，于中线台阶状锯开下颌骨，并钻四孔备肿瘤切除后用钢丝或微夹板固定之用。沿中线切开舌，在颌下腺导管开口间切开口腔底部组织，向下切开舌骨。牵开下颌及口腔内软组织，充分显露下咽后壁区肿瘤（图11-24）。

于距肿瘤缘2 cm处切除肿瘤。下咽后壁缺损处植以裂层皮片或人工皮肤，周边与咽后壁黏膜缘对位缝合，中间以3-0丝线间距1 cm钉缝于椎前筋膜（图11-25）。

置入鼻胃管，逐层缝合舌，以24号钢丝或微夹板经钻孔固定下颌骨。置入引流，唇深层以4-0肠线缝合，皮肤以丝线对位缝合，缝合颏

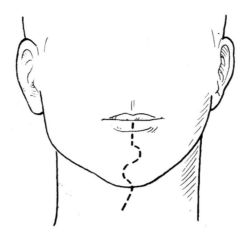

图11-23　切口设计

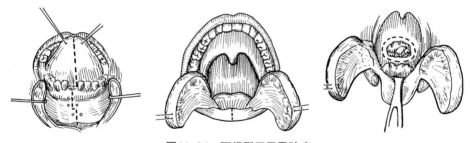

图11-24　下颌裂开显露肿瘤

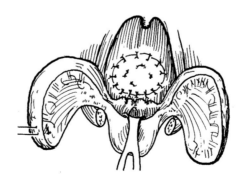

图11-25　缺损区植皮

及颈部皮肤。恢复自主呼吸后，更换气管套管，伤口加压包扎。

3）咽侧切开途径颈阔肌皮瓣或游离空肠整复

适应证与禁忌证：下咽后壁区T2及经选择的T3病变切除后，可以颈阔肌皮瓣或游离空肠整复。颈部放疗后及面动脉切除者不宜采用颈阔肌皮瓣整复。

手术步骤：

咽侧切开径路术式参见保留喉功能的梨状窝癌切除术式。

颈阔肌皮瓣整复（图11-26）：根据下咽后壁区的缺损形状及大小，于同侧颈部画出相应的皮岛，皮岛下缘切开深抵颈深筋膜浅层，上缘切口仅切开皮肤，将颈皮肤沿颈阔肌表面向上分离至距下颌骨缘2~3 cm处，将颈阔肌及其远段附着的皮岛与颈深筋膜浅层分开，使形成以颈阔肌为蒂的颈部皮岛，分开时注意勿损伤面动脉。需做颈清扫者，先做颈清扫。颈清扫结束后，自舌骨分开带状肌，切除舌骨大角及甲状软骨上部，经咽侧入咽腔，完全切除肿瘤后，将颈阔肌皮瓣转至下咽后缺损处与咽黏膜缘对位缝合，缝合时注意勿损伤颈阔肌之血供。适当游离供皮区下方皮肤至锁骨平面以下，即能直接缝合关闭皮创。切口多能一期愈合，不遗留明显畸形。

游离空肠整复（图11-27）：颈清扫时，注意选择保护颈部受区血管，一般以甲状腺上动脉及颈外静脉为首选，也可以根据具体情况选用其他血管。于腹部脐上正中切口，选择适于与颈部血管吻合的肠系膜动、静脉，取较长、较直的空肠断。一般选择距空肠起始部（屈氏韧带）20~30 cm处肠段为宜。以1%普鲁卡因封闭肠系膜根部后，仔细自系膜根部两层腹膜间分出系膜动、静脉。根据咽部缺损情况切取

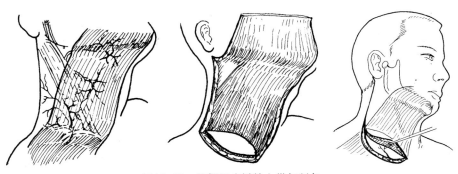

图11-26 颈阔肌皮瓣的血供与制备

适当长度的肠管。断血管蒂后立即用0.1%低温（4℃）肝素加0.9%氯化钠注射液40~60 mL自系膜动脉端灌注，直至系膜静脉回液澄清、肠段变白为止。离体肠管以0.1%新洁尔灭溶液或新霉素液灌洗。肠段移至颈部与颈部相应血管吻合后，咽喉全切除者，肠段上、下口分别与咽缺损上、下切缘对位缝合；咽环截喉保留者，空肠段修补喉口以上咽缺损段应于对系膜缘纵裂开；咽部分切除者，可将肠段自对系膜缘纵裂开，以肠片形式整复咽部缺损，并不影响成活。

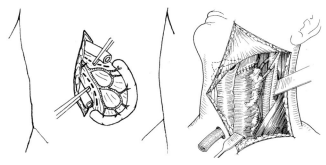

图11-27　游离空肠整复

（三）保留喉功能的环后癌切除术

适应证及禁忌证：T1及T2病变最适于行保留喉功能的切除术；经细心选择的T3癌亦可行之；T4病变、年老体弱及肺功能不良者均为禁忌证。

手术步骤：

体位、麻醉、皮肤切口同保留喉功能的下咽上区癌切除术。需做颈清扫者，先做颈清扫，后切除环后区病变。

1. 环后区前壁T1~T2癌

颈阔肌下翻起切口上皮瓣暴露喉部后，头转向对侧，于右侧甲状软骨板后缘纵形切开咽下缩肌及甲状软骨膜，剥离内侧梨状窝，分离显露甲状软骨翼后半，纵切并移除其后半。手指探查于正常咽壁处进入咽腔、直视下扩大切口充分显露肿瘤，距肿瘤缘2cm处切开病变两侧黏膜，距肿瘤缘2cm处横切肿瘤下方黏膜及气管后壁进入气管腔，循气管、喉两侧壁向上切开，将喉、气管之后半与肿瘤整块移除（图11-28）。

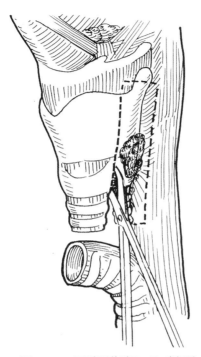

图11-28　环后区前壁T1~T2癌切除

对缝喉、气管前半后切缘，以右侧胸舌骨肌扭转向后加固并垫高喉上口后壁，防止术后误吸。咽部缺损以胸三角皮瓣整复。术后可能出现暂时性误吸，经训练后可恢复。术后发音良好，如呼吸不畅，需佩戴气管套管。

2. 环后区后壁T1~T2癌

翻起皮瓣，充分暴露喉与气管，头转向左侧，自右侧胸锁乳突肌前缘向深部分离至椎前筋膜，向左扭转喉、气管，将食管上端与气管和喉返神经分开。于甲状软骨后缘前纵切开咽下缩肌，再切开环咽肌。切开其下缘时，注意勿损伤喉返神经。黏膜下向内侧分离梨状窝黏膜并推向后，显露环杓后肌，细心分离环杓后肌膜表面黏膜，注意勿损伤环杓后肌及其肌膜，进一步向左扭转喉、气管，喉的左侧进行同样的分离。当食管被完全分开后，绕以纱布条牵拉。切开右侧咽壁黏膜进入咽腔，察看肿瘤范围，于距肿瘤上、下缘2~3 cm处分别切开咽与食管，切开喉后黏膜时尽量保留杓区黏膜。完全移除肿瘤后，以游离空肠整复咽食管缺损。将切取的空肠断移至颈部，将系膜动静脉与颈部相应的动静脉行端端吻合。肠断上、下口分别与咽及食管断缘对位间断吻合。术后误吸是暂时的，经吞咽训练后多能消失，发音功能短时间后即能恢复正常。

3. 环后T2~T3癌切除胃上提整复

翻起颈部皮瓣充分显露喉、气管。颈清扫后，将咽、喉部与两侧大血管鞘分开。沿椎前筋膜钝性分开咽后壁，清扫咽后、气管周围及上纵隔淋巴。切除包括喉气管后半及下咽、食管全部（图11-29）。

经腹中线切开进入腹腔，断开胃结肠及胃脾韧带，注意勿损伤胃大弯处的胃网膜血管弓。切断胃左、胃短及胃左网膜血管，保留胃右

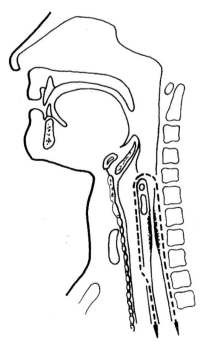

图11-29　环后T2~3癌切除范围

及胃右网膜血管（图11-30）。胃游离后，游离食管下段，分开食管与肝和膈肌的黏附带，分离时断开迷走神经。扩大食管裂孔至手能经之进入后纵隔。由于双侧迷走神经被切断，需行幽门成形术。

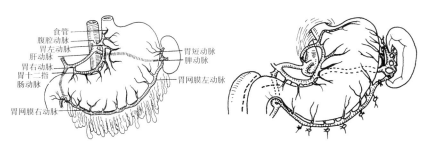

食管
腹腔动脉
胃左动脉
肝动脉
胃右动脉
胃十二指
肠动脉
胃网膜右动脉
胃短动脉
脾动脉
胃网膜左动脉

图11-30　胃的血供与游离

经颈及腹钝形分离胸段食管（图11-31）。先于腹腔侧开始于食管之后将食管与椎前筋膜钝性分开，分离时注意保持中线位，以免引起气胸。细心分离食管前面，保留足够厚而能成活的气管后壁是极其重要的。若有撕裂即会因有大量漏气而引起严重的呼吸困难。如果气管后壁较薄，最好使部分食管肌层遗留于气管后壁较薄处，不予剥除。约80%的食管或上或下能在直视下剥开。食管两侧粘连带可直视下钳夹切开，其胸段中间部分行钝性分离。食管床的小量出血，常因胃的填压作用而血止。

食管游离后，经舌骨上切入咽腔，自舌根平面切断下咽部，其上切缘须有2 cm的安全边缘。将喉、气管前半及其供血血管与肿瘤分开后，平气管第3、第4环横断气管，把食管及胃牵拉至颈部。胃的贲门部一般只能牵拉至颈下部，而胃底多能较容易地牵拉至舌根部。将标本包括下咽、全食管及喉、气管后半自食管、胃贲门接合处切下，胃口行2-3层缝合。检查腹腔，察看幽门成形处、十二指肠、胆管有无扭曲，脾区有无破裂后，可行空肠造瘘置管，术后给予肠内营养。逐层缝合关闭腹腔。于胃底切开，行胃咽双层吻合，吻合时胃后壁可钉缝于椎前筋膜，防止胃下缩。保留的喉、气管前半制作发音管。分起喉、气管两侧缘黏膜5~8 mm，对位缝合形成发音管，并与胃的前壁吻合（图11-32）。颈及纵隔分别置入引流，分别关闭颈、腹部伤口。

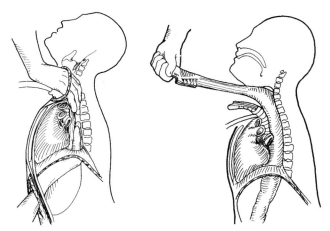

图11-31　经颈及腹部分别钝形分离胸腹段食管，经后纵隔食管床上提至颈部

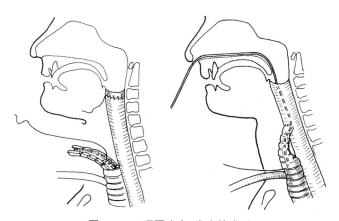

图11-32　咽胃吻合+发音管成形

（四）保留喉功能的下咽肿瘤切除术的注意事项

术中注意事项：①下咽侧后壁癌中，自患侧舌骨及舌骨大角上缘进入会厌谷，可避免直接进入咽腔时切入肿瘤；T1~T2病变切除后，可直接缝合切缘，缺损较大时以胸锁乳突肌皮瓣或颈长肌瓣修复；经细心选择的T3病变切除时应包括患侧甲状软骨板后上2/3，下咽侧后壁及梨状窝外侧壁，切除甲状软骨板后上2/3时注意勿损伤软骨下软组织及喉的声门上结构。②下咽后壁癌中，T1~T2病变经舌骨或甲舌

膜做横切口进入会厌谷，在切口两侧注意避免损伤喉上神经；下颌骨裂开径路暴露病变较好，对咽部功能影响小，但病变向下扩展至环咽肌或杓区后应视为禁忌；下咽后壁应注意排除第二癌灶的可能。

术后注意事项：①鼻饲管于术后48小时内引流用，而后经之喂食，至伤口愈合及无误吸时拔除。如术中已行空肠造瘘置管，鼻饲管可于术后2~3 d拔除。②头前倾位，以减轻缝合后张力。特别下咽上区癌切除后，尤应注意，以防喉下垂，引起难以克服的误吸。③早期下床活动。④游离空肠移植者，术后给抗血管痉挛及防凝药物7~10 d。⑤腹部引流4~5 d取出，腹部张力缝线术后2周拆除。⑥术后20 d左右开始进半流质饮食。⑦气管套管应于呼吸通畅、误吸消失后拔除。

术后吞咽训练：保留喉功能的下咽肿瘤切除后，由于咽、喉解剖结构及神经肌肉功能的改变，术后随改变的情况而有不同程度的下咽困难及误吸，多能经吞咽训练后得以克服。①下咽上区癌及梨状窝癌主要破坏的是声门上区，声门上区结构切除后，喉的吞咽保护需依靠声门区完成。吞咽时停止呼吸，声门紧闭，升高声门下气压，使食物及液体经声门上面入食管。要训练患者适应这种新的吞咽程序，即让患者在吞咽前深吸气，停止呼吸，提高声门下压力，下咽、而后轻咳清除声门上表面残渣，再咽后，恢复呼吸。②喉上神经的损伤或切除，导致喉黏膜的感觉迟钝，是误吸的另一重要因素。应教患者先做吞咽程序练习，而后给予味道稍浓的少量流质，使患者能感觉到流质在咽部的流动，随之进行如上的吞咽程序。待适应后，即能进各种饮食。③训练时，医护人员耐心细致地指导、鼓励，增强患者信心，对促进正常吞咽的练成非常重要。④一般术后4周内大多能恢复无误吸的吞咽功能。⑤术后长期不能恢复者，可进一步检查，必要时进行声门重建或环咽肌切开术。

（五）不保留喉功能的下咽肿瘤切除喉气管整复术

适应证与禁忌证：环后区、下咽后壁区、梨状窝T1、T2及经选择的T3癌，年老体弱及有严重肺功能不良者。而T4及一些不能保留喉组织的T3病变为禁忌证。

术前准备：术前应取得患者的配合，应让患者了解由于病情复杂，术中常会改变术式和整复方法，术后失去发音功能及可能发生的并发症和危险。应告知患者术后需长期戴气管，并应签好手术协议书。慢性器质性疾病、营养不良等均应予以处理和纠正。颈部增强CT及或增强MRI、上消化道造影、电子胃镜及电子喉镜检查，确定肿瘤范围和扩散情况。术前一天预防性应用抗生素。术前排便并插鼻饲管和尿管。

1. 环后区前壁T1~T2癌切除+残喉气管瓣后移整复术

手术步骤：

体位、麻醉及切口均同保留喉功能的下咽上区癌切除术。需做颈清扫者先做颈清扫，后切除环后病变。

切除范围：下咽、颈食管前半、喉气管后半及双杓状软骨（图11-33）。

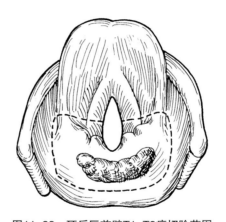

图11-33 环后区前壁T1-T2癌切除范围

翻起皮瓣暴露喉气管，于第2、第3气管环间横切气管，气管下端稍加分离，插入带气囊的气管内插管并暂时缝合固定于胸部皮肤。沿甲状软骨板后缘纵形切开甲状软骨和环状软骨，以骨剪自近端气管口向上剪开气管左侧壁，直视下继续向上经环状软骨及甲状软骨切线恰于声带突前纵切喉内组织，直达左侧舌会厌襞基部。切除甲状软骨上角，切开左梨状窝上外壁，牵开切口，直视下沿梨状窝前外壁向下切开至食管壁上端。同样切开喉气管右侧半，操作时应注意保留双侧喉上血管。牵拉喉气管前半向上，将病变组织与其两侧软组织和甲状腺游离分开，于第3气管环平面横切食管前壁，癌肿即被整块切下。将喉气管瓣与保留的咽食管黏膜缘对位间断缝合，再以筋膜与肌肉缝合加固。弧形切除气管周皮肤，将气管口以丝线间断缝于皮肤，形成永久的气管造口。置入引流，逐层缝合（图11-34）。

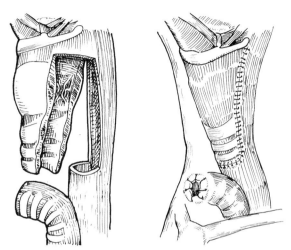

图11-34 切除环后区前壁病变+残喉气管前半后移与咽食管后半吻合

2. 环后区后壁癌切除+全喉气管瓣后移整复术

最适于环后区癌源于环咽后壁T1~T2病变的切除与整复，也适于下咽后壁较低的T1~T2病变。

切除范围：气管第3环以上的颈段食管、下咽部及双侧甲状软骨板后份。

翻起皮瓣充分暴露喉及气管上段，于第2、第3气管环间横切气管，气管下断端稍加分离，暂时缝于皮肤，插入带气囊的气管内插管。以缝线牵拉气管上端循气管与食管间壁向上与食管下咽前壁分开至喉上口，平环状软骨上缘或经梨状窝外上壁进入下咽腔，直视下距肿瘤上缘2 cm处环切下咽黏膜，平第3气管环平面环切食管，分开两侧软组织及甲状腺，切除肿瘤。细心剔除甲状软骨，将喉上口黏膜切缘与下咽黏膜断缘缝合，气管上断缘与食管断缘缝合。颈前永久性气管造口，术腔置入引流，分层缝合软组织及皮肤（图11-35）。

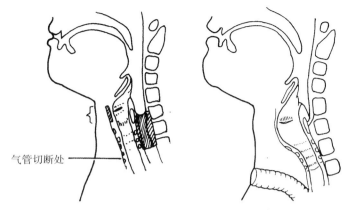

气管切断处

图11-35　全喉气管瓣后移整复下咽及颈食管

3. 梨状窝癌半下咽半喉切除+残喉瓣侧移整复术

适应证：梨状窝侧壁癌T2~T3，喉对侧正常，环后、会厌前间隙、会厌未受累，颈食管不需切除和仅需切除下咽及喉之一半者。

切除范围：在喉部严格限于中线，经喉的前、后联合及环后黏膜；在下咽后壁需于中线或微超越中线切开。切除的外侧界为颈部血管鞘，将甲状软骨、环状软骨、咽缩肌及患侧甲状腺一并切除（图11-36）。

手术步骤：

体位、麻醉、气管切开及皮肤切口均同保留喉功能的下咽上区癌切除术。

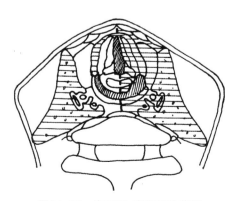

图11-36　半下咽+半喉切除范围

　　颈清后，舌骨下缘切断患侧带状肌翻向下，保留未受累侧带状肌及喉上血管。游离患侧半喉，将咽缩肌与同侧甲状软骨和环状软骨分开。游离同侧舌骨大角，结扎切断同侧甲状腺血管。偏健侧切断甲状腺峡部翻向患侧。切开喉部进入咽腔，于颈前中线自上而下切开舌骨、甲状软骨、环状软骨及第1气管环。自喉前联合切入喉腔，向上沿中线切除会厌。拉开喉腔察看下咽部，查明环后无病变，经喉后联合切入下咽部。切除半喉及半下咽部，以牵引线或拉钩牵拉彻底敞开下咽部，明视下于肿瘤上、肿瘤内及肿瘤下1.5~2 cm正常黏膜处切开咽壁黏肌膜。将肿瘤包括患侧半喉、半下咽、甲状腺和颈部清扫组织整块切除。将未受累侧甲状软骨全部及环状软骨前部于软骨膜下切除，增加喉黏膜的柔软度，不剔除环状软骨后部，保留杓状软骨，以免损伤喉内黏膜血供。移除健侧半舌骨，增加喉黏膜的游离度，使之便于翻转到位。重建咽腔，以3-0丝线或尼龙线间断缝合后联合与环后黏膜及声门下黏膜与食管上端切缘，再将喉前联合黏膜缘与下咽后壁黏肌膜缘缝合，则咽腔关闭并形成一足够宽畅的下咽腔（图11-37）。缝合颈前带状肌加固喉与咽黏膜的吻合口。分层缝合软组织及皮肤，置入负压引流，颈前永久性气管造口。

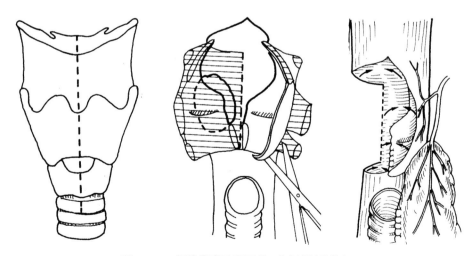

图11-37　切除半喉及半下咽+残喉瓣侧移整复

（六）下咽+全喉切除术

适应证与禁忌证：T3~T4梨状窝癌累及喉部使声带固定者；环后癌累及下咽全周者；经选择的T4喉癌向喉外扩展累及梨状窝者；下咽肿瘤放疗失败扩散侵及声门上、声门区、口咽或舌根者；梨状窝癌扩展侵及环后区、下咽后壁超越中线或环咽肌者。肿瘤扩展累及椎前筋膜或颈总动脉，不能切除的颈部包块及远处转移者，均为禁忌证。

术前准备：同下咽肿瘤切除喉、气管整复术。肠段游离移植者，术前7天进低渣、高热量、富含维生素的饮食，术前2 d进无渣饮食。

手术步骤：

体位、麻醉、切口、气管切开及颈清扫同保留喉功能的下咽上区癌切除术。

颈清扫后，在颈阔肌下翻起皮瓣，显露喉部，于患侧胸锁乳突肌前缘向深部分离甲状腺，结扎切断甲状腺上下血管，分离对侧甲状腺侧叶使与甲状软骨分离，沿甲状软骨后缘自下而上纵行切开至上角，循舌骨上缘切断舌骨上肌肉并游离双侧舌骨大角。于健侧进入会厌谷，向前上牵拉会厌，直视下向健侧扩大并转向下切开至甲状软骨上角。牵开切口察看肿瘤范围，扩大切开健侧梨状窝前外侧壁，进一步显露肿瘤，于肿瘤外侧2 cm处健康黏膜切开，并于第2气管环平面切开食管前壁并切断气管，病变组织即完全移除（图11-38）。分离气管下断端，向前与皮肤缝合固定，颈前永久造口。

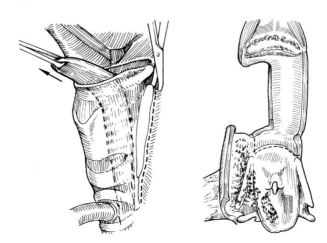

图11-38　下咽+全喉切除

整复方法：

皮瓣修复术：最适于下咽肿瘤切除后至少保留2 cm宽连续的下咽黏膜者。

胸大肌皮瓣法：于胸部切取与下咽缺损相当的带蒂胸大肌肌皮瓣，转移至颈部与下咽黏膜切缘对位间断缝合，形成新的下咽腔（图11-39）。

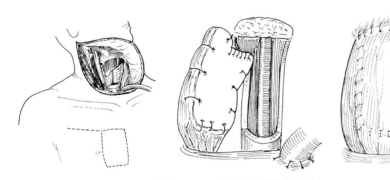

图11-39 单纯胸大肌肌皮瓣整复

因胸大肌肌皮瓣较肥厚，且在吞咽时缺乏蠕动及收缩功能，制成皮筒整复下咽颈段食管环截后者，常致吞咽不畅。因此，可采用胸大肌肌皮瓣+裂层皮片联合整复（图11-40）。下咽和或颈食管环截后，将取自股内侧的裂层皮片植于椎前筋膜上，两侧缘缝于椎前筋膜，上下端分别与咽和食管端后壁黏膜缝合，中间以1 cm间距与椎前筋膜钉缝，并于各钉缝线间剪小孔引流。食管端前、后壁于中线垂直切开1~2 cm扩大管腔，防止狭窄。将切制的胸大肌皮瓣移至下咽缺损区，上、下缘分别与咽、食管端黏膜缘对位间断缝合，两侧缘与皮片及椎前筋膜依次间断缝合。如此，胸大肌皮瓣形成新下咽的前壁及两侧壁。

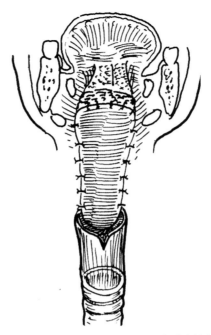

图11-40　胸大肌肌皮瓣+裂层皮片联合整复

1.游离前臂皮瓣法

　　前臂腹面皮肤主要由桡动脉供血，回流静脉为头静脉。术前用超声多普勒探测血管情况，排除血管解剖变异或病变。标记出血管走行，以血管为轴心，在前臂腹面偏桡侧按需要画出长方形皮瓣，切开皮肤、皮下组织，自尺侧向桡侧分离结扎切断远端血管，分离暴露桡动脉及头静脉至肘前窝以提供足够长的血管蒂。切断血管近侧端时，供吻合的血管勿以血管夹夹持，切断后立即用肝素0.9%氯化钠注射液灌洗桡动脉，皮瓣分两层缝合形成皮筒，将皮筒移至咽缺损处，皮瓣的动静脉分别与颈部选择的适宜动静脉吻合（通常受区血管可选择甲状腺上动静脉），皮瓣的上下两端分别与咽及食管黏膜缘缝合形成新下咽（图11-41），皮瓣颜色红润渗血，表明血管吻合成功。因前臂皮瓣较薄，制成的皮管不臃肿，故相对于胸大肌皮瓣更适于修复下咽与颈段食管的全周性缺损。但吞咽时皮管无蠕动和收缩功能，易造成食团通过不畅，严重者后期需行食管扩张术。

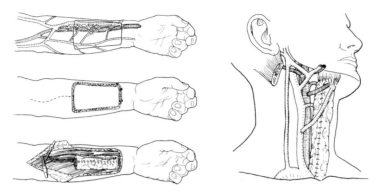

图11-41　游离前臂皮瓣修复

2. 内脏器官整复法

游离空肠移植：术前要准确估计肿瘤向颈段食管累及的长度，切除肿瘤后，胸廓上口要留有足够的颈段食管残端。

手术分颈、腹两组进行，颈组行下咽全切除，切除时注意选择保留合适的受区血管。腹部组选择适于与颈部血管吻合的系膜动静脉，肠区较长且直的空肠段，把切取的空肠段移至颈部下咽缺损处，将空肠段固定数针后，先吻合静脉再吻合动脉，再将空肠段两端（要按肠蠕动方向自上而下）分别与咽和食管黏膜断缘对位间断缝合（图11-42）。

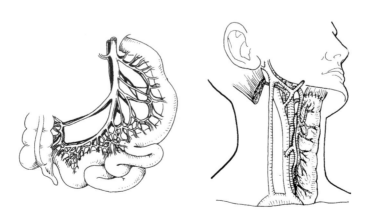

图11-42　游离空肠移植修复

555

五、全喉+全下咽+食管全切除术

全下咽、喉及食管切除术的治愈率低，但手术切除一期整复愈合，可解除患者不能下咽之苦，是其他（放疗、化疗）治疗方法难以做到的。如此广泛切除后的缺损整复方法有胃上提、结肠上徙等。

适应证与禁忌证：适用于下咽肿瘤或颈食管癌向下扩展不能颈部彻底切除或切除后整复不限于颈部者；下咽肿瘤或颈食管癌向下扩展累及上胸段食管者。

而年龄在70岁以上，身体虚弱不能耐受此种超根治手术者；颈部转移及局部病变难以彻底切除者；胃十二指肠溃疡、胃肿瘤等既往胃部手术者，有胸腔、纵隔或上腹部手术史者，及肿瘤向上扩展至口咽部者，均应视为禁忌证。

术前准备：应让患者了解病情较晚，预后不良，手术难度大，危险性高，甚至存在术中不能完整切除而终止手术的可能性，取得患者良好配合。让患者了解需开腹取胃肠等器官进行整复，术后失去发音功能及长期带气管套管，并签好手术协议书。慢性器质性病变，营养不良等均应予以处理和纠正。术前1 d预防性地应用抗生素，术前插鼻饲管和导尿管。结肠上徙者，术前7 d进低渣、高热量、富含维生素饮食，术前2 d进无渣饮食，术前3 d每晚以500 mL新霉素液做滞留灌肠。完善颈部增强CT及或增强MRI、上消化道造影、电子胃镜及电子喉镜检查，确定肿瘤范围和扩散情况。

手术步骤：

体位、麻醉及切口同下咽全切除术。

切除咽、食管病变，同下咽喉全切除术，但切除组织应包括全下咽、食管全长、甲状腺、气管和食管周筋膜及淋巴组织。游离下咽、颈段食管及淋巴组织后，将胸段食管内翻拔脱，则病变组织完全切除。

（一）胃上提

胃代食管的优点是避免开胸，手术创伤减小；一期整复，重建的上消化道宽敞，不易发生食团滞留；只有一个吻合口，减少了吻合口瘘的发生，也不易发生狭窄；供血血管恒定可靠，优于其他移植组织，不易坏死。但术后易发生胃反流。

剖腹游离胃体，分离十二指肠和胰头以增加胃活动度，保留胃右动脉、静脉，保留胃网膜右动脉、静脉。胃游离后，缝合贲门，同时行幽门成形术利于排空。剥脱食管后将胃经食管床上拉至颈部，此时胃贲门在胸廓入口处，幽门达食管裂孔附近，胃小弯在右侧，大弯在左侧，胃底可达舌根平面。于食管、贲门结合处切掉食管，以2-0肠线做2-3层缝合关闭胃切口。将胃后壁与椎前筋膜固定数针后，在胃底做一水平切口，将胃底与咽断缘吻合（图11-43），周围肌肉软组织加固缝合覆盖吻合口。空肠造瘘或插入鼻饲管，颈及纵隔分别置入引流管，关闭颈、腹部切口。

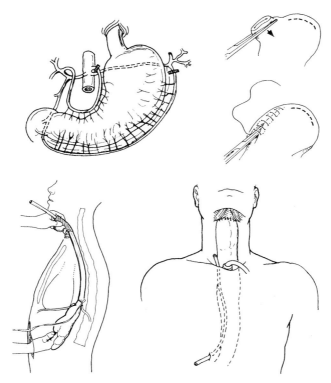

图11-43 食管内翻拔脱+胃上提+咽胃吻合术

（二）结肠上徙

结肠上徙可经食管床、胸骨后或胸前皮下途径至颈部。三条途径以食管床最短，多用于一期整复。胸前皮下途径多用于二期整复，亦是最安全的途径，若有结肠坏死，便于以胸部皮肤修复，但此途径最长，有时不易切取较长的结肠段，且术后食物下行慢。结肠在结构形态上最为接近食管，经食管床上徙对胸腔纵隔器官的影响较小，术中可保留迷走神经干，可减少对胃肠功能的影响，无胃上提术后返流的痛苦。但结肠上徙的手术范围大，创伤大，行程长，吻合口多，远端吻合口易发生缺血坏死，形成吻合口瘘，甚至吻合口狭窄，恢复正常吞咽功能时间较胃上提长。

上腹部正中或旁正中切口进入腹腔，自结肠分开大网膜，切断胃结肠及膈结肠韧带并分开结肠外侧腹膜返折。弄清结肠血管分布情况，切断右上结肠动脉，切断结肠中动脉与左结肠之间的吻合支及左结肠动脉的上支和下支，形成一由结肠中动脉供血的结肠段。将此结肠段及其血管蒂自胃后经纵隔食管床移至颈部；防止血管蒂过幽门处时发生压迫作用。其远端吻合于胃小弯的前面或后面，以不扭转为原则，吻合口处尽量靠近胃底。结肠段颈端与咽黏膜缘对位间断内翻向腔内打结缝合（图11-44）。做幽门成形，以利胃的排空。

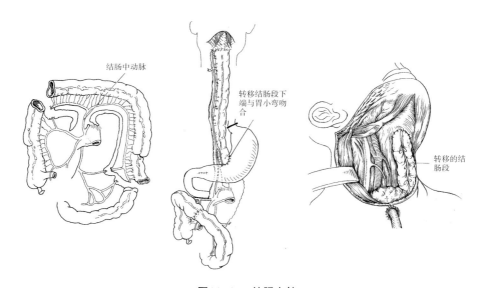

图11-44　结肠上徙

（三）注意事项

（1）剥脱胸段食管壁时要紧贴食管壁，特别注意气管分叉处与食管间的纤维带，分离要细心，避免撕裂气管后壁。剥离食管上胸段时要暂时将气管内插管气囊放气，以免剥离时损及脆弱的气管后壁。若有必要，亦可将食管前壁部分肌层留于气管后壁上。

（2）若有气管破裂或奇静脉损伤出血，应及时切开胸骨，给予适当处理。奇静脉弓位于食管右缘，相当于主动脉弓水平，分离时应贴近食管进行。若有破裂，应立即用纱布填塞纵隔。

（3）胃肠血管切断要缝扎，避免术后脱落出血。

（4）胃或肠移至颈部后，如有血运不良，胃血管呈紫色且无活力，多由于静脉回流受阻，应注意检查是否有胃或肠扭转、障碍物压迫或血管束的张力过高，均应予以调整。如果胃或肠的整体血运均不良，应毫不犹豫地全部切除，改用其他方法进行食管成形术。

（5）关闭腹腔前，应注意察看幽门成形情况、十二指肠和胆管有无扭转，若有应予以适当调整。

六、下咽肿瘤术后常见并发症

（一）咽瘘

咽瘘是下咽肿瘤，尤其是梨状窝癌术后最常见并发症，延长术后住院时间，延误术后放疗的最佳时段，临床处理亦较为棘手。

咽瘘形成的表现：术后5~10 d后，体温升高，局部皮瓣下出现漂浮感，表面皮肤红肿，直至局部切口破溃，脓性分泌物溢出。小的咽瘘在连续吞咽动作后，可见唾液等分泌物溢出。

咽瘘形成的原因：①局部因素：术中下咽黏膜血管网破坏较多，术后因局部黏膜缺血、淤血、感染而发生坏死；术中缝合技术掌握不合理，缝合过密；吻合口张力过大；胃酸返流对吻合口的侵蚀；术后进食过早；术前放疗。②全身因素：患有糖尿病，围术期血糖控制不当；全身营养状况差，没有得到有效的纠正等。

咽瘘的预防：①利用周围组织如咽缩肌、颈前带状肌、胸锁乳突肌加固吻合口，减少吻合口周围的死腔，同时可将颈动脉与下咽吻合口隔离；②将黏膜连同黏膜下组织一起缝合；③吻合口周围充分有效的负压引流；④避免过度分离咽壁周围的正常组织，防止术后组织缺血坏死；⑤术中止血充分妥当，防止术后因积血形成感染；⑥术后嘱患者尽量不要将唾液咽下，同时使用制酸剂。

咽瘘的处理：①如已经口进食，应停止进食，重新给予鼻饲肠内营养。②内瘘口的判断：嘱患者做吞咽动作，手指在吻合口附近区域不断按压，如按压某处后，外瘘口处不再有唾液漏出，此处即为咽瘘的内瘘口。③明确内瘘口后，在其表面以大小适宜的纱布团加压包扎，位置选择准确，所用的纱布团不宜过大，以加压后不再有漏出物即可，过大则内瘘口局部压强不足，且会影响周围血供延迟愈合。④漏出物较多时，应加强换药，每天1~2次，可自外瘘口以甲硝唑和庆大霉素液冲洗窦道，并放置引流条，通畅引流，再加压包扎。⑤多数咽瘘可经1~2周的妥善换药而愈合，待完全愈合后10 d以上方可逐渐恢复经口进食；⑥如经2~3周加强换药，仍无好转趋势，应考虑行咽瘘修补术，术中切除窦道，逐层缝合分层错位缝合关闭瘘口。

（二）误咽

误咽见于保留喉功能的患者。轻度呛咳可经术后吞咽功能锻炼恢复，严重者可引发严重的肺部感染，可二期行喉功能不良的整复术或全喉切除术。在下咽肿瘤切除术中注意采取以下措施重建喉功能可有效地预防术后误咽的发生：①梨状窝癌术中常需切除声门旁间隙、声带、喉室及室带等患侧声门上结构，累及喉较重者，需切除患侧半喉，可将会厌患侧切缘以会厌根为轴向外下旋转侧拉与患侧声门区或声门下切缘及甲状软骨缝合，以会厌成形喉外侧壁上部，如患侧全部甲状软骨、声带或部分声门下组织被切除，可将甲状软骨外膜、环后区黏膜向喉内翻转与患侧声门下切缘缝合，沿会厌软骨舌面自下而上锐性分离至接近会厌尖，将充分游离松解的会厌下拉与喉声门下切缘缝合，成形喉侧壁，如会厌边缘受累，可切除受累的部分会厌，只保留其健侧部分。于舌骨下缘横断患侧胸骨舌骨肌，以蒂在下方的胸骨舌骨肌肌筋膜瓣经甲状软骨上缘向喉内翻转修复喉侧壁缺损，残余会厌与胸骨舌骨肌缝合覆盖喉口，再将胸骨舌骨肌与会厌谷和舌根黏膜缝合上提喉口。如患侧喉大部分切除，会厌切除过半，可将喉残余黏膜松解后缝合成发音管。②环后癌切除时双侧杓状软骨多不易保留，术后易发生误吸，环后癌切除时喉气管后半部被切除，对位缝合喉气管前半后切缘重建喉气管腔，先将一侧胸骨舌骨肌扭转向后加固垫高喉上口后壁，再将甲状软骨向上悬吊于舌骨，使喉上提，则会厌后倾，部分遮盖喉上口。如环后癌偏向一侧且向深部浸润不严重，可保留对侧部分环状软骨板和环状软骨板内侧喉腔后壁大部分黏膜，此时，喉腔虽较宽敞，但因喉后壁失去部分软骨架支撑，吞咽时易引起误吸，需将喉上口缩小缝合，再上提喉固定于舌骨或舌根。

（三）吞咽困难

术中缝合技术及修复方式选择不当，术中喉上神经受损造成喉黏膜反射的减弱，术后咽瘘造成局部瘢痕增生狭窄，术后咽部肌肉吞咽时不能协调运动等因素均可造成术后不同程度的吞咽困难。轻者可通过一段时间的吞咽功能训练或食管镜扩张术得以恢复，而下咽腔狭窄严重者需手术整复。

（四）感染

①颈部术区感染：咽喉部手术为二类切口，术中术后需使用抗生素预防感染，在使用皮瓣或腹腔器官代食管者，术后移植物坏死也可引发颈部感染。下咽肿瘤术后2周内需每日换药，术区清洁消毒，更换敷料，观察术区皮瓣有无红肿、压痛、漂浮感及分泌物情况，如发现以上情况需及时更换有效抗生素，通畅引流，加强换药。颈部感染处理不当可引起咽瘘。②肺部感染：保留喉功能者术后出现较严重的误咽时，可引起反复的肺部感染，应给予足量有效的抗生素，如误咽通过吞咽功能训练，在短期内无法改善时，应及时停止经口进食，改鼻饲肠内营养。③纵隔感染：食管拔脱者，如颈部吻合口瘘形成，漏出液可沿食管床流至后纵隔，形成较严重的纵隔感染，颈部应加强换药，通畅引流，并使用足量抗生素。

其余并发症参见颈段食管癌章节。

七、放疗和化疗在下咽肿瘤治疗中的应用

下咽解剖部位较隐蔽，黏膜较宽阔且皱褶多，故下咽肿瘤不易早期发现；下咽部淋巴系统丰富，早期即可淋巴结转移，且可双侧颈部转移；下咽肿瘤有黏膜下浸润扩展和跳跃式发展的可能。下咽肿瘤的以上特点，使单一的治疗手段往往难以保证疗效，故多采取手术联合

放化疗的综合治疗。

（一）放疗

多采用双颈野对穿照射及锁骨上野垂直照射技术，照射野包括：原发灶、双侧颈淋巴结、颈前气管造瘘口、锁骨上区。常规分隔照射的时间、剂量模式，即每日1次，每次2 Gy，每周5次。

1. 术前放疗

术前计划性放疗可缩小肿瘤，增加肿瘤手术切除的可能性，提高喉功能的保存率，但术前放疗可能会模糊了肿瘤的原始边缘，增加了准确切除的困难。另外，大剂量放疗会减低组织的抗感染能力和愈合能力，使术后伤口愈合受到影响，故术前放疗总量应控制在40 Gy左右。

2. 术后放疗

消灭瘤周可能存在的隐性微小癌灶及颈部转移淋巴结包膜外的微侵袭灶，切缘阳性的病例术后必须补充辅助性放疗，总量50~60 Gy。

3. 单纯放疗

T1N0M0病例可选单纯放疗或手术治疗；晚期无法手术切除的病例可行姑息性放疗，总量60~70 Gy。

（二）下咽肿瘤的新辅助化疗

1. 下咽肿瘤的联合化疗

下咽肿瘤的化疗方案主要是以顺铂（DDP）为基础的联合化疗，DDP可与5-氟尿嘧啶（5-FU）、环磷酰胺（MTX）等组合了联合化疗方案。其中PF方案（DDP+ 5-FU）是目前临床应用最广泛的头颈部鳞癌标准化疗方案。欧洲癌症研究与治疗组织（EORTC）进行了一项202例喉咽癌的随机临床试验，结果显示：3个周期的"PF诱导化疗+放疗组"喉保留率为54%，较"手术+放疗组"高，远处转移率降低，但总生存期无明显差异。

近年来，发现紫杉醇（Taxol）单药对头颈鳞癌疗效可靠，关于紫杉醇类药物（多西他赛或紫杉醇）+顺铂+5-FU（即TPF方案）联合化疗的临床研究结果显示：TPF方案较PF方案有较高的缓解率，可延长无进展生存期和总生存期，提高保喉率，但毒性较大，Ⅲ~Ⅳ度中性粒细胞数减少发生率更高。

2. 下咽肿瘤的新辅助化疗

新辅助化疗（又称诱导化疗），包括术前诱导化疗、术后同步放化疗。由于术前和放疗前肿瘤的血供较好，有利于化疗药进入肿瘤细胞，缩小肿瘤体积，降低肿瘤细胞的活性，为后续的局部治疗创造条件，使无法手术的肿瘤得以切除，减少术中播散，提高局部控制率，减少远处转移率和并发症，延长总生存率，获得更好的预后。

头颈部鳞癌中表皮生长因子受体（EGFR）的表达率约为90%，提示EGFR与头颈部鳞癌的发生发展关系密切。相应的靶向治疗药物主要有尼妥珠单抗和西妥昔单抗。嵇庆海等通过对40例尼妥珠单抗联合PF方案诱导化疗治疗可切除的头颈部鳞癌的临床分析，发现该方案的肿瘤缓解率达80%以上，与以紫杉类为基础的诱导化疗方案类似，但比TPF方案毒性反应小，耐受好，手术切除率高，明显改善了生活质量和预后。Vermorken等进行的一项针对晚期头颈部鳞癌患者的Ⅲ期随机试验中，有442例复发性或转移性头颈部鳞癌患者随机接受了PF方案或PF方案联合西妥昔单抗的治疗；Merlono等报告45例头颈鳞癌患者应用顺铂3个周期，每周用西妥昔单抗，行同步放疗；董频等报道了西妥昔单抗联合术后同步放化疗治疗晚期复发性头颈癌，以上研究均获得了较满意的疗效。EGFR单抗联合化疗在不明显增加毒性的基础上显著提高了肿瘤缓解率，为EGFR单抗应用提供了理论依据。董频等针对91例可手术治疗的下咽鳞癌，采用尼妥珠单抗+氟尿嘧啶+奈达铂（第二代铂类衍生物），先行2个周期的联合化疗，再给予手术+放疗，已取得了满意的疗效，总体肿瘤缓解率约为90.8%，优于既往EGFR单抗+PF方案治疗下咽肿瘤的结果，保喉率达77.3%，优于平均的下咽肿瘤保喉率28.9%~57.5%。

下咽鳞癌患者术前和放疗前进行新辅助化疗，有助于提高喉功能保全的比例，降低不良反应的发生率，改善生活质量。

八、下咽肿瘤治疗效果和治疗方式的选择

下咽肿瘤的侵犯性、扩散性及恶性程度较大，治疗方法有单纯放疗、手术加放化疗等。其中，单纯化疗通常作为辅助性或姑息性治疗手段。单纯放疗仅适于早期下咽肿瘤或作为姑息性治疗手段，应用于一些病程晚期不能耐受手术或有手术禁忌证的患者。

手术加放化疗是目前临床最常用的治疗方法，适用于多数下咽肿瘤患者。手术原则是完整切除肿瘤后一期整复及一期愈合，准确地切除肿瘤，是手术成功的关键，切除后选择适宜的术式一期重建较为宽畅的下咽腔、喉腔及上消化道，以利术后吞咽保护功能的顺利恢复。术前计划性放疗可缩小肿瘤，增加肿瘤手术切除的可能性，提高喉功能的保存率，但术前放疗可能会模糊了肿瘤的原始边缘，增加了准确切除的困难，另外，放疗会减低组织的抗感染能力和愈合能力，使术后伤口愈合受到影响，故术前放疗的总量不宜过大。术后放疗能消灭术中脱落的瘤细胞，杀灭可能残留的肿瘤组织。

我们提倡个体化的治疗方式，对具体某一位下咽肿瘤患者制订治疗方案时，应考虑以下因素：①肿瘤因素：肿瘤大小、位置、分化程度、有否颈淋巴转移等；②机体状况：患者性别、年龄、心血管疾病史、烟酒史、职业、心理状态等因素也影响到治疗方法的选择和患者的康复；③治疗因素：预估肿瘤控制前景、治疗的不良反应、并发症发生率、喉功能保留或重建的可行性；④其他因素：患者的接受度及耐受性、治疗时间及费用等，都应详细考虑。总之，应根据以上因素权衡利弊后制订出恰当的治疗方案，是至关重要的。

王天铎等报道了305例下咽肿瘤的治疗情况，5年总生存率为44.8%，各期分别为Ⅰ期83%，Ⅱ期71%，Ⅲ期58%，Ⅳ期36%。206例喉功能保留组，喉功能（呼吸、发音及吞咽）全恢复139例（67.5%），部分（发音、吞咽）恢复67例（32.5%），5年生存率为48%。保留喉功能组与不保留喉功能组的5年生存率、并发症、肿瘤残存率及术后吞咽成功率，经统计学分析差异均无显著性。结果显示：只有较少数下咽肿瘤患者需要做全喉切除术（305例中，31例接受全喉切除术），下咽肿瘤手术时将喉的正常部分准确地保留下来，经过整复恢复喉全部或部分功能是可行的，也是必要的。唐平章等对303例下咽肿瘤的外科治疗及组织移植修复重建术式进行了临床分析，

130例组织移植重建患者3年生存率为43.2%，5年生存率为36.4%。173例不需要组织重建患者3年生存率为59.2%，5年生存率为47.7%。各组吞咽功能良好率均在80%以上。胃代下咽食管手术病死率为8.6%，胸大肌肌皮瓣修复手术病死率为15.0%，游离空肠及结肠代食管下咽无手术死亡。分析结果显示：游离空肠、胃或结肠代下咽食管、胸大肌肌皮瓣修复在下咽肿瘤的生存率、吞咽功能的恢复及手术并发症等方面均取得较好的治疗效果，是值得提倡的重建方法。张宗敏等针对下咽鳞癌采取不同治疗方案进行分析：5年总生存率为34.2%，术前放疗+手术组、手术+术后放疗组、单纯手术组、根治性放疗失败挽救性手术组及单纯放疗组5年生存率分别为46.3%、49.2%、22.8%、40.8%和18.0%。术前放疗+手术组与单纯手术组比较，生存率差异有统计学意义。术前放疗+手术组喉功能保留者80例，占39.6%，手术+术后放疗和单纯手术组喉功能保留者8例，占16.7%，差异有统计学意义。单纯放疗组和术前放疗+手术组死于局部复发分别为27.6%和8.9%。临床分析的结论显示：下咽鳞癌患者首先应选择术前放疗+手术或手术+术后放疗的综合治疗方案，术前放疗+手术能明显提高下咽鳞癌的喉功能保留率。

新辅助化疗，包括术前诱导化疗、术后同步放化疗。由于术前和放疗前肿瘤的血供较好，有利于化疗药进入肿瘤细胞，缩小肿瘤体积，降低肿瘤细胞的活性，为后续的局部治疗创造条件，使无法手术的肿瘤得以切除，减少术中播散，提高局部控制率，减少远处转移率和并发症，延长总生存率，获得更好的预后。

（董频　谢晋）

本章参考文献

[1] Hoffman HT, Karnell LH, Shah JP, et al. Hypopharyngeal cancer patient care evaluation[J]. Laryngoscope, 1997, 107(8): 1005-1017.

[2] 王天铎. 王天铎头颈外科手术学[M]. 济南: 山东科学技术出版社, 2011, 308-389.

[3] Spector JG, Sessions DG, Haughey BH, et al. Delayed regional metastases, distant metastases, and second primary malignancies in squamous cell carcinomas of the larynx and hypopharynx[J]. Laryngoscope, 2001, 111(6): 1079-1087.

[4] Lefebvre JL, Chevalier D, Luboinski B, et al. Larynx preservation in pyriform sinus cancer: preliminary results of a European Organization for Research and Treatment of Cancer phase III trial. EORTC Head and Neck Cancer Cooperative Group[J]. J Natl Cancer Inst, 1996, 88(13): 890-899.

[5] Pointreau Y, Garaud P, Chapet S, et al. Randomized trial of induction chemotherapy with cisplatin and 5-fluorouracil with or without docetaxel for larynx preservation[J]. J Natl Cancer Inst, 2009, 101(7): 498-506.

[6] Haddad R, O'Neill A, Rabinowits G, et al. Induction chemotherapy followed by concurrent chemoradiotherapy (sequential chemoradiotherapy) versus concurrent chemoradiotherapy alone in locally advanced head and neck cancer (PARADIGM): a randomised phase 3 trial[J]. Lancet Oncol, 2013, 14(3): 257-264.

[7] Cohen EE, Karrison TG, Kocherginsky M, et al. Phase III randomized trial of induction chemotherapy in patients with N2 or N3 locally advanced head and neck cancer[J]. J Clin Oncol, 2014, 32(25): 2735-2743.

[8] Zhang L, Jiang N, Shi Y, Li S, et al. Induction chemotherapy with concurrent chemoradiotherapy versus concurrent chemoradiotherapy for locally advanced squamous cell carcinoma of head and neck: a meta-analysis[J]. Sci Rep, 2015, 5: 10798.

[9] Qian X, Ma C, Hoffmann TK, et al. Taxane-cisplatin-fluorouracil as induction chemotherapy for advanced head and neck cancer: a meta-analysis of the 5-year efficacy and safety[J]. Springerplus, 2015, 4: 208.

[10] Domenge C, Hill C, Lefebvre JL, et al. Randomized trial of neoadjuvant chemotherapy in oropharyngeal carcinoma. French Grouped'Etude des Tumeurs de la Tête et du Cou (GETTEC)[J]. Br J Cancer, 2000, 83(12): 1594-1598.

[11] Zorat PL, Paccagnella A, Cavaniglia G, et al. Randomized phase III trial of neoadjuvant chemotherapy in head and neck cancer: 10-year follow-up[J]. J Natl Cancer Inst, 2004, 96(22): 1714-1717.

[12] 杨蜜, 吴敬波. 实体瘤诱导化疗的应用进展[J]. 西南军医, 2015, 16(3): 296-300.

[13] Ongkeko WM, Altuna X, Weisman RA, et al. Expression of protein tyrosine kinases in head and neck squamous cell carcinomas[J]. Am J Clin Pathol, 2005, 124(1): 71-76.

[14] 赵晓莹, 郭晔, 朱永学, 等. 尼妥珠单抗联合顺铂和氟尿嘧啶方案诱导化疗治疗可切除的头颈部鳞癌初步临床分析[J]. 中华耳鼻咽喉头颈外科杂志, 2012, 47(7): 536-539.

[15] Vermorken JB, Mesia R, Rivera F, et al. Platinum-based chemotherapy plus cetuximab in head and neck cancer[J]. N Engl J Med, 2008, 359(11): 1116-1127.

[16] Merlano M, Russi E, Benasso M, et al. Cisplatin-based chemoradiation plus cetuximab in locally advanced head and neck cancer: a phase II clinical study[J]. Ann Oncol, 2011, 22(3): 712-717.

[17] 於子卫,董频,庞正,等.西妥昔单抗联合术后同步放化疗治疗晚期复发性头颈癌的初步观察[J].山东大学耳鼻喉眼学报,2010,24(6):44-46.

[18] 董频,英信江,邓志宏,等.新辅助化疗方案尼妥珠单抗联合奈达铂和5-氟尿嘧啶治疗下咽鳞癌初步临床分析[J].山东大学耳鼻喉眼学报,2016,30(3):10-14.

[19] 房树华,钱元霞.奈达铂与其他铂类制剂药物不良反应的临床比较研究[J].中国药物警戒,2012,9(5):309-312.

[20] 邓颖,邓春美,胡洪林,等.奈达铂或顺铂联合紫杉醇同步放化疗局部晚期鼻咽癌的疗效比较[J].实用癌症杂志,2011,26(2):175-177.

[21] 连欣,季文樾,等.97例下咽肿瘤临床特点分析[J].临床耳鼻咽喉头颈外科杂志,2015,9(6):542-546.

[22] 王天铎,李学忠,于振坤,等.保留喉功能的下咽肿瘤手术[J].中华耳鼻咽喉科杂志,1999,34(4):197-200.

[23] 唐平章,张宗敏,祁永发,等.303例下咽肿瘤的外科治疗及组织移植修复重建术的临床分析[J].中华耳鼻咽喉科杂志,2004,39(3):166-170.

[24] 张宗敏,唐平章,徐震纲,等.下咽鳞癌不同治疗方案的临床分析[J].中华肿瘤杂志,2005,27(1):48-51.

第十二章　颈段食管肿瘤

一、流行病学与解剖学特征

（一）流行病学特征

我国的食管癌发病率较高，在消化系统癌中仅次于胃癌，男性多于女性，发病率为男性7/10万，女性2.5/10万。河南、江苏、河北、山西、安徽、广东等地均为高发区，年病死率达100~303/10万。食管癌中以胸中段多见，下段癌次之，颈段最少，多为鳞癌。颈段食管肿瘤发生率较低，我国统计的数据显示其占食管癌的6%左右，纽约纪念斯隆—凯特林（Sloan-Kettering）癌症中心的统计则为12.7%。

（二）解剖学特征

食管是扁平的管状肌性器官，分为颈、胸、腹三段，其中颈段食管从环状软骨下缘（第6颈椎）至胸骨上切迹（第2胸椎），长度为5~8 cm。前方为气管膜部，之间以少量疏松结缔组织相隔，后方有疏松的翼状筋膜与椎前筋膜及其后方的椎体、颈长肌相邻，两侧为颈动脉鞘及其内容物、甲状腺。两侧气管食管沟内有喉返神经上行至环甲关节处入喉。颈段食管至颈根处左偏超出气管左缘4~6 mm，更贴近颈动脉鞘，因此颈段食管肿瘤手术多采用左颈侧入路。

食管内覆有复层扁平上皮黏膜，含有长肌和环肌，肌层外缺少浆膜层覆盖，食管入口处由环咽肌及食管的环肌构成括约肌。

颈段食管血供来自甲状腺下动脉，神经支配为喉返神经，淋巴可引流至颈前淋巴结、气管食管沟淋巴结、咽后淋巴结、锁骨上淋巴结、纵隔淋巴结。

（三）颈段食管肿瘤的生长与转移方式

1. 病理分型

　　髓质型：致密的实体肿块，管壁明显增厚并向腔内外扩展，可累及食管全周，肿瘤上下端呈坡状隆起。

　　蕈伞型：瘤体向腔内呈蘑菇样凸起，表面多伴凹凸不平的浅表溃疡。

　　溃疡型：瘤体表面为深陷的溃疡，可深入肌层。

　　硬化型：瘤体形成明显的环形狭窄，较早即可引起食管梗阻。

2. 扩散及转移

　　颈段食管癌最先向黏膜下层扩展，继而向上下及全层浸润，食管肌层缺少浆膜层，很易穿过疏松的外膜侵入邻近器官。

　　转移主要经淋巴途径：首先进入黏膜下淋巴管，通过肌层到达与肿瘤部位相应的区域淋巴结。颈段食管淋巴管网丰富，可引流至气管前淋巴结、气管食管旁淋巴结、咽后淋巴结、锁骨上区淋巴结及上纵隔淋巴结，易形成淋巴结转移，且可能存在跳跃式淋巴结转移和隐匿性淋巴结转移。

　　晚期颈段食管癌可发生血行转移。

二、诊断、临床分期和治疗前评估

（一）临床表现

　　早期症状缺乏特异性，可表现为咽部不适或进食疼痛感，吞咽粗硬食物时有不同程度的颈部常有不适感、异物感、停滞感或哽噎感，食物通过缓慢，症状时重时轻，进行性发展成为吞咽困难。先为干燥食物难以下咽，进而半流质，最后流质和唾液也难以咽下。肿瘤累及喉或喉返神经时出现声嘶和饮食呛咳。压迫颈交感干时，出现Horner综合征，侵犯气管时，出现气管食管瘘，饮食时剧烈呛咳，并发肺部感染。中晚期患者出现消瘦、脱水等恶病质及远处转移部位的相应表现。

（二）诊断

1. 电子喉镜

注意观察梨状窝、环后区有无新生物或积液，披裂活动与否，声门下区腔内情况。

2. 电子胃镜

观察食管腔内病变情况，明确病变的位置、外观、范围，并可同时针对病变部位取材，活检病理诊断。因颈段食管临近咽喉部，在局麻下行胃镜检查时，咽喉反应较重时，易漏诊，应注意尽可能采用静脉麻醉下胃镜检查，以便仔细观察。

3. 上消化道造影

观察病变的长度和管腔的狭窄程度。病变区域可出现以下征象：①食管黏膜皱襞紊乱、粗糙、管壁僵硬、甚至蠕动中断现象；②管腔内充盈缺损；③龛影；④不规则的管腔狭窄；⑤狭窄上方管腔扩张，如梗阻部位高，造影剂可返流进入气管。

4. CT或MRI

可了解肿瘤浸润层次，向外扩展的深度，周围组织器官（注意：咽喉、气管、甲状腺、颈鞘、椎前筋膜等部位）的受累情况，判断有无纵隔及颈部淋巴结转移，胸腹部脏器转移情况，有助于制订针对性的手术及综合治疗方案。

5. PET/CT

初步判断肿瘤的良恶性；排除远处转移。

（三）鉴别诊断

由于颈段食管肿瘤早期症状缺乏特异性，易误诊为慢性咽喉炎。当出现吞咽咽喉不适、吞咽疼痛感、停滞感、不畅感时应注意排除颈段食管肿瘤的可能性，给予相应的辅助检查。并注意与食管炎、食管憩室、食管良性肿瘤等疾病相鉴别。

（四）TNM分期

T分期：

Tx：原发肿瘤不能确定；T0：无原发肿瘤内的证据。

Tis：高度不典型增生。

T1：T1a：侵犯黏膜固有层或黏膜肌层，T1b：侵犯黏膜下层。

T2：侵犯固有肌层。

T3：侵犯外膜。

T4：侵犯周围组织结构，如咽喉、气管、甲状腺、喉返神经、颈鞘及椎体等。

N分类：

N1：涉及1~2个区域淋巴结转移。

N2：涉及3~6个区域淋巴结转移。

N3：涉及7个以上的区域淋巴结转移。

M分类：

M0：无远处转移。

M1：有远处转移。

（五）治疗前评估

根据患者的临床表现及辅助检查结果，判断病变的位置与范围，纤维胃镜下或硬管食管镜下取活检，明确病理诊断。如排除远处转移，颈段食管原发灶尚可手术切除时，可采取手术或手术联合放化疗的综合治疗方案；如已有远处转移，或颈段原发灶外侵严重无法切除时，则给予放化疗。

三、手术治疗

（一）手术原则

一般性原则：颈段食管肿瘤的手术切缘应保持在肿瘤边缘外2~3 cm。cN0者术中注意清扫level Ⅵ~Ⅶ区及咽后淋巴结，cN1-3者除清扫前述区域外，尚需清扫Ⅱ~Ⅳ区。

修复材料的类型：①皮瓣：带蒂胸大肌皮瓣、游离前臂皮瓣、胸三角肌皮瓣。②器官替代：游离空肠、残喉气管瓣、胃上提、结肠上徙。

修复材料的选择：①如肿瘤切除后，胸廓上口以上平面可以获得安全切缘，在胸骨上缘，有可以吻合的颈段食管残端，可选择上述皮瓣、残喉气管瓣、游离空肠；②如肿瘤切除后，胸廓上口以上平面无法保证安全切缘者，选择胃上提、结肠上徙。

修复术式的选择：①保留喉功能的颈段食管肿瘤手术；②不保留喉功能的颈段食管肿瘤手术。

（二）手术操作

气管插管全麻。仰卧位，肩下垫枕，颈部胸部同时消毒铺巾。分颈部部（头颈外科）和胸部（胸外科）两个手术组，根据病情需要颈部组先开始或同时进行手术。

颈部切口（改良Sorensen切口）：约平舌骨大角水平沿自左侧胸锁乳突肌前缘切开，至第3~4气管环水平转向对侧胸锁乳突肌前缘，颈阔肌深面分离皮瓣。如需同时性颈清扫，可采用相应切口，先行颈淋巴结清扫。

显露咽喉及颈段食管：沿胸锁乳突肌前缘切开颈深筋膜浅层，游离该肌内侧面显露颈鞘及其内容物，将上述结构拉向后方，显露左侧喉体、颈段气管、甲状腺左叶、左侧下咽侧壁及颈段食管。

气管食管沟的解剖：左侧气管食管沟自下而上解剖保护喉返神经至环甲关节入喉处，分离颈段气管后壁与食管前壁的连接，纱布条包绕气管及喉返神经牵拉提起，分离至右侧气管食管沟时，注意保护对侧气管食管沟内的右侧喉返神经。沿椎前筋膜表面上下钝性分离颈段食管及下咽后壁，上至环后区，下方可至胸骨后。如甲状腺受累则一并切除。

显露病变：手指触摸确定肿瘤下界，如病变范围较局限，可自颈段食管安全处切开进入，自下而上切开显露肿瘤全貌，并决定是否可保留部分喉功能。根据病变范围决定上切缘，可自环后区切开环咽肌分离下咽黏膜，注意保护喉返神经、环杓后肌的完整及环杓关节。

食管内翻拔脱：如肿瘤范围较大，胸廓上口以上平面难以获得安全切缘，则行全食管拔脱切除。充分游离颈段食管至胸骨后，自颈段食管切口插入食管剥脱器，待胸部手术组完成相应手术后，将食管内翻拔脱至颈部拉出。分离剥脱食管时要紧贴食管壁，拔脱时用力适度，注意气管分叉处与食管间的纤维带，避免撕裂气管后壁。

吻合：腹部替代脏器自后纵隔食管床拉至颈部。如咽胃吻合，将胃底切开与下咽口相仿的开口，自右向左与咽部切缘吻合，吻合时注意尽量使吻合口呈斜面，以防术后形成环形狭窄。关闭吻合口前插入鼻饲管。上提至颈部的腹部替代脏器可与周围组织固定缝合数针，防止术后撕脱。

气管切开：如保留喉功能，应根据术中情况决定是否行气管切开术，如不保留喉功能，则于颈前行永久性气管造口术。

（三）常用的颈段食管肿瘤上消化道整复术式

1. 胃上提

腹部组剖腹游离胃体，分离十二指肠和胰头以增加胃活动度，保留胃右、胃网膜右动、静脉。胃游离后，缝合贲门，同时行幽门成形术利于排空。剥脱食管后将胃经后纵隔食管床上提至颈部，此时胃贲门在胸廓入口处，幽门达食管裂孔附近，胃小弯在右侧，大弯在左侧，胃底可达舌根平面。于食管、贲门结合处切掉食管，以2-0肠线进行2~3层缝合关闭胃切口。将胃后壁与椎前筋膜固定数针后，在胃底做一水平切口，将胃底与咽断缘吻合，周围肌肉软组织加固缝合覆盖吻合口。该术式操作相对简单。拔脱食管时常损伤迷走神经干，影响胃肠功能。在保喉者，如咽胃吻合口位置较高，胃返流多见，易造成误吸。

2. 结肠上徙

腹部手术组自上腹部正中或旁正中切口进入腹腔，自结肠分开大网膜，切断胃结肠及膈结肠韧带并分开结肠外侧腹膜返折。弄清结肠血管分布情况，切断右上结肠动脉，中和左结肠间的吻合支及左结肠动脉的上支和下支，形成一由结肠中动脉供血的结肠段。将此结肠段及其血管蒂自胃后经纵隔食管床移至颈部；防止血管蒂过幽门处时发生压迫作用。其远端吻合于胃小弯的前面或后面，以不扭转为原则，吻合口处尽量靠近胃底。结肠段颈端与咽黏膜缘对位间断内翻向腔内打结缝合。做幽门成形，以利胃的排空。结肠的管径与食管较接近，上徙后对胸腔内器官的影响较小；术中可保留迷走神经干，胃肠功能的影响小；结肠上端的颈部吻合口易缺血坏死形成咽瘘，术中应注意对肠系膜血管的保留；腹腔内存在两个吻合口，吻合口瘘和狭窄可能性增大。总之，结肠上徙的手术范围大，创伤大，行程长，吻合口多，远端吻合口易发生缺血坏死，形成吻合口瘘，恢复吞咽功能的时间较长。

3. 游离空肠

术前要准确估计肿瘤向颈段食管累及的长度，切除肿瘤后，胸廓上口要留有足够的颈段食管残端。术者需具备血管显微吻合技术。手术分颈、腹两组进行，颈组切除时注意选择保留合适的受区血管。腹部组选择适于与颈部血管吻合的系膜动静脉，选择肠区较长且直的空肠段，把切取的空肠段移至咽部缺损处，将空肠段固定数针后，先吻合静脉再吻合动脉，再将空肠段两端（要按肠蠕动方向自上而下）分别与咽和食管黏膜断缘对位间断缝合。

4. 胸大肌皮瓣

胸大肌皮瓣更适于修复非全周性缺损，且胸廓上口尚存可吻合的食管残端。如缝制成管状修复食管的全周缺损，因胸大肌皮管肥厚臃肿，吞咽时无收缩功能，食团下咽时不畅，易造成误吸，不适于保喉者。

5. 游离前臂皮瓣

适用于切除肿瘤后，胸廓上口平面以上可获得安全切缘者。术者需具备血管显微吻合技术。因前臂皮瓣较薄，制成的皮管不臃肿，相对于胸大肌皮瓣更适合于修复下咽与颈段食管的全周性缺损。但吞咽时皮管无蠕动和收缩功能，易造成食团通过不畅，严重者后期需行食管扩张术。

（四）手术并发症

1. 吻合口瘘

常见原因：吻合口较高，制备的胃管或肠管长度不够，吻合口张力过大；胸廓上口过窄，胃管或结肠通过时造成嵌顿或扭转，血供障碍；游离胃或肠时血供破坏较多，造成吻合口局部缺血坏死；胃酸反流侵蚀吻合口。多出现在术后7~10 d，体温升高，局部皮肤红肿，皮瓣漂浮，有波动感，切口裂开，有异味的脓液溢出，吻合口瘘形成后，漏出液可沿食管床流至后纵隔，形成严重的纵隔感染。颈部吻合口瘘多数可以通过换药解决，个别可导致吻合口狭窄。

2.吻合口狭窄

形成原因：术中颈部制成的吻合口口径较小；缝合成水平/环形吻合口，术后瘢痕挛缩形成环形狭窄；吻合口瘘愈合过程中形成大量肉芽及瘢痕组织造成狭窄。吻合口狭窄造成术后进食不畅、困难，在保喉者造成饮食呛咳，以致肺部感染。吻合口狭窄可采用食管镜下食管扩张术，严重的狭窄需开放手术治疗。

3.喉返神经损伤

颈段食管肿瘤病灶较大时易累及喉返神经，术中解剖气管食管沟、内翻拔脱食管时也易损伤喉返神经，术后声音嘶哑，低沉，饮食呛咳。多为单侧损伤，可给予神经营养药对症处理，术后3~6月健侧多可代偿。

4.气管膜部撕裂伤

食管癌向前可累及气管后壁（膜部），术中气管与食管间分离不够充分时，在食管拔脱时也易造成气管膜部撕裂伤（特别是气管分叉处），损伤后可形成纵隔气肿及感染，术中注意及时发现及时缝合修补，必要时需开胸修补。

5.胃内容物反流

常见原因：咽部吻合口较高，食管拔脱时迷走神经损伤，括约肌损伤，胃抗反流机制破坏。多见于保喉的胃上提或逆蠕动结肠上徙术后。表现为：反酸、打嗝、灼热感、恶心、呕吐、吞咽痛等症状，餐后、平卧和腹部用力时明显，严重者形成吸入性肺炎。可用胃酸抑制药及胃动力药等药物对症治疗，并配合吞咽功能训练，进食宜少量多次，上身直立进食，餐后不宜平卧。

6. 胸腔并发症

气胸、血胸、肺炎、胸腔积液及纵隔感染等。气胸是由于食管拔脱时损伤纵隔胸膜导致的张力性气胸，术后出现呼吸困难，胸骨上窝出有皮下气肿，一侧肺呼吸音减弱或消失，叩诊呈鼓音，胸片见纵隔扩大、纵隔摆动、气管及心影偏向健侧。确诊后应行持续胸腔闭式引流，多数可在一周内恢复。食管拔脱可致血胸，出血部位多为发自主动脉的食管固有动脉，绝大部分可压迫止血，少数大出血是由于食管与胸腔大血管间有粘连或肿瘤浸润，拔脱时造成大血管损伤出血者，必须开胸止血。

四、放疗和化疗

（一）放疗

1. 术前放疗

给予总量30~40 Gy，时间为15~20 d，休息2周后手术。放射野应包括原发灶、颈部及上纵隔。

术前放疗的优点：缩小肿瘤范围，增加部分患者的手术切除率；消灭隐性微小癌灶，减少术中肿瘤残留与播散；控制亚临床的淋巴结转移灶。

术前放疗的缺点：可能会模糊肿瘤边界；降低组织的抗感染能力及愈合能力，可能会增加术后吻合口瘘发生率。

2. 术后放疗

术后4~6周开始给予辅助放疗，总量为50~60 Gy，时间为30~40 d。

术后放疗的优点：对切缘阳性者及可能残留或术中播散的微小癌灶，给予足够的放射量，针对性强，增加局部控制率。

术后放疗的缺点：可能导致术后吻合口狭窄。

3. 单纯放疗

作为部分无法手术切除的晚期患者的姑息治疗；拒绝手术者，行根治性放疗。

（二）化疗

单纯化疗疗效欠佳，通常作为综合治疗的组成部分使用。颈段食管肿瘤的化疗原则：70岁以上或全身情况差者谨慎化疗；原位癌不主张化疗；建议完成4个疗程；化疗方案参见咽癌相关章节。

术前化疗：术前使用1~2个疗程，防止术前或术中造成的转移，术后再用2~3个疗程。

术后化疗：术后3~4周起开始化疗，共4个疗程。

五、治疗效果和治疗方式的选择

颈段食管肿瘤具有黏膜下扩展、多灶性和跳跃性转移的生物学行为特点，由于食管肌层缺少浆膜层，易穿透疏松的外膜侵犯邻近器官，颈段食管位置隐匿，早期症状缺乏特性，难以早期发现，造成患者就诊时多已属晚期，预后较差。影响预后的因素有：临床分期、淋巴结转移、手术切缘、治疗方式等。

目前颈段食管肿瘤的治疗主要有：单纯放疗、手术+放疗、手术+放化疗等方式。单纯放疗通常作为部分无法手术切除的晚期患者的姑息治疗，或对拒绝手术者，行根治性放疗。术前放疗可缩小肿瘤范围，增加部分患者的手术切除率；消灭隐性微小癌灶，减少术中肿瘤残留与播散；控制隐匿的淋巴结转移灶。但术前放疗可能会模糊肿瘤边界；降低组织的抗感染能力及愈合能力，增加术后吻合口瘘发生率，故术前放疗总量不宜过大。术后放疗科对切缘阳性者及可能残留或术中播散的微小癌灶，给予足够的放射量，针对性强，可增加局部控制率。但术后放疗可能导致术后吻合口狭窄。单纯化疗疗效欠佳，通常作为综合治疗的组成部分使用。

手术+放疗和手术+放化疗的治疗方式是临床常用的方法。手术方式包括保留喉功能及不保留喉功能的颈段食管肿瘤手术，如肿瘤已外侵至咽喉、气管、喉返神经时，不宜勉强保留喉功能。术式选择的原则：①如肿瘤切除后，胸廓上口以上平面可以获得安全切缘，在胸骨上缘有可以吻合的颈段食管残端，可选择带蒂胸大肌皮瓣、游离前臂皮瓣、胸三角肌皮瓣、残喉气管瓣、游离空肠修复颈段食管及下咽；

②如肿瘤切除后，胸廓上口以上平面无法保证安全切缘者，选择胃上提、结肠上徙代食管。

屠规益等的研究显示：颈段食管肿瘤采取综合治疗组的3年生存率48%、5年生存率47%，明显优于单纯手术组的20%、18%。潘新良等总结了33例颈段食管癌的治疗经验，手术切除率100%，T1~T2期生存3、5年者分别为2/3例、1/1例，T3~T4期患者3、5年生存率分别为7/16例、3/8例。26例保留喉功能，术后拔管率80%，说明手术治疗颈段食管癌，可以一期切除肿瘤及周围受侵组织，分别利用胸大肌肌皮瓣、喉气管瓣、胃、结肠重建食管，术前或术后联合放疗，可提高手术切除率和术后生存率。

近年来新辅助化疗发展较快，包括术前诱导化疗、术后同步放化疗。实施手术或放疗前肿瘤的血供保留完好，化疗药物更易深入肿瘤组织，缩小肿瘤体积，降低肿瘤细胞的活性，控制潜在的微小转移灶，为后续的局部治疗创造条件，使无法手术的肿瘤得以切除，并可减少术中播散，提高局部控制率，降低远处转移率和并发症，延长总生存率，得到更好的预后。董频等在下咽鳞癌中进行了"手术+放化疗"综合治疗的多中心研究取得了满意的疗效，并已在颈段食管鳞癌的治疗中进行了前瞻性研究，对可手术切除的颈段食管肿瘤给予术前诱导化疗，方案：尼妥珠单抗（EGFR单抗）+氟尿嘧啶+奈达铂（第2代铂类衍生物），先行2个周期的联合化疗，再给予手术+术后放疗，研究结果令人期待。

颈段食管肿瘤手术范围广，难度较大，预后差，外科治疗常涉及咽、喉、上消化道的切除与功能重建，除需头颈外科和胸外科联合实施手术外，围术期尚需要放疗科及肿瘤内科的协作。

（董频　谢晋）

本章参考文献

[1]　上海市肿瘤研究所流行病学研究室.1997年上海市区恶性肿瘤复发率[J].肿瘤，2000，20(2)：158.

[2]　邵令方，张毓德.食管外科学[M].石家庄：河北科学技术出版社，1987，374-465.

[3]　殷蔚伯，张力军，杨宗贻，等.放射治疗食管癌3 798例临床分析[J].中华肿瘤杂志，1980，2(3)：216-221.

[4]　Collin CF，Shapiro RH. Carcinoma of cervical esophagus：changing therapeutic trends[J]. Am J Surg，1984，148(4)：460-466.

[5]　屠规益，唐平章，祁永发，等.头颈外科处理颈段食管癌的经验[J].中华肿瘤杂志，1995，17(2)：118-121.

[6]　雷大鹏，潘新良，栾信庸，等.颈段食管癌的手术治疗[J].中华耳鼻咽喉科杂志，2002，37(2)：86-89.

[7]　Zhang L，Jiang N，Shi Y，Li S，et al. Induction chemotherapy with concurrent chemoradiotherapy versus concurrent chemoradiotherapy for locally advanced squamous cell carcinoma of head and neck：a meta-analysis[J]. Sci Rep，2015，5：10798.

[8]　Qian X，Ma C，Hoffmann TK，et al. Taxane-cisplatin-fluorouracil as induction chemotherapy for advanced head and neck cancer：a meta-analysis of the 5-year efficacy and safety[J]. Springerplus，2015，4(1)：208.

[9]　Domenge C，Hill C，Lefebvre JL，et al. Randomized trial of neoadjuvant chemotherapy in oropharyngeal carcinoma. French Grouped'Etude des Tumeurs de la Tête et du Cou (GETTEC)[J]. Br J Cancer，2000，83(12)：1594-1598.

[10]　Zorat PL，Paccagnella A，Cavaniglia G，et al. Randomized phase III trial of neoadjuvant chemotherapy in head and neck cancer：10-year follow-up[J]. J Natl Cancer Inst，2004，96(22)：1714-1717.

[11]　杨蜜，吴敬波.实体瘤诱导化疗的应用进展[J].西南军医，2014，16(3)：296-299.

[12]　董频，英信江，陈歆维，等.新辅助化疗方案尼妥珠单抗联合奈达铂和5-氟尿嘧啶治疗下咽鳞癌初步临床分析[J].山东大学耳鼻喉眼学报，2016，30(3)：10-14.

第十三章　喉部肿瘤

第一节　喉部良性肿瘤

一、乳头状瘤

喉乳头状瘤（papilloma of the larynx）是喉部最常见的良性肿瘤，可发生于任何年龄，包括儿童型和成年型两种。儿童型以10岁以下儿童多见，常为多发性，生长较快，易复发。而成年型喉乳头状瘤多为单发，且有恶变倾向。

病因：目前认为由人乳头状瘤病毒（HPV）感染引起，近年研究证明，在HPV的各个亚型中HPV6和HPV11是喉乳头状瘤的主要致病因素。电镜检查已证实在细胞内有乳头状瘤病毒体的存在。也有研究者认为喉乳头状瘤与喉部慢性刺激及内分泌失调有关。

病理：喉乳头状瘤是一种来自上皮组织的真性良性肿瘤，由复层鳞状上皮及其下的结缔组织向表面呈乳头状生长，一般不侵犯基底组织。可单发或多发。

临床表现：成年型者病程发展较缓慢，常见症状为进行性声嘶，肿瘤大者甚至失声，亦可出现咳嗽、喉喘鸣和呼吸困难。儿童型者常为多发性，生长较快，有进行性加重的声嘶，甚至失声，易发生喉阻塞。间接喉镜和纤维喉镜检查可肿瘤呈苍白、淡红或暗红色，表面不平，呈乳头状增生。儿童患者的基底甚广，成人者以单个带蒂较为常见，可发生于声带、室带及声门下区。亦可蔓延到下咽及气管。

治疗：多采用支撑喉镜下行喉显微手术切除肿瘤。支撑喉镜下应用CO_2激光切除肿瘤，使手术更加精确和微创，是更为有效的手术方法。儿童患者易复发，常需多次手术治疗。手术时应注意保护喉内正常黏膜，防止瘢痕粘连。儿童患者一般到7~8岁以后复发时间逐渐延长，病情缓解。

有报道证实，应用干扰素和其他抗病毒药物治疗喉乳头状瘤在临床上取得了较好的疗效。

二、血管瘤

喉血管瘤（hemangioma of the larynx）较少见，病理上分为毛细血管瘤及海绵状血管瘤两种类型，以前者较多见。毛细血管瘤是由成群的薄壁血管构成。海绵状血管瘤由窦状血管构成，柔如海绵，暗红色，不带蒂而散布于黏膜下。血管瘤可位于声带、喉室、假声带，也可位于披裂和杓会厌皱襞，且往往和咽部或颈部的血管瘤同时存在。喉血管瘤的症状不明显，影响到声带才有声音嘶哑。治疗上可用激光、冰冻等疗法。对位于深部血管瘤，可局部注射平阳霉素治疗。无症状者可暂时不治疗。

三、纤维瘤

喉纤维瘤（fibroma of the larynx）临床上较少见，为来源于结缔组织的肿瘤，由纤维组织、纤维束组成，血管较少，多由慢性炎症或黏膜血肿机化所致。临床症状视肿瘤发生的部位及大小而定。小者可有声嘶，发生于声门区的巨大纤维瘤可引起喘鸣甚至呼吸困难。检查可见肿瘤一般位于声带前中部，也可见于声门下、室带及会厌，外形似息肉，基底呈蒂状或盘状，色灰白或深红，表面光滑。喉纤维瘤的治疗以手术切除为主。肿瘤小的可在支撑喉镜下采用CO_2激光切除，巨大肿瘤需行喉裂开术才能切除。

四、神经纤维瘤

喉神经纤维瘤（neurofibroma of the larynx）较少见，常伴发全身性神经纤维瘤。肿瘤细胞来自神经鞘膜。常见症状为声嘶、咳嗽，肿瘤较大时可发生呼吸困难。喉镜检查可见肿瘤位于杓会厌皱襞后方或突入梨状窝，亦可位于室带，色淡红，表面黏膜光滑，圆形坚实。治疗方式主要是手术切除。小的肿瘤可在支撑喉镜下采用CO_2激光切除，巨大肿瘤需行喉裂开术切除。

（周梁）

第二节　喉部恶性肿瘤

一、流行病学特征及病因

喉部恶性肿瘤（carcinoma of the larynx，多称为喉癌）是头颈部常见的恶性肿瘤，据北美及欧洲流行病学研究显示其发病率为7.0~16.2/10万人。我国部分省市的发病率为1.5~3.4/10万人。1983—1992年我国13个省市部分医院恶性肿瘤就诊患者中，喉癌占头颈肿瘤的13.9%，占全身恶性肿瘤的2.1%。喉癌的发生有种族和地区的差异，在20世纪80年代中期通过对160个地区的人口调查得知，全世界喉癌发病率最高的国家为西班牙、法国、意大利和波兰。我国华北和东北地区的发病率远高于江南各省。近年来，由于不同致癌因素的作用以及对致癌环境暴露的增加，喉癌的发病率有明显的增加趋势。喉癌患者中男性较女性多见，为7~10：1，以40~60岁最多。喉部恶性肿瘤中有96%~98%为鳞状细胞癌，其他如腺癌、基底细胞癌、低分化癌、软组织肉瘤和恶性淋巴瘤等较少见。

喉癌的病因至今仍不十分明确，据推测与以下因素有关，常为多种致癌因素协同作用的结果。

吸烟：据统计约95%的喉癌患者有长期吸烟史，而且开始吸烟年龄越早、持续时间越长、数量越多、吸粗制烟越多、吸入程度越深和不戒烟者的发病率越高。据估计，吸烟者患喉癌的危险度是非吸烟者的3~39倍。烟草燃烧后产生的苯丙芘可使呼吸道黏膜充血、水肿，上皮增生和鳞状上皮化生，纤毛运动停止或迟缓，有致癌性。

饮酒：临床观察和流行病学调查结果均显示慢性酒精摄入与喉癌发生有一定相关性。饮酒患喉癌的危险度是非饮酒者的1.5~4.4倍。而且吸烟和饮酒在致癌的协同作用已被一些学者所证实。

病毒感染：成年型喉乳头状瘤是由人乳头状瘤病毒（HPV）引起的病毒源性肿瘤，目前被认为是喉癌的癌前病变。尤其是高危型（HPV-16/18）与喉癌的发生关系比较密切。

环境因素：多种环境因素可能与喉癌发生有关，其中包括各种有机化合物（多环芳香烃、亚硝胺），化学烟雾（氯乙烯、甲醛），生产性粉尘和废气（二氧化硫、石棉、重金属粉尘）和烷基化物（芥子气）等。目前石棉和芥子气的致癌作用基本肯定。

放射线：长期接触镭、铀、氡等放射性同位素可引起恶性肿瘤。有报道称，头颈部放疗后可导致喉癌、纤维肉瘤和腺癌等恶性肿瘤。

性激素：喉癌的发病率男性明显高于女性。研究表明喉癌患者体内雄激素水平相对较高，而雌激素则降低。有学者对喉癌患者接受治疗前后的血清睾丸酮水平进行了对比观察，结果发现治疗后睾丸酮水平有明显下降。

微量元素缺乏：体内某些微量元素，如Zn、Se等缺乏可引起酶的结构和功能发生改变，影响细胞的分裂和增殖，导致基因突变。

二、喉的解剖学特点

（一）前连合

声带的前连合有前连合肌腱，该肌腱是由胶原性结缔组织组成，含有血管和淋巴管。声带的前连合附着在甲状软骨处甲状软骨膜缺如，且这一区域的甲状软骨在老年患者常发生骨化，因此累及前连合的声带癌向周围扩展的方式不同于一般的声带癌。

（二）会厌前间隙

会厌前间隙的上界为舌会厌韧带，前界为甲状舌骨韧带，后界为会厌软骨。会厌是该间隙的薄弱点，尤其会厌根部有血管沟通喉前庭和会厌前间隙，故声门上型喉癌较易侵犯会厌前间隙。因此，在行声门上水平部分喉切除术时，应全部切除会厌前间隙。

（三）声门旁间隙

声门旁间隙跨越声门，故声门旁间隙受累后易跨声门扩散。声门旁间隙通过环甲间隙与喉外组织相通，为肿瘤侵犯喉外的一个重要通道。声门旁间隙与会厌前间隙有通连，跨声门癌有可能经此通道侵犯声门上区。

（四）喉的解剖屏障

喉前庭起源于前肠的尾端或原始咽部，因此在解剖上喉前庭与梨状窝组成一个解剖单位。而声带和声门下区起源于原始呼吸道。声带的淋巴管比较少，因此声带在声门上型喉癌向下扩展时起到了屏障作用。

在喉部，声带像一个三角形的底座，在其上面有杓会厌皱襞及其内外两侧面构成的"咽喉墙"，后者的内侧为喉腔，外侧为梨状窝。"咽喉墙"对梨状窝癌向喉部扩展起到了相对的屏障作用，同样也阻止了某些喉癌向梨状窝扩展。

（五）喉部的淋巴组织

声门上区淋巴组织比较丰富，且易向双侧颈部引流，经杓会厌皱襞，随着喉上血管蒂，穿过甲状舌骨膜汇入两侧颈深淋巴结的上群和中群，包括二腹肌下淋巴结和肩胛舌骨肌上淋巴结。声门区的淋巴组织非常少，且向同侧颈部引流为主，与周围联系较少，可引流至喉前淋巴结和颈深淋巴结。声门下区淋巴组织也较为丰富，其回流分成两部分：一部分向前回流到喉前淋巴结；另一部分随喉下血管蒂回流到喉返神经旁淋巴结，然后回流到颈深淋巴结下群。

三、病理学特征

在原发性喉恶性肿瘤中，鳞状细胞癌约占98%。喉鳞状细胞癌根据浸润程度可分为早期癌和浸润性癌。原位癌（carcinoma in situ）是最早期的喉癌，病变仅局限于上皮层，基底膜完整。原位癌突破上皮基底膜可在固有层内形成浸润癌巢。喉癌可发生于喉内所有区域，但以声门区癌（glottic carcinoma）最为多见，约占60%；声门上区癌（supraglottic carcinoma）次之，约占30%；声门下区癌（subglottic carcinoma）较为少见。但在我国北方某些地区则以声门上区癌为主。

四、扩散及转移的方式

喉癌扩散及转移与其原发部位、肿瘤的分化程度及肿瘤的大小等关系密切，其途径有如下几种。

直接扩散：喉癌常向黏膜下浸润扩散。位于会厌的声门上型喉癌可向前侵犯会厌前间隙、会厌谷、舌根。杓会厌襞部癌可向外扩散至梨状窝、喉咽侧壁。声门型喉癌易向前侵及前连合及对侧声带；亦可向前破坏甲状软骨，使喉体膨大，并侵犯颈前软组织。声门下型喉癌向下蔓延至气管，向前外可穿破环甲膜至颈前肌层，向两侧侵及甲状腺；向后累及食管前壁。

淋巴转移：发生颈淋巴结转移的早晚与肿瘤的原发部位、肿瘤的分化程度以及患者对肿瘤的免疫力有密切关系。一般来讲，肿瘤分化越差，患者免疫力越低，则颈淋巴结转移越早。肿瘤所在部位淋巴管越丰富，颈淋巴结转移率越高。声门上型喉癌分化程度低，声门上区淋巴管丰富，因而早期易发生颈淋巴结转移。二腹肌下淋巴结（Ⅱ区）往往是最先出现转移的淋巴结，进一步可转移到Ⅲ区和Ⅳ区淋巴结，很少转移到Ⅰ区淋巴结，Ⅴ区转移也比较少见。文献报道声门上型喉癌诊断时，55%的病例出现颈淋巴结转移（N+），16%的病例出现双侧转移。对N0病例做选择性颈清扫，结果显示16%病例为病理阳性。而对N0病例观察的病例，最终33%的病例发生颈淋巴结转移。肿瘤侵犯梨状窝、会厌谷和舌根部者，颈淋巴结转移的概率增加。声门型喉癌因分化程度高，声门区淋巴管稀少而早期很少发生转移。转移的部位多见于颈深淋巴结上群（Ⅱ区），然后再沿颈内静脉转移至颈深淋巴结下群。文献报道在声门型喉癌诊断时，发生颈淋巴结转移的概率，在T1病变患者中接近0，在T2病变患者中为1.7%，而在T3、T4病变患者中则增加到20%和30%。声门下型喉癌多转移至喉前及气管旁淋巴结，进一步可转移到颈深淋巴结下群。Lederman报道73例声门下型喉癌病例颈淋巴结转移率为10%。

血行转移：少数晚期患者可随血循环转移至肺、肝、骨、肾和脑等器官。

五、诊断、临床分期和治疗前评估

（一）诊断

喉癌的诊断主要根据患者的临床表现和喉部的检查结果。喉癌的症状以声嘶、呼吸困难、咳嗽、吞咽困难及颈淋巴结转移为主，有时可发生咽异物感、口臭及少量咳血等。声门型喉癌早期即可出现声音嘶哑，而声门上型喉癌早期，甚至肿瘤已发展到相当程度，常常仅有轻微的或非特异性的症状，如痒感、异物感、吞咽不适感等而不引起患者的注意。由于声门区组织的淋巴管稀少，声门型喉癌早期多不发生颈淋巴结转移，而声门上区组织有丰富的淋巴管，且肿瘤分化差、发展快，故声门上型喉癌早期即可发生颈淋巴结转移。如喉部检查发现喉部新生物，应在直接喉镜或纤维喉镜下做活检以明确诊断。

（二）临床分期

美国癌症联合会（AJCC）制订的TNM分期标准（2015版）方案具体如下，但非上皮来源的肿瘤不包括在内，例如淋巴组织、软组织、骨及软骨组织。

原发肿瘤（T）：

Tx：原发肿瘤不能评估。

T0：无原发肿瘤证据。

Tis：原位癌。

声门上型：

T1　　肿瘤限于声门上一个亚区，声带活动正常。

T2　　肿瘤侵犯声门上一个亚区以上、侵犯声门或侵犯声门上区以外（如舌根部膜、会厌谷、梨状窝内侧壁的黏膜），无喉固定。

T3　　肿瘤限于喉内，声带固定，和／或下列部位受侵：环后区、会厌前间隙、声门旁间隙、和／或伴有甲状软骨内板受侵。

T4a　　局部中晚期肿瘤：肿瘤侵透甲状软骨板和／或侵及喉外组织（如：气管，包括舌外肌在内的颈部软组织，带状肌，甲状腺，食管）。

T4b　　局部非常晚期肿瘤：肿瘤侵及椎前间隙，包裹颈动脉，或侵及纵隔结构。

声门型：

T1　　肿瘤侵犯声带（可以侵及前联合或后联合），声带活动正常。

T1a　肿瘤限于一侧声带。

T1b　肿瘤侵犯两侧声带。

T2　　肿瘤侵犯声门上或声门下，和／或声带活动受限。

T3　　肿瘤局限于喉内，声带固定和／或侵犯声门旁间隙，和／或伴有甲状软骨内板受侵。

T4a　　局部中晚期肿瘤：肿瘤侵透甲状软骨外板或侵及喉外组织。如：气管，包括舌外肌在内的颈部软组织，带状肌，甲状腺，食管。

T4b　　局部非常晚期肿瘤：肿瘤侵及椎前间隙，侵及纵隔结构，或包裹颈动脉。

声门下型：

T1　　肿瘤限于声门下。

T2　　肿瘤侵及声带，声带活动正常或受限。

T3　　肿瘤限于喉内，声带固定。

T4a　　局部中晚期肿瘤：肿瘤侵透环状软骨或甲状软骨板，和／或侵及喉外组织。如：气管，包括舌外肌在内的颈部软组织，带状肌，甲状腺，食管。

T4b　　局部非常晚期肿瘤：肿瘤侵及椎前间隙，侵及纵隔结构，或包裹颈动脉。

区域淋巴结（N）：

Nx　　不能评估有无区域性淋巴结转移。

N0　　无区域性淋巴结转移。

N1　　同侧单个淋巴结转移，直径 ≤ 3 cm。

N2　　同侧单个淋巴结转移，直径 >3 cm，但 ≤ 6 cm；或同侧多个淋巴结转移，但其中最大直径 <6 cm，或双侧或对侧淋巴结转移，其中最大直径 ≤ 6 cm。

N2a　　同侧单个淋巴结转移，直径 >3 cm，但 ≤ 6 cm。

N2b　　同侧多个淋巴结转移，其中最大直径 ≤ 6 cm。

N2c　　双侧或对侧淋巴结转移，其中最大直径 ≤ 6 cm。

N3　　转移淋巴结最大直径 >6 cm。

*注：Ⅶ区转移考虑为局部淋巴结转移。

全身转移（M）：

M0：无远处转移。

M1：有远处转移。

临床分期：

0 期	Tis	N0	M0
Ⅰ期	T1	N0	M0
Ⅱ期	T2	N0	M0
Ⅲ期	T3	N0	M0
	T1，T2，T3	N1	M0
ⅣA期	T4a	N0，N1	M0
	T1，T2，T3，T4a	N2	M0
ⅣB期	T4b	任何N	M0
	任何T	N3	M0
ⅣC期	任何T	任何N	M1

（三）治疗前评估

首先，喉癌治疗前需要行内镜检查对肿瘤的部位和范围进行评估。纤维喉镜、电子喉镜或者硬管喉镜是最常用的检查方法。声门型喉癌应明确肿瘤是否累及前连合、是一侧病变还是双侧病变、是否发生声带活动受限或声带固定、肿瘤是否累及声门上区和声门下区。声门上型喉癌应明确肿瘤是位于会厌舌面还是会厌喉面、会厌舌面的肿瘤是否累及舌根部、会厌喉面的肿瘤是位于会厌游离缘还是位于喉前庭、肿瘤是否过中线、杓会厌皱襞是否受累、肿瘤是否向下累及喉室和声带、累及一侧还是两侧声带、声带活动是否受影响、肿瘤是否扩展到梨状窝的内侧壁等。声门下区肿瘤应明确向下侵犯的范围、是否侵犯声门区、声带活动是否受影响等。

其次，需要通过影像学检查来进一步判断肿瘤的范围。增强CT是最常用的检查方法。增强CT可以显示喉部肿瘤的部位和范围，包括是否累及声带前连合、声门旁间隙、会厌前间隙、是否累及甲状软骨和环状软骨、声门型肿瘤是否侵犯声门下区和声门上区、是否侵犯喉外结构、是否累及梨状窝内侧壁等。CT还可以显示是否发生颈部淋巴结转移，尤其是触诊检查未能发现的肿大淋巴结和咽后淋巴结转移等情况。可以显示转移淋巴结的部位、大小、数目、一侧还是双侧转移、转移淋巴结与颈部大血管的关系等。由于MRI需要比较长的扫描时间以及检查时患者的活动可能造成伪迹的出现和影响图像的清晰性，所以在头颈部肿瘤治疗前的评估中不如增强CT常用。但是在某些情况MRI对判断肿瘤的范围更有帮助，比如MRI对显示比较局限的喉外组织受侵、早期甲状软骨受侵以及早期的舌根部受侵等有优势。PET-CT并不是喉癌治疗前评估的常规检查方法，但是可以在部分CT或MRI检查结果可疑或不确定的病例中应用。PET-CT也可以用于一些晚期喉癌，尤其是那些出现了较大的颈淋巴结转移的病例，以了解是否发生远处转移。

　　治疗之前对喉癌进行TNM分期非常重要，其意义在于：①制订治疗计划；②对预后进行判断；③不同治疗方法及不同治疗中心之间疗效进行比较；④进行流行病学调查。

　　但是喉癌TNM分期有其局限性：①无法反映患者的免疫功能、肿瘤生长的速度、肿瘤的恶性程度等与预后密切有关的因素；②无法反映肿瘤的大小；③Ⅳ期病例包括了可手术切除和无法手术切除的病例，显然两组病例的预后是完全不同的；④无法反映患者的全身情况；⑤分期未反映转移淋巴结所在的区（level）；⑥N分期无法反映转移淋巴结是否有包膜外侵犯；⑦双侧转移或对侧转移（N2病变）的预后好于N3病变（直径>6 cm）等。

　　最后，还要对患者的年龄和全身情况作全面评估。对高龄以及全身情况差的患者，尤其是患有严重心脏病、慢性支气管炎、肺功能差以及糖尿病等疾病的患者，在选择治疗方案时，应尽可能考虑相对安全、创伤小和并发症较少的治疗方法。

六、喉癌的治疗

　　喉癌的治疗手段包括手术、放疗、化疗及免疫治疗等，目前主张应根据肿瘤的临床分期采取不同的治疗方法，原则是在根治肿瘤，保证生存率的前提下，尽可能的保留喉的功能，以提高患者的生活质量。

（一）早期声门型喉癌的治疗

1. 部分喉切除术在早期声门型喉癌治疗中的应用

　　除了少数患者因高龄和患有全身性疾病不宜行部分喉切除术外，

对多数早期喉癌行部分喉切除术可获得满意的肿瘤学疗效，并保留喉功能。早期声门型喉癌的手术包括各种部分喉切除术，其术式的选择主要根据肿瘤的部位和范围来确定。

1）喉裂开声带切除术

喉裂开声带切除术的切除范围是一侧声带，主要的适应证是位于一侧声带膜部的早期喉癌。由于这一部位的病灶采取放疗和激光治疗可取得相同的疗效，目前这一术式已较少应用。

手术指征：声门型喉癌T1a病变，肿瘤向前未达前连合，向后未侵及杓状软骨声带突，且声带活动正常。

手术步骤

切口：颈前正中垂直切口或平环状软骨下缘横切口，切口两侧达胸锁乳突肌前缘，呈小"U"型。

分离皮瓣：向皮下切开皮下组织达颈阔肌下，分离并翻起颈阔肌皮瓣，暴露颈前肌和舌骨。

暴露喉体：沿中线切开颈白线，分开胸骨舌骨肌，显露甲状舌骨膜、甲状软骨、环甲膜和环状软骨。

喉裂开：切开环甲膜，检查并确认声门下区未被肿瘤侵犯。用电锯正中切开甲状软骨，然后用剪刀剪开喉内黏膜。用两个拉钩拉开两侧甲状软骨板，清楚地显露喉部的肿瘤。

声带切除：在明视下距肿瘤5 mm切除患侧声带，同时切除肿瘤相对应的甲状软骨内软骨膜。

修复：可将患侧室带松解后，将喉内黏膜上下创缘直接间断缝合。

关闭喉腔和缝合皮肤：将两侧颈前肌对位间断缝合关闭喉腔。术腔放引流管，逐层缝合皮下组织和皮肤。

2）垂直部分喉切除术

垂直部分喉切除术是一种治疗声门型喉癌的部分喉切除术，手术切除患侧甲状软骨板（或部分切除），室带及声带，保留会厌、对侧的声带、室带、两侧杓状软骨、两侧（或一侧）甲状软骨。

手术指征：声门型喉癌T1、T2病变，肿瘤局限于一侧声带。部分经选择的T3声门型喉癌。

手术步骤

切口：颈前正中垂直切口或平环状软骨下缘横切口，切口两侧达胸锁乳突肌前缘，呈小"U"型。

分离皮瓣：向皮下切开皮下组织达颈阔肌下，分离并翻起颈阔肌皮瓣，暴露颈前肌和舌骨。

暴露喉体：沿中线切开颈白线，分开胸骨舌骨肌，显露甲状舌骨膜、甲状软骨、环甲膜和环状软骨。在甲状软骨板的上、下缘及正中切开甲状软骨膜，剥离甲状软骨膜至甲状软骨板的后2/5。

进入喉腔：横切环甲膜，探查声门下区，如无肿瘤侵犯声门下区，分别于患侧甲状软骨板前2/5或1/2处及健侧距前中线2~3 mm处用电锯或剪刀垂直切开甲状软骨，直视下沿健侧甲状软骨切线从下向上垂直剪开喉内黏膜，应注意避免剪到肿瘤。

切除肿瘤：用小拉钩牵开两侧甲状软骨板，充分显露位于声门的肿瘤。距肿瘤5 mm处切除肿瘤，垂直切除患侧甲状软骨板前2/5或1/2。连同声带肿瘤一并整块切除。

喉腔修复：用5-0可吸收缝线将健侧声带前端与甲状软骨膜固定缝合，再将会厌根部向前固定于舌骨。将环后及梨状窝黏膜拉向喉内与切缘黏膜缝合。取一蒂在下，用宽度为1.5~2 cm的胸骨舌骨肌筋膜瓣修复喉腔的缺损。也可用患侧的甲状软骨膜修复喉腔的缺损。

关闭喉腔和缝合皮肤：将两侧颈前肌对位间断缝合关闭喉腔。术腔放引流管，逐层缝合皮下组织和皮肤。

3）垂直额侧部分喉切除术

垂直额侧部分喉切除术主要应用于治疗声门型喉癌，病变以一侧为主，对侧声带前端侵犯不超过2~3 mm。手术切除范围为：一侧声带，部分室带，前连合及前连合处的一条甲状软骨，对侧声带的前1/3。

手术指征：声门型喉癌一侧声带病变累及前连合和对侧声带前部。

手术步骤

切口：颈前正中垂直切口或平环状软骨下缘横切口，切口两侧达胸锁乳突肌前缘，呈小"U"型。

分离皮瓣：向皮下切开皮下组织达颈阔肌下，分离并翻起颈阔肌皮瓣，暴露颈前肌和舌骨。

暴露喉体：沿中线切开颈白线，分开胸骨舌骨肌，显露甲状舌骨膜、甲状软骨、环甲膜和环状软骨。在甲状软骨板的上、下缘及正中切开甲状软骨膜，剥离甲状软骨膜至甲状软骨板的后2/5。

　　进入喉腔：横切环甲膜，探查声门下区，如无肿瘤侵犯声门下区，分别于患侧甲状软骨板前2/5或1/2处及健侧距前中线3~5 mm处用电锯或剪刀垂直切开甲状软骨，直视下沿健侧甲状软骨切线从下向上垂直剪开喉内黏膜，应注意避免剪到肿瘤。

　　切除肿瘤：用小拉钩牵开两侧甲状软骨板，充分显露位于声门的肿瘤。距肿瘤5 mm处切除肿瘤，垂直切除患侧甲状软骨板前2/5或1/2及部分对侧甲状软骨板的的前部。连同声带肿瘤一并整块切除。

　　喉腔修复：用5-0可吸收缝线将健侧声带前端与甲状软骨膜固定缝合，再将会厌根部向前固定于舌骨。将环后及梨状窝黏膜拉向喉内与切缘黏膜缝合。取一蒂在下，用宽度为1.5~2 cm的胸骨舌骨肌筋膜瓣修复喉腔的缺损。也可用患侧的甲状软骨膜修复喉腔的缺损。

　　关闭喉腔和缝合皮肤：将两侧颈前肌对位间断缝合关闭喉腔。术腔放引流管，逐层缝合皮下组织和皮肤。

4）扩大垂直部分喉切除术

　　扩大垂直部分喉切除术主要用于治疗肿瘤位于一侧声带，向后已经累及声带突和杓状软骨的声门型喉癌，手术切除一侧甲状软骨板（前2/3）、一侧声带和室带及杓状软骨，必要时切除部分环状软骨及环杓关节

　　手术指征：声门型喉癌T3，一侧声带和杓状软骨已固定，后联合及对侧喉无病变或对侧前联合少许受侵。

　　手术步骤

　　切口：颈前正中垂直切口或平环状软骨下缘横切口，切口两侧达胸锁乳突肌前缘，呈小"U"型。

　　分离皮瓣：向皮下切开皮下组织达颈阔肌下，分离并翻起颈阔肌皮瓣，暴露颈前肌和舌骨。

　　暴露喉体：沿中线切开颈白线，分开胸骨舌骨肌，显露甲状舌骨膜、甲状软骨、环甲膜和环状软骨。在甲状软骨板的上、下缘及正中切开甲状软骨膜，剥离甲状软骨膜至甲状软骨板的后2/5。

　　进入喉腔：横切环甲膜，探查声门下，如无肿瘤侵犯声门下，分别于患侧甲状软骨板前2/5或1/2处及健侧距前中线2~3 mm处用电锯或剪刀垂直切开甲状软骨，直视下沿健侧甲状软骨切线从下向上垂直剪开喉内黏膜，应注意避免剪到肿瘤。

　　切除肿瘤：用小拉钩牵开两侧甲状软骨板，充分显露位于声门

的肿瘤。距肿瘤5 mm处切除肿瘤，垂直切除患侧甲状软骨板前2/5或1/2。连同声带肿瘤和杓状软骨一并整块切除。

喉腔修复：用5-0可吸收缝线将健侧声带前端与甲状软骨膜固定缝合，再将会厌根部向前固定于舌骨。将环后及梨状窝黏膜拉向喉内与切缘黏膜缝合。取一蒂在下，用宽度为1.5~2 cm的胸骨舌骨肌筋膜瓣，该瓣的前端可连一小段舌骨，用小段舌骨修复杓状软骨切除后的缺损，用肌筋膜瓣修复喉腔的缺损。

关闭喉腔和缝合皮肤：将两侧颈前肌对位间断缝合关闭喉腔。术腔放引流管，逐层缝合皮下组织和皮肤。

5）环状软骨上部分喉切除术

环状软骨上部分喉切除术1959年首先由Majer和Rieder报道。根据切除范围的不同，可分为环状软骨舌骨会厌固定术（cricohyoidoepiglottopexy，CHEP或Majer-Piquet手术）和环状软骨舌骨固定术（cricohyoidopexy，CHP或Labayle手术）等两种术式。前者主要适用于声门型喉癌，后者主要适用于声门上型喉癌。

环状软骨上部分喉切除术（CHEP）的手术指征：①声门型喉癌T1b，双侧声带癌，累及一侧声带全程、前连合，向后累及杓状软骨声带突及对侧声带前1/3或前1/2，并有声带肌受侵犯和声带活动受限，但有一侧声带后1/3的黏膜正常，声带活动良好。②T2声门型喉癌，向上侵及喉室、室带和前连合，但未累及会厌根部及会厌前间隙，向下侵犯声门下区前中部分未超过1 cm，后部未超过0.5 cm。③部分经过选择的T3声门型喉癌，如一侧声带固定的声门型喉癌，肿瘤的范围未超过适应证。

手术步骤

做颈前正中垂直切口或颈部"U"型切口。后者是笔者常用的切口，沿环状软骨上缘做一水平略带两侧向上的弧型切口，切口的两侧在胸锁乳突肌前缘，相当于舌骨的高度。切开皮肤、皮下组织及颈阔肌，向上翻起颈阔肌皮瓣至舌骨上1 cm水平，显露颈前诸肌。

沿颈中线切开颈深筋膜，分离两侧胸骨舌骨肌、胸骨甲状肌和甲状舌骨肌，并于舌骨下缘切断胸骨舌骨肌和甲状舌骨肌，暴露舌骨、甲状软骨、环状软骨和环甲膜。

在环状软骨上缘水平切开环甲膜进入喉腔，仔细检查并确定肿瘤下缘未超过声门下1 cm。沿甲状软骨板两侧切断咽下缩肌，剥离两侧梨状窝黏膜。

于甲状软骨切迹上缘水平切开甲状舌骨膜、会厌前间隙的结缔组织，并切断会厌根部进入喉腔。先沿健侧甲状软骨上缘向外切开，切断健侧的杓会厌襞，并于健侧杓状软骨声带突前切断室带和声带，并向下至环状软骨上缘与环甲膜切口相连。然后沿患侧甲状软骨上缘向外切开，切断患侧的杓会厌襞，直到杓状软骨后方切除患侧的室带、声带和杓状软骨。并向下至环状软骨上缘与环甲膜切口相连，应注意尽量保留杓状软骨后面的黏膜。这样整个甲状软骨连同患侧的室带、声带和杓状软骨以及健侧的室带和声带已被整块切除，仅保留环状软骨、健侧的杓状软骨及会厌软骨。如声带癌仅限于声带中前1/3，未累及声带突，可保留两侧杓状软骨，但肿瘤切除的安全边缘至少要0.5 cm以上。

仔细止血后，把患侧杓状软骨后面保留的黏膜与环状软骨切缘的黏膜缝合。用3根1号可吸收缝线行环状软骨舌骨会厌固定缝合。第一根在中线从环状软骨下缘进针进入喉腔，然后向上穿过会厌根部从舌骨上缘穿出，另外两针方法相同，但分别在中线旁两侧1 cm处。扎紧3根缝线，使舌骨下缘正好对接在环状软骨上缘，关闭咽腔。

逐层缝合舌骨下肌群，术腔放置负压引流管，再用丝线分层缝合切口。

为了避免在整块切除甲状软骨时，尤其在靠近健侧环杓关节附近操作时损伤健侧喉返神经，如果切除病变允许，笔者只切除两侧甲状软骨板的内侧2/3或1/2。保留两侧甲状软骨板的外1/3或1/2，并不影响环状软骨舌骨和会厌的固定缝合，对病变的根治也无影响，还省去了剥离两侧梨状窝的步骤，可缩短手术时间。为了减少术后误咽和改善术后发音质量，笔者常规在切除患侧杓状软骨后用小块自体软骨埋植于原环杓关节处垫高，形成假的披裂，从而使新的喉腔在发音和吞咽时关闭得更紧。

6）喉次全切除会厌整复术

喉次全切除会厌整复术（Tucker手术）是治疗T1b声门型喉癌的术式，手术切除两侧声带、室带和一侧的杓状软骨，保留环状软骨和至少一侧杓状软骨，然后用会厌修复喉部的缺损。

手术指征：声门型喉癌T1b、T2或T3病变，双侧声带前1/2或2/3受侵犯，声门下前中部侵犯小于1 cm，向上肿瘤未侵犯会厌根部，至少有一侧杓状软骨声带突未受累者。

手术步骤

切口：颈前正中垂直切口或平环状软骨下缘横切口，切口两侧达胸锁乳突肌前缘，呈小"U"型。

分离皮瓣：向皮下切开皮下组织达颈阔肌下，分离并翻起颈阔肌皮瓣，暴露颈前肌和舌骨。

暴露喉体：沿中线切开颈白线，分开胸骨舌骨肌，显露甲状舌骨膜、甲状软骨、环甲膜和环状软骨。在甲状软骨板的上、下缘及正中切开甲状软骨膜，剥离甲状软骨膜至甲状软骨板的后2/5。

进入喉腔：横切环甲膜，探查声门下区，如无肿瘤侵犯声门下区，分别于两侧甲状软骨板前2/5或1/2处用电锯或剪刀垂直切开甲状软骨，直视下沿健侧甲状软骨切线从下向上垂直剪开喉内黏膜，应注意避免剪到肿瘤。

切除肿瘤：用小拉钩牵开两侧甲状软骨板，充分显露位于声门的肿瘤。距肿瘤5 mm处切除肿瘤，切除范围包括：一侧的声带、室带、杓状软骨、对侧声带、室带。保留双侧甲状软骨后翼板，会厌和至少一侧杓状软骨。

喉腔修复：先将梨状窝内侧壁黏膜稍行分离，将其缝合覆盖喉后部创面，将两侧胸骨舌骨肌后缘与双侧下咽侧缘黏膜缝合。喉腔的缺损用会厌修复，为了松动和下移会厌，先将会厌与其附着韧带和舌面的黏膜分离至会厌上部，然后用Allis组织钳把会厌向下牵拉。将其下缘与环甲膜或环状软骨缝合，两侧缘与残留的甲状软骨后翼板缝合。

缝合肌层和皮肤：将两侧颈前肌对位间断缝合。术腔放引流管，逐层缝合皮下组织和皮肤。

2. CO_2激光手术在早期声门型喉癌治疗中的应用

CO_2激光手术治疗喉癌是喉微创外科的进展之一。国内外文献报道CO_2激光治疗早期声门型喉癌具有与放射治疗、开放喉部分切除术相同的治疗效果，5年生存率达90%以上。从作者单位早期刚开展CO_2激光治疗早期声门型喉癌时的疗效和近5年的临床资料分析，也提示该项技术可以获得非常稳定且满意的保喉率和生存率。由于CO_2激光手术具有安全性好、无需做气管切开、创伤小、恢复快、疗效确切，而且能较好地保留喉功能等优点，目前已经被证明是一种治疗早期喉癌理想的手段。

手术适应证：要获得满意的保喉率和生存率，选择合适的病例非常重要。多数作者认为CO_2激光治疗喉癌的适应证为Tis、T1、T2声门型喉癌。如果此类病变在支撑喉镜下能完全暴露，切除肿瘤时保证一定的安全切缘，疗效已得到临床研究的认可。笔者近期分析了我院2010年6月—2013年12月应用CO_2激光治疗84例T1、T2声门型喉癌，获得90.5%的3年和5年局部控制率，以及98.8%的3年和5年生存率，与近年国内外文献报道的疗效一致，提示激光治疗早期声门型喉癌的肿瘤学疗效是满意的。

对于CO_2激光是否适应于治疗累及前连合的声门型喉癌仍有不同意见。有文献报道激光治疗累及前连合的声门型喉癌的5年局部控制率为56%~80%，而未累及前连合的病例的局部控制率为82%~90%。提示与未累及前连合的声门型喉癌相比，激光治疗累及前连合的声门型喉癌的局部复发率稍高。但是也有报道CO_2激光治疗累及前连合的T1b病变的局部控制率和10年生存率与环状软骨上部分喉切除术相同。Taylor等报道CO_2激光治疗累及前连合的T1b病变的2年局部控制率和生存率与放疗相同。虽然本组病例中累及前连合的病例数较少（12例），但是复发的只有1例，提示只要手术技巧运用得当，激光治疗的疗效是可以接受的。

近年来有文献报道应用经口激光喉显微手术切除局部晚期（包括T3、T4）喉癌可获得与开放喉切除手术相似的肿瘤学疗效，并能保留喉功能。这对局部晚期喉癌的治疗来说，除了全喉切除术和同步放化疗外，提供了另一种保喉治疗的选择。但是笔者注意到应用经口CO_2激光切除局部晚期喉癌的报道都来自欧洲和美国的几个在激光治疗喉癌非常有经验的医院，并且手术是由很有经验的专家完成的。因此，手术医生的经验和技术非常重要。对激光治疗喉癌还没有完成足够的手术例数，还没取得足够的经验的单位和医生不宜开展。除此以外，必须严格的选择病例。喉部的病变在支持喉镜下必须获得满意的暴露，暴露不佳者不宜勉强，应改为开放手术。患者及家属应对激光手术和术后可能发生的情况有充分的了解和理解。患者必须能够按照医生的要求定期来医院随访，一旦术后发现肿瘤复发，可马上进行挽救治疗（包括再次激光手术、开放部分喉切除术和全喉切除术等）。

激光手术的优势和技术要点：与开放部分喉切除术不同，CO_2激光手术不破坏喉的软骨、喉外肌和喉部血管神经等解剖结构，能更好地保留喉的功能。而且在喉镜和显微镜下能更准确的判断切缘，在获得安全切缘的同时，尽可能多地保留正常喉部组织，因此比开放部分喉切除术更为微创。CO_2激光术后的术野水肿轻微，不需行气管切开，减轻了患者的痛苦，简化了术后护理。与常规开放性手术相比，CO_2激光手术不会产生颈部伤口感染、咽瘘、颈部皮肤瘢痕等并发症。与放疗相比，不会出现颈部皮肤和咽喉黏膜的放射损伤等不良反应。

CO_2激光技术切除喉部恶性肿瘤与传统的肿瘤外科要求整块切除肿瘤的原则不同，由于激光切除肿瘤是非接触性的，因此可采用分块切除的方法，这样有利于在支撑喉镜相对比较小的操作空间里，可根据需要改变喉镜的位置暴露肿瘤，切除相对比较大的肿瘤。而且，分快切除肿瘤时切开肿瘤的剖面可以帮助术者判断肿瘤侵犯的深度和看清切缘。

激光切除肿瘤后的切缘情况与患者的预后是否有关还有争议，多数文献报道切缘阳性或者切缘不够的病例术后复发率明显高于切缘阴性的病例，预后较差。因此笔者在患侧声带切除后尽可能取一切缘做冰冻切片，如切缘阳性者则需扩大切除范围直至切缘阴性。如果术中冰冻切片切缘阴性而术后石蜡切片病理结果显示切缘阳性则需要再次手术，扩大切除范围。如术后病理提示切缘阴性但切缘不够，则可考虑密切随访，随访中如发现可疑复发再做活检和扩大切除。

激光切除累及前连合的肿瘤相对难度较高，除了要求良好的暴露外，手术时可从比较高的位置开始切，比如从两侧室带前端甚至从会厌根部切起，直达甲状软骨板内侧并向下一并切除声带前连合的肿瘤。

随访中对声带切除后修复过程中出现的是肉芽还是肿瘤复发的鉴别非常重要，术后需定期做喉镜检查观察喉部的修复情况。肉芽组织多呈灰白色或粉红色，表面光滑。如发现喉部的增生组织呈白色且粗糙，则应及时取活检排除肿瘤复发。根据Jeong等的观察，激光手术后80.4%的患者喉部黏膜在100天内完成修复，而100 d后仍未修复完成的病例中33%为复发病例。因此术后可密切观察3个月以确定是否需要做活检。

总之，经口激光喉显微手术作为一种微创技术，在早期喉癌的治疗中除了可获得比较理想的肿瘤学疗效外，手术创伤小，出血少，恢复快，而且能保留较为满意的发音功能。手术成功的关键是掌握适当的手术适应证，良好的暴露和熟练的手术技巧。

3. 放射治疗在早期声门型喉癌治疗中的应用

文献报道在早期声门型喉癌，放射治疗可取得与部分喉切除术和 CO_2 激光手术相同的肿瘤学疗效，5年总生存率为80%~85%，局控率为79%。近年的回顾性研究显示放射治疗在T1病变患者中的5年局控率为85%~95%，在T2病变患者中的为70%~80%，肿瘤特异性生存率达90%以上。而且放射治疗可以较好的保留喉的发音功能。因此，放射治疗是早期喉癌常用且有效的治疗方法。

4. 早期声门型喉癌治疗方式的选择

早期声门型喉癌（Tis、T1及T2）采用开放部分喉切除术、激光或放疗中任何一种治疗方法都可取得较好的疗效，5年生存率为85%~95%。主张放射治疗的理由是放疗能保留较满意的发音功能，而手术可造成不同程度的声音嘶哑（如垂直额侧部分喉切除术）和误吸（如环状软骨上部分喉切除术）。而主张手术治疗者认为放疗比手术需要更长的治疗时间（6~8周），更多的费用，放疗可有某些后遗症，放疗本身也可致癌，而手术在明视下切除肿瘤，比较确切。目前认为 CO_2 激光对T1和T2早期声门型喉癌也是比较理想的治疗方法。激光治疗疗效确切，痛苦小，无须做气管切开，治疗费用低，住院时间短，喉的发音功能保留满意。但是 CO_2 激光手术仅适应于在支撑喉镜下喉部暴露良好的病例。

因此，对于早期喉癌这三种治疗手段各有利弊，需根据患者的情况（年龄、全身情况、肿瘤部位、是否累及前连合、是否能够按要求定期随访，患者对发音质量的要求等）和医生的情况（所在医院是否有 CO_2 激光设备和治疗医生擅长的治疗方法等）来决定。

（二）早期声门上型喉癌的治疗

1. 部分喉切除术在早期声门上型喉癌治疗中的应用

1）声门上水平部分喉切除术

声门上水平部分喉切除术是一种治疗声门上型喉癌的部分喉切除

手术。手术切除喉室以上的喉部分组织，切除范围包括两侧室带、杓会厌皱襞的一部分、会厌及会厌前间隙。

手术指征：①声门上型喉癌T1~T2，位于会厌喉面，向下未侵犯喉室和声带，声带活动正常。②杓会厌皱襞癌，局限于一侧，未侵犯环后区黏膜且同侧披裂未受侵犯者。③声门上型喉癌T3，肿瘤已侵入会厌前间隙或侵犯会厌舌面，但未累及舌根部。

手术步骤

切口：考虑到需要行一侧择区性、功能性或根治性颈淋巴结清扫术，可行患侧的大"L"形切口。切口从乳突尖开始，沿胸锁乳突肌后缘向下，至颈下部锁骨上2~3 cm处转为水平切口，达对侧胸锁乳突肌前缘。如需要行双侧颈淋巴结清扫，则可做大"U"形切口。

分离皮瓣：切开皮下组织达颈阔肌下，分离并翻起颈阔肌皮瓣，暴露胸锁乳突肌、颈前肌和舌骨。

根据需要完成一侧或两侧择区性、功能性或根治性颈淋巴结清扫。

切断附着于舌骨的肌肉：在舌骨下缘切断颈前肌，并将颈前肌向下翻起，暴露甲状软骨和甲状舌骨膜。

剥离甲状软骨膜和切除甲状软骨：在甲状软骨上缘切开软骨膜，向下剥离至甲状软骨中部平面。用电锯在甲状软骨中上1/3交界处切开，切除上1/3甲状软骨板。

切断舌骨：游离舌骨后，将舌骨两外侧剪断，舌骨体附着于甲状舌骨膜上，术终与上半喉一并切除。

进入喉咽腔：在舌骨上缘切入，从会厌舌面上方经会厌谷进入喉咽腔。用爱力斯钳夹持会厌，将会厌向外拉出，沿会厌两侧缘切开，此时可清楚地观察到声带以上的喉结构以及两侧梨状窝，根据肿瘤的范围，决定切除的术式。

切除肿瘤：先在肿瘤对侧杓状软骨前方切开杓会厌皱襞，直达喉室，然后从后向前，沿声带上方喉室侧壁切至前连合，再用同样的方法切开患侧前连合。最后将声门上的喉室、室带、部分杓会厌皱襞、会厌、会厌前间隙、舌骨包括肿瘤一并切除。

修复喉腔创面：切除上半喉后，在两侧声带上缘均有创面，可利用预先向下剥离的甲状软骨膜覆盖在创面上，并缝合固定。

封闭喉腔：此时把患者头部垫高，肩放平。用3~4根1号可吸收缝线从环甲膜进针，穿入下半喉甲状软骨板内面，并由上方穿出，再穿过舌根部，将上下缝线拉紧，将下半喉与舌根部固定缝合，封闭喉腔。再将原切断的颈前肌加予以缝合，加固喉前和外侧壁。

缝合皮肤切口：术腔放引流管，然后逐层缝合皮下和皮肤。

由于声门上型喉癌一般分化较差，恶性程度高，容易发生颈淋巴结转移，因此对临床N0的病例，应常规行患侧Ⅱ区、Ⅲ区的择区性颈清扫术。

2）环状软骨舌骨固定术（CHP）

手术指征：本术式主要适应于侵犯声门区的声门上型喉癌，包括：①声门上型喉癌累及舌骨水平以下的会厌、室带和一侧杓状软骨，导致一侧声带活动受限。②声门上型喉癌累及前连合、一侧或两侧声带，一侧声带活动受限，但至少有一侧声带后1/3的黏膜正常，声带活动良好。③声门型、声门上型和跨声门癌出现一侧声带活动明显受限或固定，但声门下区侵犯前中部分小于1 cm，尚可保留环状软骨和另一侧杓状软骨者。

手术步骤

根据是否行一侧或双侧颈淋巴结清扫术，采用不同的切口。如不进行颈淋巴结清扫术，手术切口同CHEP；若需行一侧颈淋巴结清扫术，可采用一侧的大"L"型切口，切口上端起自乳突尖，沿胸锁乳突肌后缘向下，至该肌中下1/3处弧形转向中线，成水平切口。若需行双侧颈淋巴结清扫术，则可采用大"U"型或"H"型切口。

翻起颈阔肌皮瓣后，沿颈中线切开颈深筋膜，分离两侧胸骨舌骨肌、胸骨甲状肌和甲状舌骨肌，并于舌骨下缘切断胸骨舌骨肌和甲状舌骨肌，暴露舌骨、甲状软骨、环状软骨和环甲膜。

在环状软骨上缘水平切开环甲膜进入喉腔，仔细检查并确定肿瘤下缘未超过声门下1 cm。沿甲状软骨板两侧切断咽下缩肌，剥离两侧梨状窝黏膜。

在相当于会厌谷水平切开甲状舌骨膜进入咽腔。用爱利斯钳夹持会厌，并提出咽腔，先用剪刀沿健侧杓会厌襞，在健侧杓状软骨声带突前切断室带和声带，并向下至环状软骨上缘与环甲膜切口相连。然后把甲状软骨翻向患侧，看清肿瘤的范围，再沿患侧杓会厌襞剪开，直到杓状软骨后方切除患侧的室带、声带和杓状软骨。并向下至环状软骨上缘与环甲膜切口相连，应注意尽量保留杓状软骨后面的黏膜。这样整个甲状软骨、会厌连同患侧的室带、声带和杓状软骨以及健侧的室带和声带已被整块切除，仅保留环状软骨和健侧的杓状软骨。如声带癌仅限于声带中前1/3，未累及声带突，可保留两侧杓状软骨，但肿瘤切除的安全边缘至少要1 cm以上。

仔细止血后，把患侧杓状软骨后面保留的黏膜与环状软骨切缘的黏膜缝合。用3根1号可吸收缝线行环状软骨舌骨固定缝合。第一根在中线从环状软骨下缘进针进入喉腔，然后向上从舌骨上缘穿出，另外两针方法相同，但分别在中线旁两侧1 cm处。扎紧3根缝线，使舌骨下缘正好对接在环状软骨上缘，关闭咽腔。

逐层缝合舌骨下肌群，术腔放置负压引流管，再用丝线分层缝合切口。

为了避免在整块切除甲状软骨时，尤其在靠近健侧环杓关节附近操作时损伤健侧喉返神经，如果切除病变允许，笔者只切除两侧甲状软骨板的内侧2/3或1/2。保留两侧甲状软骨板的外1/3或1/2，并不影响环状软骨舌骨和会厌的固定缝合，对病变的根治也无影响，还省去了剥离两侧梨状窝的步骤，可缩短手术时间。

为了减少术后误咽和改善术后发音质量，笔者常规在切除患侧杓状软骨后用小块自体软骨埋植于原环杓关节处垫高，形成假的披裂，从而使新的喉腔在发音和吞咽时关闭得更紧。

由于声门上型喉癌一般分化较差，恶性程度高，容易发生颈淋巴结转移，因此对临床N0的病例，应常规行患侧Ⅱ区、Ⅲ区的分区性颈清扫术。

3）声门上水平垂直部分喉切除术

声门上水平垂直部分喉切除术又称喉3/4切除术，是一种治疗侵犯一侧声带的声门上型喉癌的喉部分切除术。切除范围包括舌骨体、甲状软骨上半、会厌、双侧室带、会厌前间隙、一侧声带、一侧杓状软骨（必要时切除部分环状软骨及环杓关节）。

手术指征：①声门上型喉癌T2，肿瘤从声门上侵及声门，杓状软骨活动良好。②声门上型喉癌T3，一侧杓状软骨固定，会厌前间隙受侵。对侧声带及杓状软骨正常。③下咽癌侵及一侧梨状窝内侧壁，杓会厌皱襞及会厌舌面部分。

手术步骤

切口：考虑到需要行一侧择区性、功能性或根治性颈淋巴结清扫术，可行患侧的大"L"形切口。切口从乳突尖开始，沿胸锁乳突肌后缘向下，至颈下部锁骨上2~3 cm处转为水平切口，达对侧胸锁乳突肌前缘。如需要行双侧颈淋巴结清扫，则可行大"U"性切口。

分离皮瓣：切开皮下组织达颈阔肌下，分离并翻起颈阔肌皮瓣，暴露胸锁乳突肌、颈前肌和舌骨。

根据需要完成一侧或两侧择区性、功能性或根治性颈淋巴结清扫。

切断附着于舌骨的肌肉：在舌骨下缘切断颈前肌，并将颈前肌向下翻起，暴露甲状软骨和甲状舌骨膜。

剥离甲状软骨膜和切除甲状软骨：在甲状软骨上缘切开软骨膜，向下剥离至甲状软骨下缘。用电锯从患侧甲状软骨上角起向中线至甲状软骨1/2高度处切开，切除上1/2甲状软骨板。

切断舌骨：游离舌骨后，将舌骨两外侧剪断，舌骨体附着于甲状舌骨膜上，术终与上半喉一并切除。

进入喉咽腔：在舌骨上缘切入，从会厌舌面上方经会厌谷进入喉咽腔。用爱力斯钳夹持会厌，将会厌向外拉出，沿会厌两侧缘切开，此时可清楚地观察到声带以上的喉结构以及两侧梨状窝，根据肿瘤的范围，决定切除的术式。

切除肿瘤：先在肿瘤对侧杓状软骨前方切开杓会厌皱襞，直达喉室，然后从后向前，沿声带上方喉室侧壁切至前连合，再距患侧肿瘤下缘5 mm切除患侧的肿瘤。最后将患侧声带、喉室、室带、部分杓会厌皱襞，对侧的室带、整个会厌、会厌前间隙、舌骨包括肿瘤一并切除。可同时切除患侧梨状窝内侧壁。

修复喉腔创面：切除肿瘤后，在两侧均有创面，可利用预先向下剥离的甲状软骨膜覆盖在创面上，并缝合固定。然后用胸骨舌骨肌筋膜—舌骨瓣修复患侧喉部的缺损。

封闭喉腔：此时把患者头部垫高，肩放平。用两侧咽侧黏膜与舌根两侧黏膜缝合，再将颈前筋膜和颈前肌与舌根黏膜下层缝合，两侧带状肌在中线缝合。

缝合皮肤切口：术腔放引流管，然后逐层缝合皮下和皮肤。

由于声门上型喉癌一般分化较差，恶性程度高，容易发生颈淋巴结转移，因此对临床N0的病例，应常规行患侧Ⅱ区、Ⅲ区的分区性颈清扫术。

2. CO2激光手术在早期声门上型喉癌治疗中的应用

CO2激光也被应用于早期声门上型喉癌的治疗。Vaughan（1978）最早报道了应用CO2激光治疗声门上型喉癌。Ambrosch 报道了治疗48例T1，T2声门上型喉癌的结果：T1病例的5年局控率为100%，T2病例为89%。Peretti（2010）等报道了应用Co2激光治疗80例Tis~T3声门上型喉癌的结果，5年总生存率为84.4%，疾病特异性生存率为97.4%，无瘤生存率为88.3%，局部控制率为96%，以及喉保存率为97.2%。

3. 放疗在早期声门上型喉癌治疗中的应用

文献报道对早期声门上型喉癌，放疗可以获得部分喉切除术相似的肿瘤学疗效。早期声门上型喉癌选择部分喉切除手术还是放射治疗，主要根据肿瘤的范围、患者的全身情况、治疗医生的意向和患者及家属的意愿等。有些病变适合行手术治疗，但是会考虑患者的全身情况（呼吸功能差或患有其他全身性疾病）而选择放射治疗。虽然肿瘤侵犯会厌前间隙不是放射治疗的禁忌证，但是有文献报道随着会厌前间隙侵犯范围增大，放射治疗的局控率下降，因此，在会厌前间隙侵犯比较明显的病例，多选择手术治疗。

（三）晚期喉癌治疗方案的选择

晚期喉癌的治疗主要包括手术疗、放疗、化疗相结合的综合治疗。对部分经过选择的Ⅲ期、Ⅳ期晚期喉癌，采用保留喉功能的部分喉切除术仍然能够取得满意的肿瘤学疗效和喉功能保留。但是对于大部分晚期喉癌患者，仍然需要行全喉切除术。以前，全喉切除被认为是治疗晚期喉癌患者的金标准，虽然该手术能够提供较好的局部控制率，但是也给患者带来了严重的功能缺失和心理障碍。近年来，国外对于晚期喉癌的治疗方案发生了较大改变。主要是应用以放化疗为主的非手术保喉治疗取代全喉切除术的治疗模式。这一重要改变是源于Veterans Affairs喉癌研究团队在《新英格兰医学杂志》上报道的一个代表性临床试验，该研究显示对晚期喉癌患者进行诱导化疗+放疗能够在不牺牲生存率的前提下，较大程度地提高喉功能的保留率。

Veterans Affairs喉癌研究团队的研究将以往以手术为主的治疗方式改为更注重器官的保留的治疗模式，这是依靠诱导化疗和放疗的进步来实现的。在Veterans Affairs喉癌研究团队的研究中，332名Ⅲ期或Ⅳ期喉癌患者被随机分配到两个治疗组：一组患者给予诱导化疗（顺铂+5-氟尿嘧啶）+放疗，另一组患者进行手术治疗+放疗。对两组患者进行了平均33个月的随访后发现，两组患者的2年总体生存率都是68%，而诱导化疗组中64%的患者避免了全喉切除手术。同时，也发现在放化疗组较高的局部复发率（P=0.0005）和较低的远处转移率（P=0.016）。这些结果证实了用诱导化疗+放疗的方案对晚期喉癌进行治疗的有效性，同时也将晚期喉癌的治疗转向了以非手术治疗为主，全喉切除术用于挽救的治疗方案。

随后，同样发表于《新英格兰医学杂志》的RTOG 91-11临床试验（2003年），试图比较三种晚期喉癌的非治疗方案：诱导化疗+放疗、同步放化疗、单独放疗。该项随机临床试验共有547名Ⅲ期或Ⅳ期喉癌患者入组，按照肿瘤部位、淋巴结分级和肿瘤分期进行分层。随访2年后发现，三个治疗组的喉保留生存率非常接近，但是同步放化疗组的患者中完整保留喉的比例最高（88%），诱导化疗+放疗组是75%（P=0.005），单独放疗组是70%（P<0.001）。同步放化疗组的局部控制率为78%，具有明显优势，诱导化疗+放疗组是61%，而单独放疗组则是56%。虽然三组的总体生存率没有显著差异，但是与单独放疗组相比，两个化疗组具有较长的无病生存率。

然而，无病生存率的提高也带来了化疗毒性的增加，特别是黏膜毒性的发生率在同步放化疗组是其他组的将近2倍之多。2012年，该作者报道了对RTOG91-11临床试验的患者10年随访结果。研究显示各组之间的总体生存率并没有显著差异。但是，与喉癌无关的病死率在同步放化疗组明显升高为30.8%，诱导化疗+放疗组的病死率为20.8%，单独放疗组的病死率为16.9%。研究人员认为该病死率增加与肿瘤本身无关，有可能与同步放化疗的慢性毒性有关。对该项临床试验进行10年随访的生活质量报告显示三个实验组具有类似的言语功能障碍，3%~9%的患者在治疗后2~5年中出现中度言语困难。同步放疗组的吞咽功能障碍主要表现在只能吞咽软食甚至更差，其比率为17%~24%，而诱导化疗+放疗组为13%~14%，单独放疗组为10%~17%。因此，由

RTOG 91-11引领的同步放化疗的治疗模式所出现的急性和慢性不良反应，也使得众多学者反思这一保喉治疗模式的意义。虽然很多患者能够获得解剖上的喉保留，但是并不一定能实现真正意义的功能性的器官保留。

1997年发表的一篇文献对美国喉癌治疗模式进行了大规模的研究，该研究比较了1980—1985年间以及1990—1992年间16936例患者的治疗方案。769家医院提供了数据，主要的发现是这两个时间段的喉癌初始治疗方案的改变。同步放化疗、单独放疗明显增加，而手术作为初始治疗明显减少。然而通过对The Surveillance, Epidemiology, and End Results（SEER）数据库进行的研究显示，将早期（1983—1985）和晚期（1992—1999）患者的生存率进行比较，结果发现在全身24种恶性肿瘤中，有23种肿瘤的5年生存率得到提高，生存率唯一下降的肿瘤是喉癌。喉癌患者的5年生存率由68.1%（1980—1982）下降至64.7%（1992—1999）。2006年，Hoffman等对更全面的NCDB数据库中的喉癌病例进行了研究。NCDB数据库的研究结果证实了SEER数据库的结果，即20世纪90年代喉癌患者的生存率下降。喉鳞状细胞癌者的5年生存率从1985年的68.1%降到了1993年的62.8%。而这一时期正是非手术保喉治疗在美国大规模取代手术治疗晚期喉癌的时期。由此可见，放疗或同步放化疗作为晚期喉癌的治疗方案的主要优势在于能够避免全喉切除，从解剖上保留了喉部器官，然而对总体生存率并没有明显提高。随之而来的缺点是接受同步放化疗的患者严重毒性反应的发生率以及长期喉功能损失的发生率较高。同时，对于T4有软骨破坏或者喉外侵犯的患者局部控制率有所下降。另外，对于有局部复发需要挽救性喉切除术的患者，咽瘘和放疗后并发症的发生率也显著提高。因此，对于这些患者，行全喉切除术是必要的。

喉鳞状细胞癌为我国头颈部肿瘤中常见的恶性肿瘤，目前我国对晚期喉癌治疗仍然采用手术治疗为主，结合放化疗的综合治疗方法。除了部分经选择的Ⅲ期、Ⅳ期病例可行部分喉切除术，如环状软骨上部分喉切除术、扩大垂直部分喉切除术、喉近全切除术等手术外，多数晚期喉癌需采用全喉切除术+放（化）疗的综合治疗方案。虽然这部分患者术后失去了发音功能，但是肿瘤学疗效比较确切，手术并发症和后遗症较少，治疗费用比同步放化疗低，这个治疗方案比较符合我国的国情，有利于在手术之后减低局部复发或远处转移的风险。

当然，如果患者保喉的愿望强烈，对非手术保喉治疗的过程及其优缺点充分了解，也可以采取同步放化疗的治疗方案，全喉切除术留作肿瘤复发或者残留病例的挽救治疗。

相信在未来随着非手术保喉治疗技术，包括放疗、化疗以及免疫治疗和靶向治疗等技术的不断提高，全喉切除术会越来越少地被用于喉癌的治疗，有更多的晚期喉癌患者可以获得喉功能的保留。

1. 晚期喉癌的手术治疗

1) 喉近全切除术

喉近全切除术也称为Pearson手术，是一种在切除T3、T4喉癌和下咽癌后，利用健侧保留的喉气管瓣做成发音管，来恢复患者发音功能的手术。

手术指征：①声门型或声门上型喉癌T3，T4。②T3、T4梨状窝癌。③T3、T4颈段食管癌。

手术步骤

根据是否行一侧或双侧颈淋巴结清扫术，采用不同的切口。如不做颈淋巴结清扫术，手术切口同CHEP；若需行一侧颈淋巴结清扫术，可采用一侧的大"L"型切口，切口上端起自乳突尖，沿胸锁乳突肌后缘向下，至该肌中下1/3处弧形转向中线，成水平切口。若需行双侧颈淋巴结清扫术，则可采用大"U"型或"H"型切口。

翻起颈阔肌皮瓣后，沿颈中线切开颈深筋膜，分离两侧胸骨舌骨肌、胸骨甲状肌和甲状舌骨肌，并于舌骨下缘切断胸骨舌骨肌和甲状舌骨肌，暴露舌骨、甲状软骨、环状软骨和环甲膜。

纵行切开健侧甲状软骨板，用钩子拉开甲状软骨板后缘后，从喉室进入并向上切开，再在环状软骨后部纵行裂开，然后在明视下切除患侧甲状软骨和部分健侧甲状软骨、部分舌骨、会厌、双侧室带、双侧声带、患侧杓状软骨、杓会皱襞、环状软骨。从健侧杓会皱襞开始，保留一段喉黏膜，直到环状软骨和气管环处。喉内病变切除后，留有一个杓状软骨及其下方的一小段环状软骨和一长条完整黏膜，可以缝合成一根直径约为0.4 cm的发音管。

将保留的喉气管瓣黏膜卷成发音管，发音管的大小以能包绕一根14号导尿管而无张力为宜，以满足发音的需要。

关闭咽腔的方法与全喉切除术一样。在气管下端的前壁开一孔，进行气管造瘘。

逐层缝合舌骨下肌群，术腔放置负压引流管，再用丝线分层缝合切口。

2）全喉切除术

全喉切除术是一种主要用于治疗晚期喉癌，以及放射治疗后复发的喉癌的手术方法。虽然该术式能完整地切除喉部的肿瘤，疗效较好，但是由于术后患者失去发音功能而终生残废，给患者的生活和工作带来不便，严重影响了患者的生活质量。近几十年来，由于喉部分切除术和喉功能重建手术的普遍开展，全喉切除术有减少趋势。但是对晚期喉癌和下咽癌的治疗，喉全切除术仍然是一种较为常用的手术方法。

手术指征：①声门上型喉癌：T3~T4病变。②声门型喉癌：T4及选择性的T3病变；肿瘤侵及杓间区；肿瘤向声门下广泛侵犯。③声门下型喉癌：向上扩展到声门区或侵犯环状软骨者。④喉部分切除术后、激光手术后或放疗后复发的喉癌病例，已无喉部分切除术指征者。

手术步骤

根据是否行一侧或双侧颈淋巴结清扫术，采用不同的切口。如不作颈淋巴结清扫术，手术切口同CHEP；若需行一侧颈淋巴结清扫术，可采用一侧的大"L"型切口，切口上端起自乳突尖，沿胸锁乳突肌后缘向下，至该肌中下1/3处弧形转向中线，成水平切口。若需行双侧颈淋巴结清扫术，则可采用大"U"型或"H"型切口。

翻起颈阔肌皮瓣后，沿颈中线切开颈深筋膜，分离两侧胸骨舌骨肌、胸骨甲状肌和甲状舌骨肌，并于舌骨下缘切断胸骨舌骨肌和甲状舌骨肌，暴露舌骨、甲状软骨、环状软骨和环甲膜。

分离切断舌骨上诸肌，然后切除舌骨体或整个舌骨，这样可充分切除会厌前间隙，还可减少缝合下咽黏膜时的张力。

先在甲状舌骨膜两外侧甲状软骨上角上方分离出喉上动脉、静脉，并结扎切断。分离或剪断甲状软骨上角，然后沿甲状软骨翼板后缘切断咽下缩肌，将梨状窝黏膜自甲状软骨翼板后内侧面剥离。

在第一气管环与环状软骨之间切断气管，如保留环状软骨，则在环甲膜切开。用组织钳夹持环状软骨向上牵拉，用弯剪分离喉后部与食管前壁，达杓状软骨上缘及两侧梨状窝的黏膜下层。横行切开杓间区的黏膜，进入喉咽腔，直视下分别沿两侧杓会厌皱外缘，剪开梨状窝前壁黏膜，汇合至舌根部，切断舌根部下缘及会厌谷黏膜，整块切除喉体。

在喉咽部黏膜的切缘做间断缝合，然后把咽缩肌切缘做加固性间断缝合。在缝合先前切断的颈前肌和颈白线。术腔放置引流管。间断缝合切口的皮下和皮肤。

利用切口上下皮瓣与气管断端缝合做气管造瘘口，放置气管筒。

2. 全喉切除后的发音重建

喉全切除术后，患者失去了发音能力，无论从功能上还是心理上对患者的影响都是巨大的。目前，常用的发音重建方法主要有以下几种方法。

1. 食管发音法：其基本原理是：经过训练后，患者把吞咽进入食管的空气从食管冲出，产生声音，再经咽腔和口腔动作调节，构成语言。其缺点是发音断续，不能讲较长的句子。

2. 人工喉和电子喉：人工喉是将呼气时的气流从气管引至口腔同时冲击橡皮膜产生发音，再经口腔调节，构成语言。其缺点是佩带和携带不便；电子喉是利用音频振荡器发出持续音，将其置于患者颏部或颈部做说话动作，即可发出声音。但所发出的声音略欠自然。

3. 食管气管造瘘术：在气管后壁与食管前壁间造瘘，插入发音钮或以肌黏膜瓣缝合成管道。包括Blom-Singer发音钮法和Provox发音钮法等。

（周梁）

本章参考文献

［1］ Lindberg R. Distribution of cervical lymph node metastases from squamous cell carcinoma of the upper respiratory and digestive tracts［J］. Cancer, 1972, 29(6): 1446-1449.

［2］ Fletcher GH. Elective irradiation of subclinical disease in cancer of the head and neck［J］. Cancer, 1972, 29(6): 1450-1454.

［3］ Ogura JH, Biller HF, Wette R. Elective neck dissection for pharyngeal and laryngeal cancers. An evaluation［J］. Ann Otol Rhinol Laryngol, 1971, 80(5): 646-651.

［4］ Mendenhall WM, Parsons JT, Springer SP, et al. T1-T2 vocal cord carcinoma: a basis for comparing the results of radiotherapy and surgery［J］. Head Neck Surg, 1988, 10(6): 373-377.

［5］ 周梁, 王家东, 皇甫慕三等. Majer-Piquet手术治疗声带癌的体会［J］. 耳鼻咽喉: 头颈外科, 1994, 1(1): 38-40.

［6］ 周梁, 王家东, 皇甫慕三等. Majer-Piquet手术治疗喉癌的远期疗效分析［J］. 中华耳鼻咽喉科杂志, 1998, 33(1): 24-26.

［7］ Higgins KM, Shah MD, Ogaick MJ, et al. Treatment of early-stage glottic cancer: meta-analysis comparison of laser excision versus radiotherapy［J］. J Otolaryngol Head Neck Surg, 2009, 38(6): 603-612.

［8］ Hartl DM, de Mones E, Hans S, et al. Treatment of early-stage glottic cancer by transoral laser resection［J］. Ann Otol Rhinol Laryngol, 2007, 116(11): 832-836.

［9］ 黄志刚, 韩德民, 于振坤等. CO_2激光手术治疗声门型喉癌疗效分析［J］. 中华耳鼻咽喉科杂志, 2002, 37(3): 219-222.

［10］ 周梁, 吴海涛, 黄维庭, 等. CO_2激光在声门型喉癌外科治疗中的应用［J］. 中华耳鼻咽喉头颈外科杂志, 2008, 43(10): 742-745.

［11］ Bron LP, Soldati D, Zouhair A, et al. Treatment of early stage squamouscell carcinoma of the glottic larynx: endoscopic surgery or cricohyoidoepiglottopexy versus radiotherapy［J］. Head Neck, 2001, 23(10): 823-829.

［12］ Zouhair A, Azria D, Coucke P, et al. Decreased local control following radiation therapy alone in early-stage glottic carcinoma with anterior commissure extension［J］. Strahlenther Onkol, 2004, 180(2): 84-90.

［13］ Marcotullio D, de Vincentiis M, Iannella G, et al. Surgical treatment of T1b glottic tumor, 10-years follow-up［J］. Eur Rev Med Pharmacol Sci, 2014, 18(8): 1212-7.

［14］ Taylor SM, Kerr P, Fung K, et al. Treatment of T1b glottic SCC: laser vs. radiationa Canadian multicenter study［J］. J Otolaryngol Head Neck Surg, 2013, 42: 22.

［15］ Karatzanis AD, Waldfahrer F, Psychogios G, et al. Resection margins and other prognostic factors regarding surgically treated glottic carcinomas［J］. J Surg Oncol, 2010, 101(2): 131-136.

［16］ Ansarin M, Santoro L, Cattaneo A, et al. Laser surgery for early glottic cancer: impact of margin status on local control and organ preservation［J］. Arch Otolaryngol Head Neck Surg, 2009, 135(4): 385-90.

［17］ Jeong WJ, Kim H, Ahn JC, et al. Serial endoscopic analysis of the glottis following laser cordectomy: from an oncological perspective［J］. Lasers Med Sci, 2012, 27(5): 1025–31.

[18] Kim SJ, Suh CO, Kim GE, et al. Radiation therapy of laryngeal cancer[J]. J Korean Cancer Assoc, 1982, 14: 3-12.

[19] Chera BS, Amdur RJ, Morris CG, et al. T1N0 to T2N0 squamous cell carcinoma of the glottic larynx treated with definitive radiotherapy[J]. Int J Radiat Oncol Biol Phys, 2010, 78(2): 461-466.

[20] Khan MK, Koyfman SA, Hunter GK, et al. Definitive radiotherapy for early (T1-T2) glottic squamous cell carcinoma: a 20 year Cleveland Clinic experience[J]. Radiat Oncol, 2012, 7: 193.

[21] Tong CC, Au KH, Ngan RK, et al. Definitive radiotherapy for early stage glottic cancer by 6 MV photons[J]. Head Neck Oncol, 2012, 4: 23.

[22] Kim TG, Ahn YC, Nam HR, et al. Definitive radiation therapy for early glottic cancer: experience of two fractionation schedules[J]. Clin Exp Otorhinolaryngol, 2012, 5(2): 94-100.

[23] Mourad WF, Hu KS, Shourbaji RA, et al. Long-term follow-up and pattern of failure for T1-T2 glottic cancer after definitive radiation therapy[J]. Am J Clin Oncol, 2013, 36(6): 580-583.

[24] Sheahan P, Ganly I, Evans PHR, et al. Tumors of the Larynx[M]. 2009.

[25] Department of Veterans Affairs Laryngeal Cancer Study Group, Wolf GT, Fisher SG, et al. Induction chemotherapy plus radiation compared with surgery plus radiation in patients with advanced laryngeal cancer[J]. N Engl J Med, 1991, 324(24): 1685-1690.

[26] Forastiere AA, Goepfert H, Maor M, et al. Concurrent chemotherapy and radiotherapy for organ preserva-tion in advanced laryngeal cancer[J]. N Engl J Med, 2003, 349(22): 2091–8.

[27] Forastiere AA, Zhang Q, Weber RS, et al. Long-term results of RTOG 91-11: a comparison of three nonsurgical treatment strategies to preserve the larynx in patients with locally advanced larynx cancer[J]. J Clin Oncol, 2013, 31(7): 845-852.

[28] Sheahan P. Management of advanced laryngeal cancer[J]. Rambam Maimonides Med J, 2014, 5(2): e0015.

[29] Shah JP, Karnell LH, Hoffman HT, et al. Patterns of care of cancer of the larynx in the United States[J]. Arch Otolaryngol Head Neck Surg, 1997, 123(5): 475-483.

[30] Ries L, Eisner MP, Kosary CL, et al. SEER Cancer Statistics Review, 1975–2000[J]. National Cancer Institute, 2003.

[31] Hoffman HT, Porter K, Karnell LH, et al. Laryngeal cancer in the United Stated: changes in demographics, patterns of care, and survival[J]. Laryngoscope, 2006, 116(9 Pt 2 Suppl 111): 1-13.

[32] Ganly, I, Patel SG, Matsuo J, et al. Predictors of outcome for advanced-stage supraglottic laryngeal cancer[J]. Head Neck, 2009, 31: 1489-1495.

[33] Nguyen-Tan PF, Le QT, Quivey JM, et al. Treatment results and prognostic factors of advanced T3-4 laryngeal carcinoma: the University of California, San Francisco (UCSF) and Stanford University Hospital (SUH) experience[J]. Int J Radiat Oncol Biol Phys, 2001, 50(5): 1172-80.

[34] Machtay M, Moughan J, Trotti A, et al. Factors associated with severe late toxicity

after concurrent chemoradiation for locally advanced head and neck cancer: an RTOG analysis[J]. J Clin Oncol, 2008, 26(21): 3582-3589.

[35] Ghadjar P, Simcock M, Zimmermann F, et al. Predictors of severe late radiatherapy-related toxicity after hyperfractionated radiotherapy with or without concomitant cisplatin in locally advanced head and neck cancer. Secondary retrospective analysis of a randomized phase III trial (SAKK 10/94)[J]. Radiother Oncol, 2012, 104(2): 213-218.

[36] Wang JJ, Goldsmith TA, Holman AS, et al. Pharyngoesophageal stricture after treatment for head and neck cancer[J]. Head Neck, 2012, 34(7): 967-973.

[37] Citrin D, Mansueti J, Likhacheva A, et al. Long-term outcomes and toxicity of concurrent paclitaxel and radiotherapy for locally advanced head-and-neck cancer[J]. Int J Radiat Oncol Biol Phys, 2009, 74(4): 1040-1046.

[38] 吴跃煌, 唐平章. 晚期喉癌近代治疗观念[J]. 中国医学科学院学报, 2006, 28(3): 431-434.

第十四章 涎腺肿瘤

一、流行病学与解剖学特征

（一）流行病学特征

涎腺肿瘤发病率相对较低，在美国的发病率为3/100 000，占头颈部肿瘤不到3%。约70%的涎腺肿瘤起源于腮腺，而腮腺肿瘤中1/4为恶性，3/4为良性。涎腺肿瘤的发病率国内尚无确切统计数据，据北京、上海、成都、西安和武汉五所口腔医学院口腔病理资料所示，涎腺肿瘤占口腔颌面部肿瘤的22.7%。据国内四所肿瘤医院分析，涎腺恶性肿瘤占全身恶性肿瘤的0.7%~1.6%，占头颈部恶性肿瘤的2.3%~10.4%。

与大部分头颈部鳞状细胞癌发病危险因素不同，涎腺肿瘤和吸烟饮酒无关。大部分腮腺肿瘤，尤其是黏液表皮样癌和放射性暴露相关。涎腺肿瘤的发生目前有两种学说，多细胞学说：各病理类型的肿瘤细胞来自于相应的腮腺细胞；双细胞学说：各种病理类型涎腺肿瘤的起源可追溯于外泌型腮腺导管基底细胞或腮腺闰管基底细胞。数据库（SEER data）显示男性患者涎腺肿瘤发病率更高，此外一些研究认为不同性别发病率不存在差异。

世界卫生组织（WHO）于2005年发表了正式的腮腺肿瘤的病理学分类（表14-1）。

表14-1 腮腺肿瘤的病理学分类

恶性涎腺肿瘤	良性涎腺肿瘤
腺泡细胞癌	多形性腺瘤
黏液表皮样癌	肌上皮瘤
腺样囊性癌	基底细胞腺瘤
多形性腺癌（低度）	沃辛瘤（Warthin）
上皮—肌上皮细胞癌	嗜酸细胞瘤
透明细胞癌	管状腺瘤
基底细胞腺癌	皮脂腺瘤
皮脂腺癌	囊腺瘤
皮脂淋巴腺癌	淋巴腺瘤
囊腺癌	皮脂腺
筛状囊腺癌（低度）	非皮脂腺
黏液腺癌	导管乳头状瘤
嗜酸细胞癌	内翻性导管乳头状瘤
涎腺导管癌	导管内乳头状瘤
腺癌	乳头状涎腺瘤
腺肌上皮癌	
恶性混合瘤	
肉瘤	
转移性多形性腺瘤	
鳞状细胞癌	
小细胞癌	
大细胞癌	
淋巴上皮癌	
唾液母细胞瘤	

（二）解剖学特征

1. 腮腺

腮腺是最大的涎腺，平均上下径约为5.8 cm，前后径约为3.4 cm。腮腺形状规则，大致呈楔形，单腺叶。腮腺有5个突起，3个位于浅叶，2个位于深叶，因此手术完整切除腮腺组织是非常困难的。腮腺区是一个三角区域，里面含很多重要组织，包括面神经及其分支、感觉神经和自主神经、颈外动脉及其分支、下颌后静脉和腮腺淋巴管。腮腺区上界是颧弓；后界是外耳道；茎突及其附着的肌肉组织、颈内动脉、颈静脉构成其下界。

　　大约80%的腮腺组织覆盖于咬肌和下颌骨表面，剩下的20%（下颌后部分）经过茎突下颌管向内侧延伸，茎突下颌管是由下颌支后缘腹侧、胸锁乳突肌和二腹肌后腹背侧、茎突下颌韧带深面围成的一个管道。此外，茎突下颌韧带将腮腺和下颌下腺分离开，这部分腮腺组织位于咽旁间隙内的茎突前间隙。腮腺深叶的肿瘤能将扁桃体窝和软腭推向前内方，形成咽旁间隙肿瘤。

　　位于下颌支和二腹肌后腹之间的腮腺峡部，将下颌后部分与腺体其余部分联系起来。腺体的尾部覆盖于胸锁乳突肌上段的表面并向乳突方向延伸。腮腺导管（Stensen导管）位于颧弓下缘下约1.5 cm处，平行于颧弓向前走行至腮腺前缘，其位于咬肌表面，于第二磨牙水平转90°向内侧穿过颊肌并开口于颊黏膜。根据体表标志，Stensen导管位于颧弓和口角之间，沿着耳屏和人中的连线走行，与面神经颊支伴行。Stensen导管长度为4~6 cm，直径为5 mm。大约有20%的人有副腮腺和副腮腺导管。

　　面神经将腮腺分成较大的浅叶和较小的深叶，其从位于茎突根部后方的茎乳孔传出，至耳后肌肉和二腹肌后腹，然后转向前外侧。面神经主干包埋于腺体内，于下颌后静脉和颈外静脉表面分为颞面干和颈面干，其分支变异很大，但有5个主要分支：颞支、颧支、颊支、下颌缘支和颈支。其中颞支、颧支和颊支之间常有交通支，临床常见面神经分支变异（图14-1）。

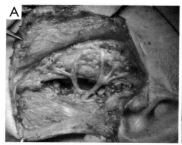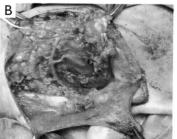

图14-1　面神经解剖
（A）正常面神经分支；（B）面神经分支变异。

动脉包括颈外动脉、上颌动脉和颞浅动脉，都位于腮腺腺体组织的深面。颞浅动脉发出分支——面横动脉，走行于颧弓和Stensen导管之间，负责腮腺、Stensen导管和咬肌的血供。

静脉贯穿于腺体组织中间，回流至下颌后静脉。下颌后静脉位于面神经的深面、颈动脉的外侧面、腮腺的下方，与耳郭后静脉汇合形成颈外静脉，面前静脉汇乳下颌后静脉构成面总静脉回流至颈内静脉。

腮腺的淋巴回流比较特别，分为腺旁淋巴结和腺内淋巴结，均引流至颈淋巴结链；另外，腺旁淋巴结也接受颞区、头皮和耳郭的淋巴回流，而腺内淋巴结接受鼻咽、软腭和耳的淋巴回流，最后回流至颈浅和颈深淋巴结。在临床上，鼻咽癌、眼眶、眼睑肿瘤和外耳道肿瘤常转移引流于此。

2. 下颌下腺

下颌下腺位于下颌下三角内，此三角是由二腹肌前腹、二腹肌后腹和下颌骨下缘构成。下颌下腺位于下颌支的内侧和下侧，部分位于下颌骨后半底部上侧，部分位于下颌骨后半底部的下侧。其围绕下颌舌骨肌前缘，呈C形，下颌舌骨肌将其分为浅叶和深叶，其中深叶占大部。面神经下颌缘支位于颈阔肌深面和下颌下腺包膜表面之间。与腮腺类似，下颌下腺包埋于下颌下腺包膜内，与颈深筋膜浅面相连。

下颌下腺导管（Wharton导管）位于腺体内侧面，于下颌舌骨肌、舌骨舌肌之间，颏舌肌上方穿行。其引流至前口底，开口于舌系带外侧，长度约为5 cm。舌神经环绕Wharton导管，刚开始走行于导管外侧，最后走行于导管内侧。

下颌下腺受交感和副交感神经支配，其交感神经横过舌动脉，由颈上神经节发出，其副交感神经由下颌下神经节发出。

面动脉在下颌下腺腺体的深部形成一个凹陷，然后绕着下颌骨下缘向上提供面部血供，其发出一条分支颏下动脉提供下颌下腺的血供。切除下颌下腺，最先看到的血管就是面动脉和面静脉，这两条血管横行于下颌骨下缘的表面。静脉回流至面前静脉，其位于面神经下颌缘支的深面。

淋巴回流至颈深淋巴结和颈静脉淋巴结群，通常面动脉附近血管周围的淋巴结是下颌下腺恶性肿瘤转移的第一站，所以这些淋巴结在下颌下腺手术中一定要清除。

3. 舌下腺

　　舌下腺是最小的涎腺腺体，其与下颌下腺一样都位于下颌舌骨肌和舌骨舌肌之间。舌下腺呈杏仁形，位于下颌骨和颏舌肌之间的口底黏膜深面。舌下腺位置表浅且仅覆有一层薄薄的口底黏膜，常能在口底扪及。下颌舌骨肌是舌下腺的下界，Wharton导管和舌神经走行于舌下腺和颏舌肌之间。与腮腺、下颌下腺不同的是，舌下腺没有真正的包膜。

　　舌下腺没有单独的导管，而是由位于腺体上面的若干小导管（Rivinus导管）引流，沿着舌下襞开口于口底。颈神经节横过面动脉发出的交感神经支配舌下腺，与下颌下腺一样，舌下腺的副交感神经神经由下颌下神经节发出。舌下腺的动脉供应来自于舌动脉的下颌支和面动脉的颏下支，静脉回流路径同动脉供应，淋巴回流至下颌下淋巴结。

4. 小涎腺

　　小涎腺分布于整个上呼吸消化道，大多数分布口腔，这些腺体可能是黏液性、浆液性或混合性的，但大多为黏液性的。分布在硬腭（大约有250个）和软腭（大约有150个）的最多。另外，也分布于扁桃体上级（Weber腺体）、扁桃体弓、舌根（von Ebner腺体）、鼻窦、喉、气管以及支气管。肿瘤最好发于上颚、上唇和面颊部。小涎腺与其他涎腺不同，没有导管，但每个腺体都有一个单独的导管。大多数小涎腺副交感支配来自舌神经，但上颚小涎腺则由来自蝶颚神经节发出的腭神经支配。

二、涎腺肿瘤的生长与转移方式

　　每种涎腺肿瘤均有其各自的临床生物学本质、自然进程及转移方式。对于不同涎腺肿瘤生物学进程的了解有利于采取个性化的治疗方案。头面部起源的皮肤癌可以转移至涎腺内的淋巴结；如鳞状细胞癌、恶性黑色素瘤及默克尔细胞瘤。通常涎腺恶性肿瘤的淋巴结转移一般只有原发灶被控制后才显现，这些转移灶常为高度恶性，需要联合径路进行积极局部区域治疗。除皮肤癌，乳腺、肺、甲状腺及肾的恶性转移灶均能波及涎腺。

世界卫生组织依据恶性程度将涎腺肿瘤分为三类：低度恶性、中度恶性及高度恶性（表14-2）。从治疗角度讲，低度恶性肿瘤相对局限，而高度恶性肿瘤非局限，低度恶性涎腺肿瘤很少出现区域淋巴结、神经或远处转移；如果早期发现，单纯手术可治愈。相反，"非局限"的涎腺肿瘤常会直接浸润、淋巴结播散、神经侵犯（腺样囊性癌）或血管播散。

表14-2 依据病理类型将涎腺肿瘤进行分类（恶性涎腺肿瘤）

低至中度恶性	高度恶性
低分期黏液表皮样癌	高分期黏液表皮样癌
管状或筛状腺样囊性癌	实体腺样囊性癌
低分期腺癌	高分期腺癌
腺泡细胞癌	涎腺导管癌
多态性低分期恶性腺癌	多形性腺癌
黏液腺癌	转移性多形性癌
透明细胞癌	鳞状细胞癌
上皮肌上皮细胞癌	未分化癌
肌上皮细胞癌	嗜酸细胞癌
基底细胞癌	肉瘤
囊腺癌	小细胞癌
唾液腺母细胞瘤	大细胞癌
皮质腺癌	
皮质淋巴腺癌	
乳腺模拟分泌腺癌	
印戒细胞腺癌	
腮腺 Warthin 瘤	
乳腺导管内乳头状瘤恶变	
低分期筛状囊腺癌	

（二）常见涎腺良性肿瘤

1.多形性腺瘤

多形性腺瘤也称良性混合瘤，是最常见的涎腺肿瘤（75%）。在腮腺，约90%的多形性腺瘤位于面神经表面，偶尔浅叶肿瘤可以向深部扩展。如果肿瘤经茎突下颌韧带扩展至咽旁间隙，那么腮腺多形性腺瘤通过峡部连接浅部和深部，从而使之呈哑铃型。约10%的腮腺多形性腺瘤起源于腮腺深部。腮腺的多形性腺瘤有包膜，其厚度及完整性均有不同；而小唾液腺多形性腺瘤无包膜。手术切除是最好的治疗手段，如未能完全清除，会导致肿瘤复发，多次复发易转变为恶性混合瘤（CXPA）。腮腺多形性腺瘤多见于50岁以上患者，无痛，肿块生长缓慢。CT、MRI示边界清楚的类圆形或分叶状肿块，强化程度因块内成份而异，钙化少见，低密度区和黏液成份有关。有实质强化、环型强化、不明显强化等表现。有文献报道螺旋CT双期扫描显示延迟强化，MR动态增强扫描，在注射对比剂后260秒内信号逐渐增高。

2.腺淋巴瘤（Warthin's tumor，淋巴乳头状囊腺瘤）

腺淋巴瘤的发病率仅次于多形性腺瘤，在腮腺良性肿瘤中居第二位（10%），50岁以上多见，与老年人免疫改变及吸烟有关。肿瘤生长缓慢，常见于腮腺尾叶。20%的腺淋巴瘤为多中心，10%的为双侧发病，肿瘤活动性好且有包膜。腺淋巴瘤少有报道出现面神经麻痹，出现面神经症状多见于腮腺腺淋巴瘤合并感染。CT显示肿块边界清楚，可略呈分叶状，多发或累及双侧腮腺为其特点之一，早期强化明显。

（二）常见涎腺恶性肿瘤

1.黏液表皮样癌

黏液表皮样癌是最常见的涎腺恶性肿瘤（30%）。临床表现主要取决于病理分期，低分级的黏液表皮样癌由黏液样细胞组成，呈惰性、局限性生长；高分级的黏液表皮样癌主要由表皮样细胞组成，且预后较差。黏液表皮样癌区域淋巴结转移率为40%~50%，远处转移率为33%。而性别、年龄、肿瘤大小、局部控制均可影响肿瘤的区域淋巴结及远处转移率。高分级的黏液表皮样癌需要进行选择性颈部淋巴结清扫，以及术后放疗。该肿瘤的5年生存率为52%。

2. 腺样囊腺癌

腺样囊腺癌常起源于舌下腺和小唾液腺，且是第二好发于腮腺的恶性肿瘤，其发病率有下降趋势。腺样囊腺癌有特有的生物学行为，虽惰性生长，但却高度致命，常伴随神经侵犯和隐匿性骨转移。神经侵犯是腺样囊性癌重要标志，其面神经侵犯率为29.2%~62.5%，且同肿瘤局部复发相关。因此，腺样囊腺癌导致的面神经功能障碍较其他类型更为常见。此外，其可通过颅神经入颅，尽管切缘清楚，但仍会通过"跳跃性转移"向邻近的组织浸润。单纯手术切除，局部复发率仍为50%。腺样囊腺癌远处转移率为40%~50%，多转移至肺部。

3. 腺泡细胞癌

腺泡细胞癌作为低度恶性涎腺肿瘤，占腮腺肿瘤的10%~15%。过去人们一直认为是良性肿瘤，但是晚期易复发及转移的生物学特性使之归入恶性肿瘤行列。腺泡细胞癌可发生于各年龄段，但中位年龄小于其他腮腺恶性肿瘤。由于腺泡细胞癌主要生长于腮腺内且缺乏恶性肿瘤标志，因此导致细针穿刺细胞学活检的假阳性率很高。尽管腺泡细胞癌呈惰性生长，但相比于小唾液腺腺泡细胞癌，腮腺腺泡细胞癌的恶性程度相对较高。腺泡细胞癌的可预测性较差，其预后主要取决于肿瘤复发及局部区域淋巴结转移率。有报道称，1/3的患者晚期出现复发，而其中15%的患者因腺泡细胞癌复发而死亡。

4. 腺癌

发病较少的涎腺恶性肿瘤，可分两类：①低分级终末导管腺癌/多形性腺癌；②高分级的涎腺导管腺癌，起源于大涎腺，早期转移，预后差。涎腺腺癌恶性程度较高，常侵犯面神经，且易出现区域或远处转移，术后常需要结合放疗。

5. 涎腺恶性混合瘤（CXPA）

涎腺恶性混合瘤（CXPA）起源于持续或复发性涎腺多形性腺瘤

（PA），其5年转变率为1.5%，15年转变率上升至10%。CXPA的出现说明涎腺多形性腺瘤（PA）应切除至阴性切缘。此外，CXPA作为典型高分级的涎腺恶性肿瘤，还常起源于腺癌或涎腺导管癌的区域转移（56%）和远处转移（44%）。有报道，CXPA的5年生存率为22%~65%。约70%的患者会出现局部复发或远处转移，远处转移的部位包括肺、骨、腹部及中枢神经系统。

三、诊断、临床分期和治疗前评估

（一）诊断和分期

美国抗癌协会（AJCC）和WHO制订了关于涎腺恶性肿瘤分期系统，目前分期包括四个因素：①肿瘤大小；②邻近组织的浸润；③淋巴结转移；④远处转移。

美国抗癌协会（AJCC）定义主要的涎腺恶性肿瘤的TNM分期：

T分期：

Tx 原发肿瘤无法评估。

T0 无原发肿瘤。

T1 肿瘤最大直径≤2 cm，无腺体外侵犯。

T2 肿瘤最大直径>2 cm，<4 cm，无腺体外侵犯。

T3 肿瘤最大直径>4 cm，<6 cm，有/无腺体外侵犯，但无面神经受侵。

T4a 肿瘤最大直径>6 cm，有/无皮肤、下颌骨、耳道或者面神经的侵犯。

T4b 肿瘤侵犯颅底、蝶骨或包裹颈动脉。

N分期：

Nx 局部淋巴结无法评估。

N0 无淋巴结转移。

N1 单个同侧淋巴结转移，最大直径≤3 cm。

N2a 单个同侧淋巴结转移，最大直径>3 cm，且<6 cm。

N2b 多个同侧淋巴结转移，最大直径≤6 cm。

N3 淋巴结转移，最大直径>6 cm。

M分期：

Mx	远处转移未知。
M1	无远处转移。
M2	有远处转移。

涎腺恶性肿瘤AJCC临床分期：

Ⅰ期	T1N0M0
Ⅱ期	T2N0M0
Ⅲ期	T3N0M0
	T1-3N1M0
Ⅳa期	T4aN0-2M0
	T1-3N2M0
Ⅳb期	T4bN0-3M0
	T1-4N3M0
Ⅳc期	T1-4N0-3M1

（二）影像学检查

在评价涎腺肿物的影像学方法中，涎腺X射线检查逐渐被敏感性及分辨率更高的CT及MRI检查所替代。CT检查有利于确定涎腺肿物的位置、大小和其他重要的解剖解构关系，尤其是骨性标志。MRI作为CT的补充，比CT更有利于描述肿瘤组织的边界。CT检查有利于排除淋巴结病变及骨性侵犯，而MRI有利于评判咽旁间隙及周围神经受侵情况。MRI有利于区分腮腺肿物和腮腺外肿物，如副神经节瘤、神经鞘瘤、小涎腺肿物。在T1加权像上，所有腮腺肿物均和肌肉的信号密度相似，并且可以区分其他高信号腮腺组织。T2加权像不利于区分肿瘤的类型，因为大多数肿瘤呈高信号。超声检查主要用于细针穿刺细胞学活检。PET-CT越来越多地用于涎腺肿物的诊断，然而PET-CT缺乏对涎腺恶性肿瘤的特异性，因为涎腺良性肿瘤仍有较高的氟代脱氧葡萄糖（FDG）亲和力。PET-CT主要用于评估局部及全身转移情况。

（三）细针穿刺活检

Sismanis证明了细针穿刺细胞学活检（FNA）的实用性，有报道称其阳性检出率为74%~90%。现推荐术前的FNA检查，因为有35%的患者因FNA而改变了治疗策略。尽管FNA依赖于操作者的操作水平，但是总体来说FNA操作简单，相对便宜，且并发症发生率较低。其检测敏感度波动于58%~96%，特异性为71%~88%。

（四）治疗前评估

患者病史常常是区分涎腺炎症或肿瘤的重要手段。良性涎腺肿瘤的典型临床表现为无痛，生长缓慢肿块，可位于面部（腮腺）、下颌角（腮腺尾部，下颌下腺），或者颈部（下颌下腺）或者口底的肿物（舌下腺）。肿瘤突然体积增大往往提示良性肿瘤恶变，恶变的其他征象包括：新发疼痛、面瘫、快速生长、皮肤感觉异常、声嘶、皮肤受累、肿瘤固定和颈淋巴结转移。持续面部疼痛多提示恶性，因为有10%~15%的涎腺恶性肿瘤出现疼痛。

对深部肿瘤的诊断由口内检查完成，主要注意扁桃体窝和软腭。对Stensen导管的检查可以了解唾液性状（透明度，黏稠度，是否化脓）。要注意导管口是否红、肿，疼痛等情况。肿瘤如果侵及咽旁间隙表现为牙关紧闭。这些症状同样可出现于舌下腺和小涎腺肿瘤，且在相应的位置上可扪及肿物。由于小涎腺肿瘤的位置不固定，因此不易被扪及。例如，鼻塞和鼻出血可以是鼻中隔或鼻窦小涎腺肿瘤的首发症状，而舌底的小涎腺肿瘤可以吞咽困难和咽异物感。喉部肿物的表现为声音嘶哑。大部分病灶多位于黏膜下，但部分可出现疼痛和溃疡。由于腺样囊性癌有沿周围神经侵犯的倾向，一些患者可表现为感觉异常或感觉过敏等神经症状。

对于早期低度恶性肿瘤，单纯手术治疗可治愈。大涎腺恶性肿瘤预后较好，腮腺肿瘤预后最好，下颌下腺次之；舌下腺和小涎腺的原发肿瘤预后最差。其预后与以下因素相关：肿瘤原发部位；组织病理学类型；分级（例如，恶性程度）；原发肿瘤范围（例如，分期）；是否累及面神经，有无肿瘤固定或深层侵犯，是否扩散至淋巴结或者远处部位。

四、涎腺肿瘤的手术治疗

（一）舌下腺肿瘤切除术

完整切除肿瘤的同时还要尽量保留Wharton管、舌神经及舌下神经。鼻腔插管可以充分暴露口腔底并可以使舌有充分的空间移动。面颊和下颌支撑器可以使口腔底进一步扩大。用泪道探针行术前的Wharton内插管有利于确定解剖学标志。切口在Wharton管中间，长度为3~4 cm，切口紧贴着从唾液腺开口和口腔底板后方，这样可以获得舌下腺较好的视野。用4.0Vicryl线小心地拉起舌下腺，暴露Wharton导管，使之沿舌下腺表面走行。钝性分离舌下腺和Wharton导管。在口腔底后方可见舌神经的粗大神经纤维沿Wharton管从侧边向中间走行。用Allis或Babcock夹起腺体的中间部位，但要确保所夹起的部位不含肿瘤组织。对颏下及下颌下三角的额外加压有利于腺体的进一步暴露。所有的舌下组织均应切除，以免术后造成舌下囊肿。如果伤口黏膜不够缝合，可以行中等厚度的皮瓣移植。术后患者进软食，且术后抗生素漱口。

（二）下颌下腺肿瘤切除术

术前将患者头转向肿瘤对侧，沿皮纹于面神经下颌缘支下至少两横指处做一平行切口，从而保证不将其损伤。切口起于胸锁乳突肌前缘止于二腹肌的中点（接近颈部中线）。切口要切透颈阔肌，使之与皮肤一起形成肌皮瓣。此时应发现，面神经位于肌肉下方，面部血管表面。最安全的方法是先分离"面后静脉"下方，在血管和神经水平翻起皮瓣。在舌骨和腺体下级分离下颌下腺，术中识别二腹肌很重要，因为舌下神经及血管穿过下颌下腺与二腹肌之间。继续分离腺体后方，上至面动脉，结扎供给腺体的血管。向前牵拉下颌舌骨肌时可见舌神经，注意保护其主干。往前追踪下颌下腺导管，结扎可能远的横断导管。

下颌下腺组织一般全部切除，包括近心端的Wharton导管。一般不考虑下颌下腺部分切除术，因为容易发生涎腺瘘。在对下颌下腺良性肿瘤切除过程中，应避免损伤面神经下颌缘支、舌神经以及舌下神经；相反如果是恶性肿瘤，应切除相应的腺体组织及附着神经。下颌下腺肿瘤切除术主要产生以下并发症：①出血（0%~14%）；②涎腺瘘（0%~4%）；③术后皮肤切口感染（0%~14%）；④暂时性面神经麻痹（10%）；⑤永久性面瘫（3%）；⑥永久性舌神经麻痹（2%）；⑦永久性舌下神经麻痹（1%）。

（三）腮腺肿瘤切除

早在20世纪中期，腮腺肿瘤切除已成为常规手术，但对其切除的范围尚不完全统一。术式包括肿瘤剜出术、腮腺浅叶切除术、腮腺浅叶部分切除术和腮腺全切除术等。文献报道肿瘤剜出术或局部切除术术后复发率高达20%~45%，病理学研究提示因混合瘤有卫星结节和"伪足"，肿瘤剜出术可导致肿瘤残留。因此目前多不主张行肿瘤剜出术。有主张常规行保留面神经的腮腺全切除术，因腮腺肿瘤为多中心性，浅叶切除后复发率达17%。腮腺全切除术后暂时性和永久性面神经麻痹的发生率分别是腮腺浅叶切除术的2.3倍和3倍，Frey综合征的发生率是腮腺浅叶切除术的2.7倍，是腮腺部分切除术的4.7倍。因此，多不主张做腮腺全切除术。单纯腮腺肿瘤切除术过程为将肿瘤包膜切开，然后将肿物切除。然而这种术式肿瘤复发率很高（20%~45%），因为术后遗留肿瘤包膜并增加向周围组织扩散风险。这种术式的高复发率催生了另一种术式——腮腺浅叶切除术（superficial parotidectomy，SP）。保留面神经的腮腺浅叶切除术，该术式切除了肿瘤及其周围作为切缘的腮腺浅叶组织，使术后复发率明显下降，且术后面神经麻痹及Frey综合征的发生率明显低于腮腺全切除术。对近20年文献资料的复习和分析，发现对于小于4cm的腮腺多形性腺瘤，行腮腺部分浅叶切除术与腮腺浅叶切除术术后的复发率无统计学差异，而增加腮腺组织的切除可导致术后面神经麻痹和Frey综合征等并发症的增加。因此主张行腮腺部分浅叶切除术。

术中切口起于耳前方，向下延伸至耳垂，然后向前平行于下颌角约2 cm。锐性切开腮腺前筋膜，向前继续暴露腺体，暴露胸锁乳突肌前界。术中仔细辨认并保留耳大神经，不但因为其支配耳垂感觉，而且是神经移植的好选择。术中定位面神经至关重要，主要标志包括：①颊支：沿腮腺导管走行；②颞支：跨过颧弓，与颞动脉和颞静脉平行；③下颌缘支：沿腮腺下缘至下颌后静脉浅面走行；④面神经主干：外耳道软骨底，茎突和乳突之间为面神经总干出颅处。面神经监护仪的使用对面神经的保护起到了重要的作用。

腮腺肿瘤的手术主要通过将腮腺浅叶和面神经主干分开，并将部分浅叶+肿块切除（图14-2）。然而该术式仍存在一些列可能的并发症，包括永久或短暂面神经麻痹、Frey综合征以及缺失腺体组织损伤面部美感。如肿瘤累及腮腺浅叶、深叶，则需在保全面神经各分支的前提下行全腮腺切除（图14-3）。

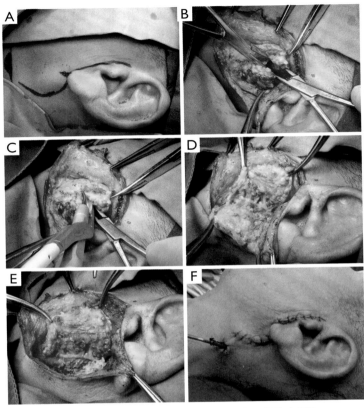

图14-2　通过腮腺浅叶和面神经主干分开将肿瘤切除
（A）手术切口；（B）从面神经总干寻找面神经各分支；（C）超声
刀的使用减少了涎漏的发生；（D）切除肿块以及部分浅叶腮腺组织；
（E）肿块切除后显露面神经分支；（F）置负压引流缝合切口。

　　临床中，眼睑、眼眶恶性肿瘤，鼻咽癌，外耳道癌等常引起腮腺
和颈部区域的转移。在处理原发灶的同时，需行腮腺区域转移灶的清
扫。在一期处理时尽量保留面神经各分支，保留面部运动的可能。如
遇腮腺区域复发或浸润累及者，原则上将不考虑面神经分支，力争根
治病灶（图14-4）。

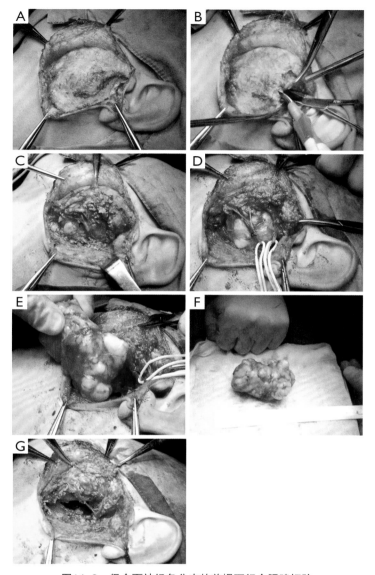

图14-3 保全面神经各分支的前提下行全腮腺切除

（A）手术切口；（B）从面神经总干寻找面神经各分支；（C）切除腮腺浅叶显露肿瘤；（D）切除腮腺深叶游离面神经各分支；（E）完整切除腮腺肿块；（F）腮腺肿块标本；（G）术腔及面神经各分支。

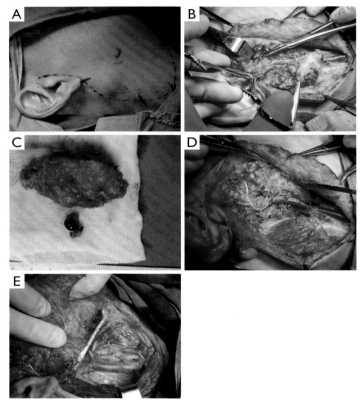

图14-4　腮腺区域复发或浸润累及者的病灶切除

（A）右眼睑恶性黑色素瘤腮腺区转移肿块；（B）右眼睑原发灶处
理后颈部切口设计；（C）面神经总干解剖各分支，切除腮腺区转移
灶；（D）腮腺区转移灶标本；（E）切除腮腺区肿块显露面神经各分
支；（F）行颈部择区性颈清扫（Ⅰ区、Ⅱ区、Ⅲ区）

（四）面神经的处理

　　如果术中发现肿瘤和神经距离很近，那么在保证无肿瘤残留的
基础上，尽量保留有功能的正常的面神经。术后病理如果发现切缘阳
性，那么术后还需要补充放疗或放疗联合化疗。当面神经和肿瘤无法
分开或肿瘤包裹面神经，考虑切除神经之前要行术中冰冻切片。如果
术中冰冻切片发现只是面神经分支受累，那么只是对这些分支进行
切除和重构，从而可以获得较好的预后。行适当的乳突切开术，从而
获得清楚的近心端面神经切缘。如果术前临床表现（如面部局部麻痹
或面瘫）或影像学检查发现面神经被肿瘤广泛包裹，往往提示可切除

面神经。然而在这些病例里，在切断面神经之前需要病理确定肿瘤恶性。若能确认面神经的近端和远端，且无肿瘤侵犯，应进行及时地面神经重建。

（五）面神经的重建

约有5%的涎腺肿瘤患者会出现因肿瘤侵犯面神经而导致的面神经麻痹。在涎腺肿瘤中，最常见的面神经颅外损伤是腮腺恶性肿瘤。有12%~15%的腮腺恶性肿瘤患者会出现面神经瘫痪。面神经的损伤，从面神经的分支至主干均有涵盖，从技术和病因学的角度来讲，如果可能面神经的重建应在肿瘤切除后尽快进行。因此，因涎腺恶性肿瘤面瘫的患者一部分因为术后面神经恢复未达到预期，一部分因为术后未行面神经重构，这些患者均期望行二次面神经修复。面神经损伤修复的技术和手段的选择主要取决于以下因素：①肿块的部位；②面瘫程度；③面神经残端活动度；④失神经支配时间；⑤三叉神经的感觉功能。此外，医生还要考虑患者的年龄，是否存在其他疾病，以及患者的期望值等。手术面神经重构的目的是恢复面部肌肉的功能，这包括：恢复肌肉的张力；恢复额纹及抬眉，闭眼；鼻唇沟对称；微笑时面部对称。其中闭眼和恢复笑容是最高优先级。面神经重建技术主要包括如下几种。

1. 面神经的缝合及移植技术

舌下神经面神经跳跃性缝合是最常用的面神经重建技术，但如果舌下神经长度不够，或所选取的是舌下神经的分支，那么就需要间位神经吻合术。咬肌神经、腓肠神经、耳大神经均为常用的用于移植的神经。

2. 局部肌肉肌腱移植术

这种术式的最大优点是效果显现，而不像神经移植吻合术需要神经的再生。颞肌是最常见的用于面部修复的功能性肌肉。传统的颞肌移植术是将浅部颞肌皮片移植到上唇，然而这种术式会引起颞部下陷以及颧弓处隆起。由于这些缺点，传统的颞肌移植术被颞部肌腱移植术替代。

3. 游离肌肉移植

一些患者由于先前手术，外伤或其他神经损伤等原因，不适合进行局部肌肉移植。对于游离肌肉移植的显著优点在于：其可以通过对侧面神移植，联合健侧面肌，使麻痹一侧面部联合运动。股薄肌移植最为常用，可以使静息状态下达到面部对称，如果联合健侧面神经移植，可以使微笑时也近乎对称。

4. 筋膜或肌腱悬吊

最常用的是大腿阔筋膜和掌侧肌腱，悬吊颧弓或颞肌筋膜，延伸至上下唇中线。适用于不适应神经或肌肉移植的患者。

（六）颈部处理

涎腺恶性肿瘤的颈部淋巴结总转移发生率较低，约16%的腮腺恶性肿瘤会出现颈部淋巴结转移，约8%的下颌下腺/舌下腺恶性肿瘤会出现颈部淋巴结转移。伴颈部淋巴结转移的涎腺恶性肿瘤患者的生存率下降超过50%。

若腮腺恶性肿瘤伴颈部淋巴结转移应常规行腮腺全切+颈部淋巴结清扫。综合性的颈淋巴结清扫既包涵肿瘤转移的淋巴结，也包涵潜在淋巴结转移的区域，从而行改良性颈部淋巴结清扫。此外，区域性淋巴结转移的恶性肿瘤患者应常规行术后辅助放疗。有文献报道，N0期腮腺恶性肿瘤颈部潜在淋巴结转移率达15%。然而，一些病理类型腮腺恶性肿瘤（如，恶性混合瘤，涎腺导管癌，鳞状细胞癌，高分级黏液表皮样癌，高分级腺癌）的颈部淋巴结转移率更高。尽管术后可以联合放疗及化疗降低颈部淋巴结转移率，但颈部淋巴结清扫是还是十分必要的，因为颈清有利于确定肿瘤边界。其他提示潜在颈部淋巴结转移的因素包括：肿瘤直径大于4 cm；疼痛；面神经受侵犯；腮腺内淋巴结转移阳性。

（陶磊）

本章参考文献

[1] Lewis AG, Tong T, Maghami E. Diagnosis and management of malignant salivary gland tumors of the parotid gland[J]. Otolaryngol Clin North Am, Apr 2016, 49(2): 343-380.

[2] Gandolfi MM. Parotid Gland Tumors and the Facial Nerve[J]. Otolaryngol Clin North Am, 2016, 49(2): 425-434.

[3] Bjørndal K, Krogdahl A, Therkildsen MH, et al. Salivary gland carcinoma in Denmark 1990-2005: a national study of incidence, site and histology. Results of the Danish Head and Neck Cancer Group (DAHANCA)[J]. Oral Oncol, 2011, 47(7): 677-682.

[4] Thompson L. World Health Organization classification of tumours: pathology and genetics of head and neck tumors[J]. Ear Nose Throat J, 2006, 85(2): 74.

[5] Seethala RR. An update on grading of salivary gland carcinomas[J]. Head Neck Pathol, 2009, 3(1): 69-77.

[6] Chen MM, Roman SA, Sosa JA, et al. Histologic grade as prognostic indicator for mucoepidermoid carcinoma: a population-level analysis of 2400 patients[J]. Head Neck, 2014, 36(2): 158-163.

[7] Ellington CL, Goodman M, Kono SA, et al. Adenoid cystic carcinoma of the head and neck: Incidence and survival trends based on 1973-2007 Surveillance, Epidemiology, and End Results data[J]. Cancer, 2012, 118(18): 4444-4451.

[8] Vander Poorten VL, Balm AJ, Hilgers FJ, et al. The development of a prognostic score for patients with parotid carcinoma[J]. Cancer, 1999, 85(9): 2057-2067.

[9] Dantas AN, Morais EF, Macedo RA, et al. Clinicopathological characteristics and perineural invasion in adenoid cystic carcinoma: a systematic review[J]. Braz J Otorhinolaryngol, 2015, 81 (3): 329-335.

[10] Guntinas-Lichius O, Wendt TG, Buentzel J, et al. Incidence, treatment, and outcome of parotid carcinoma, 1996-2011: a population-based study in Thuringia, Germany[J]. J Cancer Res Clin Oncol, 2015, 141(9): 1679-1688.

[11] Vander Poorten V, Bradley PJ, Takes RP, et al. Diagnosis and management of parotid carcinoma with a special focus on recent advances in molecular biology[J]. Head Neck, 2012, 34(3): 429-440.

[12] Razfar A, Heron DE, Branstetter BF, et al. Positron emission tomography-computed tomography adds to the management of salivary gland malignancies[J]. Laryngoscope, 2010, 120(4): 734-738.

[13] Deschler DG, Eisele DW. Surgery for Primary Malignant Parotid Neoplasms[J]. Adv Otorhinolaryngol, 2016, 78: 83-94.

[14] Gillespie MB, Iro H. Surgery for Benign Salivary Neoplasms. Adv Otorhinolaryngol 2016, 78: 53-62.

[15] Guntinas-Lichius O. The facial nerve in the presence of a head and neck neoplasm: assessment and outcome after surgical management[J]. Curr Opin Otolaryngol Head Neck Surg, 2004, 12(2): 133-141.

[16] Hohman MH, Hadlock TA. Etiology, diagnosis, and management of facial palsy: 2000 patients at a facial nerve center[J]. Laryngoscope, 2014, 124(7): E283-293.

[17] Guntinas-Lichius O, Genther DJ, Byrne PJ. Facial Reconstruction and Rehabilitation[J]. Adv Otorhinolaryngol, 2016, 78: 120-131.

[18] Stennert E, Kisner D, Jungehuelsing M, et al. High incidence of lymph node metastasis in major salivary gland cancer[J]. Arch Otolaryngol Head Neck Surg, 2003, 129(7): 720-723.

第十五章　甲状腺肿瘤及甲状旁腺肿瘤

第一节　甲状腺良性肿瘤

　　甲状腺肿瘤是临床常见的多发病，好发于20~40岁，女性的发病率是男性的2~4倍。按肿瘤的分化程度和生物学特征，分为良性和恶性两大类，其中良性者最为常见，甲状腺癌较为少见。

　　甲状腺腺瘤是常见的甲状腺良性肿瘤，病灶多数为单发结节，少数为多发，可累及两侧，个别可长入纵隔。甲状腺腺瘤均来源于甲状腺滤泡上皮。

一、病理

　　大体形态上为单发的圆形或椭圆形肿瘤，多数直径为1.0~5.0 cm，常为实质性，亦可为囊性，包膜完整，质韧，与周围腺体组织分界清楚。囊性者囊腔大小不一，可为单囊，占据整个肿瘤，亦可为若干个小囊，囊腔内含棕褐色液体或胶囊液。按组织学形态可分为以下六种。

（一）滤泡型腺瘤

　　滤泡性腺瘤是最多见的良性甲状腺瘤，多为实体瘤，有完整包膜，表面光滑，单个结节。切面常类似甲状腺组织，周围组织有受压现象。按其滤泡大小及其含胶质的数量多少，而呈黄褐色或灰红色。瘤体可发生出血、坏死、囊性变和钙化等退行性变。

（二）胚胎型腺瘤

较少见，构成实体型腺泡巢或条索，无明显滤泡或者胶质形成，瘤细胞多为立方型，体积较小，边界不清，常埋在水肿的纤维间质中，包膜和血管无侵犯。

（三）胎儿型腺瘤

较少见，由较小、体积一致的滤泡构成。滤泡内含少量或者不含胶质。滤泡细胞小，呈立方型，胞核染色深，其形态、大小和染色可有变异。滤泡分散于疏松水肿的结缔组织之间，有丰富壁薄的血管，常见出血和囊性变。

（四）嗜酸性细胞腺瘤

较少见，瘤细胞较大，呈多角形，胞质含嗜酸性颗粒，排列成条索或片状，偶可呈滤泡或乳头状。瘤细胞边界一般清楚，核大小一致，染色深。不少细胞核呈固缩状态。现认为此病并非独特一型，为各型腺瘤的退行性变所致。

（五）乳头状腺瘤

较少见，多呈囊性，故又称乳头状囊性腺瘤。包膜完整，囊液多呈黄褐色或褐色。囊壁上有乳头状突起，囊内易发生出血、坏死和纤维化。凡具有乳头状结构的具有较大的恶变性，诊断时需慎重。对具有包膜浸润，或血管、淋巴侵犯者，均应视为乳头状癌。

（六）不典型腺瘤

较少见，肿瘤包膜完整，质地坚实，切面细腻而无胶质光泽。镜检示：细胞丰富，有较明显的异形性，细胞核亦不规则，可见有丝分裂相，与癌变易混淆，但无包膜与血管、淋巴管浸润。

二、临床表现

多数无自觉症状，多在无意中或在常规体检时发现。有时瘤体因内出血（特别是囊腺瘤），可突然急剧增大，可有局部疼痛，过大的瘤体可以产生周围压迫症状。有些腺瘤可发展为功能自主性甲状腺瘤，引起甲亢症状；有些可以发生恶变（约10%）。临床检查可在甲状腺部位触及单个肿物，边界清楚，表面光滑，质地中等或柔软，可随吞咽上下移动。

三、诊断

主要根据临床检查进行诊断，B超或CT扫描可发现腺体内有单个肿物，细针穿刺活检有助于了解肿瘤性质，确诊则主要依靠病理诊断。

四、治疗

多数甲状腺腺瘤，包括其他甲状腺的良性结节，生长缓慢，局部无症状，甲状腺功能正常，甲状腺B超和临床表现未出现怀疑恶性肿瘤的表现。对这些结节无需手术治疗，每6~12个月复查一次颈部B超，定期随访即可。当然，对有些患者临床上虽然未怀疑恶性病变，但出现以下情况，还是建议手术切除：①肿瘤比较大（比如大于4 cm），有食管或气管受压迫的症状；②合并甲亢；③有向下坠入纵隔趋势者；④严重影响美容；⑤患者思想顾虑过重影响其生活者。

甲状腺腺瘤的手术治疗，术中应常规做冰冻切片，如为良性，常用的术式为腺叶切除术。鉴于甲状腺单发结节中10%~25%的病理检查为甲状腺癌，临床上甲状腺腺瘤与早期癌难以鉴别，一般不主张行单纯腺瘤摘除术。另外有1/4左右的甲状腺腺瘤为多发性，单纯摘除易遗漏小肿瘤，术后再发机会多。

（周梁）

第二节　甲状腺癌

一、甲状腺癌的流行病学特征

甲状腺癌是常见的头颈部恶性肿瘤，占全身恶性肿瘤的1%~1.5%。甲状腺癌多发生于女性，女性的发病率约为男性的3倍。甲状腺癌可发生在任何年龄，但女性患者以40~50岁多见，而男性患者的发病年龄则晚10~20岁。

甲状腺癌常见的病理类型有四种：乳头状腺癌、滤泡状腺癌（包括Hürthle细胞癌）、髓样癌和未分化癌，其中以乳头状腺癌和滤泡状腺癌多见，这两种病理类型分化较好又称为分化型甲状腺癌（differentiated thyroid cancer，DTC）。

近几十年来，甲状腺癌的发病率有增高趋势。美国的一项流行病学研究显示，甲状腺癌发病率的增长超过全身其他癌症发病率的增长。美国1973年的发病率为3.6/10万人，而2002年的发病率为8.7/10万人，增长约为2.4倍，其中乳头状癌的发病率增长了2.9倍，甲状腺癌发病率增长主要是乳头状癌发病率的增长，而其他类型甲状腺癌，如滤泡状腺癌、髓样癌和未分化癌的发病率基本稳定。而且发现在新诊断的甲状腺癌病例中，将近一半的肿瘤小于或者等于1 cm，87%的肿瘤小于或者等于2 cm，因此早期甲状腺癌增加比较明显，而>5 cm的肿瘤并无明显增长。在欧洲、亚洲、大洋洲和南美洲也发现有同样的趋势。

研究显示虽然甲状腺癌的发病率有增高的趋势，但是其病死率并无明显增高。另外，也有报道称尸解可在36%的死者发现隐匿性的甲状腺癌，而这些死者生前并未被发现甲状腺癌的存在。因此认为甲状腺癌发病率的增高可能与检查手段的提高而发现一些早期肿瘤有关。

二、甲状腺的解剖学特征

（一）形态和被膜

甲状腺呈"H"形，分左叶、右叶和峡部。峡部与左、右叶相连，峡部缺如占3.5%。约半数的甲状腺出现锥状叶，自峡部伸向上，长者可达舌骨平面。锥状叶多偏于左侧。甲状腺被膜包括气管前筋膜构成的甲状腺鞘和甲状腺表面的纤维囊，甲状腺鞘和纤维囊构成囊鞘间隙，内有分布于甲状腺的血管神经和甲状旁腺。甲状腺鞘易与纤维囊分离，故可在囊鞘间隙内进行甲状腺手术，以减少出血。

（二）位置和毗邻

甲状腺侧叶位于喉和气管的外侧，上极平甲状软骨中点，下极平第6气管软骨环。峡部位于第2~4气管软骨的前方。甲状腺借甲状腺鞘构成的甲状腺悬韧带固定在喉和气管上，吞咽时随喉和气管的移动而上、下移动，故临床上可依此鉴别该区肿块是否为甲状腺病变。

甲状腺原基自咽底壁向尾侧生长时，通过甲状舌管与咽底壁相连，该管在胚胎第6周开始退化。如果甲状舌管退化不全或不退化，可出现甲状舌管囊肿、甲状舌管瘘或副甲状腺。副甲状腺的出现率为17%。甲状腺提肌的出现率为16%，起自甲状腺，止于甲状软骨或舌骨，作用为上提甲状腺。

甲状腺的前方有舌骨下肌群和气管前筋膜，后方有喉、气管、咽、食管和喉返神经，后外侧有颈动脉鞘及其内容以及椎前筋膜深面的交感干。甲状腺肿大压迫气管和食管时可引起呼吸和吞咽困难，压迫喉返神经可出现声音嘶哑。压迫交感干可导致Horner综合征，出现同侧上睑轻度下垂、瞳孔缩小和面部皮肤干燥并有潮红现象。

（三）甲状腺的动脉

甲状腺上动脉：起自颈外动脉起始部（49.7%）、颈总动脉分叉处（28.9%）或颈总动脉（21.4%），与喉上神经外支伴行，至甲状腺侧叶上方1~2 cm处分为前、后支，分别沿侧叶前、后缘下降，分布于甲状腺。甲状腺上动脉发出的喉上动脉，伴喉上神经内支穿甲状舌骨膜入喉。胸锁乳突肌动脉分布胸锁乳突肌，环甲动脉分布于环甲肌、甲状腺和舌骨下肌群等。18.6%的环甲动脉特别粗大，行向内前下方或横越甲状软骨中部达正中线后垂直下降。喉切开手术时勿损伤该动脉，以免引起严重出血。甲状腺切除时，分离和显露甲状腺上动脉后，将该动脉结扎切断，否则动脉断端回缩，寻找困难。在慌乱中钳夹动脉不但不能止血，反而会损伤喉返神经。

甲状腺下动脉：起自甲状颈干（91.3%）、锁骨下动脉（4.4%）、椎动脉（0.5%）或胸廓下动脉（0.1%），缺如为3.6%。沿前斜角肌内侧缘上行，平环状软骨高度转向内，横过颈动脉鞘的后方和椎动脉的前方，至甲状腺侧叶后缘中点处发出分支，分布于甲状腺、喉、气管和食管等，并与甲状腺上动脉的分支吻合。终末支为喉下动脉，在环甲关节的后方入喉。甲状腺下动脉越过交感干的前方占53.2%，越过后方者占46.8%。切除甲状腺时要彻底止血，以免术后出血，压迫气管，出现呼吸困难或窒息。

甲状腺最下动脉：出现率为10%。起自颈总动脉、锁骨下动脉、甲状颈干、胸廓下动脉或头臂干等，经气管前方上升，分布于甲状腺，并与甲状腺上、下动脉吻合。甲状腺切除或气管切开等手术时应注意该动脉的存在，以免意外出血。

（四）神经与动脉的关系

喉上神经：起自迷走神经的下神经节，在颈内、外动脉和咽侧壁之间下行，于舌骨大角处分为内、外两支。①内支：与喉上动脉伴行，穿甲状舌骨膜入喉，分布于舌根、会厌和喉咽部的黏膜以及声门裂以上的喉黏膜。②外支：下端被胸骨甲状肌覆盖。在伴甲状腺上动脉下行过程中，神经多位于动脉的内侧。在10.8%个体，由于甲状腺上动脉发出部位较低，神经与动脉不伴行。外支在距甲状腺侧叶上极0.1~1.1 cm处行向内前下方至环甲肌，支配该肌。因此，结扎甲状腺上动脉时应紧贴甲状腺侧叶上极仔细解剖，以免损伤喉上神经的外支。喉上神经损伤多因处理甲状腺侧叶上极时离腺体太远和分离不仔细，将神经和动脉一起结扎所致。如果单侧喉上神经的外支受损伤，患侧环甲肌瘫痪，可出现音调降低。内支损伤可出现呛咳。

喉返神经：左、右喉返神经分别在主动脉弓和右锁骨下动脉的前方由迷走神经发出，绕主动脉弓和右锁骨下动脉，沿气管和食管之间的旁沟上行。达环状软骨高度，喉返神经的终末支称喉下神经。喉下神经伴喉下动脉在环甲关节的后方入喉，分布声门裂以下的喉黏膜，支配环甲肌以外的所有喉内肌。由于喉下神经入喉前经过环甲关节的后方，甲状软骨下角是寻找喉下神经的标志。喉返神经还发分支分布于气管和食管的黏膜和肌层以及咽黏膜和咽下缩肌。喉返神经与甲状腺下动脉的毗邻关系非常复杂。神经位于动脉的前方约为19%，神经位于动脉的后方88%，神经与动脉交织41%，神经与动脉不交叉2%。因此，结扎甲状腺下动脉时应仔细解剖喉返神经，以免损伤该神经。临床上为了最大限度的保护喉返神经，强调术中常规显露该神经，在直视下结扎甲状腺下动脉。喉返神经损伤的发生率约为0.5%，大多数是因处理甲状腺侧叶下极时不慎将神经切断、缝扎、挫夹或牵拉，造成永久性或暂时性损伤所致，少数由血肿压迫、瘢痕压迫或牵拉引起。如果单侧喉返神经受损伤，可出现声音嘶哑。双侧喉返神经受损伤时，可导致失音或严重的呼吸困难，甚至窒息。

（五）甲状腺的静脉

甲状腺上静脉：与甲状腺上动脉伴行，跨过颈总动脉的前方，注入颈内静脉（19%）。有的甲状腺上静脉注入面总静脉（40%）、与咽喉静脉汇合（26%）或与颈上段深部静脉交通（14%）后，间接注入颈内静脉。甲状腺上静脉缺如占1%。

甲状腺中静脉：长度约为1 cm，直径为2~4 mm，向外跨过颈总动脉的前方，注入颈内静脉。双侧存在甲状腺中静脉者有24%，只有左侧存在者有16%，只有右侧存在者有18%，双侧缺如者有42%。由于甲状腺中静脉短粗，甲状腺手术时应注意结扎，以免因牵拉甲状腺侧叶撕裂该静脉或颈内静脉。

甲状腺下静脉：单干者为17%，双干者为55%，3干者为18%，多干者为10%。经气管的前面向下入胸腔，注入头臂静脉。两侧甲状腺下静脉在气管前方常吻合成甲状腺奇静脉丛。行气管切开术时，应注意止血。

（六）淋巴引流

甲状腺上部淋巴管注入喉前淋巴结、颈深上淋巴结群和咽后外侧淋巴结，下部淋巴管注入气管前淋巴结、气管旁淋巴结和颈深上淋巴结群。

（七）甲状旁腺

甲状旁腺为棕黄色扁椭圆形小体，长度为6 mm，宽度为3~4 mm，厚1~2 mm。甲状旁腺一般有上、下两对，位于甲状腺侧叶后缘处的囊鞘间隙内。上甲状旁腺的位置较恒定，多位于甲状腺侧叶后面上、中1/3交界处。下甲状旁腺的位置变化较大，多数位于甲状腺侧叶下1/3的后面，有的位于甲状腺侧叶实质内或气管前外侧的疏松结缔组织内，甚至位于上纵隔。甲状旁腺平均为3.2个，左上甲状旁腺的出现率为87%，左下甲状旁腺出现率为72%，右上甲状旁腺出现率为84%，右下甲状旁腺出现率为76%。若损伤、切除甲状旁腺或损伤分布于甲状旁腺的甲状腺上、下动脉的分支，可出现手足抽搐。因此，做甲状腺切除手术时应仔细解剖并保留甲状旁腺及其血供。

三、甲状腺癌的临床分期

（一）TNM分期

根据世界抗癌联盟（UICC）第7版（2010版）甲状腺TNM分期如下：

T　　　原发肿瘤。

TX　　原发部位肿瘤不能估计。

T0　　原发部位无肿瘤证据。

T1　　肿瘤局限于腺体内，最大直径小于或等于2 cm。

T1a　　肿瘤局限于甲状腺内，最大直径≤1 cm。

T1b　　肿瘤局限于甲状腺内，最大直径>1 cm，且≤2 cm。

T2　　肿瘤局限于腺体内，最大直径>2 cm，且≤4 cm。

T3　　肿瘤局限于腺体内最大直径大于4 cm，或伴有腺体外少许侵犯的肿瘤（如：侵犯胸骨甲状肌或甲状腺周围软组织）。

T4a　　肿瘤侵犯至包膜外，侵及皮下组织、喉、气管、食管、喉返神经。

T4b　　肿瘤侵及椎前筋膜、纵隔血管或包裹颈总动脉。

未分化癌均为T4

T4a　　未分化癌，肿瘤限于甲状腺内，尚可外科切除。

T4b　　未分化癌，肿瘤已侵出包膜，外科难以切除。

注：有多灶性肿瘤加用（m），如T2（m）

N 区域淋巴结，区域淋巴结为颈部和上纵隔淋巴结。

NX 区域淋巴结不能估定。

N0 无区域淋巴结转移。

N1 有区域淋巴结转移。

N1a 转移至Ⅵ区淋巴结[包括气管前、气管旁、喉前（Delphian）淋巴结]

N1b 转移至单侧、双侧或对侧颈部（Ⅰ、Ⅱ、Ⅲ、Ⅳ、Ⅴ区）、咽后或上纵隔淋巴结。

M 远处转移。

MX 远处转移不能估定。

M0 没有远处转移。

M1 有远处转移。

（二）临床分期（对不同组织类型的甲状腺癌分别予以分期）

甲状腺乳头状腺癌或滤泡状腺癌分期（45岁以下）：

Ⅰ期	任何 T	任何 N	M0
Ⅱ期	任何 T	任何 N	M1

甲状腺乳头状腺癌或滤泡状腺癌（45岁以上）及髓样癌（任何年龄）：

Ⅰ期	T1	N0	M0
Ⅱ期	T2	N0	M0
Ⅲ期	T3	N0	M0
	T1-T3	N1a	M0
Ⅳ期A	T1-T3	N1b	M0
	T4a	N0，N1	M0
Ⅳ期B	T4b	任何N	M0
Ⅳ期C	任何T	任何N	M1

未分化癌（全部归Ⅳ期）：

Ⅳ期A	T4a	任何N	M0
Ⅳ期B	T4b	任何N	M0
Ⅳ期C	任何T	任何N	M1

四、甲状腺癌的病理分类和临床表现

（一）乳头状腺癌

乳头状腺癌是甲状腺癌中最常见的类型，占70%~80%，女性多于男性，30~40岁多见，肿瘤大小不一，多为单发，质硬，大部分没有包膜，边界不清。乳头状癌起源于甲状腺的滤泡状细胞，其组织学上表现为肿瘤细胞呈乳头状生长和核的改变。核的改变包括：①核膜不规则，如呈锯齿状或沟状；②核重叠和核增大；③核空泡状。有时癌组织可发生钙化，可见砂粒体（Psammoma bodies）。如乳头状癌小于1 cm又称为"微小癌"。

甲状腺乳头状癌多表现为无任何症状的甲状腺单发结节。随着肿瘤增大，侵犯周围组织时，会出现声嘶、吞咽困难和呼吸困难等症状。

乳头状癌主要经淋巴转移，且在早期即可发生颈淋巴结转移（约30%的病例就诊时已有颈淋巴结转移）。经腺体内淋巴管转移被认为是多灶性甲状腺癌的原因之一。儿童乳头状甲状腺癌发生颈淋巴转移和远处转移较成人更多见（有报道称就诊时颈淋巴结转移的概率高达60%）。尽管如此，儿童甲状腺乳头状癌的预后还是比较好的。

（二）滤泡状腺癌

滤泡状腺癌约占甲状腺癌的20%，居第二位，多见于中年人，平均年龄为45~50岁，女性多见。瘤体呈圆形、椭圆形或分叶结节状，多为单发，质软，如橡皮状，肿瘤有完整的包膜，切面呈红褐色。组织学上，滤泡状腺癌与正常甲状腺滤泡的结构相似，主要的鉴别点为是否有包膜侵犯和血管侵犯。这两个组织学特点在石蜡切片中非常明显，而细针穿刺活检（FNAB）和冰冻切片对滤泡状腺癌诊断价值有限。

与乳头状甲状腺癌不同，滤泡状腺癌以血行转移为主。多灶性癌比乳头状腺癌少见，颈淋巴结转移也比乳头状癌少见（约9%），但是远处转移的概率较乳头状腺癌高。如发生颈淋巴结转移，则复发的机会更多，预后也略差。

（三）髓样癌

髓样癌较少见，占甲状腺恶性肿瘤的6%~8%，是起源于甲状腺滤泡旁C细胞的恶性肿瘤。髓样癌可分为家族性和散发型两种，前者约占髓样癌的16%，有明显家族史，并伴有多发性内分泌肿瘤综合征，后者约占髓样癌的84%，不伴多发性内分泌肿瘤综合征。各年龄期都可发生，散发型平均年龄为49岁，家族型平均年龄为30岁。女性略多于男性。髓样癌约占儿童甲状腺恶性肿瘤的10%，而且都为家族型。

肿瘤多为单发，家族型者多为双侧。结节质硬而固定，可有轻度压痛，呈圆形或椭圆型，多无包膜，切面呈灰白或淡红色。镜下可见癌细胞呈圆形、多边形或梭形，排列多样化，多呈巢状或束状，无乳头状结构或滤泡结构。免疫组化检查可显示肿瘤中降钙素染色阳性。

髓样癌最常见的临床表现为无痛性甲状腺肿块。少数病例可有疼痛，吞咽困难或声音嘶哑。很少部分病例可以腹泻为首发症状，且伴有其他内分泌综合征的症状。肿瘤以淋巴结转移为主，亦可血行转移到肺、肝或骨。

（四）未分化癌

未分化癌较少见，占甲状腺癌的3%~5%，主要发生于老年患者，男性多见。肿块质硬，无包膜，边界不清，固定，局部可有压痛。镜检可见癌组织由分化不良的上皮细胞组成，细胞呈多边形，有核分裂相，主要为巨细胞、小细胞和梭形细胞，有时可含由鳞状上皮。

甲状腺未分化癌恶性程度高，生长迅速，常很快弥漫累及整个甲状腺及侵犯周围组织，而引起声嘶、吞咽困难和呼吸困难。有20%~50%的患者可发生血行播散转移，以转移到肺和骨最常见。预后极差，多于半年内死亡。

五、甲状腺癌的诊断

早期甲状腺癌多无任何症状，或者体检时偶然发现甲状腺结节，判断良恶性比较困难，出现以下情况要考虑到甲状腺癌的可能性：
①甲状腺单发结节，尤其是儿童或40岁以上的男性患者。
②甲状腺结节伴有声嘶、呼吸困难、吞咽困难者。
③甲状腺结节伴有颈部淋巴结肿大者。
④甲状腺肿块坚硬、固定，表面不平，不随吞咽上下活动。
⑤甲状腺肿块伴长期腹泻，面部潮红等，常是髓样癌的特征。

甲状腺癌的诊断除了临床表现外，主要根据甲状腺B超检查、细针穿刺活组织检查（FNAB）、CT和MRI等。

（一）超声诊断

多年来，超声检查是甲状腺疾病诊断中非常重要的影像学检查方法之一。高分辨率的超声检查可以发现2 mm的囊性结节和3 mm的实质性结节。同时超声检查可以显示甲状腺腺体以及腺体内结节的许多细节，包括结节的形态、边界是否清楚、包膜是否完整、囊性还是实质性的、是否有钙化、血供情况等，其对甲状腺癌的诊断具有高度的敏感性和特异性。

甲状腺癌的超声检查多表现为实质低回声结节、内部血供丰富、边界不清楚、不规则、晕圈缺如、伴有微小钙化、针尖样弥散分布或砂砾样钙化。而甲状腺癌转移的淋巴结可表现为淋巴结呈圆形、边界不规则或模糊、内部回声不均、内部出现钙化、皮髓质分界不清、淋巴门消失或囊性变等。

近年来，甲状腺弹性图像评分和甲状腺超声造影技术在评估甲状腺结节中的应用日益增多。甲状腺弹性图像评分大多数采用5分法评分。0级：病灶区为囊性，基本不见实质成分，表现为红蓝绿相间；1级：病灶区与周围组织成均匀的绿色；2级：病灶区以绿色为主（绿色区域面积>90%）；3级：病灶区呈杂乱的蓝绿相间或病灶区以蓝色为主（蓝色面积为50%~90%）；4级：病灶区几乎为蓝色覆盖（蓝色区域面积>90%）。以5分法评定甲状腺肿瘤时，在肿块的弹性系数>4分时，其恶性的可能性非常大，特异度为96%，灵敏度为82%。

（二）细针穿刺活组织检查（FNAB）

虽然甲状腺结节的发病率很高，但是90%左右的甲状腺结节是良性的。因此，从众多的甲状腺结节中筛选出恶性肿瘤在临床上非常重要。目前，FNAB已经成为临床上判断甲状腺良恶性、需要保守治疗还是手术治疗的最经济而且较为可靠的检查方法。

一般情况下无论是触诊还是影像学检查发现的甲状腺结节，需确诊结节的良、恶性质（除非结节为单纯囊性者），以进一步决定是否需要外科手术治疗的都是行FNAB的适应证。尤其是B超显示低回声结节、边界不清、不规则、结节内血管丰富、有微钙化、淋巴结转移等怀疑为恶性结节的病例。

　　文献报道FNAB对诊断甲状腺癌的敏感性为70%~96%，特异性为72%~100%，假阴性率为低于5%，假阳性率低于1%。

（三）CT、MRI

　　与超声检查相比，CT、MR等检查在甲状腺结节评估方面均未显示出更大的优势，并不作为评估甲状腺结节的常规检查。但是CT检查可以帮助显示结节与周围解剖结构关系，对显示胸骨后侵犯，邻近结构侵犯和颈淋巴结转移较好，有助于手术方案的制订。

　　CT对甲状腺肿瘤病灶的检出率较高，达90%以上。甲状腺癌原发灶多为单发，也可多发，少数可双侧病灶。CT平扫病灶呈低密度区，病灶形态多为不规则形或分叶状。甲状腺癌病灶边界多不规则，较模糊，有时可见肿瘤边界不规则中断呈"蟹足状"改变。钙化在甲状腺癌病灶内出现比较常见，尤其是沙粒样或不规则细颗粒样钙化较具有特征性。甲状腺癌在CT增强扫描上多表现为不均匀强化、结节状强化或者"半岛状"强化，后者表现为瘤体内不规则低密度区的周边见"半岛状"强化结节，形成的原因是肿瘤向包膜外浸润的深度不同而形成不规则的"半岛状"征象。甲状腺癌的另一个特征是瘤周"强化残圈"征，为肿瘤周边的包膜、假包膜连续性中断，呈部分强化，强化环不完整。如有颈部淋巴结转移CT上可见多发肿大淋巴结，单侧或者双侧，多数转移淋巴结边界清晰，可有明显强化，强化不均匀，部分转移淋巴结内可见液化坏死，增强后呈环形强化，为特征性的CT征象。转移淋巴结也可有钙化，尤其是出现细粒样钙化是甲状腺乳头状癌转移的特征性表现。如果发现甲状腺病灶侵犯甲状腺周围组织器官也是诊断甲状腺癌的重要特征。包括颈动脉被肿瘤包绕、气管受到肿瘤侵犯致气管壁呈锯齿状改变或气管腔内出现软组织肿块、食管壁被肿瘤包绕，管壁不规则等。

　　甲状腺癌在MRI检查中T1WI通常呈低信号，T2WI上呈高信号或混合信号。但较为特殊的是滤泡性癌病灶在T1WI和T2WI上均可表现为高信号。增强MR在T1WI上肿瘤组织可呈不均匀强化。肿瘤边缘模糊、形态不规则及信号不均匀是MRI诊断甲状腺癌的重要征象。甲状腺癌周围组织受到肿瘤生长的不断刺激可发生反应性纤维增生，从而形成假包膜，在T1WI、T2WI上表现为肿瘤灶周边的低信号区。假包膜部分区域被肿瘤侵及穿破、形成瘤周不完整包膜样低信号影是MRI诊断甲状腺癌的特征性表现。肿瘤病变外侵时，可见正常脂肪间隙消失和相应受侵组织结构被包绕、破坏、软组织肿块等征象。淋巴结转移时可见肿大淋巴结，T1WI上呈低信号，T2WI上呈高信号。

（四）PET-CT

文献报道PET-CT显像对大部分甲状腺肿瘤良恶性的鉴别有一定的假阳性率和假阴性率，用于分期也不是很适合。PET-CT对于已经明确病理类型的甲状腺髓样癌、未分化癌，可用于手术治疗前了解全身转移情况，以及治疗后评估。

六、分化型甲状腺癌的手术治疗

手术切除是目前治疗分化型甲状腺癌最为有效的方法。由于分化型甲状腺癌恶性程度低、发展缓慢，因此对其外科治疗术式的选择仍有分歧。手术操作不当所引起的喉返神经麻痹和甲状旁腺功能低下仍时有发生。尤其在耳鼻喉科门诊因声音嘶哑而就诊的患者中，手术创伤引起的喉返神经麻痹仍是造成声音嘶哑的原因之一。因此甲状腺癌手术术式选择以及如何避免并发症的发生是头颈外科关注的问题。

（一）甲状腺癌术中喉上神经、喉返神经及甲状旁腺的处理

甲状腺癌手术中，除非肿瘤明显侵犯喉返神经或喉上神经，均应分离并保留。

根据甲状腺上动静脉与喉上神经的解剖关系，术中结扎甲状腺上血管的位置，愈靠近腺体安全行越大。如结扎部位过高，可损伤喉上神经外支。

在做腺叶切除时，应行包膜（真被膜）外切除，避免做保留后包膜的包膜内切除，后者如操作不慎易误伤喉返神经。在切除腺体的过程中，应常规解剖喉返神经直至其入喉处。

除非肿瘤明显侵犯甲状旁腺，应按照精细化被膜解剖技术的要求尽量保留甲状旁腺及其血供，以免出现术后甲状旁腺功能减退。

由于绝大多数甲状旁腺位于甲状腺侧叶的后缘处，居假被膜与真被膜之间。因此手术时应严格紧靠甲状腺真被膜操作，并完整地保留

真被膜以外、侧叶上下附近的疏松结缔组织，可有效地保留甲状旁腺免被切除。

术中辨认甲状旁腺非常重要。正常甲状旁腺体积一般小于1 cm³，椭圆型，在老年患者呈浅黄色，年轻患者呈黄棕色。有建议术前40分钟经静脉滴入美蓝，由于甲状旁腺血供丰富，染料可使其变成黄绿色，以资于周围的脂肪组织区别。如术中不慎把可疑为甲状旁腺的组织取下，可放入盐水中，脂肪浮在水面，而甲状旁腺沉入水底。如为甲状旁腺可将其植入颈部的肌肉中。

（二）分化型甲状腺癌（DTC）的切除范围

分化型甲状腺癌的临床特点为：生长缓慢，恶性程度低，颈淋巴结转移率高，因此需10年以上的长期临床随访。目前对甲状腺的切除范围仍有不同意见。对局限于一侧腺体的甲状腺癌，国外仍有作者主张行全甲状腺切除术。其理由是：①一次性治疗多灶性病变；②利于术后监控肿瘤的复发和转移；③利于术后¹³¹I治疗；④减少肿瘤复发和再次手术的概率（特别是对中、高危DTC患者），从而避免再次手术导致的严重并发症发生率增加；⑤准确评估患者的术后分期和危险度分层。然而，全甲状腺切除术的弊端也是很大的，Farrar报道全甲状腺切除术的甲旁减的发生率为20.7%，喉返神经麻痹的发生率为3.4%，而部分切除术的甲旁减和喉返神经麻痹的发生率分别降至1.6%和0.5%。因此，不少作者主张行患侧甲状腺腺叶加峡部切除术，认为：①这一术式甲旁减和喉返神经麻痹的发生率明显低于全甲状腺切除术；②在低危组中选择合适的患者施行腺叶加峡部切除术，其长期生存率并不低于全甲状腺切除术。马东白报道2 523例做腺叶加峡部切除术的病例，经10~15年的随访，发现对侧腺叶复发者仅19例（0.75%）。③如果术后对侧复发，再行二期全甲状腺切除术也是容易的，患者长期生存率并不受影响，且二期全甲状腺切除的安全性与一期腺叶加峡部切除术相同。但是这一术式面临甲状腺乳头状腺癌存在多中心灶这一事实，因此有遗漏对侧癌灶的风险。

因此，目前比较一致的意见是分化型甲状腺癌的切除范围需考虑以下因素：肿瘤大小、有无侵犯周围组织、有无淋巴结和远处转移、单灶或多灶、童年期有无放射线接触史、有无甲状腺癌或甲状腺癌综合征家族史、性别、病理亚型等其他危险因素。应根据临床TNM （cTNM）分期、肿瘤死亡/复发的危险度、各种术式的利弊和患者意愿等来确定。

国内《甲状腺结节和分化型甲状腺癌诊治指南》（2012）（以下简称国内指南）关于DTC的甲状腺切除术式主要包括全/近全甲状腺切除术和甲状腺腺叶+峡部切除术两种术式。全甲状腺切除术即切除所有甲状腺组织，无肉眼可见的甲状腺组织残存；近全甲状腺切除术即切除几乎所有肉眼可见的甲状腺组织（保留<1g的非肿瘤性甲状腺组织，如喉返神经入喉处或甲状旁腺处的非肿瘤性甲状腺组织）。建议DTC的全/近全甲状腺切除术适应证包括：①童年期有头颈部放射线照射史或放射性尘埃接触史；②原发灶最大直径>4 cm；③多癌灶，尤其是双侧癌灶；④不良的病理亚型，如：PTC的高细胞型、柱状细胞型、弥漫硬化型、实体亚型，FTC的广泛浸润型，低分化型甲状腺癌；⑤已有远处转移，需行术后^{131}I治疗；⑥伴有双侧颈部淋巴结转移；⑦伴有腺外侵犯（如气管、食管、颈动脉或纵隔侵犯等）。全/近全甲状腺切除术的相对适应证是：肿瘤最大直径为1~4 cm，伴有甲状腺癌高危因素或合并对侧甲状腺结节。

国内指南建议甲状腺腺叶+峡部切除术的适应证为：局限于一侧腺叶内的单发DTC，并且肿瘤原发灶最大直径≤1 cm、复发危险度低、无童年期头颈部放射线接触史、无颈部淋巴结转移和远处转移、对侧腺叶内无结节。甲状腺腺叶+峡部切除术的相对适应证为：局限于一侧腺叶内的单发DTC，并且肿瘤原发灶最大直径≤4 cm、复发危险度低、对侧腺叶内无结节、微小浸润型FTC。

（三）颈淋巴结清扫问题

分化型甲状腺癌有较高的颈淋巴结转移率（30%~70%）。对颈淋巴结转移是否会影响患者的长期生存率及颈淋巴结清扫的指证目前仍有不同意见。Noguchi认为淋巴结清扫对改善预后肯定有意义。Tubiana明确提出分化型甲状腺癌有颈淋巴结转移时，增加病死率和复发率。张仑等总结937例甲状腺癌患者的病死率，乳头状癌中有无颈淋巴结转移的病死率分别为13.7%和5.7%（$P<0.001$），在滤泡型甲状腺癌中，分别为31.6%和11.5%，其中相当部分颈淋巴结转移同时伴周围器官侵犯而无法彻底切除，患者术后复发死亡。但持不同意见者认为大样本随访资料显示及时处理颈淋巴结对生存率无影响。如术后出

现淋巴结转移，再行颈淋巴结清扫，预后仍较好。因此主张对N0患者不必行选择性的侧颈淋巴结（Ⅱ~Ⅴ区）清扫术。结合复习近年国内外有关文献，笔者认为术前发现有颈淋巴结肿大者，毫无疑问应行侧颈淋巴结清扫术。而对N0患者应结合年龄和肿瘤的特点来考虑是否做选择性颈清术。除了对高危组患者：男性>41岁，女性>51岁，腺体外乳头状癌或明显侵犯包膜的滤泡型腺癌应行侧颈清术外，其他N0患者不必常规行Ⅱ~Ⅴ区的颈淋巴结清扫，提倡长期密切随访。

国内指南建议对临床颈部非中央区淋巴结转移（cN1b）的DTC患者，行颈侧区淋巴结清扫术。建议根据Ⅵ区转移淋巴结的数量和比例、DTC原发灶的位置、大小、病理分型和术中对非Ⅵ区淋巴结的探查情况等，进行综合评估，对部分临床颈部中央区淋巴结转移（cN1a）患者行择区性颈部淋巴结清扫术。

由于20%~90%的DTC患者在确诊时即存在颈部淋巴结转移，多发生于颈部中央区（Ⅵ区）。因此国内指南建议DTC术中在有效保留甲状旁腺和喉返神经情况下，行病灶同侧中央区淋巴结清扫术。

总之，绝大部分分化型甲状腺癌预后良好，手术切除是主要的治疗方法。高、低风险组是选择术式和切除范围的主要依据，其中年龄又是最重要的因素。对大多数低风险组病例，可行患侧腺叶切除+峡部切除术。而对高风险组病例则需行全/次全甲状腺切除术，如术前发现颈淋巴结肿大，应同时行患侧侧颈清扫术，而N0患者只做Ⅵ区选择性清扫。这样既较大程度地保证病灶清除，减少复发，又不增加术后并发症。当然，必须强调术后长期密切随访。

七、分化型甲状腺癌手术后的其他治疗

（一）分化型甲状腺癌术后TSH抑制治疗

分化型甲状腺癌术后TSH抑制治疗是指手术后应用甲状腺激素将TSH抑制在正常低限或低限以下、甚至检测不到的程度，一方面补充分化型甲状腺癌患者所缺乏的甲状腺激素，另一方面抑制分化型甲状腺癌细胞生长。TSH抑制治疗用药首选L-T4口服制剂。干甲状腺片中甲状腺激素的剂量和T3/T4的比例不稳定，可能带来TSH波动，因此不建议在长期抑制治疗中作为首选。

TSH抑制水平与分化型甲状腺癌的复发、转移和癌症相关死亡的关系密切，特别对高危组分化型甲状腺癌者，这种关联性更加明确。

TSH>2 mU/L时癌症相关死亡和复发增加。高危组分化型甲状腺癌患者术后TSH抑制至<0.1 mU/L时，肿瘤复发、转移显著降低。低危组分化型甲状腺癌患者术后TSH抑制于0.1~0.5 mU/L即可使总体预后显著改善，而将TSH进一步抑制到<0.1 mU/L时，并无额外收益。某些低分化分化型甲状腺癌的生长、增殖并非依赖于TSH的作用，对此类患者，即便将TSH抑制到很低的水平，仍难以减缓病情进展。

超过生理剂量的甲状腺素可能带来一些不良反应。一部分患者有甲状腺功能亢进症状，如震颤、焦虑、睡眠障碍、怕热、不能耐受的心悸等，有时需要减低甲状腺素的剂量。

更大的担忧是抑制TSH对骨骼的影响，尤其对于绝经后妇女，在老年妇女应用抑制剂量的甲状腺素可能增加患骨质疏松症的风险。绝经后的雌激素替代疗法是否具有保护作用仍不清楚。在绝经前妇女，这种风险是可忽略不计的。TSH抑制对男性骨健康的影响仍不清楚。

TSH需长期维持在很低水平（<0.1 mU/L）时，可能加重分化型甲状腺癌患者心脏负荷和心肌缺血（老年者尤甚），引发或加重心律紊乱（特别是心房颤动），引起静息心动过速、心肌重量增加、平均动脉压增大、舒张和（或）收缩功能失调等，甚至导致患者心血管病相关事件住院和死亡风险增高。减少甲状腺素剂量后则上述诸多受损情况可逆转。

TSH抑制治疗最佳目标值应满足：既能降低分化型甲状腺癌的复发、转移率和相关病死率，又能减少外源性亚临床甲亢导致的不良反应，应制订个体化治疗目标。为此，国内指南借鉴这一理念，根据双风险评估结果，建议在DTC患者的初治期（术后1年内）和随访期中，设立相应TSH抑制治疗目标（表15-1~15-3）。

表15-1　DTC的复发危险度分层

复发危险度组别	符合条件
低危组	符合以下全部条件者
	无局部或远处转移
	所有肉眼可见的肿瘤均被彻底清除
	肿瘤没有侵犯周围组织
	肿瘤不是侵袭型的组织学亚型，并且没有血管侵犯
	如果该患者清甲后行全身^{131}I显像，甲状腺床以外没有发现碘摄取

续表15-1

复发危险度组别	符合条件
中危组	符合以下任一条件者
	初次手术后病理检查可在镜下发现肿瘤有甲状腺周围软组织侵犯
	有颈淋巴结转移或清甲后行全身^{131}I显像发现有异常放射线摄取
	肿瘤为侵袭型的组织学亚型，或有血管侵犯
高危组	符合以下任一条件者
	肉眼下可见肿瘤侵犯周围组织或器官
	肿瘤未完整切除，术中有残留
	伴有远处转移
	全甲状腺切除后，血清Tg水平仍较高
	有甲状腺癌家族史

表15-2　TSH抑制治疗的不良反应风险分层

风险分层	适应人群
低危	符合下述所有情况：①中青年；②无症状者；③无心血管疾病；④无心律失常；⑤无肾上腺素能受体激动的症状或体征；⑥无心血管疾病危险因素；⑦无合并疾病；⑧绝经前妇女；⑨骨密度正常；⑩无 OP 的危险因素
中危	符合下述任一情况：①中年；②高血压；③有肾上腺素能受体激动的症状或体征；④吸烟；⑤存在心血管疾病危险因素或糖尿病；⑥围绝经期妇女；⑦骨量减少；⑧存在 OP 的危险因素
高危	符合下述任一情况：①临床心脏病；②老年；③绝经后妇女；④伴发其他严重疾病

表15-3　国内指南TSH抑制治疗的控制范围

在初治期（术后1年内）
DTC复发风险为高中危，不考虑TSH抑制风险，均应控制在0.1 mU/L以下
DTC复发风险为低危，TSH抑制风险高中危，控制在0.5~1.0 mU/L
DTC复发风险为低危，TSH抑制风险低危，控制在0.1~0.5 mU/L
在随访期
DTC复发风险为高中危，TSH抑制风险高中危，控制在0.1~0.5 mU/L
DTC复发风险为高中危，TSH抑制风险低危，控制在0.1 mU/L以下
DTC复发风险为低危，TSH抑制风险高中危，控制在1.0~2.0 mU/L
DTC复发风险为低危，TSH抑制风险低危，控制在0.5~2.0 mU/L

（二）^{131}I治疗

^{131}I是DTC术后治疗的重要手段之一。^{131}I治疗包含两个层次：一是采用^{131}I清除DTC术后残留的甲状腺组织，简称^{131}I清甲；二是采用^{131}I清除手术不能切除的DTC转移灶，简称^{131}I清灶。

目前对术后^{131}I清甲治疗的适应证尚存争议，主要问题集中于低危患者是否能从中获益。结合ATA的推荐、国内的实际情况和临床经验，国内指南建议对DTC术后患者进行实时评估，根据TNM分期，选择性实施^{131}I清甲治疗。总体来说，除癌灶<1 cm且无腺外浸润、无淋巴结和远处转移的DTC外，均可考虑^{131}I清甲治疗。妊娠期、哺乳期、计划短期（6个月）内妊娠者和无法依从辐射防护指导者，禁忌进行^{131}I清甲治疗。

^{131}I清灶治疗的适应证：^{131}I清灶治疗适用于无法手术切除、但具备摄碘功能的DTC转移灶（包括局部淋巴结转移和远处转移）。治疗目的为清除病灶或部分缓解病情。清灶治疗的疗效与转移灶摄取^{131}I的程度和^{131}I在病灶中的滞留时间直接相关，还受到患者年龄、转移灶的大小和部位，以及病灶对^{131}I的辐射敏感性等因素的影响。年轻患者获得治愈的可能性较大，软组织和肺部的微小转移灶易被清除；已形成实质性肿块的转移灶或合并骨质破坏的骨转移，即使病灶明显摄取^{131}I，清灶治疗的效果也往往欠佳。高龄、伴随其他严重疾病或无法耐受治疗前甲减者，不宜采用^{131}I清灶治疗。位于关键部位的转移灶（如颅内或脊髓旁、气道内、性腺旁转移等），如果无法手术，即使病灶显著摄取^{131}I，也不适合进行^{131}I清灶治疗，而应采用其他方法处理。一般认为首次^{131}I清灶治疗应在^{131}I清甲后至少3个月后进行。重复清灶治疗宜间隔4~8个月。

（三）DTC的辅助性外放射治疗及化学治疗

侵袭性DTC经过手术和^{131}I治疗后，外放射治疗降低复发率的作用尚不明确，不建议常规使用。下述情况下可考虑外照射治疗：①以局部姑息治疗为目的；②有肉眼可见的残留肿瘤，无法手术或^{131}I治疗；③疼痛性骨转移；④位于关键部位、无法手术或^{131}I治疗（如脊椎转移、中枢神经系统转移、某些纵隔或隆凸下淋巴结转移、骨盆转移等）。

DTC对化学治疗药物不敏感。化学治疗仅作为姑息治疗或其他手段无效后的尝试治疗。多柔比星（Doxorubitin，阿霉素）是唯一经美国食品与药品监督管理局（FDA）批准用于转移性甲状腺癌治疗的药物，其对肺转移的疗效优于骨转移或淋巴结转移。

（四）DTC的靶向药物治疗

随着对甲状腺癌分子机制研究的不断深入，越来越多的靶向药物开展了针对甲状腺癌的临床试验。酪氨酸激酶抑制药（TKI）是目前在甲状腺癌治疗方面被研究得最多的靶向治疗药物。对^{131}I难治性DTC，包括索拉非尼、舒尼替尼、凡得替尼、阿昔替尼、莫替沙尼和吉非替尼等在内的多个TKIs已开展了临床试验，证实TKIs在一定程度上可以缓解疾病进展。但是，至今尚无一例患者出现完全治愈，部分缓解率最高也不到50%，而且这种缓解率难以长期维持；有相当部分患者因为出现并不少见的不良反应或者肿瘤进展而终止用药。因此，目前仅在常规治疗无效且处于进展状态的晚期DTC患者中，可以考虑使用这类药物。

八、髓样癌

甲状腺髓样癌来源于滤泡旁C细胞，该细胞为神经嵴来源，约占甲状腺细胞的1%。这些细胞分布于整个甲状腺，但主要集中在甲状腺后部及外上1/3处，这与甲状腺髓样癌的常见部位一致。滤泡旁C细胞能产生降钙素，降钙素可作为该肿瘤的标志物，并与甲状腺髓样癌常出现的内分泌症状（疼痛、面部潮红、腹泻）相关。甲状腺髓样癌占甲状腺癌的5%~10%，其中散发性髓样癌占75%，其余的为家族性髓样癌。

甲状腺髓样癌通常表现为缓慢增大的甲状腺质硬结节。1/3的病例在组织学检查中可发现淀粉样蛋白。在家族性病例中C细胞增生是最常见的先兆特点。确诊时淋巴结转移很常见，可能会有广泛转移，且与肿瘤的大小无关。中央区淋巴结最易受累，但颈部和纵隔所有区域均可侵犯。约50%患者转移至对侧颈部淋巴结。需要注意的是，应重视远处转移，由于转移灶小，且缺乏特定的影像学特定，所以常常造成诊断困难。血源性转移可侵犯肺、肝、骨、脑和软组织。

手术是甲状腺髓样癌的主要治疗方式，放疗和常用的化疗药物与该病的生存率无相关性。理想的首次手术治疗应该能切除原发肿瘤及转移淋巴结。术前颈部超声和CT检查有助于明确不能触及的甲状腺病变及局部淋巴结转移灶。术前降钙素水平检查有助于监测术后降钙素水平。对于甲状腺髓样癌应施行甲状腺全切除、中央区及同侧颈清扫术。若术前超声或CT发现双侧甲状腺病变者应行双侧颈淋巴结清扫术。

降钙素水平是甲状腺髓样癌术后监测的一个重要指标。术后降钙素水平迅速下降，通常在72 h内降到基线，也有的会有迟发性下降。对临床上可触及肿块的患者，50%的患者将持久存在生化指标异常。无症状的或临界性的降钙素水平升高使医生陷于两难境地，因为该病仅靠影像学检查结果很难诊断。降钙素水平再次升高、症状出现或复发、颈部肿块增大时，应及时做颈部、胸部、腹部检查以发现转移病灶，但是影像学检查常常不能精确地发现转移灶（影像学检查有低敏感性和极高的假阳性率）。

甲状腺髓样癌仍然缺乏相应的辅助治疗手段。C细胞不能聚碘，因此^{131}I治疗无效。一项针对73例高风险（显微镜下残留病变，腺体外侵犯，或淋巴结侵犯）局部复发的患者的回顾性研究表明，接受术后放疗的患者有更高的局控率（10年局控率86% *vs.* 52%，$P=0.049$）。然而，仍然难以在放疗的不良反应（口腔干燥、颈部纤维化、增加再次手术的难度）与已知的高复发率之间取得平衡。

甲状腺髓样癌的主要预后因素包括确诊时患者的年龄和疾病分期。甲状腺切除术后患者的降钙素水平对于局部复发和长期生存来说都是一个重要的预后指标。总体上，5年总体生存率为80%~85%，根据疾病临床分期而不同：Ⅰ期和Ⅱ期98%，Ⅲ期73%，Ⅳ期40%，10年总生存率为70%~80%。美国西奈山医院报道，其5年、10年和20年总生存率分别为97%、88%和84%，而无瘤生存率较低，分别为97%、74%和29%。

总之，髓样癌不常见，在甲状腺癌中仅占很小一部分。随着对家族性髓样癌机制认识的迅速提高，显著改善了我们的处理该病的能力，目前已能早期诊断该病，甚至在某些病例出现恶性变以前就能确诊并给予个性化治疗。而散发性髓样癌的治疗仍然是个挑战，一方面是因为缺乏有效的全身治疗方式，另一方面是因为一旦其转移超出了甲状腺的范围，本质上是不可治愈的。然而，小分子靶向治疗的快速进步，为不久的将来能出现更有效的化疗提供了希望。

九、未分化癌

未分化甲状腺癌（ATC）被认为是最具侵袭性的人类恶性肿瘤，与预后通常较好的分化型甲状腺癌形成了鲜明对比。大多数表现为快速增长的甲状腺肿，多数未分化癌在诊断的时候，由于其对颈部结构的广泛侵犯以致无法手术。大约有一半ATC患者在被诊断时即有肿瘤转移征象，即使手术能切除颈部的肿瘤，也不代表能达到治愈的目的。而且不幸的是，这些肿瘤对外放射治疗和化疗这些常规术后辅助疗法反应很差。其结果是大多数ATC患者基本上都无法治疗，随着肿瘤侵袭颈部的重要结构和发生其他多部位的远处转移，患者很快发生死亡。

在美国每年将近有1 500名患者死于甲状腺癌，虽然未分化癌在甲状腺恶性肿瘤中只占了不到5%，但是几乎半数死亡病例为未分化癌。大多数ATC研究显示肿瘤特异性病死率为70%~95%，生存期中位数小于6个月，并且只有极少比例的患者可以长期存活。

ATC患者治疗的最佳方案仍然是一个棘手的课题。外科手术、放射和化学疗法对大多数患者来说只起到了很有限的作用。首次手术的范围大小、原发肿瘤及局部受侵淋巴结的扩大切除与ATC的疗效没有相关性。ATC的扩大手术治疗被证实没有好处，但是对能通过手术切除实现局部病情控制的患者能略为延长生存期，并且至少在术后放疗期间不会因为上呼吸消化道肿瘤直接侵犯而死亡。毫无疑问，改善"死亡的质量"是值得奋斗的目标，但这不能鼓励外科医师采取不合适的冒险性手术。手术通常来说也是姑息性的，而不是治疗性的。术后放疗能延缓局部复发，但不能阻止或延缓患者死于该病。更加激进的综合治疗（包括化疗）在大多数患者中得到的效果令人失望，并不能显著影响患者的生存期。

（周梁）

第三节　甲状旁腺肿瘤

甲状旁腺外科要求医生们必须熟悉甲状旁腺的解剖、生理、病理、诊断技术及手术技巧。甲状旁腺功能亢进（简称甲旁亢）包括三种类型：原发性、继发性和三发性甲状旁腺功能亢进。原发性甲状旁腺功能亢进多数为散发性，病因不明，少数为家族遗传性的。原发性甲状旁腺功能亢进也可由腺瘤、癌肿造成，其中腺瘤多见。继发性甲状旁腺功能亢进多发生在慢性肾功能衰竭的患者，是甲状旁腺对肾脏疾病所致的低血钙的反应。三发性甲状旁腺功能亢进为继发性甲状旁腺功能亢进持续日久，亢进的功能由依赖性转变为自主性。

甲状旁腺肿瘤分为良性和恶性肿瘤。良性肿瘤包括主细胞腺瘤、嗜酸细胞腺瘤和透明细胞腺瘤等病理类型。恶性肿瘤为腺癌。由于甲状旁腺良性和恶性肿瘤可产生和分泌大量PTH，释放出来经血流分布全身，可致PTH的靶器官反映增加，导致血浆及细胞外液内离子钙增加。

甲旁亢的临床表现包括高钙血症所致的全身症状和局部表现。

全身症状包括神经精神肌肉系统的症状、关节及软组织的症状、泌尿系结石、骨骼系统症状、高血压、溃疡病等。

甲状旁腺肿瘤早期可无任何局部症状，但需要警惕，腺瘤包膜内出血可引起局部刺激、疼痛感，腺癌侵犯喉返神经可引起一侧声带麻痹所致的声音嘶哑。体检可触及甲状腺下极结节。

由于早期甲状旁腺肿瘤症状不明显，加上在我国此病的发病率较低，非专科医生常常不太熟悉，所以不易被发现。有的患者被发现血清钙增高，做影像学检查时，肿瘤往往已经长到2 cm左右。常规检查方法包括B超检查、CT、MRI和核素检查等，这些都对诊断具有重要价值。其中以B超和增强CT对甲状旁腺肿瘤的诊断最有意义。

实验室检查发现血钙升高和血清甲状旁腺激素升高对定性诊断有意义。

甲状旁腺腺瘤原则上应进行手术切除。如为甲状旁腺癌，手术应尽量广泛切除肿瘤，除甲状旁腺肿瘤外，同时切除同侧大部甲状腺，甚至同侧甲状舌骨肌等，同时行Ⅵ区淋巴结清扫。

（周梁）

本章参考文献

[1]　Eroğlu A，Unal M，Kocaoğlu H. Total thyroidectomy for differentiated thyroid carcinoma：primary and secondary operations[J]. Eur J Surg Oncol，1998，24(4)：283-287.

[2]　Farrar WB，Copperman M，James AG. Surgical management of papillary and follicular carcinoma of the thyroid[J]. Ann Surg，1980，192(6)：701-704.

[3]　Shah JP，Loree TR，Dharker D，et al. Lobectomy versus total thyroidectomy for differentiated carcinoma of the thyroid：Amatched-pair analysis[J]. Am J Surg，1993，166(4)：331-335.

[4]　Wanebo H，Mcoburn M. Total thyroidectomy does not enhance disease control or survival even in high-risk patients with differentiated thyroid cancer[J]. Ann Surg，1998，227(6)：912-921.

[5]　马东白. 甲状腺癌外科治疗的现状和趋势[J]. 中国实用外科杂志，1999，19：34.

[6]　Noguchi S，Murakami N，Yamashita H，et al. Papillary thyroid carcinoma-modified radical neck dissection improves prognosis. Arch Surg，1998，133(3)：276-280.

[7]　张仑，李树玲. 128例甲状腺癌死亡病例临床分析[J]. 中国肿瘤临床，1995，(9)：641-644.

[8]　Sato N，Oyamatsu M，Koyama Y，et al. Do the level of nodal disease according to the TNM classification and the number of involved cervical nodes reflect prognosis in patients with differentiated carcinoma of the thyroid gland[J]? J Surg Oncol，1998，69(3)：151-155.

[9]　滕卫平，刘永锋，高明等. 甲状腺结节和分化型甲状腺癌诊治指南[J]. 中国肿瘤临床，2012，39(17)：1249-1272.

[10]　田文，罗晋. 中国与美国甲状腺结节与分化型甲状腺癌诊治指南比较[J]. 中国实用外科杂志，2013，33(6)：475-479.

[11]　Haugen BR，Alexander EK，Bible KC，et al. 2015 American Thyroid Association Management Guidelines for Adult Patients with Thyroid Nodules and Differentiated Thyroid Cancer：The American Thyroid Association Guidelines Task Force on Thyroid Nodules and Differentiated Thyroid Cancer[J]. Thyroid，2016，26(1)：1-133.

第十六章　颈部先天性疾病及良性肿瘤

颈部肿块在临床上颇为常见，常见于多种疾病，以发生自甲状腺和淋巴结者居多。在颈部肿块中绝大多数为肿瘤，据Skandalakis统计：颈部肿块中肿瘤约占80%，其中约有20%为恶性肿瘤，在恶性肿瘤中淋巴结转移癌约占80%。一般认为，颈部肿块按其来源可分为先天性发育畸形、肿瘤性、炎症性三大类，在肿瘤性肿块中又可分为原发性肿瘤和转移性肿瘤；在炎症性肿块中又可分为特异性感染和非特异性感染两类。在本章中，主要讨论颈部先天性疾病、良性肿瘤。

第一节　颈部先天性疾病

颈部因先天性疾病而表现的肿块，主要指的是发育性囊肿，它大多数是在胚胎发育过程，由于其残余的上皮退化不全而形成的。

一、甲状舌管囊肿

（一）病因与病理

甲状舌管囊肿是由于胚胎期甲状舌管退化不全，由残留上皮而形成的。胚胎第4周，在第一、二鳃弓间咽底壁正中形成甲状腺始基，甲状腺始基自奇结节和联合突间向深部凹陷形成甲状舌管。甲状腺始基自舌盲孔借助相连的甲状舌管向下延伸至正常甲状腺位置，进而发育成甲状腺。甲状舌管在胚胎第5~6周开始退化闭锁，在第8~10周消失，其上端遗留的小凹陷为舌盲孔。如甲状舌管在此过程中退化停止未能完全消失，在舌盲孔与甲状腺峡部间残留上皮管道，随着导管内上皮分泌物积聚形成囊肿，即为甲状舌管囊肿。甲状舌管在此行径过程中与舌骨关系密切而复杂，可位于舌骨的前面或后面，甚至穿过舌骨。囊肿多位于舌骨上的舌根部至胸骨上窝间的颈前正中线处，少数偏向一侧。经过舌盲孔可与口腔相通，因此可继发感染破溃形成瘘管，即为甲状舌管瘘。囊肿内覆复层鳞状上皮或纤毛柱状上皮。

（二）临床表现

甲状舌管囊肿大多生长缓慢，多见于3~10岁的儿童及20~40岁青壮年，早期无症状，当囊肿长至2~3 cm时，以颈前部肿块就诊，肿块呈圆形或椭圆形，表面光滑，质地偏软，边界清楚，可随吞咽或伸舌时上下活动，当伴发感染时可与皮肤粘连，窦道形成者可自瘘口处挤压出分泌物。囊肿穿刺可抽出透明或棕黄色黏稠囊液。

（三）诊断

若发现颈前中线处或中线旁肿块，且具有上述临床表现者，可给予颈部彩超或颈部增强CT或MRI检查以明确诊断。检查时应注意排除异位甲状腺的可能。

（四）治疗

原则：手术治疗为主。手术成功的关键是彻底切除囊肿及其与舌骨相连的管道，由于甲状舌管与舌骨的毗邻关系密切而复杂，术中应将1/3~1/2中段舌骨体一并切除。当囊肿感染脓肿形成时，急性期先行脓肿切开引流，待感染控制后择期再行手术切除。长期稳定的，小于2 cm的甲状舌管囊肿可以临床观察，暂不手术。

手术步骤：全麻或局麻。仰卧位，肩下垫枕。有人习惯在术前于囊肿内或窦道内注射亚甲蓝染液，以便于显示囊肿及管道的走行，但术中应注意不要将囊内压力增大的囊肿分离破，以免亚甲蓝液外漏污染术腔。在囊肿表面沿颈部皮纹做横切口，如有外瘘口，做横行的梭形皮肤切口，将外瘘口及其周围粘连的皮肤一并切除。切开皮肤皮下及颈阔肌，颈阔肌深面分离皮瓣，上至舌骨上方，下至甲状腺峡部，沿颈前白线打开颈深筋膜浅层，分离颈前带状肌拉向两侧，自上而下显露舌骨、囊肿、喉体及甲状腺峡部。自甲状腺峡部上缘水平向上分离喉体前软组织至肿块，再将肿块分离至舌骨下方甲舌膜表面，紧贴舌骨体表面切开舌骨上附着的肌肉，切断舌骨体中份，将其与舌骨下方的肿块等软组织向舌根部分离，一并切除。为缩短舌骨与舌盲孔的距离，助手可自口腔内将舌根推向前上方，便于彻底切除。舌根部断缘缝扎，如已进入口腔，应做黏膜下荷包缝合，舌骨上下肌群对位缝合。冲洗术腔妥善止血，放置负压引流管，颈前带状肌对位缝合，逐层关闭切口。术后应用抗生素预防感染。

（五）术后并发症

术后最常见的并发症即手术切除不彻底而造成的术后复发，如术后伤口不断有分泌物溢出，应加强换药，通畅引流，择期再次手术；舌骨上方的囊肿，可能损伤舌下神经；颈前中线旁甲舌膜表面的囊肿，可能损伤喉上神经，造成相应的神经受损表现。

二、鳃裂囊肿

（一）病因与病理

鳃裂囊肿是由于胚胎发育时第二或第三对鳃裂闭合不全残留的鳃裂组织引起的发育异常性疾病。囊肿内覆复层鳞状上皮或假复层纤毛柱状上皮，囊壁厚薄不均，富含淋巴样组织。

（二）临床表现

生长缓慢，常以无意中发现的颈侧肿块就诊，多见于20~30岁青年。大多数为单侧，少数为双侧病变，其中极少数中老年发病者可发生癌变。肿块最常见于颈侧，胸锁乳突肌前缘深面，舌骨水平，下颌角后下方，肿块表面光滑，边界清，质偏软有弹性，可有波动感，囊肿感染后形成窦道，脓肿破溃后形成窦口，挤压后可见清亮或棕黄色浓稠分泌物溢出。

第一鳃裂囊肿：少见，常表现为腮腺区耳周肿块，根据其与外耳道及面神经的位置关系可分为两型：Ⅰ型表现为耳后囊肿，其管道与外耳道平行，位于面神经浅面；Ⅱ表现为下颌角区囊肿，管道开口于外耳道，与腮腺及面神经总干关系密切。

第二鳃裂囊肿：最为常见。肿块体表投影位置位于舌骨水平，胸锁乳突肌前缘上中1/3附近，有内瘘口者多开口于同侧扁桃体窝后上方，根据位置的深度，囊肿可位于：颈阔肌与胸锁乳突肌间，胸锁乳突肌与颈鞘间，颈内外动脉间，颈鞘与咽侧壁间。

第三鳃裂囊肿：很少见，囊肿的体表投影位置与第二鳃裂囊肿类似，有内瘘口者多位于同侧梨状窝，管道沿颈鞘上行，与喉上神经或舌下神经关系密切。

第四鳃裂囊肿：罕见，囊肿的体表投影位于胸锁乳突肌中下1/3处前缘，管道沿颈鞘下行进入胸腔，左右侧管道的行径类似喉返神经，从胸腔折返至颈根部，内瘘口开口于食管。

（三）诊断

发展缓慢的颈侧区囊性肿块，具有以上临床表现者，可给予颈部彩超或颈部增强CT或MRI检查以明确诊断。穿刺抽液也可协助诊断。

（四）手术治疗

手术原则：彻底切除囊肿及其管道，当囊肿伴发感染脓肿形成时，急性期可先行脓肿切开引流，待感染控制后择期再行手术切除。与甲状舌管囊肿不同，鳃裂囊肿位于颈侧区，与颈鞘内容物关系密切，甚至形成粘连。

手术步骤：全麻。仰卧位，肩下垫枕，头偏向健侧。沿颈侧皮纹于囊肿表面做横切口，如有外瘘口，做横行的梭形皮肤切口，将外瘘口及其周围粘连的皮肤一并切除。切开皮肤皮下组织及颈阔肌，颈阔肌深面分离皮瓣，沿胸锁乳突肌前缘打开颈深筋膜浅层，沿胸锁乳突肌内侧面分离，将其拉向后方，显露颈鞘及其内容物，沿囊肿周围自下而上分离，注意保护颈鞘内容物及喉上神经、舌下神经、副神经等周围的重要组织结构。有管道者，分离管道末端至咽侧壁，完整切除囊肿及其管道，缝扎关闭咽侧壁。冲洗术腔妥善止血，放置负压引流管，逐层关闭切口。术后给予抗生素预防感染。

术后并发症：最常见的术后并发症即手术切除不彻底而造成的复发，如术后伤口不断有分泌物溢出，应加强换药，通畅引流，择期再次手术；切除第一鳃裂囊肿时注意保护面神经及腮腺；切除第二及第三鳃裂囊肿时，注意保护颈鞘内容物，伴有感染发作史者，可因局部粘连而误伤迷走神经、舌下神经等结构，造成相应的神经受损表现；有内瘘口者，注意咽口的妥善封闭，避免术后咽瘘。

三、淋巴管瘤

（一）病因与病理

淋巴管瘤是胚胎淋巴管发育畸形而形成的一种良性肿瘤。病理上可分为三种类型：毛细管型、海绵型及囊肿型。好发在颈后三角部位的为囊肿型，即为囊性水瘤，在镜下表现为由大小不等形态不一的管腔和裂隙组成，腔内可见有少数淋巴细胞，腔壁为结缔组织，内衬一层扁平的内皮细胞，可见淋巴管硬化及阻塞。

（二）临床表现

毛细管型：好发于舌、唇、口腔黏膜内，软组织表面可见黄色透明物突起，小圆形囊性结节状呈点状病损，无色柔软，无压缩性。

海绵型：好发于颊部皮下组织，可波及皮肤全层，扪诊柔软，周界不清，压之体积无缩小，体位试验阴性。

囊肿型：又称囊性水瘤，大多在出生2周内即发现，70%~90%的患者在3岁内发病。颈后三角为好发部位，表现为胸锁乳突肌后缘的质软肿块，为多房性结构，囊壁薄，囊腔彼此分隔互不相通。扪诊柔软，有波动感，边界不清，可在颈部间隙内蔓延生长，与颈鞘内容物关系密切。少数范围较大者，向内可压迫包绕气管及食管，向后下方延伸至纵隔或腋下，包绕胸段气管、食管、胸膜、肺尖甚至大血管，向上可蔓延至颌面部、颅底。囊肿较大者可引起呼吸、吞咽困难，易继发感染。穿刺可抽出淡黄色清亮液体，穿刺时不易抽尽。透光实验阳性，体位移动试验及压缩试验均为阴性。

（三）诊断

根据临床表现，超声或颈部MRI检查了解病变范围，结合穿刺抽液可作出诊断，常规行胸片检查，排除病变是否蔓延至纵隔内。

（四）治疗

毛细管型：可选用低温冰冻或激光治疗，也可行手术切除。

海绵型：由于肿瘤周界不清，手术难以达到根治。手术切除的目的主要为改善外形。

囊性水瘤：婴幼儿患者可先穿刺抽液，注射硬化剂控制囊肿的生长。待2~3岁以后可手术切除。全麻。根据肿瘤的位置及范围选择皮肤切口，通常选择下颈部皮纹横切口，长度以能暴露肿瘤的边界为宜。切开皮肤皮下及颈阔肌，颈阔肌深面分离皮瓣，沿肿物边缘仔细分离，先分离肿瘤浅面及周边，再逐步深入分离深面的颈鞘，注意保护颈鞘内容物、副神经、臂丛神经、膈神经及胸膜顶。切除不彻底者术后易复发或继发感染。

四、皮样囊肿及表皮样囊肿

（一）病因与病理

胚胎发育时残留于组织中上皮细胞发展形成的囊肿，也可由于损伤、手术使上皮细胞植入形成。皮样囊肿及表皮样囊肿内衬复层鳞状上皮，囊腔如含有皮肤附属器，如毛发、毛囊、皮脂腺、汗腺等，内含有嗜伊红的角化物质和脱落的上皮细胞，为皮样囊肿；结缔组织囊腔内没有皮肤附属器者为表皮样囊肿。

（二）临床表现

多见于儿童及青年。好发于口底、颏下、眼睑、额、耳下等部位。生长缓慢，呈圆形，常位于黏膜或皮下较深的部位或口底肌肉之间。囊肿表面的黏膜或皮肤光滑，囊肿与皮肤、黏膜等周围组织无粘连。触诊时囊肿坚韧而有弹性，似面团样。穿刺时，抽不出内容物或抽出黄白色干酪样物质或乳白色豆渣样分泌物。

（三）诊断

根据临床表现和穿刺检查，可以明确诊断。超声检查可以协助诊断。

（四）手术治疗

确诊后行囊肿摘除术。皮样囊肿及表皮样囊肿的囊壁完整且较厚，术中沿囊壁分离切除即可。如囊肿在口底部，口腔内黏膜切口进路，如囊肿位于下颌舌骨肌以下者，从皮肤进路为宜。

（董频　谢晋）

第二节 颈部良性肿瘤

在颈部发生的良性肿瘤通常是指的神经鞘瘤，淋巴管瘤和颈动脉体瘤等。有些良性肿瘤即可发生在颈部，亦可发生在颌面部、口底等软组织中。

一、神经鞘瘤

（一）病因

神经鞘瘤（neurilemmema，NF）又称施万细胞瘤（Schwanoma），起源于神经主干或末梢神经轴索鞘的神经膜细胞及神经束膜细胞的良性肿瘤，可发生于全身任何部位，好发于头颈及四肢屈侧面，颈部发病者占10%~20%，颈部任何神经均可发生，常见于颈丛、迷走、交感、舌下及臂丛神经。临床上男性的发病率略高于女性，发病年龄在10~20岁和50~70岁两个阶段为高峰期。由于肿瘤原发部位深在且无不适，很难早期发现。多为单发，包膜完整，肿瘤紧贴于神经纤维的一侧，肿瘤长大时可发生中心液化坏死。

少数者多部位发病，多发者按临床和遗传学特征可将NF分为NF-1（芮克林病 Von Recklinghausen病）和NF-2两型。其中NF-1型较常见，NF-2较少见。NF-1为常染色体显性遗传性疾病，遗传缺陷位于17号染色体长臂或短臂近着丝点区，50%的患者为基因新突变所致神经外胚叶异常，无性别、种族、地理分布特异性，有明显的家族遗传倾向，有20%~50%的病例有遗传史，半数患者有家族史，表现为周围神经的多发性肿瘤样增生。

（二）病理

肉眼见神经鞘瘤有完整包膜，质实，圆形或结节状，灰白或灰红组织，剖面可见囊腔，内含胶冻状物质。镜下见瘤细胞呈梭形和胶原纤维束呈漩涡状排列，或呈栅栏状排列，有时在纤维间有黏液变性。根据组织结构又可分为两种类型：

Antoni A型，又称束状型，细胞细长梭形，呈束状、漩涡状致密排列，细胞核排列呈栅栏状。

Antoni B型，又称肉状型，缺少细胞结构，呈黏液状排列，间质中含有丰富血管。

（三）临床表现

神经鞘瘤多见于40岁左右中青年，一般病期较长，颈部无痛性肿块，质地中等或偏硬，边界清楚，表面光滑。有时呈分叶状，质地较硬，有的可呈束状，穿刺抽吸时可抽出褐色血性液体，不凝固。通常肿瘤的左右活动度较大可推动，而上下活动度较差。

根据鞘瘤来源的不同有着相应的临床表现：源自迷走神经及交感神经者表现为中上颈部咽旁间隙肿块，源自臂丛神经者表现为锁骨上肿块；源自舌下神经者表现为下颌角深部肿块，源自颈丛神经者表现为胸锁乳突肌深面肿块。肿瘤长大后表现出对相应神经的压迫症状：迷走神经受压时可出现声音嘶哑、饮食呛咳，压迫肿块时可引起反射性咳嗽；交感神经受压时出现患侧Horner综合征（患侧面部无汗或少汗、眼裂及瞳孔缩小）；臂丛神经受累时可出现上肢放射至手部的电击感、烧灼感、疼痛感等异常感觉，甚至出现支配肌肉的萎缩和肌力减退；舌下神经受累者可出现患侧舌肌萎缩，伸舌偏向健侧；颈丛神经鞘瘤的局部压迫症状多不明显。

多发者表现为周围神经的多发性肿瘤样增生，全身多发性结节，可造成面颈部的畸形、功能障碍、呼吸道压迫、饮食言语困难。可伴有多处皮肤牛奶咖啡色斑、皮下丛状神经纤维瘤、皮肤神经纤维瘤、Lisch结节，以及中枢神经肿瘤、骨骼畸形、血管病变等。其中皮肤牛奶咖啡色斑最多见，有40%~50%的患者于出生时即已存在为棕色或牛奶咖啡色斑疹，随着年龄增长，患者内分泌系统与肿瘤自分泌的影响，这种色或牛奶咖啡色斑出现率会越来越高，且体积与颜色都会逐年增加。丛状神经纤维瘤约占NF的30%，常伴有皮肤和皮下组织过度增生，表面皮肤增厚、褪色，易引起颈、面、唇、舌、颈后等头面部的弥漫性肥大，存在4%~15%的恶变率，此类患者外科手术难以完全治愈。

（四）诊断

一般根据病史及临床表现，超声及颈部增强MRI或CT检查，结合穿刺可作出诊断。影像学检查除可观察肿瘤的大小、范围、内部结构，还可观察颈鞘内容物受压移位情况。多发者NF-1的影像学表现复杂多样，主要包括脑内和颅神经的各类肿瘤，以及颅骨的异常改变，CT和MRI检查相结合能全面显示病变范围和形态。其中MRI在发现肿瘤尤其是颅内小胶质瘤方面优于CT，而CT则在显示颅内钙化和颅骨畸形方面更具优势。对于颅内并发的一些肿瘤，如听神经瘤、胶质瘤、脑膜瘤等，其CT和MRI表现与相应的单纯颅内肿瘤基本相同，并不具有特征性，应结合头颈部的其他病变尤其是颅骨异常，以及全身其他部位病变特别是皮肤改变作出诊断。

（五）治疗

单发者确诊后首选手术治疗，肿瘤较小时，术中易保留神经，延误手术可引起相应的神经麻痹。全麻。仰卧位。于肿瘤表面沿颈部皮纹横切口，切开皮肤皮下及颈阔肌，颈阔肌深面分离皮瓣，打开颈深筋膜浅层，拉开胸锁乳突肌，显露肿瘤及颈鞘，沿肿瘤包膜分离，注意保护颈鞘内容物，确定肿瘤的神经来源，沿其来源神经的长轴，逐层纵行切开肿瘤包膜，直至显露肿瘤，保留神经而将肿瘤于包膜内切除。多发者NF-1虽是良性肿瘤但却有侵袭性生长的特征，侵犯系统广泛，目前尚无满意的疗法。通常较小的孤立局限性肿块无须治疗；但当肿瘤生长过大，影响容貌与功能时，应予以积极治疗。对较大的肿瘤，放疗及药物治疗效果不佳，外科手术虽难以治愈，但仍是唯一有效的治疗方法。

二、颈动脉体瘤

（一）病因与病理

颈动脉体瘤亦称为颈动脉体副神经节瘤，来自颈动脉体，临床较为罕见。颈动脉体位于颈总动脉分叉处的背侧，直径为5 mm左右，富有血管和神经，大部血供来自颈外动脉，少部分来自颈内动脉和颈总动脉，神经主要来自颈上交感神经节、舌咽神经降支、迷走神经和舌下神经。颈动脉体属于化学感受器，当血液酸度升高，氧分压下降或二氧化碳分压升高时，可引起血压上升。大体标本见肿瘤通常为2~6 cm，表面较光滑，可呈结节状、分叶状或海绵状，质较软，剖面呈紫红色，有薄的包膜。镜下见肿瘤富含细胞和血管，细胞呈圆形或多边形上皮样细胞，胞核大，腺泡状排列。血管丰富，毛细血管围绕瘤细胞巢。有时瘤细胞围绕脉管呈外皮瘤，团聚成片状，中间以血管腔呈腺泡型，以梭形细胞为主，条索或分支状排列，中间以血管间隙呈网状型，血管占主要成份，呈海绵型。

（二）临床表现

临床上常表现为缓慢发展的颈部肿块，多见于30~50岁的青壮年。绝大多数为良性，有3%~5%为恶性。病程可长达数年至十余年，早期无自觉症状，当肿瘤增大可出现局部胀痛及相应的神经压迫症状。迷走神经受压时出现声嘶及呛咳，交感神经受压时出现患侧Horner综合征，舌下神经受压时，出现患侧舌萎缩，伸舌偏向患侧。

肿瘤位于下颌角前下方，大多数为单侧病变，约10%的有家族史的患者可双侧发病。肿瘤呈类圆形，质韧偏硬、表面光滑，边界尚清。肿瘤表面可触及颈动脉搏动，听诊可闻及吹风样杂音。肿瘤可左右推动而上下不易推动。肿瘤可跨越颈总动脉分叉部向浅层生长，将颈内和颈外动脉推向两侧。DSA检查：颈动脉分叉处可见血供丰富的肿瘤，颈动脉分歧部加宽，颈内外动脉间距明显增大，呈抱球样改变。

临床上根据瘤体与颈动脉的关系将颈动脉体瘤分为三型（即Shamblin分型）：Ⅰ型：瘤体较小，与颈动脉关系不密切，易于分离；Ⅱ型：瘤体部分包绕颈动脉，经仔细分离多可将肿瘤自颈动脉表面剥离，而不损伤血管，多不需行血管重建；Ⅲ型：瘤体较大，完全包绕颈动脉分叉处，与颈动脉关系密切，不切除血管无法切除肿瘤，术中需行血管重建。

（三）诊断

根据以上临床表现，结合超声及影像学检查可确诊。注意颈动脉体瘤禁做活检。通过颈部CTA/MRA检查，应明确肿瘤的上下极范围，瘤体与颈总动脉分叉部及颈内、外动脉的密切程度。

（四）治疗

颈动脉体瘤对放疗不敏感。瘤体血供丰富，栓塞治疗效果差。手术是唯一确切有效的治疗方法，应早发现早治疗。

术前准备：颈动脉体瘤手术风险大，术前应做好充分准备，并取得患者及其亲属的充分理解与配合。①脑血管造影：明确大脑基底动脉环（Will's环）的通畅程度及代偿情况，预测术后是否可能产生脑血管并发症。如提示Will's环代偿功能不全，应进行颈动脉阻断训练，待侧支循环建立后方可施行手术。②颈总动脉压迫训练：可估计脑组织侧支循环血量，并促进侧支循环血量的增加。在第六颈椎平面，将颈总动脉压于颈椎横突上，由不全阻断逐步到完全阻断，直至颞浅动脉搏动消失，每天3次，每次3 min起，逐步增加至10 min，连续进行2周左右。压迫时观察患者有无头昏不适等症状。③备血400~800 mL。④如为Shamblin Ⅱ型及Ⅲ型，而术者不具备血管吻合重建技术，术前应提前联系血管外科或心血管外科术中协助血管重建。

手术步骤：全麻。仰卧位，肩下垫枕，头转向健侧。取肿瘤表面颈部皮纹横切口，切开皮肤皮下组织及颈阔肌，颈阔肌深面分离皮瓣，胸锁乳突肌前缘打开颈深筋膜浅层，分离胸锁乳突肌内侧面拉向外侧，打开颈鞘，显露肿瘤。自肿瘤上下极分离出颈总动脉及颈内、外动脉的近心端与远心端，分别绕以血管阻断带或动脉夹备用，此时不需夹紧。自下而上分离瘤体周围的颈内静脉、迷走神经、交感神经及舌下神经等重要结构。沿颈外动脉表面自远端向近心端，逐步分离切断瘤体的血供至颈总动脉分叉处。用小刀片仔细将肿瘤自颈内动脉表面锐性剥离至颈总动脉分叉处，最后将瘤体自分叉处切除。如在剥离过程中发现颈外动脉粘连紧密或发生颈外动脉破裂可予以结扎切断；如颈内动脉或颈总动脉分叉处破裂，应收紧预置的血管阻断带或将动脉夹夹紧，同时快速用无创缝线修补裂口，阻断颅内血供时间以3 min内为宜；如术中发现瘤体与颈内动脉或颈总动脉包绕紧密无法完整剥离，应将肿瘤与受累的动脉壁一并切除，同时行血管重建，尤其是术前评估大脑Will's环代偿功能不全者，先以分流管建立颈总动脉与颈内动脉腔内分流，以预制的自体大隐静脉或人工血管重新恢复颈总动脉与颈内动脉间的连接。术后绝对卧床，应用抗凝药及降颅压药一周。以胸锁乳突肌及颈前带状肌覆盖保护颈总动脉分叉部。冲洗术腔妥善止血，放置负压引流管，逐层关闭切口。

术后并发症：①神经损伤：迷走神经、交感神经、舌下神经等受损可能；②偏瘫；③死亡：病死率为5%~10%。

（董频 谢晋）

本章参考文献

[1]　李树业,岳长生.头颈肿瘤手术学[M].1版.西安:陕西科学技术出版社,1993,193-199.

[2]　田勇泉.耳鼻喉科学[M].5版.北京:人民卫生出版社,2001,410-413.

[3]　张震康,邱蔚六,皮昕.口腔颌面外科临床解剖学[M].1版.济南:山东科学技术出版社,2001.

[4]　刘晓夏,董频,孙臻峰.11例头颈部I型神经纤维瘤病的临床分析[J].中国中西医结合耳鼻咽喉科杂志,2016,24(1):37-41.

第十七章　颈淋巴结转移癌

　　头颈部恶性肿瘤易于发生颈淋巴结转移。颈淋巴结转移是决定头颈部肿瘤预后的独立因素。尽管现代科学、分子生物学有了迅猛的发展，乃至近几十年来靶向治疗学的兴起，但是对于颈部转移灶的治疗目前仍以手术为主，因为对于可手术切除颈部转移灶至今尚没有一种治疗方式优于外科手术切除。

　　自从Crile于1906年首先报道根治性颈淋巴结清扫术（radical neck dissection，RND）以来，在这之后的100年中，随着人们对颈淋巴结转移的生物学和临床行为的不断认识，颈淋巴结清扫术经历了一个从过去强调大范围手术切除为主，到当今主张在根治肿瘤的前提下，保全功能和微创手术的发展过程，最终在力求提高生存率的基础上，大大降低了颈淋巴结清扫术的并发症发生率，提高了患者治疗后的生存质量。

一、颈淋巴结临床分区

　　颈部淋巴结分区有两类：解剖分区及临床分区。按照解剖分区，颈部淋巴结分为颈浅和颈深淋巴结两大群。通常浅层淋巴结少有肿瘤转移，一旦出现则提示为肿瘤晚期且失去手术机会。淋巴系统原发性及转移性肿瘤多见于深层淋巴结，其位于颈深筋膜浅层与深层筋膜之间，椎前筋膜后无淋巴结。颈深淋巴结在解剖上可分为11组。目前在临床上应用更多的是根据美国耳鼻咽喉头颈外科基金学会1991年制订的"颈部淋巴结分区划分法"，即level法，该方法将颈淋巴结分为7区（图17-1）。

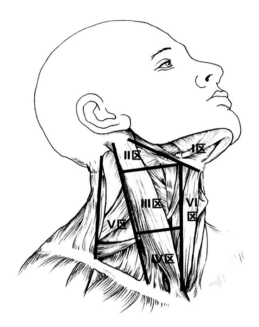

图17-1 颈部淋巴结分区（level法）

图片来自：中华耳鼻咽喉头颈外科杂志编辑委员会
头颈外科组、中华医学会耳鼻咽喉头颈外科学分会
头颈外科学组、中国医师协会耳鼻喉分会头颈外科
学组. 头颈部鳞状细胞癌颈淋巴结转移处理的专家
共识. 中华耳鼻咽喉头颈外科杂志. 2016; 51(1): 25.

Ⅰ区（level Ⅰ），为颏下区和颌下区淋巴结，Ⅰ区分为A、B两个
亚区，ⅠA：颏下区淋巴结，即两侧二腹肌前腹和舌骨体形成的三角
区；ⅠB区：颌下三角区淋巴结，即同侧二腹肌前后腹与下颌骨体形
成的三角区。

Ⅱ区（level Ⅱ），为颈内静脉淋巴结上区（颈深淋巴结上群），
即二腹肌下，相当于颅底至舌骨水平，前界为胸骨舌骨肌侧缘，后界
为胸锁乳突肌后缘。Ⅱ区被副神经分为A、B两个亚区，ⅡA区在副神
经前下方（颈深上前组淋巴结），ⅡB区在副神经后上方（颈深上后
组淋巴结）。

Ⅲ区（level Ⅲ），为颈内静脉淋巴结中区（颈深淋巴结中群），
从舌骨水平至肩胛舌骨肌与颈内静脉交叉处，前后界与Ⅱ区同。

Ⅳ区（level Ⅳ），为颈内静脉淋巴结下区（颈深淋巴结下群），

从肩胛舌骨肌与颈内静脉交叉处到锁骨上。

Ⅴ区（level Ⅴ），颈后三角淋巴结群，包括颈后三角区淋巴结（或称副神经淋巴链淋巴结）及锁骨上窝淋巴结，后界为斜方肌前缘，前界为胸锁乳突肌后缘，下界为锁骨。Ⅴ区被肩胛舌骨肌分为两个亚区，即肩胛舌骨肌后上方为ⅤA，前下方为ⅤB。

Ⅵ区（level Ⅵ），颈前间隙淋巴结群或称前区，这一区两侧界为颈总动脉和颈内静脉，上界为舌骨，下界为胸骨上窝。包括环甲膜淋巴结（喉前淋巴结）、气管周围（喉返神经）淋巴结、甲状腺周围淋巴结。

Ⅶ区（level Ⅶ），即上纵隔淋巴结，两侧为颈总动脉，上界为胸骨上窝，下界为主动脉弓。

二、颈淋巴结转移临床分期

临床可通过触诊、影像学检查（B超、CT、MRI和PET-CT）、穿刺活检来诊断颈淋巴结转移。根据临床检查结果颈淋巴结转移分4期：

cN0　　　临床检查没有发现颈淋巴结转移。

cN1　　　同侧单个淋巴结转移，最大直径 ≤ 3 cm。

cN2　　　同侧单个淋巴结转移，最大直径 >3 cm，且 ≤ 6 cm。或同侧多个淋巴结，最大直径 ≤ 6 cm。两侧或对侧淋巴结转移，最大直径 ≤ 6 cm。

cN2a　　同侧单个淋巴结转移，最大直径 >3cm，且 ≤ 6 cm。

cN2b　　同侧多个淋巴结，最大直径 ≤ 6 cm。

cN2c　　两侧或对侧淋巴结转移，最大直径 ≤ 6 cm。

cN3　　　转移淋巴结最大直径 >6 cm。

三、颈淋巴结清扫术分类

20世纪初，由Crile首创了经典性（根治性）颈淋巴结清扫术，该术式是指在头颈部淋巴引流相关的颈部范围内，将全部淋巴组织连同脂肪结缔组织、肌肉、以及除了颈动脉外的其他血管、神经一并整块切除，手术创伤大。至20世纪50年代，Martin 等给予规范化，叙述了解剖基础，规定了适应证及手术操作，使喉癌颈淋巴结清扫术成为一个经典手术。

广泛的切除颈部组织以根治转移癌的概念，不久就受到挑战。20世纪60年代Skolnik和Roy分别证实头颈部肿瘤保留副神经不增加颈部复发率。Bocca等提出颈部有颈筋膜包绕，颈部组织与颈淋巴结都有筋膜分隔，可能是肿瘤转移的天然屏障，因而手术时可将未受侵的一些组织如胸锁乳突肌、颈内静脉、副神经等予以保留，而将淋巴结与筋膜完整切除，并不影响手术的根治性，率先在临床上开展了保留性颈淋巴结清扫术（conservation neck dissection）。

1976年Skolnik等对51例头颈部鳞癌患者的根治性颈清标本进行了研究，发现颈内静脉淋巴结转移率高达62.7%，但无论肿瘤的原发部位还是术前淋巴结分期，无一例患者发生颈后三角（Ⅴ区）淋巴结转移，建议颈淋巴结清扫术可保留Ⅴ区，提出了择区性颈清扫术（selective neck dissection，SND）的概念。择区性颈清扫术是根据肿瘤原发部位及其可能发生颈部淋巴结转移的规律，对引流至附近的区域性淋巴结进行清扫。

之后，许多学者对颈清扫术进行了不同的改良，涌现了很多名称，如选择性颈清扫术、功能性颈清扫术、局限性颈清扫术、预防性颈清扫术、功能选择性颈清扫术等，引起了概念上的混乱。1991年美国头颈外科肿瘤委员会对颈清扫手术进行了统一命名，2002年又作了更新。2004年7月在大连召开的全国颈部淋巴结转移病变处理策略研讨会上，专家们就颈淋巴转移清扫术的命名进行了讨论，提出了国内常用命名。目前，颈淋巴转移清扫术主要分为四大术式，即经典性颈清扫术或全颈清扫术（radical neck dissection，or classical neck dissection，or comprehensive neck dissection）、改良性颈清扫术（modified neck dissection）、择区性颈清扫术（selective neck dissection）和扩大颈清扫术（extended neck dissection）（表17-1）。

2011年，来自全球43家机构的专家共同起草了一份建议，提出了一种全新的颈清扫术命名方法。该命名法由三个部分组成：首先写左侧（L）/右侧（R）颈清扫术（ND），如果施行了双侧颈清扫术，就左右分开写；然后描写所清扫的区域，用罗马数字表示，由小写到大，对于有亚区的分区（Ⅰ，Ⅱ，Ⅴ区），如果只写区表示A和B两个亚区都清扫了，如果注明一个亚区表示另一个亚区被保留了；

最后写被切除的非淋巴结构，例如胸锁乳突肌（SCM）、颈内静脉（IJV）、副神经（CN ⅩⅠ）、舌下神经（CN ⅩⅡ）。可以看出，与之前美国头颈外科肿瘤委员会提出的命名法相比较，这种方法能更直观和客观地反映手术所切除的淋巴和非淋巴结构，易于记录和分析。

表17-1　常用颈淋巴清扫术分类表

颈清扫术类型	切除淋巴结范围	保留结构
全颈清扫术	Ⅰ，Ⅱ，Ⅲ，Ⅳ，Ⅴ	无
改良性颈清扫术		
Ⅰ型	Ⅰ，Ⅱ，Ⅲ，Ⅳ，Ⅴ	副神经
Ⅱ型	Ⅰ，Ⅱ，Ⅲ，Ⅳ，Ⅴ	副神经 颈内静脉
Ⅲ型	Ⅰ，Ⅱ，Ⅲ，Ⅳ，Ⅴ	副神经 颈内静脉 胸锁乳突肌
择区性颈清扫术		
肩胛舌骨肌上颈清扫术	Ⅰ，Ⅱ，Ⅲ	副神经 颈内静脉 胸锁乳突肌
肩胛舌骨肌上扩大颈清扫术	Ⅰ，Ⅱ，Ⅲ，Ⅳ	副神经 颈内静脉 胸锁乳突肌
侧颈清扫术	Ⅱ，Ⅲ，Ⅳ	副神经 颈内静脉 锁乳突肌
后侧颈清扫术	Ⅱ，Ⅲ，Ⅳ，Ⅴ	副神经 颈内静脉 锁乳突肌
中央区颈清扫术	Ⅵ或加Ⅶ	枕淋巴结 耳后淋巴结 副神经 颈内静脉 胸锁乳突肌
扩大颈清扫术	Ⅰ，Ⅱ，Ⅲ，ⅣⅤ或加Ⅵ，Ⅶ	全颈清扫术同时清扫其他不常规清扫的区域（如颈动脉、舌下神经、迷走神经等）

四、颈淋巴结清扫术

（一）头颈部鳞状细胞癌颈部淋巴结处理

1. cN0头颈部鳞状细胞癌术式选择

患者被确诊存在头颈部恶性肿瘤时，通过现有的临床检查手段，如有经验的专科医生触诊、B超、CT、MRI、PET-CT等检查，均未能证明存在淋巴结转移，可诊断为临床阴性（cN0）。触诊虽是一种简单易行的方法，但其准确率不高，敏感性和特异性低，有报道颈部扪诊的假阴性率和假阳性率各约为30%。CT、MRI的敏感性、特异性和准确率虽较触诊高，但存在定性诊断困难，难以区分转移性淋巴结和反应增生性淋巴结,且无法发现微转移淋巴灶。PET较CT、MRI对于淋巴结转移的准确率高,但同样存在因淋巴结炎症而出现的假阳性率。目前,术前对淋巴结状况的估计与实际有差异,尚无法对颈淋巴结有无转移作出精确判断,颈部转移灶临床检查的假阴性为20%~30%。近年来,随着病理标本连续切片法、免疫组化和PCR技术的应用,颈淋巴结隐匿性转移的检出率较以前有了很大的提高。然而,到目前为止,我们尚缺乏隐匿性淋巴转移的术前确诊手段。

1)cN0喉癌术式选择

由于不同的胚胎起源,喉声门上区、声门区和声门下区的淋巴引流特点有所不同。喉声门上区黏膜下有丰富的淋巴网,引流到双侧的上、中颈部淋巴结。而声门区血管及淋巴管稀少,声门和声门下区向下颈部、喉前和气管前淋巴结引流。因此声门上型喉癌易较早发生淋巴转移,而局限在声门区的早期喉癌发生淋巴转移少,仅为3%左右。文献报告声门上型喉癌患者的隐匿性转移率在25%~39%之间,T3/T4喉声门型癌隐匿性转移率为18%~30%。由于现有诊断技术的限制,在术前无法将这部分隐匿性转移的病例筛选出来,为减少区域复发率及相对病死率,目前国内外多数学者认为对声门上型和跨声门型cN0喉癌患者施行颈淋巴结清扫术是必要的。

早在20世纪70年代,Lindberg等率先对2 044例头颈部鳞癌患者的颈淋巴转移情况进行了分析,结果显示所有肿瘤的最常见转移部位为同侧Ⅱ区。喉癌主要沿颈内静脉链扩散,Ⅱ区、Ⅲ区和Ⅳ区最常受累,Ⅴ区淋巴结转移的机会很少,I区淋巴结几乎不发生转移。Shah等对1 119个根治性颈清标本的病理学检测亦得出了一致的结论。研究表明头颈部肿瘤淋巴转移是有规律的,且临床N0病理证实为阳性的淋巴结多属于早期转移,癌组织突破淋巴结包膜的概率小,与周围组织无粘连及侵犯,完全可以采用不牺牲颈部重要解剖结构且较为局限的手术予以清除,这为cN0喉癌应该实行择区性颈清扫术的主张提供了有力的理论依据。

由于喉癌淋巴结转移主要分布于颈内静脉链,基于颈淋巴结转移的这一规律,目前许多研究机构推荐侧颈清扫术(lateral neck dissection,LND)作为一种标准治疗术式。巴西学者通过前瞻性随机研究比较了侧颈清扫术和改良性颈清扫术对T2~T4N0M0声门上型喉癌和跨声门型喉癌的疗效。发现颈淋巴结转移率为26%,阳性淋巴结

巴结清扫术对大多数患者已足够，从而可减少根治性颈清扫术导致的严重并发症。

　　澳大利亚Peter MacCallum肿瘤研究所Narayan等对接受根治性放疗（照射野包括肿瘤原发灶和颈部）后原发病灶完全缓解者的52例Ⅳ期头颈部肿瘤患者（N2~N3），无论其颈淋巴结消退与否，一律施行根治性颈清扫术或改良颈清扫术。结果发现9例出现颈部复发，其中3例位于颈清扫范围以外。5年颈部总体局控率为83%，颈清范围内的局控率为88%。28例放疗后颈淋巴结阴性的患者中仅有1例出现颈清范围内复发，而24例放疗后颈部病灶仍有残留的患者中有5例出现复发。研究表明经根治性放疗治疗后的晚期头颈部肿瘤患者颈清扫术可达到良好的局部控制率，并可望治愈一部分患者。但是，颈部手术只能使那些颈部有残留病灶，而肿瘤原发灶已得到有效控制，且无远处转移的患者受益。另一方面手术明显增加了治疗相关的损伤，术后严重并发症的发生率为17%，包括一例死亡病例。因此，作者建议对于根治性放疗后原发肿瘤和颈部转移灶完全缓解的病例宜采取密切随访。Rovira等对生物放射治疗后接受挽救性手术的头颈部鳞癌患者的疗效和并发症进行了回顾性分析。268例患者中59例出现局部复发或病灶残留，1年总生存率和3年总生存率分别为47%和15.4%。对其中22例患者施行了挽救性手术，术后并发症发生率为72.7%，一半并发症属重症。分析认为颈清扫术没有提高患者的生存率，并可增加术后并发症的发生，双侧颈清扫是导致并发症的危险因素。

　　近20年来，随着断层显影技术的不断提高，陆续有研究报道放化疗后通过在影像学指导下的随访，肿瘤的复发率较低。Thariat等报道在经CT证实的30%完全缓解的患者中，仅4%出现复发。但是，CT扫描显示那些部分缓解或不能明确完全缓解的患者，如果不经颈淋巴结清扫治疗，他们的复发率分别高达32%和37%。2016年，英国学者发表了一项由37个中心参加的前瞻性研究结果，接受根治性放化疗的N2~N3头颈部鳞癌患者被随机分成随访组（放化疗结束后12周行PET-CT检查，仅对不完全缓解或反应不明确的患者施行颈清扫术，282例）和计划性颈清扫组（282例），中位随访时间36个月。结果发现PET-CT随访使得颈清扫手术量大大降低，282例随访患者中仅54例行颈清扫术，随访组和计划性颈清扫组颈淋巴结复发数分别为3例和1例，远处转移数分别为21例和23例，2年总生存率分别为84.9%和81.5%，两组患者的生活质量无明显差异。研究认为在PET-CT指导下的随访可获得更高的成本效益。

综上所述，对于根治性放化疗后临床完全缓解且有条件经影像学密切随访的患者，临床观察不失为一种安全、合适的措施。而放化疗后颈淋巴结未完全消退者必须采取手术治疗。提高放化疗后临床评估的准确性，降低假阴性和假阳性率；对颈部残留的肿瘤选择有效的、创伤性更小的术式是今后的努力方向。

六、甲状腺癌颈部淋巴结处理

甲状腺癌中最常见的类型为分化型甲状腺癌（differentiated thyroid cancer，DTC），占到90%，包括甲状腺乳头状癌（papillary thyroid cancer，PTC）和滤泡状癌（follicular thyroid cancer，FTC），少数为Hürthle细胞或嗜酸性细胞肿瘤。其中PTC的颈淋巴转移率较高，达到50%左右，依据不同的诊断时间和评判标准从20%~90%不等。而FTC的颈淋巴转移率较低，为2%~15%。髓样癌（medullary thyroid cancer，MTC）的颈淋巴转移率大于70%。未分化癌（anaplastic thyroid cancer，ATC）的颈淋巴转移率约为40%，但实际发生率可能远远高于这个数字，因为ATC进展迅速，很多患者在区域或远处转移被发现之前就死于局部疾病。

（一）DTC中央区淋巴结清扫术（central neck dissection，CND）

目前，对cN+病例实施治疗性颈清扫术没有异议，但对cN0病例是否应实施选择性颈清扫术仍有分歧，对清扫范围和术式的选择也不尽一致。美国甲状腺协会（American Thyroid Association，ATA）从2009年起对低危cN0的DTC患者（年龄≤45岁，肿瘤<4cm，无包膜外侵犯，无远处转移）不推荐施行选择性颈清扫术（推荐级别C）。而其他指南，包括美国国家综合癌症网络（National Comprehensive Cancer Network，NCCN）2012版、英国甲状腺协会2007版和欧洲甲状腺协会2006版，并未给出明确指导意见。仅日本科学推进协会（Japan Society for the Promotion of Science）从2011年起推荐施行选择性颈清扫术。我国中华医学会内分泌学分会、中华医学会外科学分会内分泌学组、中国抗癌协会头颈肿瘤专业委员会、中华医学会核医学分会

于2013年联合编撰发表了国内首部"甲状腺结节和分化型甲状腺癌诊治指南"，该指南建议DTC术中在有效保留甲状旁腺和喉返神经情况下，行病灶同侧CND（推荐级别为B）。

支持行选择性CND的学者认为，对于有经验的术者来说，在甲状腺癌切除术同时实施CND不会增加患者的术后致残率。Meta分析显示，加行CND后仅使暂时性低钙血症的发生率有所增加，而发生持久性低钙血症、暂时性或持久性声带麻痹的危险性并无增加。对SEER（Surveillance，Epidemiology，and End Results）数据库内9904例PTC患者的生存数据进行多因素分析结果显示淋巴结转移、年龄>45岁、远处转移和肿瘤体积大者预后更差。在对术前影像学和术中检查时未发现有颈淋巴结受累的DTC患者实施选择性CND后发现，淋巴结转移率达28%~33%，选择性CND使这部分患者的Ⅵ区隐匿性转移灶得到了有效治疗，并因此改变了其临床分期和术后处理方案。

然而，一些学者持反对态度。Dubemard等对选择性颈清扫术的风险—收益进行了评估，这项回顾性研究包括295例cN0 DTC病例（肿瘤介于10~40 mm之间，无包膜外侵犯），所有患者均接受甲状腺全切及术后^{131}I治疗，随访时间长达14年。结果显示选择性颈清扫组和非颈清扫组的疾病缓解率分别为92%和89.2%，疾病进展发生率分别为3.3%和7.2%，差异不显著。但颈清扫组的永久性低钙血症的发生率显著高于非颈清扫组（15.1% vs. 3.6%）。作者认为选择性颈清扫并不能使低危cN0 DTC患者从中受益，反而增加了术后致残率。对1740例PTC cN0病例的Meta分析发现，甲状腺全切术同期实施CND者和未实施CND者的局部区域复发率无明显差异，为4.3%和7.9%。多项研究表明选择性颈清扫并不能提高DTC患者的生存率。最新的一项针对181例PTC cN0病例，随访5年的前瞻性研究亦证实在生存率和复发率方面，选择性颈清扫没有让患者受益，反而使术后低钙血症的发生率从8%上升到了19.4%，差异明显。

既然有相当一部分患者存在隐匿性颈淋巴结转移灶，为何对预后的影响不大？可能的原因有如下几种：①有一定数量的转移灶长期处于静止状态，不具侵袭性；②这些患者在甲状腺全切后接受的辅助^{131}I治疗可消除相关淋巴结的微转移灶，从而提高生存率；③即便淋巴结有复发，这些复发病灶也往往是局限性的，可通过手术切除，并不影响预后。因此，部分学者倾向对cN0 DTC患者，尤其是低危患者，不常规实施选择性颈清扫术，而是采取"wait and see"的随访策略。

故对于Ⅵ区cN0的PTC病例综合多种因素，包括年龄、肿瘤体积、有无包膜外侵犯，有无远处转移等，来决定是否进行选择性CND不失为一种更趋合理的策略。由于FTC颈淋巴结转移率低，对于Ⅵ区cN0者可不施行选择性CND。

（二）DTC侧颈淋巴结清扫术（lateral neck dissection，LND）

20%~30%的DTC患者术前超声检查发现有侧颈淋巴结异常。目前指南推荐LND的指征为有临床或影像学证据的侧颈淋巴结转移。这些病例LND术后经病理学证实的颈淋巴结转移率≤83%。而cN0病例经选择性LND，发现存在隐匿性微转移的≤40%。但是，对于侧颈区cN0 DTC患者并不推荐施行选择性LND，因为没有证据表明手术切除可提高患者的无病生存率或总生存率。

（三）DTC上纵隔淋巴结清扫术（superior mediastinal neck dissection，SMD）

甲状腺乳头状癌上纵隔淋巴结转移率为2.7%~22%，有上纵隔转移的患者发生侧颈淋巴结转移的概率升高。目前，对于SMD的手术指征尚未达成一致。有学者建议在进行中央区淋巴结清扫时应切除上纵隔淋巴结，理由是在解剖学上该区淋巴结是气管旁区域的直接延续，经颈部切口可安全施行SMD。另有学者提出只有在影像学提示上纵隔有肿瘤转移时才进行SMD。最近Woo等开展了一项前瞻性临床研究，对217例甲状腺原发肿瘤大于1cm，上纵隔cN0 PTC患者施行选择性SMD。结果发现上纵隔隐匿性转移率为15.7%，认为没有必要对PTC患者常规进行该区域清扫术。研究发现患者年龄≥45岁、侧颈转移淋巴结多发转移、气管前淋巴结转移和Ⅵ区复发是发生上纵隔淋巴结转移的危险因素。而肿瘤的细胞学分型、大小、甲状腺包膜外侵犯、淋巴血管侵犯、肿瘤多灶性和气管旁淋巴结转移与上纵隔淋巴结转移无显著相关性。

SMD分为经颈和胸骨切开2种入路，对于上纵隔转移淋巴结体积大、周围器官有侵犯以及气管支气管淋巴结转移，无法经颈进路切除者适合胸骨切开入路。Moritani等对75例伴上纵隔淋巴结转移的PTC

患者的回顾性分析发现接受经颈进路SMD患者的生存率与无上纵隔转移患者的无显著性差异，但接受胸骨切开进路SMD患者的预后明显更差。无论采取何种入路，伴上纵隔淋巴结转移患者的无病生存率显著低于无上纵隔转移者。

（四）MTC颈淋巴结清扫术

甲状腺髓样癌（MTC）的颈淋巴转移比分化型甲状腺癌（DTC）更早，发生概率更高。研究发现病灶局限在腺体内的单侧MTC Ⅵ区淋巴结转移率为81%，同侧Ⅱ~Ⅴ区转移率为81%，对侧Ⅱ~Ⅴ区转移率为44%；病灶局限在腺体内的双侧MTC Ⅵ区转移率为78%，同侧Ⅱ~Ⅴ区转移率为71%，对侧Ⅱ~Ⅴ区转移率为49%。不同与DTC，MTC细胞不吸收碘，对放射性碘治疗无效；对促甲状腺素的治疗也不敏感，因此手术彻底切除是治愈MTC的唯一手段，在MTC颈清扫的手术指征和清扫范围方面要比DTC更积极。

多篇论文报道了MTC患者术前血清降钙素水平与淋巴结受累程度之间的关联性。其中，欧洲学者对300例大宗MTC患者基础血清降钙素水平的分析，发现当术前降钙素<20 pg/mL时，无淋巴结转；降钙素>20 pg/mL时，同侧中央区和侧颈有转移；降钙素>50 pg/mL时，对侧中央区有转移；降钙素>200 pg/mL时，对侧侧颈有转移；降钙素>500 pg/mL时，纵隔有转移。由此提出术前血清降钙素水平可以指导颈清扫的范围。而北美学者更重视超声对术前淋巴结状态的评估。

中央区淋巴结转移的严重程度可以帮助预测侧颈淋巴结是否受累。一项回顾性分析发现，当中央区无淋巴结转移时，同侧Ⅱ~Ⅴ区淋巴结受累的风险为10%。然而，当中央区转移淋巴结达到1~3个时，同侧侧颈淋巴结受累的风险上升至77%；当中央区转移淋巴结≥4个时，同侧侧颈淋巴结受累的风险高达98%。当中央区无淋巴结转移时，对侧Ⅱ~Ⅴ区淋巴结受累的风险为4.9%；当中央区转移淋巴结达到1~9个时，对侧侧颈淋巴结受累的风险为28%；当中央区转移淋巴结≥10个时，对侧侧颈淋巴结受累的风险上升至77%。

目前主张对于甲状腺原发灶无局部浸润的cN0病例，常规行中央区淋巴结清扫术。根据血清降钙素水平、超声诊断和中央区淋巴结转移的程度，对于局部晚期病例推荐加行同侧和/或对侧Ⅱ~Ⅴ区的改良根治性颈清扫术。

（五）ATC颈淋巴结清扫术

未分化癌（ATC）发生率占所有甲状腺癌的1.3%~9.8%，病死率高，中位生存时间为5~6个月，生存期大于1年者不到20%。发病时，仅10%患者表现为腺体内病变，40%已有腺体外侵犯和淋巴结转移，其余有远处转移。

因肿瘤直接作用或转移淋巴结的侵犯，颈中央区、侧颈和纵隔内的组织器官，包括颈内静脉、颈动脉、神经（喉返神经、迷走神经、副神经、膈神经等）、胸锁乳突肌、食管、气管等往往受侵犯，因此必须评估病变的手术可切除性。目前，大多数研究均认为彻底手术切除可延长ATC患者的无病生存期和/或总生存期。2012年美国甲状腺协会编撰的首部针对ATC的治疗指南建议对于局限性病灶（Ⅳa期，部分Ⅳb期），可获得手术大体安全切缘，且术后并发症可控，建议首选手术治疗。在处理甲状腺原发病灶的同时进行治疗性颈清扫（根治性或改良根治性颈清扫术）。对于可手术切除的病患，尚没有确凿的证据表明术前放疗优于术后放疗。

对SEER数据库内516例ATC患者的多因素分析结果显示除外年龄，手术联合外照射是唯一独立的生存预后因素。来自不列颠哥伦比亚的一项包括75例ATC患者的研究发现接受大范围手术和高剂量放射治疗（伴或不伴化疗）的患者生存期更长。目前主张除了那些无意中发现的腺体内小肿瘤无需术后辅助治疗，其他可手术切除的患者在全身情况许可和排除远处转移后，建议术后放疗（伴或不伴同期化疗）。

对于术后有残留和无法通过手术彻底切除病灶的患者建议进行根治性放疗（伴或不伴同期化疗）。Brignardello等报道手术无法切除的ATC患者在接受放化疗后，仅有20%的患者存在手术机会。对于这部分患者可考虑手术治疗。

七、原发灶不明的颈部转移癌

原发灶不明转移癌（carcinoma of unknown primary，CUP）是指病理证实的一个或多个转移癌，虽经全面的检查却无法确定其原发病灶者。颈部CUP占头颈部恶性肿瘤的3%~5%。过去，这个数字高达10%，甚至更高。发病率的下降得益于免疫组化技术的推广，大大提高了病理诊断的精确性，以及影像学和内镜技术的不断改进。

组织学上，鳞状细胞癌最常见，占53%~77%，尤其当肿块位于上中颈部时比例更高。其他组织学类型包括腺癌、未分化癌、淋巴瘤、黑色素瘤、乳头状腺癌和中枢神经系统肿瘤等。

男性发病率是女性的2倍，平均发病年龄为60岁。94%~100%的患者首发症状为发现颈部肿块，疼痛、吞咽困难、体重下降等的发生率均<10%。肿大的颈部淋巴结最常见于Ⅱ区，其次为Ⅲ区，双侧受累率<10%。

（一）颈部CUP的分布

颈部淋巴结转移往往是全身多发转移灶的一部分，根据全身转移淋巴结的分布以及不同部位肿瘤的淋巴引流规律可推测可能的原发肿瘤来源。超过70%的上中颈部转移癌（Ⅰ~Ⅲ区），原发病灶隐匿于扁桃体、舌根或鼻咽部。下颈部的转移癌（Ⅳ~Ⅴ区）常来源于下咽或支气管系统。锁骨上三角转移癌，原发肿瘤常位于锁骨下平面，且主要为腺癌。颈部转移癌也可来源于隐匿性的恶性黑色素瘤，可发生在颈部所有水平。对于双侧颈部转移癌应关注鼻咽部、舌根、下咽和其他中线结构。

（二）诊断方法

对颈部CUP的诊断分为两大部分：①确定转移癌的组织学类型；②明确原发肿瘤部位。

1.病理学诊断

经过全面的头颈部体格检查和上呼吸消化道内镜检查后，如果未发现原发肿瘤，对转移淋巴结进行细针穿刺细胞学检查（fine-needle aspiration biopsy，FNAB）是首选的病理学诊断手段。该方法有效、微创、性价比高、肿瘤细胞沿穿刺道种植的风险极小。而粗针穿刺组织学检查对技术要求更高，患者舒适感更差，常需在局麻下进行，且并发症更多（例如出血、感染、瘘管形成等）。FNAB对转移癌诊断的敏感性为83%~97%，特异性为91%~100%。颈部囊性肿块应与鳃裂囊肿、脓肿、结核病等鉴别，在超声引导下穿刺于囊壁，可提高诊断率。Goldenberg等报道对于囊性转移癌，FNAB的恶性细胞检出率可达到80%，证实了FNAB技术的有效性。

开放性颈淋巴结活检术的局部并发症、颈部复发和全身扩散的风险更高，只适用于反复FNAB和粗针穿刺组织学检查无诊断结果或怀疑是淋巴瘤的患者。即使对于后者，92%的患者仍可通过超声引导下的粗针穿刺组织学检查完成淋巴瘤的临床分型，而无需接受创伤性更大的开放活检。必须强调在未完成全面的临床、放射学以及内镜检查前，不要轻易施行开放性颈淋巴结活检术。

2. 寻找原发肿瘤

对于原发灶不明的颈部转移鳞癌患者，原发肿瘤最可能隐藏在扁桃体窝和舌根。一项包括236例患者的研究结果显示，来自这两处口咽部位的原发肿瘤几乎占到90%。当今由于纤维内镜的推广应用和CT、MRI影像学技术的提高，其他部位（例如鼻咽、下咽）的发病率较前有所下降。总体来说，经过全面、细致的检查，有50%以上的患者可定位原发肿瘤。对于临床查体和/或放射学检查有可疑征象的者，有2/3可发现原发灶。而临床和辅助检查阴性者，原发灶检出率仅为30%。

3. 病史

长期过量吸烟、饮酒史可能提示原发灶在鼻咽部以外，而有多位性伴侣和口交史的可能提示原发灶在口咽部。应仔细询问有无皮肤方面的病史，尤其对于恶性黑色素瘤和鳞状细胞癌的病例。声嘶（声带来源）、吞咽困难或放射性疼痛（口咽、下咽或声门上来源）病史均对原发灶的定位提供线索。颈部肿块一夜间突然增大，特别是囊性的，对于非吸烟饮酒者，应警惕来源于口咽部的HPV相关性疾病或淋巴瘤。

4. 影像学检查

影像学检查是为了评估颈淋巴结转移的范围、明确原发灶和判断M分期。检查应在创伤性诊断措施（例如活检、扁桃体摘除等）之前完成，以防止因组织创伤导致的假阳性或其他误诊。

最主要的影像学检查是覆盖颅底到锁骨范围的颈部增强CT，应仔细评估颈部肿块的位置和范围、与邻近结构的关系、是否存在结外侵犯、咽后淋巴结以及对侧颈部情况。为寻找原发病灶，增强MRI是有必要的，因为MRI对软组织的分辨率更强，尤其是对于鼻咽和口咽部的评估。CT、MRI或两者联合对原发病灶的检出率为9.3%~23%。经内镜对影像学提示的可疑病变部位进行活检，可使检出率提高到60%。如果怀疑原发肿瘤位于头颈部以外部位，可行其他相关检查，例如乳房钼靶或MRI。

正电子发射计算机断层显像（PET-CT）是将PET（positron emission tomography）与CT（computed tomography）相融合的影像学检查。利用恶性肿瘤高代谢的特性，PET-CT可灵敏检测全身恶性肿瘤病灶和转移淋巴结。在过去的20年间，该项技术被越来越多地应用于颈部CUP的诊断。一项Meta分析（包括1994年—2003年期间发表的14篇论文，302例病例）结果显示PET-CT对原发病灶的检出率为24.5%（敏感性为88.3%、特异性为74.9%、诊断精确率为78.8%），扁桃体的假阳性率最高为39.3%，舌根部位的诊断敏感性最低为80.5%。另一项新近的Meta分析（包括2005—2007年期间发表的11篇论文，433例病例）报道，PET-CT对原发病灶的检出率为37%（敏感性和特异性均为84%），口咽和肺部病灶的假阳性率最高（15%）。另一方面，有研究指出对于PET-CT和全内镜检查均阴性者，原发病灶的检出率很低，仅为6%。然而，在肯定PET-CT对颈部CUP的诊断价值的同时，我们必须认识到该技术的局限性。由于FED-PET分辨率的限制，只能发现≥5 mm的肿瘤，Waldeyer环正常淋巴组织对FED的摄取，以及腮腺分泌FED，都可能不利于体积小、表浅病灶的发现。较高的假阳性率，尤其对于口咽部病变和活检后组织、假阴性率、费用高和射线暴露均使其临床应用受到一定限制。

5. 内镜检查联合活检

应对上呼吸消化道施行全内镜检查，包括鼻咽镜、喉镜、胃镜，寻找可能的原发病灶。如果胸部影像学检查异常，应行支气管镜检查。对于临床或影像学可疑的部位进行活检。Cianchetti等报道，在常规检查手段未发现原发病灶的病例中有29.2%经全内镜检查后得到阳性结果。

目前一些新的成像技术和内镜的有机结合为探索颈部CUP原发灶

提供了新思路和方法。①窄带成像（narrow band imaging，NBI）。该技术具有放大内镜和色素染色的双重作用，通过对黏膜表面毛细血管形态及黏膜腺体的观察，可发现白光检查下不易被发现的黏膜浅层病变，从而提高内镜诊断的敏感性和准确率。②激光诱导荧光内镜（laser-induced fluorescence endoscopy，LIFE）。该方法是LIF技术与内镜的结合。研究表明LIFE对头颈部癌的敏感性及特异性均高于普通内镜，其中对口咽部癌的敏感度及特异度极高，对鼻咽癌较低。然而LIFE对炎症和肿瘤的区别有时不能很明确，存在一定的假阳性，加之费用较高，目前临床应用较少。

尽管大部分隐匿的原发灶最终被发现位于扁桃体窝和舌根，对于随机扁桃体活检或扁桃体摘除仍存在争议。对于未发现异常的鼻咽部和梨状窝黏膜进行盲检的做法，目前已不主张。而对于淋巴样表现的扁桃体组织，进行同侧扁桃体摘除术是必要的，报道原发灶的检出率为18%~44.6%。与扁桃体深部组织活检术相比，扁桃体摘除术对于隐匿于扁桃体内的肿瘤的检出率明显更高。

6. 病毒检测

目前已发现一些病毒与恶性肿瘤的发生密切相关，通过对于这些病毒的检测，可为颈部CUP的原发灶的发现提供线索。

人乳头状瘤病毒（human papillomavirus，HPV）感染，尤其是16型，与口咽部鳞状细胞癌的相关性不断得到阐明。Meta分析结果显示口咽部鳞状细胞癌HPV感染率为47.7%，而头颈部其他部位肿瘤的感染率仅为21.8%。Begum等对77例转移性鳞癌患者的淋巴结穿刺活检标本采用原位杂交法进行HPV16基因检测，发现19例源自口咽部的转移灶中有10例（53%）HPV16阳性，而源自其他部位的转移灶内未检测到HPV16基因。进一步比较发现，除了1例外，口咽部原发肿瘤和转移灶的HPV16基因谱相一致。研究发现，HPV16与颈部囊性淋巴结转移灶的相关性更强，而囊性转移癌往往提示原发肿瘤来自口咽部。Goldenberg等报道，15例颈部囊性转移淋巴结（为口咽癌或原发病灶不明者）中有13例检测到HPV16基因，但在21例实性转移淋巴结（其中4例为口咽癌）内却未检测到该基因。然而，喉癌和下咽癌标本内并未发现有HPV感染。因此，对颈部CUP患者，尤其是囊性转移淋巴结患者可常规行HPV检测，这为寻找颈部CUP原发灶提供了重要线索，提高了口咽部癌的检出率，为早期治疗提供帮助。

EB病毒（epstein-barr virus，EBV）。EB病毒与未分化鼻咽癌的发生关系密切，如果颈部转移淋巴结内检测到该病毒，提示原发病灶可能来自鼻咽部。相反，北美的一项研究对300例非鼻咽癌原发肿瘤进行EB病毒检测，发现仅有1%的患者EB病毒DNA为阳性。因此，对于患有颈部低分化转移鳞癌或未分化癌的患者，尤其是年轻患者，建议进行EB病毒检测。Lin等发现同一患者血浆和原发肿瘤组织内EB病毒的基因型相似，表明循环内游离的EB DNA可能来自原发肿瘤。采用实时PCR法检测循环内的EB DNA，诊断鼻咽癌的敏感性和特异性分别为96%和93%。与组织检测相比，检测循环内的EB病毒创伤小、快捷方便，更利于鼻咽癌的诊断。

（三）治疗

颈部CUP治疗的理想目标是根除颈部转移灶以及在诊断过程中尚未被发现的原发肿瘤。Nieder等对2000年之前发表的相关文献进行了全面回顾，发现淋巴结复发和远处转移的发生率是原发肿瘤出现概率的2倍以上，因此，在制订治疗计划时应考虑到这一情况。对颈部CUP的治疗一直存在争议，争论的常见问题包括：①在哪些情况下，单一治疗模式已足够？②颈部手术或放疗照射的最优范围是什么？③单纯放疗与手术联合放疗的疗效比较后到底哪种方法更好？④全身化疗是否有效？

1. 早期颈部转移癌

对于pN1和pN2a无结外侵犯（extracapsular extension，ECE）的早期颈部转移癌，研究证实单一治疗模式，手术或放疗均可达到很好的区域控制率。Collitier等报道16例cN1无ECE患者经单纯放疗后无一例颈部复发。Aslani等对12例早期颈部CUP患者采用放射治疗，也未发现治疗失败者。Coster等对13例pN1患者施行根治性或改良根治性颈清扫术，结果2例出现颈部复发，这2例均存在ECE。Miller等对7例pN1患者采用择区性颈清扫治疗，结果6例无ECE患者均无颈部复发，1例复发者存在ECE。Iganej等报道，pN1和pN2a无ECE患者经单独手术治疗后，颈部锁骨上最终肿瘤控制率为81%，而采用联合治疗手段的，控制率为89%。

上述研究表明，单一治疗模式仅适用于经选择的早期病例。需要指出的是，即使对于单一肿大淋巴结、无ECE者，单纯行淋巴结剜除术是不够的，必须行足够范围的颈清扫术（包括之前活检的部位）或放射治疗。放疗的优势在于位于口咽部外侧的隐匿性原发肿瘤也可得到根治性治疗。如果经过全面彻底的体格检查、影像学和内镜检查、扁桃体活检或摘除术后均为阴性结果，那么发现原发肿瘤的概率就相当低了，在这种情况下，颈清扫术更适合。因为与放疗相比，手术在根治颈部转移癌的疗效、治疗后并发症以及治疗费用方面存在优势。

对于ECE病例，术后放疗联合同步化疗是必须的，旨在提高局部区域控制率。然而，研究证实对于经手术彻底切除的pN1和pN2a无ECE的头颈部鳞癌患者，术后补充放疗并未提高局部区域控制率或生存率，反而导致了并发症发生率的增加。

2. 晚期颈部转移癌

对于晚期颈部CUP病例，推荐手术联合放疗的综合治疗模式，当然仍有不同意见。Grau等回顾分析了1975—1995年期间224例患者经单一放射治疗后的疗效，5年颈部控制率为50%，总生存率为37%，头颈部黏膜原发病灶检出率为12%。之后的两项小样本研究得出了更喜人的结果，很大程度上得益于诊断和放疗技术的提高，1987年—2002年期间的40例患者和1989—2003年期间的60例患者，5年颈部控制率分别为76.3%和65.6%，总生存率分别为77.8%和68.5%，头颈部黏膜原发病灶检出率分别为7.5%和16.7%。Jereczek-Fossa等对1990—2003年期间发表的论文进行了Meta分析，结果显示采用全颈清扫术联合放疗的综合治疗模式，颈部淋巴结复发率为0%~20%，5年总生存率为22%~67%。之后的研究同样得出了更好的结果，颈部控制率为67.3%~93%，5年总生存率为40.9%~78.9%。Wallace等比较了综合治疗（111例）和单纯放疗（70例）的疗效，发现接受颈清扫手术的患者5年颈部控制率更好：放疗前颈清扫者为93%，放疗后颈清扫者为82%，单纯放疗者为73%。而另一项小样本量研究却发现，与单纯放疗相比，手术联合术后放疗无明显优势。

根据现有证据，最佳治疗方案尚未有定论：手术联合术后放疗更好？还是先采取根治性放疗或放化疗，对未达到临床或代谢（PET）

完全缓解的病例施行颈清扫术更好？

3. 颈清扫范围

应根据颈部转移癌的范围决定颈清扫术式。颈部原发鳞状细胞癌极少有五个区的淋巴结全部受侵犯；IA/IB和VB区的淋巴结同时受累几乎没有，因此，对绝大部分患者择区性颈清扫术更适合，而非全颈清扫术。

4. 放疗

大部分单中心、回顾性研究认为扩大放疗照射野并未显示出明显优势。而回顾文献发现，颈清扫术联合双侧放疗较单侧放疗具有更好的区域控制率。临床上，双侧放疗的适应证包括：怀疑原发病灶在中线附近、颈部转移癌范围广，使对侧淋巴结发生隐匿性转移的风险增加、双侧转移癌。当然，应将双侧放疗的必要性和放疗的并发症及弊端进行综合考量。

5. 化疗

20世纪80年代，Braud等首次采用放化疗治疗了16例患者。尽管其中12例为N3，完全缓解率达到了81%，中位生存时间为37+个月，11例为无病生存。由于不同研究所使用的化疗药物、化疗方案各异，以及小样本量和/或缺乏对照组，至今，全身化疗对颈部CUP患者的治疗经验仍有限。

Shehadeh等对37例患者（71%为N2b-N3）采取颈清扫+双侧颈部/黏膜部位放疗+3疗程同步化疗（顺铂100 mg/m^2，每三周）。颈部控制率为95%，远处转移率为11%，至中位随访时间42个月时，89%患者仍存活。Chen等报道了60例患者的治疗经验，75%患者先接受手术，对所有患者进行双侧颈部/黏膜部位放疗，53%患者接受同步化疗（顺铂，3~6个疗程）。2年时，接受放化疗的患者在局部区域控制率、疾病无进展生存率或总生存率方面并未受益。相反，与顺铂相关的3级和4级毒性反应却明显增加。

研究显示，颈部CUP患者远处转移发生率为11%~38%，与淋巴结分期和ECE相关。由于手术和放疗技术的进步，使得颈部控制率得到了提高，同时黏膜原发病灶的发生率得以下降，肿瘤全身扩散对于患者预后的影响就显得更为突出。Rödel等发现术后放疗联合化疗可使晚期病例（N2b~N3）在随访期间的远处转移率明显下降（36% *vs* 59%），但对颈部控制率的帮助不大。

（谢明）

本章参考文献

[1] Robbins KT，Medina JE，Wolfe GT，et al. Standardizing neck dissection terminology. Official report of the Academy's Committee for Head and Neck Surgery and Oncology[J]. Arch Otolaryngol Head Neck Surg，1991，117(6)：601-605.

[2] Robbins KT，Clayman G，Levine PA，et al. Neck dissection classification update：revisions proposed by the American Head and Neck Society and the American Academy of Otolaryngology-Head and Neck Surgery[J]. Arch Otolaryngol Head Neck Surg，2002，128(7)：751-758.

[3] 中华耳鼻咽喉头颈外科杂志编委会，中华医学会耳鼻咽喉科学分会.头颈部恶性肿瘤颈淋巴转移的治疗方案和手术命名(2004年，大连)[J].中华耳鼻咽喉头颈外科杂志，2005，40(2)：84-86.

[4] Ferlito A，Robbins KT，Shah JP，et al. Proposal for a rational classification of neck dissections[J]. Head Neck，2011，33(3)：445-450.

[5] Shah JP. Patterns of cervical lymph node metastasis from squamous carcinomas of the upper aerodigestive tract[J]. Am J Surg，1990，160(4)：405-409.

[6] Brazilian Head and Neck Cancer Study Group. End results of a prospective trial on elective lateral neck dissection vs type III modified radical neck dissection in the management of supraglottic and transglottic carcinomas[J]. Head Neck，1999，21(8)：694-702.

[7] 张彬，唐平章，徐震纲.选择性侧颈清扫术治疗喉癌[J].中国耳鼻咽喉-头颈外科，2005，12(8)：471-474.

[8] Coskun HH，Erisen L，Basut O. Selective neck dissection for clinically N0 neck in laryngeal cancer：is dissection of level IIb necessary[J]? Otolaryngol Head Neck Surg，2004，131(5)：655-659.

[9] Elsheikh MN，Mahfouz ME，Salim EI，et al. Molecular assessment of neck dissections supports preserving level IIB lymph nodes in selective neck dissection for laryngeal squamous cell carcinoma with a clinically negative neck[J]. ORL J Otorhinolaryngol Relat Spec，2006，68(3)：177-184.

[10] Jia S，Wang Y，He H，et al. Incidence of level IIB lymph node metastasis in supraglottic laryngeal squamous cell carcinoma with clinically negative neck-a prospective study[J]. Head Neck，2013，35(7)：987-991.

[11] Redaelli de Zinis LO，Nicolai P，Tomenzoli D，et al. The distribution of lymph node metastases in supraglottic squamous cell carcinoma：therapeutic implications[J]. Head Neck，2002，24(10)：913-920.

[12] León X，Quer M，Orús C，et al. Selective dissection of levels II-III with intraoperative control of the upper and middle jugular nodes：a therapeutic option for the N0 neck[J]. Head Neck，2001，23(6)：441-446.

[13] Lim YC，Choi EC，Lee JS，et al. Is dissection of level IV absolutely necessary in elective lateral neck dissection for clinically N0 laryngeal carcinoma[J]? Oral Oncol，2006，42(1)：102-107.

[14] Suárez C，Rodrigo JP，Robbins KT，et al. Superselective neck dissection：rationale，indications，and results[J]. Eur Arch Otorhinolaryngol，2013，270(11)：2815-2821.

[15] 屠规益,徐震纲,唐平章.头颈部鳞状上皮细胞癌颈部N0的处理-声门上型喉癌[J].
耳鼻咽喉-头颈外科,1997,4(1):4-8.

[16] 孙兴和,郭志祥,吕春清.喉癌术中颈淋巴结冰冻病理检查结果分析和临床意义[J].
中华耳鼻喉科杂志,1994,29:104-106.

[17] de Bree R, Leemans CR, Silver C E, et al. Paratracheal lymph node dissection in cancer
of the larynx, hypopharynx, and cervical esophagus: the need for guidelines[J]. Head
Neck,2011,33(6):912-916.

[18] Weber RS, Marvel J, Smith P, et al. Paratracheal lymph node dissection for carcinoma
of the larynx, hypopharynx, and cervical esophagus[J]. Otolaryngol Head Neck Surg,
1993,108(1):11-17.

[19] Sakai A, Okami K, Sugimoto R, et al. Evaluating the significance of level IIb neck
dissection for hypopharyngeal cancer[J]. Head Neck,2013,35(12):1777.

[20] Kowalski LP, Carvalho AL. Feasibility of supraomohyoid neck dissection in N1 and N2a
oral cancer patients[J]. Head Neck,2002,24(10):921-924.

[21] Simental AA Jr, Duvvuri U, Johnson JT, et al. Selective neck dissection in patients with
upper aerodigestive tract cancer with clinically positive nodal disease[J]. Ann Otol Rhinol
Laryngol,2006,115(11):846-849.

[22] Pellitteri PK, Robbins KT, Neuman T. Expanded application of selective neck dissection
with regard to nodal status[J]. Head Neck,1997,19(4):260.

[23] Ambrosch P, Kron M, Pradier O, et al. Efficacy of selective neck dissection: a review of
503 cases of elective and therapeutic treatment of the neck in squamous cell carcinoma of
the upper aerodigestive tract[J]. Otolaryngol Head Neck Surg,2001,124(2):180-187.

[24] Byers RM, Clayman GL, McGill D, et al. Selective neck dissections for squamous
carcinoma of the upper aerodigestive tract: patterns of regional failure[J]. Head Neck,
1999,21(6):499-505.

[25] Andersen PE, Shah JP, Cambronero E, et al. The role of comprehensive neck dissection
with preservation of the spinal accessory nerve in the clinically positive neck[J]. Am J
Surg,1994,168(5):499-502.

[26] Khafif RA, Gelbfish GA, Asase DK, et al. Modified radical neck dissection in cancer of
the mouth, pharynx, and larynx[J]. Head Neck,1990,12(6):476-482.

[27] Stenson KM, Haraf DJ, Pelzer H, et al. The role of cervical lymphadenectomy after
aggressive concomitant chemoradiotherapy: the feasibility of selective neck dissection[J].
Arch Otolaryngol Head Neck Surg,2000,126(8):950.

[28] Lavertu P, Adelstein DJ, Saxton JP, et al. Management of the neck in a randomised
trial comparing concurrent chemotherapy and radiotherapy with radiotherapy alone in
resectable stage III and IV squamous cell head and neck cancer[J]. Head Neck,1997,
19(7):559-566.

[29] Brizel DM, Prosnitz RG, Hunter S, et al. Necessity for adjuvant neck dissection in
setting of concurrent chemoradiation for advanced head-and-neck cancer[J]. Int J Radiat
Oncol Biol Phys,2004,58(5):1418-1423.

[30] Carinci F, Cassano L, Farina A, et al. Unresectable primary tumor of head and neck:
does neck dissection combined with chemoradiotherapy improve survival[J]? J Craniofac

Surg, 2001, 12(5): 438.

[31] Boyd TS, Harari PM, Tannehill SP, et al. Planned postradiotherapy neck dissection in patients with advanced head and neck cancer[J]. Head Neck, 1998, 20(2): 132-137.

[32] Narayan K, Crane CH, Kleid S, et al. Planned neck dissection as an adjunct to the management of patients with advanced neck disease treated with definitive radiotherapy: for some or for all[J]? Head Neck, 1999, 21(7): 606.

[33] Rovira A, Tornero J, Oliva M, et al. Salvage surgery after head and neck squamous cell carcinoma treated with bioradiotherapy[J]. Head Neck, 2017, 39(1): 116-121.

[34] Thariat J, Ang KK, Allen P K, et al. Prediction of neck dissection requirement after definitive radiotherapy for head-and-neck squamous cell carcinoma[J]. Int J Radiat Oncol Biol Phys, 2012, 82(3): e367.

[35] Mehanna H, Wong WL, McConkey CC, et al. PET-CT Surveillance versus Neck Dissection in Advanced Head and Neck Cancer[J]. N Engl J Med, 2016, 374(15): 1444.

[36] 中华医学会内分泌学分会, 中华医学会外科学分会内分泌学组, 中国抗癌协会头颈肿瘤专业委员会, 等. 甲状腺结节和分化型甲状腺癌诊治指南[J]. 中华核医学与分子影像杂志, 2013, 33(2): 651-652.

[37] Hasney CP, Amedee RG. What is the appropriate extent of lateral neck dissection in the treatment of metastatic well-differentiated thyroid carcinoma[J]? Laryngoscope, 2010, 120(9): 1716.

[38] Podnos YD, Smith D, Wagman LD, et al. The implication of lymph node metastasis on survival in patients with well-differentiated thyroid cancer[J]. Am Surg, 2005, 71(9): 731.

[39] Moo TA, McGill J, Allendorf J, et al. Impact of prophylactic central neck lymph node dissection on early recurrence in papillary thyroid carcinoma[J]. World J Surg, 2010, 34(6): 1187-1191.

[40] Dubernard X, Dabakuyo S, Ouedraogo S, et al. Prophylactic neck dissection for low-risk differentiated thyroid cancers: Risk-benefit analysis[J]. Head Neck, 2016, 38(7): 1091.

[41] Wang TS, Cheung K, Farrokhyar F, et al. A meta-analysis of the effect of prophylactic central compartment neck dissection on locoregional recurrence rates in patients with papillary thyroid cancer[J]. Ann Surg Oncol, 2013, 20(11): 3477-3483.

[42] Sturgeon C. Randomized, prospective trial finds no clinical advantage to prophylactic central-neck dissection for papillary thyroid cancer[J]. Clin Thyroidol, 2015, 27(3): 48-50.

[43] Moreno MA, Agarwal G, de Luna R, et al. Preoperative lateral neck ultrasonography as a long-term outcome predictor in papillary thyroid cancer[J]. Arch Otolaryngol Head Neck Surg, 2011, 137(2): 157-162.

[44] American Thyroid Association (ATA) Guidelines Taskforce on Thyroid Nodules and Differentiated Thyroid Cancer, Cooper DS, Doherty GM, et al. Revised American Thyroid Association management guidelines for patients with thyroid nodules and differentiated thyroid cancer[J]. Thyroid, 2009, 19(11): 1167-1214.

[45] Wada N, Duh QY, Sugino K, et al. Lymph node metastasis from 259 papillary thyroid microcarcinomas: frequency, pattern of occurrence and recurrence, and optimal strategy

for neck dissection[J]. Ann Surg, 2003, 237(3): 399-407.

[46] Smith VA, Sessions RB, Lentsch EJ. Cervical lymph node metastasis and papillary thyroid carcinoma: does the compartment involved affect survival? Experience from the SEER database[J]. J Surg Oncol, 2012, 106(4): 357-362.

[47] Wang LY, Versnick MA, Gill AJ, et al. Level VII is an important component of central neck dissection for papillary thyroid cancer[J]. Ann Surg Oncol, 2013, 20(7): 2261-2265.

[48] Kikumori T, Imai T. Insignificance of prophylactic upper mediastinal lymph node dissection by sternotomy for papillary thyroid carcinoma[J]. Endocr J, 2011, 58(12): 1093-1098.

[49] Clayman GL, Agarwal G, Edeiken BS, et al. Long-term outcome of comprehensive central compartment dissection in patients with recurrent/persistent papillary thyroid carcinoma[J]. Thyroid, 2011, 21(12): 1309-1316.

[50] Woo JH, Park KN, Lee JY, et al. Predictive Factors of Superior Mediastinal Nodal Metastasis from Papillary Thyroid Carcinoma--A Prospective Observational Study[J]. PLoS One, 2016, 11(2): e0148420.

[51] Moritani S. Impact of invasive extranodal extension on the prognosis of patients with papillary thyroid carcinoma[J]. Thyroid, 2014, 24(12): 1779-1783.

[52] Moley JF, DeBenedetti MK. Patterns of nodal metastases in palpable medullary thyroid carcinoma: recommendations for extent of node dissection[J]. Ann Surg, 1999, 229(6): 880-887.

[53] Machens A, Dralle H. Biomarker-based risk stratification for previously untreated medullary thyroid cancer[J]. J Clin Endocrinol Metab, 2010, 95(6): 2655-2663.

[54] Machens A, Hauptmann S, Dralle H. Prediction of lateral lymph node metastases in medullary thyroid cancer[J]. Br J Surg, 2008, 95(5): 586-591.

[55] Smallridge RC, Ain KB, Asa SL, et al. American Thyroid Association guidelines for management of patients with anaplastic thyroid cancer[J]. Thyroid, 2012, 22(11): 1104-1139.

[56] Kebebew E, Greenspan FS, Clark OH, et al. Anaplastic thyroid carcinoma. Treatment outcome and prognostic factors[J]. Cancer, 2005, 103(7): 1330-1335.

[57] Goutsouliak V, Hay JH. Anaplastic thyroid cancer in British Columbia 1985-1999: a population-based study[J]. Clin Oncol (R Coll Radiol), 2005, 17(2): 75-78.

[58] Brignardello E, Gallo M, Baldi I, et al. Anaplastic thyroid carcinoma: clinical outcome of 30 consecutive patients referred to a single institution in the past 5 years[J]. Eur J Endocrinol, 2007, 156(4): 425-430.

[59] Pavlidis N, Briasoulis E, Hainsworth J, et al. Diagnostic and therapeutic management of cancer of an unknown primary[J]. Eur J Cancer, 2003, 39(14): 1990-2005.

[60] Layfield LJ. Fine-needle aspiration in the diagnosis of head and neck lesions: a review and discussion of problems in differential diagnosis[J]. Diagn Cytopathol, 2007, 35(12): 798-805.

[61] Gourin CG, Johnson JT. Incidence of unsuspected metastases in lateral cervical cysts[J]. Laryngoscope, 2000, 110(10 Pt 1): 1637-1641.

[62] Goldenberg D, Begum S, Westra WH, et al. Cystic lymph node metastasis in patients with head and neck cancer: An HPV-associated phenomenon[J]. Head Neck, 2008, 30(7): 898-903.

[63] Pfeiffer J, Kayser G, Ridder GJ. Sonography-assisted cutting needle biopsy in the head and neck for the diagnosis of lymphoma: can it replace lymph node extirpation[J]? Laryngoscope, 2009, 119(4): 689-695.

[64] Cianchetti M, Mancuso AA, Amdur RJ, et al. Diagnostic evaluation of squamous cell carcinoma metastatic to cervical lymph nodes from an unknown head and neck primary site[J]. Laryngoscope, 2009, 119(12): 2348-2354.

[65] Rusthoven KE, Koshy M, Paulino AC. The role of fluorodeoxyglucose positron emission tomography in cervical lymph node metastases from an unknown primary tumor[J]. Cancer, 2004, 101(11): 2641-2649.

[66] Kwee TC, Kwee RM. Combined FDG-PET/CT for the detection of unknown primary tumors: systematic review and meta-analysis[J]. Eur Radiol, 2009, 19(3): 731-744.

[67] Miller FR, Karnad AB, Eng T, et al. Management of the unknown primary carcinoma: long-term follow-up on a negative PET scan and negative panendoscopy[J]. Head Neck, 2008, 30(1): 28-34.

[68] Haas I, Hoffmann TK, Engers R, et al. Diagnostic strategies in cervical carcinoma of an unknown primary (CUP)[J]. Eur Arch Otorhinolaryngol, 2002, 259(6): 325-333.

[69] Pentheroudakis G, Golfinopoulos V, Pavlidis N. Switching benchmarks in cancer of unknown primary: from autopsy to microarray[J]. Eur J Cancer, 2007, 43(14): 2026-2036.

[70] Randall DA, Johnstone PA, Foss RD, et al. Tonsillectomy in diagnosis of the unknown primary tumor of the head and neck[J]. Otolaryngol Head Neck Surg, 2000, 122(1): 52-55.

[71] Begum S, Gillison ML, Nicol TL, et al. Detection of human papillomavirus-16 in fine-needle aspirates to determine tumor origin in patients with metastatic squamous cell carcinoma of the head and neck[J]. Clin Cancer Res, 2007, 13(4): 1186-1191.

[72] Desai PC, Jaglal MV, Gopal P, et al. Human papillomavirus in metastatic squamous carcinoma from unknown primaries in the head and neck: a retrospective 7 year study[J]. Exp Mol Pathol, 2009, 87(2): 94-98.

[73] Goldenberg D, Benoit NE, Begum S, et al. Epstein-Barr virus in head and neck cancer assessed by quantitative polymerase chain reaction[J]. Laryngoscope, 2004, 114(6): 1027-1031.

[74] Lin JC, Wang WY, Chen KY, et al. Quantification of plasma Epstein-Barr virus DNA in patients with advanced nasopharyngeal carcinoma[J]. N Engl J Med, 2004, 350(24): 2461-2470.

[75] Chan KC, Lo YM. Circulating EBV DNA as a tumor marker for nasopharyngeal carcinoma[J]. Semin Cancer Biol, 2002, 12(6): 489-496.

[76] Nieder C, Gregoire V, Ang KK. Cervical lymph node metastases from occult squamous cell carcinoma: cut down a tree to get an apple[J]? Int J Radiat Oncol Biol Phys, 2001, 50(3): 727-733.

[77] Colletier PJ, Garden AS, Morrison WH, et al. Postoperative radiation for squamous cell carcinoma metastatic to cervical lymph nodes from an unknown primary site: outcomes and patterns of failure[J]. Head Neck, 1998, 20(8): 674-681.

[78] Aslani M, Sultanem K, Voung T, et al. Metastatic carcinoma to the cervical nodes from an unknown head and neck primary site: Is there a need for neck dissection[J]? Head Neck, 2007, 29(6): 585-590.

[79] Miller FR, Karnad AB, Eng T, et al. Management of the unknown primary carcinoma: long-term follow-up on a negative PET scan and negative panendoscopy[J]. Head Neck, 2008, 30(1): 28-34.

[80] Iganej S, Kagan R, Anderson P, et al. Metastatic squamous cell carcinoma of the neck from an unknown primary: management options and patterns of relapse[J]. Head Neck, 2002, 24(3): 236-246.

[81] Grau C, Johansen LV, Jakobsen J, et al. Cervical lymph node metastases from unknown primary tumours. Results from a national survey by the Danish Society for Head and Neck Oncology[J]. Radiother Oncol, 2000, 55(2): 121-129.

[82] Aslani M, Sultanem K, Voung T, et al. Metastatic carcinoma to the cervical nodes from an unknown head and neck primary site: Is there a need for neck dissection[J]? Head Neck, 2007, 29(6): 585-590.

[83] Lu X, Hu C, Ji Q, et al. Squamous cell carcinoma metastatic to cervical lymph nodes from an unknown primary site: the impact of radiotherapy[J]. Tumori, 2009, 95(2): 185-190.

[84] Jereczek-Fossa BA, Jassem J, Orecchia R. Cervical lymph node metastases of squamous cell carcinoma from an unknown primary[J]. Cancer Treat Rev, 2004, 30(2): 153-164.

[85] Rödel RM, Matthias C, Blomeyer BD, et al. Impact of distant metastasis in patients with cervical lymph node metastases from cancer of an unknown primary site[J]. Ann Otol Rhinol Laryngol, 2009, 118(9): 662-669.

[86] Beldì D, Jereczek-Fossa BA, D'Onofrio A, et al. Role of radiotherapy in the treatment of cervical lymph node metastases from an unknown primary site: retrospective analysis of 113 patients[J]. Int J Radiat Oncol Biol Phys, 2007, 69(4): 1051-1058.

[87] Wallace A, Richards G M, Harari P M, et al. Head and neck squamous cell carcinoma from an unknown primary site[J]. Am J Otolaryngol, 2011, 32(4): 286-290.

[88] Shehadeh NJ, Ensley JF, Kucuk O, et al. Benefit of postoperative chemoradiotherapy for patients with unknown primary squamous cell carcinoma of the head and neck[J]. Head Neck, 2006, 28(12): 1090-1098.

[89] Chen AM, Farwell D G, Lau D H, et al. Radiation therapy in the management of head-and-neck cancer of unknown primary origin: how does the addition of concurrent chemotherapy affect the therapeutic ratio[J]? Int J Radiat Oncol Biol Phys, 2011; 81(2): 346-352.

第十八章 头颈部淋巴瘤

第一节 头颈部黏膜相关淋巴组织淋巴瘤

一、流行病学及病理学特征

黏膜相关淋巴组织（mucosa-associated lymphoid tissue，MALT）淋巴瘤是起源于淋巴结外黏膜相关淋巴组织的B细胞淋巴瘤，属于非霍奇金淋巴瘤的一种，被认为是一种低度恶性的惰性淋巴瘤。占B细胞淋巴瘤的7%~8%，占惰性淋巴瘤的30%~50%。

按照世界卫生组织的分类，边缘区淋巴瘤（marginal zone lymphoma，MZL）可分为三个亚型：黏膜相关淋巴组织（MALT）淋巴瘤，淋巴结边缘区淋巴瘤（NMZL），和脾脏边缘区淋巴瘤（SMZL）。

据中国抗癌协会淋巴瘤协作组（LPIS）统计数据显示，MALT淋巴瘤是中国人第二常见的B细胞非霍奇金淋巴瘤，仅次于弥漫大B细胞淋巴瘤（DLBCL）。胃肠道是MALT淋巴瘤最好发的部位，占全部MALT淋巴瘤的50%，其他常见部位包括韦氏环、唾液腺、甲状腺及眼附属器等部位。

世界卫生组织（WHO）造血淋巴组织肿瘤分类（2017年初第4版）尝试将头颈区域常见的造血淋巴组织肿瘤类型分别分配到其最常见的发生部位相关章节中加以介绍（例如ENKTCL仅在鼻腔、鼻窦章节介绍，MALTL仅在涎腺章节介绍，从而避免不必要的内容重复）。惰性B细胞淋巴瘤主要包括滤泡淋巴瘤、小淋巴细胞淋巴瘤/慢性淋巴细胞白血病、边缘区B细胞淋巴瘤、套细胞淋巴瘤等。根据WHO淋巴瘤研究组的分类研究，惰性B细胞淋巴瘤占非霍奇金淋巴瘤1/3以上。在一项213例原发扁桃体淋巴瘤的会诊病例研究中，非霍奇金淋巴瘤（NHL）212例（99.5%），霍奇金淋巴瘤（HL）1例（0.5%）。NHL中B细胞来源183例（85.9%），T细胞或NK细胞来源29例（13.6%）。NHL中，检出率构成比居前5位的分别为弥漫大B细胞淋巴瘤——非特殊类型（DLBCL-NOS）138例（64.8%），滤泡性淋巴瘤（FL）12例（5.6%），黏膜相关淋巴组织边缘区B细胞淋巴瘤（MALT）12例（5.6%），结外NK/T细胞淋巴瘤11例（5.2%），外周T细胞淋巴瘤——非特殊类型（PTCL-NOS）9例（4.2%）。

　　头颈部MALT淋巴瘤通常需与炎症或反应性淋巴组织增生相鉴别，肿瘤性边缘区细胞的异型表现和侵犯性生长是确诊最可靠的依据。滤泡植入、肿瘤细胞异常表达CD43、t-bet等有助于确诊淋巴瘤。MALT淋巴瘤缺乏特征性的免疫表型，染色体易位等遗传学异常也相对发生率较低。MALT淋巴瘤中FISH检测结果，t（11；18）为最常见的染色体易位。有研究发现中国人MALT淋巴瘤中t（11；18）的发生率为13%。t（14；18）为MALT淋巴瘤中另一常见的遗传学异常，研究报道约6%的病例存在此易位。因此，诊断和鉴别诊断主要依靠形态学分析。MALT淋巴瘤的增殖细胞存在异型性，包括星形细胞样细胞、单个核样细胞、浆细胞样细胞（多呈片簇状分布，细胞浆嗜碱性削弱乃至出现嗜酸性）。病理形态学上具有诊断特征的表现有：滤泡的克隆化，为淋巴细胞浸润生发中心；淋巴上皮病变，即巢状的淋巴瘤细胞浸润邻近的上皮结构；细胞核增大，核内的Dutcher小体等，免疫球蛋白轻链的限制性表达对于此类肿瘤的确诊有较大帮助。以浆细胞成分为主的MALT淋巴瘤通常有部分残留滤泡结构以及程度不等的边缘区B细胞增生的证据，浆细胞成分通常只有轻到中等程度的异型表现；对于明显异型或多形的浆细胞增生性病变，特别是发生于鼻腔、鼻窦等区域的肿瘤，还应诊断为浆细胞瘤。另外，扁桃体、口咽环、鼻咽等处的炎性改变或反应性淋巴组织增生常可出现显著的淋巴细胞浸润黏膜被覆上皮的表现，故有否淋巴上皮病变对于区分头颈部黏膜MALT淋巴瘤和反应性病变的鉴别价值有限。免疫组化结果肿瘤细胞均表达CD20、CD79a、CD21、CD35阳性，不表达CD23、CD5、CD10、cyclinD1、bcl-2、bcl-6及bcl-10。其中CD5阴性可与套细胞淋巴瘤、小淋巴细胞淋巴瘤鉴别；CD10、BCL-6阴性可与滤泡淋巴瘤鉴别。增殖指数Ki-67表达率一般以≤20%为主。

二、诊断、分期及治疗前评估

头颈部MALT淋巴瘤为低度恶性肿瘤，临床往往表现为惰性。病理确诊最可靠的依据是肿瘤性边缘区细胞的异型表现和侵犯性生长。滤泡植入、肿瘤细胞异常表达CD43、t-bet等有助于确诊淋巴瘤。

临床分期按照Ann Arbor分期，根据淋巴瘤侵犯淋巴结区、结外器官的个数，相对于膈肌的位置，是否广泛播散，分为Ⅰ~Ⅳ期，结外受侵简称为E。MALT淋巴瘤的成对部位受累并不影响治疗决策和预后，故而并不影响肿瘤分期。绝大多数患者分期为ⅠE、ⅡE期疾病，常表现为局部炎症特点，而骨髓受累及多部位结外受累较少见。

治疗前评估包括以下几点：

①详细询问病史，包括初发原发症状部位、具体临床表现、进展速度及最近情况、所有其他有症状的部位及情况，患者感染病史，感染接触史，疫区旅游逗留史。患者慢性炎症病史。

②仔细详尽的体格检查，除了患者的一般身体状况外，还包括全身所有部位的淋巴结区、肝、脾以及韦氏环、眼、皮肤、腮腺、甲状腺等部位。

③详尽的实验室检查，包括全血常规、肝肾功能、乳酸脱氢酶（LDH）、β2微球蛋白（β2-MG）、粪尿常规等。

④全面的分期检查，包括鼻咽镜、喉镜检查，头颈部增强CT或磁共振检查，骨髓检查，PET-CT检查，以明确病灶范围及有无全身播散。

⑤取得数量充分、质量合格的标本组织则是组织学检查和诊断的前提和保证。当标本数量过少、机械损伤严重、坏死或变性严重时，应及时重复活检，再行免疫组化、分子基因检测评估预后、指导临床治疗。

三、治疗

MALT淋巴瘤呈惰性临床过程，治疗包括放疗、化疗、免疫治疗、抗生素治疗、观察等待策略等。首选治疗应在综合评估肿瘤分期、范围、患者和疾病相关预后因素的前提下，首选低毒高效且能明显延长患者生存、提高生活质量的治疗方法。

（一）放疗

对Ⅰe、Ⅱe期局限性的MALT淋巴瘤首选放疗。一项对7 774例ⅠE/ⅡE期MALT淋巴瘤的回顾性研究显示，放疗是治疗局限性MALT淋巴瘤的最常用手段。研究表明，皮肤、眼眶、腮腺、甲状腺MALT淋巴瘤放疗后的局部控制率高于95%。对于局限在甲状腺的IE期MALT淋巴瘤，单独放疗的CR率达70%~100%，但存在原位复发。对于咽韦氏环、腮腺、膀胱、乳腺、皮肤、中枢神经系统等部位的局部MALT淋巴瘤，放疗也取得了令人满意的疗效。放疗剂量多位于25~30 Gy之间，过高剂量会增加急性和晚期并发症。鉴于放疗毒性及局部复发问题，放疗后的长期随访是必要的。

（二）化学及免疫疗法

单纯化疗不作为早期患者的首选治疗方案。有研究根据非胃黏膜相关淋巴组织（MALT）淋巴瘤的临床特点和治疗方法，回顾性分析一线接受放疗或（和）化疗的总有效率为100.00%。局限期（Ⅰ~Ⅱ期）患者完全缓解率明显高于进展期（Ⅲ~Ⅳ期）患者（$P<0.05$），原发部位在头颈部患者总生存率（OS）、无疾病进展生存（PFS）率优于原发于肺及小肠患者（$P<0.05$）。临床上可根据患者病变范围和身体状况选择适当治疗。化疗联合利妥昔单克隆抗体方案能明显提高缓解率，研究报道可达75%，毒性低。化疗多应用于进展期或有系统症状的MALT淋巴瘤患者。对于Ⅲ、Ⅳ期MALT淋巴瘤，当淋巴结或器官广泛浸润，有治疗指征时，应当给予系统化疗。CHOP、COP、氟达拉滨（Flu）、苯丁酸氮芥等均为常用化疗方案，其中最常用的全身化疗方案为CHOP，其疗效也较为肯定。研究表明对于Ⅳ期MALT淋巴瘤，Flu联合利妥昔单抗（FR）方案OS率达85%，3年PFS率达79.5%。一项前瞻性研究也证实4~6个周期FR方案治疗MALT淋巴瘤的OS率为100%，CR率为90%，胃型和非胃型MALT淋巴瘤患者2年PFS率分别为100%和98%。尽管FR方案是高度有效的，但其短期和长期的不良反应

是主要限制，主要为血液学毒性和变态反应，以及在治疗期间及治疗后的高感染率、粒细胞缺乏及治疗相关皮疹。有报道含克拉屈滨（2CdA）化疗方案的CR率达86%。新型蛋白酶体抑制剂硼替佐米在Ⅱ期临床研究中的OS率为80%，CR率为43%，部分缓解率为37%，部分患者因腹泻、神经病变需要减量。一项多中心临床研究表明苯达莫司汀（Ben）治疗利妥昔单抗耐药的难治复发惰性B细胞淋巴瘤可取得较好反应，毒性也可控制在一定范围内。Ben联合利妥昔单抗对前驱治疗无效的MALT淋巴瘤可取得疗效。新型免疫调节剂来那度胺在MALT淋巴瘤Ⅱ期临床试验中显示OS率为61%。

（三）手术治疗

手术治疗因为具有治愈率高、可获得病理诊断的优点，曾是早期MALT淋巴瘤的首选疗法。随着对疾病研究的深入、治疗手段的丰富、对疾病认识的差异以及手术并发症的问题，手术治疗的应用仍存在争议。

总而言之，MALT淋巴瘤的治疗尚无统一规范。抗幽门螺杆菌疗法使部分胃MALT淋巴瘤患者获益，放疗也在头颈、眼附属器、肺等局限性病变中显效，化疗在进展期患者中也取得了较好疗效。随着各种治疗手段的丰富，手术治疗的地位仍存在争议。此外，各种新药的疗效仍需大宗临床试验予以证实。

（四）治疗效果及预后

MALT淋巴瘤大部分为局限性病变，单侧多见，晚期播散型少见。病情进展为惰性过程，相关致死率低，对于Ⅰe可给予放疗，加用免疫化学治疗可降低复发，对于Ⅳe期患者需全身化疗，总体预后良好。

一项胃外黏膜相关淋巴组织（MALT）淋巴瘤的研究回顾性分析了40例首程治疗的Ⅰe~Ⅱe期原发胃外MALT淋巴瘤，其中男女比例为1∶2，中位年龄为54岁。原发病部位为肠道10例，眼附属器9例，甲状腺8例，肺5例，韦氏环2例及其他部位6例。Ⅰe期27例，Ⅱe期13例。17例患者接受放疗（其中7例合并化疗），18例接受化疗（未合并放疗），5例单纯手术切除。中位随访58个月，5年总生存率和无进展生存率分别为86%和82%。Ⅰe期和Ⅱe期5年总生存率分别为92%和76%（*P*=0.06），无进展生存率分别为85%和76%（*P*=0.30）。原发眼附属器MALT淋巴瘤的5年总生存率和无进展生存率均为100%。17例接受放疗的患者无局部区域复发，局部区域控制率为100%，而23例未接受放疗者局部区域复发率为13%（3例）。结论显示IE期胃外MALT淋巴瘤可取得较好的治疗效果，放疗仍是标准治疗手段，原发眼附属器MALT淋巴瘤预后最好。

头颈部MALT淋巴瘤放射治疗局部控制较好，主要复发模式为远隔部位的复发，需要定期常规对全身行查体和影像学检查，头颈部MALT淋巴瘤局部复发仍可考虑再程放疗并取得与初治相似的局部控制率。当发现累及淋巴结时，相对预后较差，5年生存率约为77%。约10%的MALT淋巴瘤在疾病晚期可发生大细胞转化，治疗模式可参照弥漫大B细胞淋巴瘤。

（杨钢）

第二节　头颈部弥漫大B细胞淋巴瘤

一、流行病学及病理学特征

（一）流行病学

弥漫大B细胞淋巴瘤（diffuse large B-cell lymphoma，DLBCL）是成人淋巴瘤中最常见的一种类型，并且是一组在临床表现和预后等多方面具有很大异质性的恶性肿瘤。其发病率占非霍奇金淋巴瘤（NHL）的31%~34%，这个比例在亚洲国家一般大于40%，2011年我国的一项由24个中心联合进行、共收集10 002例病例样本的分析报告指出，在中国DLBCL占所有NHL的45.8%，占所有淋巴瘤的40.1%。

（二）病理学特征

DLBCL是肿瘤性大B淋巴细胞呈弥漫性生长，特点为大的、转化的B细胞。美国Stanford大学与美国癌症研究所采用基因表达谱分析（gene expression profiling，GEP）显示，DLBCL在分子水平上分为不同的分子亚型：生发中心B细胞（GCB）型和活化的外周血B细胞（ABC）型和第三型亚型（type3，其他未明确特征的异源性类型），后两者预后相似，统称为non-GCB型。2008年世界卫生组织（WHO）淋巴瘤病理将弥漫型大B细胞淋巴瘤分为非特指性（NOS）、特殊亚型和独特性三大类，其中，最常见的为NOS。但因检测技术受限，目前WHO推荐依据CD10、Bcl-6和MUM1免疫组化可将DLBCL分为生发中心B细胞样（germinal center B cell-like，GCB）和非生发中心B细胞样（non-GCB）两种亚型。

"双打击"B细胞淋巴瘤：研究发现，Burkitt淋巴瘤往往具有单独的*MYC*基因重排，而*DLBCL*和*BCLC*还可发生*Bcl-2*、*Bcl-6*、*CCND1*等基因的易位，称为所谓的"双打击"B细胞淋瘤（double-hit lymphoma，DHL）甚至是"三打击"B细胞淋巴瘤（triple-hit lymphoma，THL）。其中MYC/Bcl-2 DHL是最为常见的类型DHL特征及表现在临床表现方面，MYC/Bcl-2 DHL的发病年龄通常较大，男性多见，少数患者既往有滤泡性淋巴瘤的病史，提示Bcl-2在疾病转化方面的作用。多数患者表现为病期晚（Ann Arbor Ⅲ/Ⅳ期）、乳酸脱氢酶（lactate dehydrogenase，LDH）升高，结外累及常见，特别是骨髓和中枢神经系统。因此，DHL的国际预后指数（internationalprognostic index，IPI）通常较高（高中危和高危）。DHL在肿瘤形态方面缺乏特征，但往往具有生发中心来源B细胞淋巴瘤的免疫表型。通常情况下，CD10、Bcl-2和Bcl-6的表达比例较高，MUM1较低。目前DHL的诊断仍然依赖于荧光原位杂交（fluorescence in situ hybridization，FISH），研究表明，DHL的预后极差，中位生存期为0.2~1.5年。DHL是一种预后极差的独特B细胞类型，其最佳的治疗手段急需前瞻性临床研究的探索。虽然根据细胞遗传学的方法已经赋予了DHL的明确定义，但鉴于其发生率相对较低，小于10%。近年来的研究着重于采用免疫组化方法分析MYC/Bcl-2蛋白共表达的诊断标准、临床表现和预后价值。

老年EBV阳性弥漫大B细胞淋巴瘤（DLBCL）又称为年龄相关EBV阳性B细胞增生性疾病，是非霍奇金淋巴瘤中最常见类型，主要发生于50岁以上，无任何免疫缺陷或曾患淋巴瘤的老年患者。2008年版造血与淋巴组织肿瘤WHO分类中，老年EBV阳性DLBCL作为新的类型被单独列出。Oyama等检测到DLBCL患者中存在EBV，并发现患患者群年龄较高，无免疫缺陷性疾病，认为年龄相关的免疫系统恶化可与和EBV阳性DLBCL中B淋巴细胞增殖紊乱相关。老年EBV阳性DLBCL在亚洲国家发病率为8%~10%、西方国家为1%~3%，临床过程为进展性疾病，预后不良。EBV感染可能是本病的一个危险因素，与EBV阴性的老年DLBCL相比，EBV阳性患者预后明显较差。因此，在新分类中也列为特殊的DLBCL亚型。

二、诊断与分期

（一）诊断

头颈部是除胃肠道外结外淋巴瘤（ENL）的第二大常见部位，约占ENL的20%。大多数是B细胞来源，又以弥漫大B细胞淋巴瘤为主，常见部位包括韦氏环（Waldeyer环）、鼻腔、鼻窦。Waldeyer环淋巴瘤主要侵犯扁桃体，舌根或鼻咽。临床症状有吞咽困难，咽痛，耳闷，鼻塞，涕血。全面的头颈部检查易于发现病变，其中颈淋巴结肿大为常见体征，有些患者伴有发热、盗汗、体重减轻等全身症状。DLBCL的诊断可以依据以上典型的临床表现，进一步行临床检查，如有针对性检查韦氏环（Waldeyer环扁桃体，舌根或鼻咽）、鼻腔、鼻窦、喉等部位，从而发现相关部位新生物，颈部淋巴结肿大，并结合CT或MRI影像学检查发现以上部位软组织增生以及颈部淋巴结的肿大，以明确肿瘤局部的侵犯范围。

然而明确是否为DLBCL要依靠组织病理学和免疫组化分析。目前，唯一可靠的诊断DLBCL的标准是组织病理学检查结果。虽然染色体分析、基因检测、功能显像等新的技术不断问世和改进，但仍不能取代组织病理学检查。组织病理学检查应尽量采取切除活检，其可提供足够的组织细胞来分析组织形态学和分子生物学。目前的ESMO指南高度重视组织病理学检查中材料要充足的重要性。一旦确诊，就要根据病史、体格检查和血液化学测试（包括LDH和尿酸）对患者进行分期。需要针对CD20、CD3、CD5、CD10、BCL-2、BCL-6、GCET1、FOXP1、IRF4/MUM1、Ki-67及CD21进行检测。疑有病变的淋巴结应尽量完整切除行病理检查，细针穿刺或粗针穿刺活检一般不适用初发淋巴瘤的诊断。在特定情况下，如无法对可疑淋巴结进行切除活检时，可以通过细针或粗针穿刺活检联合其他辅助技术对淋巴瘤进行诊断。辅助技术包括免疫组化，流式细胞术，PCR技术扩增克隆性免疫球蛋白轻、重链基因（IgL、IgH）和T细胞受体（TCR）基因重排，以及针对t（14；18）、t（8；14）、t（3；v）的FISH检测等。

（二）分期及预后

根据病史、体格检查和血液化学测试（包括LDH和尿酸）对患者进行分期。包括对比增强计算机断层扫描（CT）和18F-氟脱氧葡萄糖正电子发射断层扫描（18FDG-PET）在内的成像技术广泛应用于临床治疗的分期。

目前分期采用Ann Arbor/Cotswords分期系统对DLBCL患者进行分期。通过全面的分期检查，可以准确地了解肿瘤的病变侵犯范围及患者的机体状况等因素。国际预后指数IPI是目前公认的DLBCL预后判断指标，预后不良因素包括：年龄>60岁、病变为Ⅲ/Ⅳ期、LDH>正常值上限、ECOG体能状态评分≥2及结外侵犯部位≥2处。根据IPI

评分，将DLBCL分为4个独立危险组，低危组（0~1分）、低中危组（2分）、高中危组（3分）、高危组（4~5分）患者5年总体生存率分别为70%~80%、50%~60%、40%~50%和20%~30%。年龄调整的IPI（aaIPI）以病变为Ⅲ/Ⅳ期、LDH>正常值上限、体能状态ECOG评分/>2作为评分标准，适用于年龄<60岁的患者。

在利妥西单抗时代，Zhou等利用NCCN数据库收集到的原始数据，构建了一个完全基于临床特征的预后模型NCCN-IPI，相对于传统的IPI，结合了更精确的年龄分组和标准化的LDH，因而区分高危组和非高危组的能力更强，高危组患者约占8%，5年生存率仅为33%。2015年有研究者通过分析188例DLBCL患者，使用利妥西单抗联合化疗治疗，结果发现：根据NCCN-IPI预后模型分组，低危组（0~1分）、低中危组（2分）、高中危组（3分）、高危组（4~5分）患者5年总体生存率分别为90%、76%、64%和34%，研究者认为NCCN-IPI有利于DLBCL患者的预后评估。

ESMO指南建议胸部和腹部的CT扫描是为患者制订根治性治疗的前提，同时强烈建议使用PET/CT扫描，以便更好地划定疾病的程度。PET/CT的应用不仅可以提高诊断的准确性，而且越来越多地应用于指导治疗决策。目前有共识认为，对应用一线方案治疗的进展期DLBCL患者2~3个疗程时应用PET/CT进行评估，这对治疗方案的调整和预后情况的评估都有很大的作用。在几个关于NHL中期应用PET/CT评估的研究中，在阳性患者中PFS为10%~15%，阴性患者中PFS为79%~100%。Mikhaeel等对121例高度恶性的NHL患者行R-CHOP方案化疗2~3个疗程后行PET-CT检查，结果显示阳性患者5年的PFS为16%，阴性患者5年PFS为89%，微小残留病灶患者为59%，三组有显著性差异。Meignan等研显示90例侵袭性NHL患者2个疗程的化疗后行PET检查结果为阳性患者2年PFS为43%，OS为60%，而阴性患者2年PFS为82%，OS为90%，故应用PET/CT进行评估与IPI评估相比，2疗程后中期PET/CT进行评估有更好的预测力。侵袭性的NHL复发和耐药的比例高并且预后差，患者需要积极地挽救治疗方案，NHL患者可能从PET/CT中期评估中获得更益处。

三、治疗

（一）治疗前评估

治疗前必须进行以下检查项目：①病史，包括症状。②体格检查：包括一般状况、全身皮肤、浅表淋巴结（特别是韦氏环）、肝脾和腹部肿块。③体能状态。④实验室检查：血、尿、大便常规，肝、肾功能，心电图（EKG），LDH，β2-微球蛋白（β2-MG）。⑤除常规检查外，DLBCL患者治疗前都应该接受骨髓穿刺和活检，以明确是否存在骨髓受侵犯。骨髓活检样本的直位至少应在1.5 cm以上。⑥检测HBV表面抗原航体和核心抗原航体、HBV DNA拷贝数以及HIV，对丙型肝炎指标的检测只要求在高危个体中进行。⑦影像学检查：所有患者应行颈部、胸部、腹部、盆腔CT检查；PET-CT已经在国际上广泛地应用于淋巴瘤患者的精确诊断和疗效评价，建议进行；心脏超声影像；胃肠道受侵时行胃肠内镜检查；中枢神经系统（CNS）受侵时行腰椎穿刺以及磁共振成像（MRI）检查。

（二）常规治疗

在利妥昔单抗时代之前，以蒽环类为基础的化疗方案联合局部放射治疗是治疗DLBCL的基础治疗方案。嵌合抗CD20单克隆抗体利妥昔单抗的出现，是10年前治疗B细胞淋巴瘤包括DLBCL一个里程碑，大大提高了患者的无进展生存期（PFS）和总生存期（OS）。

早期DLBCL的治疗：所谓早期DLBCL是指局限于某一部位的病例，包括临床分期一期及未伴有巨大包块的临床分期二期的病例，早期DLBCL占DLBCL患者的30%~40%。对于大多数早期DLBCL 患者来说，单纯放射治疗曾经是Ⅰ~Ⅱ期DLBCL的主要治疗手段，单纯放疗可以治愈50%早期DLBCL患者，局部控制率达90%以上。因此，放射治疗也是早期DLBCL的治愈手段之一，虽然综合治疗是目前标准治疗原则，但如果肿瘤对化疗抗拒或患者不能耐受化疗，需要考虑根治性放疗。由于新的分子靶向药物的产生，治疗发展到利妥昔单抗时代，对于大多数早期DLBCL 患者来说，特别是伴有危险因素者，可选择利妥昔单抗联合化疗。美国西南肿瘤研究组（SWOG）通过对8 个疗程CHOP方案和3个疗程CHOP方案后加辅助对受累野进行放疗（40~50Gy）的方案进行比较，得出5 年PFS 联合治疗组优于单纯治疗组（77% *vs.* 64%），同样5年OS联合治疗组优于单纯治疗组（82% *vs.* 72%）。然而在长期的PFS和OS中，两组并无明显差异，这主要是由于5年后接受放化疗联合治疗的患者的淋巴瘤的复发和因淋巴瘤而死亡的病例的发生。

进展期DLBCL的治疗：进展期DLBCL是指临床分期为Ⅲ期、Ⅳ期的淋巴瘤，临床分期Ⅱ期但伴有巨大包块的淋巴瘤也归于进展期，DLBCL中有70%为进展期DLBCL。长期以来CHOP方案一直为DLBCL的标准治疗方案。

随着利妥昔单抗的出现，其在临床上的各种联合应用而形成的新的方案，也在不断被发现，从而提高患者的预后。基于进展期的淋巴瘤患者的早期Ⅱ期临床试验的结果，GELA进行了一项研究，比较了8个周期的R-CHOP-21及CHOP-21在60岁以上的患者的效果。结果显示R-CHOP2和CHOP-21的完全缓解率分别为（76% *vs.* 63%，*P*=0.0005）和2年生存率（70% *vs.* 57%，*P*=0.007），R-CHOP-21的效果明显优于CHOP-21。这一结果通过5年和10年的随访也得到了证实，R-CHOP-21方案在PFS，OS，EFS和DFS均比CHOP-21有明显的优势，目前R-CHOP方案已经是各个年龄组DLBCL患者的标准治疗方案。

复发和原发耐药的DLBCL的治疗：虽然随着新的药物的加入和治疗方案的调整，DLBCL的整体预后得到了很大程度的改善，但是仍有约1/3的患者会出现复发和原发耐药，这也是组成DLBCL的发病率和病死率的主要部分。对于这部分复发和原发耐药DLBCL患者，其治疗原则是对于对化疗仍然敏感的患者可进行自体干细胞移植。而对于对化疗已经耐药的患者应推荐异基因移植。

放疗在治疗DLBCL中的作用：放射治疗与化疗的联合方案已普遍应用于早期的DLBCL的治疗。两项随机研究表明，巩固RT可以改善早期DLBCL患者的EFS和OS。SWOG研究是其中之一，SWOG研究结果显示早期DLBCL患者从IFRT联合三个周期的CHOP方案中获益。这些结果也得到了BCCA的一项回顾性分析结果的支持。然而GELA的一项试验实验对象为老年人的IFRT联合四个疗程的CHOP化疗方案结果却与此相反，该实验结果表明老年患者（>60岁）对于IFRT联合四个疗程的CHOP的方案和单独四个疗程的CHOP方案相比无明显获益。

有研究对早期韦氏环DLBCL（Waldeyer ringdiffuse large B-cell lymphoma，WR-DLBCL）采用调强照射技术治疗（IMRT），根据累

及野照射（IFRTinvolved-field radiation therapy）定义，临床靶区包括整个韦氏环区和颈部淋巴结区，中位剂量40 Gy（28~50 Gy），照射剂量主要依据化疗后病灶退缩情况而定，如果化疗后肿瘤CR，给予28~40 Gy；如果化疗后肿瘤PR，CTV照射剂量给予30~40 Gy，残存病灶追加6~10 Gy。结果表明，在早期韦氏环DLBCL实行IMRT，安全有效，腮腺剂量<24 Gy，也降低了患者后期出现口干的后期风险。

在照射剂量方面，也有报道对DLBCL一线化疗后CR患者照射剂量予30~36 Gy，同样该剂量也适用于复发难治病灶经过挽救性化疗CR的患者；化疗后肿瘤有大体残留的建议予较高剂量40~45 Gy；而对于不适合积极的挽救性化疗，或者病灶有复发残留，肿瘤进展的患者，可能给予45~55 Gy的照射剂量才能达到理想的局控率。当然照射剂量需要个体化。对于具体剂量的制订和适应证还有待于进一步研究。

（三）靶向药物治疗

目前对于复发和进展的晚期DLBCL患者，缺乏有效的治疗方案。随着基因时代的降临，研究者们开始在新的靶点上寻求进展。

1. 依帕珠单抗（Epratuzumab）

依帕珠单抗是一种抗人CD22的单克隆抗体。Micallef等进行了一项II期临床研究，在107名初治的DLBCL患者中给予标准R-CHOP方案联合E360mg/nq使用6个周期，结果提示ER. CHOP方案毒性与R-CHOP方案相当，CT平扫评价的总有效率（ORR）为96%，PET扫描证实的ORR为88%，中位生存期为43个月，3年EFS和OS分别为70%和80%，与R-CHOP方案相比，EFS和OS得到改善，并且ER-CHOP方案耐受性良好，明显改善了高危患者的生存率。但该药物目前缺乏大样本随机对照研究。

2. 硼替佐米（Bortezomib）

硼替佐米是一种对多发性骨髓瘤和套细胞淋巴瘤有效的蛋白酶体抑制剂，可增敏标准的化疗方案并提高疗效。Ruan等报告一项剂量递增的Bortezomib＋标准CHOP-Rituximab治疗40例初治DLBCL患者的研究。患者的中位年龄为58岁，88%分期为晚期（m/1v），73%血清乳酸脱氢酶（LDH）水平升高，88%国际预后评分（IPI）≥2分。中位随访21个月，完全缓解/未经病理证实的完全缓解（CR/CRu）率为68%，可评价患者的ORR为100%，CR/CRu率为75%，40例患者的2年PFS为72%。主要毒性反应中，5%为3度外周神经毒性，血液学毒性包括15%的4度血小板减少和15%的4度白细胞减少，4例患者（3例超过75岁，均为lPI高危患者）在第一次评价之前死亡。研究结果认为Bortezomib和CHOP-Rituximab方案联合治疗高危的DLBCL疗效令人鼓舞，但应注意其毒性反应。

3. 来那度胺（Lenalidomide）

来那度胺化学结构与沙利度胺相似，虽然具体作用机制未明，但其具有免疫调节及抗新血管生成作用。来那度胺在治疗复发性侵袭性非霍奇金淋巴瘤上表现出明显的单药活性。Nowakowski等在初治的侵袭性B细胞淋巴瘤患者中进行了一项I期临床研究，以了解最大耐受剂量的来那度胺是否能与R-CHOP方案联合应用。该研究中患者来那度胺试验剂量分别为15 mg、20 mg和25 mg。4度中性粒细胞减少和血小板减少率分别为67%和21%，中性粒细胞减少性发热较少见，ORR达100%，其中完全缓解（CR）率达77%，疗程（21 d为1疗程）的第1~10天应用来那度胺25mg/d可安全地与R-CHOP方案联合使用。结论R-CHOP方案联合来那度胺治疗侵袭性B细胞淋巴瘤的有效率很高，除骨髓抑制毒性外，总体耐受性好，但需随机临床试验验证其疗效。

随着诊断医学技术的进步，人们对DLBCL的认识越来越深入，在分类确定亚型上更加细化；在治疗上更加规范化和个体化，联合化疗、免疫治疗及造血干细胞的移植治疗已经是治疗DLBCL 的主要手段。近年来，随着人类对基因谱的不断认识，DLBCL的基因治疗也越来越受到人们的关注，其某些特殊基因改变及相应的表达的特异蛋白成为靶向药物的研究热点，这将有希望提高DLBCL的疗效和预后。

（邹丽芬）

第三节 结外NK/T细胞淋巴瘤

结外NK/T细胞淋巴瘤，鼻型（Extranodal NK/T cell lymphoma，nasal type），以下简称NK/T细胞淋巴瘤，最多发生于鼻腔。临床表现独特，以鼻腔及面中线部进行性毁损性病变为特征，易累及血管，伴有发热和恶病质，病情发展迅速，病死率高。对该疾病早期文献多出现在耳鼻喉科杂志中，患者首诊也往往在耳鼻喉科。诊断明确后，则需要放疗、化疗以及放化疗的综合治疗。

NK/T细胞淋巴瘤的发病率存在着明显的地域和种族差异，在欧美文献中被认为少见疾病，但在东亚、东北亚、中南美洲（印第安人后裔）并不少见。

一、NK/T细胞淋巴瘤的临床特点

NK/T细胞淋巴瘤一个重要的临床特点是以鼻腔及面中线部进行性毁损性病变，容易出血，甚至死于局部大出血。这主要是因为NK/T细胞淋巴瘤多表现CD56+，CD56是一种神经细胞粘附因子（N-CAM），可促使肿瘤细胞更牢固地粘附在血管壁上，侵蚀破坏血管，因此NK/T细胞淋巴瘤侵袭性更强，除破坏血管外，还造成上颌窦内壁、鼻中隔甚至硬颚等骨质破坏，形成鼻中隔、硬腭穿孔。

与实体肿瘤和B细胞淋巴瘤远处转移的部位不同，NK/T淋巴瘤远处转移以皮肤最常见，这和T淋巴细胞归巢现象有关。淋巴细胞可由输出淋巴管进入胸导管，经上腔静脉进入血循环，在毛细血管后微静脉处穿越高内皮小静脉（high endothelial venule，HEV），并重新分布于全身淋巴器官和组织。这种淋巴细胞在血液、淋巴液、淋巴器官和组织间周而复始循环的过程称之为淋巴细胞归巢。

NK/T细胞淋巴瘤另一个重要的临床特点即容易发生恶病质表现，即"嗜血细胞综合征（hemophagocytic syndrome，HPS）"。HPS是一种多器官、多系统受累，并进行性加重伴免疫功能紊乱的巨噬细胞增生性疾病，代表一组病原不同的疾病，其特征是发热，肝脾肿大，全血细胞减少。2004年WHO对HPS诊断指南进行了修订，符合以下诊断标准8条中的5条即可诊断。①发热，发热超过1周，热峰>38.5℃；②肝脾肿大，脾大（肋下>3 cm）；③血细胞减少（外周血二或血三系细胞减少），其中血红蛋白<90 g/L，血小板<100×10^9/L，中性粒细胞<1.0×10^9/L血细胞减少；④高三酰甘油血症和（或）低纤维蛋白血症；⑤骨髓或脾或淋巴结发现噬血细胞存在，无恶性病变证据。⑥NK细胞活性降低或完全缺少；⑦血清铁蛋白升高；⑧可溶性CD25（sIL-r）大于2 400 U/mL。HPS既可以出现于淋巴瘤病程初期，也可以发生于病程晚期。NK/T细胞淋巴瘤出现HPS的患者往往预后不良，病情发展迅速，中位生存期仅为1~2个月，主要死亡原因为出血、感染、多脏器功能衰竭和DIC。

二、NK/T细胞淋巴瘤的病理表现

自然杀伤细胞（natural killer cells，NK）细胞是一种非T非B具有自然杀伤性能的细胞，来源于骨髓的造血干和祖细胞。从来源上看，在分化过程中存在共同的具有双向分化功能的祖细胞，即T/NK前体细胞，这就导致他们在功能和某些抗原的表达上有重叠，但分子遗传学及免疫表型可将其区分开来。NK/T细胞淋巴瘤80%来源于成熟的NK细胞，少部分来源于NK样T细胞，因此称之为NK/T细胞淋巴瘤。NK是机体重要的免疫细胞，不仅与抗肿瘤、抗细菌/病毒感染和免疫调节有关，而且在某些情况下参与超敏反应和自身免疫性疾病的发生。

NK/T细胞淋巴瘤病理形态特征表现为非均质性，细胞大小不等，形态为小、中细胞混合，细胞核复杂或多态性，特征性表现为血管中心性病变，肿瘤细胞侵犯小血管壁或血管周围组织，导致组织缺血和广泛坏死。混合性炎性细胞多，区域坏死常见。由于炎症坏死明显，取材不够充分深在，加上早期对该病认识不足以及早期缺乏分子遗传学及免疫表型的检测手段，病理难以明确，需要反复活检，从而耽误及时有效的治疗。

NK/T细胞淋巴瘤最典型的免疫表型为CD56等NK细胞相关抗原；同时CD2、胞质CD3ε、CD8和CD45RO等T细胞相关抗原常为阳性；但胞膜CD3阴性；可见细胞毒性颗粒蛋白（颗粒酶B、TIA-1和穿孔素）。另外，还可借助T细胞抗原受体（T cell receptor，TCR）基因重排（T淋巴细胞特异性标志）和原位杂交检测EB病毒协助诊断。

对于NK/T细胞淋巴瘤的诊断标准为：临床表现为中线部位（面中部、上呼吸消化道、睾丸、胃肠道等）的进行性破坏性病变；病理组织学特点以弥漫的肿瘤细胞形成血管中心浸润及血管破坏现象为主，间质可见大片坏死；免疫表型主要表现为CD56、CD2、胞质CD3ε阳性，细胞毒性颗粒蛋白；原位杂交EBER阳性。

三、NK/T细胞淋巴瘤的分期

如其他淋巴瘤一样，NK/T细胞淋巴瘤最广泛的分期标准仍采用Ann Arbor分期系统，但该标准是否适用于NK/T细胞淋巴瘤存在争议，目前对于广泛或弥漫性累及的Ⅲ/Ⅳ期分期取得了较一致的认同，但对于较为早期的Ⅰ/Ⅱ期，局部侵犯是一个重要的决定因素。像其他结外淋巴瘤一样，Ann Arbor分期系统没有考虑肿瘤的大小，Ⅰ期既包括局限于鼻腔的小肿瘤，也包括广泛累及临近鼻窦和鼻咽结构的巨大肿瘤，这显然是不合适的。

中国医学科学院肿瘤医院提出修改的Ann Arbor分期系统，将局部鼻腔NHL是否超出鼻腔侵犯邻近器官或结构划分为局限Ⅰe期（limited Ⅰe）和超腔（或广泛）Ⅰe期（extensive Ⅰe）；Ⅱ期则有区域淋巴结累及伴或不伴横隔同侧的其他淋巴结区受累，Ⅲ/Ⅳ期与Ann Arbor分期相同。根据这一分期系统进行单纯放疗，局限Ⅰe期5年OS和PFS分别为78%和63%，超腔（或广泛）Ⅰe期5年OS和PFS分别为46%和40%，两组有显著性差异，很好地显示了肿瘤的预后。

尽管结外NK细胞淋巴瘤统一命名为NK/T细胞淋巴瘤，鼻型。有学者将鼻腔（包括邻近组织）的NK/T细胞淋巴瘤和鼻腔外（皮肤、胃肠道、睾丸等）的NK/T细胞淋巴瘤进行比较，发现鼻腔外的NK/T细胞淋巴瘤侵袭性更高，预后更差。

四、Ⅰ~Ⅱ期鼻NK/T细胞淋巴瘤的治疗

（一）放射治疗

Ⅰ~Ⅱ期NK/T细胞淋巴瘤的治疗以放射治疗为主，中国台湾Li等对该医院1977—2000年77例鼻腔、鼻窦诊断为NK/T细胞淋巴瘤或T

细胞淋巴瘤进行回顾性分析，其中56例（73%）表现为局部区域性病变，21例（27%）有系统累及。完全缓解（complete response，CR）达到57%，5年OS为36%，其中局部区域性病变CR为63%，5年OS为42%，有系统累及患者，CR和5年OS分别为43%和25%。对于局部区域性病变，放疗+化疗CR为74%，单纯放疗CR为50%，无统计学差异。放疗+化疗和单纯放疗的5年OS明显优于单纯化疗，分别为59%，50%和15%（P=0.01）。

相对而言，中国医科院肿瘤医院对于放射治疗Ⅰ~Ⅱ期鼻腔NK/T细胞淋巴瘤的研究结果较为乐观。李晔雄、姚波等分析该院129例鼻腔非霍奇金淋巴瘤（NHL），其中116例（90%）经病理形态学诊断为鼻腔血管中心性淋巴瘤或鼻腔NK/T细胞淋巴瘤。129例NHL根据该院修订后的分期原则，局限Ⅰe期22例，超腔Ⅰe期80例，Ⅱe期22例。这124例Ⅰe/Ⅱe期患者以放疗为主要治疗手段。其中单纯放疗22例，放疗后化疗45例，单纯化疗7例，化疗后放疗50例。Ⅰe期和Ⅱe期5年OS分别为71.7%和70.6%。局限Ⅰe期和超腔Ⅰe期5年OS分别为85.9%和68.4%，无病生存率（disease free survival，DFS）分别为80.1%和56.6%。分析治疗模式因素对预后的影响，单纯放疗22例5年OS为77.3%，而单纯化疗7例5年OS仅为42.9%（P<0.001），提示对于早期NK/T细胞淋巴瘤放射治疗优于化疗。而放疗+化疗5年OS为88.9%，统计学上未明显改善早期鼻腔NHL的生存率。

尽管放疗已经作为Ⅰ~Ⅱ期NK/T细胞淋巴瘤不可少的治疗手段，但仍有相当比例的患者会出现放疗后复发（17%~77%，大多文献报道为50%左右），失败原因既有照射野内复发，照射野周围边缘区复发，以及远处结外器官受侵。照射野内和周围边缘区复发复发可能与照射剂量或靶区设计有关。例如，香港Cheung等发现在其研究组内25例进行影像扫描协助靶区设计同时照射剂量>50 Gy伴或不伴同步顺铂化疗的患者中，只有3例（12.0%）出现靶区内复发，而44例没有进行影像扫描协助靶区设计或者照射剂量≤50 Gy的患者，12例（27.3%）出现靶区内复发。

（二）放疗技术及靶区

采用三维适形放疗技术，放疗采用6MVX线外照射。患者取仰卧位，含口塞压低舌体，热塑面膜固定。肿瘤局限于一侧鼻腔，未侵犯邻近器官或组织结构时，射野靶区包括双侧鼻腔、双侧筛窦、硬腭和同侧上颌窦。肿瘤超出鼻腔时，靶区应扩大至受累的邻近器官或结构。如果原发肿瘤邻近后鼻孔，照射野应包括鼻咽。原发灶常采用一鼻前野与一患侧耳前野加45度楔形滤片的两野技术，双侧鼻腔受累时采用一鼻前野与双侧耳前野（侧野各加30度或45度楔形滤片）的三野技术，根据肿瘤部位可略有不同。如有皮肤侵犯，该处面罩外放置0.5 cm厚的等效组织补偿物。由于侧野受到眼球角膜或晶体的剂量限制，前组筛窦须选用适合能量的电子线（8MeV~12MeV）做剂量补充。Ⅰe期未累及鼻咽，不做颈淋巴结预防照射。若侵犯鼻咽，靶区应包括整个韦氏环，且行颈淋巴结预防照射；Ⅱe期在原发病灶和受侵器官或结构照射时，需同时做双颈照射。这时射野常采用双侧面颈联合野，加照鼻前野。照射36~40 Gy后，面颈联合野后界避开脊髓，颈后部用电子线（8 MeV~10 MeV）做剂量补充。原发灶根治性照射剂量50~54 Gy，1.8~2.0 Gy/f，每天1次，每周5次，颈部预防剂量45 Gy。

（三）化疗

传统化疗多参考B细胞淋巴瘤，采用CHOP方案，包含蒽环类、长春碱类药物。研究表明NK/T细胞淋巴瘤常伴有p53基因突变，多药耐药基因（mdr1）高表达和P糖蛋白高水平（P-glycoprotein，P-gp）。P-gp高水平直接导致肿瘤细胞加速蒽环类药物和长春碱类等常规化疗药物的泵出，降低药物的疗效。CHOP方案近年来已经逐渐摒弃，近年报道应用以左旋门冬酰胺酶（L-Asparaginase，L-ASP）治疗NK/T细胞淋巴瘤取得了一定疗效。L-ASP能将血清中的门冬酰胺水解为门冬氨酸和氨，使肿瘤细胞不能从血中得到合成蛋白质所必需的门冬酰胺，抑制肿瘤细胞增殖。

2012年，广州夏忠军采用GELOX（吉西他滨+奥沙利铂+左旋门冬酰胺酶）继以累及野放疗，使用方法：第1天、第8天吉西他滨1 000 mg/m²静脉滴注；第1天奥沙利铂130 mg/m²静脉滴注；第1~7天左旋门冬酰胺酶5 000 u/m²静脉滴注，每3周为1个周期。至少接受2个周期的化疗。主要研究终点是CR、ORR和毒性反应。次要终点是OS和PFS。结果显示，共有27例新诊断的ENKTL入组并完成整个治疗过程。治疗结束时，总缓解率为96.3%，其中20例（74.1%）完全缓解，6例（22.2%）部分缓解。治疗期间没有患者出现疾病进展。3级和4级毒性反应少见，未发生治疗相关的死亡。中位随访27.34个月时，7例（25.9%）患者疾病进展，其中4例死亡。2年总生存和无进展生存率均为86%。治疗结束时，得到CR较未达到CR的患者无进展生存（P=0.012）和总生存期显著延长（P=0.021）。目前已有多个围绕吉西他滨和左旋门冬酰胺酶的临床试验在开展之中。

（四）难治复发性NK/T细胞淋巴瘤的治疗

日本学者使用SMILE方案（Dex，MTX，IFO，L-ASP和VP-16）治疗晚期或复发/难治性NK/T细胞淋巴瘤，Ⅱ期临床，适应证：38例其中20例Ⅳ期，14例首次复发，4例难治性。主要终点是ORR。结果发现2程化疗后，ORR为79%，CR45%。19例进行了HSCT，1年OS为55%。但L-ASP引起的过敏和胰腺炎以及整个方案导致的3/4级血液毒性也令人关注。4级粒细胞减少发生率为92%，3/4级非血液学毒性为61%。

我们采用MEDA化疗方案（甲氨蝶呤、依托泊苷、地塞米松和培门冬酶）的有效性和安全性。回顾性分析13例患者，共进行了55程MEDA联合化疗，中位化疗程数为4。总反应率ORR为76.9%，其中完全缓解率CR为61.5%。1年生存率OS为69.2%，1年无进展生存率PFS为61.5%。治疗相关毒性如下：3/4级粒细胞减少发生率为46.2%，其中2例出现严重感染（15.4%）；3/4级血小板减少发生率为30.8%，23.1%接受了血小板输注；3/4级贫血发生率为23.1%；肝毒性和低纤维蛋白原血症常见但较轻微。研究表明：MEDA联合化疗在治疗晚期及难治/复发性NK/T细胞淋巴瘤是有效的、毒性可耐受的。

（五）总结

化疗已成为Ⅲ~Ⅳ期NK/T细胞淋巴瘤，淋巴瘤治疗后失败以及非鼻腔的NK/T细胞淋巴瘤的主要治疗手段。但对于Ⅰ~Ⅱ期鼻NK/T细胞淋巴瘤，放疗作为主要治疗手段的同时，化疗仍有其不可少或缺的价值。2011年起美国NCCN指南关于NK/T细胞淋巴瘤的治疗原则发生较大变化，鼻NK/T细胞淋巴瘤Ⅰ期没有危险因素的予单用放疗54 Gy，或用含L-ASP的化疗联合放疗50 Gy；伴有任何危险因素（年龄>60岁，PS≥2，B症状，LDH升高，区域淋巴结累及，局部肿瘤侵犯，组织学ki-67表达高，EBV-DNA>6.1×10^7）及Ⅱ期的患者建议参加临床试验，或用含L-ASP的化疗联合放疗50 Gy。对于放化疗如何有效结合及化疗方案的优化，希望能得到更多的前瞻性随机研究结果的支撑。

（丁浩）

本章参考文献

[1] 何小金,田澄,杨冬梅,等. 耳鼻咽喉头颈部216例结外非霍奇金淋巴瘤的临床病理分析[J]. 临床耳鼻咽喉头颈外科杂志,2009,23(19):878-880.

[2] Morita K,Nannya Y,Yoshizato T,et al. Simple but powerful prognostic scoring model for MALT lymphoma:a retrospective study[J]. Ann Hematol,2013,92(3):421-423.

[3] Ueda K,Terui Y,Yokoyama M. Non-gastric advanced mucosa-associated lymphoid tissue (MALT) lymphoma has worse prognosis than gastric MALT lymphoma even when treated with rituximab-containing chemotherapy[J]. Leuk Lymphoma,2013,54(9):1928-1933.

[4] Zucca E,Conconi A,Laszlo D,et al. Addition of Rituximab to Chlorambucil Produces Superior Event-Free Survival in the Treatment of Patients With Extranodal Marginal-Zone B-Cell Lymphoma:5-Year Analysis of the IELSG-19 Randomized Study[J]. J Clin Oncol,2013,31(5):565-572.

[5] Troch M,Kiesewetter B,Raderer M. Recent developments in nongastric mucosa-associated lymphoid tissue lymphoma[J]. Curr Hematol Malig Rep,2011,6(4):216-221.

[6] 王聪,袁长吉,何华,等. 151例原发结外非霍奇金淋巴瘤的临床病理特点及预后因素分析[J]. 中华肿瘤杂志,2014,36(11):858-862.

[7] 王彦艳,张莉,钱樱,等. 216例惰性B细胞淋巴瘤患者临床特征及治疗预后分析[J]. 中华血液学杂志,2016,(1):61-64.

[8] Olszewski AJ,Desai A. Radiation Therapy Administration and Survival in Stage I/II Extranodal Marginal Zone B–Cell Lymphoma of Mucosa-Associated Lymphoid Tissue[J]. Int J Radiat Oncol Biol Phys,2014,88(3):642-649.

[9] Harada K,Murakami N,Kitaguchi M,et al. Localized ocular adnexal mucosa-associated lymphoid tissue lymphoma treated with radiation therapy:A long-term outcome in 86 patients with 104 treated eyes[J]. Int J Radiat Oncol Biol Phys,2014,88(3):650-654.

[10] Heilgeist A,McClanahan F,Ho AD et al. Prognostic value of the follicular lymphoma international prognostic index score in marginal zone lymphoma an analysis of clinical presentation and outcome in 144 Patients[J]. Cancer,2013,119(1):99-106.

[11] Hashimoto N,Sasaki R,Nishimura H,et al. Long-term outcome and patterns of failure in primary ocular adnexal mucosa-associated lymphoid tissue lymphoma treated with radiotherapy[J]. Int J Radiat Oncol Biol Phys,2012,82(4):1509-1514.

[12] Swerdlow SH,Campo E,Harris NL,et al. WHO classification of tumours of haematopoietic and lymphoid tissues[M]. Lyon:IARC Press,2008.

[13] Ott G,Rosenwald A,Campo E. Understanding MYC-drivenaggressive B-cell lymphomas:pathogenesis andclassification[J]. Blood,2013,122(24):3884-3891.

[14] Aukema SM,Siebert R,Schuuring E,et al. Doublehit B-cell lymphomas[J]. Blood,2011,117(8):2319-2331.

[15] Zhou Z. Sehn LH,Rademaker AW,et al. An enhanced international prognostic index (NCCN-IPI) for patients with diffuse large B-cell lymphoma treated in the rituximab era[J]. Blood,2014,123(6):837-842.

[16] Sinha R,Nastoupil L,Flowers CR. Treatment strategies for patients with diffuse large B-Cell lymphoma:past,present,and future[J]. Blood Lymphat Cancer,2012,2012(2):

87-98.

[17] Xu YG, Qi SN, Wang SL, et al. Dosimetric and clinical outcomes with intensity modulated radiation therapy after chemotherapy for patients with early-stage diffuse large B-cell lymphoma of Waldeyer Ring[J]. Int J Radiat Oncol Biol Phys, 2016, 96(2): 379-386.

[18] Yahalom J, Illidge T, Specht L, et al. Modern radiation therapy for extranodal lymphomas: field and dose guidelines from the international lymphoma radiation oncology group. Int J Radiat Oncol Biol Phys 2015, 92(1): 11-31.

[19] 丁浩. 对结外NK/T细胞淋巴瘤, 鼻型诊断和分期认识的进展[J]. 中国眼耳鼻喉科杂志, 2011, 11(2): 191-193.

[20] Parikh SA, Kapoor P, Letendre L, et al. Prognostic factors and outcomes of adults with hemophagocytic lymphohistiocytosis[J]. Mayo Clin Proc, 2014, 89(4): 484-492.

[21] Tse E, Kwong YL. How I treat NK/T-cell lymphomas[J]. Blood, 2013, 121(25): 4997-5005.

[22] 丁浩, 王胜资. I~II期鼻NK/T细胞淋巴瘤的治疗进展[J]. 国际耳鼻咽喉头颈外科杂志, 2012, 36(1): 51-54.

[23] Yang Y, Zhu Y, Cao JZ, et al. Risk-adapted therapy for early-stage extranodal nasal-type NK/T-cell lymphoma: analysis from a multicenter study[J]. Blood, 2015, 126(12): 1424-1432.

[24] Cheung MM, Chan JK, Lau WH, et al. Early stage nasal NK/T-cell lymphoma: clinical outcome, prognostic factors, and the effect of treatment modality[J]. Int J Radiat Oncol Biol Phys, 2002, 54(1): 182-190.

[25] Wang L, Wang ZH, Chen XQ, et al. First-line combination of gemcitabine, oxaliplatin, and l-asparaginase (GELOX) followed by involved-feld radiation therapy for patients with stage IE/IIE extranodal natural killer/T-cell lymphoma[J]. Cancer, 2013, 119(2): 348-355.

[26] Yamaguchi M, Kwong YL, Kim WS, et al. Phase II study of SMILE chemotherapy for newly diagnosed stage IV, relapsed, or refractory extranodal natural killer (NK)/T-cell lymphoma, nasal type: the NK-Cell Tumor Study Group study[J]. J Clin Oncol, 2011, 29(33): 4410-4416.

[27] Ding H, Chang J, Liu LG, et al. High-dose methotrexate, etoposide, dexamethasone and pegaspargase (MEDA) combination chemotherapy is effective for advanced and relapsed/refractory extranodal natural killer/T cell lymphoma: a retrospective study[J]. Int J Hematol, 2015, 102(2): 181-187.

第十九章　其他头颈部肿瘤

第一节　咽旁间隙肿瘤

一、咽旁间隙肿瘤的概况

（一）咽旁间隙肿瘤的组织来源

原发咽旁间隙肿瘤仅占头颈部肿瘤0.5%~1%，病理种类多样化，主要来源于通过其间的神经、血管、淋巴组织、结缔组织和脂肪组织等，偶尔也有来自异位的腺体、上皮和脑膜等组织。部分来自其邻近各壁，如腮腺深叶、咽黏膜间隙和咀嚼肌间隙的肿瘤，可向咽旁间隙扩展，与原发咽旁间隙肿瘤难以区分，故文献上多放在一起论述，这部分肿瘤和来自颈动脉鞘肿瘤的比例远远高于原发咽旁间隙肿瘤。

咽旁间隙肿瘤以良性居多，约占80%，其中以小唾腺来源的多形性腺瘤最常见，占30%~50%，多数源发于腮腺深叶，少数来自颌下腺或咽旁间隙内异位的腺体组织。其次常见的良性肿瘤为神经鞘膜瘤，占20%~30%（但亦有病例组报道神经鞘膜瘤的发病率高于多形性腺瘤，复旦大学附属眼耳鼻喉科医院前十年患者回访也是神经鞘膜瘤发病率最高），其中以来自颈动脉鞘的迷走神经最多见，其次为来自交感神经，少数发生于舌咽神经、第三支下颌神经（Ⅴ3）、Ⅺ和Ⅻ神经等（来自运动神经如Ⅻ神经者很罕见）。第三位常见的咽旁间隙肿瘤为副神经节瘤或化学感受器瘤，来自颈动脉体、迷走神经上的球体组织或颈静脉球瘤向下扩展。发病率其次的肿瘤为血管性肿瘤，其中以静脉性血管瘤多见。其他较少见的良性肿瘤还有：其他神经源性肿瘤，如神经纤维瘤和神经节细胞瘤、其他良性腺瘤、脂肪瘤、鳃裂囊肿、纤维瘤、平滑肌瘤、淋巴管瘤、脑膜瘤、畸胎瘤和表皮囊肿等。

发生于咽旁间隙的恶性肿瘤有恶性腺瘤（恶性多形性腺瘤、腺样囊性癌、黏液表皮样癌、腺泡细胞癌等）、多种神经肉瘤、淋巴瘤或淋巴结转移癌、鳞癌、未分化癌、血管肉瘤、脂肪肉瘤、平滑肌肉瘤、纤维肉瘤等。

根据其来源可分3类：

（1）涎腺源性：良恶性多形性腺瘤，其他良恶性腺瘤等。

（2）神经源性：神经鞘膜瘤、神经纤维瘤、神经节细胞瘤、副神经节瘤、脑膜瘤、神经纤维肉瘤等。

（3）其他组织来源：鳃裂囊肿、血管瘤、淋巴管瘤、纤维瘤、血管纤维瘤、颈动脉瘤、脂肪瘤、平滑肌瘤、畸胎瘤、纤维脂肪瘤、黏液脂肪瘤、脊索瘤、表皮囊肿、血管纤维脂肪瘤等。恶性肿瘤有未分癌、鳞癌、淋巴瘤、横纹肌肉瘤、黏液表皮样癌、平滑肌肉瘤和移行上皮癌等。

由于经过茎突前后间隙的组织和周围结构不同，这些组织结构各自有其好发的肿瘤。茎突前间隙多见腺瘤，尤其是多形性腺瘤，神经源性肿瘤较少见。血管瘤、鳃裂囊肿、脂肪瘤等一般也发生在茎突前间隙。源于茎突后间隙的肿瘤主要来自颈动脉鞘，可见各种神经源性肿瘤、血管异常、累及淋巴结的原发或继发恶性肿瘤和各种感染性反应性淋巴腺病等，其中以神经鞘膜瘤最常见，其次为副神经节瘤。

2006年1月至2015年12月由复旦大学附属眼耳鼻喉科医院收治的167例原发咽旁间隙肿瘤中。良性肿瘤共150例：其中神经鞘瘤72例（48.0%），多形性腺瘤50例（33.3%），基底细胞腺瘤8例（5.3%），血管瘤7例（4.7%），炎性肌纤维母细胞瘤3例（2.0%），副神经节瘤2例（1.3%），淋巴上皮囊肿2例（1.3%），肌内血管瘤1例（0.7%），畸胎样囊肿1例（0.7%），节细胞神经瘤1例（0.7%），颗粒细胞瘤1例（0.7%），神经纤维瘤1例（0.7%），脂肪瘤1例（0.7%）。恶性肿瘤17例：淋巴瘤5例（29.4%），多形性腺瘤恶变4例（23.5%），胚胎性横纹肌肉瘤2例（11.8%），血管外皮瘤样滑膜肉瘤1例（5.9%），单向型滑膜肉瘤1例（5.9%），软骨肉瘤1例（5.9%），低度恶性孤立性纤维瘤1例（5.9%），低度恶性血管周细胞瘤1例（5.9%），低度恶性肌上皮瘤1例（5.9%）。

（二）咽旁间隙正常解剖

咽旁间隙（parapharyngeal space，PPS）是位于环咽肌、咀嚼肌群和腮腺之间由深筋膜围成的脂肪间隙，左右各一，上自颅底，下至舌骨水平，大致呈倒置的锥形。严格而言，咽旁间隙并非由深筋膜围绕而成，而是位于这些结构之间的被脂肪充填的一个间隙，其构成和周围结构复杂，通过组织亦较繁杂，以往文献对此的叙述很多，但常有所出入。咽旁间隙的内侧壁为颊咽筋膜，此筋膜上自颅底，包绕咽颅底筋膜和咽缩肌外侧；外侧壁为翼内外肌、腮腺和二腹肌后腹的筋膜；前界自上而下依次为蝶骨翼突内侧板后缘及其颊咽筋膜、翼内肌、腭舌肌及腭咽肌筋膜，后壁为覆盖颈椎和椎前肌的椎前筋膜；顶部为岩椎和蝶骨大翼部分；底部为二腹肌后腹和舌骨大角连接处及颌下腺的包膜。由此可见，咽旁间隙内邻鼻、口咽侧壁，其内侧的主要结构有咽肌环、腭帆张肌、腭帆提肌、咽鼓管、咽隐窝和扁桃体等；外邻翼内外肌、下颌骨、腮腺、二腹肌后腹等；后邻颈椎横突、头长肌和头前直肌（头长肌位于头前直肌之内侧）；前邻翼内肌和翼内板；上起自颅底；下止于颌下腺和舌骨。

由茎突及其附着肌肉：茎突舌骨肌、茎突咽肌和茎突舌肌、韧带：茎突舌骨韧带，茎突下颌韧带和茎突咽筋膜组成的膈膜将咽旁间隙分为茎突前、后两个间隙（或称茎突前、后区）。茎突前间隙内主要为脂肪组织，外侧有腮腺深叶伸入，内侧有腭帆张肌和腭帆提肌通过，腭帆张肌位前部，呈扁三角形，腭帆提肌位腭帆张肌后方，呈椭圆形，间隙内有许多神经和血管结构通过，包括下颌神经（第V颅神经第3支）及其分支舌神经、下牙槽神经、颞神经，上颌动脉及其分支、咽升动脉、咽静脉丛和淋巴组织等。茎突后间隙主要通过颈动脉鞘，其中包括颈内动静脉、第IX～XII对颅神经、颈交感干、球体组织和淋巴结等。在茎突后隙中，颈内静脉位于后外，颈内动脉在前内而颈外动脉居其更前方偏外方深面，迷走神经在颈内动静脉之间的偏后深面，颈交感神经位于颈内动脉前外侧，副神经在颈内静脉的内后方，舌咽舌下神经在颈内动脉前外侧。颈深上淋巴结位于颈动脉浅面、颈内静脉的前面与外侧面或后面。将PPS分成前后两部分的意义是这两个区域内组织结构多形性，肿瘤发生也是多种多样的，辨别这些结构对判断肿瘤的组织来源和鉴别诊断很有意义。有人认为颈动脉鞘并不属于咽旁间隙，是由深筋膜包裹的一个独立的间隙，下达主动脉弓，分为舌骨上区和舌骨下区。其内贯穿全长的成分有颈内静脉、迷走和交感神经及颈深淋巴链；舌骨上区还有第Ⅸ~Ⅻ对颅神经和颈内动脉，舌骨下区为颈总动脉。但因颈动脉鞘为穿过咽旁间隙的结构，且包裹的同为颈深筋膜，故多数文献都将舌骨上颈动脉鞘归于咽旁间隙的一部分，第Ⅸ~Ⅻ颅神经在颈动脉鞘内的位置接近，第Ⅸ~Ⅺ颅神经位于颈内静脉内侧，第Ⅻ颅神经位于颈内静脉前内侧，其中迷走神经于颈内动脉和颈内静脉之间后方下行，并发出咽支并入舌咽神经；舌咽神经出颈静脉孔后于颈内动脉外侧向前斜行止于咽侧壁和茎突咽肌；副神经往前绕向颈内静脉外侧向后止于胸锁乳突肌和斜方肌；舌下神经与迷走神经分离后，在颈内静脉前方下行，达下颌角水平向前发出分支形成颈襻。颈交感干走行于颈动脉内侧。以上结构均位于茎突深面。

双侧咽旁间隙的宽度和面积多数相等，国外统计显示30%的正常人群中存在侧别差异，国内数据显示仅个别人有差异，且无统计意义。咽旁间隙内侧毗邻咽后间隙并与之相通，前外与翼腭窝和颞下窝交通，向下与颌下间隙相通，故炎症极易在这些间隙间互相扩散。

二、咽旁间隙肿瘤的临床症状

（一）临床表现

各种咽旁间隙肿瘤临床表现相似。良性肿瘤生长缓慢，因病变部位隐匿，早期常无症状，神经源性肿瘤亦很少具有神经症状，因此临床诊断困难，不少病例是在常规体检时才偶然发现的。多数患者在肿瘤较大（直径达30 mm以上）出现邻近器官或神经症状后才就诊。临床常表现为咽部不适、吞咽不适、耳鸣耳闷或颈部肿块等，肿瘤大者可引起打鼾、呼吸困难、说话不清和张口困难等表现，亦可压迫或侵犯后组颅神经引起声嘶、吞咽呛咳、声带麻痹、伸舌偏移和Horner综合征等症状（以恶性肿瘤者较多见），原发于腮腺的恶性肿瘤易引起面瘫。可表现为吞咽不适、阻挡感，咽部不适、异物感，咽痛、呛咳或呼吸不适、打鼾、鼻部不适、舌活动欠佳等。

体征大致可归纳为三类：

（1）咽部体征：由于咽旁间隙外侧有下颌骨阻挡，故肿瘤多向咽腔扩展。表现为软腭下塌或鼻咽、口咽、喉咽侧壁隆起、内移。肿瘤位置偏高时可因鼻咽侧壁内移而致咽隐窝变浅，或因咽鼓管功能不良而产生听力下降、鼓膜内陷、中耳积液等现象。若肿瘤致患侧口咽向内移位，易被误认为是单侧扁桃体肿大、扁桃体肿瘤而将其摘除。临床上应注意鉴别，避免误诊误治。肿瘤位置偏低且较大者，可致喉咽侧壁向中线移位，间接喉镜检查时喉内结构不易窥清。

（2）颈部体征：部分患者于耳垂下发现无痛性包块，但不少患者仅感上颈部较对侧稍饱满，局部不能摸到。体检可见咽侧壁隆起，扁桃体内移或软腭下塌，但表面光滑无新生物，多数触之质中（血管瘤较软），部分病例下颌或上颈部可扪及肿块。到明确肿块。若用双手联合触诊法，可初步了解肿瘤大小、质地等颈动脉三角区有摸之有搏动，听之有杂音肿块时，宜做CT或MRI等检查，以了解是否有颈动脉体瘤可能。

（3）神经症状：咽旁间隙内有第Ⅸ、Ⅹ、Ⅺ、Ⅻ颅神经及颈交感神经链通过。病变常累及迷走、舌下神经或颈交感神经链。神经鞘瘤等良性肿瘤术前多无神经受损症状。反之，术前出现神经症状时，病变有恶性可能。

（二）影像学检查

因咽旁间隙部位深在，重要的神经血管结构交错复杂，发生于该区的病变仅根据临床表现难以作出明确诊断，活检亦较困难和危险，手术解剖难度高，故影像学检查作出正确诊断和了解肿瘤与周围结构的关系就显得尤为重要。

在无CT和MRI的时代，只能依靠X线平片、腮腺造影和血管造影来诊断咽旁间隙肿瘤。在咽侧位和颅底位平片上可见咽侧壁隆起，并大致推断肿瘤的范围，除了含有静脉石的血管瘤能明确诊断外，对其他肿瘤均不能确诊。而腮腺和血管造影只能根据腮腺导管或血管的移位来推断肿瘤是否来自腮腺、部位和大小等，诊断的价值均有很大限度。

自CT和MRI技术发展以来，咽旁间隙肿瘤的诊断水平有了质的提高。CT和MRI图像能直接显示肿瘤的形态、内部结构、血供和与周围结构的关系等。尤其是螺旋扫描、动态扫描、三维重建等技术的不断发展，对组织结构的分辨率更加提高，能更简便和清楚地显示肿瘤的血供和引流情况、与周围结构和血管的关系，因而大多数咽旁间隙肿瘤均能在术前作出明确诊断。

CT、MRI平扫和增强等多种检查方法结合有助于咽旁间隙肿瘤的诊断。MRI对软组织的分辨率明显高于CT，且具有流空效应和直接三维显像功能，在咽旁软组织集中区域的疾病诊断中具有较大优势，对于肿瘤与血管的关系的显示也优于CT，已成为咽旁间隙肿瘤的最佳检查方法。T1WI图像可显示解剖细节，T2WI图像可提供更好的信号对比，从而更好地区分正常组织与病变，以及鉴别多种肿瘤。

由于呼吸运动的影响，T2WI可采用快速自旋回波序列（FSE）以提高扫描速度，减少伪影；梯度回波序列可显示血管和钙化；应用脂肪抑制技术可更清楚地显示颅底骨质破坏和咽旁间隙较小的肿瘤，以及诊断脂肪瘤。几种序列相互补充，可提供更多的诊断信息。

CTA或MRA可清楚地显示肿瘤与颈内外动脉的关系及血管受压和移位情况，对于部分副神经节瘤或颈动脉有侵犯者，或手术中可能危及颈动脉的病例（通常为茎突后间隙肿瘤），须行DSA检查，以更清楚地了解肿瘤与血管的情况或同时行血管栓塞治疗。

咽旁间隙在鼻咽水平最大，横断面上呈前窄后宽的三角形，口咽部由上至下逐渐变小，呈略不规则的四边形。其脂肪组织在CT图像上呈低密度，MRI图像上为高信号，有时其内可见低信号的流空血管影。咽基底筋膜显示为菲薄的低信号，但深筋膜在MRI上难以显示，颅神经和颈交感干亦多不能显示。文献报道咽后间隙的显示率仅为1%，锥前间隙显示率达50%以上。

从茎突、颈内动脉鞘前缘至咽隐窝顶部做一连线，连线前方即为茎突前间隙，此连线相当于茎突膈，其外侧部分为茎突及附着肌肉，内侧部分为茎突咽筋膜，向内附着于咽隐窝的外侧壁。从颈内动脉前缘到椎前肌后缘的连线相当于茎突后间隙与咽后间隙的分界。

如前所述，大多数人双侧咽旁间隙对称，形态相仿，如影像上出现双侧不对称、移位、变形、缩小、消失或邻近结构移位等均预示有占位性病变存在的可能。

三、咽旁间隙肿瘤的治疗

咽旁肿物首选手术治疗，目前对于是否行术前活检尚有争论。一般来说，咽旁间隙肿瘤不需要行活检。可行CT或B超引导下的细针穿刺活检，有经验的医生诊断的正确率为90%左右，有助于术前判断肿瘤性质，更好地制订手术方案。也可以考虑术中冰冻病理切片，来明确良恶性性质，从而根据情况决定是否采取增加术野暴露的手术方式。

咽旁间隙肿瘤手术入路应根据肿瘤的生长部位、大小、与周围毗邻结构的关系以及可能的良、恶性决定。

（一）手术入路的选择，历史及发展

（1）经口入路：1958年以前几乎半数的咽旁间隙肿瘤经该入路手术切除，后来认为该入路因其术野小，肿瘤与颈部大血管之间关系不清，剥离肿瘤时暴露不佳而带有盲目性，易分破肿瘤，易感染，易造成肿瘤细胞的种植，易误伤大血管引起严重出血且难以控制，故此入路仅适用于较小的肿瘤切除。

（2）经颈侧伴或不伴下颌骨切开入路：1955年Morfit第一次提出经下颌下切口同时切除下颌腺入路成功地切除了12例咽旁间隙肿瘤，后来该术式被许多作者推广，手术做一平舌骨的横行切口，也可向上扩展到腮腺，切开筋膜达下颌下间隙以利做肿瘤的钝性分离。该入路可直接进入咽旁间隙，并可适当地暴露血管、神经结构，避免了腮腺切除及损伤面神经的危险；许多学者认为该入路操作空间受限，所以经颈入路多与各种下颌骨切开术，甚至部分下颌骨切除术联合，如下颌骨体、角、支或旁联合/联合区的垂直、分段或成角切开。这样加上术中茎突舌骨及茎突下颌骨韧带的分离便可以扩大暴露，减少血管神经的损伤。

（3）应用经颈—腮腺径路：该手术是将颈部切口向上延至耳前，行一标准的腮腺切除，识别面神经主干，然后暴露面神经下份，分开二腹肌后腹暴露颈内外动脉、颈静脉及邻近神经结构。此径路可极好地暴露并将肿瘤与腮腺深叶整块切除而保留腮腺浅叶，首先识别面神经主干防止发生主干损伤，可广泛应用于茎突后肿瘤。但也有学者认为除侵入咽旁间隙的腮腺深叶肿瘤外，应避免更多地选择经腮腺入路，以减少由此造成的面部畸形及面瘫危险（图19-1）。

（4）经侧颅底径路：切除起源于颈静脉孔生长至咽旁间隙的迷走神经鞘瘤，即颈侧—耳后"C"形延长切口充分暴露肿瘤在侧颅底、颞骨内及咽旁间隙的各部分，予以切除。亦可经颈侧—耳前颞下窝入路，此径路亦可应用于巨大的侵及颅底的咽旁间隙肿瘤（图19-2~图19-3）。

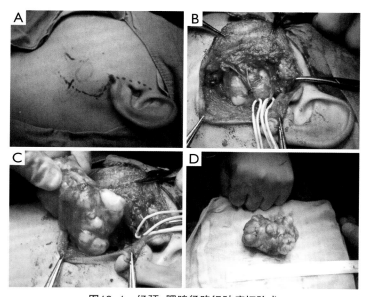

图19-1　经颈–腮腺径路行肿瘤切除术

（A）经颈-腮腺径路切口；（B）术中分离并保留面神经；（C）完整剥离肿瘤组织；（D）肿瘤包膜完整。

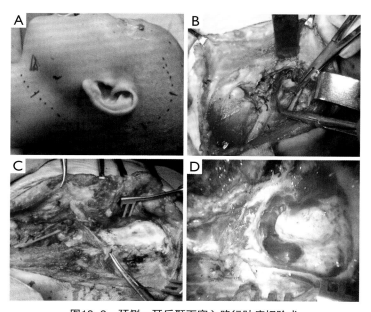

图19-2　颈侧—耳后颞下窝入路行肿瘤切除术

（A）颈侧—耳后颞下窝入路切口；（B~C）术中分离肌肉充分暴露后见肿瘤组织；（D）切除肿瘤组织。

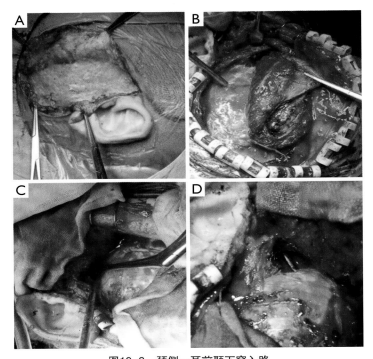

图19-3　颈侧—耳前颞下窝入路

（A）颈侧耳前颞下窝入路切口；（B）解剖暴露各层组织；（C）暴露
分离肿瘤；（D）切除肿瘤组织。

（5）上颌骨外旋入路：适用于位于咽旁间隙上部近颅底的肿瘤，常规Webber-Fergerson切口，将上颌骨的连接切断，与面部皮瓣一起向外侧反翻起，可暴露鼻咽顶部及咽旁间隙的上部，有利于切除侵入咽旁间隙的鼻咽肿瘤，手术后可行预防性气管切开.

（6）其他少见的入路：经腮腺入路、经口颈、经颈咽联合入路、经颞下窝入路等，这些入路多是作者根据肿瘤的特点选择的特殊入路方法。

2006年1月—2015年12月由复旦大学附属眼耳鼻喉科医院收治的167例咽旁间隙肿瘤。采用颈侧入路144例，其中4例行气管切开；经颈+下颌骨裂开入路8例，其中2例行气管切开；经颈-腮腺入路5例，其中1例行气管切开；经口入路6例，其中2例行气管切开；内镜辅助经鼻入路7例，其中1例行气管切开；耳前颞下窝入路1例；耳后颞下窝入路1例。

（二）手术并发症

1. 概述

复发咽旁间隙肿瘤术后复发的原因主要是肿瘤包膜的破裂及肿瘤未完全切除。

神经损伤最常见的受累神经是迷走神经，据报道其发生率约为14%，面神经损伤的发生率约为11%（尤其是经颈腮腺、经腮腺入路），第Ⅸ、Ⅹ、Ⅺ、Ⅻ及颈交感神经丛，据其程度可分为暂时性、永久性损伤，表现相应的神经麻痹症状。严重时出现咽麻痹，不能进食。

血管损伤最常见的是颈动脉损伤，严重者死于出血性休克。发病少，但后果严重，其次是颈静脉、椎动脉及颈外动脉。

下颌骨切开的并发症常见的为牙的脱落、骨连接不正或不连接。咬合紊乱，张口受限，影响进食。

其他并发症如切口痛、切口感染、脑脊液漏及呼吸道阻塞等。

2006年1月—2015年12月由复旦大学附属眼耳鼻喉科医院收治的167例咽旁间隙肿瘤中。26例发生术后并发症，并发症发生率约占15%，以神经损伤相关并发症最常见。11例术后出现声音嘶哑，10例术后病理为神经鞘膜瘤，1例多形性腺瘤。5例术后出血，均行手术探查止血。其他少见并发症包括：伸舌偏斜（3例），感染（3例），面瘫（2例），Horner综合征（1例），脑血管意外（1例）。随访：150例良性肿瘤随访10个月至10年，中位随访时间为4.0年，3例失访，1例由于术后心脑血管意外导致多器官功能衰竭于术后2年死亡，1例术后一年复发再次行手术治疗，随访至今无复发。17例恶性肿瘤随访时间10个月至6年，中位时间为4.3年，2例失访，2例在术后9个月死亡，1例在术后4年复发。

2. 预防并发症

手术并发症的主要原因是术野暴露困难，操作盲目，解剖结构看不清楚。下颌骨功能障碍、神经损伤等并发症的发生，大多是由于为了扩大手术暴露而加做的下颌骨裂开或部分切除，或加做的其他辅助切口。因此目前咽旁肿瘤手术发展地趋势就是最大可能的直接暴露肿瘤才能完全切除肿瘤，才能保护好重要的神经血管结构；最大可能地不发生或减少手术并发症。近年来,国内外对扩大术腔暴露的研究已经有初步研究及报道。目前应用最多的是经口咽侧入路的内镜及达芬奇手术。随着内镜及机器人辅助手术的开展,国外在这方面的研究逐渐增多。过去经口入路手术被称为blind surgery,但随着内镜应用,内镜下的解剖研究,尤其是达芬奇手术的应用,咽旁肿物位置偏低,膨隆于口腔内的患者得到安全的切除。O'Malley等于2010年报道了经口入路达芬奇机器人辅助下切除咽旁间隙肿瘤,与传统经口入路手术相比,在机器人辅助下能更清晰地辨认咽旁间隙周围的神经、血管结构。Park等报道经口入路机器人手术(transoral mbotic surgery,TORS),在机器人手臂旁边配置2台组合内镜,术野形成三维立体视觉。更重要的是利用机器人手臂在有限的空间里操作更加精确,活动更加方便,即使是肉眼难以观察到的微小血管也可以看得很清楚,从而减少了手术时损伤周围重要血管、神经等结构的可能。Lee和Ansarin等还分别报道了TORS辅助的茎突前间隙和茎突后间隙神经源性肿瘤的切除,均获得成功。Chan等通过对TORS的系统回顾证实了TORS切除咽旁间隙肿瘤的安全性,提出经口机器人辅助入路是有效而安全的,不仅完整切除肿瘤,而且避免了可能的神经损伤;同时也提出术后长期随访的重要性,尤其是术后病理证实为多形性腺瘤,以便日后能更准确地选择经口入路切除咽旁间隙腮腺来源肿物的病例。但也存在术后口腔进食差,易感染等缺点。对腮腺深叶,还有位置高的肿瘤,难以操作。已有报道在经颈部切口暴露咽旁时,同时应用内镜监视系统,辅助暴露分离,确定动脉神经位置,以便更加安全完整地切除肿瘤。避免下颌骨劈开来增加暴露。但还有报道应用显微切割吸引,肿瘤空蚀手术,对包膜坚韧的神经纤维瘤鞘膜瘤,肿瘤缩小后,周围重要结构更易暴露辨别。但易引起肿瘤种植,容易连同相关神经一并切除。包膜内肿瘤剜除术,本着术后并发症最少的原则,不切除薄膜,保留神经功能,血管损伤可能性小。缺点主要是术后的高复发率。经鼻内镜入路,上颌窦造口术,翼腭窝,颞下窝到咽旁间隙上方及颈静脉孔的进路屡有报道,但出血较难控制,应作为颈侧的联合入路,克服颈侧入路顶壁暴露差的局限性,避免下颌骨切开。还有学者对经口腔前庭下颌骨旁入路,经耳前上,颅中窝入路做了初步的临床探索。

综上所述,目前已有微创手术入路的初步研究,但尚无大规模的内镜下多条入路的系统性研究。每种入路都有其局限性，对于范围广，血供丰富的咽旁间隙肿瘤，要联合多种入路进行手术切除，需要多方位的协同分离才能完成。因此多方位内镜下微创手术入路成为以后咽旁肿瘤手术的发展趋势。

（程磊）

第二节　垂体肿瘤

一、概述

（一）定义与历史

垂体瘤是颅内蝶鞍区最常见的良性肿瘤，绝大多数起源于垂体前叶（腺垂体），故也称为垂体腺瘤。由于垂体腺细胞独有的内分泌功能，垂体腺瘤除了占位效应之外，往往伴有患者内分泌异常，带来特殊的临床表现和围术期处理的复杂性。垂体腺瘤占颅内原发肿瘤的10%~15%，占手术切除的颅内原发肿瘤的20%，仅次于胶质瘤和脑膜瘤，居第三位。

手术依然是垂体瘤治疗的主要方法。由于蝶鞍区位于颅底中央，毗邻视神经、垂体、下丘脑、脑干、颈内动脉、Willis动脉环、海绵窦等重要结构，故手术风险和难度较大。如果垂体瘤质地偏软、血供中等、局限于鞍内或轻度突入鞍上、形态规则、未突破鞍隔、未侵犯海绵窦，依据特定的规范和掌握一定的技巧，手术当不困难。如果肿瘤质地韧、血供丰富、呈哑铃形或形态不规则、突破鞍隔与周围结构粘连、向前颅底、中颅底、后颅窝和三脑室扩展、侵犯海绵窦甚至包裹颈内动脉、放疗后或术后复发，则手术难度明显增大，术后并发症明显增多，往往需要多学科合作方能达到满意疗效。

1892年，英国医生Paul进行了世界上首例垂体瘤手术，采用开颅颞下入路为一位肢端肥大症患者施行活检和减压手术。此后，Horsely应用经颞和额下入路切除垂体瘤10例，结果于1906年发表。1907年，Schloffer首先采用广泛鼻侧切开，切除鼻中隔和鼻甲到达鞍区。von Eisenberg和Hochenegg则经额窦抵达鞍区。1909年，Cushing采用改良Schloffer方法治疗一例肢端肥大症患者，后来继续改良为经唇下入路，之后Halstead和Kanavel对此入路进行了详细描述。同时期对经蝶入路贡献最大的是Hirsch，他于1910年描述了经鼻入路，后来描述了黏膜下经鼻中隔-经蝶窦入路。20世纪20年代，开颅手术成为垂体瘤切除的主流，经蝶入路因照明和器械的原因基本被放弃。庆幸的是，少数医生坚持了经蝶入路，其中最著名的Cushing之前的学生Dott，他坚持使用、改良和推广经蝶技术。他的学生Guiot在法国普及了这项技术，成为主要的推广者之一。Guiot后来把经蝶技术传授给Hardy，后者借助手术显微镜，使经蝶入路重回北美神经外科的主流。20世纪60年代，Guiot和Hardy一起普及、推广经蝶入路，使之重新兴起，并奠定了现代经蝶显微手术的技术和理念基础。

随着显微镜、内镜设备、器械的研发和导航、多普勒、术中磁共振等技术的应用，经蝶手术不断发展。内镜早期被用于辅助显微手术。20世纪90年代，完全的内镜经蝶手术诞生，并在近10年迅猛发展，成为垂体瘤手术的主流。目前，超过95%的垂体瘤通过经蝶内镜或显微镜进行切除，而经蝶内镜完全取代显微镜经蝶已经是时间问题。

垂体瘤的治疗尚有放疗和药物治疗。对于偶然发现、无症状的小肿瘤，也可以观察、随访。

（二）流行病学

垂体瘤的发病率为8.2~14.7/100 000人，而非选择性的尸检显示，有20%~25%的普通人群有垂体微腺瘤。常规磁共振检查者中超过10%可发现无症状的垂体微腺瘤，提示垂体细胞肿瘤样转化是常见现象，尽管只有少数出现临床症状并需要干预。垂体瘤可发生于各个年龄，但最多见于30~60岁。功能性腺瘤多发生于年轻患者，年长者则以无功能腺瘤为多。垂体腺瘤少发于儿童，仅占儿童颅内原发肿瘤的2%。垂体瘤的发生无性别差异，但女性患病率高于男性，主要原因在于垂体瘤对女性内分泌的影响更容易引起重视。3%的垂体瘤见于遗传性疾病，为多发内分泌瘤综合征Ⅰ型（MEN-1）。

（三）发病机制

垂体瘤的发病机制仍不明了，目前认为多种基因和蛋白质通过不同的信号通路参与了散发性垂体瘤的发生和发展，其中包括视网膜母细胞瘤蛋白（Rb）和红细胞酯酶D（ESD）、成纤维细胞生长因子受体4（FGFR4）、磷脂酰肌醇激酶/蛋白激酶B（Akt）通路、蛋白激酶C（PKC）、WNT信号通路、锌指转录因子、DNA甲基转移酶3b（DNMT3b）、死亡相关蛋白激酶（DAPK）的磷酸化或删除、神经肽Y（NPY）、垂体瘤转化基因（PTTG）、嘌呤结合因子

（nm23）、磷酸化的磷酸酶和张力蛋白同源物基因（PTEN）、多发性内分泌肿瘤Ⅰ型基因（MEN1）、野生型p53基因、基质金属蛋白酶（mmP）、转化生长因子α（TGF-α）、表皮生长因子（EGF）、成纤维细胞生长因子4（FGF4）、GNAS1基因等。

（四）病理

垂体分为前方的腺垂体和后方的神经垂体，二者的形态、胚胎发生和功能迥异。尽管两个部位均可发生肿瘤，但绝大多数垂体瘤发生于腺垂体。垂体瘤外观上呈灰黄或粉红色，多质地松软。组织学上，垂体瘤细胞的生长方式多变，可呈发散状、窦状或乳头状。细胞呈单态性，缺少腺泡结构。在显示网状结构的银染色时，肿瘤和垂体组织间的界面非常醒目，后者被压缩的边缘在肿瘤周围形成假包膜。这层垂体假包膜菲薄但坚韧，很多情况下富含肿瘤细胞。

（五）分类

垂体瘤的分类方法有临床、病理学和影像学分类。

1. 临床和内分泌分类

根据肿瘤有无内分泌功能，可分为功能性腺瘤和无功能腺瘤。前者分泌泌乳素（PRL）、生长激素（GH）、促甲状腺素（TSH）和促肾上腺皮质激素（ACTH），产生相应的停经—泌乳综合征、肢端肥大或巨人症、继发性甲状腺功能亢进症和Cushing病或Nelson综合征。后者包括促性腺激素腺瘤、无功能细胞腺瘤、嗜酸细胞腺瘤和各种各样的沉寂性腺瘤。

2. 病理学分类

既往根据胞浆染色将垂体瘤分为嗜酸性、嗜碱性和嫌色性的方法已被摒弃。目前依据免疫组化、超微结构形态进行分类，将垂体瘤分为14个亚型。如果细胞形态不典型、分裂指数增高、Ki-67（MIB-1）标记指数大于3%和细胞核p53染色显著则归于不典型垂体瘤。

3. 影像学分类

根据垂体瘤的形态和生长特点，可简单地将垂体瘤分为微腺瘤（直径 < 1 cm）和大腺瘤（直径 ≥ 1 cm）。Hardy和Wilson进一步将肿瘤分为5级（0~Ⅳ），其中大腺瘤根据和第三脑室的关系及是否侧方硬膜内、外累及又分为5期（A~E）。Knosp则根据肿瘤与磁共振冠状位上颈内动脉海绵窦段切线之间的关系进行分级，以评估肿瘤是否侵犯海绵窦。

二、临床表现与诊断

（一）临床表现

主要有内分泌功能障碍和颅内神经功能障碍两个方面。

1. 内分泌功能亢进表现

PRL腺瘤：育龄女性有月经紊乱、泌乳、性欲下降、不孕和头痛，也可表现为精神和自主神经功能紊乱症状，如易激惹、焦虑、抑郁等。男性和绝经期女性多表现为头痛和视力下降。尽管性腺功能低下之表现，如性欲下降、阳痿和不育常见于男性且症状出现较早，但往往被患者忽视。

GH腺瘤：表现为肢端肥大或巨人症、心血管疾病（高血压、心肌肥厚、心律失常等）、呼吸系统疾病、糖尿病等。

ACTH腺瘤：表现为向心性肥胖、腹部紫纹、多毛、色素沉着过度、高血压、糖尿病、骨质疏松症、女性月经异常、不孕、男性性欲下降、不育、免疫功能降低和心理异常等，即库欣（Cushing）病。

TSH腺瘤：表现为继发性甲状腺功能亢进症，少数合并肢端肥大症。

2. 内分泌功能低下表现

内分泌功能低下多见于大型腺瘤，病灶压迫垂体、垂体柄或下丘脑，表现为性激素、甲状腺激素、生长激素和皮质醇缺乏所导致的多种临床症状和体征。甲状腺功能低下多为慢性表现，但垂体卒中导致的甲状腺功能减退可发病急骤，处理不当会危及生命。

3. 占位效应所致颅内神经功能障碍

源于肿瘤对周围结构的压迫，可伴或不伴内分泌症状。头痛通常是早期症状，为鞍隔受到牵拉所致。最常见的客观表现是视力减退，源于肿瘤鞍上扩展后对前视路的压迫。非对称性双颞侧偏盲是典型体征。上颞侧象限多先受累，然后是下颞侧象限。此外，尚可出现多种视路损害的表现如交界性盲点、单眼视野缺损、视力下降、瞳孔传入缺陷、视乳头水肿、视神经萎缩和失明。如果肿瘤继续向鞍上生长压迫下丘脑，则出现各种自主神经性失调症状，如睡眠、觉醒、饮食、行为和情感紊乱等，也可出现基于下丘脑的垂体功能减退。巨大垂体瘤向后上突入第三脑室、压迫室间孔可导致脑积水。肿瘤向侧方侵入海绵窦通常无症状，但也可出现上睑下垂、面部疼痛和复视等颅神经损坏症状。此外，巨大肿瘤侵犯前、中、后颅底可出现相应的症状和体征。

（二）诊断

垂体瘤的诊断分为两个步骤，首先是内分泌学诊断，其次是解剖学诊断。

1. 内分泌诊断

病史和体检提供了患者的某些内分泌状况。内分泌检查包括垂体和靶腺激素的基础和动态水平检测。初始为内分泌筛查，检测PRL、GH、ACTH、LH、FSH、TSH、甲状腺素、皮质醇、Ⅰ型胰岛素样生长因子、睾酮和雌二醇的基础水平。若发现异常，进一步的激发、动态或特殊激素检测可定义特异的内分泌失调。

2. 解剖学诊断

高分辨率增强磁共振是最佳的解剖学诊断技术，可发现70%的微腺瘤，最小分辨率达3 mm。磁共振可辨别垂体大腺瘤和周围神经血管结构的关系，如颈内动脉的位置、视神经的形态、鞍上和鞍旁扩展的程度等。这些对手术有特别的意义。

3. 鉴别诊断

垂体瘤需要和其他鞍区肿瘤如脑膜瘤、颅咽管瘤、生殖细胞瘤、视神经或下丘脑胶质瘤、Rathke囊肿、空蝶鞍等鉴别。依据临床表现、内分泌检测和影像学检查当不难鉴别。

三、治疗

垂体瘤的治疗必须指向下述目标：逆转内分泌失调，恢复正常的垂体功能；去除占位效应，恢复正常的神经功能；去除或最大限度减少肿瘤复发；获取明确的组织学诊断。

垂体瘤的治疗选择包括手术、受体介导的药物治疗和放射治疗（常规放疗和立体定向放射治疗）。任何治疗都有一定疗效和不良反应，其利弊要综合考量，从而为每一位患者提供全面的、个体化的最佳方案。

（一）手术治疗

1. 概况

适应证：①垂体卒中；②进行性加重的占位效应（通常表现为视力减退），但须排除PRL腺瘤；③ACTH、GH、TSH腺瘤；④PRL腺瘤对药物不敏感或患者对药物不能耐受者；⑤肿瘤治疗后复发者；⑥诊断不明需要活检者。

禁忌证：①全身情况不佳；②严重的垂体功能低下；③急性鼻腔感染（经蝶入路）；④极少数情况下蝶窦内迂曲扩张的颈内动脉（经蝶入路）。

术前评估和准备：①纠正经常与垂体瘤并发的高血压、心脏病、糖尿病、甲状腺功能异常、垂体内分泌功能异常等；②详细的眼科学检查（出现视路症状者或肿瘤有鞍上扩展者）。

2. 入路选择

垂体瘤的手术入路一般分为三类：①经蝶入路；②经典开颅入路；③颅底手术入路。绝大多数垂体瘤可通过经蝶入路切除，其余可通过标准的翼点或额下入路或多种颅底手术入路切除。入路选择依据蝶鞍大小、蝶窦大小和气化程度、颈内动脉的位置和扭曲度、肿瘤向颅内的扩展方向和是否治疗（手术、药物、放疗）失败后再手术等。作为规则，既往认为经蝶入路一般不适用于如下情况：①肿瘤向前、中、后颅底广泛扩展，开颅手术较经蝶入路更为安全者。②鞍上肿瘤可能质地坚韧，难以下降至鞍内而无法自下方切除者。③肿瘤的性质不明（如脑膜瘤等）。近年来随着内镜设备、器械、技术、动力系统、导航技术、术中磁共振技术和术中神经监测技术等的发展。内镜经蝶及其扩大或改良入路的适应证不断扩大：蝶窦气化不良已非障碍；质地坚韧的鞍上肿瘤可通过经蝶—鞍结节入路切除；向前颅底扩展的肿瘤可通过经筛—蝶骨平台入路切除；向中颅底扩展的肿瘤可采用经蝶-海绵窦入路或经翼突入路切除；向后颅窝扩展的肿瘤可采用经蝶—斜坡入路或经翼突入路切除，而复杂肿瘤的切除往往采取上述入路的联合运用。少数肿瘤因颅内部分巨大，单纯开颅和内镜经蝶均难以全切除，则可采用内镜—开颅联合手术。对于高龄患者，如果肿瘤为非功能性、体积巨大且生长缓慢，次全切除和减压不失为更安全的方案。

3. 经蝶入路

经蝶入路分为显微镜经蝶入路和内镜经蝶入路，各有优缺点。显微镜经蝶入路的优点是三维图像和鼻扩张器可保护黏膜和鼻腔结构免受器械损伤，缺点是管状视野，视野外的肿瘤只能凭感觉切除，对术者的技巧和经验要求很高。内镜的优势是全景和广角视野使得医生可在直视下切除肿瘤，这在切除垂体大腺瘤时尤为明显，对于小肿瘤则优势并不显著。同时，内镜耐受性好，极少需要鼻腔填塞。缺点是为了在鼻腔内建立足够的内镜和器械通道，往往需要切除一侧或双侧鼻甲，潜在性地增加了鼻窦、鼻腔发生并发症的机会。

1）显微镜经蝶入路

包括经鼻入路和经唇下入路。①经鼻入路：于鼻前庭或后部切开鼻腔黏膜，分离黏膜与鼻中隔形成一侧黏膜下通道，将鼻中隔软骨与骨性鼻中隔分离，做筛骨垂直板两侧的黏膜下通道，将鼻中隔软骨和对侧的鼻中隔黏膜推向外侧，于双侧鼻中隔黏膜之间置入鼻镜，跨于筛骨垂直板两侧，咬除筛骨垂直板和蝶窦前壁进入蝶窦。去除蝶窦黏膜。去除鞍底骨质，显露鞍底硬膜。"+"形切开鞍底硬膜，显露肿瘤。②经唇下入路：于双侧犬齿之间切开唇龈沟，骨膜下分离显露双侧梨状孔下缘，将双侧鼻腔底部黏膜与硬腭上表面分离，分离右侧鼻中隔黏膜至筛骨垂直板。将鼻中隔软骨与骨性鼻中隔分离，推向对侧。沿对侧骨性鼻中隔分离鼻腔黏膜。置入撑开器，跨于筛骨垂直板两侧，咬除筛骨垂直板和蝶窦前壁进入蝶窦。去除蝶窦黏膜。去除鞍底骨质，显露鞍底硬膜。"+"形切开鞍底硬膜，显露肿瘤。

2）内镜经蝶入路

可单鼻腔双手操作，也可双鼻腔四手或三手操作，后者需要切除部分鼻中隔后部。内镜置入鼻腔后，先识别鼻底、下鼻甲、中鼻甲、鼻中隔等解剖结构。外移中鼻甲，识别鼻后孔和蝶筛隐窝。于上鼻甲下1/3的后方找到蝶窦开口。切开鼻中隔后部并推向对侧，识别对侧的蝶窦开口。切除双侧蝶窦开口之间的骨质。切除鼻中隔后部，前界不超过中鼻甲的前端。咬除蝶窦前壁，外下方操作时不要损伤蝶腭动脉的鼻后分支，保留犁骨的近端以作为中线的标志。继续向上咬除蝶窦前壁直至显露鞍结节、双侧视神经—颈内动脉隐窝和蝶骨平台。去除蝶窦黏膜。去除鞍底骨质，显露鞍底硬膜。"+"形切开鞍底硬膜，显露肿瘤。

3）经蝶入路下的肿瘤切除

垂体大腺瘤：为防止鞍隔过早下降妨碍操作，切除肿瘤一般先从肿瘤下部（斜坡）开始，然后自下而上切除侧方的肿瘤，最后再切除上部的肿瘤。随着鞍内肿瘤的切除减压，鞍上的肿瘤逐渐下降至鞍内得以切除。最后鞍隔下降，表明肿瘤切除完全。如果鞍上肿瘤或鞍隔未能下降，可增加颅内压使之下降，或使用成角内镜和器械观察和切除肿瘤。如果肿瘤已突破鞍隔，可将肿瘤连同鞍隔一并切除。如果鞍隔与鞍上结构粘连而难以下降，需改用内镜经鞍结节入路切除。理论上讲，垂体瘤都有假包膜。理想的状态是沿假包膜分离完整切除肿瘤。但肿瘤太大，质地软时，较难实现，但应积极争取沿假包膜切除。

垂体微腺瘤：多数情况下切开鞍底硬膜后只能看到垂体组织，需要切开垂体组织寻找肿瘤。可借助导航或横行切开垂体后，按照一定的顺序和策略探查。找到肿瘤后，将其连同假包膜一并切除。

鞍底重建：如果无脑脊液漏，鞍内疏松填塞明胶海绵。如果有脑脊液漏，鞍内以自体脂肪填塞。鞍底用软骨、骨片或人工补片重建。

鼻腔处理：显微镜经鼻入路或经唇下入路结束时，需将双侧鼻中隔黏膜推向内侧，鼻中隔复位至中线位置。双侧鼻腔填塞。缝合黏膜切口。内镜经鼻手术除非有脑脊液漏，一般不需填塞鼻腔。

4）经蝶入路并发症

下丘脑损伤：由直接损伤或出血、缺血损伤下丘脑所致，可表现为死亡、昏迷、尿崩、记忆力下降和自主神经功能紊乱（病理性肥胖、难以控制的饥饿和口渴、体温调节紊乱）。

视路损害：由直接损伤或出血、缺血损伤视神经、视交叉所致，表现为视力下降、视野缩小甚至失明。

血管并发症：表现为颅内出血、血栓性中风、栓塞性中风、假性动脉瘤或颈内动脉—海绵窦瘘形成。

脑脊液鼻漏：源于鞍隔破损，处理不当可导致脑膜炎。

海绵窦损伤：多见于侵袭性垂体瘤手术，直接损伤海绵窦内结构或止血时海绵窦过度填塞所致。颈内动脉和外展神经最常受累。

医源性垂体功能低下：多见于再次手术或开颅手术者，表现为各种类型的垂体前叶、后叶功能低下。

脑干损伤：少见，发生于手术方向错误伤及斜坡后方或大型肿瘤侵及斜坡和硬膜。

术后复发再次经蝶手术的并发症显著高于初次手术，尤其是开颅术后复发者。放疗或药物治疗可诱发肿瘤内部纤维化，增加了经蝶手术的难度。

4.经颅手术

基本的手术入路有翼点入路、额下入路和颞下入路，也可经眶上锁孔入路、纵裂入路、颅底入路（如眶—颧弓入路等）或联合入路手术。入路相关并发症有术后出血、癫痫、脑脊液漏和感染等。

（二）药物治疗

（1）泌乳素（PRL）腺瘤：多巴胺受体激动药（如溴隐亭和卡麦角林）被证实对PRL腺瘤有效，已做为此病的首选治疗，可使升高的泌乳素恢复至正常水平、恢复生育能力和缩小肿瘤体积，但需要终生维持治疗。一旦停药，肿瘤将重新生长，高泌乳素血症复发。若出现PRL腺瘤卒中、囊性PRL腺瘤、患者无法耐受溴隐亭的不良反应和药物治疗无效等情况则需要手术治疗。

（2）生长激素（GH）腺瘤：主要药物有生长抑素类似物（如兰瑞肽，商品名为索马杜林；奥曲肽）、多巴胺受体激动药（如溴隐亭和卡麦角林）和生长激素受体拮抗药（如培维索孟）。通常作为手术前后的辅助治疗或放射治疗后的过渡治疗。

（3）垂体促肾上腺皮质激素（ACTH）腺瘤：主要药物有中枢性ACTH分泌抑制药（如赛庚啶、溴隐亭、生长抑素受体配体和丙戊酸钠）和肾上腺受体阻滞药（如酮康唑、依托咪酯、甲吡酮、氨鲁米特等），仅作为手术和放疗无效或系统性疾病无法耐受手术者的第三线治疗。

（4）促甲状腺激素（TSH）腺瘤：主要药物有生长抑素类似物，通常单独或和放疗联合作为手术无效者的辅助治疗

（三）放射治疗

放射治疗通常为手术治疗或药物治疗的辅助疗法，有时也可作为特定的治疗选择。主要包括超高压治疗（如直线加速器）、重粒子治疗（如质子刀）、立体定向放射外科（如伽玛刀）和立体定向放射治疗（如射波刀）等。

适应证：①无功能腺瘤手术未全切除者；术后复发且体积较小者；年老体弱或伴有严重系统性疾病无法耐受手术者。②GH、ACTH、TSH腺瘤手术疗效或耐受性不佳者。③PRL腺瘤手术和药物疗效或耐受性不佳者，但放射治疗效果不及手术和药物治疗。

并发症：①放射性脑坏死；②垂体功能低下；3瘤内出血或囊变、空蝶鞍综合征、视神经损害等；④诱发新生物形成。

近年来，分子生物学研究的进展使不同类型垂体瘤的发病机制得到进一步阐明，包括内镜经蝶入路的外科技术和器械的发展使得手术的成功率不断提高，并发症不断减少。同时，影像学和放射外科的发展在控制肿瘤的同时保障了患者的生活质量。

未来经蝶手术的方向是尽可能达到肿瘤的全切除。因此，术中对微腺瘤和残余肿瘤的辨识至关重要。术中高场强和超高场强磁共振可

大幅度提高肿瘤全切除率，降低复发率。另一个范例是通过5-ALA增强残余腺瘤可视化的光活检系统和内镜荧光检测系统。最后，基于微创和精准治疗的要求，立体定向放射外科可能对于不希望再次手术切除残余或复发肿瘤或全身情况不稳定的患者发挥一定的作用。

（李厚勇　王德辉）

第三节　头颈部软组织和骨肉瘤

一、头颈部软组织和骨肉瘤的概况

（一）流行病学及病理学特征

　　肉瘤是来源于中胚层组织的恶性肿瘤。发生于软组织，包括肌肉、肌腱、纤维、脂肪、血管、神经和滑膜等组织，称为软组织肉瘤。发生于骨骼组织和软骨组织，称为骨肉瘤和软骨肉瘤。

（二）病因

　　肉瘤的确切发病原因不详，可能与放射线有关，也可能与外伤有关。

（三）流行与分布

　　肉瘤的好发人群是40~50岁的中年人，全身均可发病。

　　成人软组织肉瘤中仅4.3%发生于头颈部，可见于头颈部的任何部位，其中腮腺、颈部、面部、额部和头皮是最常见的部位。成人发生于头颈部的骨肉瘤仅占全身骨肿瘤的5%，可见于头颈部头颅的任何骨质和颈部骨质，但最多见于上、下颌骨。软骨肉瘤占全身软骨肉瘤的1%~12%，占全部头颈部恶性肿瘤的0.1%。

（四）病理

　　头颈部肉瘤的主要病理类型是纤维肉瘤、血管肉瘤及恶性纤维组织细胞瘤。一般可将常见的软组织肉瘤分为低度恶性、中度恶性和高度恶性三类，相同细胞类型可有不同的恶性程度和临床表现。

二、头颈部软组织和骨肉瘤的诊疗

（一）诊断、分期及治疗前评估

　　各种肉瘤具有一些类似的生长特点。软组织肉瘤的生长呈离心式球形增大，其周围的正常组织被挤压呈分层排列样改变，形成一团比较紧密的"受压区"。以后，随着受压区细胞萎缩，使肿瘤呈现出一个似有边界的肿块。生长迅速的肉瘤，在"受压区"周围会出现组织反应，表现为组织水肿和肉芽组织样改变，称为"反应区"。反应区组织与正常组织明显隔离，形成一层"假包膜"。肉瘤细胞可以进入反应区，并穿过反应区到达正常组织内形成肉瘤结节，称为"卫星结节"。高度恶性的肉瘤，在反应区内的肉瘤细胞还能转移到反应区以外的正常组织，称为"跳跃式病灶"。筋膜是一种强有力的天然组织屏障，限制肉瘤细胞穿透扩散。除非到晚期，一般肉瘤只是沿着筋膜的纵行方向生长发展。因此，针刺、切取活检及不彻底的手术，由于破坏了筋膜屏障，都可能引起肉瘤向筋膜外侵犯。缺乏筋膜的部位，肉瘤容易向体表生长。肉瘤虽然对周围正常组织造成挤压，却极少直接侵犯周围的血管、神经和骨骼。

软组织肿瘤最常见的症状是肿块或由于肿块对邻近神经血管或脏器压迫而出现的相应症状。位于体表或位置表浅的肉瘤，初期只表现为软组织团块。肉瘤的质地随组织成分和血供情况而定，质地较软的有脂肪肉瘤、血管肉瘤，质地中等的有各类肌源性肉瘤和恶性周围神经纤维瘤，质地较硬的有纤维肉瘤、恶性纤维组织细胞瘤等。有些肉瘤可使得表皮或皮层组织的温度升高，这是由于肉瘤恶性程度高，血运丰富所致。随着肿瘤的增大，压迫周围的神经和肌肉，可有神经性或肌肉性疼痛的感觉。

骨肿瘤最常见的表现是巨大肿物或压迫周围神经血管、内脏或牙齿而产生的相应症状。上颌骨肿瘤还可因压迫眶内容或阻塞鼻腔而出现眼、鼻症状。

一般来讲，由于临床表现并没有特异性，所以CT、MRI等影像学检查对诊断有重要价值，而PET-CT对鉴别软组织肿瘤的良恶性、监测术后复发方面并没有优势。条件允许的条件下，细针穿刺活检是安全有效的确诊手段。

（二）治疗方式的选择及预后

头颈部软组织和骨肉瘤治疗方式的选择不外乎外科手术、放射治疗及化疗三种手段的单独应用或联合应用，除了很早期的病变，其余多采用综合治疗。

1. 外科治疗

　　头颈部软组织和骨肉瘤的治疗中，外科切除仍旧是最有效的手段。根据外科切除的范围，可将肉瘤的外科切除分为五类，即瘤内切除、边缘性切除、广泛性切除、间隔切除和截肢术。其中，广泛性切除、间隔切除和截肢术属于根治性切除，而瘤内切除和边缘性切除只是姑息手术。

1）边缘性切除

　　边缘切除也称包膜外切除，是指沿着肿瘤的边界切除。一般肉瘤会有一层组织膜包裹，类似肉瘤的外包膜，是一层假包膜，因此边缘切除的边缘常常发现肉瘤细胞。

2）广泛切除

　　超过肿瘤的边界一定距离，将肿瘤连同其周围的正常组织一同切除称为广泛切除。在不同的部位，从肉眼可辨认的肿瘤边界以外2~5 cm。

3）间隔切除

　　间隔切除是指将肉瘤及其所在的组织间隔的内容一同整块切除。纵向切除范围超过一束肌肉的起、止点，横向切除范围为正常的肌肉筋膜，或超过病变的筋膜，以邻近的正常筋膜为界，切除的内容包括了原发病灶、反应区的卫星病灶以及受累正常组织内的跳跃病灶。

4）截肢术

　　截肢术是指切除肉瘤所在的肢体或器官。在头颈部，对于局限于器官内的肉瘤，可以做器官切除，例如上、下颌骨切除，甲状腺切除等。

　　头颈部组织结构复杂，器官密集，外科切除的限制较多，例如颅底、颈动脉鞘等不能切除的结构限制，使头颈部外科切除的范围极其有限。因此，大多数头颈部肉瘤的手术，是具有极有限安全界的所谓广泛性切除。

2. 放射治疗

　　放射治疗不是治疗肉瘤的主要手段，而是作为外科手术的重要辅助手段。即使大范围的外科切除，有时也不能保证有足够的安全界，因此需补充放射治疗。放射治疗对于高度恶性的肉瘤、某些手术安全界明显受限的肉瘤，配合外科治疗杀灭手术切缘处的肿瘤细胞，并且可以有效地控制局部复发，约70%的软组织肉瘤需进行术后放疗，以增加局部控制率。对于体积较大、位置深在的肉瘤，术前放疗比术后放疗在控制复发方面更有效。对于区域淋巴结系统，没有临床转移时不做放疗。

3. 化疗

接近50%的肉瘤患者会出现远处转移，因此，可以应用化疗来治疗全身性病变。高度恶性的肉瘤远处转移率高，应选择化疗。成人的头颈部骨肉瘤化疗效果远差于儿童的四肢骨肉瘤。

（三）肉瘤的复发和转移

外科切除术后的切缘情况与局部复发密切相关。研究发现，肉瘤复发出现在手术后2年以内和5年以后，具有不同的性质和特点，需要区别对待和处理。早期复发伴有较高的同期远处转移，而延迟复发以单纯局部复发为主，复发后仍应积极治疗。

远处转移是软组织肉瘤的一个特点，最多见的转移部位是肺、骨、脑和肝脏。肉瘤的远处转移以经过血液系统为多，也有通过淋巴系统转移，相关因素包括肉瘤的类型、肿瘤的恶性度分级、肿瘤的大小和肿瘤位置的深度。

（四）头颈部肉瘤的预后

与肉瘤预后有关的因素包括肿瘤的发病部位、肿瘤的大小、肿瘤恶性度分级、分期、淋巴结转移、远处转移以及局部反复复发等，其中最重要的因素是发病部位。总体来说，头颈部软组织肉瘤和骨肉瘤的预后较发生于四肢的要差。低度恶性的如皮肤隆凸性纤维肉瘤预后较好，而恶性纤维组织细胞瘤和纤维肉瘤预后较差，高度恶性肉瘤如血管肉瘤和横纹肌肉瘤的预后最差。骨肉瘤的预后与年龄有关，成人的骨肉瘤预后较儿童差。

局部复发是影响预后的另一个重要因素。局部复发，特别是反复复发，即使每次复发都可以局部切除，但复发的肿瘤恶性度会升级，局部复发增加了肿瘤的淋巴结转移和远处转移的机会。对于头颈部骨肉瘤来说，肿瘤小于4 cm、切缘阴性是局部控制好的指标，切缘阳性是影响患者生存的最重要指标。

淋巴结转移和远处转移是肉瘤治疗失败的重要原因，淋巴结转移的概率低于远处转移。针对远处转移，目前尚没有有效的化疗方案。

（张明）

第四节 头颈部恶性黑色素瘤

一、原发鼻腔黏膜恶性黑色素瘤

（一）概况

恶性黑色素占全部肿瘤的比例不高，但发病率增长很快。亚非地区多原发于足跟、手掌、指趾等接触紫外线极少的部位，病因尚不明确。全球范围内主要发生于发达国家的人群，不发达地区发病率较低。亚洲国家发病率最低。原发于黏膜上皮组织的恶性黑色素瘤又称黏膜恶性黑色素瘤。近一半黏膜恶性黑色素瘤发生在头颈部，而鼻腔鼻窦是最常发生部位。鼻腔恶性黑色素瘤罕见，在所有黑色素瘤中的占比小于1%，约占所有鼻腔恶性肿瘤的5%。鼻腔鼻窦黑色素瘤是头颈部黏膜黑色素瘤最常见的发病部位，主要见于鼻中隔和中下鼻甲，预后较差。

临床症状鼻出血量不多但频繁或涕中带血。鼻塞初为间歇性后为持续性。侵犯眼眶表现为突眼、复视、溢泪、视力下降。侵犯上颌窦可伴面麻、面颊胀痛。侵犯鼻咽可耳部症状。侵犯颅底可伴头痛。

诊断病史鼻塞合并出血或涕中带血，年龄超过40岁。多数鼻腔鼻窦恶性黑色素瘤的体征并不典型，多呈暗红色，部分还呈灰白色。鼻内镜下鼻腔新生物活检、病理检查是确诊依据。

病理鼻腔黑色素瘤组织学复杂多样，有些肿瘤细胞似原始的小圆细胞，无色素，极易与其他恶性小圆细胞肿瘤混淆，如小细胞未分化癌、胚胎性横纹肌肉瘤、嗅神经母细胞瘤、小细胞神经内分泌癌、小细胞性淋巴瘤、原始神经外胚叶肿瘤（PNET）和未分化圆形细胞肉瘤等。小圆细胞性恶性黑色素瘤的免疫组化标记vimentin、S-100、HMB-45和Melan-A阳性，HMB45和Melan-A特异性强。鼻腔小圆细胞恶性肿瘤组织学上具有分化低、相似的形态学特征。鼻腔黏膜恶性黑色素瘤的黑色素含量较少：肿瘤容易发生出血坏死，病理检查易检出含铁血黄素，此不易与黑色素颗粒相区别，容易误诊。无色素型和含微量黑色素者有时可误诊为其他肿瘤。需行特殊染色、免疫组化方法和电镜检查等手段作出明确的诊断。电子显微镜检查对本病有可靠的诊断价值，其超微结构可见特征性的黑色颗粒与黑色素复合体。影像检查首选MRI检查，黑色素瘤常表现的顺磁性在本病不明显。

鉴别诊断小圆细胞性恶性黑色素瘤患者的年龄多大于40岁，极少小于30岁。胚胎性横纹肌肉瘤、PNET和未分化圆形细胞肉瘤主要发生在30岁以下。因此对年龄较大的鼻腔小圆细胞恶性肿瘤患者应考虑小圆细胞性恶性黑色素瘤的可能，并将其作为诊断与鉴别诊断的目标之一。

（二）分期

Kardish（1976）分期：

A 期　　病灶局限于鼻腔

B 期　　病灶局限于鼻腔及一个或多个鼻窦

C 期　　病灶超越鼻腔或鼻窦，累及眼眶、颅底或颅内、颈部淋巴结或远处转移

改良Kadish分期：

A 期　　肿瘤局限于鼻腔

B 期　　肿瘤侵及鼻窦

C 期　　肿瘤超出鼻腔和鼻窦范围，包括侵及眼眶、颅内、鼻咽

D 期　　颈部淋巴结和远处转移

Medina分期：

Ⅰ期　　无淋巴结或远处转移者

Ⅱ期　　存在区域淋巴结转无远处转移者

Ⅲ期　　出现远处转移者

美国癌症联合委员会（AJCC）的分期标准第7版：

T　　　原发肿瘤

T3　　黏膜肿瘤

T4a　肿瘤侵犯深层软组织、软骨、骨或覆盖皮肤

T4b　肿瘤侵犯脑、颅底、硬脑膜、后组颅神经（Ⅸ、Ⅹ、Ⅺ、Ⅻ）、咀嚼肌间隙、椎前间隙、颈动脉或纵隔结构

N   区域淋巴结

Nx   局部淋巴结不能评价

N0   无局部淋巴结转移

N1   有局部淋巴结转移

M   远处转移

M0   无远处转移

M1   有远处转移

临床分期

Ⅲ 期	T3N0M0		
Ⅳa 期	T4aN0M0	T3-T4aN1M0	
Ⅳb 期	T4b	任何N	M0
Ⅳc 期	任何T	任何N	M1

（三）治疗

经临床观察大多数病例对常规放射治疗敏感性较好（退缩良好），这与其他部位的黑色素瘤有着极大差异。而不彻底、不完整的手术可能会破坏肿瘤床，促使肿瘤快速转移，因此建议对这一容易远处转移的高度恶性肿瘤，尽可能在手术前进行辅助治疗。不管是术前还是术后放疗，均能有效提高局部控制率，但能否延长生存还有争议。颈部转移率不高，可不常规预防照射，但要仔细检查、密切随访颈部。

手术对全身黏膜黑色素瘤手术患者生存分析发现，局部切除和扩大切除手术方式对无瘤生存时间及总生存时间均无影响，因此目前更倾向于在恰当时机采用更为保守的手术方式。这可能是因为术后患者治疗失败的常见原因为远处转移，与原发灶手术方式之间并无关联。鼻内镜手术目前成为多数鼻腔恶性黑色素瘤的主要手术方式。

全身治疗多数鼻腔恶性黑色素瘤患者死于全身转移，因此全身治疗显得格外重要，甚至是起着决定性作用。

化疗对合并远处转移的晚期患者来说，可使少量患者获得暂时缓解，但总体生存改善不明显。寻找更加有效、敏感的药物是以后的研究方向。

大剂量干扰素生物治疗老年患者预后更差，这和老年患者本身肿瘤恶性程度高有关还是和老年患者免疫力下降、治疗耐受性低有关尚不清楚。如果和免疫力低下有关，大剂量干扰素生物治疗是否适合老年患者还有待研究。

免疫靶向治疗预后总5年生存率为20%~30%。发病部位也是影响预后的一个因素，发生在鼻窦者预后差，发生在鼻腔者预后相对较好，累及上颌窦是危险因素，老年患者预后差。

（袁伟）

第五节　头颈部横纹肌肉瘤

一、一般情况

　　横纹肌肉瘤（rhabdomyosarcoma，RMS）为一种高度恶性的软组织肿瘤，其来源于原始的间充质细胞或胚胎肌肉组织，可发生于身体的任何部位。其多见的部位为眼眶（9%），头颈（除脑膜旁肿瘤以外，7%），脑膜旁（25%），泌尿生殖道（31%），四肢（8%），腹膜后（7%），躯干（5%），其他部位的发生率为3%。具有局部侵袭性生长，在疾病早期就可以广泛播散。横纹肌肉瘤是儿童软组织肿瘤中最常见的，发病年龄分布呈双峰趋势，分别是2~7岁和青春期（15~19岁）。头颈部横纹肌肉瘤发病率低，约占头颈部肿瘤的1%，男女比例为1.4：1，淋巴结转移在20%左右。横纹肌肉瘤的发病原因尚不明确，但已知与发育的紊乱相关。

二、病理学分类

　　头颈部软组织肉瘤中以横纹肌肉瘤多见，包括胚胎型横纹肌肉瘤；葡萄样横纹肌肉瘤；腺泡型横纹肌肉瘤；梭形细胞型横纹肌肉瘤；未分化横纹肌肉瘤和伴有横纹肌样形态的横纹肌肉瘤。其中预后较好的为葡萄样横纹肌肉瘤和梭形细胞型横纹肌肉瘤；预后一般的为胚胎型横纹肌肉瘤；预后较差的为腺泡型横纹肌肉瘤和未分化横纹肌肉瘤；预后尚不明确的为伴有横纹肌样形态的横纹肌肉瘤。

三、临床表现

　　位于眼眶的病变，常引起眼球突出和眼肌麻痹；脑膜旁肿瘤患者还表现为鼻部、耳部或鼻窦的阻塞、颅神经麻痹和头痛等。

四、诊断性检查

　　头颈部横纹肌肉瘤除了常规的体格检查、实验室检查（血常规、尿常规、肝肾功能）、影像学检查（胸部CT、骨扫描、骨髓活检或针吸检查、PET-CT）外，还需要进行原发肿瘤的CT或MRI检查；原发于脑膜旁的肿瘤需行腰穿做脑脊液细胞学检查，脑脊液阳性或有症状的患者行脊髓MRI检查。

五、分期

包括TNM分期、病理分期和危险度评估（表19-1~表19-3）。

表19-1　IRSG（国际横纹肌肉瘤组织）术前临床TNM分期系统

分期	原发肿瘤部位	T	肿瘤大小	N	M
1	预后良好部位	T1 或 T2	a 或 b	N0 或 N1 或 Nx	M0
2	预后不良部位	T1 或 T2	a	N0 或 Nx	M0
3	预后不良部位	T1 或 T2	a	N1	M0
			b	N0 或 N1 或 Nx	M0
4	任何部位	T1 或 T2	a 或 b	N0 或 N1	M1

预后良好部位是指眼眶、头颈部（非脑膜旁）、胆道、泌尿道（除外肾脏，前列腺和膀胱）；预后不良部位是指预后良好部位以外的任何部位；脑膜旁部位是指鼻咽/鼻腔、中耳/乳突、鼻窦、翼腭窝、颞下窝。T1是指肿瘤局限在起源部位（非侵袭性）；T2a是指肿瘤扩散和/或固定到邻近组织（侵袭性），肿瘤≤5 cm；T2b是指肿瘤扩散和/或固定到邻近组织（侵袭性），肿瘤>5 cm。N0是指无区域淋巴结侵犯；N1是指区域淋巴结侵犯；NX是指区域淋巴结无检查。M0是指无远处转移；M1是指有远处转移。

表19-2　IRSG病理分期

分组	定义
I	局部病变完全切除，手术边缘无镜下残留；无区域淋巴结侵犯
II	局部病变肉眼切除：（A）切缘显微镜下残留；（B）区域淋巴结侵犯，肉眼切除无镜下残留；（C）A和B
III	局部病变部分切除伴肉眼残留：（A）仅活检；（B）原发肿瘤肉眼切除 >50%
IV	诊断时出现远处转移：（A）影像学肿瘤扩散证据；（B）脑脊液、胸腔积液或腹水肿瘤细胞阳性或种植

表19-3　IRSG危险度评估

危险分组	组织学	TNM 分期	手术理分期	发病部位
低危	胚胎型	Ⅰ 或 Ⅱ	Ⅰ 或 Ⅱ	预后良好或不良眼眶
	胚胎型	Ⅲ	Ⅲ	
中危	胚胎型	Ⅱ 或 Ⅲ	Ⅲ	预后不良
	腺泡型	Ⅰ ~ Ⅲ	Ⅰ, Ⅱ, Ⅲ	预后不良
高危	胚胎或腺泡型	Ⅳ	Ⅳ	预后良好或不良

六、治疗方法

头颈部横纹肌肉瘤易累及周围器官组织，颈部淋巴结转移率较高（20%~50%）。远期容易全身转移至肺、骨、脑等，需多学科综合治疗。

放射治疗是除手术以外，可实现肿瘤局部控制有效方法。手术后辅助放疗可提高患者的5年生存率。作为综合治疗的一部分，放射治疗的开始时间、方案、剂量及疗程需个体化制订，目前尚无统一标准。一般而言，对于术后仅显微镜下残留的患者可采用小剂量放疗，而对于有明显残存肿瘤和未行手术切除的肿瘤则需要较大剂量的放疗。为了兼顾治疗效果和安全性，放疗总剂量通常在36~50.4 Gy，每日分割剂量为1.8 Gy。术后有显微镜下残留而无淋巴结浸润的患者放疗总剂量为36 Gy，有淋巴结浸润的患者则接受41.4~50.4 Gy的放疗剂量，眼眶部SMS患者的放疗剂量为45 Gy。常规外放射治疗在增加肿瘤局控率的同时，也可引起诸多不良反应，长期治疗毒性包括神经内分泌功能障碍，智力发育迟缓，视力、听力、牙槽骨受损，颌面部畸形，甲状腺功能低下，继发肿瘤等。随着放射物理及计算机技术的快速发展，精准放疗时代的到来，调强放疗（intensity-modulated radiation therapy，IMRT）治疗作为先进的放疗技术对于邻近关键结构的保护体现了巨大的优势，加上实时图像引导技术，在保证治疗精度的同时，最大幅度降低肿瘤周围正常组织的损伤。一般照射范围应包括手术或化疗前肿瘤的侵犯范围。临床靶区（CTV）为大体肿瘤（GTV）外放1 cm，CTV外放0.5cm形成计划靶区（PTV）。质子治疗（Proton Therapy）作为一种放射治疗的高新手段，能减低单次放射剂量，提高照射精度，更好的保护周围正常组织和器官，从而降低治疗后不良反应的发生率。对于肿瘤完全切除，预后好的组织学类型，且没有区域淋巴结转移的患者，无需行放射治疗。区域淋巴结是否预防照射，目前没有定论，根据原发肿瘤的术前分期，可考虑对于晚期患者给予1~2站淋巴结预防照射。

化疗是治疗RMS的基本手段之一，几乎所有RMS患者均需要接受化疗。根据RMS的治疗前分期系统、手术/病理分组系统和组织学类型等肿瘤危险因素，将RMS分为低危、中危和高危3级，5年无事件生存率（event-freesurvival，EFS）分别为90%、65~73%、低于30%。目前提倡基于风险分层联合化疗、手术及放疗的多学科综合治疗，但长程化疗仍是基石。尽管成人RMS的生物学行为及临床特点与儿童RMS不尽相同，但是鉴于其罕见性，缺乏大规模前瞻性的临床研究数据，目前成人RMS无最佳化疗方案，系统治疗方案仍参照儿童RMS。NCCN指南中推荐可选择以下系统治疗方案：VA或 VAC；VDC（VCR+ADM+ CTX）或VDC/IE交替；VAI等。对于中枢神经系统或软脑膜侵犯且不能实施放疗时，也可以选择大剂量MTX治疗。

七、治疗模式

目前成人头颈部横纹肌肉瘤治疗并没有国际统一标准，成人RMS治疗多参考美国的IRS儿童诊疗标准。对于能够完整切除肿瘤的成人患者先行手术，术后再行放化疗。对于不能完整切除肿瘤的患者，可先予诱导化疗，待肿瘤缩小后再行手术，尽可能完整切除肿瘤，术后补充放疗或辅助化疗。与术后辅助化疗相比，术前化疗（诱导），能缩小肿瘤体积，降低手术分期，并且能够在治疗早期控制肿瘤远处转移。

（李骥　田姝　王胜资）

第六节　头颈恶性肿瘤远处转移

大多数的头颈部鳞癌（squamous cell carcinoma of the head and neck，SCCHN）患者诊断时已经是局部晚期（Ⅲ期至Ⅳb期），尽管采用积极的多学科综合治疗，仍然分别有约60%的患者出现局部复发、30%的患者发生远处转移，此类患者中位生存期（overall survival，OS）往往少于1年。对于远处转移SCCHN应基于患者的临床特征（包括体力状况评分和治疗目标）选择治疗策略，姑息性化疗联合/不联合靶向药物、免疫抑制药是可选择的治疗手段，治疗目的在于延长生存和维持生活质量。

一、一线治疗

远处转移SCCHN的一线治疗的化疗药物包括铂类、5-FU、紫杉类、甲氨蝶呤等，以铂类（顺铂或卡铂）为基础的单药或联合化疗是常用的一线治疗方案。与单药化疗相比，联合化疗可以提高肿瘤缓解率（objective response rate，ORR），但未能显著延长生存期。紫杉类（紫杉醇或多西他赛）与铂类的联合具有良好的协同作用，并且没有明显叠加的毒性。一项比较紫杉醇联合顺铂与5-FU联合顺铂方案的Ⅲ期临床研究中，两种方案获得了类似的ORR和生存率，ORR分别为26%与29.8%，中位OS分别为8.7个月与8.1个月。一项汇集12项研究1 165例SCCHN患者的Meta分析比较了两种铂类的疗效。结果发现，顺铂为基础的化疗对比卡铂为基础的化疗有更好的5年生存率（HR=0.67，95%CI 0.49-0.91；P=0.01）。尽管两组3年生存率/局控率相似，但是亚组分析发现，对于非鼻咽SCCHN，顺铂为基础的化疗3年生存率更好（HR= 0.66，95%CI 0.48~0.91；P=0.01）。相比卡铂，顺铂的胃肠道反应及神经毒性更高，而血液学毒性发生率低。

表皮生长因子受体（epidermal growth factor receptor，EGFR）在头颈部鳞癌中表达率高达95%以上，与肿瘤侵袭性、远处转移和放疗/化疗抵抗增加有关，是明确的不良预后因素。EGFR作为SCCHN重要的治疗靶点，抗EGFR靶向治疗也是近年来复发/转移SCCHN治疗的研究热点。西妥昔单抗是一个人鼠嵌合的抗EGFR的单克隆抗体，2006年美国食品药品管理局（Food and Drug Administration，FDA）批准西妥昔联合放疗治疗局部进展期SCCHN，2011.11.07美国FDA基于EXTREME Ⅲ期临床研究结果批准西妥昔单抗联合铂类及5-FU的化疗治疗复发/转移SCCHN。EXTREME研究显示，在铂类（顺铂或卡铂）联合5-FU的联合化疗方案基础上再加用西妥昔单抗一线治疗复发/转移SCCHN，ORR由20%上升至36%（OR= 2.33，95%CI 1.50~3.60，P<0.001），中位无进展生存期（progression-free survival，PFS）由3.3个月上升至5.6个月（HR= 0.54，95%CI 0.43~0.67；P<0.001），更重要的是中位OS由7.4个月上升至10.1个月（HR= 0.80，95%CI 0.64~0.99；P=0.04）。在毒性反应方面，含有西妥昔单抗的方案没有增加细胞毒药物诱发的血液学毒性，也没有降低患者的生活质量。联合西妥昔单抗化疗3周期后患者的疼痛、吞咽障碍、语言障碍、进食障碍等症状显著改善。郭晔等开展了一项评估顺铂/5-FU联合西妥昔单抗作为中国和韩国复发/转移SCCHN患者一线治疗的疗效、安全性和药代动力学的Ⅱ期临床研究。ORR为55.9%，其中2例完全缓解（complete response，CR）。中位OS为12.6个月，中位PFS为6.6个月。41例（60.3%）患者报告3/4级不良事件，安全性及药代动力学特征与以往的观察相似。国内的Ⅲ期临床研究也正在进行中。研究者也开展了一系列西妥昔单抗联合其他药物治疗转移SCCHN的临床研究。GORTEC 2008-03 Ⅱ期临床研究采用多西他赛联合卡铂化疗加西妥昔单抗一线治疗54例复发/转移SCCHN，主要研究终点ORR达44.4%（95%CI 30.9%~58.6%），中位PFS和OS分别为6.2个月和14个月，最常见的3/4级不良反应为皮疹（16.6%）及不伴发热的中性粒细胞减少（20.4%）。西班牙一项单臂II期临床研究采用每周紫杉醇联合西妥昔单抗一线治疗46例复发/转移SCCHN，ORR达到54%（95%CI 39%~69%），其中CR为22%，疾病控制率达80%。中位PFS和OS分别为4.2个月和8.1个月。常见的3/4级不良反应是皮疹（24%）、虚弱（17%）和中性粒细胞下降（13%）。

帕尼单抗是一个完全人源化的IgG2单克隆抗体，与EGFR具有高亲和性。SPECTRUM随机Ⅲ期临床研究显示在顺铂联合5-FU的基础上再加上帕尼单抗将中位PFS延长1.2个月（5.8个月 vs. 4.6个月，P=0.0036），然而，主要研究终点中位OS没有差异（11.1个月 vs. 9.0个月，*P*=0.14）。帕尼单抗组的3/4级不良反应发生率更高，并且治疗相关死亡更多（4% *vs.* 2%）。鉴于此，帕尼单抗未能获批准用于复发/转移SCCHN的治疗。

因此，转移SCCHN一线化疗可选择铂类及5-FU联合西妥昔单抗。对于无法耐受5-FU毒性如口腔黏膜炎的患者，紫杉类药物联合铂类是较为适合的一线化疗方案，而再联合西妥昔单抗有望进一步增加疗效。顺铂是治疗转移SCCHN重要一线药物，但是对于有些高龄、体力状况评分较差或肾功能损害而无法耐受这种药物的患者，可以选择紫杉醇联合西妥昔单抗方案化疗。另外，铂类、紫杉类、甲氨蝶呤、西妥昔单抗等单药治疗也可以选择。

二、二线/解救治疗

对于一线铂类方案治疗失败的转移SCCHN患者，如果一般情况尚好仍然可以考虑二线单药化疗，否则给予最佳支持治疗。在药物选择方面，一线没有使用过的化疗药物如紫杉类、甲氨蝶呤等均可以考虑使用。在二线/解救治疗领域，无论是采用西妥昔单抗单药还是联合铂类药物，中位PFS为2~3个月，中位OS为5~6个月。对于铂类治疗失败的患者而言，目前没有证据证明西妥昔单抗能够逆转铂类的耐药。一项II期临床研究采用每周方案多西他赛联合西妥昔单抗方案治疗铂类失败的复发/转移SCCHN，疾病控制率51%，中位PFS、OS分别为3.1个月、6.7个月。两项II期临床研究采用每周紫杉醇联合西妥昔单抗方案二线治疗SCCHN，ORR率分别为38%、55%，中位PFS分别为3.9个月、4.0个月，中位OS分别为7.6个月、10个月。Noronha等回顾性分析每周紫杉醇联合西妥昔单抗治疗铂类失败复发转移SCCHN患者，100例患者中位OS为290 d。以上研究表明在晚期SCCHN患者二线/解救治疗领域，紫杉类联合西妥昔单抗是以铂类为基础的治疗方案失败后的一个选择。

口服起效、高选择性的小分子酪氨酸激酶抑制药（TKIs）吉非替尼、厄洛替尼及拉帕替尼治疗晚期SCCHN疗效均不佳。阿法替尼是三代不可逆的泛ErbB家族抑制药（包括EGFR、HER2、ErbB3及ErbB4）。LUX-Head & Neck III期临床研究显示阿法替尼成为首个较化疗能延缓铂类失败的SCCHN肿瘤生长的TKI。与甲氨蝶呤相比，阿法替尼可延长中位PFS为0.9个月（2.6个月 *vs.* 1.7个月，*P*=0.030），且有更高的疾病控制率（49.1% *vs.* 38.5%，*P*=0.035）。但是，阿法替尼并未能改善总生存（中位OS：6.8个月 *vs.* 6.0个月，*P*=0.70）。阿法替尼的PFS获益可能与其减轻疼痛及延缓包括疼痛、吞咽困难以及整体健康状况等症状的恶化相关。阿法替尼的不良反应可控，显著增加的>3级不良反应是皮疹或痤疮（10%）及腹泻（9%）。

　　PI3K（phosphatidyl inositol 3-kinase）激活对头颈部鳞癌患者的疾病进展及治疗耐药起重要作用。一项Ⅱ期临床研究分析了PI3K抑制药Burparlisib（BUP）在复发/转移SCCHN的疗效。158例铂类治疗后复发病例随机分为两组：一组予紫杉醇+BUP治疗，一组予紫杉醇+安慰剂治疗。中位PFS为4.6个月 *vs.* 3.5个月（HR = 0.65，95%CI 0.45-0.95），中位OS为10.0个月 *vs.* 6.5个月（HR 0.72，95%CI 0.49-1.04）。针对PI3K的分子靶向药物初步显示和化疗具有良好的协同作用，需要后续开展Ⅲ期临床试验进一步进行验证。

　　近年来PD-1/PD-L1抑制药免疫治疗在复发难治性SCCHN解救治疗中获得了很大的成功。2016年两个抗PD-1单抗Pembrolizumab及Nivolumab先后获美国FDA批准用于铂类方案治疗失败的复发/转移SCCHN。Pembrolizumab是免疫检查点抑制药类药物首次获得头颈肿瘤领域适应证，新适应证获批的基础是KEYNOTE-012研究，给予入组的复发/转移SCCHN患者Pembrolizumab 10 mg/kg/2w或200mg/3w。该研究中共有174名可评价疗效患者，ORR为16%（*n*=28），CR为5%，中位缓解持续时间还未达到分析点，但82%（23/28）的治疗有效患者疾病缓解期超过6个月。疾病缓解与HPV感染无关。对于SCCHN患者，使用Pembrolizumab前无需检测PD-L1阳性表达。CheckMate-141Ⅲ期临床试验评估了Nivolumab在含铂一线方案治疗后失败的复发/转移SCCHN中的疗效。361例患者按照2：1比例分别接受Nivolumab及其他治疗（甲氨蝶呤、多西他赛或西妥昔单抗），Nivolumab比较其他单药治疗显著延长了中位OS（7.5个月 *vs.* 5.1个月，*P*=0.01）和1年生存率（36% *vs.* 16.6%），两者中位PFS分别为2.0个月和2.3个月（*P*=0.32）。在有关生存的亚组分析方面，几乎所有的亚组均能从Nivolumab的治疗中获益。治疗相关3/4级不良反应低于其他治疗（13.1% *vs.* 35.1%）。生活质量方面，通过针对多个生存量表的分析，接受Nivolumab治疗的患者体力、角色以及社会功能等维持稳定，而其他治疗组则导致这些功能恶化。但是PD-1/PD-L1抑制药有一些特殊的免疫相关不良反应，包括肺炎、结肠炎、肝炎、肾上腺功能不全、糖尿病、皮肤毒性、肌炎、甲状腺功能紊乱等，临床应用中需要密切监控。作为加速批准的条件，默沙东公司需要进一步多中心随机对照试验来验证Pembrolizumab对标准治疗的优效性。以总生存作为主要终点的KEYNOTE 040最新结果显示：同标准疗法对照未达到OS这一预先设定的主要研究终点（HR= 0.82，95%CI 0.67~1.01；P=0.03）。但是美国FDA仍会保留该药物的加速批准决定，相关临床研究还在继续，包括用于SCCHN患者一线治疗的临床研究KEYNOTE-048（NCT02358031）。

因此，二线/解救治疗选择一线未使用的药物单药或联合靶向治疗。解救治疗的选择和疗效十分有限，免疫检查点抑制药有望给晚期SCCHN患者带来福音。对于一般情况较差（体力状况评分>2）的转移SCCHN患者，建议给予最佳支持治疗，包括可能的姑息性放疗、三阶梯止痛治疗及营养支持等。我们期待更多的新药临床研究以及个体化治疗的突破，为SCCHN患者带来更多的生存获益。

（田姝）

本章参考文献

［1］　Riffat F，Dwivedi RC，Palme C，et al. A systematic review of 1143 parapharyngeal space tumors reported over 20 years[J]. Oral Oncol，2014，50(5)：421-430.

［2］　Kuet ML，Kasbekar AV，Masterson L，et al. Management of tumors arising from the parapharyngeal space：a systematic review of 1，293 cases reported over 25 years[J]. Laryngoscope，2015，125(6)：1372-1381.

［3］　Stambuk HE，Patel SG. Imaging of the parapharyngeal space[J]. Otolaryngol Clin North Am，2008，41(1)：77-101.

［4］　Kanzaki S，Nameki H. Standardised method of selecting surgical approaches to benign parapharyngeal space tumours，based on preoperative images[J]. J Laryngol Otol，2008，122(6)：628-634.

［5］　Prasad SC，Piccirillo E，Chovanec M，et al. Lateral skull base approaches in the management of benign parapharyngeal space tumors[J]. Auris Nasus Larynx，2015，42(3)：189-198.

［6］　Malone JP，Agrawal A，Schuller DE. Safety and efficacy of transcervical resection of parapharyngeal space neoplasms[J]. Ann Otol Rhinol Laryngol，2001，110(12)：1093-1098.

［7］　Chang SS，Goldenberg D，Koch WM. Transcervical approach to benign parapharyngeal space tumors[J]. Ann Otol Rhinol Laryngol，2012，121(9)：620-624.

［8］　Eisele DW，Richmon JD. Contemporary evaluation and management of parapharyngeal space neoplasms[J]. J Laryngol Otol，2013，127(6)：550-555.

［9］　Battoo AJ，Sheikh ZA，Thankappan K，et al. Nerve-sparing subcapsular resection of head and neck schwannomas：technique evaluation and literature review[J]. J Laryngol Otol，2013，127(7)：685-690.

［10］　Dallan I，Seccia V，Muscatello L，et al. Transoral endoscopic anatomy of the parapharyngeal space：a step-by-step logical approach with surgical considerations[J]. Head Neck，2011，33(4)：557-561.

［11］　Ducic Y，Oxford L，Pontius AT. Transoral approach to the superomedial parapharyngeal space[J]. Otolaryngol Head Neck Surg，2006，134(3)：466-470.

［12］　Betka J，Chovanec M，Klozar J，et al. Transoral and combined transoral-transcervical approach in the surgery of parapharyngeal tumors[J]. Eur Arch Otorhinolaryngol，2010，267(5)：765-772.

［13］　Yokoi H，Arakawa A，Inoshita A，et al. Novel use of a Weerda laryngoscope for transoral excision of a cervical ganglioneuroma：a case report[J]. J Med Case Rep，2012，6：88.

［14］　Chen WL，Wang YY，Zhang DM，et al. Endoscopy-assisted transoral resection of large benign parapharyngeal space tumors[J]. Br J Oral Maxillofac Surg，2014，52(10)：970-973.

［15］　Iseri M，Ozturk M，Kara A，et al. Endoscope-assisted transoral approach to parapharyngeal space tumors[J]. Head Neck，2015，37(2)：243-248.

［16］　Desai SC，Sung CK，Genden EM. Transoral robotic surgery using an image guidance system[J]. Laryngoscope，2008，118(11)：2003-2005.

［17］　Chan JY，Tsang RK，Eisele DW，et al. Transoral robotic surgery of the parapharyngeal space：a case series and systematic review[J]. Head Neck，2015，37(2)：293-298.

［18］　Beswick DM，Vaezi A，Caicedo-Granados E，et al. Minimally invasive surgery for parapharyngeal space tumors[J]. Laryngoscope, 2012, 122(5): 1072-1078.

[19] Nicolai P, Paderno A, Farina D, et al. Microdebrider cavitation and transcervical removal of parapharyngeal schwannomas approaching the skull base[J]. Eur Arch Otorhinolaryngol, 2014, 271(12): 3305-3311.

[20] De Virgilio A, Park YM, Kim WS, et al. Transoral robotic surgery for the resection of parapharyngeal tumour: our experience in ten patients[J]. Clin Otolaryngol, 2012, 37(6): 483-488.

[21] Hussain A, Ah-See KW, Shakeel M. Trans-oral resection of large parapharyngeal space tumours[J]. Eur Arch Otorhinolaryngol, 2014, 271(3): 575-582.

[22] de Araujo CE, Ramos DM, Moyses RA, et al. Neck nerve trunks schwannomas: clinical features and postoperative neurologic outcome[J]. Laryngoscope, 2008, 118(9): 1579-1582.

[23] Kim SH, Kim NH, Kim KR, et al. Schwannoma in head and neck: preoperative imaging study and intracapsular enucleation for functional nerve preservation[J]. Yonsei Med J, 2010, 51(6): 938-942.

[24] Yasumatsu R, Nakashima T, Miyazaki R, et al. Diagnosis and management of extracranial head and neck schwannomas: a review of 27 cases[J]. Int J Otolaryngol, 2013, 2013: 973045.

[25] Dallan I, Lenzi R, Bignami M, et al. Endoscopic transnasal anatomy of the infratemporal fossa and upper parapharyngeal regions: correlations with traditional perspectives and surgical implications[J]. Minim Invasive Neurosurg, 2010, 53(5-6): 261-269.

[26] Taniguchi M, Kohmura E. Endoscopic transnasal transmaxillary transpterygoid approach to the parapharyngeal space: an anatomic study[J]. Minim Invasive Neurosurg, 2010, 53(5-6): 255-260.

[27] Van Rompaey J, Suruliraj A, Carrau R, et al. Access to the parapharyngeal space: an anatomical study comparing the endoscopic and open approaches[J]. Laryngoscope, 2013, 123(10): 2378-2382.

[28] Battaglia P, Turri-Zanoni M, Dallan I, et al. Endoscopic endonasal transpterygoid transmaxillary approach to the infratemporal and upper parapharyngeal tumors[J]. Otolaryngol Head Neck Surg, 2014, 150(4): 696-702.

[29] Chan JY, Li RJ, Lim M, et al. Endoscopic transvestibular paramandibular exploration of the infratemporal fossa and parapharyngeal space: a minimally invasive approach to the middle cranial base[J]. Laryngoscope, 2011, 121(10): 2075-2080.

[30] 李树华, 石洪金, 吴大海. 经口径路切除巨大咽旁间隙良性肿瘤[J]. 中华耳鼻咽喉头颈外科杂志, 2014, 49(10): 844-847.

[31] Peng KA, Grogan T, Wang MB. Head and neck sarcomas: analysis of the SEER database[J]. Otolaryngol Head Neck Surg, 2014, 151(4): 627-633.

[32] O'Neill JP, Bilsky MH, Kraus D. Head and neck sarcomas: epidemiology, pathology, and management[J]. Neurosurg Clin N Am, 2013, 24(1): 67-78.

[33] Chang AE, Chai X, Pollack SM, et al. Analysis of clinical prognostic factors for adult patients with head and neck sarcomas[J]. Otolaryngol Head Neck Surg, 2014, 151(6): 976-983.

[34] Galy-Bernadoy C, Garrel R. Head and neck soft-tissue sarcoma in adults[J]. Eur Ann Otorhinolaryngol Head Neck Dis, 2016, 133(1): 37-42.

[35] Mattavelli D, Miceli R, Radaelli S, et al. Head and neck soft tissue sarcomas: prognostic

factors and outcome in a series of patients treated at a single institution[J]. Ann Oncol, 2013, 24(8): 2181-2189.

[36] Coca-Pelaz A, Rodrigo JP, Triantafyllou A, et al. Chondrosarcomas of the head and neck[J]. Eur Arch Otorhinolaryngol, 2014, 271(10): 2601-2609.

[37] Stavrakas M, Nixon I, Andi K, et al. Head and neck sarcomas: clinical and histopathological presentation, theatment modalities, and outcomes[J]. J Laryngol Otol, 2016, 130(9): 850-859.

[38] 袁伟, 王伟芳, 王胜资, 等。原发鼻腔鼻窦黏膜恶性黑色素瘤94例临床分析[J]. 中华放射肿瘤学杂志, 2014, 23(5): 406-409.

[39] Gore MR, Zanation AM. Survival in sinonasal melanomas: A meta-analysis[J]. J Neurol Surg B Skull Base, 2012, 73(3): 157-162.

[40] Michel J, Perret-Court A, Fakhry N et al. Sinonasal mucosal melanomas: the prognostic value of tumor classifications[J]. Head Neck, 2014, 36(3): 311-316.

[41] 崔传亮, 李忠武, 连斌, 等. 212例中国黏膜黑色素瘤患者的临床病理及预后分析[J]. 临床肿瘤学杂志, 2012, 17(7): 626-633.

[42] CSCO黑色素瘤专家委员会. 中国黑色素瘤诊治指南(2011版)[J]. 临床肿瘤学杂志, 2012, 17(2): 159-171.

[43] Sacco A G, Cohen E E. Current Treatment Options for Recurrent or Metastatic Head and Neck Squamous Cell Carcinoma. J Clin Oncol 2015, 33(29): 3305-3313.

[44] Vermorken J B, Mesia R, Rivera F, et al. Platinum-based chemotherapy plus cetuximab in head and neck cancer[J]. N Engl J Med, 2008, 359(11): 1116-1127.

[45] Jacobs C, Lyman G, Velez-Garcia E, et al. A phase III randomized study comparing cisplatin and fluorouracil as single agents and in combination for advanced squamous cell carcinoma of the head and neck[J]. J Clin Oncol, 1992, 10(2): 257-263.

[46] Gibson M K, Li Y, Murphy B, et al. Randomized phase III evaluation of cisplatin plus fluorouracil versus cisplatin plus paclitaxel in advanced head and neck cancer (E1395): an intergroup trial of the Eastern Cooperative Oncology Group[J]. J Clin Oncol, 2005, 23(15): 3562-3567.

[47] Li QY, Guan J, Zhang Y, et al. A meta-analysis comparing Cisplatin-based to Carboplatin-based chemotherapy in moderate to advanced squamous cell carcinoma of head and neck (SCCHN)[J]. J Clin Oncol, 2015, 33 (suppl: abstr 6036).

[48] Agulnik M. New approaches to EGFR inhibition for locally advanced or metastatic squamous cell carcinoma of the head and neck (SCCHN)[J]. Med Oncol, 2012, 29(4): 2481-2491.

[49] Mesía R, Rivera F, Kawecki A, et al. Quality of life of patients receiving platinum-based chemotherapy plus cetuximab first line for recurrent and/or metastatic squamous cell carcinoma of the head and neck[J]. Ann Oncol, 2010, 21(10): 1967-1973.

[50] Guo Y, Shi M, Yang A, et al. Platinum-based chemotherapy plus cetuximab first-line for Asian patients with recurrent and/or metastatic squamous cell carcinoma of the head and neck: Results of an open-label, single-arm, multicenter trial[J]. Head Neck, 2015, 37(8): 1081-1087.

[51] Guigay J, Fayette J, Dillies A F, et al. Cetuximab, docetaxel, and cisplatin as first-line treatment in patients with recurrent or metastatic head and neck squamous cell carcinoma: a

multicenter, phase II GORTEC study[J]. Ann Oncol, 2015, 26(9): 1941-1947.

[52] Hitt R, Irigoyen A, Cortes-Funes H, et al. Phase II study of the combination of cetuximab and weekly paclitaxel in the first-line treatment of patients with recurrent and/or metastatic squamous cell carcinoma of head and neck[J]. Ann Oncol, 2012, 23(4): 1016-1022.

[53] Vermorken J B, Stohlmacher-Williams J, Davidenko I, et al. Cisplatin and fluorouracil with or without panitumumab in patients with recurrent or metastatic squamous-cell carcinoma of the head and neck (SPECTRUM): an open-label phase 3 randomised trial[J]. Lancet Oncol, 2013, 14(8): 697-710.

[54] Baselga J, Trigo J M, Bourhis J, et al. Phase II multicenter study of the antiepidermal growth factor receptor monoclonal antibody cetuximab in combination with platinum-based chemotherapy in patients with platinum-refractory metastatic and/or recurrent squamous cell carcinoma of the head and neck[J]. J Clin Oncol, 2005, 23(24): 5568-5577.

[55] Herbst R S, Arquette M, Shin D M, et al. Phase II multicenter study of the epidermal growth factor receptor antibody cetuximab and cisplatin for recurrent and refractory squamous cell carcinoma of the head and neck[J]. J Clin Oncol, 2005, 23(24): 5578-5587.

[56] Vermorken J B, Trigo J, Hitt R, et al. Open-label, uncontrolled, multicenter phase II study to evaluate the efficacy and toxicity of cetuximab as a single agent in patients with recurrent and/or metastatic squamous cell carcinoma of the head and neck who failed to respond to platinum-based therapy[J]. J Clin Oncol, 2007, 25(16): 2171-2177.

[57] Knoedler M, Gauler T C, Gruenwald V, et al. Phase II study of cetuximab in combination with docetaxel in patients with recurrent and/or metastatic squamous cell carcinoma of the head and neck after platinum-containing therapy: a multicenter study of the Arbeitsgemeinschaft Internistische Onkologie[J]. Oncology, 2013, 84(5): 284-289.

[58] Peron J, Ceruse P, Lavergne E, et al. Paclitaxel and cetuximab combination efficiency after the failure of a platinum-based chemotherapy in recurrent/metastatic head and neck squamous cell carcinoma[J]. Anticancer Drugs, 2012, 23(9): 996-1001.

[59] Sosa A E, Grau J J, Feliz L, et al. Outcome of patients treated with palliative weekly paclitaxel plus cetuximab in recurrent head and neck cancer after failure of platinum-based therapy[J]. Eur Arch Otorhinolaryngol, 2014, 271(2): 373-378.

[60] Noronha V, Patil V M, Joshi A, et al. A tertiary care experience with paclitaxel and cetuximab as palliative chemotherapy in platinum sensitive and nonsensitive in head and neck cancers[J]. South Asian J Cancer, 2017, 6(1): 11-14.

[61] Machiels J P, Haddad R I, Fayette J, et al. Afatinib versus methotrexate as second-line treatment in patients with recurrent or metastatic squamous-cell carcinoma of the head and neck progressing on or after platinum-based therapy (LUX-Head &amp, Neck 1): an open-label, randomised phase 3 trial[J]. Lancet Oncol, 2015, 16(5): 583-594.

[62] Soulières D, Faivre S, Mesía R, et al. Buparlisib and paclitaxel in patients with platinum-pretreated recurrent or metastatic squamous cell carcinoma of the head and neck (BERIL-1): a randomised, double-blind, placebo-controlled phase 2 trial[J]. Lancet Oncol, 2017, 18(3): 323-335.

[63] Muro K, Chung HC, Shankaran V, et al. Pembrolizumab for patients with PD-L1-positive advanced gastric cancer (KEYNOTE-012): a multicentre, open-label, phase 1b trial[J].

Lancet Oncol, 2016, 17(6): 717-726.

[64] Ferris R L, Blumenschein G J, Fayette J, et al. Nivolumab for Recurrent Squamous-Cell Carcinoma of the Head and Neck[J]. N Engl J Med, 2016, 375(19): 1856-1867.

[65] Seiwert T Y, Burtness B, Mehra R, et al. Safety and clinical activity of pembrolizumab for treatment of recurrent or metastatic squamous cell carcinoma of the head and neck (KEYNOTE-012): an open-label, multicentre, phase 1b trial[J]. Lancet Oncol, 2016, 17(7): 956-965.

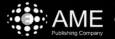

AME JOURNALS

创立于2009年7月的AME Publishing Company（简称AME，代表Academic Made Easy, Excellent and Enthusiastic），是一家崇尚创新、具有国际化视野和互联网思维的医学出版公司。AME拥有专业的期刊运营团队，提供以国际组稿为核心竞争力的全流程出版服务，专注于国际医学期刊、书籍的出版和医疗科研资讯成果的推广，已在香港、台北、悉尼、广州、长沙、上海、北京、杭州、南京和成都等地设立办公室。目前出版了60+本涵盖肿瘤、心血管、胸部疾病、影像和外科等不同领域的学术期刊，已有18本被PubMed收录，13本被SCI收录，出版中英文医学专业图书近百本。

期刊名称：JTD
创刊时间：2009年12月
PubMed收录：2011年12月
SCI收录：2013年2月
影响因子（2018）：2.027

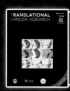
期刊名称：TCR
创刊时间：2012年6月
SCI收录：2015年10月
影响因子（2018）：1.07

期刊名称：HBSN
创刊时间：2012年12月
PubMed收录：2014年1月
SCI收录：2017年6月
影响因子（2018）：3.911

期刊名称：QIMS
创刊时间：2011年12月
PubMed收录：2012年12月
SCI收录：2018年1月
影响因子（2018）：3.074

期刊名称：ATM
创刊时间：2013年4月
PubMed收录：2014年9月
SCI收录：2018年3月
影响因子（2018）：3.689

期刊名称：ACS
创刊时间：2012年5月
PubMed收录：2013年6月
SCI收录：2018年5月
影响因子（2018）：2.895

期刊名称：TLCR
创刊时间：2012年3月
PubMed收录：2014年12月
SCI收录：2018年10月
影响因子（2018）：4.806

期刊名称：TAU
创刊时间：2012年3月
PubMed收录：2015年12月
SCI收录：2018年12月
影响因子（2018）：2.113

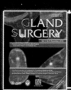
期刊名称：GS
创刊时间：2012年5月
PubMed收录：2014年6月
SCI收录：2019年1月
影响因子（2018）：1.922

期刊名称：CDT
创刊时间：2011年12月
PubMed收录：2013年10月
SCI收录：2019年1月
影响因子（2018）：2.006

期刊名称：APM
创刊时间：2012年4月
PubMed收录：2015年3月
SCI收录：2019年1月
影响因子（2018）：1.262

期刊名称：JGO
创刊时间：2010年9月
PubMed收录：2012年7月
SCI收录：2019年2月

期刊名称：TP
创刊时间：2012年7月
PubMed收录：2016年1月
SCI收录：2019年9月

Updated on September 26, 2019

AME 医学

emed.amegroups.cn

最前沿医学知识

最实用科研干货

最独到学术见解

AME 书城

AME全系列图书及特刊在线看
单章购买，直达要点，告别
"大部头"

AME 专题

前沿资讯、科研技巧、手术
视频、大牛访谈，应有尽有
更有AME译者倾情翻译特刊
文献，不再为英文烦恼

多渠道检索

按图书
按专家
按文章
按专题
一个关键词，全内容搜索

支持快币兑换

用知识攒快币，
用快币换知识
全频道内容，
快币免费兑换

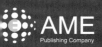
AME
Publishing Company